"十四五"职业教育国家规划教材

国家卫生健康委员会"十三五"规划教材

全国高等职业教育教材

供护理、助产专业用

外科护理学

U0292763

第4版

主　编　熊云新　叶国英

副主编　赵小义　俞宝明

编　者（按姓氏笔画排序）

王建荣（承德医学院附属医院）　　　　赵小义（咸阳职业技术学院）

王继彦（大庆医学高等专科学校）　　　赵慧华（复旦大学附属中山医院）

叶国英（宁波卫生职业技术学院）　　　俞宝明（赣南卫生健康职业学院）

史蓓蓓（新疆昌吉职业技术学院）　　　钱立晶（安庆医药高等专科学校）

李　莉（山西医科大学第一医院）　　　郭书芹（沧州医学高等专科学校）

张国华（山西医科大学汾阳学院）　　　蔡　洁（广西柳州市人民医院）

张乳霞（山东医学高等专科学校）　　　熊云新（广西广播电视大学）

武江涛（贵州黔南民族医学高等专科学校）　薛　雄（延安职业技术学院）

周武汉（广西科技大学医学院）（兼秘书）

人民卫生出版社

图书在版编目（CIP）数据

外科护理学/熊云新,叶国英主编. —4 版. —北京:人民卫生出版社,2018

ISBN 978-7-117-26913-1

Ⅰ.①外… Ⅱ.①熊…②叶… Ⅲ.①外科学-护理学-高等职业教育-教材 Ⅳ.①R473.6

中国版本图书馆 CIP 数据核字（2018）第 222951 号

人卫智网	www.ipmph.com	医学教育、学术、考试、健康，购书智慧智能综合服务平台
人卫官网	www.pmph.com	人卫官方资讯发布平台

外科护理学
第 4 版

主　　编：熊云新　叶国英
出版发行：人民卫生出版社（中继线 010-59780011）
地　　址：北京市朝阳区潘家园南里 19 号
邮　　编：100021
E - mail：pmph @ pmph. com
购书热线：010-59787592　010-59787584　010-65264830
印　　刷：人卫印务（北京）有限公司
经　　销：新华书店
开　　本：850×1168　1/16　印张：28　插页：8
字　　数：886 千字
版　　次：2001 年 6 月第 1 版　　2018 年 11 月第 4 版
　　　　　2024 年 5 月第 4 版第 12 次印刷(总第 53 次印刷)
标准书号：ISBN 978-7-117-26913-1
定　　价：72.00 元

打击盗版举报电话:010-59787491　E-mail:WQ @ pmph. com
（凡属印装质量问题请与本社市场营销中心联系退换）

高等职业教育三年制护理、助产专业全国规划教材源于原国家教育委员会"面向21世纪高等教育教学内容和课程体系改革"项目子课题研究,是由原卫生部教材办公室依据课题研究成果规划并组织全国高等医药院校专家编写的"面向21世纪课程教材"。本套教材是我国高等职业教育护理类专业第一套规划教材,第一轮于1999年出版,2005年和2012年分别启动第二轮和第三轮修订工作。其中《妇产科护理学》等核心课程教材列选"普通高等教育'十五''十一五'国家级规划教材"和"'十二五''十三五''十四五'职业教育国家规划教材",为我国护理、助产专业人才培养做出卓越的贡献!

根据教育部和国家卫生健康委员会关于新时代职业教育和护理服务业人才培养相关文件精神要求,在全国卫生职业教育教学指导委员会指导下,组建了新一届教材建设评审委员会启动第四轮修订工作。新一轮修订以习近平新时代中国特色社会主义思想为指引,全面落实党的二十大精神进教材相关要求,坚持立德树人,对接新时代健康中国建设对护理、助产专业人才培养需求。

本轮修订的重点:

1. **秉承三基五性** 对医学生而言,院校学习阶段的学习是一个打基础的过程。本轮教材修订工作秉承人民卫生出版社国家规划教材建设"三基五性"优良传统,在基本知识、基本理论、基本技能三个方面进一步强化夯实医学生基础。整套教材从顶层设计到选材用材均强调思想性、科学性、先进性、启发性、适用性。在思想性方面尤其突出新时代育人导向,各教材全面融入社会主义核心价值观,体现"敬佑生命、救死扶伤、甘于奉献、大爱无疆"的卫生与健康工作者精神,将政治素养和医德医技培养贯穿修订、编写及教材使用全过程。

2. **强化医教协同** 本套教材评审委员会和编写团队进一步增加了临床一线护理专家,更加注重吸收护理业发展的新知识、新技术、新方法以及产教融合新成果。评委会在全国卫生职业教育教学指导委员会指导下,在加强顶层设计的同时注重指导各修订教材对接最新专业教学标准、职业标准和岗位规范要求,更新包括疾病临床治疗、慢病管理、社区护理、中医护理、母婴护理、老年护理、长期照护、康复促进、安宁疗护以及助产等在内的护士执业资格考试所要求的全部内容,力求使院校教育、毕业后教育和继续教育在内容上相互衔接,凸显本套教材的协同性、权威性和实用性。

3. **注重人文实践** 护理工作的服务对象是人,护理学本质上是一门人学,而且是一门实践性很强的科学。第四轮修订坚持以学生为本,以人的健康为中心,注重人文实践。各教材围绕护理、助产专业人才培养目标,将知识、技能与情感、态度、价值观的培养有机结合,引导学生将教材中学到的理论、方法去观察病情、发现问题、解决问题,在加深学生对理论的认知、理解和增强解决未来临床实际问题的能力的同时,更加注重启发学生从心灵深处自悟、陶冶灵魂,从根本上领悟做人之道。

4. **体现融合创新** 当前以信息技术、人工智能和新材料等为代表的新一轮科技革命迅猛发展,包括护理学在内的多个学科呈深度交叉融合。本套教材的修订与时俱进,主动适应大数据、云计算和移动通讯等新技术新手段新方法在卫生健康和职业教育领域的广泛应用,体现卫生健康及职业教育与新技术的融合成果,创新教材呈献形式。除传统的纸质教材外,本套教材融合了数字资源,所选素材主题鲜明、内容实用、形式活泼,拉近学生与理论课和临床实践的距离。通过扫描教材随文二维码,线上与线下的联动,激发学生学习兴趣和求知欲,增强教材的育人育才效果。

全套教材包括主教材、配套教材及数字融合资源,分职业基础模块、职业技能模块、人文社科模块、能力拓展模块、临床实践模块 5 个模块,共 47 种教材,其中修订 39 种,新编 8 种,供护理、助产 2 个专业选用。

教 材 目 录

序号	教材名称	版次	所供专业	配套教材
1	人体形态与结构	第2版	护理、助产	√
2	生物化学	第2版	护理、助产	√
3	生理学	第2版	护理、助产	√
4	病原生物与免疫学	第4版	护理、助产	√
5	病理学与病理生理学	第4版	护理、助产	√
6	正常人体结构	第4版	护理、助产	√
7	正常人体功能	第4版	护理、助产	
8	疾病学基础	第2版	护理、助产	
9	护用药理学	第4版	护理、助产	√
10	护理学导论	第4版	护理、助产	
11	健康评估	第4版	护理、助产	√
12	基础护理学	第4版	护理、助产	√
13	内科护理学	第4版	护理、助产	√
14	外科护理学	第4版	护理、助产	√
15	儿科护理学	第4版	护理、助产	√
16	妇产科护理学	第4版	护理	
17	眼耳鼻咽喉口腔科护理学	第4版	护理、助产	√
18	母婴护理学	第3版	护理	
19	儿童护理学	第3版	护理	
20	成人护理学（上册）	第3版	护理	
21	成人护理学（下册）	第3版	护理	
22	老年护理学	第4版	护理、助产	
23	中医护理学	第4版	护理、助产	√
24	营养与膳食	第4版	护理、助产	
25	社区护理学	第4版	护理、助产	
26	康复护理学基础	第2版	护理、助产	
27	精神科护理学	第4版	护理、助产	
28	急危重症护理学	第4版	护理、助产	

续表

序号	教材名称	版次	所供专业	配套教材
29	妇科护理学	第 2 版	助产	√
30	助产学	第 2 版	助产	
31	优生优育与母婴保健	第 2 版	助产	
32	护理心理学基础	第 3 版	护理、助产	
33	护理伦理与法律法规	第 2 版	护理、助产	
34	护理礼仪与人际沟通	第 2 版	护理、助产	
35	护理管理学基础	第 2 版	护理、助产	
36	护理研究基础	第 2 版	护理、助产	
37	传染病护理	第 2 版	护理、助产	√
38	护理综合实训	第 2 版	护理、助产	
39	助产综合实训	第 2 版	助产	
40	急救护理学	第 1 版	护理、助产	
41	预防医学概论	第 1 版	护理、助产	
42	护理美学基础	第 1 版	护理	
43	数理基础	第 1 版	助产、护理	
44	化学基础	第 1 版	助产、护理	
45	信息技术与文献检索	第 1 版	助产、护理	
46	职业规划与就业指导	第 1 版	助产、护理	
47	老年健康照护与促进	第 1 版	护理、助产	

全国高等职业教育护理、助产专业
第四届教材评审委员会

数字内容编者名单

主　编　熊云新　叶国英

副主编　赵小义　俞宝明

编　者（按姓氏笔画排序）

王建荣（承德医学院附属医院）

王继彦（大庆医学高等专科学校）

叶国英（宁波卫生职业技术学院）

史蓓蓓（新疆昌吉职业技术学院）

闫敏敏（山西医科大学第一医院）

李　莉（山西医科大学第一医院）

张国华（山西医科大学汾阳学院）

张乳霞（山东医学高等专科学校）

张　蓓（山西医科大学第一医院）

武江涛（贵州黔南民族医学高等专科学校）

周武汉（广西科技大学医学院）（兼秘书）

周淑萍（宁波卫生职业技术学院）

赵小义（咸阳职业技术学院）

赵慧华（复旦大学附属中山医院）

俞宝明（赣南卫生健康职业学院）

钱立晶（安庆医药高等专科学校）

郭书芹（沧州医学高等专科学校）

崔　楠（山西医科大学第一医院）

韩慧慧（宁波卫生职业技术学院）

蔡　洁（广西柳州市人民医院）

熊云新（广西广播电视大学）

薛　雄（延安职业技术学院）

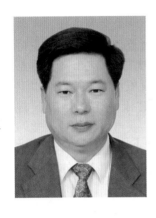

熊云新，教授，现任广西广播电视大学副校长。历任广西柳州医学高等专科学校党委书记兼校长，广西科技大学副校长。主要专业方向：护理教育、医学教育管理。长期从事护理教育、医学教育和医院管理工作。主编卫生部规划教材·全国高等学校教材《外科护理学》(第2版)，国家卫生和计划生育委员会"十二五"规划教材·"十二五"职业教育国家级规划教材《外科护理学》(第3版)，全国高等学校卫生部规划教材《艺术鉴赏》，以及参编普通高等教育"十一五"国家级规划教材·全国高职高专卫生部规划教材《外科学》等7部。曾荣获国家科技部、共青团中央、全国青联第三届"中国优秀青年科技创业奖"；教育部"全国优秀教育工作者"；卫生部、人事部"全国卫生系统先进工作者"；广西壮族自治区先进工作者(劳动模范)等称号。

兼任广西壮族自治区人民政府督学；中华护理学会护理教育专业委员会副主任委员；国家卫生和计划生育委员会、人力资源和社会保障部全国护士执业资格考试委员会委员及全国护士执业资格考试专家委员会副主任委员；全国医药教材建设指导委员会理事；全国高校护理学专业教材评审委员会委员；全国卫生职业教育护理学专业教材评审委员会主任委员；全国高等学校护理学专业数字教材评审委员会副主任委员。

寄语：

一寸光阴一寸金，愿同学们在这短暂而宝贵的学习时日里，以顽强的意志、博爱的胸怀，尽快掌握外科护理的本领，让青春扬帆远航。

主编简介与寄语

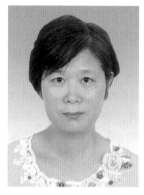

叶国英，教授。现任宁波卫生职业技术学院教学督导委会副主任。主要专业方向：护理教育、外科护理。长期从事护理教育、护理教育管理工作。主持完成了浙江省高职高专特色专业（护理）和优势专业（护理）、宁波市高校重点专业（护理）、中央财政支持护理职业教育实训基地等建设项目。主持市级以上教研科研项目 10 项，发表论文 20 余篇。主编和参编国家"十一五""十二五"规划教材《外科护理学》以及浙江省重点建设教材等 15 部。获市级教学成果奖一等奖、二等奖各 1 项，获浙江省普通高校"十二五"优秀教材奖一项。曾荣获宁波市卫生系统"优秀共产党员"、宁波市职业教育系统先进个人、宁波市五一劳动奖章、浙江省优秀教师等。

兼任全国高职高专教育研究会护理教育分会常务理事，浙江省护理学会教育专业委员会委员，浙江省高职高专护理专业带头人。

寄语：

希望同学们能珍惜光阴、学在当下，发奋汲取知识，不断提升岗位胜任力，尽快成长为新时代优秀的护理事业接班人。

前　言

　　《外科护理学》(第3版)于2014年2月出版,随着现代医学的快速发展,第3版的部分理论、知识和技能已经不能满足当前临床护理工作的需要。为此,在广泛征求和收集多数院校师生对《外科护理学》第3版教材意见的基础上,对全书的内容进行了更新、充实和优化。

　　外科护理学是高等职业教育护理类专业教育的重要临床课程。本教材在继承前3版教材的基础上,认真落实党的二十大精神,认真贯彻《"健康中国2030"规划纲要》的精神,注意结合我国护理学教育和实践的现状与发展,以促进人的健康为中心,以整体护理为方向,以护理程序为框架,按病因及发病机制、病理生理、护理评估、常见护理诊断/问题、护理目标、护理措施、护理评价7个方面进行编写。为避免重复,少数疾病按病因、病理、护理评估、常见护理诊断/问题、护理措施5个方面进行编写。护理评估重点阐述术前评估的内容,术后评估除了在手术后病人的护理中重点阐述之外,只在少部分特殊疾病进行了阐述。本次修订坚持以专业培养目标为导向,以职业技能培养为根本,力求满足学科需要、教学需要和社会需要,体现高等职业教育的特色。基本理论和基本知识以"必需,够用"为度,更注重基本技能的培养。既按护理程序组织教材内容,又不拘于形式;融传授知识、培养能力、提高素质为一体,理论与实践密切结合。既有专业要求,又有职业道德要求。

　　第4版教材传承了前3版的精华,重点是对教材内容和结构进行了更新、充实和优化,第3版教材全书45章,第4版调整为44章。整合优化了部分章节,补充了一些新的知识和新的技术,增加了营养支持、关节置换和大疱性皮肤病3个方面的内容,以满足临床护理工作的需求。继续保留学习目标、情景导入、特色栏目和思考题等内容,以帮助学生更好地学习和理解,拓宽知识面,以及培养临床护理工作的思维能力。同时积极构建"以学生为中心"的教材体系,在教材中增加了数字资源内容,打造新型融合教材,以提高学生学习的兴趣,拓展学生学习的空间,满足学生学习和发展的需要。

　　为帮助读者进一步学习和掌握外科护理学理论、知识和技能,在本教材的基础上,编者们还围绕学习目标和教学大纲,依据主教材的内容编写了配套教材,以帮助学生更好地掌握外科护理学的基本理论、基本知识和基本技能。

　　本教材的编者来自全国17所本专科院校,他们中既有外科护理教育专家,也有外科护理临床专家。大家共同努力,精诚合作,为本书的编写付出了大量的心血和智慧。在本教材编写过程中,得到了广西广播电视大学、宁波卫生职业技术学院和广西科技大学等17所编者所在单位院校的大力支持;同时得到了广西科技大学附属柳州市人民医院10多位一线外科护理专家的帮助,她们对教材编写提出了宝贵的意见和建议。谨在此一并深表谢意!

为了保证教材的质量,使教材更能满足临床护理和护士执业资格考试的要求,编者们进行了反复修改,但由于时间和水平有限,教材中难免有不足之处,在此恳请各院校的教师和同学们批评指正。

教学大纲(参考)

熊云新　叶国英
2023 年 10 月

目　录

学习目标

1. 掌握外科护理学的范畴、外科护士的工作任务和应具备的素质。
2. 熟悉如何学习外科护理学。
3. 了解外科护理学的发展。
4. 学会外科护理学的学习方法。
5. 具有"以人的健康为中心",全心全意为外科病人提供整体护理的意识;以及高度的责任感和使命感,热爱外科护理事业。

第一节　外科护理学的概念与发展

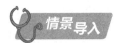

情景描述:

陈先生,38 岁,1 小时前左脚踩到铁钉,拔除铁钉后伤口流血,自行简单包扎止血后前来医院就诊,陈先生不知道应该到哪个科室就诊。

请思考:

1. 陈先生应到哪个科室就诊?
2. 外科护士的工作任务是什么?

一、外科护理学的概念与任务

外科护理学是阐述和研究如何对外科病人进行整体护理的一门临床护理学科。它包含了医学基础理论、外科学基础理论、专科护理学基础理论和技术,以及护理心理学、护理伦理学和社会学等人文科学知识。

外科护理学是护理学的重要分支,它以**创伤**、**感染**、**肿瘤**、**畸形**、**内分泌功能失调**(如甲状腺和甲状旁腺功能亢进等)、**寄生虫病**(如肝棘球蚴病和胆道蛔虫症等)、其他(**器官梗阻**如肠梗阻、尿路梗阻等;**血液循环障碍**如下肢静脉曲张、门静脉高压症等;**结石形成**如胆石症、尿路结石;以及原因不同引起的大出血等)等外科疾病病人为研究对象,在现代医学模式和护理观的指导下,以人的健康为中心,根据病人的身心健康需求和社会家庭文化需求提供整体护理,以达到去除疾病、预防残障、促进康复的目的。

笔记

二、外科护理学的发展

我国医学史上外科开始很早,公元前14世纪商代的甲骨文中就有"疥"、"疮"等记载,在周代(公元前1066—公元前249年),外科已成为独立学科,外科医生称为"疡医"。秦汉时期医学名著《黄帝内经》已有"痈疽篇"的外科专章。汉末,杰出的医学家华佗(141—203年)擅长外科技术,使用麻沸汤为病人进行死骨剔除术、剖腹术等。南北朝,龚庆宣著《刘涓子鬼遗方》(483年)是中国最早的外科学专著。至清末高文晋著《外科图说》(1856年)一书,显示了我国的外科学具有悠久的历史和丰富的实践经验。但仅限于浅表疮、疡和外伤的诊治,几乎未提到"护理"一词。

现代外科学奠基于**19世纪40年代**,先后解决了手术疼痛、伤口感染和止血、输血等阻碍外科学发展的问题,使外科学进入了新的发展阶段。同期,克里米亚战争爆发,现代护理学创始人**弗洛伦斯·南丁格尔**在前线医院看护伤病员的过程中,成功应用清洁、消毒、换药、包扎伤口、改善休养环境等护理手段,注重伤病员的心理调节、营养补充,使伤病员的病死率从42%降至2.2%,充分证实了护理工作在外科疾病病人治疗过程中的独立地位和意义,并由此创建了护理学,并延伸出外科护理学。

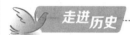

南丁格尔奖章简介

弗洛伦斯·南丁格尔(1820—1910年)为英国女护士,近代护理学和护理教育奠基人。1854—1856年间在克里米亚战争中担任战地救护工作,对改善伤兵的治疗和生活条件,作出了优异的贡献,博得各国公众的好评。

在她生前,国际红十字在1907年的伦敦大会上就拟议设立南丁格尔奖章,作为鼓励各国护士的国际最高荣誉奖。1912年,即南丁格尔死后第二年在华盛顿举行的第九届国际红十字大会正式确定颁发南丁格尔奖章,基金由各国红十字会认捐。

南丁格尔奖章是由国际红十字会于1912年设立的国际护理界最高荣誉奖。奖章章程规定,每两年颁发一次,授予各国最优秀的红十字护士、助理护士、护理工作组织者(包括以身殉职的护理人员),以表彰他们在平时或战时的卓越成就和献身精神。

我国从1983年第29届开始参加南丁格尔奖章评选,至2017年46届已有79名护士获此殊荣。79位南丁格尔奖章获得者,既是我们的先辈和师长,更是我们学习的楷模。

我国外科护理学的发展与外科学的发展相辅相成、密不可分。1958年首例大面积烧伤病人的抢救成功,1963年世界首例断肢再植在上海获得成功等,既是我国外科学的发展结果,也是我国外科护理学发展的结果。

随着现代科学技术的迅猛发展,生命科学新技术的不断引入、计算机的广泛应用、医学分子生物学和基因研究的不断深入,各种新材料(如组织工程材料、纳米生物材料、人工关节、人工心脏瓣膜、克隆技术、基因工程等)、新技术(如腹腔镜外科技术、内镜外科技术以及放射介入和B超介入等微创外科技术)、新理论、新方法不断涌现,为外科学的发展提供了新的条件,救治了许多以前无法治疗或治愈的病人,也有效减少了手术给病人带来的创伤和疼痛。手术机器人和机器人护士的运用,提高了手术的操控性、精确性和稳定性,节省了人力资源,降低了感染风险。当前,外科护理学正在朝更专业,更深层次,更细致的方向发展,对外科护理工作提出了更高的要求和新的挑战。外科护理工作者应充分认识现代护理的发展趋势,勇于承担起时代赋予的历史重任,加强国际交流与合作,学习先进的技术和理论,发展成功的专科护理模式,为外科护理学的发展做出应有的贡献。

第二节　学习外科护理学的方法和要求

一、树立崇高的职业理想

学习外科护理学的目的是掌握外科疾病病人术前、术中和术后护理的基本知识、基本理论和基本技能,以便在今后的护理工作中为外科病人提供全方位的护理服务。要想学习好外科护理学,首先要热爱护理学专业,认同并热爱你今后将从事的护理事业,自觉树立起全心全意为全人类健康服务的职业理想,这是学习好外科护理学的前提和保障。

二、熟悉外科护士的工作任务

外科护士主要在病房和手术室,对外科病人进行术前、术中和术后的护理。**外科护士的工作任务**是围绕术前、术中和术后三个阶段向外科病人提供全方位的护理服务,具体为:①向外科病人提供有关疾病的预防、治疗、护理和康复的咨询、指导;②协助外科病人接受各种诊断性检查、各项手术和非手术治疗;③评估和满足外科病人的基本需要;④协助外科病人预防并发症、康复锻炼和预防残障。⑤促进外科护理理论和实践的发展。熟悉外科护士的工作任务有利于明确学习的目标和方向,从而促进外科护理学的学习。

三、坚持以现代护理观为指导

现代护理学理论包括人、环境、健康、护理等 4 个基本要素。人是生理、心理和社会、精神、文化等多方面因素构成的整体。世界卫生组织(WHO)将健康定义为:"健康不仅是没有身体上的疾病和缺陷,还要有完整的心理状态和良好的社会适应能力"。**1977 年**美国的恩格尔(G. L. Engel)提出了**生物-心理-社会医学模式**,丰富了护理的内涵,拓宽了护士的职能,护士不仅要帮助和护理病人,还需要为病人提供健康教育和指导服务。**1980 年**美国护士学会指出:护理是诊断和处理人类对现存的或潜在的健康问题的反映,**护理的宗旨**是帮助病人适应和改造内外环境的压力,达到最佳的健康状态。因此,护士的角色是照顾者、管理者、支持者、教育者和保护者。

在新的医学模式和护理模式下,要求护士要以人的健康为中心,它是整体护理的核心。整体护理要求外科护士要在现代护理观的指导下,以护理程序为手段,针对外科病人术前、术中、术后的不同身心需要和社会文化需要提供最佳的护理服务。手术前外科护士要通过观察和交流了解外科病人对疾病、手术治疗、治疗和护理配合等相关知识的认知程度,病人存在怎样的顾虑,有什么需求,通过术前护理,使病人以最佳的身心状态配合手术和治疗。术中外科护士主要配合医师为病人实施手术。手术后外科护士主要通过病情观察、疼痛护理、伤口护理、营养支持、并发症预防和心理护理等护理手段促进病人的康复。因此,在学习外科护理学的过程中,应坚持以现代护理观为指导,学习掌握外科病人术前、术中和术后的基本理论、基本知识和基本技能。

四、坚持理论与实践相结合

外科护理学是一门实践性很强的应用性学科。因此,学习外科护理学必须遵循理论与实践相结合的原则,既要掌握好外科护理学的理论知识,也要掌握好外科护理学的操作技能。在学习外科护理学的过程中,要做到多学习、多思考、多观察和多动手,掌握好外科护理学的理论知识和操作技能。在理论学习和实践过程中,能针对不同的外科疾病,不同的外科病人可能发生的病情进行仔细观察;能透过细微之处看到本质,发现问题后独立思考、当机立断,及时反应并做简单处理;掌握沟通与交流技巧,学会观察了解病人的心理问题,并能利用理论知识结合病人病情做好心理护理,引导病人正视现实,提高信心,积极配合治疗与护理。总之,理论是实践的基础,实践是促进理论学习的有效途径,两者相辅相成,在学习过程中,应坚持理论和实践相结合。

第三节　外科护士应具备的素质

外科疾病复杂多变,麻醉与手术又有潜在并发症的危险。外科疾病的突发性或病情演变的急、危、重常使病人承受巨大的痛苦和精神压力,必须予以紧急或尽快处理。因此,对外科护士的综合素质提出了更高的要求。

(一)高尚的职业道德

人的生命是宝贵的,每个护士都应认识到护理工作的重要性。护士的职责是治病救人,维护生命,促进健康。外科护士要有爱心、诚心和同情心,要自觉树立爱岗敬业的精神,具备高度的责任心和无私的奉献精神,坚持"以人的健康为中心"的理念,视病人为亲人、全心全意地为病人服务。

（二）扎实的专业知识与技能

扎实的专业知识和技能是护士做好护理工作的基础。外科护士应刻苦学习护理工作所需的基本理论、基本知识和基本技能,掌握外科常见病的防治知识、护理知识和技能,以及外科急、危、重症救护等基本理论、基本知识和基本操作技能。具有敏锐的观察能力和判断能力,掌握外科病人的护理评估方法,能及时发现病人现有或潜在的生理、病理、心理问题,并能正确运用外科护理学的基本知识和技能为外科病人提供整体护理。

（三）健康的身心状态

外科护理工作有急诊多、病情急且变化快、节奏快、突发事件多、工作量大等特点。当发生工伤、交通事故或特发事件时,短时间内可能有大批伤员送达并需立即治疗和护理。此种情况下,工作负荷骤然加大,护士若不具备健全的体魄、开朗的性格和饱满的精神状态,就难以保证有效、及时地参与抢救和护理工作。

健康的心理状态也是外科护士应具备的素质之一。外科护士只有具备积极、有效的心理活动,平稳的、正常的心理状态才能适应和满足护理事业对自己的要求。外科护士要善于自我调节,善于通过自己积极向上、乐观自信的内心情感鼓舞病人,以增进护患之间的情感交流,取得病人主动积极的配合。加强自我修养,自我磨炼,自我体验是培养护士健康心理素质的重要方法和途径之一。

（四）厚实的人文修养

在外科护理工作中,要求外科护士要尊重病人、关心病人和理解病人,用爱心、耐心、细心、诚心、责任心和同情心为病人服务,要达到这样的要求,就必须拥有厚实的人文修养为基础。因此,外科护士应自觉加强社会学、心理学、伦理学等人文学科知识的学习,自觉增强自身的人文修养,为今后从事外科护理工作奠定坚实的基础。

（五）良好的法律意识

随着我国医疗制度的不断改革和完善,以及病人法律意识的不断提高,对外科护士的法律素质要求越来越高。因此,外科护士要自觉地学习相关的法律知识,以及通过对典型案例分析和学习讨论,总结经验,接受教训,增强自我保护意识,维护自身和病人的合法权利。

（熊云新）

思考题

外科护理学是护理学的重要分支,它以创伤、感染、肿瘤、畸形、内分泌功能失调等外科病人为研究对象,在现代医学模式和现代护理观的指导下,以人的健康为中心,应用护理程序,向外科病人提供整体护理,以达到去除病灶、预防残障、促进康复的目的。

请问:

（1）外科护士的工作任务包括哪些?

（2）外科护士应具备哪些素质?

思路解析

扫一扫,测一测

学习目标

1. 掌握等渗性缺水、低渗性缺水、高渗性缺水、低钾血症、高钾血症的概念,以及静脉补钾原则和补液原则。

2. 熟悉等渗性缺水、低渗性缺水、高渗性缺水、低钾血症、高钾血症、代谢性酸中毒、呼吸性酸中毒的临床表现和处理原则。

3. 了解体液平衡、酸碱平衡及调节,了解代谢性碱中毒、呼吸性碱中毒的临床表现和处理原则。

4. 学会对三种缺水类型的识别和缺水程度的判断,能独立进行静脉输液。

5. 在输液护理过程中要有无菌观念,具有认真负责的态度。

人体的新陈代谢必须在相对稳定的内环境中进行,水、电解质和酸碱平衡是维持机体内环境及生命活动的基本保证。体液平衡可因创伤、感染、手术等因素而遭破坏,使体液的质和量发生变化,使机体内环境平衡及代偿机制遭到破坏,严重时可威胁生命。

第一节 体液平衡

一、体液组成及分布

体液的主要成分是水和电解质。人体内体液总量及分布因性别、年龄等因素而异,成年男性体液量约占体重的60%,女性占体重的55%,婴幼儿可高达70%~80%。随年龄增长和体内脂肪组织的增多,体液量所占的比例有所下降,14岁以后,儿童体液量占体重的比例已接近成人。体液可分为细胞内液和细胞外液(图2-1),**男性细胞内液**约占体重的**40%**,**女性的细胞内液**约占体重的**35%**;成人体液分布男、女性的**细胞外液**均占体重的**20%**。细胞外液分为血浆(约占体重的5%)和组织间液(约占体重的15%)两部分。组织间液和血浆,是细胞外液的主体,具有快速平衡水、电解质的作用,属功能性细胞外液;小部分组织间液仅有缓慢地交换和取得平衡的能力,它们具有各自的功能,维持体液平衡方面的作用甚小,故称为无功能细胞外液,约占体重的1%~2%。组织

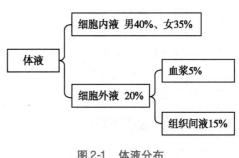

图 2-1 体液分布

间液除不含血细胞和仅含少量蛋白质外,基本成分同血浆,并经常与血浆和细胞内液进行物质交换,保持着动态平衡。

二、体液平衡及调节

(一)水平衡

正常成人 24 小时水的摄入量和排出量均为 2000~2500ml(表 2-1),保持着出入量的平衡。如果摄入不足或排出过多,就可能发生缺水;反之,则可引起水潴留。

表 2-1　正常人体水分摄入量和排出量的平衡

摄入量(ml)		排出量(ml)	
饮水	1000~1500	尿	1000~1500
食物含水	700	粪	200
内生水	300	呼吸蒸发	300
		皮肤蒸发	500
总量	2000~2500	总量	2000~2500

(二)电解质平衡

细胞内、外液的渗透压相等,正常为 290~310mmol/L。细胞外液中的主要阳离子为 Na^+,主要阴离子为 Cl^-、HCO_3^- 和蛋白质,细胞内液中的主要阳离子为 K^+ 和 Mg^{2+},主要阴离子为 HPO_4^{2-} 和蛋白质,共同维持细胞内外的渗透压。

1. Na^+ 的平衡　Na^+ 占细胞外液阳离子总数的 90% 以上。细胞外液的渗透压主要由 Na^+ 维持。人体钠盐主要从食物中获得,正常成人对**钠盐的日需要量约为 4~6g**,Na^+ 主要经尿液排出体外,小部分随汗液和粪便排出(大量出汗例外),**正常血清 Na^+ 浓度为 135~145mmol/L**。

2. K^+ 的平衡　全身钾总量的 98% 分布于细胞内,细胞外液中钾含量仅占总量的 2%,钾的生理作用有:参与维持细胞的正常代谢,维持细胞内液的渗透压和酸碱平衡,维持神经肌肉的兴奋性,以及维持心肌的生理特性。钾主要随食物摄入,正常成人对钾盐的日需要量约为 3~4g,85% 由肾脏排出,正常血清 K^+ 浓度为 3.5~5.5mmol/L。

3. Cl^- 和 HCO_3^- 的平衡　细胞外液主要的阴离子是 Cl^- 和 HCO_3^-,与 Na^+ 共同维持细胞外液的量和渗透压。HCO_3^- 与 Cl^- 的含量有互补作用,当 HCO_3^- 增多时 Cl^- 含量减少,反之,HCO_3^- 减少时 Cl^- 含量增加,以维持细胞外液离子的平衡。

(三)体液平衡的调节

体液的平衡和稳定是由神经-内分泌系统来调节的。体液失衡时,一般先通过**下丘脑-神经垂体-抗利尿激素系统**恢复和维持体液的**正常渗透压**,然后通过**肾素-血管紧张素-醛固酮系统**来恢复和维持**血容量**。血容量与渗透压相比,前者对机体更为重要,血容量锐减时,机体将优先保持和恢复血容量,以保证重要器官的灌注。

体内水分缺乏或丧失时,细胞外液渗透压增高,刺激下丘脑-神经垂体-抗利尿激素系统,产生口渴,机体主动增加饮水;同时刺激抗利尿激素分泌增加,使肾远曲小管和集合管上皮细胞加强对水的重吸收,于是尿量减少,水分被保留于体内,从而使细胞外液渗透压降至正常。反之,体内水分增多时,细胞外液渗透压降低,口渴反应被抑制,抗利尿激素的分泌减少,尿量增加,使细胞外液的渗透压增至正常。

当循环血量减少和血压下降时,可刺激肾素分泌增加,进而刺激肾上腺皮质分泌醛固酮,后者可促进远曲小管对 Na^+ 的重吸收和 K^+、H^+ 的排泄,水的重吸收增多、尿量减少,使细胞外液增加,循环血量和血压恢复正常。

三、酸碱平衡及调节

正常的体液保持着一定的 H^+ 浓度,使血浆 pH 维持在 7.35~7.45。但人体在代谢过程中不断产生酸性物质和碱性物质,使体液中的 H^+ 浓度时刻发生变化,为维持体液中 H^+ 浓度在正常范围内,**机体主要通过体液的缓冲系统、肺、肾三条途径来完成对酸碱平衡的调节。**

1. 缓冲系统 缓冲系统是调节酸碱平衡最迅速的途径。血液缓冲系统中,最主要的缓冲对是 HCO_3^-/H_2CO_3,其比值决定血浆的 pH,HCO_3^- 的正常值平均为 24mmol/L,H_2CO_3 平均值为 1.2mmol/L,两者的比值为 20:1,这个比值保持稳定,血浆 pH 就能维持于 7.40。

2. 肺 肺是排出体内挥发酸的主要器官。主要通过呼吸排出 CO_2,降低动脉血二氧化碳分压($PaCO_2$),调节血浆中 H_2CO_3 的浓度。肺的调节作用发生快,固定酸不起作用。

3. 肾 肾是调节酸碱平衡的重要器官,一切非挥发性酸和过剩的碳酸氢盐都从肾排泄。肾通过调节排出固定酸及保留碱性物质的量来维持血浆的 HCO_3^- 浓度,使血浆 pH 保持稳定。其调节机制可概括为:①通过 Na^+-H^+ 交换排出 H^+;②通过 HCO_3^- 重吸收保留碱;③通过产生 NH_3 并与 H^+ 结合成 NH_4^+ 后排出;④排泄有机酸。

第二节 水和钠代谢紊乱病人的护理

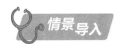

情景描述:

张先生,45 岁,门诊拟"急性肠梗阻"收入院。张先生自述口渴,尿少。查体:皮肤弹性差,眼窝内陷,P 100 次/分,BP 110/75mmHg。实验室检查结果显示:Hb 170g/L,RBC $6.2×10^{12}$/L,WBC $18.5×10^9$/L,K^+ 3.8mmol/L,Na^+ 142mmol/L,尿比重 1.028。按医嘱需输入几种液体。

请思考:

1. 张先生存在的主要护理问题是什么?

2. 应该先给张先生输入何种液体?

机体水分丢失称为缺水。在细胞外液中,水和钠的关系非常密切,故失水和失钠常同时存在。由于造成缺水的原因不同,在缺水和缺钠的程度上也各有不同。水和钠既可按比例丢失,也可失水多于失钠,或失水少于失钠,缺水可分为等渗性缺水、低渗性缺水和高渗性缺水。

一、等渗性缺水病人的护理

等渗性缺水(isotonic dehydration)又称急性缺水或混合性缺水,是外科最常见的缺水类型。因水、钠等比例丢失,血清 Na^+ 和细胞外液渗透压保持正常。

【病因和病理生理】

常见原因有:①消化液急性丢失:如大量呕吐、腹泻等;②体液大量丧失:如急性肠梗阻、急性腹膜炎、大面积烧伤早期等。这些丧失的体液成分与细胞外液基本相同。

缺水时,细胞外液量迅速减少,刺激肾脏入球小动脉壁的压力感受器及肾远曲小管致密斑的钠感受器,引起肾素-血管紧张素-醛固酮系统兴奋,醛固酮分泌增加,促使远曲小管对 Na^+ 和水的重吸收,使细胞外液量得以恢复。由于体液丧失为等渗性,细胞内、外液的渗透压无明显变化。如若不及时补充液体,由于无形失水,可转化为高渗性缺水;如果大量补充无盐液体,又可转化为低渗性缺水。

【护理评估】

(一)健康史

评估病人的年龄、体重、生活习惯、既往史等。了解是否存在导致等渗性缺水的各种因素,如呕吐、失血、腹泻、急性腹膜炎、肠梗阻及大面积烧伤等。容易诱发等渗性缺水的治疗,如长期胃肠减压、应用利尿剂或强效泻剂等。

(二)身体状况

1. 症状 既有缺水表现,又有缺钠表现,有恶心、厌食、乏力、少尿等表现,但口渴不明显。若短期内体液丧失量达到体重的 5%,病人则会出现脉搏细速、肢端湿冷、血压不稳定或下降等血容量不足的

视频:等渗性缺水体液分布改变

表现。当体液继续丧失达到体重的 6% ~7% 时,则有明显的休克表现,常伴代谢性酸中毒;若因大量胃液丧失所致的等渗性缺水,可并发代谢性碱中毒。

2. 体征　包括:舌干燥,眼窝凹陷,皮肤干燥、松弛等。

（三）辅助检查

1. 实验室检查　可见红细胞计数、血红蛋白和血细胞比容均明显增高的血液浓缩现象,尿比重增高,血清 Na^+ 多在正常范围。

2. 中心静脉压　**中心静脉压**(central venous pressure,CVP)正常值为 5 ~12cmH$_2$O,低于 5cmH$_2$O 提示存在血容量不足。

（四）心理-社会状况

评估病人及家属对疾病及其伴随症状的认知程度、心理承受能力、经济状况、社会支持状况等,有无焦虑和恐惧等心理反应。

（五）处理原则

消除原发病因,防止或减少水和钠的继续丢失,并积极补液。用平衡盐溶液或等渗盐水尽快补充血容量。但应注意大量补充等渗盐水时因其氯浓度高于血清氯浓度,有导致高氯性酸中毒的危险。而平衡盐溶液内电解质含量与血浆相似,用于治疗等渗性缺水比较理想,可以避免输入过多的氯,并对酸中毒的纠正有一定的帮助。在纠正缺水后,注意低钾血症的发生,一般**尿量达 40ml/h** 后开始**补钾**。

目前常用的平衡盐溶液有乳酸钠和复方氯化钠溶液(1.86% 乳酸钠溶液和复方氯化钠溶液之比为 1:2)与碳酸氢钠和等渗盐水溶液(1.25% 碳酸氢钠溶液和等渗盐水之比为 1:2)两种。

【常见护理诊断/问题】

1. **体液不足**　与大量呕吐、严重腹泻、急性肠梗阻、腹膜炎、大面积烧伤等导致的体液急性丢失有关。

2. **有受伤的危险**　与意识障碍、低血压有关。

3. **潜在并发症**:休克。

【护理措施】

（一）维持充足的体液量

1. 去除病因　采取有效措施或遵医嘱积极处理原发疾病,控制或减少体液的继续丢失。

2. 实施液体疗法　对已发生缺水的病人,必须遵医嘱给予及时、正确的补液。补液时严格遵循定量、定性、定时的原则。

（1）定量:包括生理需要量、累计损失量、继续损失量 3 部分。①**生理需要量**:正常成人每日生理需水量为 2000 ~2500ml。②**累计损失量**:指从发病到就诊已经累计损失的体液量,按缺水程度计算,如体重 60kg 的病人,中度缺水,累计失水量约为 60kg×5% =3kg(3000ml);临床上为了避免补液过量,第一天只补给累计损失量的 1/2,其余的 1/2 第二天酌情补给。③**继续损失量**:或称额外损失量,是在治疗过程中又继续丢失的体液量,包括外在性和内在性失液,外在性失液,如呕吐、肠瘘、胃肠减压等,应准确记录排出量;内在性失液,如腹(胸)腔内积液、胃肠道积液等,需根据病情变化估计。此外,体温每升高 1℃,自皮肤蒸发低渗液 3 ~5ml/kg;出汗湿透 1 套衬衣裤约丢失低渗液体 1000ml;气管切开病人每日经呼吸道蒸发水分约 800 ~1200ml。补液量按下列方法计算:

第 1 天补液量=生理需要量+1/2 累计损失量。

第 2 天补液量=生理需要量+1/2 累计损失量+前 1 天继续损失量。

第 3 天补液量=生理需要量+前 1 天继续损失量。

纠正体液紊乱的关键在于第 1 天的处理。

（2）定性:①生理需要量:一般成人每日需氯化钠 4 ~6g,氯化钾 3 ~4g,葡萄糖 100 ~150g。所以,应补充 500ml 生理盐水,10% 氯化钾 30 ~40ml,其余补给 5% ~10% 葡萄糖溶液。②累计损失量:补充平衡盐溶液或生理盐水和葡萄糖溶液各半。③继续损失量:"丢什么,补什么",如消化液丢失,一般补充复方氯化钠溶液或平衡盐溶液。

（3）定时:每日及单位时间内补液的量和速度取决于体液丧失的量、速度及脏器的功能状态。若各脏器功能良好,先快后慢的原则分配,即前8小时补充总量的1/2,剩余的1/2在后16小时内均匀输入。补液原则是先盐后糖,先晶体后胶体,先快后慢,见尿补钾。

（二）密切观察病情变化

补液过程中,严密观察补液效果,注意不良反应。①生命体征:密切观察生命体征变化,如血压、脉搏、体温改善情况,有无呼吸急促、咳粉红色泡沫痰等急性肺水肿表现。②精神状态:如精神萎靡、嗜睡等症状的改善情况。精神状态恢复正常说明脑细胞脱水已得到控制。③缺水征象:如皮肤弹性下降、黏膜干燥、眼窝凹陷等表现的恢复程度。④尿量、尿比重:补液过程中尿量、尿比重的观察尤为重要,如尿量少、尿比重高,提示仍存在缺水;若尿量>30ml/h,尿比重正常,说明肾灌注良好。⑤监测CVP及实验室检查结果:如血常规、血清电解质等,进行动态检查,以评价治疗效果。⑥准确记录24小时出入液量。

（三）减少受伤的危险

1. 监测血压　定时监测血压,血压低或不稳者,告知其改变体位时动作要慢,以免因体位性低血压或眩晕而跌倒受伤。

2. 加强安全防护　移去周围环境中的危险物品,减少意外受伤的危险;定向力差或意识障碍者,建立安全保护措施,如加床栏、适当约束及加强监护,防止意外发生。

（四）心理护理

主动沟通,避免病人产生孤独感;耐心沟通,掌握病人关心的问题;向病人讲解各项操作的意义及过程,消除其紧张情绪。

（五）健康指导

有大量呕吐、严重腹泻、大面积烧伤的易致等渗性缺水者,及早就诊治疗。

二、低渗性缺水病人的护理

低渗性缺水(hypotonic dehydration)又称慢性缺水或继发性缺水。系水和钠同时丢失,失水少于失钠,细胞外液呈低渗状态,血清Na^+低于135mmol/L。

【病因和病理生理】

主要病因有:①消化液持续丢失:如反复呕吐、长期胃肠减压、慢性肠梗阻;②大创面的慢性渗液;③排钠过多:如使用排钠利尿剂依他尼酸(利尿酸)、氯噻酮等;④钠补充不足:如治疗等渗性缺水时过多补充水分而忽略钠的补充。

细胞外液渗透压降低,首先引起抗利尿激素(ADH)的分泌减少,使水的重吸收减少,尿量增加,以提高细胞外液渗透压,结果使细胞外液的量进一步减少。当造成血容量明显减少时,机体将先保持和恢复血容量。此时,机体的代偿机制为:①肾素-醛固酮系统兴奋,远曲小管对Na^+和水的重吸收增加;②血容量下降又会刺激神经垂体,使ADH分泌增加,水重吸收增加,尿量减少。但若循环血量继续减少,以致超过了机体的代偿能力,无法维持血容量时,将出现休克,称为低钠性休克。

【护理评估】

（一）健康史

了解病人是否存在导致低渗性缺水的各种因素,如反复呕吐、长期引流、慢性肠梗阻、大面积烧伤慢性渗液等。有无容易诱发低渗性缺水的治疗,如应用排钠利尿剂或补水过多等。

（二）身体状况

以较早出现周围循环衰竭为特点,病人无口渴。根据缺钠程度将低渗性缺水分为3度:

1. 轻度缺钠　血清Na^+ 130~135mmol/L,缺钠约0.5g/kg。表现为疲乏、头晕、软弱无力;尿量增多,尿Na^+减少。

2. 中度缺钠　血清Na^+ 120~129mmol/L,缺钠约0.5~0.75g/kg。除上述临床表现外,还伴恶心、呕吐、脉搏细速、视力模糊,血压不稳定或下降,脉压变小,浅静脉瘪陷,尿量减少,尿中几乎不含Na^+和Cl^-。

3. 重度缺钠　血清Na^+低于120mmol/L,缺钠约0.75~1.25g/kg。常发生休克。病人神志不清,出现意识模糊、惊厥或昏迷;四肢发凉,四肢痉挛性抽搐,腱反射减弱或消失。

（三）辅助检查

尿比重<1.010,尿Na^+、Cl^-含量明显减少,血清Na^+<135mmol/L,实验室检查可见红细胞计数、血

视频:低渗性缺水体液分布改变

红蛋白和血细胞比容均有增高。

（四）心理-社会状况

评估病人及家属对疾病及其伴随症状的认知程度、心理承受能力、经济状况、社会支持状况等，有无焦虑和恐惧等心理反应。

（五）处理原则

积极治疗原发病，静脉输注含盐溶液或高渗盐水。轻、中度缺钠病人，一般补充5%葡萄糖氯化钠溶液；重度缺钠病人，先输晶体溶液，如等渗盐水，后输胶体溶液，如羟乙基淀粉、右旋糖酐和血浆等以补足血容量，再静脉滴注高渗盐水，以恢复细胞外液的渗透压。

【常见护理诊断/问题】

1. 体液不足 与长期大量呕吐、胃肠减压等致体液慢性丧失有关。

2. 有受伤的危险 与意识障碍、低血压有关。

3. 潜在并发症：休克。

【护理措施】

1. 静脉补注 遵医嘱补充液体。轻、中度缺钠者一般补充5%葡萄糖盐溶液或生理盐水，重度缺钠者补充适量补充氯化钠溶液（3%～5%NaCl），以纠正细胞外液的低渗状态及血容量不足。补钠量的计算方法：需要补钠量（mmol）＝［血钠正常值（mmol/L）－血钠测得值（mmol/L）］×体重（kg）×0.60（女性0.50）。血钠正常值一般用142mmol/L计算，17mmol Na^+＝1g钠盐。当天补给1/2的计算量和日需要量4.5g，其中2/3量可用高渗盐水（5%氯化钠溶液输给），其余量以等渗盐水补给。

2. 其他护理措施 参见本节等渗性缺水病人的护理。

三、高渗性缺水病人的护理

高渗性缺水（hypertonic dehydration）又称原发性缺水。水和钠同时丢失，失水多于失钠，细胞外液呈高渗状态，血清Na^+高于150mmol/L。

【病因和病理生理】

病因主要有：①**水分摄入不足**：如食管癌吞咽困难、危重病人补水不足、鼻饲高浓度的肠内营养液或静脉输注大量高渗液体等；②**水分丧失过多**：如高热大量出汗（汗液为低渗，约含氯化钠0.25%）、大面积烧伤暴露疗法、糖尿病病人因血糖未得到控制致高渗性利尿等。

由于细胞外液渗透压增高，细胞内液渗透压相对较低，细胞内水分向细胞外转移，导致细胞内脱水，严重时，脑细胞可因缺水而发生功能障碍。

机体对高渗性缺水的代偿机制是：①细胞外液的高渗状态刺激视丘下部的口渴中枢，病人出现口渴感而主动饮水以增加体内水分、降低细胞外液渗透压；②高渗状态刺激抗利尿激素（ADH）分泌增加，肾小管对水的重吸收增加，尿量减少，使细胞外液渗透压降低并恢复其容量。

【护理评估】

（一）健康史

了解是否存在水分丢失过多、摄取不足及高渗溶质摄取过多等导致高渗性缺水的各种危险因素。

（二）身体状况

其临床表现依缺水程度不同而异，一般将高渗性缺水分为3度。

1. 轻度缺水 失水量占体重的2%～4%，除**口渴**外，无其他症状。

2. 中度缺水 失水量占体重的4%～6%，**极度口渴**，黏膜干燥，伴乏力、尿少和尿比重增高、皮肤弹性差、眼窝凹陷等。

3. 重度缺水 失水量超过体重的6%，除上述症状外，可出现狂躁、幻觉、谵妄甚至昏迷等脑功能障碍的表现。

（三）辅助检查

尿比重增高，**血清Na^+>150mmol/L**，实验室检查可见红细胞计数、血红蛋白和血细胞比容均轻度升高。

（四）心理-社会状况

评估病人及家属对疾病及其伴随症状的认知程度、心理承受能力、经济状况、社会支持状况等，有

视频：高渗性缺水体液分布改变

无焦虑和恐惧等心理反应。

（五）处理原则

尽早去除病因，防止体液继续丢失。鼓励病人饮水，不能饮水者静脉滴注5%葡萄糖溶液或0.45%的低渗盐水。注意：高渗性缺水实际也有缺钠，只因缺水更多，使血清 Na^+ 浓度升高。故输液过程中，观察血清 Na^+ 含量的动态变化，必要时适量补钠。

【常见护理诊断/问题】

1. 体液不足　与高热、大汗等导致的体液丢失过多或水分摄入不足有关。

2. 有受伤的危险　与意识障碍有关。

【护理措施】

1. 静脉补充　按医嘱补充补充5%葡萄糖溶液或0.45%氯化钠溶液，补充已丧失的液体，待缺水情况基本改善后，再补适量等渗盐水。高温环境作业、大量出汗者，注意饮水，最好口服含盐饮料，如淡盐水。已丧失液体量的计算方法有2种。

（1）根据临床表现估计失水量占体重的百分比，每丧失体重的1%，需补液400~500ml。

（2）根据血清钠浓度计算：补水量（ml）=［血钠测得值（mmol/L）－血钠正常值（mmol/L）］×体重（kg）×4。血清钠正常值一般用142mmol/L计算。计算所得的补水量当日只补1/2，余下的1/2在次日补给。此外，还需补给当日日需要量2000ml。

2. 其他护理措施　参见本节等渗性缺水病人的护理。

第三节　钾代谢异常病人的护理

钾代谢异常包括低钾血症和高钾血症两类。由于肾对钾的调节能力较弱，在禁食或血钾很低的情况下，每天仍有一定量的钾盐随尿液排出，所以，临床上以低钾血症较为常见。

一、低钾血症病人的护理

低钾血症（hypokalemia）是指**血清 K^+ 浓度低于 3.5mmol/L**。

【病因】

常见的病因有：①**钾摄入不足**：长期进食不足或禁食；②**钾排出过多**：如呕吐、腹泻、持续胃肠减压，或长期应用肾上腺皮质激素、利尿剂等；③**钾体内分布异常**：如大量注射葡萄糖或氨基酸、进行高营养支持及代谢性碱中毒等，钾向细胞内转移。

【护理评估】

（一）健康史

了解病人的年龄、性别、体重等；了解有无引起低钾的原因，如禁食、进食量少、呕吐、腹泻、肠瘘、胃肠道引流等，有无使用过利尿剂、糖皮质激素等；有无周期性钾代谢紊乱发作史。

（二）身体状况

1. 肌无力　是最早的表现，一般先出现四肢软弱无力，后延及躯干和呼吸肌。可出现抬头及翻身困难；吞咽困难、呛咳；呼吸困难甚至窒息。严重者可有软瘫、腱反射减弱或消失等。

2. 消化道功能障碍　肠平滑肌兴奋性降低，可出现恶心、呕吐、腹胀、肠鸣音减弱或消失等肠麻痹表现。

3. 心功能异常　心悸及心动过速、心律不齐、血压下降，严重时可发生心室颤动或收缩期停搏。

4. 代谢性碱中毒　低钾血症时，因 K^+ 由细胞内代偿性移出细胞外，而 H^+ 则进入细胞内，故常合并碱中毒，另外，肾小管上皮细胞 Na^+-K^+ 交换减少，Na^+-H^+ 交换增多，排 H^+ 增多，尿液反而呈酸性，故称反常性酸性尿。

（三）辅助检查

1. 实验室检查　**血清 K^+<3.5mmol/L**。

2. 心电图检查　典型的心电图改变为早期出现 T 波降低、变平或倒置，随后 ST 段降低、Q-T 间期延长、出现 U 波。

视频：低钾引起代谢性碱中毒及反常性酸性尿

（四）心理-社会状况

由于肌无力、腹胀和心律失常使病人及家属产生焦虑和恐惧心理。评估病人及家属是否了解钾的作用、引起低钾血症的原因以及安全补钾等方面的有关知识。

（五）处理原则

1. 病因治疗　积极控制原发病因,减少或终止钾继续丢失。

2. 纠正低钾血症　最安全、最可靠的途径是口服补钾,常用的口服药是10%氯化钾。对不能进食的病人,采取静脉补钾。

【常见护理诊断/问题】

1. 活动无耐力　与低钾血症致肌无力有关。

2. 有受伤的危险　与软弱无力、意识障碍有关。

3. 潜在并发症:心律失常。

【护理措施】

（一）恢复血清K$^+$水平

1. 减少钾丢失　控制病因,如止吐、止泻等。

2. 补钾

（1）口服补钾:口服是最安全的补钾途径,尽量口服补钾,遵医嘱给予10%氯化钾或枸橼酸钾溶液口服。

（2）静脉补钾:对不能口服者采用静脉补钾,静脉补钾如果速度过快,血钾浓度可在短时间内增高,引起致命的后果。因此,静脉补钾务必遵循以下原则:①**见尿补钾**:尿量超过40ml/h时方可补钾;②**补钾不过量**:一般每日补氯化钾3~6g(以每克氯化钾等于13.4mmol钾计算,即每日补钾40~80mmol);③**浓度不过高**:静脉补液中氯化钾浓度不超过0.3%(钾浓度40mmol/L);④**速度不过快**:成人静脉补钾速度不宜超过20mmol/h(一般不超过60滴/分);⑤**禁止直接静脉推注或快速中心静脉滴入**,以免导致心搏骤停。

（3）进食含钾丰富的食物:鼓励病人多进食肉类、鱼类、豆类、牛奶、香蕉、橘子、菠菜、绿菜花等含钾丰富的食物。

（二）减少受伤的危险

参见本章等渗性缺水病人的护理。

（三）预防并发症

观察病人的生命体征及意识状况,严密监测心率、心律、心电图,出现心律失常应及时报告医师,积极配合治疗。

（四）心理护理

告知病人四肢软弱无力、腹胀、心律失常等是由于低钾引起的,及时治疗费用少、恢复快、无后遗症。在今后的生活中,注意生活规律,合理膳食,不宜过度疲劳,此病可防可治。

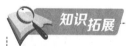

知识拓展

含钾食物表

种类	钾含量	食物名称
奶类	>100mg/100ml	全脂牛奶、脱脂牛奶
	>1300mg/100g	全脂奶粉、脱脂奶粉
蛋类	>100mg/100g	各种蛋类
豆类	>600mg/100g	毛豆
	>1000mg/100g	绿豆、红豆、黄豆
鱼类	>350mg/100g	白鲳、鳕鱼、乌龟、龙虾、鲨鱼、河鳗等
肉类	>350mg/100g	牛肝、猪肝、猪腰、牛肉、猪肉等
谷类	>70mg/100g	大米、糯米、小米、山药、土豆、大麦、小麦等
蔬菜类	>400mg/100g	绿菜花、菠菜、空心菜、荸荠、苋菜、干木耳、生海带、干紫菜
水果类	>250mg/100g	香蕉、石榴、橘子、橙子、葡萄干、枇杷、龙眼干、干橄榄
其他	>250mg/100g	巧克力、酱油、花生、芝麻、胡桃、瓜子、莲子、新鲜果汁

（五）健康指导

对病人进行指导：①给病人介绍钾的作用及钾摄入方面的有关知识,鼓励病人在病情允许的情况下,尽早恢复正常饮食;②对于禁食、长期控制饮食、近期有呕吐、腹泻、胃肠道引流者,注意补钾,以防发生低钾血症;③有周期性低钾发作史者,介绍口服补钾方法、剂量,出现四肢无力时及时就诊。

二、高钾血症病人的护理

高钾血症(hyperkalemia)指**血清 K^+ 浓度高于 5.5mmol/L**。

【病因】

高钾血症常见原因有:①**钾摄入过多**:如静脉补钾过浓、过快或过量,输入过多保存较久的库存血;②**钾排出减少**:如急性肾衰竭,使用抑制排钾的利尿剂(如螺内酯、氨苯蝶啶等)等;③**钾分布异常**:酸中毒、严重挤压伤、大面积烧伤等。

【护理评估】

（一）健康史

了解病人的年龄、性别、体重等;了解有无引起高钾的原因,如肾衰竭、使用保钾利尿剂、严重挤压伤等。

（二）身体状况

无特异性临床表现。可有肢体软弱无力、腱反射消失等表现,严重者可出现软瘫及呼吸困难;出现恶心、呕吐、腹胀、腹泻,表情淡漠或神志恍惚,感觉异常等;过高血钾的刺激作用使微循环血管收缩,皮肤苍白湿冷、全身麻木、肌肉酸痛;血压早期升高、晚期下降,心脏出现传导阻滞、心动过缓、室性期前收缩、心室颤动。**高钾血症最危险的后果是可致心脏在舒张期停搏。**

（三）辅助检查

1. 实验室检查　血清 K^+>5.5mmol/L。

2. 心电图　**典型的心电图改变**为 T 波高而尖,Q-T 间期延长,QRS 波增宽,P-R 间期延长。

（四）心理-社会状况

可因软弱无力、呼吸困难和心律失常,使病人及家属产生焦虑和恐惧感。

（五）处理原则

由于高钾血症有导致心搏骤停的危险。因此,一经确诊,应立即采取治疗措施。

1. 病因治疗　积极治疗原发病,去除引起高钾血症的原因。

2. 禁钾　停用一切含钾药物,如青霉素钾盐;禁食含钾多的食物;禁输库血。

3. 降低血钾浓度

（1）转钾:①输入 5% 碳酸氢钠:静脉滴注 5% 碳酸氢钠溶液 100~200ml,以纠正酸中毒,促使 K^+ 转入细胞内和增加肾小管排 K^+;②输入葡萄糖及胰岛素:10% 葡萄糖溶液 500ml 或 25% 葡萄糖溶液 200ml,每 5g 葡萄糖加胰岛素 1U 静脉滴注,通过糖原的合成,促使 K^+ 部分转入细胞内以暂时降低血清 K^+ 浓度。

（2）排钾:①呋塞米 40mg 静脉注射;②阳离子交换树脂口服或保留灌肠,每克可吸附 1mmol 钾;加速钾经肠道排出;③血液透析或腹膜透析。

4. 对抗心律失常　10% 葡萄糖酸钙 20ml 缓慢静脉注射。因 Ca^{2+} 能拮抗 K^+,能缓解 K^+ 对心肌的毒性作用,必要时可重复使用。

【常见护理诊断/问题】

1. 活动无耐力　与高钾血症导致的肌肉无力、软瘫有关。

2. 有受伤的危险　与软弱无力、意识障碍、感觉异常有关。

3. 潜在并发症:心律失常、心搏骤停。

【护理措施】

1. 恢复血清 K^+ 水平　①指导病人停用含钾药物,避免进食含钾高的食物;②遵医嘱用药以促进钾的排泄及向细胞内转移;③透析病人做好透析的护理。

2. 并发症的预防及急救　①严密观察病情变化,加强生命体征的观察,严密监测心率、心律、心电图,定时监测血钾浓度;②遵医嘱应用对抗心律失常药物;③一旦出现心搏骤停,立即行心肺脑复苏。

3. 减少受伤的危险　参见本章等渗性缺水病人的护理。

4. 心理护理　告知病人肌肉软弱无力、心律失常、呼吸困难等是由于高钾血症引起的,及时就诊治疗和积极预防即可避免危险的发生。

5. 健康指导　告知肾功能减退及长期使用保钾利尿剂的病人,限制含钾高的食物,不用含钾药物,定期复诊,监测血钾浓度,以防发生高钾血症。

第四节　酸碱平衡失调病人的护理

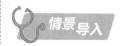

情景描述:

何女士,59 岁,诉腹痛、腹泻 1 天,门诊拟"急性肠炎"收入院。今晨何女士出现呼吸深而快,36 次/分,脉搏 124 次/分,血压 80/50mmHg,神志清醒,反应迟钝,腱反射减弱,肢端湿冷。

请思考:

1. 何女士可能伴有何种代谢紊乱?

2. 为明确诊断,何女士需要做什么检查?

反映机体酸碱平衡的 3 个基本因素有 pH、HCO_3^- 及 $PaCO_2$。其中,HCO_3^- 反映代谢性因素,HCO_3^- 的原发性减少或增加,可引起代谢性酸中毒或代谢性碱中毒。$PaCO_2$ 反映呼吸性因素,$PaCO_2$ 原发性增加或减少,可引起呼吸性酸中毒或呼吸性碱中毒。

一、代谢性酸中毒病人的护理

代谢性酸中毒(metabolic acidosis)是因体内酸性物质积聚或产生过多,或 HCO_3^- 丢失过多所致。是临床最常见的酸碱平衡失调。

【病因及发病机制】

1. 酸性物质产生过多　如休克、抽搐、心搏骤停等引起的缺氧,使葡萄糖无氧酵解增强,致乳酸增加,发生乳酸性酸中毒;糖尿病、饥饿、酒精中毒等情况下,体内脂肪分解过多,形成大量酮体,引起酮症酸中毒。

2. 酸性物质排出减少　如严重肾衰竭病人,体内固定酸不能由尿排出,特别是硫酸和磷酸在体内蓄积,H^+ 浓度升高导致 HCO_3^- 浓度下降;远曲肾小管性酸中毒系集合管泌 H^+ 功能降低,H^+ 在体内蓄积,导致血中 HCO_3^- 浓度进行性下降。

3. 碱性物质丢失过多　如严重腹泻、肠瘘或肠道引流、胆瘘、胰瘘等使碱性消化液($NaHCO_3$)大量丢失。

4. 高钾血症　K^+ 与细胞内 H^+ 交换,引起细胞外 H^+ 增加。

【病理生理】

代谢性酸中毒时体内 HCO_3^- 减少,H_2CO_3 相对增加,人体通过肺和肾的调节,使之重新达到平衡。体内 H^+ 浓度升高刺激呼吸中枢产生代偿反应,呼吸加深加快,加速 CO_2 排出、降低动脉血二氧化碳分压($PaCO_2$),使 HCO_3^-/H_2CO_3 的比值接近或维持于 20:1,从而维持血液 pH 于正常范围。同时,肾小管上皮细胞中的碳酸酐酶和谷氨酰胺酶活性增加,促进 H^+ 和 NH_3 的生成,两者形成 NH_4^+ 后排出,致 H^+ 排出增多。此外,$NaHCO_3$ 重吸收亦增加,但该代偿能力有限。

【护理评估】

（一）健康史

了解病人是否有以下病史：严重腹泻、肠瘘；休克；糖尿病、长期禁食、高热；肾功能不全等。

（二）身体状况

1. 症状 轻度代谢性酸中毒可无症状，或被原发病症状所掩盖。重症病人可有头痛、头晕、疲乏、嗜睡，甚至昏迷等中枢神经系统症状，是由于 H$^+$ 增高使脑细胞代谢障碍所致。

2. 体征 ①**呼吸加深加快**：即 Kussmaul 呼吸，为最突出的表现。呼吸频率有时可高达 40 ~ 50 次/分，有时呼气有酮味。②循环系统表现：可出现室性心律失常、心率加快、血压偏低，甚至休克，是由于代谢性酸中毒致血钾升高、心肌收缩力降低和周围血管对儿茶酚胺的敏感性降低所致。③**颜面潮红**：因 H$^+$ 增高，刺激毛细血管扩张，可致病人面部潮红，但休克病人因缺氧而发绀。

（三）辅助检查

动脉血气分析：血液 pH 低于 7.35、血浆 HCO$_3^-$ 降低、PaCO$_2$ 正常或代偿性降低。

（四）心理-社会状况

酸碱代谢失衡病人往往因起病急，同时原发疾病严重，使之倍感焦虑，甚至恐惧。向病人及家属介绍疾病发生变化的原因、伴随症状，减轻其精神紧张。

（五）处理原则

1. 消除病因 由于机体具有代偿机制，只要消除病因和辅以补液纠正脱水，较轻的酸中毒病人常可自行纠正。

2. 应用碱性药液 对血浆 HCO$_3^-$ 低于 10mmol/L 的病人，立即静脉输液及应用碱性溶液进行治疗。碱性溶液常用 5% 碳酸氢钠溶液。一般可将应输给量的一半在 2 ~ 4 小时内输入，以后根据病情再决定是否继续输给剩余量的全部或一部分。在使用碱性药物纠正酸中毒后，血中钙离子浓度降低，可出现手足抽搐，静脉给予葡萄糖酸钙治疗。

【常见护理诊断/问题】

1. 低效性呼吸型态 与酸中毒所致代偿性的呼吸过深过快有关。

2. 有受伤的危险 与意识障碍有关。

3. 潜在并发症：高钾血症、代谢性碱中毒。

【护理措施】

1. 维持正常的气体交换型态

（1）消除或控制引起代谢性酸中毒的危险因素。

（2）纠正酸中毒：建立静脉通路，充分补液，遵医嘱应用碱性药物，常用的碱性溶液为 5% 碳酸氢钠溶液。静脉滴注 5% 碳酸氢钠溶液时应注意：①5% 碳酸氢钠溶液不必稀释，可直接供静脉注射或滴注；②碱性溶液宜单独滴入，其中不加入其他药物；③补充碳酸氢钠溶液后注意观察缺钙或缺钾症状的发生，并及时予以纠正，发生手足抽搐者，可给 10% 葡萄糖酸钙 10 ~ 20ml 缓慢静脉注射；④补碱不宜过速、过量，避免发生医源性碱中毒。

（3）病情观察：密切观察脉搏、呼吸、血压及意识的变化，尤其是呼吸的频率和深度、脉律，了解心血管功能及脑功能的改变。准确记录 24 小时出入水量，遵医嘱做动态血气分析。

2. 防止意外损伤 参见本章等渗性缺水病人的护理。

3. 心理护理 根据病人反应，有针对性地做好心理护理，消除恐惧与不安，使病人情绪稳定，有安全感，主动配合治疗及护理。

4. 健康指导 ①警惕易导致酸碱代谢失衡的原发疾病并及时治疗；②发生呕吐、腹泻、高热者应及时就诊。

二、代谢性碱中毒病人的护理

代谢性碱中毒（metabolic alkalosis）是由于代谢原因使血浆中 HCO$_3^-$ 原发性增高导致的 pH 升高。

【病因及发病机制】

1. 酸性物质丢失过多　如剧烈呕吐、长期胃肠减压、幽门梗阻、急性胃扩张等,使胃酸(HCl)大量丢失,HCO_3^-得不到中和,造成血浆中 HCO_3^- 浓度升高,引起碱中毒;应用呋塞米、依他尼酸等利尿剂,可导致 H^+ 和 Cl^- 经肾大量丢失,而 HCO_3^- 再吸收增多,发生低氯性碱中毒。

2. 碱性物质摄入过多　如补碱过量,长期服用碱性药物,大量输入含枸橼酸钠的库血,可致碱中毒。

3. 低钾血症　低钾血症时,K^+ 从细胞内移至细胞外。每 3 个 K^+ 从细胞内释出,就有 1 个 H^+ 和 2 个 Na^+ 进入细胞内,导致代谢性碱中毒。

【病理生理】

血浆 H^+ 浓度下降致呼吸中枢受抑制,呼吸变浅变慢,使 CO_2 排出减少、$PaCO_2$ 升高,使 HCO_3^-/H_2CO_3 的比值接近 20:1,从而维持血液 pH 于正常范围。同时,肾小管上皮细胞中的碳酸酐酶和谷氨酰胺酶活性降低,一方面使 H^+ 排泄和 NH_3 的生成减少,另一方面 HCO_3^- 的重吸收亦减少,从而使血浆 HCO_3^- 减少。

【护理评估】

（一）健康史

了解病人是否有长期胃肠减压、幽门梗阻等病史,有无长期服用碱性药物、利尿剂等。

（二）身体状况

1. 呼吸系统　抑制呼吸中枢,病人呼吸浅而慢。

2. 中枢神经系统　表现为烦躁不安、精神错乱、谵妄,甚至昏迷。系因抑制性神经介质 γ-氨基丁酸生成减少,使中枢神经系统出现兴奋状态。

3. 神经、肌肉　肌张力增强、腱反射亢进,手足抽搐等,是由于代谢性碱中毒引起低钾血症及钙离子游离度降低所致。

（三）辅助检查

血气分析:血液 pH 高于 7.45、HCO_3^- 值明显增高、$PaCO_2$ 正常或代偿性增高。低钾性碱中毒时,可出现反常性酸性尿。

（四）心理-社会状况

呼吸功能障碍,同时原发疾病严重,使之倍感焦虑,甚至恐惧。病人及家属不了解疾病发生变化的原因、伴随症状以及预后,又可加重其精神紧张。

（五）处理原则

代谢性碱中毒的处理较酸中毒困难,积极治疗原发病,恢复血容量,纠正 Ca^{2+}、K^+ 不足,严重时补充稀盐酸溶液。

【常见护理诊断/问题】

1. 低效性呼吸型态　与呼吸代偿反应、胸廓活动力下降有关。

2. 有受伤的危险　与意识障碍及肌肉强直抽搐有关。

3. 潜在并发症:低钾血症。

【护理措施】

1. 维持正常呼吸型态

（1）控制致病因素:积极治疗原发病。

（2）纠正碱中毒:对丧失胃液所致的低氯低钾碱中毒,可输注生理盐水和适量氯化钾,生理盐水中 Cl^- 含量较多,有利于纠正低氯性碱中毒,补钾有利于纠正低钾性碱中毒。

病情严重时,遵医嘱应用 0.1～0.2mol/L 的盐酸溶液缓慢静脉滴注。具体方法是将 1mol/L 盐酸 150ml 溶入生理盐水或 5% 葡萄糖溶液 1000ml 中(盐酸浓度为 0.15mol/L),经中心静脉导管缓慢滴入(25～50ml/h)。切忌经周围静脉输入,因该溶液一旦渗漏会导致软组织坏死。

（3）病情观察:密切观察脉搏、呼吸、血压及意识的变化,尤其是呼吸的频率和深度、脉律,了解心血管功能及脑功能的改变。每 4~6 小时重复测定血气分析及血电解质,根据病情随时调整治疗方案。

2. 减少受伤害的危险　参见本章等渗性缺水病人的护理。

3. 心理护理　给病人解释发病原因、治疗方法及配合方法,缓解紧张心理,取得病人的理解和配合。

4. 健康指导　告知病人警惕引起酸碱平衡失调的原发病因,当病人出现中枢神经系统的症状和手足抽搐时应及时就诊,以免贻误救治。

三、呼吸性酸中毒病人的护理

呼吸性酸中毒(respiratory acidosis)是由于呼吸原因使血浆中 H_2CO_3 原发性增高导致的 pH 降低。

【病因及发病机制】

主要病因有:①呼吸中枢抑制:如全身麻醉过深、镇静剂过量、脑损伤、高位脊髓损伤等;②呼吸道梗阻:如喉头痉挛和水肿、溺水、气管异物、支气管痉挛等;③胸部活动障碍:如胸部创伤、严重气胸等;④肺部疾患:如肺不张及肺炎、肺水肿、急性呼吸窘迫综合征等;⑤呼吸机使用不当:通气量过小。以上多种原因使肺通气不足、换气功能障碍及肺泡通气-血流比值失调,体内 CO_2 蓄积,使血浆 H_2CO_3 升高。

【病理生理】

呼吸性酸中毒时,人体主要通过血液中的缓冲系统进行调节,即血液中 H_2CO_3 与 Na_2HPO_4 结合,形成 $NaHCO_3$ 和 NaH_2PO_4,后者从尿中排出,使 H_2CO_3 减少、HCO_3^- 增多。其次,肾小球上皮细胞中的碳酸酐酶和谷氨酰胺酶活性增加,一方面使 H^+ 和 NH_3 的生成增加;另一方面 H^+ 除与 Na^+ 交换外,还与 NH_3 形成 NH_4^+ 后排出,从而使 H^+ 排出和 $NaHCO_3$ 重吸收增加。该两种代偿机制使血液 HCO_3^-/H_2CO_3 的比值接近 20:1,保持血液 pH 于正常范围。

【护理评估】

(一)健康史

评估病人有无呼吸中枢抑制、呼吸道梗阻、肺部疾患、呼吸机使用不当等使肺通气不足、换气功能障碍及肺泡通气-血流比值失调的原发病史。

(二)身体状况

临床表现常被原发疾病掩盖。病人可有胸闷、呼吸困难、发绀;CO_2 潴留可使脑血管扩张,病人躁动不安,持续性头痛;随着酸中毒的加重,可有震颤,精神错乱、谵妄或昏迷,称肺性脑病;H^+ 浓度增加及高钾血症还可引起心律失常、心室颤动等。

(三)辅助检查

血液 pH 降低、$PaCO_2$ 增高、血浆 HCO_3^- 正常或代偿性增高。

(四)心理-社会状况

同代谢性酸中毒。

(五)处理原则

积极治疗原发病,改善通气功能,必要时气管插管或气管切开,使用呼吸机辅助呼吸。

【常见护理诊断/问题】

1. 气体交换受损　与呼吸抑制、呼吸道梗阻、肺部疾患等致通气量不足有关。

2. 有受伤的危险　与中枢神经系统受抑制意识障碍有关。

【护理措施】

1. 改善通气功能　恢复与维持有效的通气功能是治疗与护理的关键。①鼓励病人深呼吸,改善换气;②保证抗生素的输入,控制感染;③吸氧;④协助病人采取体位引流、雾化吸入等措施促进排痰;⑤做好气管插管或气管切开的准备。

2. 防止意外损伤　对意识障碍者,采取保护措施,提供舒适的环境,协助采取舒适的卧位,促进舒适,避免意外损伤。

3. 心理护理　同代谢性酸中毒。

4. 健康指导　警惕易导致酸碱代谢失衡的原发病,当病人出现胸闷、呼吸困难、发绀时及时就诊,警惕肺性脑病的发生。

四、呼吸性碱中毒病人的护理

呼吸性碱中毒(respiratory alkalosis)是由于呼吸原因使血浆中 H_2CO_3 原发性下降导致的 pH 升高。

【病因及发病机制】

常见病因有:①低氧血症:呼吸障碍如肺炎、肺水肿等,以及吸入气氧分压过低,均可因 PaO_2 降低而引起通气过度;②呼吸中枢受到直接刺激:癔症、脑外伤、高热、甲状腺功能亢进等使肺过度通气;③呼吸机使用不当:通气量过大。通气过度是引起呼吸性碱中毒的基本发病机制。因呼吸过快过深,肺通气过度,使 CO_2 排出过多,血 $PaCO_2$ 明显降低,引起低碳酸血症。

【病理生理】

$PaCO_2$ 降低可抑制呼吸中枢,使呼吸变浅变慢、CO_2 排出减少,致使血中 H_2CO_3 代偿性增高。代偿过程需较长时间,可致机体缺氧。肾的代偿作用表现为肾小管上皮细胞排泌 H^+ 和生成 NH_3 均减少,使 H^+-Na^+ 交换、NH_4^+ 生成和 $NaHCO_3$ 重吸收均减少。随着血 HCO_3^- 的代偿性降低,HCO_3^-/H_2CO_3 的比值接近 20:1,血液 pH 接近或维持于正常范围。

【护理评估】

(一)健康史

评估病人是否有癔症、脑外伤、高热、甲状腺功能亢进症、疼痛、哭泣、呼吸机使用不当等引起呼吸性碱中毒的原因存在。

(二)身体状况

一般无症状,较重者以神经-肌肉兴奋性增强为其特征,表现为眩晕、手足麻木、针刺感、肌肉震颤、手足抽搐,心率加快。

(三)辅助检查

血液 pH 增高、$PaCO_2$ 下降、HCO_3^- 降低。

(四)心理-社会状况

焦虑、恐惧、过度紧张可致呼吸性碱中毒,神经-肌肉应激性增强的症状,又可加重其精神紧张,如控制无效可形成恶性循环。

(五)处理原则

1. 积极治疗原发病,降低病人的通气过度,如精神性通气过度可用镇静剂。

2. 用纸袋罩住口鼻,以增加呼吸道无效腔,减少 CO_2 呼出和丧失,提高血液 $PaCO_2$,达到对症治疗的作用。癔症者应用暗示疗法。

3. 手足抽搐者,缓慢静脉注射 10% 葡萄糖酸钙 10ml,纠正 Ca^{2+} 不足。

【常见护理诊断/问题】

1. 低效性呼吸型态 与呼吸深快或呼吸不规则有关。

2. 有受伤的危险 与中枢神经系统异常及神经肌肉应激性增高有关。

【护理措施】

1. 维持正常呼吸型态 ①解除致病因素:解除引起呼吸性碱中毒的危险因素,如系呼吸机使用不当所造成的通气过度,应调整呼吸机;②指导病人呼吸训练:指导病人深呼吸,放慢呼吸频率、屏气;必要时用纸袋罩住口鼻以增加 CO_2 的吸入量,或让病人吸入含 5% CO_2 的氧气,提高血 $PaCO_2$;③遵医嘱应用镇静剂;④病情观察:密切观察脉搏、呼吸、血压及意识的变化,尤其是呼吸的频率、深度和脉率,了解心血管功能及脑功能的改变。准确记录 24 小时出入水量,遵医嘱动态监测血气分析。

2. 减少受伤害的危险 参见本章等渗性缺水病人的护理。

3. 心理护理 ①提供安静的环境,有利于症状缓解;②避免谈论该病如何严重等内容,不良的刺激会加重其发作;③给病人解释发病原因、治疗方法及配合方法,缓解紧张心理,取得病人的理解和配合。

4. 健康指导 教会病人正确的呼吸方法,告知病人保持情绪的平稳,有利于疾病的恢复,有异常情况及时就诊。

(武江涛)

思考题

1. 张女士,因急性腹泻出现口渴,尿少,血压偏低。

请问:应选择何种液体补充丢失的水分?

2. 王先生,急性肾衰竭。测定其血钾为6.6mmol/L,出现心律不齐。

请问:应首先如何处理?

3. 李女士,呕吐,反应迟钝,乏力、腹胀、脉速、心律不齐、心电图显示:T波低平,倒置,U波出现。

请问:应首先考虑为何种疾病?

4. 男性,35岁,使用退热药后出一身大汗,衬衣裤尽湿,又因呼吸道阻塞而做气管切开。

请问:24小时的补液总量是多少?

5. 李先生,男性,40岁,因高热、大汗而口渴,唇干,尿比重高。

请问:该病人属于哪种缺水,程度如何?

思路解析

扫一扫,测一测

第三章 营养支持病人的护理

学习目标

1. 掌握肠内、外营养支持的适应证、方法、并发症等。
2. 熟悉营养支持的基本指征及营养支持途径。
3. 了解外科病人代谢特点。
4. 学会对营养支持病人进行护理评估，并实施整体护理。
5. 在配制营养液和护理操作过程中，具有无菌观念和认真负责的态度。

营养支持(nutritional support,NS)是指在饮食摄入不足或不能进食的情况下，通过肠内或肠外途径补充或提供维持人体所需营养的一种技术。临床上，大约有50%外科病人存在营养不良，其中不少病人因创伤、感染等应激状态导致营养代谢紊乱。外科护士要了解外科病人的代谢特点，及时对病人的营养状况作出评估，制定相应的护理计划，做好营养代谢支持病人的护理，有效改善代谢状况、阻止疾病发展，促进创伤愈合，使病人早日痊愈。

（一）外科病人代谢特点及营养需求

创伤、感染时机体的代谢反应主要表现为以下四个特点：①**能量代谢增高**，以分解代谢为主，与创伤和感染的严重程度成正比。②**糖原分解和异生增加**，出现高血糖，体内出现胰岛素阻抗现象。③**蛋白质分解加速**，尿氮增加，出现负氮平衡。④**脂肪动员增加**，体重减轻。

机体所必需的营养素有糖、蛋白质、脂肪、维生素、水和无机盐六大类，其中糖、蛋白质、脂肪是生命活动的重要能量物质。临床上对病人进行营养支持时，主要供能物质是糖和脂肪，蛋白质的供给是为了提供机体氮源，保证体内蛋白质和其他生物活性物质的合成。

1. 能量需要量 临床上可以用公式进行估算或用移动式测热仪直接测定病人的能量消耗情况。

知识拓展

机体能量需要量的计算

临床上应用比较广泛的是公式估算法，先用 Harris-Benedict 公式推算出基础能量消耗(BEE)：

男性 BEE(kJ) = 4. 184×(66. 47+13. 75W+5. 0033H−6. 755A)

女性 BEE(kJ) = 4. 184×(655. 1+9. 563W+1. 85H−4. 676A)

其中 W-体重(kg)；H-身高(cm)；A-年龄(岁)。再根据病情将 BEE 值乘上相应的校正系数可得出病人疾病状态下的实际能量需要量。

外科病人疾病能量消耗校正系数

病情因素	校正系数	病情因素	校正系数
发热(>37℃,每升高1℃)	1.12	大面积烧伤	1.5～2.5
大手术、严重创伤、感染	1.1～1.3	呼吸窘迫综合征	1.2

2. 营养素需要量

（1）糖：在饥饿或其他病理情况下，糖的供能应占总供能量的大部分，一般要占全部能量的55%以上，**成人每日生理需要至少自外源补给葡萄糖100～150g**。糖充足的供给，可以降低体内蛋白质和脂肪的分解，稳定体内代谢平衡。需要注意的是，机体利用葡萄糖的能力是有限的，以体重估计在5mg/(kg·min)左右，在应激状态下还会下降，如过快过多地补糖可能导致高血糖、肝损害、高渗性非酮症昏迷等并发症。

（2）蛋白质：我国健康人，按体重估计，蛋白质的**基础需要量约是1.0～1.5g/(kg·d)**。一般外科病人，由于体内蛋白质分解增强，可以适当增加到2～3g/(kg·d)。需要注意：①必须充分提供热量才能保证体内蛋白质的合成；②严重感染、损伤等应激状态下，机体糖耐量降低，适当减少热量供给，增加蛋白质补给，进行代谢支持；③肾衰竭、氮质血症者须控制蛋白质供给量。

（3）脂肪：一般认为**正常成人每日摄入50g脂肪**即能满足要求，但在疾病等应激状态下，脂肪成为主要能量供应物质，占40%左右。以临床上使用较多的脂肪乳剂为例，按成人体重计算，用量为1～2g/(kg·d)，高代谢状态下还可适当增加。

（4）其他营养成分：根据病情适当补充各种机体需要的电解质、维生素和微量元素。

外科病人常因疾病或手术创伤引起进食障碍、高代谢状态，造成全身营养状况不良。营养不良会降低病人手术耐受力，增强机体分解代谢，减弱机体防御能力，严重时诱发多器官功能障碍，增加并发症的发生率和死亡率，因此，外科医护人员都应积极采取措施，改善病人营养状况。营养支持是近代医学治疗手段的重大进展之一，也是外科病人必不可少的治疗方法。

（二）营养支持的基本指征及营养支持途径

营养支持指征是机体长期处于饥饿状态、发生严重创伤或感染后，致分解代谢加速，出现营养不良。

营养支持途径包括肠内营养（enteral nutrition，EN）和**肠外营养**（parenteral nutrition，PN）。肠内营养指经胃肠道提供人体所需营养素的方法。肠外营养指通过静脉等胃肠外途径提供人体所需营养素的方法。当病人所需营养素全由胃肠外途径供给时，称为**完全胃肠外营养**（total parenteral nutrition，TPN）。

第一节　营养状况评估

对病人营养状态评估包括健康史、身体状况、实验室检查及生理功能测查等。

（一）健康史

1. 饮食史　有无偏食、有无神经性厌食。

2. 胃肠功能障碍性疾病史　有无慢性消化不良、慢性腹泻、短肠综合征、急性坏死性胰腺炎、肠梗阻、慢性胃炎、胃溃疡等疾病。

3. 高代谢性疾病史　甲状腺功能亢进、大面积烧伤、大手术、多发性损伤、严重的感染等疾病。

4. 慢性消耗性疾病史　结核病、糖尿病、慢性肝炎、消化道瘘、恶性肿瘤、肝肾疾病等。

（二）身体状况

1. 症状　除原发病症状外，出现疲乏无力、精神萎靡、反应迟钝、消瘦、食欲下降等。

2. 体格检查　皮肤黏膜苍白、神经反射减弱、头发干燥稀疏、皮肤变薄、弹性下降、肌肉萎缩，严重时水肿,出现胸腔积液、腹腔积液、肝肿大、恶病质。

(1) 体重:是评价营养状况的一项重要指标。水钠潴留和脱水可使体重在短期内发生变化,根据发病前 3 ~ 6 个月的体重变化来判断。若体重一年内下降超过 15% 或 3 个月内下降超过 5% ,即提示有营养不良。

标准测定方法:晨起时,空腹,排大小便后,着内衣裤测定。

当实际仅为理想体重的 90% 以下时,就可以视为体重显著下降。轻度营养不良为实测体重是标准体重的 81% ~ 90% ;中度营养不良为实测体重是标准体重的 60% ~ 80% ;重度营养不良为实测体重低于标准体重的 60% 。

目前我国常用的标准体重计算公式为

男性:标准体重(kg) = 身高(cm) - 105
女性:标准体重(kg) = 身高(cm) - 107

(2) 体质指数(body mass index,BMI):BMI = 体重(kg)/身高^2(m^2),按照 WHO 的标准,理想值介于 18.5 ~ 23.9,≥24 为超重,<18.5 为消瘦,轻度营养不良 17 ~ 18.5;中度营养不良 16 ~ 17;重度营养不良 <16。

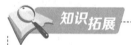 知识拓展

WHO 的体质标准

根据世界卫生组织定的标准,亚洲人的 BMI(体重指标 Body Mass Index)若高于 22.9 便属于过重。亚洲人和欧美人属于不同人种,WHO 的标准不是非常适合中国人的情况,为此制定了中国参考标准:

	WHO 标准	亚洲标准	中国标准	相关疾病发病危险性
偏瘦		<18.5		低(但其他疾病危险性增加)
正常	18.5 ~ 24.9	18.5 ~ 22.9	18.5 ~ 23.9	平均水平
超重	≥25	≥23	≥24	
偏胖	25.0 ~ 29.9	23 ~ 24.9	24 ~ 26.9	增加
肥胖	30.0 ~ 34.9	25 ~ 29.9	27 ~ 29.9	中度增加
重度肥胖	35.0 ~ 39.9	≥30	≥30	严重增加
极重度肥胖	≥40	=	=	非常严重增加

(3) 肱三头肌皮褶厚度(triceps skin fold,TSF):间接判断体内脂肪量。测量方法:病人取坐位或平卧位,臂自然下垂或在胸前交叉,用特制的夹子以 10g/mm 的夹力捏住肩峰与尺骨鹰嘴连线中点处的上臂伸侧皮肤,测定其厚度,3 秒后读数并重复 3 次取平均值。国际标准的正常参考值:男性为 8.3mm,女性为 15.3mm。较正常减少 24% 以下为轻度,减少 25% ~ 34% 为中度,减少 35% ~ 40% 为重度营养不良。

(4) 上臂肌围(arm muscle circumference,AMC):用来判断骨骼肌或体内瘦体组织群量。是反映肌蛋白量的良好指标,可以反映体内蛋白质的储备情况,与血清白蛋白含量密切相关,能够反映营养状况的好转或恶化。

计算公式为:AMC(cm) = 上臂中点周长(cm) - 3.14×TSF(cm)。正常参考值:男性为 22.8 ~ 27.8cm,女性为 20.9 ~ 25.5cm。

3. 实验室检查

(1) 白蛋白:成人白蛋白正常值范围为 35 ~ 50g/L。白蛋白增高主要见于血液浓缩而致相对性增高,如严重脱水和休克、严重烧伤、烫伤、急性出血、慢性肾上腺皮质功能减低症。浓度低于 35g/L

提示营养不良。白蛋白降低常见于肝硬化合并腹水及其他肝功能严重损害（如急性重型肝炎、中毒性肝炎等）、营养不良、慢性消耗性疾病、糖尿病、严重出血肾病综合征等。当**白蛋白降低至25g/L以下易产生腹水**。

（2）转铁蛋白：正常值为2.0～2.5g/L。1.8～2.0g/L为**轻度营养不良**；1.6～1.8g/L为**中度营养不良**；<1.6g/L为**重度营养不良**。

（3）氮平衡：摄入氮量可按6.25g蛋白质=1g氮来进行计算：

氮平衡=24小时摄入-24小时总氮丧失量=蛋白质摄入量/6.25-［24小时尿中尿素氮（g）+3g］。当为负值时，表明体内蛋白质的合成量小于分解量，为营养不良。

将上述各项指标的检查结果与标准值比较，以综合判断病人的营养状态（表3-1）

表3-1　营养状态综合评定表

评价指标	正常范围	轻度营养不良	中度营养不良	重度营养不良
体重下降（%）	<10	10～20	20～40	>40
血清白蛋白（g/L）	>35	30～35	21～30	<21
血清转铁蛋白（g/L）	2.0～2.5	1.8～2.0	1.6～1.8	<1.6
体质指数	18.5～23.9	17～18.5	16～17	<16
氮平衡（氮克数/24h）	0±1	-5～-10	-10～-15	<-15

第二节　肠内营养支持病人护理

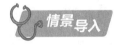

情景描述：

王先生，35岁，肠梗阻手术后5天，进行肠内营养支持。

请思考：

1. 目前王先生的主要护理问题有哪些？

2. 如何对王先生进行肠内营养支持护理？

肠内营养（enteral nutrition，EN）是经胃肠道途径，包括口服或喂养管，提供人体代谢所需营养素的一种营养支持方法。优点除体现在营养素的吸收、利用更符合生理外，还有维持肠黏膜结构和屏障功能的完整性。

【概述】

（一）适应证

凡有营养支持指征、有胃肠功能并可利用的病人首选肠内营养。①**不能经口进食**，如意识障碍或昏迷、吞咽、咀嚼困难等；②**消化道疾病稳定期**，如消化道瘘、胰腺炎等；③**高分解代谢状态**，如严重感染、手术、创伤、烧伤等；④**慢性消耗性疾病**，如结核、肿瘤。

（二）禁忌证

肠梗阻、消化道活动性出血、腹腔或肠道感染、严重腹泻或吸收不良、休克等。

（三）肠内营养剂

肠内营养剂与平常所用食品不同，它更易消化吸收或无需消化即可吸收。肠内营养剂按营养素预消化的程度，可分为大分子聚合物和要素膳食两大类。①**大分子聚合物**：该类制剂包括自制匀浆膳食（paste-forming diet）和大分子聚合物制剂，适合于胃肠功能完整或基本正常者；②**要素膳食**（elemental diet）：是一种营养素齐全、无需消化、可直接被胃肠道吸收利用的无渣膳食，适合于消化功能弱的病人。

视频：肠内营养液配制及输注

视频：肠内营养输注途径

（四）供给途径

有经口和管饲两种，多数病人因经口摄入受限或不足而采用管饲。①经鼻置管：鼻胃管、鼻肠管；②造瘘置管：胃造瘘、空肠造瘘。

（五）输注方法

1. 分次给予　适用于喂养管尖端位于胃内及胃肠功能良好者。分次给予又分为分次推注和分次输注，**每次量约为 100～300ml**。分次推注时，**每次量在 10～20 分钟完成**；分次输注时，**每次量在 2～3 小时完成，每次间隔 2～3 小时**；可视病人耐受程度加以调整。

2. 连续输注　适用于胃肠功能和耐受性较差、导管尖端位于十二指肠或空肠内的病人。

（六）不良反应

1. 呼吸系统并发症　**误吸、窒息是致命性的并发症，最为严重**，还有吸入性肺炎。多由胃排空延迟、营养管插入位置不当或移位、呕吐等引起，意识障碍、服用镇静剂以及吞咽或咳嗽反射减退甚至消失的病人易导致误吸或吸入性肺炎。

2. 机械性并发症　与营养管质地、粗细和位置有关，常出现鼻咽部和食管黏膜损伤，营养管堵塞等。

3. 胃肠道并发症　**是最多见的并发症**，包括恶心、呕吐、腹胀、腹痛、腹泻、便秘、倾倒综合征等。**其中腹泻最为常见**，主要原因包括营养液渗透压高、温度过低、输注过快、被细菌污染等。

4. 代谢性并发症　包括高渗性缺水、高血糖、氮质血症、电解质及微量元素异常、肝功能异常等。

【常见护理诊断/问题】

1. 有窒息的危险　与意识障碍、呕吐等有关。

2. 潜在并发症：腹泻、水电解质紊乱、食管黏膜损伤等。

【护理措施】

1. 防止误吸

（1）妥善固定：将**营养管妥善固定，防止脱出及移位**。在导管插入时一定要做 X 线检查以确定导管的正确位置，以后每次输注营养液、经管给药前及巡视病人时均应检查营养管的位置，以确定有无移位。如果是连续输注，至少每 8 小时检查一次。

（2）**合适的体位**：根据情况采取合适的体位。伴有**意识障碍、胃排空迟缓、经鼻胃管或胃造瘘管输注营养液的病人安置半卧位**，以防营养液反流和误吸，经鼻肠管或空肠造瘘管输注者可采取随意卧位。

（3）评估胃内残留量：在每次输注肠内营养液前用注射器抽吸胃内容物，检查和记录残留量，输注期间每隔 4 小时抽吸一次。如果**残留量大于 100ml，延迟或暂停输注**，以防胃潴留引起反流而致误吸。

（4）注意观察：若病人突然出现呛咳、呼吸急促或咳出类似营养液的痰液，**怀疑有管道移位并致误吸的可能，立即停止输注，将病人置于右侧卧位并将床头放低**，立即通知医生。鼓励和刺激病人咳嗽，必要时经鼻导管或气管镜清除误吸物。

视频：肠内营养护理

2. 保护皮肤黏膜　长期留置鼻胃管、鼻肠管，可压迫鼻咽部黏膜产生溃疡，每天用油膏涂拭鼻腔黏膜。胃、空肠造瘘者，保持**造瘘口周围皮肤干燥、清洁**，用无菌敷料覆盖，至少每天更换一次。

3. 保持营养管通畅　避免营养管扭曲、受压、打结。为避免管道堵塞，于输注营养液前、后用 30ml 温开水或生理盐水冲洗导管。如是连续输注，**至少每隔 4 小时冲洗导管一次**。药丸要研碎、溶解后注入营养管，不可与营养液混合注入，服药前、后均应冲洗导管。

4. 胃肠道并发症的护理　腹泻是肠内营养较常见的并发症。①严格按医嘱控制营养液量、浓度和输注速度，**一般由少量、低浓度开始输入，速度宜慢**，使病人在 3～4 天内逐渐适应。量可由 250～500ml/d 开始，在 5～7 天内逐渐达到全量；速度以 20ml/h 起，视病人适应程度逐步加速并维持滴速在 100～120ml/h，以输液泵控制滴速为佳。②控制好营养液的温度，以接近正常体温为宜，可在输注管加温；③无菌配制营养液，现用现配，每日更换输注用品。**配好的营养液可在 4℃冰箱中暂存，并于 24 小时内用完。**

5. 密切观察和监测　准确记录病人的液体出入量；观察尿量、尿比重的变化及生命体征；定期测体重；定期测量血糖、尿糖、血尿素氮、血电解质、血浆蛋白等实验室指标，及时评估病人全身情况，发现并发症及时处理。

笔记

第三节 肠外营养支持病人护理

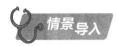

情景描述:

李先生,34 岁。车祸致脑挫裂伤,手术后病人一直处于昏迷,给予肠外营养支持、降低颅内压等对症处理。

请思考:

1. 李先生目前主要护理诊断有哪些?

2. 如何进行肠外营养护理?

肠外营养(parenteral nutrition,PN)系指通过静脉途径提供人体代谢所需的营养素。当病人被禁食,所需营养素均通过静脉途径提供时,称**全胃肠外营养**(total parenteral nutrition,TPN)。

【概述】

(一)适应证

需要维持或加强营养支持、但不能从胃肠道摄入或摄入不足的病人可进行肠外营养支持。①营养不良;②胃肠道功能障碍,如短肠综合征、溃疡性结肠炎;③高分解代谢状态,如大面积烧伤、严重感染、创伤或大手术前后;④因疾病或治疗限制不能经胃肠道摄食,如坏死性胰腺炎;⑤接受大面积放疗和大剂量化疗的肿瘤病人。

(二)禁忌证

严重水、电解质、酸碱平衡失调、休克、出凝血功能紊乱,重度肝、肾功能衰竭等病人不宜应用或慎用。

(三)营养液

主要包括能量物质(糖类和脂类)、**氨基酸**、**维生素**、**微量元素和矿物质**等。

对临床具有实际意义的微量元素包括锌、铜、铁、硒、铬、锰等。这些微量元素均参与酶的组成、三大营养物质的代谢、上皮生长、创伤愈合等生理过程。长期 TPN 时,需重视可能出现的微量元素缺乏问题。此外,有大量引流、额外丧失时,需根据血电解质水平调整和补充钠、钾、氯、钙、磷、镁等电解质。

(四)供给途径

经静脉置管输入。①经周围静脉:操作简单、安全,适用于短期(少于 2 周)、部分补充营养或中心静脉置管和护理有困难时;②经中心静脉:适用于长期、全量营养支持时。

(五)输注方法

1. 全营养混合液法 在无菌条件下,将每天所需的营养物质按次序混合入输液袋后再输注。这种方法保证多种营养素同时进入体内,对合成代谢有利,且可以简化输液过程,节省护理时间,降低代谢性并发症的发生率,减少污染机会。

2. 单瓶输注法 各营养素非同步输入,会造成某些营养素的浪费,增加代谢负荷甚至发生代谢并发症。

(六)不良反应

1. 静脉穿刺置管并发症 主要有气胸,**血胸,血管、神经、胸导管损伤,空气栓塞(最严重)**,导管栓塞、移位、扭曲或折断,血栓性静脉炎等。

2. 感染性并发症 一般为**穿刺部位感染和导管性感染**。感染主要源于导管、营养液的污染及置管过程中护理不周所致。

3. 代谢性并发症 包括高血糖症、低血糖症、高脂血症、低磷血症、肝功能异常、酸碱平衡紊乱等。

【常见护理诊断/问题】

1. 有感染的危险 与导管、营养液的污染有关。

2. 潜在并发症:气胸、血胸、高血糖、高血脂、空气栓塞等。

【护理措施】

1. **静脉导管的护理**

0304

视频:肠外营养液的配制及输注

0305

视频:肠外营养输注途径及方法

笔记

（1）**保持导管通畅**：妥善固定导管、避免导管受压、扭曲或滑脱。如果输液不畅或病人感觉颈、胸部酸胀不适，严重时可出现呼吸困难，考虑病人是否出现导管移位，用 X 线透视明确导管位置。一旦发生导管移位，立即停止输液，拔管。

（2）**防止感染**：在无菌操作下，每天更换与静脉导管相连的输液装置一次；静脉穿刺部位纱布敷料每天消毒、更换敷料一次，如使用透明半透膜敷料至少每 7 天更换 1 次，敷料的完整性受到破坏应立即更换；观察穿刺部位有无红肿、渗液等感染征象。

（3）**专管专用**：避免经导管输入其他液体、药物及输血，也不得经此导管采血、测中心静脉压。

（4）**防止空气栓塞**：输液装置各连接要牢固，防止液体中断、滴空和接管脱落，输液结束应立即旋紧导管塞。

（5）**防止血液凝固**：保持输液通畅，输液结束时，用生理盐水采用脉冲式正压封管技术以防导管内血栓形成。

2. 营养液的输注护理　营养液应无菌配制，储存于 4℃冰箱内备用，存放不得超过 24 小时；为避免输入液体过冷，须在输注前半个小时取出营养液，置室温下复温后再输；合理控制输液速度，按量均匀输入，防止过快或过慢，最好使用输液泵。

3. 观察与记录　准确记录病人的液体出入量；定时观察生命体征及意识状态；定期测量血糖、尿糖、血尿素氮、血电解质、肝肾功能等指标；定期测量体重变化。

4. 各种并发症的观察和处理

（1）穿刺置管并发症：因为穿刺插管中的损伤，病人可能发生气胸，血胸等，可出现胸闷、胸痛、呼吸困难、局部出血或血肿、休克等表现，注意观察病人的呼吸、循环、中枢神经系统有无异常表现。

（2）感染性并发症：感染主要来自穿刺部位及静脉导管，所以要做好穿刺部位及静脉导管的无菌护理。不明原因的寒战、发热，怀疑为导管性感染，通知医师，拔除导管，将导管末端剪去一段，送细菌培养。

5. 代谢性并发症的护理

（1）高血糖症：见于在短时间内输入过量高渗糖或胰岛素相对不足的情况。病人血糖升高、渗透性利尿、脱水、神志改变，严重时甚至导致非酮性高渗性昏迷。此时护士立即报告医师并协助处理，立即停止输注葡萄糖溶液或含有大量葡萄糖的营养液；输入低渗或等渗氯化钠溶液，内加胰岛素，使血糖水平逐渐下降。预防高血糖症，控制滴注速度和浓度，初期适当加用胰岛素。

（2）低血糖症：发生于突然中断高渗葡萄糖液的输入或营养液中胰岛素含量过多时，病人低血糖、心率加快、面色苍白、四肢湿冷、乏力、重者呈休克症状。在营养液输注过程保持连续性，不宜中断。停用时，在 2~3 天内逐渐减量，切莫突然停止。如出现低血糖症，可静脉推注高渗葡萄糖或输注含糖溶液来缓解。

（3）高脂血症：见于脂肪乳剂输入过快或过量时，病人发热、急性消化道溃疡、血小板减少、溶血、肝脾肿大、骨骼肌肉疼痛。一旦发现类似症状，应立即停输脂肪乳剂。对长期应用脂肪乳剂的病人，定期作脂肪廓清试验以了解病人对脂肪的代谢及利用能力。输注脂肪乳剂时要控制滴速，不宜过快。

（赵小义）

思考题

陈先生，56 岁。以"食管癌"收住院，经过术前准备，于昨日在全麻下行食管癌切除术，手术顺利，术后安返病房，给予禁饮禁食，输液、预防感染、病情观察等处理。

请问：

1. 陈先生目前主要护理诊断/问题有哪些？

2. 如何对陈先生进行营养支持？

思路解析

扫一扫,测一测

学习目标

1. 掌握休克的概念、不同程度休克的身体状况和处理原则。
2. 熟悉休克常用的监测指标及意义。
3. 了解休克的病因、病理生理。
4. 学会对失血性休克、感染性休克病人进行护理评估,学会运用护理程序对失血性休克、感染性休克病人实施整体护理。
5. 在抢救休克病人时具有沉着冷静,井然有序的工作作风。

第一节　概　述

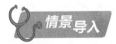

情景描述:

李先生,37 岁,因右上臂被匕首刺伤 15 分钟,急诊入院。病人自述 15 分钟前因与他人发生争吵,被匕首刺伤右上臂,流血不止。体格检查:T 36.5℃,P 100 次/分,R 20 次/分,BP 90/60mmHg,神志尚清楚,面色苍白。右上臂有一伤口。

请思考:
1. 首先应如何处理?
2. 估计该病人的失血量是多少?

休克(shock)**是机体受到强烈致病因素侵袭后,导致的有效循环血容量锐减,组织灌注不足引起的微循环障碍、细胞代谢紊乱和功能受损为特点的病理生理综合征。**有效循环血容量指单位时间内通过心血管系统进行循环的血量,不包括贮存于肝、脾等血窦或停滞于毛细血管中的血量。有效循环血量依赖于:充足的血容量、有效的心搏出量和良好的周围血管张力。休克发病急,进展快,若未能及时发现及治疗,可发展成为不可逆性休克引起死亡。

【病因与分类】

休克的分类方法很多,根据病因可将休克分为低血容量性、感染性、心源性、神经性和过敏性休克五类,低血容量性休克和感染性休克在外科休克中最常见。

【病理生理】

各类休克的共同病理生理基础是有效循环血量锐减和组织灌注不足及由此导致的微循环、代谢的改变及内脏器官的继发性损害等。

（一）微循环的变化

视频：休克早期微循环的变化

1. 微循环收缩期 当人体有效循环血量锐减时，血压下降，刺激主动脉弓和颈动脉窦压力感受器引起血管舒缩中枢加压反射，交感神经-肾上腺轴兴奋，大量儿茶酚胺释放及肾素-血管紧张素分泌增加等，使心跳加快、心排血量增加，以维持循环血量的相对稳定，并选择性地使外周和内脏小血管、微血管平滑肌收缩，循环血量重新分布以保证重要器官的供血。由于毛细血管前括约肌强烈收缩，动静脉短路和直捷通路开放，增加了回心血量。随着真毛细血管网内血流减少，压力降低，血管外液进入血管，也一定程度补充了循环血量。故此期称为休克代偿期。

2. 微循环扩张期 若休克继续发展，流经毛细血管的血流继续减少，组织因严重缺氧处于无氧代谢状态，大量乳酸类酸性代谢产物堆积，组织胺等血管活性物质释放，毛细血管前括约肌松弛，使毛细血管广泛扩张，而后括约肌由于对酸中毒耐受力较大，仍处于收缩状态，致大量血液淤滞于毛细血管，毛细血管内静水压升高、通透性增加，血浆外渗至第三间隙；血液浓缩，血黏稠度增加；回心血量进一步减少，血压下降，重要脏器灌注不足，休克进入抑制期。

3. 微循环衰竭期 若休克病程进一步发展，微循环内血液浓缩、黏稠度增加和酸性环境中血液的高凝状态，使红细胞与血小板易发生凝集，在血管内形成微血栓，发生弥散性血管内凝血（disseminated intravascular coagulation,DIC）。随着各种凝血因子消耗，激活纤维蛋白溶解系统，临床出现严重出血倾向。由于组织缺少血液灌注，细胞缺氧更加严重；加之酸性代谢产物和内毒素的作用，使细胞内溶酶体膜破裂，释放多种水解酶，造成组织细胞自溶，死亡，引起广泛的组织损害导致多器官功能受损。

（二）代谢变化

1. 代谢性酸中毒 在组织灌注不足和细胞缺氧时，体内葡萄糖的无氧酵解使乳酸产生过多。同时，肝脏灌流量减少，处理乳酸的能力减弱，使乳酸在体内的清除率降低，致体液酸碱平衡失调，出现代谢性酸中毒。

2. 能量代谢障碍 无氧代谢产生的三磷酸腺苷（ATP）大大少于有氧代谢时，细胞膜的钠-钾泵功能失常。细胞外钾离子无法进入细胞内，而细胞外液则随钠离子进入细胞内，造成细胞外液减少及细胞过度肿胀、变性、死亡。细胞膜、线粒体膜、溶酶体膜等细胞器受到破坏时可释放出大量引起细胞自溶和组织损伤的水解酶，尤其是组织蛋白酶，可使组织蛋白分解成多种活性肽，对机体产生不利影响，进一步加重休克。

休克时儿茶酚胺的大量释放，促进胰高血糖素生成及抑制胰岛素分泌，以加速肝糖原和肌糖原分解及刺激垂体分泌促肾上腺皮质激素，使血糖水平升高。休克时蛋白质分解加速，可使血尿素氮、肌酐、尿酸含量增加。

（三）内脏器官的继发性损害

由于持续的缺血、缺氧状态，细胞可发生变性、坏死，导致脏器功能障碍甚至衰竭。多系统器官功能障碍或衰竭，是休克病人死亡的主要原因。

1. 肺 低灌注和缺氧可损伤肺毛细血管的内皮细胞和肺泡上皮细胞。内皮细胞损伤可致血管壁通透性增加而造成肺间质水肿；肺泡上皮细胞受损可影响表面活性物质的生成，使肺泡表面张力升高，继发肺泡萎陷并出现局限性肺不张。休克病人出现氧弥散障碍，通气/血流比例失调，肺内分流，表现为进行性呼吸困难，称为急性呼吸窘迫综合征（acute respiratory distress syndrome,ARDS）。

2. 肾 休克时儿茶酚胺、抗利尿激素、醛固酮分泌增加，肾血管收缩，肾血流量减少，肾小球滤过率降低，水、钠潴留，尿量减少。肾内血流重新分布，主要转向髓质，近髓动静脉短路大量开放，致肾皮质血流锐减，肾小管上皮细胞大量坏死，引起急性肾衰竭。

3. 心 冠状动脉灌流量80%来源于舒张期，休克时由于心率过快、舒张期过短或舒张压降低，冠状动脉灌流量减少，心肌因缺血缺氧而受损。一旦当心肌微循环内血栓形成，可引起局灶性心肌坏死和心功能衰竭。此外，休克时心肌易受缺血-再灌注损伤，以及酸中毒、高血钾等均可加重心肌功能的损害。

笔记

4. 脑　休克晚期,持续性的血压下降,使脑灌注压和血流量下降,出现脑缺氧。脑缺氧和酸中毒时,毛细血管周围胶质细胞肿胀,血管壁通透性升高,血浆外渗,继发脑水肿和颅内压增高。

5. 胃肠道　胃肠道黏膜缺血、缺氧可使正常黏膜上皮细胞屏障功能受损。可并发急性胃黏膜糜烂或应激性溃疡,临床表现为上消化道大出血。肠黏膜缺血,可致肠的屏障作用被破坏、肠道内细菌及毒素进入血液循环,并发肠源性感染或毒血症。

6. 肝　肝细胞缺血、缺氧,肝血窦及中央静脉内微血栓形成,肝小叶中心区坏死。肝脏灌流障碍使网状内皮细胞受损,肝脏的解毒及代谢能力减弱,易发生内毒素血症,加重代谢紊乱及酸中毒。临床可出现黄疸、转氨酶升高,严重时出现肝性脑病。

【护理评估】

（一）健康史

了解有无引起休克的各种原因,如有无大量失血、失液、严重烧伤、感染等。

（二）身体状况

根据休克的发病过程,将休克分为休克代偿期和休克抑制期(表4-1)。

表 4-1　休克的临床表现

分期	程度	神志	口渴	皮肤黏膜		脉搏	血压	体表血管	尿量	估计失血量
				色泽	温度					
休克代偿期	轻度	神志清楚,伴有痛苦的表情,精神紧张	明显	开始苍白	正常或发凉	100 次/分以下,尚有力	收缩压正常或稍升高,舒张压增高,脉压缩小	正常	正常或稍少	<20%（<800ml）
休克抑制期	中度	神志尚清楚,表情淡漠	很明显	苍白	发冷	100～200次/分	收缩压为90～70mmHg,脉压小	表浅静脉塌陷,毛细血管充盈迟缓	尿少	20%～40%（800～1600ml）
	重度	意识模糊,神志不清,可能昏迷	非常明显,可能无主诉	显著苍白,肢端青紫	厥冷（肢端更明显）	速而细弱,或摸不清	收缩压<70mmHg或测不到	毛细血管充盈更迟缓,表浅静脉塌陷	少尿或无尿	>40%（>1600ml）

1. 休克代偿期　此期由于机体的代偿作用,交感-肾上腺轴兴奋,临床表现为神志清醒,精神紧张,兴奋或烦躁不安,口渴,面色苍白,手足湿冷,心率和呼吸增快,尿量正常或减少。动脉血压变化不大,但脉压缩小;此时若处理得当,休克可很快得到纠正,若处理不当,休克将进入抑制期。

2. 休克抑制期　病人表现为神志淡漠,反应迟钝,甚至出现意识模糊或昏迷,皮肤和黏膜发绀,四肢厥冷,脉搏细数,血压下降,脉压缩小;少尿甚至无尿。若皮肤黏膜出现紫斑或消化道出血,则提示并发 DIC。若出现进行性呼吸困难、烦躁、发绀、虽给予吸氧仍不能改善者,则提示并发 ARDS。此期病人常继发多器官功能衰竭而死亡。

（三）辅助检查

1. 实验室检查

（1）血常规检查:红细胞计数、血红蛋白检查可了解失血情况。血细胞比容增高,反映血浆丢失。白细胞计数和中性粒细胞比例增加,常提示感染存在。

（2）动脉血气分析:动脉血氧分压(PaO_2)正常值为 80～100mmHg;动脉血二氧化碳分压($PaCO_2$)正常值为 36～44mmHg。若 $PaCO_2$ 超过 45～50mmHg,常提示肺泡通气功能障碍。若 PaO_2 低于 60mmHg,吸入纯氧后仍无改善多提示 ARDS。

（3）血生化检查:包括肝、肾功能检查、动脉血乳酸盐测定、血糖、电解质等。

（4）凝血功能:包括血小板、出凝血时间、纤维蛋白原,凝血酶原时间及其他凝血因子。血小板低

于 $80\times10^9/L$、纤维蛋白原少于 1.5g/L，凝血酶原时间较正常延长 3 秒以上时，提示 DIC。

2. 影像学检查 创伤病人做相应部位的影像学检查，感染病人可通过 B 超发现深部感染病灶。

3. 血流动力学监测

（1）中心静脉压：代表右心房或胸腔段腔静脉内的压力，其变化可反映血容量和右心功能。**正常值为 5 ~ 12cmH$_2$O**。低于 5cmH$_2$O 提示血容量不足；高于 15cmH$_2$O 提示心功能不全；高于 20cmH$_2$O 提示存在充血性心力衰竭、肺水肿。

（2）肺毛细血管楔压（pulmonary capillary wedge pressure，PCWP）：应用 Swan-Ganz 漂浮导管测量。反映肺静脉、左心房和左心室功能状态。正常值为 6 ~ 15mmHg。小于 6mmHg 提示血容量不足；增高则提示肺循环阻力增加，如肺水肿。

（3）心排血量（CO）和心脏指数（CI）：通过 Swan-Ganz 漂浮导管、应用热稀释法可测 CO，成人正常值为 4 ~ 6L/min。CI 正常值为 2.5 ~ 3.5L/（min·m^2）。休克时，CO 多见降低，但有些感染性休克时可见增高。

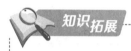

肺毛细血管楔压的测量

肺毛细血管楔压测量方法通常是应用 Swan-Ganz 气囊漂浮导管。可由腔静脉置入，经右心房、右心室到达肺动脉及其分支。可以测量右心房压（RAP）、右心室压（RVP）、肺动脉压（PAP）。当导管的气囊充气后嵌闭肺小动脉并阻断血流时，导管头端所测得的压力即是 PCWP。由于左心房和肺循环之间不存在瓣膜，PCWP 即为从左心房逆流经肺静脉和毛细血管所传递的压力。因此 PCWP 可用于估价左心室功能和肺循环状态，特别为左心室前负荷的评估提供了可靠的指标。

（四）心理-社会状况

评估病人及家属的心理承受能力及对疾病治疗及预后的了解程度。休克病人起病急，病情进展快，在抢救中使用的监测治疗仪器较多，使病人及家属有病情危重及面临死亡的感受，出现不同程度的紧张、焦虑和恐惧。

（五）处理原则

治疗休克的关键是尽早去除病因，迅速恢复有效循环血量，纠正微循环障碍，增强心肌功能，恢复人体正常代谢。

1. 一般紧急措施 ①止血：对大出血的病人，立即采取措施控制大出血，如加压包扎、扎止血带、上血管钳等，必要时可使用抗休克裤（military antishock trousers，MAST）（图 4-1）。抗休克裤是一种膨胀的完全包绕双下肢和下腹部的装置，可以压迫下肢，增加回心血量，改善重要脏器的血流灌注，对于下肢出血者可起到止血作用。②保持呼吸道通畅：清除呼吸道异物或分泌物，保持气道通畅。早期以鼻导管及面罩间歇性给氧，增加动脉血氧含量，减轻组织缺氧状态。呼吸困难严重者，行气管插管或气管切开。③体位：取去枕平卧位或中凹卧位。④其他：注意给病人保暖；尽量减少搬动，骨折处临时固定，必要时应用止痛剂。

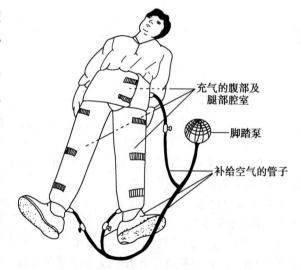

图 4-1 抗休克裤示意图

2. 补充血容量 是纠正组织低灌注和缺氧的关键。故应迅速建立静脉通道，根据监测指标估算输液量及判断补液效果。输液的种类主要有两种：晶体液和胶体液。一般先快速输入扩容作用迅速

视频：休克的救治

的晶体液,再输入扩容作用持久的胶体液。近年发现3.0% ~7.5%的高渗盐溶液在抗休克治疗中也有良好的扩容和减轻组织细胞肿胀的作用。

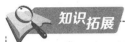

高渗液体的扩容

目前常用的方法是等量的7.5%高渗盐水及6%右旋糖酐注射液(HSD)配合,每4ml/kg可扩充血浆容量达12ml/kg以上,同时还可增加心肌收缩力和降低外周血管阻力,改善组织灌注。其主要不良反应有高氯酸中毒、血压升高致再出血、血容量扩张致稀释性低血钾,重者可出现脑神经危象、肝肾功能损伤。有高渗性脱水时勿用HSD,已用洋地黄类药物及有肺水肿或出血倾向者也不适宜应用HSD。

3. 积极处理原发病 在恢复有效循环血量后,及时手术处理原发病。有时则需在抗休克的同时施行手术,才能有效治疗休克。

4. 纠正酸碱平衡失调 休克病人由于组织缺氧,常有不同程度的酸中毒。在休克早期,由于过度换气,引起低碳酸血症及呼吸性碱中毒。碱中毒时,血红蛋白氧离曲线左移,使氧不易从血红蛋白释出,加重组织缺氧。经迅速补充血容量,组织灌流改善,轻度酸中毒即可得到缓解;而且扩容治疗时输入的平衡盐溶液,使一定量的碱性物质进入体内,故休克早期轻度酸中毒者无需再应用碱性药物。休克严重、酸中毒明显、扩容治疗效果不佳时,用碱性药物纠正,常用的碱性药物为5%碳酸氢钠溶液。

5. 应用血管活性药物 主要包括血管收缩剂、血管扩张剂及强心药物。血管收缩剂使小动脉普遍处于收缩状态,虽可暂时升高血压,但可使组织缺氧更加严重,应慎重选用。临床常用的血管收缩剂有去甲肾上腺素、间羟胺和多巴胺等。血管扩张剂可以解除小动脉痉挛,关闭动静脉短路,改善微循环,但可使血管容量扩大,血容量相对不足而致血压下降。故只有当血容量已基本补足而病人发绀、四肢厥冷、毛细血管充盈不良等循环状态未见好转时,才考虑使用。常用的血管扩张剂有酚妥拉明、酚苄明、阿托品、山莨菪碱等。休克发展到一定程度可伴有不同程度的心肌损害,应用强心药可增强心肌收缩力,减慢心率。最常用的是强心苷类,如去乙酰毛花苷(西地兰)。

6. 治疗DIC改善微循环 休克发展至DIC阶段,需应用肝素抗凝治疗,用量为1.0mg/kg,每6小时1次。DIC晚期,纤维蛋白溶解系统亢进,可使用抗纤维蛋白溶解药,如氨甲苯酸、氨基己酸等,以及抗血小板黏附和聚集的阿司匹林、双嘧达莫和低分子右旋糖酐等。

7. 皮质类固醇和其他药物的应用 严重休克及感染性休克病人可使用皮质类固醇。作用机制是:①扩张血管,改善微循环。②防止细胞内溶酶体破裂;③增强心肌收缩力,增加心排血。④增进线粒体功。⑤促进糖异生,减轻酸中毒。一般主张大剂量静脉滴注,一般只用1~2次,以防引起不良反应。其他药物包括三磷酸腺苷-氯化镁(ATP-MgCl₂)、纳洛酮、超氧化物歧化酶(SOD)、前列环素(PGI₂)等也有助对休克的治疗。

【常见护理诊断/问题】

1. 体液不足 与大量失血、失液有关。

2. 气体交换受损 与微循环障碍、缺氧和呼吸形态改变有关。

3. 体温异常 与感染组织灌注不良有关。

4. 有感染的危险 与免疫力降低、侵入性治疗有关。

5. 有受伤的危险 与微循环障碍、烦躁不安、意识不清等有关。

【护理目标】

1. 病人能维持体液平衡,表现为生命体征平稳。

2. 病人呼吸道通畅,呼吸平稳。

3. 病人体温维持正常。

4. 病人未发生感染，或感染发生后被及时发现并处理。

5. 病人未发生意外损伤。

【护理措施】

（一）恢复有效循环血容量

1. 体位　取去枕平卧位或将病人头和躯干抬高 20°～30°，下肢抬高 15°～20°，增加回心血量，改善重要器官血供；使膈肌下降，促进肺膨胀，利于呼吸。

2. 建立静脉通路　迅速建立 1～2 条静脉输液通道。如周围血管萎陷或肥胖病人静脉穿刺困难时，应立即行中心静脉插管，可同时监测 CVP。

3. 合理补液　休克病人一般先快速输入晶体液，如平衡盐溶液、生理盐水、葡萄糖溶液，以增加回心血量和心搏出量。后输胶体液，如全血、血浆、清蛋白等，以减少晶体液渗入血管外第三间隙。根据血压及血流动力学监测情况调整输液速度（表 4-2）。血压及中心静脉压均低，提示血容量不足，应快速大量补液；若血压低而中心静脉压升高，提示心功能不全或容量超负荷，应减慢补液速度，限制补液量，以防肺水肿及心功能衰竭。

表 4-2　中心静脉压与补液的关系

CVP	BP	原因	处理原则
低	低	血容量严重不足	充分补液
低	正常	血容量不足	适当补液
高	低	心功能不全或血容量相对过多	给强心药，纠正酸中毒，舒张血管
高	正常	容量血管过度收缩	舒张血管
正常	低	心功能不全或容量不足	补液试验*

* 补液试验：取等渗盐水 250ml，于 5～10 分钟内经静脉滴入，如血压升高，而 CVP 不变，提示血容量不足；若血压不变而 CVP 升高 3～5cmH$_2$O，则提示心功能不全

4. 抗休克裤的使用　抗休克裤充气后在腹部与腿部加压，使血液回流入心脏，改善组织灌流，同时可以控制腹部和下肢出血。当休克纠正后，由腹部开始缓慢放气，每 15 分钟测量血压一次，若血压下降超过 5mmHg，应停止放气，并重新注气。

5. 记录出入量　输液时，尤其在抢救过程中，应有专人准确记录输入液体的种类、数量、时间、速度等，并详细记录 24 小时出入量以作为后续治疗的依据。

6. 严密观察病情变化　定时监测体温、脉搏、呼吸、血压及 CVP 变化。观察意识、面唇色泽、皮肤肢端温度、瞳孔及尿量。若病人从烦躁转为平静，淡漠迟钝转为对答自如、口唇红润、肢体转暖；尿量>30ml/h，提示休克好转。

（二）改善组织灌注

遵医嘱应用血管活性药物，使用时从低浓度、慢速度开始，每 5～10 分钟测 1 次血压。血压平稳后每 15～30 分钟测 1 次，并按药物浓度严格控制滴数。严防药物外渗。若注射部位出现红肿、疼痛，应立即更换滴药部位，患处用 0.5% 普鲁卡因封闭，以免发生皮下组织坏死。血压平稳后，逐渐降低药物浓度，减慢速度后撤除，以防突然停药引起不良反应。

（三）呼吸道管理

1. 维持呼吸道通畅　昏迷病人头偏向一侧，或置入通气管，以免舌后坠，及时清除气道分泌物。严重呼吸困难者，协助医师行气管插管或气管切开，并尽早使用呼吸机辅助呼吸。

2. 监测呼吸功能　密切观察病人的呼吸频率、节律、深浅度及面唇色泽变化，动态监测动脉血气，了解缺氧程度及呼吸功能。

3. 吸氧　经鼻导管给氧，氧浓度为 40%～50%，氧流量为 6～8L/min，以提高肺静脉血氧浓度。

（四）预防感染

严格执行无菌技术操作规程；遵医嘱全身应用有效抗菌药；保持床单清洁、干燥。病情许可时，每

2 小时翻身、拍背 1 次,受压部位皮肤处注意减压,以防压疮。

（五）维持正常体温

1. 保暖　采用加盖棉被、毛毯和调节病室内温度等措施,进行保暖。一般室内温度以 20℃ 左右为宜。忌用热水袋、电热毯等进行体表加温,以防烫伤及皮肤血管扩张,增加局部组织耗氧量而加重缺氧。

2. 降温　高热病人予以物理降温,必要时遵医嘱用药物降温。及时更换被汗液浸湿的衣、被等。

3. 库存血的复温　失血性休克时,若为补充血容量而快速输入低温保存的大量库存血,易使病人体温降低。故输血前应注意将库存血置于常温下复温后再输入。

（六）预防意外损伤

对躁动或神志不清的病人,撑起床栏以防坠床;输液肢体宜用夹板固定。必要时,四肢以约束带约束。

（七）心理护理

因病情危重,病人及家属容易产生焦虑和恐惧心理,及时做好安慰和解释工作。

（八）健康指导

1. 疾病知识　向病人及家属讲解各项治疗、护理的必要性及疾病的转归过程;讲解意外损伤后的初步处理和自救知识。

2. 疾病康复　指导病人康复期应加强营养。若发生感染或高热及时就诊。

【护理评价】

通过治疗和护理:病人是否:①体液平衡,生命体征平稳,尿量增加;②微循环改善,呼吸平稳,血气分析值在正常范围;③体温维持正常;④未发生感染,或感染发生后被及时发现和控制;⑤未发生压疮或意外损伤。

第二节　失血性休克病人的护理

由于急性大量出血所引起的休克称为失血性休克(hemorrhagic shock);通常在迅速失血超过全身总血量的 15% ~20% 时,即出现休克。失血性休克在外科休克中很常见。

【病因及发病机制】

失血性休克多见于大血管破裂、腹部损伤引起的肝、脾破裂,消化性溃疡出血,门静脉高压所致食管、胃底静脉曲张破裂出血,宫外孕出血、手术创面广泛渗血或手术所致大血管或脏器损伤、动脉瘤或肿瘤自发破裂等。

【护理评估】

（一）健康史

参见本章第一节。

（二）身体状况

评估休克症状、体征和辅助检查结果,重要脏器功能,了解休克的严重程度。

1. 意识和表情　休克早期病人呈兴奋状态,烦躁不安;休克加重时表情淡漠、意识模糊,反应迟钝,甚至昏迷。若病人意识清楚,对刺激反应正常,表明循环血量已基本补足。

2. 皮肤色泽及温度　评估有无皮肤口唇黏膜苍白,四肢湿冷;休克晚期可出现发绀,皮肤呈现花斑状征象。补充血容量后,若四肢转暖,皮肤干燥,说明末梢循环恢复,休克有好转。

3. 血压与脉压　休克时收缩压常低于 90mmHg,脉压小于 20mmHg。

4. 脉搏　休克早期脉率增快;休克加重时脉细弱,甚至摸不到。临床常用脉率/收缩压(mmHg)计算休克指数,指数为 0.5 表示无休克;1.0 ~1.5 表示有休克;>2.0 为严重休克。

5. 呼吸　注意呼吸次数及节律。休克加重时呼吸急促、变浅、不规则。呼吸增至 30 次/分以上或 8 次/分以下表示病情危重。

6. 体温　大多偏低,感染性休克病人有高热,若体温突升至 40℃ 以上或骤降至 36℃ 以下,则病情危重。

7. **尿量及尿比重**　是反映肾血液灌流情况的重要指标之一。每小时尿量少于25ml、尿比重增高，表明肾血管收缩或血容量不足。尿量大于30ml/h时，表明休克有改善。

（三）辅助检查

参见本章第一节。

（四）心理-社会状况

参见本章第一节。

（五）处理原则

迅速补充血容量，积极处理原发病以控制出血。

1. **补充血容量**　根据血压和脉率变化估计失血量。补充血容量并非指失血量全部由血液补充，而是指快速扩充血容量。可先经静脉在45分钟内快速滴注等渗盐水或平衡盐溶液1000~2000ml，观察血压回升情况。再根据血压、脉率、中心静脉压及血细胞比容等监测指标情况，决定是否补充新鲜血或浓缩红细胞。

2. **止血**　在补充血容量的同时，对有活动性出血的病人，迅速控制出血。可先采用非手术止血方法，如止血带，三腔双囊管压迫，纤维内镜止血等。若出血迅速、量大，难以用非手术方法止血，应积极做手术准备，及早实施手术止血。

【常见护理诊断/问题】

参见本章第一节。

【护理措施】

补液是纠正失血性休克的重要保证。补液的种类、量和速度是纠正休克的关键。迅速建立两条以上的静脉通路，快速补充平衡盐溶液，改善组织灌注。其余护理措施参见本章第一节。

第三节　感染性休克病人的护理

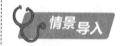

情景描述：

陈先生，30岁。14天前因双下肢及会阴部烧伤被收入院。入院后给予清创、补液、抗感染等处理。伤后第14天出现寒战、高热、四肢厥冷、尿量明显减少。查体：T 38.9℃，P 116次/分，R 24次/分，BP 110/75mmHg。创面有脓性渗出物，有恶臭。

请思考：

1. 该病人发生了何种并发症？

2. 请为该病人制订护理措施。

感染性休克（septic shock）是指由病原微生物及其毒素在人体内引起的一种微循环障碍，致组织缺氧、代谢紊乱和细胞损害。在外科较常见，病死率可超过50%。

【病因和病理生理】

常见于胆道化脓性感染、急性化脓性腹膜炎、绞窄性肠梗阻、泌尿系感染等。

感染性休克病人的血流动力学变化比较复杂，心搏出量、血容量和周围血管阻力三方面都会受累。

1. **低血容量**　感染性休克初期，炎症瀑布反应导致微血管通透性增加，大量液体渗入组织间隙，导致血容量急剧下降，心排血量降低。

2. **心排血量增高与心肌功能抑制**　休克使交感神经及肾上腺皮质功能被激活，使心肌收缩，心率增快，心排血量增高；感染产生毒素，作用于心肌，引起心肌炎，使心肌功能抑制。

3. **周围血管舒张**　感染性休克可因炎症介质引起周围血管舒张，血压下降，所以感染性休克是一种血管舒张性休克。

【护理评估】

（一）健康史

了解病人有无胆道、肠道、腹膜、泌尿道、呼吸道等严重感染及大面积烧伤。了解有无感染的诱因：如老年人或婴幼儿、使用免疫抑制剂及皮质类固醇等药物、及免疫系统的慢性疾病。

（二）身体状况

无论是革兰阳性菌还是革兰阴性菌所引起的感染性休克，在休克早期都可能因为发热、血管扩张表现为肢端皮肤温暖，休克后期表现为湿冷。

体内多种炎症介质的释放，可引起**全身炎症反应综合征**（systemic inflammatory response syndrome，SIRS）。表现为：①体温>38℃或<36℃；②心率>90次/分；③呼吸急促>20次/分或过度通气，$PaCO_2$<4.3kPa；④白细胞计数>12×10^9/L或<4×10^9/L，或未成熟白细胞>10%。

（三）辅助检查

参见本章第一节。

（四）心理-社会状况

感染性休克病情严重，发展变化快，病人及家属易产生紧张、恐惧、濒危感、无能为力等心理反应。

（五）处理原则

处理原则是纠正休克与控制感染并重。在休克未纠正以前，将抗休克放在首位，兼顾抗感染。休克纠正后，控制感染成为重点。

1. 补充血容量　首先快速输入等渗盐溶液或平衡盐溶液，再补充适量的胶体液，如血浆、全血等。补液期间应监测CVP，作为调整输液种类和速度的依据。

2. 控制感染　尽早处理原发感染灶。对未确定病原菌者，可根据临床判断联合使用广谱抗菌药，再根据药物敏感试验结果调整为敏感而较窄谱抗菌药。

3. 纠正酸碱失衡　感染性休克的病人，常有不同程度的酸中毒，应予以纠正。轻度酸中毒，在补足血容量后即可缓解；严重酸中毒者，需经静脉输入5%碳酸氢钠200ml，再根据血气分析结果补充用量。

4. 应用血管活性药物　经补充血容量休克未见好转时，可考虑使用血管扩张剂；也可联合使用α受体和β受体兴奋剂，如多巴胺加间羟胺，以增强心肌收缩力、改善组织灌流。毒血症时，心功能受到一定损害而表现为心功能不全，可给予毛花苷C、多巴酚丁胺等。

5. 应用皮质类固醇　应用皮质类固醇能抑制体内多种炎性介质的释放、稳定溶酶体膜、减轻细胞损害，缓解SIRS。临床常用氢化可的松、地塞米松或甲基泼尼松龙缓慢静脉注射。应用时注意早期、足量，至多用48小时。否则有发生应激性溃疡和免疫抑制等并发症的可能。

6. 其他治疗　营养支持，处理DIC和重要器官功能不全。

【常见护理诊断/问题】

1. 体液不足　与严重感染有关。

2. 体温过低　与外周组织血流减少有关。

3. 体温过高　与感染有关。

【护理措施】

感染性休克护理措施基本与失血性休克相同。还需要注意以下几点护理措施：

1. **病情观察**　出现神志改变，面色、脉搏、血压、尿量等相继改变时须警惕感染性休克的发生。外科感染病人若体温突升至40℃以上或突然下降，则表示病情危重。

2. **控制感染**　遵医嘱大剂量使用有效抗菌药，必要时采集标本行细菌培养。全身脓毒血症者，在病人寒战、高热发作时采集血培养标本，以提高检出率。

3. **对症护理**　感染性休克的病人常有高热，应予物理降温；可将冰帽或冰袋置于头部、腋下、腹股沟等处降温；也可用4℃等渗盐水100ml灌肠；必要时采用药物降温。

其余护理措施参见本章第一节。

（张乳霞）

思考题

1. 蓝女士,35 岁,因车祸外伤 30 分钟,急诊入院。病人自述左上腹疼痛。体格检查:T 36.9℃,P 119 次/分,R 32 次/分,BP 80/50mmHg。意识清醒,烦躁不安,面色苍白,肢体湿冷。医生初步诊断为低血容量性休克。

请问:目前该病人处于休克的哪一期? 哪一种程度?

2. 刘女士,52 岁。因发热、黄疸、腹痛,伴有意识模糊 1 天,急诊入院。病人有"胆石症"病史 6 年。体格检查:T 39℃,P 105 次/分,R 25 次/分,BP 80/60mmHg。急性病容,意识不清,皮肤、巩膜黄染,全腹压痛,以右上腹为著,伴反跳痛、肌紧张。B 超提示:胆囊增大,胆总管扩张,直径约 1.2cm,白细胞 18×10^9/L。医生初步诊断为"急性梗阻性化脓性胆管炎"。

请问:

(1) 该病人发生了何种病理生理改变?

(2) 请为该病人制定相关护理措施。

思路解析

扫一扫,测一测

笔记

第五章　麻醉病人的护理

学习目标

1. 掌握麻醉前和全麻病人的护理措施,以及椎管内麻醉并发症的预防和护理。
2. 熟悉各种麻醉方式。
3. 了解麻醉常用药品。
4. 学会对手术前的病人进行护理评估,学会运用麻醉护理知识和技能对麻醉病人进行护理。
5. 在护理麻醉病人的过程中,具有认真、负责的工作态度。

麻醉(anesthesia)是指应用药物或其他方法使病人的感觉暂时丧失,以达到无痛的目的,为手术治疗或其他医疗检查治疗提供良好条件。麻醉还应用于疼痛治疗、急救复苏和重症监护治疗等多个领域。工作范围从单纯的手术室扩展到病房、门诊、急诊等场所。临床上分为**局部麻醉**(local anesthesia)、**椎管内麻醉**(intrathecal anesthesia)和**全身麻醉**(general anesthesia)。

第一节　麻醉前准备工作

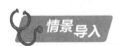

情景描述:

王先生,50 岁,门诊拟诊"胃癌"收入院,经内镜取活检检查后确诊为"胃癌",既往有高血压病史。现拟择期行胃大部切除术。

请思考:

1. 王先生术前应如何禁食和禁饮?
2. 王先生术前应做哪些准备?

做好麻醉前病情评估和准备工作有利于保障手术病人在围术期的安全,提高病人对手术和麻醉的耐受能力,避免或减少手术中、手术后并发症。

一、麻醉前病情评估

手术是治疗外科疾病有效方法,但手术也是一种创伤,可干扰人体生理功能,带来一定危害;各种麻醉对人体的生理功能也有一定的影响;外科疾病本身所引起的病理生理改变,以及并存的非外科疾病所导致的器官功能改变,都是围术期潜在的危险因素。麻醉的风险性与手术大小并非完全一致,复杂的手术可使麻醉的风险性增加,有时手术并不复杂,病人的病情和并存疾病却为麻醉带来更多的困难。

为了提高麻醉的安全性,在麻醉前1~3日访视病人,了解病情,解答病人对麻醉的疑问,使病人对麻醉过程有较全面的了解,消除病人对麻醉和手术的恐惧心理。详细了解病人的临床诊断、病史记录以及与麻醉有关的检查结果,询问病人的手术麻醉史、吸烟史、药物过敏史及目前的药物治疗情况,了解病人平时的体力、活动能力及目前的变化。**重点检查项目包括生命体征、心、肺及呼吸道,脊柱及神经系统**,对并存疾病的严重程度进行评估。同时与手术医师沟通,了解手术的范围、危险性、预计出血量、是否需要特殊的麻醉处理等。根据访视和检查结果,对病人病情和病人对麻醉及手术的耐受能力作出全面的评估,以制定最佳的麻醉方案,达到最佳的麻醉效果,确保手术顺利完成以及病人身体康复。

美国麻醉医师协会(American Society of Anesthesiologists, ASA)将手术前的病人情况分为6级,对病情的判断有重要参考价值(表5-1)。一般认为,Ⅰ~Ⅱ级病人对麻醉和手术的耐受性良好,风险较小;Ⅲ级病人的器官功能虽在代偿范围内,但对麻醉和手术的耐受能力减弱,风险性较大,如术前准备充分,尚能耐受麻醉;Ⅳ级病人因器官功能代偿不全,麻醉和手术的风险性很大,即使术前准备充分,围术期的死亡率仍很高;Ⅴ级者为濒死病人,麻醉和手术都异常危险,不宜行择期手术。围术期的死亡率与ASA分级的关系密切(表5-1)。

表5-1　ASA病情分级和围术期死亡率

分级*	标　　准	死亡率(%)
Ⅰ	体格健康,发育营养良好,各器官功能正常	0.06~0.08
Ⅱ	除外科疾病外,有轻度并存疾病,功能代偿健全	0.27~0.40
Ⅲ	并存疾病较严重,体力活动受限,但尚能应付日常活动	1.82~4.30
Ⅳ	并存疾病严重,丧失日常活动能力,经常面临生命威胁	7.80~23.0
Ⅴ	无论手术与否,生命难以维持24小时的濒死病人	9.40~50.7
Ⅵ	确认为脑死亡,其器官拟用于器官移植手术供体	

* 急症病例在相应ASA分级后加注"急"或"E",表示风险较择期手术增加

二、麻醉前准备

(一)病人准备

1. **身体准备**　麻醉前尽量改善病人的状况,纠正生理功能紊乱和治疗潜在的内科疾病,使病人各脏器功能处于较好状态。特别要注意做好胃肠道准备,以免手术期内发生胃内容物反流、呕吐或误吸而致窒息或吸入性肺炎。择期手术,均常规排空胃,麻醉前**成年人应常规禁食8~12小时,禁饮4小时。婴幼儿术前禁食4~8小时,禁饮2~3小时**。急诊手术的病人也要考虑胃排空问题。手术需要全麻者,术前放置胃管,充分引流胃液,必要时进行气管插管,控制气道,减少麻醉诱导的胃内容物反流、误吸及窒息。

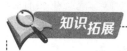

麻醉前胃肠道准备的新进展

加速康复外科中国专家共识及路径管理指南(2018版)建议:无胃肠功能障碍病人术前禁食6小时,禁饮2小时;术前2~3小时可服用碳水化合物饮品(不超过400ml,糖尿病病人除外)。

2. **心理准备**　病人对于麻醉和手术,常感到紧张、焦虑,甚至恐惧。这些心理反应对其生理功能

0501

视频:麻醉
前准备

有不同程度的干扰,可能对整个围术期产生不良影响。术前有针对性地消除其思想顾虑和焦虑心理,耐心听取并解答病人疑问。过度紧张者,可给予药物辅助治疗;有心理障碍者,请心理专家协助解决心理问题。

（二）麻醉物品的准备

为确保麻醉和手术能安全、顺利地进行,防止发生意外,麻醉前必须准备好麻醉所需物品:①药品准备:包括麻醉药和急救药;②麻醉仪器设备准备:包括吸引器、面罩、喉镜、气管导管、供氧设备、麻醉机、监测仪等,保证仪器设备的功能正常。

（三）麻醉前用药

麻醉前用药（表5-2）是为了**稳定病人情绪,降低基础代谢率,提高手术的耐受性;减少呼吸道的分泌,防止窒息;提高痛阈,增强麻醉效果,减少麻药用量;拮抗局麻药物的毒副作用**。临床工作中,常根据病人的评估结果、病情、手术方案、拟用麻醉药及麻醉方法等确定麻醉前用药的种类、剂量、用药途径和用药时间。一般根据医嘱,**多在术前30~60分钟应用**。

表5-2 麻醉前用药

药物类型	药名	作　　用	用法和用量（成人）
镇静安定药	地西泮	安定镇静、催眠、抗焦虑、抗惊厥	肌内注射 10mg
	咪达唑仑		肌内注射 10~15mg
催眠药	苯巴比妥	镇静、催眠、抗焦虑	肌内注射 0.1~0.2g
镇痛药	吗啡	镇痛、镇静	肌内注射 0.1mg/kg
	哌替啶		肌内注射 1mg/kg
抗胆碱药	阿托品	抑制腺体分泌,解除平滑肌痉挛和迷走神经兴奋	肌内注射 0.5mg
	东莨菪碱		肌内注射 0.2~0.6mg

第二节　局部麻醉病人的护理

局部麻醉简称局麻,又称部位麻醉,是应用局部麻醉药物暂时阻断周围神经,使其支配的区域内感觉暂时丧失、运动保持完好或同时有程度不等的被阻滞状态,产生麻醉效果的方法。优点:病人**神志清醒**;麻醉效果较好;**简便易行**;对病人的生理干扰较小,**安全性大,并发症少**。缺点:手术范围小;适宜于浅表局限性手术;有些局麻药物发生过敏反应,需要做皮试。广义的局部麻醉还包括椎管内麻醉,椎管内麻醉有其特殊性,习惯于将其认为单独的麻醉方法。

【概述】

（一）局部麻醉药物的分类

1. 根据化学结构的不同　可分为**酯类**和**酰胺类**。临床常用的酯类局麻药有丁卡因和可卡因等,酰胺类局麻药有利多卡因、布比卡因、依替卡因和罗哌卡因等。酯类局麻药和酰胺类局麻药的起效时间和作用时效有着明显不同。另外,酯类局麻药在血浆内水解或被胆碱酯酶分解,产生的对氨基化合物可形成半抗原,可引起变态反应而导致少数病人出现过敏反应。而酰胺类局麻药在肝脏内被酰胺酶分解,不形成半抗原,引起过敏反应的极为罕见。

2. 根据局麻药作用维持时间　可分为**短效局麻药**、**中效局麻药**和**长效局麻药**。一般将作用时间短的普鲁卡因和氯普鲁卡因称为短效局麻药,作用时间稍长的利多卡因、甲哌卡因和丙胺卡因称为中效局麻药,作用时间长的布比卡因、丁卡因、罗哌卡因和依替卡因称为长效局麻药。

（二）局部麻醉的方法

1. 表面麻醉　将渗透性能强的局麻药与局部黏膜接触,穿透黏膜作用于神经末梢而产生的局部麻醉作用,称为**表面麻醉**。常用的表面麻醉药有0.5%~1.0%丁卡因、2%~4%利多卡因。一般眼部的表面麻醉多采用滴入法,鼻腔内黏膜常采用棉片浸药填敷法,咽及气管内黏膜用喷雾法,尿道内黏膜表面麻醉用灌入法。

视频：局部浸润麻醉方法

2. 局部浸润麻醉　将局麻药注射于手术区的组织内,阻滞神经末梢而达到麻醉作用,称为局部浸润麻醉。**最常用的是利多卡因,用于浸润麻醉时可持续 120 分钟,1 次最大剂量为 500mg。布比卡因作用持续时间可达 5 ~ 7 小时,1 次最大剂量为 200mg。**其基本方法为沿手术切口线,自浅入深进针,分层注射局麻药,逐层阻滞组织中的神经末梢。常用药物为 0.25% ~ 0.5% 利多卡因、5% 布比卡因。麻醉过程中应注意:每次注药前应回抽,以防药液注入血管;**药液内加用肾上腺素(2.5μg/ml),可减缓药液吸收,延长作用时间,减少局麻药物中毒。**

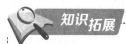知识拓展

局麻药物应用新进展

加速康复外科中国专家共识及路径管理指南(2018 版)建议:使用利多卡因(2%)混合罗哌卡因(0.5%)或布比卡因(0.5%)局部浸润或周围神经阻滞的局部麻醉联合静脉注射小剂量的咪达唑仑 1 ~ 3mg 和静脉输注丙泊酚 25 ~ 100μg/(kg·min),降低呼吸抑制发生率。

视频：臂丛神经阻滞麻醉方法

3. 区域阻滞　围绕手术区四周和底部注射局麻药,以阻滞进入手术区的神经干和神经末梢,称为区域阻滞麻醉。操作要点及注意事项与局部浸润麻醉相同,但不是沿切口注射局麻药,而是环绕被切除的组织(如:小囊肿、肿块活检等)作包围注射,对于悬垂的组织,如舌、阴茎以及有蒂的肿瘤等,则环绕其基底部注射。

4. 神经及神经丛阻滞　将麻醉药注射于神经干、丛、节的周围,阻滞相应区域的神经冲动传递而产生麻醉作用,称为神经阻滞或神经丛阻滞。常用的局麻药利多卡因、布比卡因、罗哌卡因等,颈丛使用 0.5% 罗哌卡因 10 ~ 15ml;臂丛使用 0.5% 罗哌卡因 15ml 或 0.75% 布比卡因 15ml,也可以用利罗合剂(1% 罗哌卡因 10ml+2% 利多卡因 8ml+0.9% 氯化钠溶液 5ml)。临床常用**臂丛神经阻滞、颈丛神经阻滞、肋间神经阻滞和指(趾)神经阻滞**等。

【常见护理诊断/问题】

1. 焦虑/恐惧　与担心麻醉及手术安全性等有关。

2. 潜在并发症:局麻药的毒性反应及过敏反应。

【护理措施】

1. 一般护理　局麻药对机体影响小,一般无需特殊护理。门诊手术者若术中用药多、手术过程长,术后休息片刻,经观察无异常后方可离院,并告知病人若有不适,即刻就诊。

2. **局麻药物不良反应及护理**　局麻药不良反应包括局部和全身性。局部不良反应多为局麻药和组织直接接触所致,若局麻药浓度高或与神经接触时间过长可造成神经损害,用药必须遵循最小有效剂量和最低有效浓度的原则。全身不良反应包括高敏、变态、中枢神经毒性和心脏毒性反应。应用小剂量局麻药即发生毒性反应者,疑为高敏反应,一旦发生立即停药,并积极治疗。绝大部分局麻药过敏者是对酯类药过敏,对疑有变态反应者可行结膜、皮内注射或嗜碱细胞脱颗粒试验,预防过敏反应发生。**中枢毒性按程度依次表现为:舌或口唇麻木、头痛、头晕、耳鸣、视力模糊、眼球震颤、言语不清、肌肉抽搐**,语无伦次、意识不清、惊厥、昏迷、呼吸停止;心血管毒性表现为:心肌收缩力降低、传导速度减慢、外周血管扩张。导致局麻药物中毒的原因有:①**药物浓度过高、用量过大**,超过病人的耐受力;②**误将药物注入血管;**③**局部组织血运丰富,药物吸收过快**,血中浓度过高;④**病人体质差**,对正常用量的局麻药耐受力下降;⑤**药物之间的相互影响导致毒性增强**,如普鲁卡因与琥珀酰胆碱同时使用,前者分解减少,发生蓄积中毒。**局麻药物中毒关键在于预防**,控制局麻药物**总量和浓度**;注射局麻药前须反复进行"**回抽试验**",证实无回血后方可注射;在血运丰富的部位注射局麻药时,**加肾上腺素**减慢吸收;麻醉前改善病人机体状况,提高耐受力;注意**药物配伍禁忌**。

第三节　椎管内麻醉病人的护理

椎管内有两个可用于麻醉的腔隙,即蛛网膜下腔和硬脊膜外腔。将局麻药物注入上述两个腔隙

（图5-1），阻滞神经的传导，使其支配范围内无痛，并产生麻醉效果，称为**椎管内麻醉**。根据局麻药注入的腔隙不同，分为**蛛网膜下腔阻滞**（简称腰麻）、**硬膜外腔阻滞**。椎管内麻醉时，病人神志清楚，镇痛效果确切，肌松弛良好，但对生理功能有一定的干扰以及不能完全消除内脏牵拉反应。

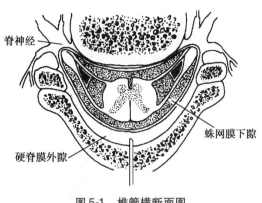

图5-1　椎管横断面图

（脊神经　蛛网膜下隙　硬脊膜外隙）

【概述】

（一）分类

1. 蛛网膜下腔阻滞麻醉　简称"腰麻"，是把局部麻醉药注入蛛网膜下腔，使脊神经根、根神经节及脊髓表面部分产生不同程度的阻滞，主要作用部位在脊神经根的前根和后根。是下肢及下腹部手术中最常用的麻醉方法。按给药方式和麻醉平面，腰麻有不同的分类，如鞍区麻醉。**腰麻适用于持续2～3小时以内的下腹部、盆腔、下肢和肛门会阴部手术**，如阑尾切除术、疝修补术、痔切除术、肛瘘切除术、及下肢骨与关节手术等。

2. 硬脊膜外阻滞麻醉　也称硬膜外阻滞，简称硬外麻醉，是指将局麻药注入硬膜外间隙，阻滞脊神经根，使其支配区域产生暂时性麻痹的麻醉方法。给药方式有单次法和连续法两种。因硬膜外麻醉不受手术持续时间的限制，适用于除头部、心肺以外的任何部位的手术，最常用于横膈以下的各种腹部、腰部和下肢手术。

视频：蛛网膜下腔阻滞麻醉方法

组图：硬膜外阻滞麻醉方法

（二）常用麻醉药

1. 蛛网膜下腔阻滞麻醉　包括利多卡因、布比卡因、派罗卡因、丁卡因等；可根据手术种类和持续时间加以选择。利多卡因常用于简单、短时手术，如刮宫术、环扎术等。布比卡因和丁卡因常用于长时间手术，如膝关节、髋关节置换术或下肢血管手术等。

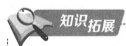

知识拓展

蛛网膜下腔麻醉新进展

加速康复外科中国专家共识及路径管理指南（2018版）建议：采用蛛网膜下腔阻滞，局麻药和辅助药的选择非常重要，合理的药物选择可能缩短运动阻滞时间，促进康复进程。与传统的鞘内局麻药剂量相比，使用小剂量（3.5～7.0mg）的布比卡因或罗哌卡因，混合有效的阿片类镇痛药（例如不含防腐剂的芬太尼5～26μg或舒芬太尼5～10μg），可使运动功能快速恢复。

2. 硬脊膜外阻滞麻醉　用于硬脊膜外阻滞的局麻药具有穿透性和弥散性强、毒副作用小、起效时间短、作用时间长等特点，临床最为常用的是丁卡因、利多卡因和布比卡因。

（1）利多卡因：优点是**起效快**，5～12分钟发挥作用，在组织内浸透能力强，阻滞准确，麻醉**效果好**。缺点是作用持续**时间较短**，仅1.5小时左右。临床常用浓度为1%～2%，**成人1次最大用量为400mg**。

（2）布比卡因：4～10分钟起效，作用时间较长，可维持4～6小时，最长可达15小时以上。常用浓度为0.5%～0.75%，但只有浓度达到0.75%时，才能取得满意的肌肉松弛效果。

（3）罗哌卡因：用于术后镇痛和无痛分娩。常用浓度为0.2%，成人剂量可达12～28mg/h。

（4）左旋布比卡因：是酰胺类局部麻醉药，主要用于硬膜外阻滞麻醉。成人用于神经阻滞或浸润麻醉，一次最大剂量150mg。药液浓度配制为：硬膜外阻滞：0.5%～0.75%，10～20ml，50～150mg中度至全部运动阻滞。

（5）丁卡因：一般10～15分钟起效，维持时间可达3～4小时，常用浓度为0.25%～0.33%，**成人1次最大用量为60mg**。

【常见护理诊断/问题】

1. 焦虑/恐惧　与病人担心麻醉和手术安全性有关。

笔记

2. 潜在并发症:低血压、呼吸抑制、恶心呕吐、腰麻后头痛、尿潴留、全脊髓麻醉、局麻药毒性反应、神经损伤、硬膜外血肿、硬膜外脓肿等。

【护理措施】

（一）一般护理

1. **体位**　在麻醉时,协助麻醉师安置和维持麻醉体位(图5-2);硬膜外麻醉时,协助固定硬膜外导管(图5-3)。腰麻手术后为预防麻醉后头痛,常规**去枕平卧6~8小时**。硬膜外麻醉手术后为防止体位性低血压,常规**平卧4~6小时**。

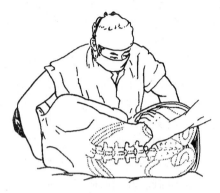

图5-2　腰麻体位与穿刺点

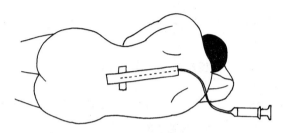

图5-3　硬外麻导管胶布固定

2. 病情观察　密切监测生命体征,防止麻醉后并发症的出现。

3. 心理护理　做好详尽的解释工作,向病人介绍麻醉的过程和必要的配合,缓减其焦虑和恐惧程度。

（二）常见并发症的防治和护理

1. 蛛网膜下腔阻滞

（1）低血压:由交感神经阻滞所致。防治措施:加快输液速度,增加血容量;若血压骤降可用麻黄碱15~30mg静脉注射,以收缩血管,维持血压。

（2）恶心、呕吐:由低血压、迷走神经功能亢进、手术牵拉内脏等因素所致。防治措施:吸氧、输液、暂停手术以减少迷走神经刺激,必要时甲氧氯普胺10mg静脉注射。

（3）呼吸抑制:常见于**胸段脊神经阻滞**,表现为肋间肌麻痹,胸式呼吸减弱,潮气量减少,咳嗽无力,甚至发绀。防治措施:谨慎用药、吸氧、维持循环,紧急时行气管插管、人工呼吸。

（4）头痛:发生率为3%~30%,主要因腰椎穿刺时穿破硬脊膜和蛛网膜,致使脑脊液流失,**颅内压下降**,颅内血管扩张刺激所致。典型的头痛可发生在穿刺后6~12小时、病人术后第1次抬头或起床活动时,疼痛常位于枕部、顶部或颞部,呈搏动性,抬头或坐起时加重。约75%病人在4天内症状消失,多数不超过1周,但个别病人的病程可长达半年以上。预防措施:麻醉前访视病人时,切忌暗示蛛网膜下腔阻滞后有头痛的可能;麻醉时采用细针穿刺,避免反复穿刺,提高穿刺技术,缩小针刺裂孔,保证术中、术后输入足量液体。

（5）**尿潴留**:主要因支配膀胱的第2、3、4骶神经被阻滞后恢复较迟,下腹部、肛门或会阴部手术后切口疼痛,下腹部手术时膀胱的直接刺激以及病人不习惯床上排尿体位等所致,一般经诱导、针刺足三里、三阴交、阳陵泉、关元和中极等穴位,或热敷下腹部、膀胱区有助于解除尿潴留,上述措施解除不了尿潴留,选用导尿。

2. 硬膜外阻滞

（1）**全脊麻:是硬膜外麻醉最危险的并发症**,系硬膜外阻滞时穿刺针或导管误入蛛网膜下腔而未及时发现,致超量局麻药注入蛛网膜下腔而产生异常广泛的阻滞。若如未及时发现和正确处理,可发生心搏骤停。一旦疑有全脊麻,立即行面罩正压通气,必要时行气管插管维持呼吸、加快输液速度,给予升压药,维持循环功能。预防措施:麻醉前常规准备麻醉机与气管插管器械、穿刺操作时细致认真、注药前先回抽,观察有无脑脊液、注射时先用试验剂量(3~5ml)并观察5~10分钟、改变体位后需再次注射试验剂量,以重新检验,有效防止病人术中躁动。

（2）穿刺针或导管误入血管:发生率为0.2%~2.8%。足月妊娠者硬膜外间隙静脉怒张,易刺入血管,注药前必须回抽。检查膜外导管回流情况。一旦局麻药直接注入血管将发生毒性反应,出现抽搐或心血管症状。防治措施:吸氧,静脉注射地西泮或硫喷妥钠控制惊厥,同时维持通气和有效循环。

(3) 硬膜外脓肿:多因无菌操作不严格或穿刺针经过感染,将细菌带入硬膜外腔引起感染而形成脓肿。病人表现为脊髓和神经根受刺激和压迫的症状并伴感染症状。密切观察病人有无全身感染症状及肌无力或截瘫表现。一旦明确诊断,立即使用抗生素,尽早行椎板切开引流。

(4) 硬膜外间隙出血、血肿和截瘫:若硬膜外穿刺和置管时损伤血管,可引起出血,血肿压迫脊髓可并发截瘫。CT 检查或 MRI 检查可明确诊断并定位。一旦发现,尽早行硬膜外穿刺抽除血液,必要时切开椎板,清除血肿。预防措施:对凝血功能障碍或在抗凝治疗期间病人禁用硬膜外阻滞麻醉;置管动作宜细致轻柔。

第四节　全身麻醉病人的护理

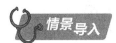

情景描述:

李先生,68 岁,入院诊断为"食管癌"。拟在全麻下行食管癌根治术。

请思考:

1. 李先生在麻醉中可能出现哪些并发症?

2. 李先生在麻醉复苏过程中出现呼吸困难时,应采取哪些护理措施?

全身麻醉是麻醉药作用于中枢神经系统并抑制其功能,以使病人意识和全身疼痛暂时消失的麻醉方法。全身麻醉是临床最常使用的麻醉方法,其安全性、舒适性均优于局部麻醉和椎管内麻醉。按给药途径的不同,全身麻醉可分为**吸入麻醉**和**静脉麻醉**。

【概述】

(一) 常用全身麻醉药

1. 常用吸入麻醉药

(1) 氟烷:氟烷的优点是术后恶心、呕吐发生率低,因其可降低心肌氧耗量,适用于冠心病病人的麻醉。缺点是安全范围小,须有精确的挥发器;有引起氟烷性肝炎的危险;肌松作用不充分,需要肌松者应与肌松剂合用。氟烷麻醉期间禁忌用肾上腺素和去甲肾上腺。逐渐被异氟烷和七氟烷替代。

(2) 恩氟烷:恩氟烷的优点是不刺激气道,不增加分泌物,肌肉松弛效果好,可与肾上腺素合用。缺点是对心肌有抑制作用,在吸入浓度过高时可产生惊厥,深麻醉时抑制呼吸和循环。

(3) 异氟烷:异氟烷的优点是肌松良好,麻醉诱导及复苏快,无致吐作用,循环稳定。缺点是价格昂贵,有刺激性气味,可使心率增快。

(4) 氧化亚氮:又称笑气。其优点是麻醉诱导及复苏迅速,镇痛效果强,不刺激呼吸道黏膜。缺点是麻醉作用弱,使用高浓度时易产生缺氧。

(5) 七氟烷:七氟烷的优点是诱导迅速,无刺激性气味,麻醉深度容易掌握。缺点是遇碱石灰不稳定。

(6) 地氟烷:地氟烷的优点是神经肌肉阻滞作用较其他氟化烷类吸入麻醉药强,在体内生物转化少,对机体影响小,血、组织溶解度低,麻醉诱导及复苏快。缺点是沸点低,室温下蒸气压高,需用特殊的电子装置控制温度的蒸发器,药效较低,价格昂贵。

目前异氟烷和七氟烷临床较为常用。

2. 常用静脉麻醉药

(1) 氯胺酮:**氯胺酮是分离性强镇痛静脉麻醉药**,其特点是体表镇痛作用强,麻醉中咽喉反射存在,但复苏慢。临床主要用于体表小手术的麻醉以及全身麻醉的诱导。

(2) 依托咪酯:为静脉全麻诱导药或麻醉辅助药,快速催眠性静脉全身麻醉药,其催眠效应较硫喷妥钠强 12 倍,通常在 1 分钟以内起效。对心血管和呼吸系统影响较小,可用于休克或创伤病人的全

43

麻诱导。

（3）巴比妥类:临床麻醉中**最常用的是超短效的硫喷妥钠和硫戊巴比妥钠**,主要用于静脉诱导,趋于淘汰。

（4）丙泊酚:丙泊酚属于超短效静脉麻醉药,临床主要用于全身麻醉的诱导与维持以及人工流产等小手术的麻醉。复苏迅速,苏醒后无后遗症。

（5）地西泮类:临床常用的是咪达唑仑,其作用强度为地西泮的 1.5～2 倍,诱导剂量为 0.2～0.3mg/kg,静脉注射后迅速起效。其次是右美托咪定,用于行全身麻醉的手术病人气管插管和机械通气时的镇静,成人剂量:配成 4μg/ml 浓度以 1μg/kg 剂量缓慢静注,输注时间超过 10 分钟。

（6）辅助性麻醉镇痛药:临床最常用的是芬太尼,属于人工合成的强镇痛药,作用强度是吗啡的 50～100 倍,大剂量用药可出现呼吸抑制,常用于心血管手术者的麻醉。

瑞芬太尼用于全麻诱导和全麻中维持镇痛,成人按每公斤体重 0.5～1μg 的输注速率持续静滴。

舒芬太尼为强效麻醉性镇痛药,其镇痛作用强度约为芬太尼的 5～10 倍,作用持续时间约为芬太尼的 2 倍,成人用量 10～30μg/kg。

（7）肌松药:根据作用机制的不同主要分为两类:去极化肌松药和非去极化肌松药。去极化肌松药以琥珀胆碱为代表,起效快肌松完全且短暂,主要用于全麻时的气管插管。非去极化肌松药以筒箭毒碱为代表,非去极化肌松药主要用于麻醉中辅助肌松。常用的非去极化肌松药有维库溴铵、哌库溴铵、阿曲库铵、罗库溴铵及泮库溴铵。

（二）全身麻醉方法

1. 吸入麻醉方法

吸入麻醉的实施应包括**麻醉前准备**、**麻醉诱导**、**麻醉维持**和**麻醉复苏**。分为开放滴药吸入麻醉和密闭式气管内吸入麻醉,前者目前使用较少,后者需要气管内插管(图5-4)。

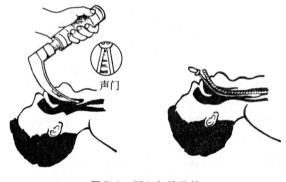

图5-4 插入气管导管

（1）麻醉前准备:主要包括:①病人身体与心理的准备;②麻醉前评估;③麻醉方法的选择;④相应设备的准备和检查;⑤合理的麻醉前用药;⑥根据吸入麻醉诱导本身特点向病人做好解释工作及呼吸道的准备。

（2）麻醉诱导:麻醉诱导是病人从清醒转入麻醉状态的过程,此时机体各器官功能受麻醉药影响出现亢进或抑制,是麻醉过程中的危险阶段。实施吸入麻醉诱导前,监测心电图、血压和血氧饱和度,并记录麻醉前的基础值。麻醉诱导分为浓度递增慢诱导法和高浓度快诱导法。单纯的吸入麻醉诱导适用于不宜用静脉麻醉及不易保持静脉开放的小儿,嗜酒者以及体格强壮者不宜应用。

（3）麻醉维持:麻醉维持期间应满足手术要求,维持病人无痛、无意识,肌肉松弛及器官功能正常,抑制应激反应,及时纠正水、电解质紊乱及酸碱平衡失调,补足血容量。目前低流量吸入麻醉是维持麻醉的主要方法。术中应根据手术特点、术前用药情况以及病人对麻醉和手术刺激的反应来调节麻醉深度。麻醉深度的判定见表5-3。

表5-3 麻醉深度的判定

麻醉深度	判定标准
意识消失	由清醒至呼之无反应,痛觉存在
兴奋抑制	呼吸不规则,屏气、喉痉挛,心律失常,痛觉过敏
浅麻醉	呼吸规则,窦性心律,血压略降,对强刺激有呼吸加强、血压升高和躯体运动反应
中度麻醉	呼吸抑制,血压下降,强刺激仍有呼吸、循环等反应,但较弱
深麻醉	呼吸极度抑制直至停止,严重低血压,心律失常直至心脏停搏

（4）麻醉复苏：复苏与诱导相反，是病人从麻醉状态转向清醒的过程。手术操作结束后，用高流量纯氧来快速冲洗病人及回路里的残余麻醉药。吸入麻醉药洗出越干净越有利于病人的苏醒和恢复，过多的残余可导致病人烦躁、呕吐，甚至抑制呼吸。在洗出吸入性麻醉药的同时，经静脉给予少量的麻醉性镇痛药可增加病人对气管导管的耐受，并有利于吸入药尽早排出，同时还可减轻拔管时的应激反应，对防止苏醒早期躁动有良好效果。

2. 静脉麻醉方法　静脉麻醉最突出的优点是无需经气道给药，不污染手术间。缺点是：①无任何一种静脉麻醉药能单独满足麻醉的需要；②可控性不如吸入麻醉；③药物代谢受肝肾功能影响；④个体差异较大；⑤无法连续监测血药浓度变化。

（1）氯胺酮分离麻醉：分次肌内注射法通常仅用于小儿小手术的麻醉，常用量为 4～10mg/kg。静脉给药法适用范围同肌肉给药法，但剂量小。通常首次量为 1～2mg/kg，追加量为首次量的 1/2～3/4。

（2）丙泊酚静脉麻醉：用于麻醉诱导时，按 2～2.5mg/kg 缓慢静脉注射，同时严密观测血压，若血压下降明显，立即停药或在肌松药辅助下行气管内插管。也可用于静脉麻醉，丙泊酚诱导后，按 2～12mg/（kg·h）持续给药，同时加用麻醉镇痛药和肌肉松弛药。

（3）依托咪酯麻醉：是静脉全麻诱导药或麻醉辅助药，用作静脉全麻诱导，成人按体重静脉注射 0.3mg/kg（范围 0.2～0.6mg/kg），于 30～60 秒内注完。合用琥珀酰胆碱或非去极化肌松药，便于气管内插管。术前给以镇静药，或在全麻诱导 1～2 分钟注射芬太尼 0.1mg，应酌减本品用量。

【常见护理诊断/问题】
1. 有受伤的危险　与病人麻醉后未完全清醒或感觉未完全恢复有关。
2. 潜在并发症：恶心呕吐、窒息、麻醉药过敏、麻醉意外、呼吸道梗阻、低氧血症、低血压、高血压、心律失常、心搏骤停、坠积性肺炎等。

【护理措施】
（一）麻醉期间的护理
1. 病情观察　麻醉期间，连续观察呼吸和循环系统功能状态，采取必要的措施，维持呼吸循环功能正常。

（1）呼吸功能：主要监测指标有：①呼吸的频率、节律、幅度及呼吸运动的类型；②皮肤黏膜的颜色；③脉搏血氧饱和度（SpO_2）；④动脉氧分压（PaO_2）、动脉二氧化碳分压（$PaCO_2$）、血 pH；⑤潮气量、每分通气量；⑥呼气末二氧化碳分压。

（2）循环系统：主要检测指标有：①脉搏；②中心静脉压（CVP）；③肺毛细血管楔压（PCWP）；④心电监护；⑤尿量；⑥失血量。

（3）其他：表情、意识、神志、体温等。

2. 并发症的观察、预防和处理

（1）恶心、呕吐：向病人及家属解释麻醉、手术后出现恶心和呕吐的原因，嘱病人放松情绪、深呼吸，以减轻紧张感，对呕吐频繁者，除保持胃肠减压通畅、及时吸除胃内潴留物外，必要时按医嘱予以甲氧氯普胺 10mg 经静脉或肌内注射，多能缓解。

（2）窒息：全身麻醉时，病人意识消失、吞咽和咳嗽反射丧失、贲门松弛，若胃内容物较多且未及时吸除时易发生胃内容物反流而引起窒息。预防措施：①完善术前胃肠道准备；②术后体位：**麻醉未清醒时取平卧位**，头偏向一侧；麻醉清醒后，若无禁忌，可取斜坡卧位；③清理口腔：一旦病人发生呕吐，立即清理口腔等处的呕吐物，以免因口腔内残存物造成误吸。

（3）麻醉意外：麻醉过程中，因各种因素作用，可导致麻醉意外，应积极预防和及时急救。护士应根据手术方式、麻醉类型和病人病情等准备麻醉物品、麻醉药品、抢救器械及药物等，以保证一旦病人出现麻醉意外时抢救所需。麻醉过程中，麻醉师要随时观察病人的呼吸状态和生命体征。

（4）上呼吸道梗阻：主要原因为**舌后坠、口腔分泌物或异物、喉头水肿**等引起的机械性梗阻；喉头水肿为气管插管、手术牵拉或刺激喉头所致。病人**主要表现为呼吸困难**。不全梗阻者表现为呼吸困难及鼾声；完全梗阻者则有鼻翼扇动和三凹征。护理措施：①密切观察病人有无舌后坠、口腔内分泌物积聚、发绀或呼吸困难征象；②对舌后坠者，托起其下颌、将其头后仰；置入口咽或鼻咽通气管；③清除咽喉部分泌物和异物，解除梗阻。

（5）下呼吸道梗阻：主要原因为气管导管扭折、导管斜面过长致其紧贴于气管壁、分泌物或呕吐物误吸入后阻塞气管及支气管。轻者无明显症状，仅能在肺部听到啰音。重者可表现为呼吸困难、潮气量降低、气道阻力增高、缺氧发绀、心率增快和血压降低，处理不及时可危及病人生命。护理措施：①及时清除呼吸道分泌物和吸入物；②注意观察病人有无呼吸困难、发绀，若发现异常应及时报告医生并配合治疗；③注意避免病人因变换体位而引起气管导管扭折。

（6）低氧血症：当病人吸入空气时，其 $SpO_2 < 90\%$、$PaO_2 < 60mmHg$ 或吸入纯氧时 $PaO_2 < 90mmHg$，即可诊断为低氧血症。主要原因包括麻醉机故障、氧气供应不足，气管导管插入一侧支气管或脱出气管外，呼吸道梗阻，吸入性麻醉药导致弥散性缺氧，误吸、肺不张、肺水肿等。护理措施：①密切观察：观察病人的意识、生命体征和面色等，注意有无呼吸急促、发绀、烦躁不安、心动过速、心律不齐、心律失常、血压升高等低氧血症征象。监测血气分析结果：加强监测 SpO_2 和 PaO_2 的变化。②供氧和通气护理：若病人出现低氧血症，及时有效吸氧；必要时配合医师行机械通气治疗和护理。

（7）低血压：当麻醉病人的收缩压下降超过基础值30%或绝对值<80mmHg 时，即为低血压。**主要原因有麻醉过深、失血过多、过敏反应、肾上腺皮质功能低下、术中牵拉内脏等**。长时间低血压可致心、脑及其他重要脏器的低灌注，导致病人出现少尿或代谢性酸中毒，严重者可出现心肌缺血、中枢神经功能障碍等。护理措施：①加强观察：密切观察病人的意识、血压、尿量、心电图及血气分析等变化；注意病人有无皮肤弹性差、少尿、代谢性酸中毒、心肌缺血及中枢神经功能障碍等表现；②调整麻醉深度，补充血容量：一旦发现病人低血压，应根据手术刺激的强度，调整麻醉深度，并根据失血量，快速补充血容量；③用药护理：病人血压骤降，经快速输血、输液仍不能纠正时，应及时按医嘱应用血管收缩药，以维持血压。因术中牵拉反射引起低血压者，及时解除刺激，必要时静脉注射阿托品。

（8）高血压：当麻醉病人的收缩压高于基础值的30%或高于160mmHg 时，即为高血压。主要原因：并发原发病变，如原发性高血压等；手术、麻醉操作；麻醉浅、镇痛药用量不足；麻醉药物作用。护理措施：①完善高血压病人的术前护理：对术前已存在高血压的病人，应完善其术前准备并有效控制高血压。②密切观察血压变化：随时观察病人的血压变化，一旦发现病人高血压，即应根据原因进行针对性处理。注意避免发生高血压危象。③用药护理：对因麻醉过浅或镇痛剂用量不足所致高血压者，可根据手术刺激程度调整麻醉深度和镇痛剂的用量；若为合并顽固性高血压，按医嘱应用降压药和其他心血管药物。

（9）心律失常和心搏骤停：主要原因：①麻醉过浅可致窦性心动过速。②低血容量、贫血及缺氧可引起心率增快。③手术牵拉内脏或心眼反射可刺激迷走神经反射引起心动过缓，严重者可出现心搏期前收缩者有发生心房颤动的可能。护理措施：①密切监测病人心律变化：注意病人有无心动过速、心率增快、心动过缓。心搏骤停及房性期前收缩等心律失常表现。一旦发现异常，及时报告医师，并配合救治。②去除诱因：因麻醉过浅引起的窦性心动过速可通过适当加深麻醉得以缓解。低血容量、贫血及缺氧引起的心率增快，分别给予补充血容量、输血和吸氧等。对心、肺并发症引起的频发房性期前收缩病人，按医嘱予以毛花苷 C 治疗。对因手术牵拉内脏或心眼反射引起的心动过缓，甚至心搏骤停者，立即停止手术，静脉注射阿托品，并迅速施行心肺复苏术。

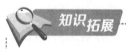

术中常规补液方案

术中补液的主要目的是保持组织的有效灌注压，维持氧运输、体液、电解质浓度和血糖水平在正常范围。一般而言，术中所需输入液体总量的计算公式如下：

输入液体总量＝CVE+生理需要量+累计缺失量+继续损失量+第三间隙缺失量。

补偿性扩容（compensatory intravascular volume expansion，CVE）：由于麻醉本身可引起一定范围或某一程度上的血管扩张和心功能抑制，故在麻醉前应进行适当的 CVE，以弥补麻醉导致的相对性容量不足。

第三间隙缺失，主要由于组织水肿或跨细胞液体转移所致，功能上这部分液体不能被动员参与维持血容量。

（二）麻醉恢复期的护理

1. **体位**　去枕、平卧、头偏于一侧，直到完全清醒为止，防止呕吐窒息。

2. **维持呼吸功能**　常规给氧；保持呼吸道通畅，及时清除口咽喉部的分泌物及呕吐物，防止窒息；手术结束后，除意识障碍病人需带气管插管回病房外，一般病人要在手术室或麻醉恢复室观察，直到病人意识完全恢复，拔除导管后送回病房；某些危重病人需要直接送到重症监护室。

气管插管拔管指征：①意识及肌力恢复，遵指令可睁眼、握手等各种活动；②自主呼吸恢复良好，无呼吸困难表现；③咽喉反射恢复；④鼻腔、口腔、咽喉及气管内无分泌物。

3. **维持循环功能**　麻醉恢复期，血压容易波动，体位改变可影响循环功能。常见的有：①低血压：其主要原因有低血容量、静脉回流障碍、血管张力降低等；②高血压：常见原因有术后疼痛、尿潴留、低氧血症、高碳酸血症、颅内压增高等。严密监测血压变化，出现异常查明原因，及时处理。

4. **其他护理**

（1）加强基础护理：注意保暖，提高室温，保持各种引流管、输液管通畅，记录引流量、输液量以及麻醉苏醒期间所用的药物，严密观察有无术后出血，如有及时报告医生并协助处理。

（2）防止意外伤害：病人清醒过程中常可出现躁动不安或幻觉等，容易发生意外伤害。注意适当加以防护，必要时予以约束，防止病人发生坠床、碰撞及不自觉地拔出输液或引流管等意外伤害。

（3）坠积性肺炎：主要原因：①呕吐物反流及误吸导致肺损伤、肺水肿及肺不张等；②呼吸道梗阻使分泌物积聚；③气管插管刺激呼吸道分泌物增加；④血容量不足使分泌物较黏稠；⑤病人术后长期卧床或因伤口疼痛惧怕咳嗽，或因身体虚弱无力咳嗽等致气道分泌物积聚。主要表现为发热、脉搏和呼吸增快，甚至出现气急、呼吸困难等。肺部听诊可闻及湿啰音。血常规检查可见白细胞计数和中性粒细胞比例增加等。护理措施：保持吸道通畅，定时雾化吸入，稀释痰液，促进排痰。密切观察，定期监测血常规，一旦发生立即按医嘱及时、合理应用抗生素控制感染，同时予以吸氧、全身支持治疗等。

5. **麻醉苏醒的评估**

（1）评分法评估病人苏醒进展：一般采用以下五项指标（表5-4）。

（2）满足下列条件可转回病房：①神志清醒、定向力恢复、回答问题正确；②呼吸平稳、能深呼吸及咳嗽、$SpO_2 > 95\%$；③血压及脉搏稳定30分钟以上，心电图无严重心律失常和心肌缺血改变。

6. **安全转运病人**　病人完全苏醒后，转运到病房。转运前补足血容量，搬动时轻柔缓慢。转运过程中妥善固定各种管道，防止脱落。有呕吐者，将头偏向一侧。全麻未醒者，根据情况可在人工辅助呼吸状态下转运。心脏及大手术、危重病人，在人工呼吸及监测生命体征下转运。

表5-4　全麻苏醒进展评分表

病人状态	0分	1分	2分
活动	四肢不能活动	能活动2个肢体	四肢均能活动
呼吸	无自主呼吸	呼吸困难或间断	能深呼吸病咳嗽
循环 （与麻醉前基础血压相比）	收缩压变化率 >50%	收缩压变化率 20%～50%	收缩压变化率 ±20%
意识	呼唤无反应	呼其名能睁眼	清楚、回答正确
皮肤黏膜色泽	明显青紫	苍白、灰暗	色泽正常

注：此评分将各项得分相加，最高分10分，最低分0分。当大于7分时可离开麻醉复苏室回病房

第五节　术后镇痛管理

（一）术后镇痛的意义

术后疼痛可引起机体一系列的病理生理改变，是术后并发症和死亡率增加的重要原因之一，许多术后呼吸和循环系统并发症都与术后疼痛和应激反应有关。有效的术后镇痛能促使病人早期活动，减少下肢血栓的形成和肺栓塞的发生，有利于胃肠功能的早期恢复，提高术后病人的生活质量。

（二）术后镇痛的方法

1. 传统方法　按处方让病人在需要时肌内注射阿片类药镇痛,缺点是:不灵活、依赖性强、不及时,结果是镇痛不够。

2. 现代方法　经过术前准备,向病人讲解术后镇痛有关知识并请病人参与镇痛方法的选择,常规疼痛评估,使用病人自控镇痛等新型镇痛装置和技术,硬膜外置管镇痛以及持续外周神经阻滞镇痛等更为广泛的内容。现代术后镇痛的宗旨是尽可能完善地控制术后疼痛,使病人感觉不到疼痛的痛苦。方法如下:①持续镇痛:以镇痛泵持续输入小剂量镇痛药。②病人自控镇痛:在持续镇痛基础上,允许病人根据自身对疼痛的感受,触发释放一定量的药物。该电子泵系统可在预先设定的时间内对病人的第二次要求不作出反应,可防止药物过量,包括:病人自控静脉镇痛:以阿片类药物为主;病人自控硬膜外镇痛:以局麻药为主;皮下自控镇痛:药物注入皮下;神经干旁阻滞镇痛:以局麻药为主。③其他:物理疗法、神经电刺激以及心理治疗等。

（三）术后镇痛的并发症及护理

1. 并发症　①恶心、呕吐:主要原因为术前用药、麻醉操作、术中、术后镇痛用药、术后短期因素(噪声和运动)、手术种类和部位、空腹与否等。减少恶心呕吐的方法:避免长时间禁食、缺氧,使用止吐药,补足血容量。②呼吸抑制:阿片类药物能降低正常人的呼吸频率和幅度。防治方法是加强生命体征的监测,尤其是 SpO_2 的监测。当病人呼吸频率变慢时,应引起注意。若病人嗜睡,应密切注意呼吸的特点。当有轻度呼吸道梗阻且病人易被唤醒时,可以鼓励病人选择一个最适合的体位,保持气道通畅;同时增加氧供,甚至控制通气。一旦疑有呼吸抑制,立即检查病人的意识状态和皮肤颜色、气道是否通畅、肌力如何、是否有共济失调。紧急时行人工呼吸,以纳洛酮 0.2～0.4mg 静脉注射。③皮肤瘙痒:严重者可以用纳洛酮对抗。④内脏运动减弱:发生尿潴留时予以留置导尿。若消化道排气延迟,甲氧氯普胺(灭吐灵)能促进胃肠运动,在减轻恶心呕吐症状的同时减轻胃潴留。可通过术后早期起床活动加以预防。

2. 护理　创建一个有信任感的环境,将增加病人提供疼痛及其治疗信息的愿望,有助于更有效地调整疼痛的治疗方案。①病情观察:监测记录病人的生命体征。做好并发症的观察,发现异常时立即停用镇痛泵,报告医师。②效果评价:做好评价镇痛效果,镇痛不全或病人需要更为复杂的剂量调整时,与麻醉科人员联系。③紧急处理:遇呼吸抑制、心搏骤停的紧急情况,立即进行心肺复苏,同时请麻醉科会诊参与抢救。

(赵小义)

思考题

张女士,37 岁,在局部浸润麻醉下行左手背腱鞘囊肿切除术,局部注入利多卡因 300mg。注药后约 10 分钟,病人出现眩晕、寒战、四肢抽搐、惊厥,继而出现呼吸困难、血压下降、心率减慢。

请问:

(1) 该病人当前的护理诊断/问题是什么?

(2) 发生该护理问题的原因有哪些?如何进行护理?

思路解析

扫一扫,测一测

第六章	手术室护理工作

06章 PPT

学习目标

1. 掌握手术室巡回护士和器械护士的工作职责。
2. 熟悉手术室病人准备、手术中的无菌技术原则。
3. 了解手术室环境、手术用物及其无菌处理。
4. 学会手术室常用护理技能。
5. 具有良好的无菌观念,严谨的工作态度及观察、分析、解决问题的能力、团队合作能力,良好的人文精神。

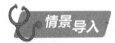情景导入

情景描述:

孙女士,50 岁。半年前进食微热食物时胸部隐痛不适,未予重视,半个月前出现吞咽困难、进食较干食物时加重,胃镜检查提示:食管癌、浅表性胃炎,门诊以"食管癌"收入胸外科。入院后积极完善术前检查与准备,拟定在全麻下行食管癌根治术,病人已接至手术室。

请思考:

1. 应如何为病人妥当安置手术体位?
2. 器械护士应如何进行无菌准备及协助手术医生在病人手术区铺上无菌巾单?

手术室担负着外科手术治疗和抢救病人的重要任务,是医院多个手术科室的运转枢纽和重要技术部门。手术室护理工作不同于其他临床护理工作,手术室护士素质要求:要具有爱岗敬业的思想素质和娴熟、严谨的业务素质;具有敏锐、灵活的心理素质,以及良好的耐力和适应力;具有与手术医师和麻醉师配合的意识,以及稳定病人情绪的能力,使手术在安全、和谐的氛围中顺利进行。其工作目标是满足外科手术的需要,保证手术能够安全、高效和顺利地进行。

第一节 手术室环境和管理

一、手术室环境

手术室是为病人进行手术治疗的重要场所,不仅要求有科学合理的建筑位置、布局、先进齐全的

仪器设备,还要有严格的无菌管理制度,以确保手术的安全性和高效性。

(一)手术室的位置

手术室应选择在空气洁净、环境安静的地方,便于接送病人和相关科室联络。以低平建筑为主的医院,应选择在侧翼或中上层,以高层建筑为主体的医院,宜选择主楼的中间层,与外科病房、监护室、病理科、放射科、血库、中心化验室等相邻,最好有直接的通道或通信联系设备。手术室的朝向应避开风口,以减少室内尘埃密度和空气污染,通常是集中布置,构成一个相对独立的医疗区,包括手术部分和供应部分。手术间光线应充足而柔和,以朝北为宜,避免阳光直接照射,利于人工照明。

(二)手术室的布局

手术室是以手术间为中心,再配备其他辅助房间组成一个完整体系,强调总体平面布局及人、物流程清晰、顺畅,符合功能流程和洁、污分区要求。出入线路通常设计三通道方案,包括医护人员通道、病人通道、洁净物品供应和手术后器械、敷料等非洁净处置的循环通道,使手术室的各项工作更好地做到消毒隔离,洁污分流,避免交叉感染。另外,设有抢救病人专用的绿色通道,可以使危重病人得到最及时的救治。手术室清洁区附属房间包括:刷手间、无菌器械间、敷料间、仪器间、药品间、麻醉间、病理间、护理站、术间休息室及术后恢复室等。手术室供应区附属房间包括:更鞋间、更衣及洗浴间、手术器械准备间、敷料准备间、器械洗涤间、消毒间、办公室、库房、男女值班室和污物间,根据条件和需要可设家属等候室、录像放映室及餐饮室等。

手术室按功能流程及洁净度划分为三个区域,即非洁净区、准洁净区和洁净区,区与区之间可用门隔开,或设立明显的标志,手术室内人员和物品的流动应遵循洁污分开的原则,不能随意跨越各区。①**非洁净区**:设在手术室的外围,包括更衣室、洗浴室、卫生间、医护人员休息室、值班室、办公室、会议室、资料室、电视教学室;接收病人处;污物清洗区、污物间、手术标本间等。根据条件和需要设家属等候室、录像放映室及餐饮室等。②**准洁净区**:设在手术室的中间,包括物品准备间、消毒间、术间休息室、石膏室、术后病人恢复室。该区是由非洁净区进入洁净区的过渡区域,进入者不得大声谈笑或喊叫,已做手臂消毒、穿无菌手术衣等无菌准备者,不可进入此区。③**洁净区**:在手术室的内侧,包括手术间、刷间、无菌物品贮存间、药品间等。工作人员由专用通道进入手术室,在指定区域内更换消毒的手术服装及拖鞋。

(三)手术间的设置

1. **建设要求**　手术间的面积根据不同用途设计大小,一般大手术间约为 $40\sim50m^2$,小手术间仅需 $20\sim30m^2$。用作心血管直视手术、器官移植手术的特殊手术间,因辅助仪器设备较多,可达 $60m^2$ 左右。手术间高度以 3m 左右为宜,门净宽不少于 1.4m,走廊宽度不少于 2.5m,以便平车进出及人员走动,最好采用感应自动开启门。天花板、墙面、地面选用坚硬、光滑无空隙、耐湿、耐腐蚀、防火、不着色、易清洁的材料制成。墙面最好用整体或装配式壁板,Ⅱ级以下洁净用房可采用大块瓷砖或涂料;地面可采用水磨石材料,有微小倾斜度,一般不设地漏。天花板、墙面、地面交界处呈弧形,避免卫生死角。手术间内应设有隔音及空气净化装置,以防止各手术间相互干扰,避免空气交叉污染。对洁净度要求高的手术间可采用封闭式无窗空调净化手术间。

2. **装备与设施**　手术间数量与手术科室床位数的比例一般为 1:20～1:25。手术间内的设置力求简洁,只放置必需的器具和物品,包括:手术台、器械台、器械托盘、麻醉机、麻醉桌、负压吸引器、吊式无影灯、立地聚光灯、阅片灯、坐凳、垫脚凳、供氧装置、药品柜、输液架、污物桶、时钟、计时器等、敷料桌和各种扶托,固定病人的物品,如头架、肩挡、臂架、固定带、体位垫等,各种物品在手术间内应有固定的放置位置。手术间常配备双路电源,并有足够的载电能力,以避免术中意外停电。大型手术室还设置中心供气系统、中心负压吸引、中心压缩空气等设施,并配备各种监护仪、X 线摄影、显微外科和闭路电视等装置。手术室内温度保持 22～25℃,相对湿度为 40%～60%。

3. **手术间分类**　按手术有菌或无菌的程度,手术间可划分成 5 类:①Ⅰ类手术间,即无菌净化手术间,主要接受颅脑、心脏、脏器移植等手术;②Ⅱ类手术间,即无菌手术间,主要接受脾切除手术、闭合性骨折切开复位术、眼内手术、甲状腺切除术等无菌手术;③Ⅲ类手术间,即有菌手术间,接受胃、胆囊、肝、阑尾、肾、肺等部位的手术;④Ⅳ类手术间,即感染手术间,主要接受阑尾穿孔腹膜炎手术、结核性脓肿、脓肿切开引流等手术。⑤Ⅴ类手术间,即特殊感染手术间,主要接受铜绿假单胞菌、气性坏疽杆菌、破伤风杆菌等感染的手术。按不同专科,手术间又可分为普外、骨科、妇产科、脑外科、心胸外科、泌尿外科、烧伤科、五官科等手术间。由于各专科的手术往往需要配置专门的设备及器械,专科手术的手术间宜相对固定。

(四)洁净手术室

随着临床医学科学的深入发展,外科各种高难度手术的不断呈现,创造洁净手术室已成为现代医院发展的潮流,也是现代化医院的重要标志。洁净手术室是指通过净化空调系统,有效控制室内的温度、湿度及尘粒,使手术室内的细菌数控制在一定范围和空气洁净度达到一定级别,创造理想的手术环境,降低手术感染率,提高手术质量。

1. 空气调节技术　空气过滤是有效、安全、经济和方便的除菌手段。通过采用科学设计的初、中、高效多级空气过滤系统,最大程度的清除悬浮于空气中的微粒或微生物,并有效阻止室外粒子进入室内,创造洁净环境的有效手段。洁净手术室的空气调节系统主要由空气处理器、初中高效三级过滤器、加压风机、空气加湿器、送风口与回风口等各部分组成。初效过滤器设在新风口,对空气中≥5μm的微粒除尘率在50%以上;中效过滤器设在回风口,对手术间回流空气中≥1μm的微粒除尘率在50%以上;高效过滤器设在送风口,对新风、回风中≥0.5μm的微粒除尘率在95%以上。经过高效过滤器的超净空气,其洁净度可达99.89%,使外科手术切口感染率大大下降。

2. 空气净化技术　是指采用初、中、高三级过滤网,通过不同的气流方式和换气次数过滤进入手术室的空气以控制尘埃含量,使空气达到一定级别的净化。净化空气按气流方式分为2种形式。①乱流式气流:气流不平行、流速不均匀、方向不单一,时有交叉回旋的气流通过房间工作区截面。此方式除尘率较低,适用于万级以下的手术室。②层流式气流:送风气流流线平行、流速均匀、方向单一的特点通过房间工作区整个截面,将微粒、尘埃通过回风口带出手术室,不产生涡流,故没有浮动的尘埃,净化程度强,适用于100级的手术室。分垂直层流和水平层流两种类型,垂直层流是将高效过滤器装在手术室的顶棚内,垂直向下送风,两侧墙下回风;水平层流是将高效过滤器安装在病人脚端一侧的墙面上,水平吹送气流,回风口设在相对一侧近墙面的房顶上。

3. 净化标准　空气洁净的程度以含尘浓度衡量,含尘浓度越低洁净度越高,反之则越低,并按手术室净化级别的不同,其用途各有不同(表6-1)。

表6-1　洁净手术室的等级标准及用途

等级	手术室名称	沉降法细菌最大平均浓度(个/30min. φ90 皿)		表面最大污染菌浓度(个/cm²)	空气洁净级别(级)		适用范围
		手术区	周边区		手术区	周边区	
Ⅰ	特别洁净手术室	0.2	0.4	5	100	1000	关节置换、器官移植、脑外、心脏外科及眼科等无菌手术
Ⅱ	标准洁净手术室	0.75	1.5	5	1000	10 000	胸、整形、泌尿、肝胆胰、骨外科和普外科的一类切口无菌手术
Ⅲ	一般洁净手术室	2	4	5	10 000	100 000	普外(除一类手术)、妇产科等手术
Ⅳ	准洁净手术室	5		5	300 000		肛肠外科及污染类等手术

二、手术室管理

手术室的管理工作包括对人员、物品以及环境等方面的管理。

1. 人员管理　手术室各级人员应分工明确,认真执行清点、查对及交接班制度,做好清洁、消毒工作,严格保证无菌技术的操作过程。手术医师应与病人同时到达手术室,充分做好术前准备。非手术

文档:手术室的发展史

人员不得擅自进入手术室。手、上肢患皮肤病、有伤口或感染者不得参加手术。上呼吸道感染者,如必须参加手术,则应戴双层口罩。手术室内人员应保持肃静,尽量避免咳嗽或打喷嚏。术中尽量减少人员活动。

2. 物品管理　①物品配备:手术间内的物品应为手术专用,整齐有序地摆放在固定位置,用后放回原处,做好消毒、保养工作。手术室内应准备各种急救物品。无菌物品应定期消毒,按有效期顺序使用,与有菌物品分开贮藏。已打开或铺置的无菌物品不能再放回无菌容器内,并需在规定时间内使用,到失效期者应重新灭菌。②标本管理:手术取下的组织均要妥善保管,大标本放入弯盘或标本盒内,根据标本的体积、数量,选择合适的容器盛装,防止标本干燥、丢失或污染。检查标本与填写的标本单是否一致。单上的病理号是否与标本容器上病理号一致。③清点制度:分别于术前、术中关闭体腔前后、缝合皮肤后,与巡回护士共同准确清点各种器械、敷料、缝针等数目,核对后登记。术中追加的用物须反复核对清楚并及时记录。

3. 药品管理　①手术室应设立药物室、药品柜及抢救药车,并指定一名护士专门负责药品管理。②肌注、静脉用药须与外用药分开放置,统一贴上标签。标签纸颜色有所区别:肌注、静脉为蓝色,外用药为红色,并注明药品名称、浓度和剂量。易燃易爆药品、对人体有损害的药品应妥善保管,远离火源或人群,并写有明显警句提示他人。③麻醉药、剧毒药和贵重药必须上锁,建立严格的领取制度,由麻醉医生和管药护士共同管理、每天清理毒、麻药处方和基数,发现不符及时查明原因。④生物制品、血液品及需要低温储存的药品应置于冰箱内保存,每周定期派人清理一次,保持冰箱内整洁。⑤药品基数不应太多,以免过期。一般常用药品每周领取一次,不常用药品每月领取一次,麻醉药、贵重药则根据每天使用情况领取。⑥定期检查药品柜的存药,发现过期、变色、浑浊或标签模糊不清的药品坚决丢掉,不得使用。

4. 环境管理　为保障手术室的无菌操作环境,必须建立严格的卫生、消毒隔离制度。无菌手术与有菌手术应严格分开,若两者在同一手术间内连台,应先安排无菌手术。日常的空气净化、消毒可以使用层流洁净系统,喷洒或熏蒸化学消毒剂,高强度紫外线照射,使用臭氧消毒机或空气净化装置,地面及室内物品可用消毒液擦拭后经紫外线照射消毒。

第二节　物品的准备和无菌处理

手术用物品包括布单类、敷料类、手术用缝合针及缝合线、特殊物品以及手术器械等。手术过程中使用的所有器械和物品都必须严格灭菌处理,以防伤口感染。灭菌方法很多,最常用的是高压蒸汽灭菌法,多用于耐高热、耐湿的物品。其他方法有环氧乙烷灭菌法、过氧化氢低温等离子灭菌法、干热灭菌法等。

一、物品的准备

1. 布单类　通常选择质地柔软、细密、厚实的棉布,绿色或蓝色。大单、腹单、丁字腹单、颈单要用厚的斜纹布等。手术室的布类物品也有一次性制品,由无纺布制成。①洗手衣:洗手衣上衣为短袖,衣身须扎入裤带中,裤管有束带,以防止皮肤表面的微生物抖落或脱落。洗手衣一般分大、中、小三号。②手术衣:要求能遮至膝下,胸襟和腹部应为双层布,以防止手术时血水浸透。袖口为松紧口,便于手套腕部套住袖口。折叠时衣面向里,领子在外侧,以防止取用时污染无菌面。③手术单:用于铺盖无菌区或手术区域,包括大单、中单、孔巾、腹单等,规格尺寸各不相同,消毒后按要求折叠,以免取用时污染。临床也可根据手术需要,将各种布单做成手术包,以提高工作效率。手术单也有一次性制品,由无纺布组成。

2. 敷料类　用于术中止血、拭血及包扎等,包括纱布类和棉花类,使用质地柔软、吸水性强的脱脂纱布或脱脂棉花制成,也有一次性无纺布制品(多用于感染病人),均有不同的规格和制作方法。①纱布类:包括不同规格的纱布垫、纱布块、纱布球及纱布条等,还有干纱布和湿纱布之分。干纱布垫用于遮盖伤口两侧的皮肤,湿纱布有盐水纱布、碘仿纱布等,盐水纱布垫用于保护显露的内脏,防止损伤与干燥,碘仿纱布多用于感染创口的引流和止血等。②棉花类:包括棉垫、带线棉片、棉球及棉签等。棉垫用于胸、腹部及其他大手术后的外层敷料,起保护伤口的作用;带线棉片用于颅脑或脊椎手术时;棉球用于消毒皮肤、洗涤伤口、涂拭药物;棉签用作采集标本或涂擦药物。

3. **手术用缝合针及缝合线** ①缝合针:包括圆形缝针、三角形缝针、无创伤缝合针等。圆形缝针适用于神经、腹膜、胃肠及内脏等部位;三角形缝针适用于韧带、皮肤等部位;无损伤缝针是将单股缝合线完整地嵌入针内,针柄平滑,缝合时不会扩大组织的创伤,适用于缝合血管、神经、角膜等管状或环形构造。以上各种类型的缝合针均有弯形和直形两种。②缝合线:用于缝合组织和脏器以促进伤口愈合,或结扎血管以止血。根据材料来源不同,缝合线可分为不吸收性和可吸收性两类。

文档:可吸收性缝合线和不可吸收性缝合线

4. **基本器械类**

(1)切割器械:主要包括手术刀、手术剪。

1)手术刀:由刀柄和刀片构成,主要用于切开或解剖组织,刀柄还可作钝性分离。可拆卸手术刀的刀柄最常用的有3号、4号、7号三种型号,刀片有10号中圆刀片、20~23号大圆刀片、15号小圆刀片、11号尖刀片、12号镰状刀片等型号(图6-1)。一般情况下,大圆刀片用于切开皮肤、肌腱、韧带等较韧组织,中圆刀片用于切开皮下、肌肉、骨膜等组织,小圆刀片用于眼科、手外科、深部组织等精细组织切割,尖刀片用于切开胃肠道、血管、神经及心脏组织,镰状刀片用于咽腭部手术、气管切开等。

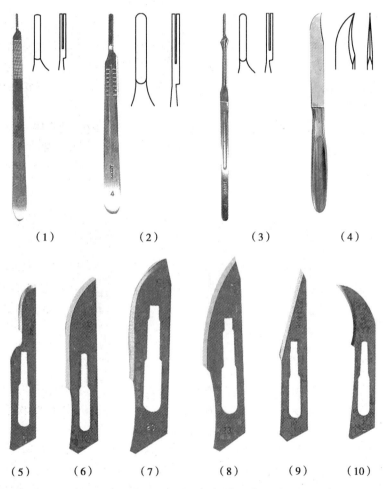

(1)　　　(2)　　　(3)　　　(4)

(5)　　(6)　　(7)　　(8)　　(9)　　(10)

图6-1 手术刀及手术刀片

2)手术剪:分精细剪、组织剪、线剪、绷带剪、骨剪、钢丝剪等(图6-2),一般有直、弯、尖、钝、长、短不同的规格。线剪适用于剪线、引流物、敷料等用品;组织剪用于沿组织间隙分开剥离和剪开、剪断组织。直剪用于浅部手术操作;弯剪用于深部手术操作。拆线剪专用于伤口愈合后拆除缝合伤口皮肤的缝线;骨剪用于剪断骨性组织;钢丝剪用于剪截钢丝、克氏针等钢制材料。

(2)夹持及钳制器械:包括各型手术镊、血管钳和其他钳类。

1)手术镊:用于夹持、稳住或提起组织,分有齿镊、无齿镊、精细尖镊等(图6-3),有长短、尖钝不

笔记

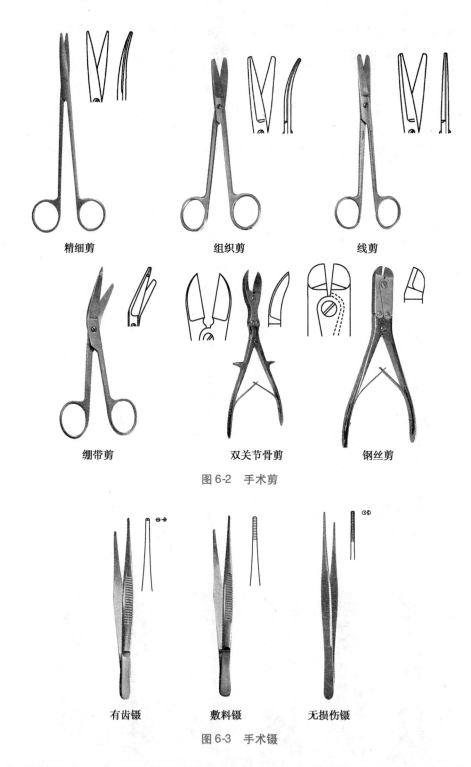

图 6-2　手术剪

精细剪　　　组织剪　　　线剪

绷带剪　　　双关节骨剪　　　钢丝剪

有齿镊　　　敷料镊　　　无损伤镊

图 6-3　手术镊

同规格。无齿镊用于夹持较脆弱或娇嫩的组织,如血管、神经、黏膜等;有齿镊用于夹持较坚韧的组织,如皮肤、筋膜等,但尖齿对组织有损伤,有齿镊也可用于拆线时夹持线结;精细尖镊用于血管、神经、整形美容等手术。

2)血管钳:又称止血钳。血管钳有直、弯之分,又按长短有蚊嘴钳(12.5cm)、五寸钳(14cm)、六寸钳(16cm)、七寸钳(18cm)、九寸钳(20cm)、胸腔钳(24cm、26cm)等型号(图 6-4)。由于大多数血管钳梢为全齿,其卡扣扣紧时对组织有不同程度的损伤,不能直接用于皮肤、脏器及脆弱组织的夹持,多用于术中止血和分离组织,也用于协助缝合,夹持敷料;半齿血管钳的钳尖受力较全齿血管钳大,常用于出血点的钳夹止血。

3)其他钳类(图 6-5):①直角钳:用于体腔深部手术的游离血管、胆管等组织,以及牵引物的向

54

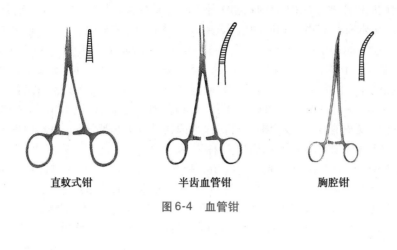

直蚊式钳　　　半齿血管钳　　　胸腔钳

图 6-4　血管钳

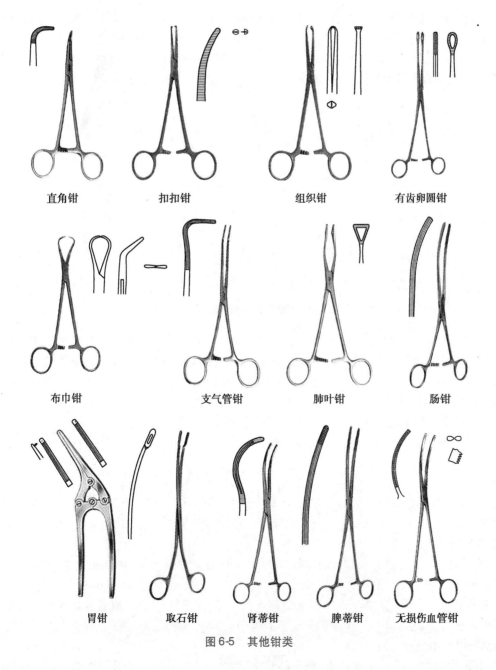

直角钳　　　扣扣钳　　　组织钳　　　有齿卵圆钳

布巾钳　　　支气管钳　　　肺叶钳　　　肠钳

胃钳　　　取石钳　　　肾蒂钳　　　脾蒂钳　　　无损伤血管钳

图 6-5　其他钳类

导。②扣扣钳：有直、弯两种，钳扣闭合的扣扣钳外观与普通血管钳相似，但不同之处是：打开钳扣，其咬合面是全横纹，尖端有与有齿镊相同的锐齿，用以夹持较韧、易滑脱、其内有重要血管的组织，以防止大出血，但此钳不能用于皮下止血。钳夹时用整个钳头，而不用钳尖。③组织钳：又名爱丽斯（Alice）钳，因尖端有多个整齐的小齿如鼠齿，故俗称"鼠齿钳"。尖齿细小、对合紧密，钳梢间有较大空隙，对组织损伤小，用以钳夹、牵引软组织、阑尾系膜等，也可用来钳夹纱布垫。④卵圆钳：又名环钳、海绵钳，分有齿、无齿两种。有齿卵圆钳：钳环内面有与普通血管钳相同的全横纹，多用来夹持纱布块、棉球等作皮肤消毒用，或用来夹持传递无菌物品。无齿卵圆钳：钳环内面光滑，多用来夹提胃、肠等脏器。⑤布巾钳：用来钳夹固定各种手术巾单，有时也用来牵拉骨或其他坚韧组织。⑥支气管钳：用于夹闭支气管及其他腔道的断端。肺叶钳：用于提拉、牵引肺叶以充分显露手术野。⑦肠钳：用于夹闭肠道断端。胃钳：又称胃幽门钳，在胃大部切除手术中用于夹闭胃断端。⑧取石钳：用于取出胆囊、胆道、输尿管等处的结石。⑨肾蒂钳：用于肾脏手术阻断肾蒂血流。脾蒂钳：脾切除手术中阻断脾蒂血流。⑩无损伤血管钳：用于阻断或部分阻断较大的血管，对血管壁的损伤小。

（3）持针器（图6-6）：用于夹持缝针，头端有纵横交错的纹路或突出的细小颗粒形成粗糙面，以增加摩擦力。持针器前端有粗、细之分，粗头持力大，在夹持较大缝针时固定牢靠，便于手术者操作准确；细（尖）头持力相对小，对缝针的损伤小，多用于夹持细小缝针；一般都使用直持针器，特殊部位如心脏、肾门等处缝合时可用弯持针器；显微持针器的弹性臂可以很好地持牢精细缝针。

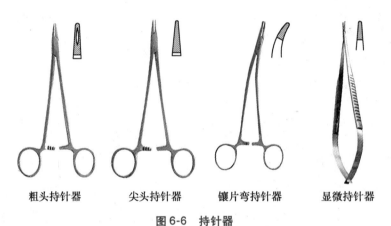

| 粗头持针器 | 尖头持针器 | 镶片弯持针器 | 显微持针器 |

图6-6 持针器

（4）缝针：常用的有圆针、三角针、无创伤缝合针等（图6-7）。圆针为圆锥形针尖及圆滑针体，能轻易地穿透组织，无切割作用，孔道小而损伤轻，适用于缝合血管、神经、肌肉及内脏等软组织；三角针为针尖及针体截面均呈三角形，其锋利的针尖及切割型的刃缘，易于穿透坚韧、难以穿透的组织，但会留下较大的针道，以破坏周围组织、血管，损伤较大，多用于缝合韧带、皮肤、软骨、瘢痕等组织；无损伤缝针是将单股缝合线完整地嵌入针内，针柄平滑，缝合时不会扩大组织的创伤，适用于缝合血管、神经、角膜等管状或环形构造。以上各种类型的缝合针均有弯、直两种，直针在临床上使用较少。

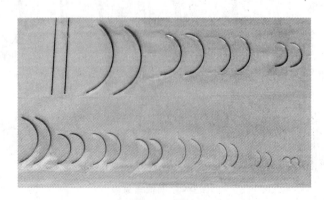

图6-7 缝针

（5）牵引器：又称拉钩（图6-8），用于牵开组织以显露深部组织与内脏。种类繁多，大小、形状不一，根据手术部位深浅选择使用，常用的有甲状腺拉钩、鞍状拉钩（方钩）、腹腔拉钩（双头鞍状拉钩）、带状拉钩（S形拉钩）、皮肤（爪形）拉钩、自动牵开拉钩（三翼腹壁固定牵开器、肋骨拉钩、脊柱拉钩）等。

（6）吸引器：用于吸出手术区的血液、脓液、分泌物及冲洗液等。有普通、侧孔单管、多孔套管吸

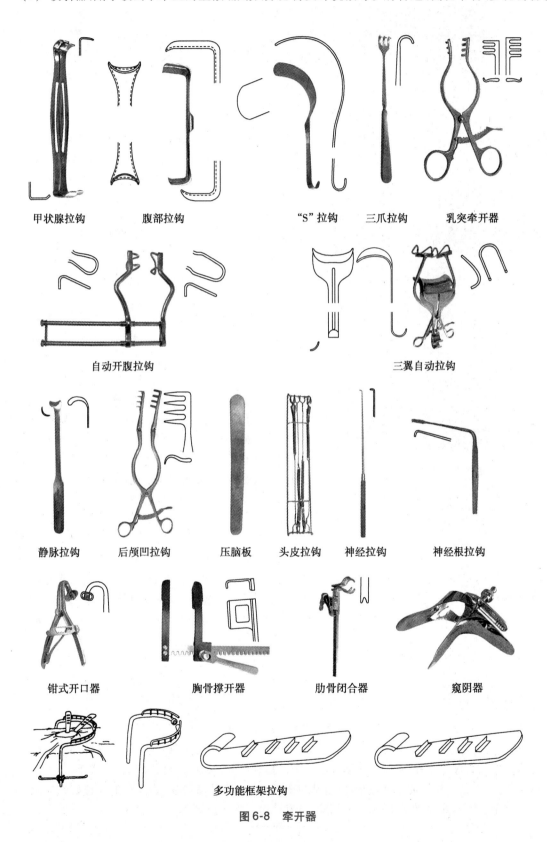

| 甲状腺拉钩 | 腹部拉钩 | "S"拉钩 | 三爪拉钩 | 乳突牵开器 |

自动开腹拉钩　　　　　　三翼自动拉钩

| 静脉拉钩 | 后颅凹拉钩 | 压脑板 | 头皮拉钩 | 神经拉钩 | 神经根拉钩 |

| 钳式开口器 | 胸骨撑开器 | 肋骨闭合器 | 窥阴器 |

多功能框架拉钩

图6-8　牵开器

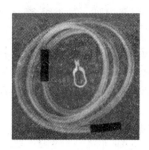
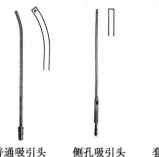
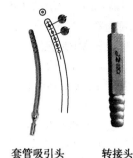

一次性吸引管　　普通吸引头　　侧孔吸引头　　套管吸引头　　转接头

图 6-9　吸引头

引头 3 种类型(图 6-9),又有直、弯之分。

(7) 高频电刀:是一种替代机械手术刀进行组织切割的电外科设备(图 6-10),广泛应用于外科手术已有 30 多年的历史,具有快速止血、出血少、防止细菌感染、病人术后愈合好等优点。但在方便手术止血、提高手术速度与效率的同时,也存在诸多的安全隐患,使用中须加强管理。

5. 特殊物品

(1) 引流条:①橡皮片引流条:多用于浅部切口和少量渗出液的引流。②纱布引流条:用于浅表部位、感染创口的引流。③油纱:用于植皮、烧伤等手术。

(2) 导管:有各种粗细的橡胶、硅胶或塑料类制品,是目前品种最多、应用广泛的引流物。包括普通引流管、双腔(或三腔)引流套管、T 形引流管、蕈状引流管、胃管等,用途各异。普通的单腔引流管可用于胸、腹部术后创腔引流;双腔(或三腔)引流套管多用于腹腔脓肿、胃肠、胆或胰瘘等的引流;T 形引流管用于胆道减压、胆总管引流;蕈状引流管用于膀胱及胆囊的手术引流;胃管用于鼻饲、洗胃或胃引流。

(3) 止血用品:骨蜡用于骨质面的止血。止血海绵、生物蛋白胶、透明质酸钠等用于创面止血。

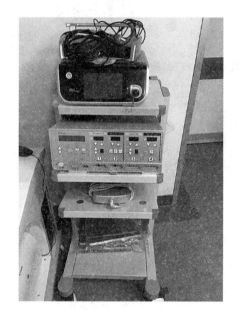

图 6-10　高频电刀

0603

组图:高频电刀负极板安放位置

知识拓展

腹腔镜手术

腹腔镜手术是传统的外科方法与现代高科技相结合的产物。以套管鞘为腹部与外界的通道,人工气腹产生一个操作的空间,腹腔镜摄录像系统生成手术视野由电视屏幕反映出来,外科医师手持长臂器械镜下远距离操作。对医师要由原先的三维立体像变成二维平面像,由手工直线操作变成持器操作。

知识拓展

腹腔镜的临床应用

腹腔镜可应用于外科的各个领域。目前用于胆囊切除、肝囊肿开窗引流、肝脓肿插管引流术、肠粘连松解、胃穿孔修补、迷走神经切断治疗十二指肠溃疡、脾切除、疝修补、胃肠道手术。腹腔镜还用于泌尿科精索静脉曲张高位结扎、肾囊肿开窗、肾上腺肿瘤切除,妇产科的异位妊娠切除、子宫肌瘤、全子宫切除、胸外科的肺大疱切除,自发性血气胸止血等。

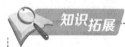

笔记

二、物品的无菌处理

1. **布单类**　布单类均采用高压蒸汽灭菌,保存时间在夏季为 7 日、冬季为 10～14 日,过期应重新灭菌。经环氧乙烷低温灭菌的密封包装纸及塑料袋,灭菌后的有效期可保持半年到 1 年。用过的严重污染的布类物品(尤其是 HBeAg 阳性或恶性肿瘤病人手术),应先放入专用污物池,用消毒剂(如 500mg/L 有效氯)溶液浸泡 30 分钟后再洗涤。

2. **敷料类**　各种敷料制作后包成小包,高压蒸汽灭菌。特殊敷料,如消毒止血用的碘仿纱条,因碘遇高温易升华而失效,故严禁高压灭菌,必须在无菌条件下制作,保存在消毒、密闭容器内或由厂家使用射线灭菌,一次性包装。使用过的敷料按医疗垃圾处理。感染性手术用过的敷料用大塑料袋集中包好,袋外注明"特异性感染",及时送室外指定处焚烧。

3. **手术用缝合针及缝合线**　手术室用的缝合线和缝合针多在出厂时已分别包装并灭菌,可在术中直接使用。

4. **器械类**　①普通手术器械处理:手术器械多为不锈钢制成,术后用洗涤剂溶液浸泡擦洗,去除器械上的血渍、油垢,再用流水冲净。对有关节、齿槽和缝隙的器械和物品,应尽量张开或拆卸后进行彻底洗刷。有条件的医院可采用超声清洗、压力清洗方法完成器械的清洗。洗净的器械放烤箱内烘干后涂上石蜡油保护,特别是轴节部位,然后分类存放于器械柜内。手术前根据需要挑选并检查器械功能的完好性,按一定基数打包后进行压力蒸汽灭菌后置无菌柜待用。锐利手术器械、不耐热手术用品或各类导管可采用化学灭菌法,如采用 2% 戊二醛浸泡 10 小时,用灭菌水冲净后方能使用。②如果是污染手术后器械如化脓性感染、结核杆菌感染等术后,将手术器械用 500ppm 有效氯的化学消毒剂浸泡 30 分钟或 1:1000 的苯扎溴铵浸泡 1～2 小时;乙肝抗原阳性病人术后的器械,用 0.2% 的过氧乙酸或 2% 的戊二醛或 1% 84 消毒液浸泡 1 小时后,再按普通器械处理方法处理。③特异性感染如破伤风和气性坏疽等术后的器械,用 0.2% 的过氧乙酸或 1% 84 消毒液浸泡 1 小时后用清水冲净,然后用清洁包布包好送高压消毒,连续消毒 3 次,每日 1 次,然后按普通器械处理。④各种器械、仪器可依据其制作材料选用不同的消毒方法,原则上首选压力蒸汽灭菌,对于不能耐温、耐湿的物品选择环氧乙烷。对接触或跨越手术野的部件也要进行灭菌处理,如环氧乙烷气体灭菌 6 小时、2% 戊二醛浸泡 10 小时,若为手术显微镜各调节部位,可套上无菌布套,手术者通过接触无菌套进行操作。

5. **特殊物品**　可按橡胶类物品灭菌或压力蒸汽灭菌处理。

第三节　手术人员的准备

一、更衣

手术人员进入手术室时,必须在换鞋区更换手术室专用鞋,然后在更衣室戴好手术帽和口罩,穿好洗手衣、裤,内衣不可露在洗手衣外面。检查指甲,长度适中,甲下无污垢。手与手臂皮肤没有皮肤病、破损或感染,无上呼吸道感染,方可进入刷手间。

二、外科手消毒

外科手消毒是指手术人员通过机械刷洗和化学消毒方法祛除并杀灭双手及前臂的暂驻菌,达到消毒皮肤的目的。手臂的消毒包括洗手和消毒 2 个步骤。

（一）洗手方法

1. 取适量肥皂液或洗手液清洗双手、前臂和上臂下 1/3,认真揉搓。清洁双手时,应注意清洁指下的污垢和手部皮肤的皱褶处。

2. 流动水冲洗双手、前臂和上臂下 1/3。从手指到肘部,沿一个方向用流动水冲洗手和手臂,不要在水中来回移动手臂。

3. 使用干手物品擦干双手、前臂和上臂下 1/3。

（二）手消毒方法

手消毒方法包括免刷手消毒方法和刷手消毒方法。

1. **免刷手消毒方法**

（1）冲洗手消毒方法:取适量的手消毒剂揉搓到双手的每个部位、前臂和上臂下 1/3,认真揉搓

2～6分钟,用流动水冲洗双手、前臂和上臂下1/3,用无菌巾彻底擦干。流动水应达到GB5749《生活饮用水卫生标准》的规定。特殊情况下水质达不到要求时,手术医生在戴手套前,应用醇类消毒剂消毒双手后戴手套。

（2）免冲洗手消毒方法:取适量消毒剂涂抹到双手的每个部位、前臂和上臂下1/3,并认真揉搓到消毒剂干燥。

（3）涂抹外科手消毒液:取免冲洗手消毒剂于一侧手心,揉搓一侧指尖、手背、手腕,将剩余手消毒液环转揉搓至前臂、上臂下1/3。取免冲洗手消毒剂于另一侧手心,步骤同上。最后取手消毒剂,按照六步洗手法揉搓双手至手腕部,揉搓至干燥(图6-11)。

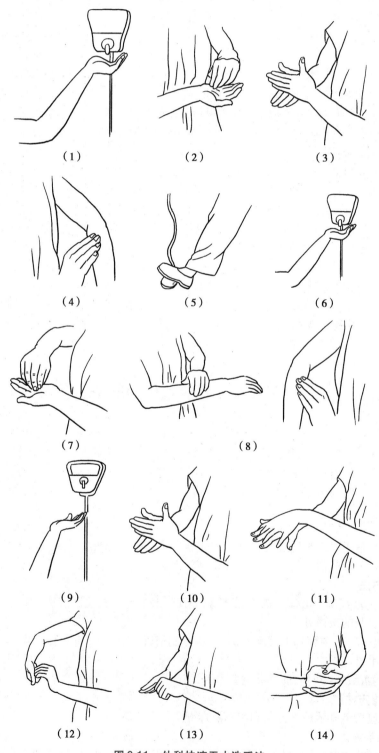

图6-11 外科快速无水洗手法

手消毒剂的取液量、揉搓时间及使用方法应遵循产品的使用说明。

2. 刷手消毒方法(不建议常规使用)　①清洁洗手:用肥皂液或洗手液清洗双手及手臂,流动水冲洗净。②刷手:取无菌手刷,蘸取适量洗手液或外科手消毒液,刷洗双手、前臂和上臂下1/3,时间约3分钟(根据洗手液说明)。刷时稍用力,先刷甲缘、甲沟、指蹼,再由拇指桡侧开始,渐次到指背、尺侧、掌侧,依次刷完双手手指。然后再分段交替刷左右手掌、手背、前臂至肘上。刷手时要注意勿漏刷指间、腕部尺侧和肘窝部。用流动水自指尖至肘部冲洗,不要在水中来回移动手臂。用无菌巾从手至肘上依次擦干,不可再向手部回擦。拿无菌巾的手不要触碰已擦过皮肤的巾面。同时还要注意无菌巾不要擦拭未经刷过的皮肤。同法擦干另一手臂。保持拱手姿势,自然干燥。双手不能下垂,也不能接触未经消毒的物品。

三、穿无菌手术衣及戴手套

(一)穿无菌手术衣法

1. 传统对开式手术衣穿法　①手臂消毒后,双手提起衣领两端,将手术衣抖开,再轻轻向前上方抛起,双手顺势插入衣袖中,双臂向前伸直;②巡回护士从身后牵拉手术衣,系好领口带;③穿上手术衣后,双手交叉,用手指夹起衣带,由巡回护士从身后接取并系紧;④穿手术衣时,不得用未戴手套的手拉衣袖或接触其他处,以免污染(图6-12)。

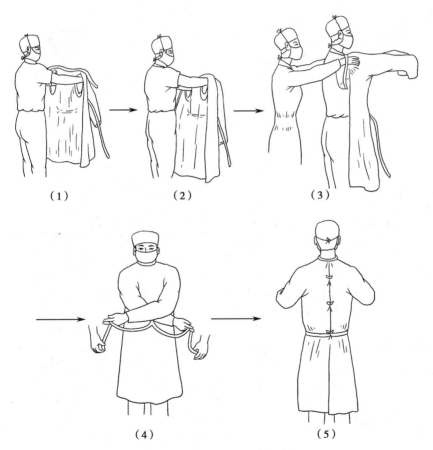

图6-12　传统对开式手术衣穿法

2. 全遮盖式手术衣穿法　①取手术衣,双手插入衣袖,将手术衣展开;②双手向前伸直,伸出衣袖,由巡回护士在身后提拉手术衣,系好领口带和内片腰带;③戴好无菌手套;④解开腰带结递给已戴好无菌手套的医生或护士,或用手套纸包好递给巡回护士,或由巡回护士用无菌持物钳夹持,原地旋转一周后使手术衣的外片遮盖住内片,接过腰带系于腰间(图6-13)。

3. 穿手术衣的注意事项　①取手术衣时,双臂应伸直,以免手术衣无菌面与洗手衣接触而被污染;②穿手术衣时应与周围的人和物体保持一定距离,以免衣服展开时被污染;③穿手术衣之前,应先

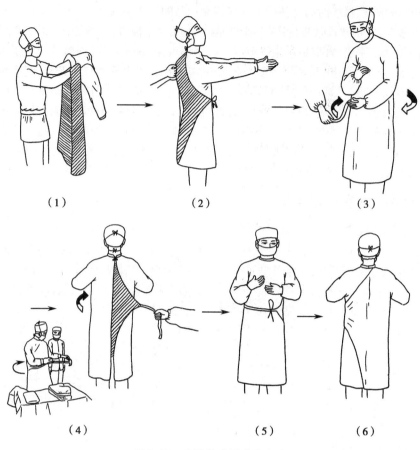

（1）　　　　　　　　（2）　　　　　　　　（3）

（4）　　　　　　　　（5）　　　　　　　　（6）

图 6-13　全遮盖式手术衣穿法

用双手提起手术衣衣领两端,轻轻向前上方抖开;④穿上手术衣后,双臂举在胸前,未戴手套的手不得触及手术衣。

（二）戴无菌手套

1. 戴干手套法　戴干手套法是临床常用的戴手套方法。按照戴手套者的手是否直接接触手套,又可分为闭合式和开放式两种。

（1）闭合式:①穿手术衣时,手不伸出袖口。右手隔衣袖取左手手套,并放在左手袖口上,手套指端朝向手臂,各手指相互对应;②两手隔衣袖分别抓住手套上、下两侧的反折部,将手套翻套于袖口上,手伸出袖口顺势插入手套。同法戴右手手套(图 6-14)。

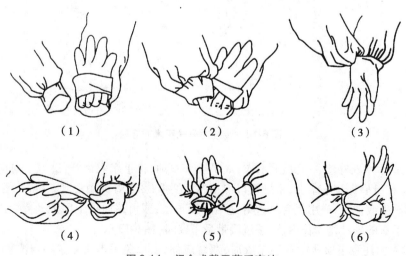

（1）　　　　　　　　（2）　　　　　　　　（3）

（4）　　　　　　　　（5）　　　　　　　　（6）

图 6-14　闭合式戴无菌手套法

（2）开放式：①左手捏住右手手套反折部，右手伸入手套戴好；②已戴上手套的右手拇指外展，其余 4 指伸入左手手套反折部的内面（即手套的无菌面），左手插入手套并戴好，注意右手拇指不要触及左手手套反折部；③将一手拇指外展，其余 4 指伸入对侧手套反折部，将其翻转并套在手术衣袖口外。干手套戴好后，要用无菌生理盐水冲洗手套外面的滑石粉，同时检查手套有无破损，如发现有水渗入手套里面，必须立即更换（图 6-15）。

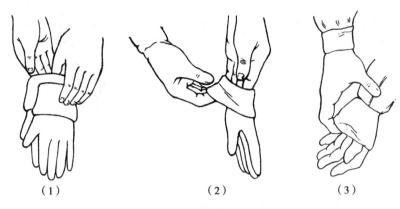

（1） （2） （3）

图 6-15 开放式戴无菌手套法

2. 协助他人戴手套法 已戴手套者双手拇指外展，其余手指插入手套反折部内面，使手套拇指朝向外上方，小指朝向内下方，撑开手套。被戴手套者对准手套，五指稍用力向下伸入手套，已戴手套者将手套同时向上提，并将手套反折部翻转套住袖口。同法戴另一只手套（图 6-16）。

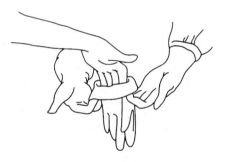

图 6-16 他人协助戴手套法

3. 戴无菌手套的注意事项 ①未戴手套的手不能接触手套外面，已戴手套的手不能接触未戴手套的手；②协助他人戴无菌手套时，应先自行戴好手套，并避免接触其皮肤；③手套的上口要严密地套在手术衣袖外；④戴手套时应注意检查手套有无破损，如有破损必须立即更换。

（三）连台手术更换手术衣、手套法

手术结束后如需进行另一手术，必须在巡回护士协助下更换手术衣和手套。

1. 脱手术衣法 脱手术衣时应注意不要让手术衣的污染面接触到身体或物体，以避免污染。①他人帮助脱衣法：术者双手抱肘，由巡回护士将手术衣肩部向肘部翻转，继而向手的方向拉扯，即可脱下手术衣。此法可将手套一同脱掉。②个人脱衣法：左手抓住手术衣右肩向下拉，使衣袖翻向外，同法拉下手术衣左肩，脱下手术衣，使衣里外翻。此法可保护手臂及洗手衣裤不被手术衣污染面所污染。

2. 脱手套法 脱手套时应注意不要让手套的污染面接触到已消毒的手臂，否则要重新洗手。方法为：先除去右手手套，用手套对手套法，即左手抓取右手手套外面，使其翻转脱下。再除去左手手套，用皮肤对皮肤法，右手拇指伸入左手手套的手掌部以下，提起手套，使其翻转脱下。

无菌性手术完毕，如果手套未破，在需连续施行另一手术时可不用重新刷手。在巡回护士的协助下先脱手术衣再脱手套，注意皮肤不与手术衣、手套的外面接触。用酒精泡手 5 分钟，或用 0.5% 的碘附擦手和前臂 3 分钟。然后再穿上无菌手术衣，戴上无菌手套，进行下一台手术。若前一台手术为污染手术，则应重新洗手。

视频：全遮盖式手术衣穿法及无接触式戴手套

第四节 病人的准备

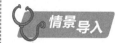

情景描述：

李女士,30 岁,诉右上腹部疼痛,伴呕吐 1 次。急诊以"急性胆囊炎"收住入院。查体:右上腹压痛、Murphy 征阳性。拟急诊行"胆囊切除术"。

请思考:

1. 应给该病人安置什么手术体位?

2. 术中应如何协助医师进行铺单?

一、一般准备

手术病人须提前送达手术室,做好手术准备。手术室护士应热情接待病人,按手术安排表仔细核实病人,确保手术部位准确无误,点收所带药品及物品,认真做好三查七对和麻醉、手术前准备工作。同时,加强对手术病人的心理准备,减轻其焦虑和恐惧等心理反应,以配合手术的顺利进行。

二、手术体位安置

安置体位的基本要求:①充分暴露手术区域,避免不必要的裸露;②病人肢体和托垫必须摆放平稳,不能悬空;③维持正常呼吸功能,避免挤压胸部、颈部;④维持正常的循环功能,避免因挤压或固定带过窄、过紧而影响血液循环;⑤避免压迫神经、肌肉。手术室常用的手术体位如下:

（一）仰卧位

1. 水平仰卧位 适用于前胸壁、腹部、盆腔及四肢等部位的手术。病人仰卧于平置的手术台上,头部垫软枕;双臂用中单固定在体侧,掌心向下,如果一侧手臂有静脉输液,需将其固定在臂托上;膝下放一软枕,使膝部放松、腹肌松弛,膝部用较宽的固定带固定;足跟部用软垫保护(图 6-17)。

2. 上肢外展仰卧位 适用于纵劈胸骨行纵隔或心脏手术、乳腺手术。纵劈胸骨行纵隔或心脏手术,背部纵向垫小软枕,两侧腰背部分别垫小沙袋,双手臂外展置于臂托上。乳腺手术时术侧靠近台边,肩胛下垫一块卷折的中单或软垫,上臂外展,置于臂托上;对侧手臂用中单固定于体侧(图 6-18)。

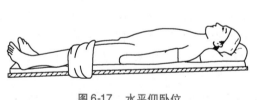

图 6-17 水平仰卧位

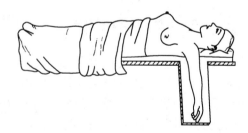

图 6-18 上肢外展仰卧位

3. 颈伸仰卧位 适用于甲状腺等颈部手术。肩部垫软枕抬高肩部 20°(或头板放下 10°~20°),病人颈后垫圆枕、枕下放头圈,避免颈部悬空,头部稳定、颈部过伸,暴露手术区域(图 6-19)。

（二）侧卧位

1. 胸部手术侧卧位 病人健侧卧 90°、患侧在上,腰部和肋下各垫一软枕;两上肢分别放于同侧双层搁手架的上下层板上;两下肢上腿屈曲 90°、下腿伸直,用固定带固定髋部和膝部(图 6-20)。

2. 肾脏手术侧卧位 病人健侧卧 90°、患侧在上,手术床头、尾部适当摇低,手术床腰桥架对准肾区,使腰部抬高,腰部和肋下各垫一软枕;两上肢分别放于同侧双层搁手架的上下层板上;两下肢上腿伸直、下腿屈曲 90°,用固定带固定髋部和膝部(图 6-21)。

3. 半侧卧位 适用于乳房和腋部手术。病人侧卧,一侧肩背部垫软枕,使身体呈 30°~50°,手术

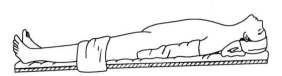

图 6-19　颈伸仰卧位

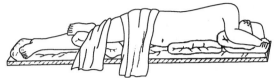

图 6-20　胸部手术侧卧位

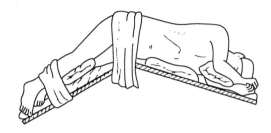

图 6-21　肾脏手术侧卧位

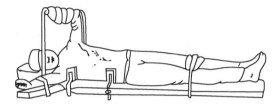

图 6-22　半侧卧位

侧在上,术侧上肢固定在托手架上,肩背部、腰部和臀部各放一软枕(图6-22)。

（三）俯卧位

适用于脊柱及其他背部手术。病人俯卧于手术台上,头侧向一边,双肘稍屈曲,置于头旁。胸部、耻骨下垫以软枕,使腹肌放松。足下垫小枕。颈椎部手术时,头面部应置于头架上,口鼻部位于空隙处,稍低于手术台面(图6-23)。腰椎手术时,在病人胸腹部垫一弧形拱桥,调低手术床尾端,使腰椎间隙拉开,暴露术野(图6-24)。

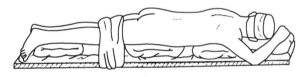

图 6-23　俯卧位

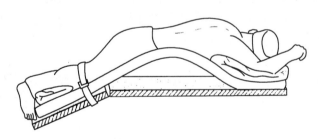

图 6-24　腰椎手术俯卧位

（四）截石位

适用于会阴部、尿道、肛门部手术。病人仰卧,臀部齐手术床背板下缘,臀下垫一小枕;两腿屈膝、屈髋置于腿架上,两腿间角度为60°～90°,高度以病人腘窝的自然屈曲下垂为准,腘窝部垫以软枕,约束带固定(图6-25)。

（五）坐位

适用于鼻咽部手术。将手术床头端调高75°,尾端调低45°,病人屈膝半坐、头与躯干依靠在手术床上;整个手术床后仰15°,双手用中单固定于体侧(图6-26)。

三、手术区皮肤消毒

为病人安置好手术体位后,裸露手术区并进行皮肤消毒,以杀灭手术切口及其周围皮肤上的病原微生物。

笔记

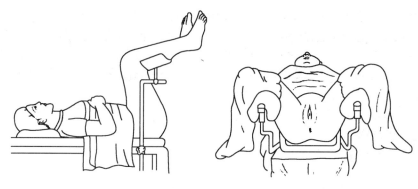

图 6-25 截石位

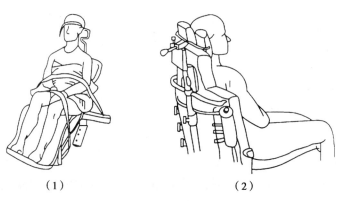

（1） （2）

图 6-26 坐位

（一）消毒剂

目前国内普遍使用碘附或 2% 安尔碘，属中效消毒剂。由于其中的碘溶解在表面活性剂里，不易沉淀在皮肤黏膜，减轻了刺激性，可直接用于皮肤、黏膜和切口消毒。

（二）消毒方法

用无菌纱球浸上碘附涂擦病人手术区皮肤 2 遍即可；对婴幼儿、面部、会阴部皮肤及口鼻腔黏膜的手术消毒一般选用 0.5% 安尔碘；植皮时，供皮区皮肤用 75% 乙醇消毒 3 遍。腹部手术消毒时，要先在脐窝中滴加适量消毒剂，皮肤消毒后再擦净。

（三）消毒范围

手术切口及周围 15～20cm 的区域，如有延长手术切口的可能，应扩大消毒范围。以切口为中心，上下各超过 1 个关节。

（四）消毒原则

消毒原则：①无菌手术切口，以手术切口为中心向四周消毒。②感染伤口或肛门会阴部皮肤消毒，应由手术区外周向感染伤口或肛门会阴部消毒。③消毒液不要蘸取过多，稍用力擦拭，已接触污染区的消毒液纱球不能返回清洁处。

四、手术区铺单法

（一）铺盖手术单的目的

铺盖无菌布单的目的是显露手术切口所必需的皮肤区，遮盖住其他部位，以避免和尽量减少手术中的污染。也可在手术区的皮肤上粘贴无菌塑料薄膜，切开后薄膜仍黏附在伤口边缘，可防止皮肤常存细菌在术中进入伤口。

（二）铺盖手术单的原则

铺盖手术单的原则：①手术医师外科洗手后铺第一层切口单，然后需重新消毒手臂，穿手术衣、戴手套后再铺盖其他无菌单。②洗手护士传递手术单时应手持两端，医生接时应手持中间。无菌手术单不能接触工作人员腰以下的无菌衣或其他部位，一经污染必须立即更换。③铺大孔单展开时，应把

视频：手术区皮肤消毒

手卷在手术单内,以免手被污染。④无菌手术单铺盖后则不宜移动,如果必须移动,只能由手术区向外移,而不能向内移。⑤严格遵循铺单顺序和方法,通常第一层手术单是按照从相对清洁到清洁、由远至近的方向铺盖的。⑥无菌手术单一般距离切口中心 2~3cm,悬垂于手术台边缘下至少30cm。⑦一般要求术区周围应有 4~6 层无菌单,外周至少 2 层。⑧接触皮肤的第一层无菌单可以用巾钳或皮肤保护膜固定,最后一层无菌单应用组织钳固定,以免无菌单移动后造成污染。⑨术中手术单如被水或血浸湿,应加盖另一无菌单,以隔离无菌区。

（三）铺盖手术单的方法

以腹部铺单法为例(图6-27)。

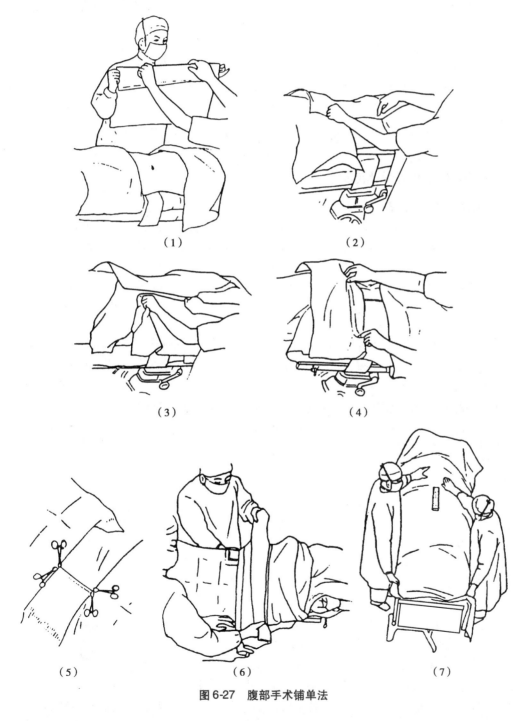

（1）　　　　　　　　　　（2）

（3）　　　　　　　　　　（4）

（5）　　　　　（6）　　　　　（7）

图 6-27　腹部手术铺单法

1. 铺无菌巾　又称切口巾,即用 4 块无菌巾遮盖切口周围。①器械护士把第 1、第 2、第 3 块无菌巾的折边 1/3 朝向第一助手,第 4 块无菌巾的折边朝向器械护士自己,按顺序传递给第一助手。②第一助手接过折边的无菌巾,分别铺于切口下方、上方及对边,最后铺自身侧。每块巾的内侧缘距切口线 3cm 以内,铺下的无菌巾若需少许调适,只允许自内向外移动。若铺巾的医师已穿好无菌手术衣,则铺巾顺序改为:先下后上,再近侧后对侧。③手术巾的四个交角处分别用布巾钳固定。现临床多用无菌塑料薄膜粘贴,皮肤切开后薄膜仍黏附在伤口边缘,可防止皮肤上残存的细菌在术中进入伤口。

2. 铺手术中单 将 2 块无菌中单分别铺于切口的上、下方。铺巾者需注意避免自己的手触及未消毒物品。

3. 铺手术洞单 将有孔洞的剖腹大单正对切口,短端向头部、长端向下肢,先向上方再向下方、分别展开,展开时手卷在剖腹单里面,以免污染。要求短端盖住麻醉架,长端盖住器械托盘,两侧和足端应下超过手术台边缘 30cm。

无菌手术单也有一次性制品,质地好,使用简单方便,用粘贴带隔离无菌区和有菌区,可提高手术的安全性。根据不同手术的特点还设置了一些必要的功能性装置(如器械袋、肛指套)。使用时参照说明铺置即可。但由于价格较高,国内还未推广应用。

视频:铺切口巾

第五节 手术室的无菌操作原则及手术配合

一、手术室的无菌操作原则

(一)无菌器械桌的准备

根据手术性质和范围而有所不同,一般器械台采用不锈钢材料制成,高度约为 90cm,装有小轮,构造要求简单、坚固、轻便及容易清洁消毒处理。铺无菌器械台时,应按无菌原则操作,先由巡回护士准备好器械台,将无菌敷料包和手术器械包分别放在器械台上,检查两包已达灭菌效果后,打开无菌敷料包和手术器械包的外层包布,次序应为对侧、左、右,最后为近身侧,器械台布应下垂台面下 30～40cm,保持手臂不穿越无菌区;再由穿好手术衣及戴好手套的器械护士将敷料、器械按使用先后次序及类别排列整齐(图 6-28)。

待病人手术区皮肤消毒、铺巾后,将手术托盘(升降器械台)根据手术的需要移至合适的部位,最后用双层手术单盖好,在手术单的上面再铺上无菌手术巾,手术区和器械台无菌巾单 4～6 层厚。按手术顺序安放手术器械、缝线、纱布等用物。

管理无菌器械台的注意事项:①无菌器械台应做到现铺现用,如铺好后超过 4 小时即不能再用。②无菌器械台面要保持干燥、整洁,如无菌巾渗湿应及时加盖无菌巾。③器械安放必须整齐、有序,可及时提供手术人员所需器械。

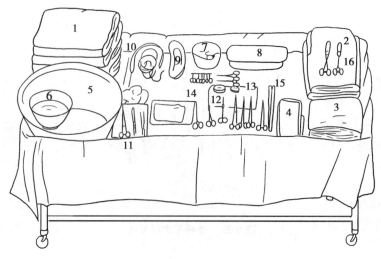

图 6-28 无菌器械桌物品的摆放

（二）手术中的无菌技术原则

手术室所有人员正确掌握无菌技术、严格执行无菌操作原则是预防切口感染的关键,保证病人安全度过手术期。其具体内容包括:

1. **严格区分有菌和无菌的界限**　①凡属无菌物品,一旦接触到有菌物品即成为污染,不得再看作无菌物品。同样,身体无菌部位,一旦接触有菌区域即被认为污染,不得再看作无菌部位。②手术人员经过无菌准备后,双前臂和手、肩以下、腰以上、腋前线之前的胸前可视范围为无菌区;相反,肩以上、腰以下和背部都应视为有菌区,手和无菌物品不能接触,双手亦不可下垂至腰部以下。传递器械不可在头上或背后进行。③凡手术使用过的器械、敷料均为有菌。从无菌容器、无菌包内取出的物品,即使未用,也视为污染,不可放回无菌容器,须重新消毒灭菌后再用。④器械台和手术台面以下为有菌区,凡器械掉落到台面以下,即使未曾着地,也作为污染处理,不可拾回再用;任何无菌包及容器的边缘均视为有菌,取用无菌物品时不可触及。⑤术中如有手套破损或接触有菌区,应立即更换。⑥术者前臂或肘部被参观者接触后,应套无菌袖套。⑦手术人员需要调换位置时,一人先后退一步,背靠背转身调换,身体前面不可在背后擦过。⑧手术过程中手术人员必须面向无菌区,并在规定范围内活动。

2. **保持无菌物品的无菌状态**　无菌区内所有物品都必须是灭菌处理的,若无菌包破损、潮湿、可疑污染时均应视为有菌。无菌布单被渗湿后,即失去对下层细菌的隔离作用,应立即在上面铺盖干燥无菌巾,手术衣也要避免沾湿。巡回护士须用无菌持物钳夹取无菌物品,并与无菌区保持一定距离。

3. **保护切口皮肤**　常规消毒后,仍有细菌残留,在切开和缝合皮肤前,应再以75%乙醇消毒一遍,或先粘贴无菌聚乙烯薄膜,经薄膜切开皮肤;皮肤切开后,以纱布垫或手术巾遮盖边缘并固定。凡与皮肤接触的刀片和器械不再使用。暂停手术时,切口应用无菌巾覆盖。

4. **沾染手术的隔离技术**　在进行胃肠道、呼吸道、宫颈等部位的沾染手术中,切开空腔脏器前先用无菌湿纱布垫遮盖、保护周围组织,并随时吸净外流的内容物,避免内容物溢出后污染体腔。被污染的器械应置于碗内,避免与其他器械接触。全部沾染手术步骤结束后,手术人员应更换无菌手套,尽量减少污染的可能。

5. **清点物品敷料**　手术开始前和关闭体腔前,都应该认真清点、核对,以免异物遗留体腔,产生严重后果。

二、手术配合

（一）器械护士职责

器械护士又称刷手护士、洗手护士,需进行刷手、穿戴无菌手术衣和手套等无菌准备,在手术台上协助医生进行手术。其职责包括:

1. **术前1日**　访视病人,了解手术情况,填写术前访视单,做到心中有数。预习手术的配合要点,根据手术要求备齐敷料、器械及手术用物,注意认真查对有效期。

2. **手术当日**

（1）术前:①器械护士应提前进入手术间,严格核对病人;②严格执行查对制度和无菌技术操作规程,检查手术用物是否齐全和适用,发现遗漏及时补充;③提前入刷手间准备刷手用物,进行外科手消毒;④穿戴无菌手术衣、手套;整理无菌器械桌,检查器械是否齐全、性能良好;然后与巡回护士共同清点、核对手术器械、敷料和其他用物;⑤准备手术区皮肤消毒用物,递给手术第一助手进行手术区皮肤消毒;⑥协助手术医生铺手术巾单、穿无菌手术衣、戴无菌手套。

（2）术中配合:①手术开始后应集中精力,密切观察手术进程,主动、准确、迅速地传递手术器械;②及时收回用过的器械,擦拭血迹、整理有序,保持手术区域、无菌桌及托盘的无菌和整洁;③在整个手术进程中,严格遵守无菌操作原则,并监督他人执行;④手术切下的游离组织、自体骨、标本等均应妥善保存,防止遗失;⑤手术关闭体腔前后、缝合皮肤后,告知巡回护士再次清点核对、记录器械、敷料数目,包括术中增添或掉落器械敷料,严防异物遗留在体腔。

（3）手术结束:①协助手术医生擦净伤口及引流管周围的血迹,包扎伤口;②检查标本、培养管登记情况;③负责手术器械的清点并交供应中心清洗、打包、消毒灭菌;④使用后,特殊仪器或贵重仪器应严格交班。

(二)巡回护士职责

巡回护士负责在手术全过程关注并满足病人的需求,为手术提供补充物品,并监督手术团队及其他成员遵守无菌操作原则,保证手术顺利、安全进行。其职责有:

1. 术前准备

(1)术前:1日①访视病人,了解病人病情、身体、心理状况,以及静脉充盈、手术区备皮情况。查阅病历了解各种化验、检查、皮试情况,填写访视单。向病人简要介绍手术流程、体位等,给予心理支持;②熟悉所实施的手术,根据手术需求备好体位垫、电刀等手术仪器,检查其性能,使其处于功能良好状态。

(2)手术当日:①术前物品准备:再次检查手术间各种药物、物品是否齐全,电源、吸引装置和供氧系统等固定设备安全有效;调节手术间的温度和光线;调试好电钻、高频电刀等特殊仪器。②核对病人:仔细核对姓名、性别、年龄、血型、过敏史、病区、床号、住院号、诊断、手术名称、手术部位等基本情况。了解病人术前准备,清点病人带入的物品,检查手术区皮肤准备情况以及术区皮肤有无破损。③建立静脉通道,协助麻醉,按医嘱给药。④协助麻醉师、手术助手安置手术体位,特别要注意左、右侧,粘贴负极板,做到固定牢固、暴露手术视野、病人舒适、无挤压、勿接触金属物。⑤打开手术包外层包布,放好头架与托盘,摆好适当的脚凳。⑥分别于手术开始前、术中关闭体腔前后、缝合皮肤后,与器械护士共同清点器械、敷料数量并准确记录。⑦协助器械护士和手术医师穿无菌衣、戴无菌手套。

2. 术中配合 ①铺无菌单后,连接吸引器、电刀电源,调节灯光对准手术野,四肢手术配合气囊止血带打气驱、止血。②密切观察病人,注意保持静脉输液通畅。③准确执行术中医嘱,在操作前口头重复医嘱,认真核对药名、剂量及用法,输血时要与麻醉师认真核对并签名。④及时供应、补充手术所需用物,及时登记。⑤注意监督手术人员执行无菌技术,保持手术间的清洁、整齐、安静,注意调节室温。⑥注意观察吸引器瓶内液量并及时处理,有留置尿管要及时观察尿量,及时填写护理记录。

3. 术毕 ①协助包扎切口,如有引流管,接上无菌引流袋,妥善固定。②妥善放置手术标本,容器外标明病人姓名、病室、床号、病历号、日期等,送至相关科室。③将病人送回病房,检查病人的皮肤是否完好、静脉输液和引流管是否通畅、手术切口敷料粘贴是否牢固,与病房护士交接。④整理好腹腔镜、显微镜、除颤器等特殊仪器,物归原处;清理、补充手术间内物品。⑤督促检查术后手术间的日常清扫和空气消毒。

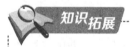

腹腔镜手术的术中配合

1. 器械护士提前上台,依次将高频电刀头、电凝导线及冲洗吸引管上端固定于孔单的左上侧,冷光源导线、摄像系统连接线,连接管上端固定于孔单右下侧。下端递给巡回护士正确妥善连接。

2. 巡回护士根据术者要求,调节冷光源亮度、电刀频率,腹腔镜手术需启动气腹机,使气腹机压力维持在1.5～2.0kPa,必要时连接开启冲洗器。

3. 腹腔镜手术尤其加强气腹的护理。

4. 为避免镜头雾化,巡回护士要备好70～80℃的无菌生理盐水或无菌防雾油供应台上。

5. 手术完毕,巡回护士将各仪器旋钮旋至零位,关闭电源开关,慎重卸下各种连接导线。器械护士擦净各连接导线上的血迹,盘旋勿成锐角,以防折断。各种器械按清洗原则处理。

（王继彦）

思考题

1. 柯女士,36 岁,因原发性肝癌拟行手术。该病人 HBsAg 及 HBeAg 均阳性。

请问：

（1）该病人应选用何种类的手术间？

（2）该病人使用过的物品（包括布类、敷料、器械）应如何处理？

2. 赖先生,28 岁,因胫骨闭合性骨折拟行择期手术,小张将承担其巡回护士。

请问：

（1）小张应如何配合手术顺利进行？

（2）小张在手术过程中有哪些注意事项？

思路解析

扫一扫,测一测

第七章 手术前后病人的护理

学习目标

1. 掌握手术前、后病人的护理措施。
2. 熟悉围术期概念、术前及术后评估内容。
3. 了解手术前适应性训练的内容、手术分类和手术耐受性分类。
4. 学会对手术病人进行护理评估,列出主要护理问题,能熟练地对手术病人实施整体护理。
5. 具有严格无菌观念和认真负责态度,注重人文关怀。

　　手术是治疗外科疾病的重要手段,但麻醉、手术创伤也会导致并发症、后遗症等不良后果。手术前后护理是指全面评估病人生理、心理状态,提供身、心整体护理,增加病人对手术耐受性,以最佳状态顺利度过手术期,预防或减少术后并发症,促进早日康复。

第一节　概　　述

　　（一）围术期的概念

　　围术期（perioperative period）指从决定手术治疗时起,到与本次手术有关的治疗基本结束为止的**一段时间**。包括手术前期、手术中期和手术后期 3 个阶段:①手术前期:从病人决定接受手术到将病人送至手术台;②手术期:从病人被送上手术台到病人手术后被送入复苏室（观察室）或外科病房;③手术后期:从病人被送到复苏室或外科病房至病人出院。**围术期护理是指在围术期为病人提供全程、整体的护理**,旨在加强术前至术后整个治疗期间病人的身心护理,通过全面评估,充分做好术前准备,并采取有效措施维护机体功能,提高手术安全性,减少术后并发症,促进病人康复。围术期护理也包括 3 个阶段,每期护理工作重点不同。

　　（二）手术分类

　　1. **按手术目的**　可分为:①**诊断性手术**:目的是明确诊断,如活体组织检查、开腹探查术等;②**根治性手术**:目的是彻底治愈;③**姑息性手术**:目的是减轻症状,用于条件限制而不能行根治性手术时,如晚期胃窦癌行胃空肠吻合术,以解除幽门梗阻症状,但不切除肿瘤。

　　2. **按照手术的时限性**　可分为:①**择期手术**:施行手术的迟早不影响治疗效果,进行充分的手术前准备,如未嵌顿的腹外疝手术;②**限期手术**:手术的时间虽然也可以选择,但有一定限度,不宜延迟过久,在尽可能短的时间内做好术前准备,如各种恶性肿瘤根治术;③**急症手术**:对危及生命的疾病,在最短时间内进行必要的准备,尽早实施手术,如脾破裂、肝破裂等。

　　3. **按手术范围**　可分为**大手术、中手术、小手术**及**微创手术**。

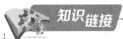

微创外科

微创外科（minimally invasive surgery，MIS）是通过微小创伤或微小入路，将特殊器械、物理能量或化学药剂送入人体内部，完成对人体内病变、畸形、创伤的灭活、切除、修复或重建等外科手术操作，以达到治疗目的的医学科学分支，其特点是对病人的创伤明显小于相应的传统外科手术。

微创外科这个新的名称是由腹腔镜外科的创建而引导出来的。虽然在 1985 年 Payne 等最早引入"微创手术"的概念，但是直到 1986 年德国外科医生 Muhe 完成了世界上首例腹腔镜胆囊切除术，以及 1987 年法国妇产科医师 P. Mouret 在成功完成世界首例电视腹腔镜下胆囊切除术后，在腹腔镜外科的基础上，出现了 minimally invasive surgery（简称 MIS），专家建议译为"微创手术"、"微创操作"或"微创技术"，但惯用和广泛使用的直译名词为"微创外科"。

微创外科是临床医学界跨世纪的高新科技，其最杰出、最典型的代表是内镜技术，如电视腹腔镜技术，它是 20 世纪末光电领域现代高科技与现代外科学有机结合产生的一场外科领域新技术，是现代外科发展史上的一次革命，也是一个新的里程碑。

（三）手术耐受性

1. 耐受性良好　全身情况较好、重要脏器无器质性病变或其功能处于代偿阶段、疾病对全身影响较小，可以耐受大手术。

2. 耐受性不良　全身情况不良、重要内脏器官功能损害较严重、疾病对全身影响明显、手术危险大，需要积极、全面的准备后方可实施手术。

通过对手术耐受性的评估，可以对手术危险性做出估计，为降低危险性做好针对性的术前准备。

第二节　手术前病人的护理

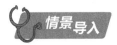

情景描述：

张先生，50 岁。反复胃痛 10 年余，加重半年。既往有糖尿病、高血压病史，嗜烟酒。门诊初步诊断为"胃癌"，医生建议择期行胃癌根治术。张先生今日入院待手术治疗。

请思考：

1. 张先生术前应采取哪些护理措施？

2. 张先生血压、血糖应控制在什么范围？

【护理评估】

（一）健康史

1. 现病史　了解本次发病的诱因、主诉、主要症状和体征等。

2. 既往史　详细了解有关心血管、呼吸、消化、血液、内分泌等系统疾病史，创伤史、手术史、过敏史、家族史、遗传史、用药史、个人史，女性病人了解月经史和婚育史。

（二）身体状况

1. 年龄　婴幼儿及老年人对手术的耐受力比成年人差。婴幼儿术前重点评估生命体征、出入液量和体重的变化等。老年人术前应全面评估生理状态。

2. 营养状态　根据病人身高、体重、肱三头肌皮肤褶襞厚度、上臂肌肉周径及食欲、精神面貌、劳动能力等，结合病情和实验室检查结果，如血浆蛋白含量及氮平衡等，全面评判病人的营养状况。

3. 体液平衡状况　手术前全面评估病人有无脱水及脱水程度、类型，有无电解质代谢紊乱和酸碱平衡失调。常规监测血电解质水平,有助及时发现并纠正水、电解质、酸碱失衡。

4. 有无感染 评估病人是否有上呼吸道感染,并观察手术区域的皮肤有无损伤和感染现象。

5. 重要器官功能

(1) 心血管功能:主要评估病人的血压、脉搏、心率及四肢末梢循环状况,如有无水肿、皮肤颜色和温度等。术前常规心电图检查,必要时行动态心电图监测。

(2) 呼吸功能:了解病人有无吸烟嗜好、有无哮喘、咳嗽、咳痰,观察痰液性质、颜色等,加强病人呼吸节律和频率的观察,必要时行肺功能检查,以协助评估。

(3) 神经系统功能:重点询问病人有无眩晕、头昏、眼花、耳鸣、步态不稳和抽搐,有无意识障碍等会增加手术危险性的情况。

(4) 泌尿系统:评估病人有无排尿困难、尿频、尿急、少尿或无尿等症状,通过尿常规检查,观察尿液颜色、比重和有无红、白细胞,了解有无尿路感染;通过尿液分析、血尿素氮或肌酐排出量等,评估肾功能情况。

(5) 肝功能:评估病人有无酒精中毒、黄疸、腹水、肝掌、蜘蛛痣、呕血、黑便等。对既往有肝炎、肝硬化、血吸虫病或长期饮酒者,更应了解肝功能情况,并注意有无乙型肝炎病史。

(6) 血液系统:应评估病人及家族成员有无出血和血栓栓塞史;是否曾输血,有无出血倾向的表现,如手术、创伤和月经有无严重出血,是否容易发生皮下瘀斑、鼻出血或牙龈出血等;是否同时存在肝、肾疾病。

(7) 内分泌系统:评估糖尿病病人的病情、血糖控制情况和有无慢性并发症,监测饮食、空腹血糖和尿糖等。甲状腺功能亢进病人手术前重点了解基础血压、脉率、体温、基础代谢率的变化。

(三)心理-社会状况

1. 心理状况 最常见的心理反应有焦虑、恐惧和睡眠障碍。导致病人心理反应的主要原因有:①对手术效果担忧;②对麻醉和手术不了解;③以往的手术经验;④医务人员的形象效应;⑤对机体损毁的担忧;⑥病人经济状况。因此,手术前全面评估病人的心理状况,正确引导和及时纠正不良心理反应,保证各项医疗护理措施的顺利实施。

2. 社会状况 了解家庭成员、单位同事对病人的关心及支持程度;了解家庭经济状况,医疗费用的承受能力等。

【常见护理诊断/问题】

1. 焦虑/恐惧 与不适应住院环境、担忧疾病预后、术后并发症及经济负担等有关。

2. 知识缺乏:缺乏疾病、手术、麻醉的相关知识。

3. 营养失调:低于机体需要量 与禁食、疾病消耗等有关。

4. 体液不足 与长期呕吐、腹泻和出血及液体摄取不足有关。

5. 睡眠形态紊乱 与不适应住院环境、担忧手术及疾病预后有关。

【护理目标】

1. 病人情绪平稳,焦虑/恐惧程度减轻或缓解。

2. 病人熟悉术前准备的相关要求,能积极配合治疗和护理。

3. 病人营养状态得以改善。

4. 病人无水、电解质及酸碱平衡失调,各主要脏器灌注良好。

5. 病人能够得到充足的休息。

【护理措施】

(一)一般准备与护理

1. **呼吸道准备** 有吸烟嗜好者,**术前戒烟2周**。有肺部感染者,术前3~5日起应用抗生素;**痰液黏稠者,**可用**雾化吸入**,每日2~3次,并配合拍背或体位引流排痰;哮喘发作者,术前1日地塞米松5mg雾化吸入,每日2~3次,以减轻支气管黏膜水肿,促进痰液排出。根据病人不同的手术部位,进行深呼吸和有效排痰法的训练,如胸部手术者训练腹式呼吸;腹部手术者,训练胸式呼吸。**深呼吸训练:**先从鼻慢慢深吸气,使腹部隆起,呼气时腹肌收缩,由口慢慢呼出。**促进有效排痰的主要措施:**①改变病人姿势,使分泌物流入大气道内便于咳出;②鼓励病人做缩唇式呼吸,即鼻吸气,口缩唇呼气,以引发咳嗽反射;③在病情许可的情况下,增加病人活动量,有利于痰液松动;④双手稳定地按压胸壁下侧,提供一个坚实的力量,有助于咳嗽。

2. **胃肠道准备** 择期手术病人**术前 8~12 小时禁食,4 小时禁水。胃肠道手术病人术前 1~2 日开始进流质饮食**,术前常规放置胃管。幽门梗阻病人术前 3 日每晚以生理盐水洗胃,排空胃内滞留物,减轻胃黏膜充血、水肿,便于手术缝合。**结肠或直肠手术术前 3 日起口服肠道不吸收的抗生素,术前 1 日及手术日晨行清洁灌肠或结肠灌洗**,以减少术后感染机会。

3. 排便练习 绝大多数病人不习惯在床上大小便,容易发生尿潴留和便秘,尤其是老年病人,术前练习床上排便。

4. 手术区皮肤准备 手术前协助病人沐浴、洗头、修剪指甲,更换清洁衣服,充分清洁手术野皮肤和剃除毛发。剃毛可导致皮肤微小损伤,增加切口感染机会,手术区域若毛发细小,可不必剃毛;若毛发影响手术操作,如头部、腋毛、阴毛等,术前予以剃除,亦可使用脱毛剂去除毛发。美国疾病控制和预防中心发布《预防切口感染准则》指出,皮肤准备的时间距离手术时间越短越好。

(1) 一般皮肤准备范围:①**颅脑手术**:全部头皮,包括前额、两鬓及颈后皮肤。术前 3 日剪短头发,每日洗头 1 次(急症例外),术前 2 小时剃净头发,剃后用肥皂洗头,并戴清洁帽子(图 7-1),保留眉毛。②**颈部手术**:上起下唇,下至胸骨角,两侧至斜方肌前缘(图 7-2)。③**胸部手术**:上起锁骨上部,下至脐水平,前后胸范围均应超过中线 5cm 以上(图 7-3)。④**腹部手术**:上起乳头连线,下至耻骨联合及会阴部,两侧至腋中线。并剃除阴毛。下腹部及腹股沟区手术应包括大腿上 1/3 的皮肤(图 7-4)。⑤**腹股沟手术**:上自脐平线,下至大腿上 1/3 内侧,两侧至腋后线,包括会阴部,剃除阴毛(图 7-5)。⑥**肾手术**:上起乳头连线,下至耻骨联合,前后均过正中线(图 7-6)。⑦**会阴及肛周手术**:阴部和会阴、臀部、腹股沟部、耻骨联合和大腿上 1/3 的皮肤,剃除阴毛。阴囊、阴茎部手术入院后每日温水浸泡,用肥皂水洗净,于术前 1 日备皮,范围同会阴部手术(图 7-7)。⑧**四肢手术**:以切口为中心,上下 20cm 以上,一般多准备患侧整个肢体(图 7-8)。⑨**颜面及口腔手术**:颜面尽量保留眉毛,不予剃除;口腔手术入院后保持口腔清洁卫生,入手术室前用复方硼酸溶液漱口。

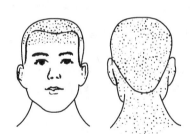

图 7-1 颅脑手术备皮范围

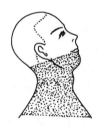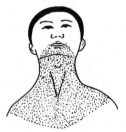

图 7-2 颈部手术备皮范围

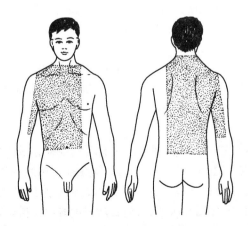

图 7-3 胸部手术的备皮范围

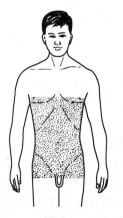

图 7-4 腹部手术备皮范围

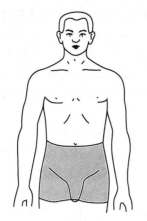

图 7-5　腹股沟手术备皮范围

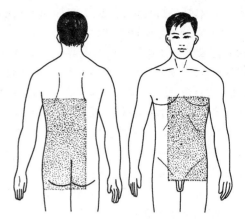

图 7-6　肾手术备皮范围

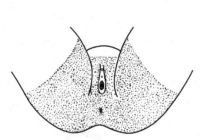

图 7-7　会阴及肛门部手术备皮范围

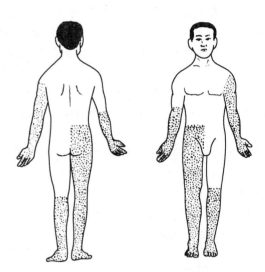

图 7-8　四肢手术备皮范围

（2）用物：托盘内放置一次性备皮包（内含备皮刀、刷子、皂液、纱布等）、弯盘、治疗碗内盛皂液棉球数只、持物钳、毛巾、棉签、乙醚、手电筒、橡胶单及治疗巾、脸盆内盛热水。骨科手术还应准备软毛刷、酒精、无菌巾、绷带。

（3）操作步骤：①做好解释工作，将病人接到治疗室（如在病室内备皮应用床帘或屏风遮挡），注意保暖及照明；②铺橡胶单及治疗巾，暴露备皮部位；③用持物钳夹取皂液棉球涂擦备皮区域，一手绷紧皮肤，一手持剃毛刀，分区剃净毛发；④剃毕用手电筒照射，仔细检查是否剃净毛发；⑤用毛巾浸热水洗去局部毛发和皂液；⑥腹部及腹腔镜手术病人应注意脐部清洁，若皮肤上有油脂或胶布粘贴的残迹，用松节油或 75% 乙醇擦净；⑦四肢手术者，入院后应每日用温水浸泡手足 20 分钟，并用肥皂水刷洗，剪去指（趾）甲和已浸软的胼胝。

（4）注意事项：①剃毛刀片应锐利；②剃毛前将皂液棉球蘸取少量热水后再涂擦于病人皮肤；③剃毛时，绷紧皮肤，不能逆行剃除毛发，以免损伤毛囊；④剃毛后须检查皮肤有无割痕或发红等异常状况，一旦发现详细记录并通知医师；⑤操作过程中应具有受伤观，动作轻柔、熟练，注意病人保暖。

5. 休息　充足的休息对病人的康复起着不容忽视的作用。促进睡眠的有效措施包括：①消除引起不良睡眠的诱因；②创造良好的休息环境，做好陪客管理，保持病室安静、避免强光刺激，定时通风，保持空气新鲜，温、湿度适宜；③提供放松技术，如缓慢深呼吸、全身肌肉放松、听音乐等自我调节方法；④在病情允许的情况下，尽量减少病人白天睡眠的时间和次数，适当增加白天的活动量；⑤必要时遵医嘱使用镇静安眠药，如地西泮、水合氯醛等，但呼吸衰竭者应慎用。

6. 其他准备　拟行大手术前，做好血型鉴定和交叉配血试验；根据用药方案做药物过敏试验，手术日晨护士全面检查术前准备情况,测量体温、脉搏、呼吸、血压,若发现病人体温、血压升高或女性病人月经来潮时,及时通知医师,必要时延期手术;与手术室接诊人员仔细核对病人、手术部位及名称等,做好交接;手术前遵医嘱注射术前用药;胃肠道及上腹部手术者,术前置胃管;病人入手术室前取下义齿、发夹、眼镜、手表、首饰等;排尽尿液,估计手术时间 4 小时以上或拟行盆腔手术者,应留置导尿,使膀胱处于空虚状态,以免术中误伤;准备手术需要的物品,如病历、X 线片、CT 检查片、MRI 检查片、药品、引流瓶等,并随病人一同带入手术室。

（二）特殊准备与护理

1. **营养不良**　术前血清白蛋白在 30 ~ 35g/L 应补充富含蛋白质的饮食。根据病情及饮食习惯,与病人及其家属共同商讨制订富含蛋白、能量和维生素的饮食计划。若血清白蛋白低于 30g/L,需静脉输注血浆、人体白蛋白等营养支持,改善病人的营养状况。

2. **水、电解质紊乱和酸碱平衡失调**　脱水病人遵医嘱由静脉途径补充液体,记录 24 小时出入液量,测体重;纠正低钾、低镁、低钙及酸中毒。

3. **心血管疾病**　高血压病人血压在 160/100mmHg 以下时可不做特殊准备。血压过高者,给予适宜的降压药物,使血压平稳在一定的水平,但不要求降至正常后才手术。对心律失常者,遵医嘱给予抗心律失常药,治疗期间观察药物的疗效和副作用;对贫血者,因携氧能力差、影响心肌供氧,手术前采取少量多次输血,予以纠正;对长期低盐饮食和服用利尿剂者,加强水、电解质监测,发现异常及时纠正;急性心肌梗死者 6 个月内不行择期手术,6 个月以上且无心绞痛发作者,在严密监测下可施行手术;心力衰竭者最好在心力衰竭控制 3 ~ 4 周后再进行手术。

4. **肝脏疾病**　轻度肝功能损害不影响手术耐受性;肝功能损害较严重或濒临失代偿者,必须经长时间、严格准备,必要时静脉输注葡萄糖以增加肝糖原储备;输注人体白蛋白液,改善全身营养状况;少量多次输注新鲜血液,或直接输注凝血酶原复合物,改善凝血功能;有胸、腹水者,在限制钠盐基础上,使用利尿剂。

5. **肾脏疾病**　手术创伤,某些药物等都会加重肾负担。术前做各项肾功能检查,了解病人术前肾功能情况。依据 24 小时内肌酐清除率和血尿素氮测定值可将肾功能损害分为轻度、中度、重度 3 度。轻度、中度肾功能损害者,经过适当的内科处理多能较好地耐受手术;重度损害者需在有效透析治疗后才可耐受手术,但手术前应最大限度地改善肾功能。

6. **糖尿病**　糖尿病病人易发生感染,术前积极控制血糖及相关并发症(如心血管和肾病变)。一般实施大手术前将**血糖水平控制在**正常或轻度升高状态(5.6 ~ 11.2mmol/L)、**尿糖为 + ~ ++为宜**。如系应用长效胰岛素或口服降血糖药物者,术前均改为胰岛素皮下注射,每 4 ~ 6 小时 1 次,使血糖和尿糖控制于上述水平。为避免发生酮症酸中毒,尽量缩短术前禁食时间,静脉输液时胰岛素与葡萄糖的比例按 1U : 5g 给予。禁食期间定时监测血糖。

7. **急症手术**　在最短时间内做好急救处理,如输液、输血、抗休克、尽快处理外伤伤口等,同时进行必要的术前准备,如立即禁饮食、备皮、皮试、交叉配血,做心电图,进行血常规、出凝血时间检测等,对于饱胃病人,可插胃管给予胃肠减压。

（三）心理护理和社会支持

1. **心理护理**　护士应热情、主动迎接病人入院,根据其性别、年龄、职业、文化程度、性格、宗教信仰等个体特点,用通俗易懂的语言,从关怀、鼓励出发,就病情、施行手术治疗的必要性和重要性、术前准备、术中配合和术后注意点作适度的解释,建立良好的护患关系,缓解和消除病人及家属焦虑/恐惧的心理,使病人以积极的心态配合手术和手术后治疗。

2. **社会支持**　安排家属、同事和朋友及时探视;若有可能,允许病人家庭成员的陪伴,降低病人的心理焦虑和恐惧反应。注意家庭成员的负性示范作用。因此病人和家属同时接受术前教育是非常重要的,只有这样才能起到社会支持作用。

【护理评价】

通过治疗和护理,病人是否:①焦虑/恐惧减轻或缓解,情况稳定;②熟悉有关术前准备的相关要求,积极配合治疗和护理;③营养状态改善;④体液维持平衡,生命体征正常;⑤休息、睡眠充足。

第三节 手术后病人的护理

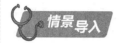

情景描述：

　　韦先生，35岁，体检发现"颅内动脉瘤"入院待手术治疗。入院后经一系列检查，未发现手术禁忌证，韦先生于今日上午在全麻下行开颅夹闭动脉瘤蒂术。手术过程顺利，现韦先生由麻醉复苏室转送回病房。

　　请思考：

　　1. 韦先生术后采用哪种体位？

　　2. 韦先生何时可以进食？

【护理评估】

（一）一般情况

　　了解麻醉种类、手术方式、术中出血量、补液输血量、尿量、用药情况；引流管安置的部位、名称及作用。

（二）身体状况

　　1. 麻醉恢复情况　评估病人神志、呼吸和循环功能、肢体运动及感觉和皮肤色泽等，综合判断麻醉是否苏醒及苏醒程度。

　　2. 呼吸　观察呼吸频率、深浅度和节律性；注意呼吸道是否通畅，舌后坠堵住呼吸道时常有鼾声，喉痉挛时可有吸气困难伴喘鸣音，支气管痉挛表现为喘息，呼气困难及呼气时相延长。

　　3. 循环　监测血压的变化，脉搏的频率、强弱及节律性；评估皮肤颜色及温度，观察病人肢端血液循环情况。

　　4. 体温　一般术后24小时内，每4小时测体温1次，以后根据病情延长测量间隔时间。由于机体对手术创伤的反应，术后病人体温可略升高，一般不超过38℃，1~2日后逐渐恢复正常。

　　5. 疼痛　评估疼痛部位、性质、程度、持续时间、病人的面部表情、活动、睡眠及饮食情况，用国际常用的疼痛评估法对疼痛做出正确的评估。

　　6. 排便情况　评估病人有无尿潴留，观察尿量、性质、颜色和气味等有无异常。评估肠蠕动恢复情况，询问病人有无肛门排气，观察病人有无恶心、呕吐、腹胀、便秘等症状。

　　7. 切口状况　评估切口有无渗血、渗液、感染及愈合不良等情况。

　　8. 引流管与引流物　评估术后引流是否通畅，引流物量、颜色、性质等。

（三）心理-社会状况

　　手术后是病人心理反应比较集中、强烈的阶段，随原发病的解除和安全度过麻醉及手术，病人心理上会有一定程度的解脱感；但继之又会有新的心理变化如担忧疾病的病理性质、病变程度等；手术致正常生理结构和功能改变者，则担忧手术对今后生活、工作及社交带来的不利影响；此外，切口疼痛、不舒适的折磨或对并发症的担忧，可使病人再次出现焦虑，甚至将正常的术后反应视为手术不成功或并发症，加重对疾病预后不客观的猜疑，以致少数病人长期遗留心理障碍而不能恢复正常生活。

【常见护理诊断/问题】

1. 疼痛　与手术创伤、特殊体位等因素有关。

2. 低效呼吸型态　与术后卧床、活动量少、切口疼痛、呼吸运动受限等有关。

3. 体液不足　与术中出血、失液或术后禁食、呕吐、引流等有关。

4. 舒适的改变　与术后疼痛、恶心、呕吐、腹胀、尿潴留、呃逆等有关。

5. 活动无耐力　与切口疼痛、疲乏、体质虚弱等有关。

6. 潜在并发症：术后出血、切口感染或裂开、肺部感染、泌尿系统感染或深静脉血栓形成等。

【护理目标】

1. 病人主诉疼痛减轻或缓解。

视频：术后常见护理诊断

笔记

2. 病人术后呼吸功能改善,血氧饱和度维持在正常范围。

3. 病人体液平衡得以维持,循环系统功能稳定。

4. 病人术后舒适感增加。

5. 病人活动耐力增加,逐步增加活动量。

6. 病人术后并发症得以预防或被及时发现和处理,术后恢复顺利。

【护理措施】

（一）体位

根据麻醉及病人的全身状况、术式、疾病的性质等选择卧式,使病人处于舒适和便于活动的体位。先安置麻醉体位:①**全麻未清醒者**:取平卧位,头偏向一侧,使口腔分泌物或呕吐物易于流出,避免误吸;②**蛛网膜下隙阻滞麻醉者**:取去枕平卧或头低卧位6～8小时,防止脑脊液外漏而致头痛;③**硬脊膜外阻滞麻醉者**:平卧6小时。麻醉作用消失、血压平稳,再根据手术部位安置体位:①**颅脑手术者**:如无休克或昏迷,可取15°～30°头高脚低斜坡卧位;②**颈、胸部手术者**:取高半坐卧位,以利呼吸和引流;③**腹部手术者**:取低半坐卧位或斜坡卧位,以减少腹壁张力,便于引流,并可使腹腔渗血渗液流入盆腔,避免形成膈下脓肿;④**脊柱或臀部手术者**:取俯卧或仰卧位;⑤**腹腔内有污染者**:在病情许可的情况下,尽早改为半坐位或头高脚低位。

（二）维持呼吸与循环功能

1. **生命体征的观察**　根据手术大小,遵医嘱定时监测体温、脉搏、呼吸、血压。病情不稳定或特殊手术者,应送入重症监护病房,随时监测生命体征,及时发现呼吸道梗阻、伤口、胸腹腔以及胃肠道出血和休克等的早期表现,并对症处理。

（1）**血压**:中、小手术后每小时测血压1次,直至平稳;大手术后或有内出血倾向者,必要时可每15～30分钟测血压1次,病情稳定后改为每1～2小时1次,并做好记录。根据病情调整输液速度及量,病人坐起、站立时应缓慢,以免体位突然变动而引起体位性低血压。

（2）**体温**:体温变化是人体对各种物理、化学、生物刺激的防御反应。术后24小时内,每4小时测体温1次,随后每8小时1次,直至体温正常后改为每日2次。

（3）**脉搏**:失血、失液导致循环血量不足时,脉搏可增快、细弱、血压下降、脉压变小;但脉搏增快、呼吸急促,也可为心力衰竭的表现。

（4）**呼吸**:随体温升高而加快,有时可因胸、腹带包扎过紧而受影响。若术后病人出现呼吸困难或急促时,应先检查胸、腹带的松紧度,适当调整,但仍应警惕肺部感染和急性呼吸窘迫综合征的发生。

2. **保持呼吸道通畅**

（1）**防止舌后坠**:一般全麻术后,病人口腔内常留置口咽通气管,避免舌后坠,同时可用于抽吸清除分泌物。病人麻醉清醒喉反射恢复后,应去除口咽通气管,以免刺激诱发呕吐及喉痉挛。舌后坠者将下颌部向前上托起,或用舌钳将舌拉出。

（2）**促进排痰和肺扩张**:①麻醉清醒后,鼓励病人每小时深呼吸运动5～10次,每2小时有效咳嗽1次;②根据病情协助病人每2～3小时翻身1次,同时叩击背部,促进痰液排出;③使用深呼吸运动器的病人,指导正确的使用方法,促进病人行最大的深吸气,使肺泡扩张,并能增加呼吸肌的力量;④痰液黏稠的病人可用超声雾化吸入,使痰液稀薄,易咳出;⑤呼吸道分泌物较多,体弱不能有效咳嗽排痰者,给予导管吸痰,必要时可采用纤维支气管镜吸痰或气管切开吸痰;⑥吸氧:根据病情适当给氧,以提高动脉血氧分压。

（三）饮食与营养

术后提供足够的营养支持,维持水电解质及酸碱平衡,必要时遵医嘱输血或血浆,提供肠外营养支持。

1. **非腹部手术**　视手术大小、麻醉方法及病人的全身反应而定。体表或肢体的手术,**全身反应较轻者**,术后即可进食;手术范围较大,**全身反应明显者**,待反应消失后方可进食。**局部麻醉者**,若无任何不适,术后即可进食。**椎管内麻醉者**,若无恶心、呕吐,术后3～6小时可进食;**全身麻醉者**,待麻醉清醒,无恶心、呕吐方可进食。一般先给予流质,以后逐步过渡到半流质或普食。

2. **腹部手术** 尤其**消化道手术后,一般需禁食24~48小时,待肠道蠕动恢复、肛门排气后开始进食少量流质**,逐步递增至全量流质,至第5~6日进食半流质,7~9日可过渡到软食,第10~12日开始普食。术后留置有空肠营养管者,术后第2日自营养管滴入营养液。

(四)休息与活动

1. **休息** 保持室内安静,减少对病人的干扰,保证其安静休息,充足的睡眠。

2. **活动** 早期活动目的:增加肺活量、减少肺部并发症,改善血液循环、促进切口愈合、预防深静脉血栓形——促进肠蠕动和膀胱功能的恢复,减少腹胀及尿潴留的发生。原则上,大部分病人**术后24~48小时内可试行下床活动**。有**休克、心力衰竭、严重感染、出血、极度衰弱**等情况,以及施行过有**特殊固定、制动要求**的手术病人,则**不宜早期活动**。根据病人的耐受程度,逐步增加活动范围及活动量。病人已清醒、麻醉作用消失后,鼓励在床上活动,如深呼吸,四肢主动活动及间歇翻身等。足趾和踝关节伸屈活动,下肢肌肉松弛和收缩的交替运动,有利于促进静脉回流。痰多者,定时咳痰,病人可坐在床沿上,做深呼吸和咳嗽。**术后2~3日开始**,如病情许可,**鼓励并协助病人离床活动**,逐渐增加离床活动次数、时间和范围。下床前将各种引流管固定好,虚弱病人离床活动时,需有两人协助以保证安全。每次活动以不使病人过度疲劳为原则。

(五)切口及引流管护理

1. **切口护理** 观察切口有无出血、渗血、渗液、敷料脱落及局部红、肿、热、痛等征象。若切口有渗血、渗液或敷料被大小便污染时,及时换药,以防切口感染;若腹壁切口裂开,先用无菌纱布或无菌巾覆盖;四肢切口大出血,先用止血带止血,再通知医师紧急处理。

切口的愈合分为三级,分别用"**甲、乙、丙**"表示。①**甲级愈合**:切口愈合优良,无不良反应;②**乙级愈合**:切口处有炎症反应,如红肿、硬结、血肿、积液等,但未化脓;③**丙级愈合**:切口化脓需切开引流处理。

缝线拆除时间依据病人年龄、切口部位、局部血液供应情况而决定。一般头、面、颈部手术后4~5日拆线;胸部、上腹部、背部、臀部为7~9日拆线;下腹部、会阴部为6~7日拆线;四肢为10~12日拆线(近关节处可适当延长),减张缝线为14日,必要时可间隔拆线。青少年病人因新陈代谢旺盛,愈合快,可缩短拆线时间;年老体弱、营养不良、糖尿病者则宜酌情延迟拆线时间。

2. **引流管护理** 引流的种类较多,分别置于切口、体腔(如胸、腹腔等)和空腔器官内(如胃肠减压管、导尿管等)。定期观察引流是否有效,引流管是否通畅,有无阻塞、扭曲、折叠和脱落,并记录观察引流物的量、色、质。乳胶引流片一般于术后1~2日拔除;单腔或双腔橡皮引流管多用于渗液较多、脓液稠厚者,大多要2~3日才能拔除。胃肠减压管一般在胃肠道功能恢复、肛门排气后,即可拔除。

(六)术后不适的护理

1. **疼痛护理** 麻醉作用消失后,病人可出现疼痛。应先评估了解疼痛的程度,采用口述疼痛分级评分法,数字疼痛评分法,视觉模拟疼痛评分法等。**术后24小时内疼痛最为剧烈,2~3日后逐渐缓解**。若疼痛呈持续性或减轻后又加剧,有切口感染的可能。疼痛除造成病人痛苦外,还可影响各器官的生理功能。

减轻疼痛措施:①妥善固定各类引流管,防止其移动所致切口牵拉痛;②指导病人在翻身、深呼吸或咳嗽时,用手按压伤口部位,减少因切口张力增加或震动引起的疼痛;③医护人员在进行加重疼痛的操作时,如较大创面的换药前,适量应用止痛剂,以增强病人对疼痛的耐受性;④指导病人利用非药物措施,如听音乐、数数字等分散注意力的方法减轻疼痛。

止痛措施:①**小手术后**:口服止痛药物对皮肤和肌肉性疼痛有较好的效果;②**大手术后**:1~2日内常需哌替啶肌内或皮下注射(婴儿禁用),必要时可4~6小时重复使用或术后使用镇痛泵。**注意事项**:使用前向病人讲明止痛泵目的和按钮的正确使用,以便病人按照自己的意愿注药镇痛;根据镇痛效果调整预定的单次剂量和锁定时间;保持管道通畅,及时处理报警;观察镇痛泵应用中病人的反应。

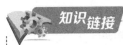

疼痛的评估方法

1. 口述疼痛分级评分法（VDS） 此法由一系列描述疼痛的形容词组成，最轻的疼痛为0分，以后每级增加1分。该方法的词语易于理解，可随时口头表达，沟通方便，满足病人的心理需求，但是受主观因素影响大，也不适合语言表达障碍的病人。

2. 数字疼痛评分法（NRS） 此法是由0到10共11个数字组成，病人用0至10这11个数字描述疼痛强度，数字越大疼痛程度越来越严重，此法类似于VAS法。NRS具有较高信度与效度，易于记录，适用于文化程度相对较高的病人，但不适合文化程度低或文盲病人。

3. 视觉模拟疼痛评分法（VAS） 也称直观类比标度法。国内临床上通常采用中华医学会疼痛医学会监制的VAS卡，是一线形图，分为10个等级，数字越大，表示疼痛强度越大；另一类是脸谱图，以VAS标尺为基础，在标尺旁边标有易于小儿理解的笑或哭的脸谱，主要适合用于7岁以上、意识正常的小儿的各种性质疼痛的评估。该评估方法可以较为准确地掌握疼痛的程度，利于评估控制疼痛的效果。

2. **发热** 手术后病人的体温可略升高，变化幅度在0.5～1.0℃，一般不超过38℃，称之为**外科手术热或吸收热**，术后1～2日逐渐恢复正常。**术后24小时内体温过高（>39.0℃），常为代谢性或内分泌异常、低血压、肺不张和输血反应等**。但若术后3～6日仍持续发热，则提示存在感染或其他不良反应。术后留置导尿容易并发尿路感染，若持续高热，应警惕是否存在严重的并发症如腹腔残余脓肿等，高热者，物理降温，如冰袋降温、乙醇擦浴等；必要时可应用解热镇痛药物，保证病人有足够的液体摄入，及时更换潮湿的床单位或衣裤。

3. **恶心、呕吐** 常见原因是麻醉反应，待麻醉作用消失后自然停止；腹部手术后胃扩张或肠梗阻可以发生不同程度的恶心、呕吐。其他引起恶心、呕吐的原因如颅内压升高、糖尿病酮症酸中毒、尿毒症、低钾、低钠等。护士应观察病人出现恶心、呕吐的时间及呕吐物的量、颜色、性质并做好记录，以利诊断和鉴别诊断；稳定病人情绪，协助其取合适体位，头偏向一侧，防止发生吸入性肺炎或窒息；遵医嘱使用镇静、镇吐药物，如阿托品、奋乃静或氯丙嗪等。

4. **腹胀** 随着胃肠蠕动功能恢复、肛门排气后，症状可自行缓解。若术后数日仍未排气，且伴严重腹胀，肠鸣音消失，可能为腹腔内炎症或其他原因所致肠麻痹；若腹胀伴阵发性绞痛，肠鸣音亢进，甚至有气过水音或金属音，警惕机械性肠梗阻。严重腹胀可使膈肌抬高，影响呼吸功能；使下腔静脉受压影响血液回流；影响胃肠吻合口和腹壁切口的愈合，故需及时处理。可应用持续性胃肠减压、放置肛管等；鼓励病人早期下床活动；乳糖不耐受者，不宜进食含乳糖的奶制品；非胃肠道手术者，使用促进肠蠕动的药物，直至肛门排气；已确诊为机械性肠梗阻者，在严密观察下经非手术治疗未缓解者，完善术前准备后再次手术治疗。

5. **呃逆** 手术后早期发生者，可经压迫眶上缘、抽吸胃内积气和积液、给予镇静或解痉药物等措施得以缓解。如果上腹部手术后出现顽固性呃逆，应警惕吻合口或十二指肠残端瘘，导致膈下感染的可能。一旦明确诊断，需要及时处理。

6. **尿潴留** 病人术后6～8小时尚未排尿或者虽有排尿，但尿量甚少，次数频繁，耻骨上区叩诊有浊音区，可确诊为尿潴留，应及时处理。先稳定病人的情绪，若无禁忌，协助其坐于床沿或站立排尿；其次帮助病人建立排尿反射，如听流水声、下腹部热敷、轻柔按摩；用镇静止痛药解除切口疼痛，或用氨甲酸胆碱药，有利于病人自行排尿；上述措施均无效时，在严格无菌技术操作下导尿，第1次导尿量超过500ml者，留置导尿管1～2日，有利于膀胱逼尿肌收缩功能的恢复。有器质性病变，如骶前神经损伤，前列腺肥大者也需留置导尿。

（七）术后并发症的预防及护理

手术后并发症可分为两类，一类是各种手术都可能发生的并发症，如出血、切口感染、切口裂开、尿路感染、肺不张、深静脉血栓形成，将在本节重点介绍；另一类是与手术方式相关的特殊并发症，如甲状腺危象等，将在相应章节予以介绍。

1. **术后出血** 可发生在手术切口、空腔器官或体腔内。

（1）**原因**：①术中止血不完善，创面渗血未完全控制；②术后结扎线松脱；③原痉挛的小动脉舒张；④凝血机制障碍等。

（2）**表现**：若切口敷料被血液渗湿，可怀疑为手术切口出血。应及时打开、检查伤口，若血液持续性涌出，或在拆除部分缝线后看到出血点，可明确诊断。若术后病人早期出现低血容量性休克的各种表现或有大量呕血、黑便，或引流管中不断有大量血性液体流出，中心静脉压低于 $5cmH_2O$，尿量少于 $25ml/h$，特别在输给足够液体和血液后，休克征象或实验室指标未得到改善，甚至加重或曾一度好转后又恶化，提示有术后出血。

（3）**护理**：①严密观察病人的生命体征、手术切口，若切口敷料被血液浸湿，可怀疑手术切口出血，应打开敷料检查切口以明确出血状况和原因。②注意观察引流液的性状、量和颜色变化。③未放置引流管者，可通过严密的临床观察，评估有无出血。④腹部手术后腹腔内出血，早期由于出血量不大，临床表现不明显，尤其未放置引流管者。只有通过密切观察，必要时行腹腔穿刺方可早期发现。⑤少量出血时，一般经更换切口敷料、加压包扎或全身使用止血剂即可止血；出血量大时，加快输液速度，遵医嘱输血或血浆，做好再次手术止血准备。

（4）**预防**：①手术时严格止血，关腹前确认手术野无活动性出血点。②术中渗血较多者，必要时术后可应用止血药物。③凝血机制异常者，可于围术期输注新鲜全血、凝血因子或凝血酶原复合物等。一旦确诊为术后出血，迅速建立静脉通道，及时通知医师，完善术前准备，再次手术止血。

2. **切口感染** 指清洁切口和可能污染切口并发感染，发病率为 3%～4% 左右。常发生于术后 3～4 日。

（1）**原因**：①手术操作未严格执行无菌技术；②病人体质差、慢性贫血、营养不良、糖尿病或过度肥胖；③术中止血不彻底，缝合技术不正确，切口内留有无效腔、血肿；④术后切口保护不良；⑤切口内异物存留或局部供血不良。

（2）**表现**：术后 3～4 日，病人主诉切口疼痛加重或减轻后又加重，伴体温升高、脉搏加速、血白细胞计数和中性粒细胞比例增高。切口有红、肿、热、痛或波动感等典型体征。

（3）**护理**：切口已出现早期感染症状时，采取有效措施加以控制，如勤换敷料、局部理疗、有效应用抗生素等；已化脓者，可拆除部分缝线或置引流管引流脓液，定期更换敷料，争取二期愈合。

（4）**预防**：①术前完善皮肤和肠道准备；②注意手术操作技术的精细，严格止血，避免切口渗血、血肿；③加强手术前、后处理，改善病人营养状况，增强抗感染能力；④保持切口敷料的清洁、干燥、无污染；⑤正确、合理应用抗生素；⑥医护人员在接触病人前、后，严格执行手卫生，更换敷料时严格遵守无菌技术，防止医源性交叉感染。

3. **切口裂开** 多见于腹部及邻近关节处。腹部切口裂开较常见。切口裂开分为部分裂开和全层裂开。

（1）**原因**：①切口感染、切口缝合不佳；②病人体质差、营养不良或过度肥胖使组织愈合能力差；③术后严重腹胀使腹壁切口张力增大；④腹内压突然增加，如术后剧烈咳嗽、喷嚏、呕吐、用力排便等。

（2）**表现**：腹部切口裂开常发生于术后 1 周左右或拆除皮肤缝线后 24 小时内，病人在突然增加腹压或有切口的关节伸屈幅度较大时，自觉切口剧痛和松开感，可有缝线崩裂的响声，随即有淡红色液体流出，使敷料浸湿。

（3）**护理**：对切口完全裂开者，立即用无菌生理盐水纱布覆盖切口，并用腹带包扎；通知医师，护送病人入手术室重新缝合处理。若有内脏脱出，切勿在床旁还纳内脏，以免造成腹腔内感染；加强安慰和心理护理，使其保持镇静；禁食、胃肠减压。

（4）**预防**：对年老体弱、营养不良、低蛋白血症易发生此并发症者，应采取以下预防措施：①手术前加强营养支持；②手术时用减张缝线，术后延缓拆线时间；③在良好麻醉、腹壁松弛条件下缝合切口，避免强行缝合造成腹膜等组织撕裂；④切口外适当用腹带或胸带包扎；⑤避免用力咳嗽，咳嗽时提供伤口适当的支持并取平卧位，减轻因横膈突然大幅度下降所致的腹内压骤升；⑥及时处理引起腹内压增加的因素如腹胀、排便困难等；⑦预防切口感染等。

4. **肺炎、肺不张** 常发生于胸部、腹部大手术后,特别是高龄、有长期吸烟史、术前合并呼吸道感染及实施全麻者。

(1) **原因**:①术前有呼吸道感染;②呼吸运动受限、呼吸道分泌物积聚、排出不畅;③开胸导致肺泡萎陷等。

(2) **表现**:为术后早期发热、呼吸和心率加快,继发感染时,体温升高明显,血白细胞和中性粒细胞计数增加。患侧的胸部叩诊呈浊音或实音,听诊有局限性湿音,呼吸音减弱、消失或为管样呼吸音,常位于后肺底部。血气分析示氧分压下降和二氧化碳分压升高。胸部 X 线检查见典型肺不张征象。

(3) **护理**:①协助病人翻身、拍背及体位排痰,以解除支气管阻塞,使不张的肺重新膨胀。②鼓励病人自行咳嗽排痰,对咳嗽无力或不敢用力咳嗽者,可在胸骨切迹上方用手指按压刺激气管,促使咳嗽;对因切口疼痛而不愿咳嗽者,可用双手按住季肋部或切口两侧,以限制腹部(或胸部)活动幅度,再于深吸气后用力咳痰,并作间断深呼吸;若痰液黏稠不易咳出,可使用超声雾化吸入或使用糜蛋白酶、沐舒坦等化痰药物,使痰液稀薄,利于咳出;痰量持续增多,可用橡皮管或支气管镜吸痰,必要时行气管切开。③保证摄入足够的水分。④全身或局部抗生素治疗。

(4) **预防**:①术前锻炼深呼吸;②有吸烟嗜好者,术前 2 周停止吸烟,以减少气道内分泌物;③术前积极治疗原有的支气管炎或慢性肺部感染;④全麻手术拔管前吸净支气管内分泌物;术后取头侧位平卧,防止呕吐物和口腔分泌物的误吸;⑤鼓励病人深呼吸咳嗽、体位排痰或给予药物化痰,以利支气管内分泌物排出;⑥胸、腹带包扎松紧适宜,避免限制呼吸的固定或绑扎;⑦注意口腔卫生;⑧注意保暖,防止呼吸道感染。

5. **尿路感染** 尿潴留是并发尿路感染的常见原因。

(1) **原因**:①尿潴留;②长期留置尿管或反复多次导尿;③摄入水分不足等。

(2) **表现**:尿路感染可分为上尿路和下尿路感染。前者主要为肾盂肾炎,后者为膀胱炎。急性肾盂肾炎以女性病人多见,主要表现为畏寒、发热、肾区疼痛,白细胞计数增高,中段尿镜检有大量白细胞和细菌,细菌培养可明确菌种,大多为革兰染色阴性的肠源性细菌。急性膀胱炎主要表现为尿频、尿急、尿痛、排尿困难,一般无全身症状;尿常规检查有较多红细胞和脓细胞。

(3) **护理**:①鼓励病人多饮水,保持尿量在 1500ml 以上;②根据细菌药敏试验结果,合理选用抗生素;③残余尿在 500ml 以上者,应留置导尿管,并严格遵守无菌技术,防止继发二重感染。

(4) **预防**:术后指导病人尽量自主排尿,预防和及时处理尿潴留是预防尿路感染的主要措施。

6. **深静脉血栓形成** 常发生于长期卧床的老年人、肥胖及应用高渗性液体的病人。多见于下肢。

(1) **原因**:①术后腹胀、长时间制动、卧床等致下腔及髂静脉回流受阻、血流缓慢;②手术、外伤或反复穿刺置管及输注高渗性液体、刺激性药物等致血管壁和血管内膜损伤;③手术使组织破坏、癌细胞分解及体液大量丢失致血液凝集性增加等。

(2) **表现**:病人主诉小腿轻度疼痛和压痛或腹股沟区疼痛和压痛,体检示患肢凹陷性水肿,腓肠肌挤压试验或足背屈曲试验阳性。

(3) **护理**:①严禁经患肢静脉输液,严禁局部按摩,以防止血栓脱落;②抬高患肢、制动,局部 50% 硫酸镁湿热敷,配合理疗和全身性抗生素治疗;③遵医嘱输入低分子右旋糖酐和复方丹参溶液,以降低血液黏滞度,改善微循环;④血栓形成 3 日内,遵医嘱使用溶栓剂(首选尿激酶)及抗凝剂(肝素、华法林等)进行治疗。

(4) **预防**:①鼓励病人术后早期离床活动;卧床期间进行肢体主动和被动运动,如腿部自主伸、屈活动,或被动按摩腿部肌肉、屈腿和伸腿等,每日 4 次,每次 10 分钟,以促进静脉血回流,防止血栓形成;②高危病人,下肢用弹性绷带或穿弹性袜,以促进血液回流;③避免久坐,坐时避免跷脚,卧床时膝下垫小枕,以免妨碍血液循环;④血液高凝状态者,可口服小剂量阿司匹林、复方丹参片或用小剂量肝素;也可用低分子右旋糖酐静脉滴注,以抑制血小板凝集。

(八) 心理护理

对于手术后仍有心理障碍的病人,应根据病人社会背景、个性以及手术类型不同,对每个病人提供个体化的心理支持,包括:及时反馈手术情况,正确处理术后疼痛,帮助病人克服消极情绪,帮助病人做好出院的心理准备等。

（九）健康指导

1. 休息与活动　保证充足的睡眠,活动量从小到大,一般出院后 2～4 周可从事一般性工作和活动。

2. 康复锻炼　告知病人康复锻炼的知识,指导术后康复锻炼的具体方法。

3. 饮食与营养　恢复期病人合理摄入均衡饮食,避免辛辣刺激食物。

4. 服药和治疗　术后继续药物治疗常是手术治疗的延续过程,病人应遵医嘱按时、按量服用。

5. 切口护理　①闭合性切口:拆线后用无菌纱布覆盖 1～2 日;②开放性切口:遵医嘱定期到医院复查,更换敷料。

6. 就诊和随访　告知病人恢复期可能出现的症状,有异常立即返院检查,一般手术后 1～3 个月门诊随访 1 次,以评估和了解康复过程及切口愈合情况。

【护理评价】

通过治疗和护理,病人是否:①疼痛减轻或缓解;②呼吸功能改善,血氧饱和度维持在正常范围;③体液维持平衡,生命体征平稳;④不舒适感减轻或消失;⑤活动耐力增加;⑥并发症得以预防或被及时发现和处理。

（郭书芹）

思考题

1. 杨先生,24 岁,因转移性右下腹痛 3 小时伴发热入院,无尿频、尿急、尿痛。体格检查:脉搏 78 次/分,血压 130/80mmHg,体温 38.5℃,右下腹局限压痛,反跳痛,肌紧张,肝肾区无叩痛,拟诊为急性阑尾炎穿孔并发腹膜炎,拟在蛛网膜下腔阻滞麻醉下行急诊手术。

请问:

（1）急诊手术前护士应该为病人做哪些护理准备工作?

（2）病人回到病房后,护士应该为病人安置何种体位? 采取哪些护理措施?

2. 刘女士,42 岁,体质较弱。因患急性胆囊炎行胆囊切除术后 5 日,体温 38.5℃,血压正常,呼吸 20 次/分,诉切口疼痛,无腹膜刺激征,换药时发现伤口有脓液溢出。

请问:

（1）该病人应采取哪些护理措施?

（2）请分析该病人出现此情况的原因有哪些? 为了预防此类情况的发生,在以后的工作中应采取哪些措施?

思路解析

扫一扫,测一测

第八章 外科感染病人的护理

学习目标

1. 掌握外科感染的特点、临床表现和处理原则。

2. 熟悉常见软组织化脓性感染、手部急性化脓性感染、全身性感染、破伤风的临床表现和处理原则。

3. 了解常见软组织化脓性感染、手部急性化脓性感染、全身性感染、破伤风的病因和病理生理。

4. 学会对常见软组织化脓性感染、手部急性化脓性感染、全身性感染、破伤风病人进行护理评估,熟练对常见软组织化脓性感染、手部急性化脓性感染、全身性感染、破伤风及气性坏疽病人实施整体护理。

5. 具有理解、关心、体贴病人的意识,以及在护理过程中具有良好的无菌观念。

第一节 概　述

　　外科感染(surgical infection)是指需要外科治疗的感染,常发生在创伤、手术、器械检查或留置导管之后。与内科感染相比,**外科感染具有以下特点:①常为多种细菌引起的混合感染;②大部分感染病人有明显而突出的局部症状和体征,严重时可有全身表现;③大多不能自愈或单靠抗菌药治愈,常需清创、引流、切开等外科处理。**

　　【病因及发病机制】

　　外科感染的发展主要取决于三个因素:病原微生物、机体的防御功能和环境。

　　（一）病原微生物的入侵及其致病性

　　1. 病菌黏附因子　病菌产生的黏附因子有利于其附着于组织细胞并入侵。有些病菌有荚膜或微荚膜,能抗拒吞噬细胞的吞噬或杀菌作用。

　　2. 病菌毒素　致病菌释放的胞外酶、外毒素、内毒素等可侵蚀组织和细胞,使感染容易扩散,导致机体发热、白细胞增多或减少、休克等全身反应。

　　3. 病菌数量　在健康个体,创口污染的病菌数如超过 $10^5/g$ 组织,常引起感染,低于此数量则较少发生感染。

　　（二）机体的防御功能减弱

　　1. 局部屏障受损　①皮肤黏膜的病变或缺损:如开放性创伤、烧伤、胃肠穿孔、手术、组织穿刺等使屏障破坏,病菌易于入侵;②体腔内异物:留置于血管或体腔内的导管处理不当,为病菌侵入开

85

放了通道;③管腔阻塞:使内容物淤积,细菌繁殖侵袭组织,如乳腺导管阻塞和乳汁淤积后发生的急性乳腺炎、尿路梗阻等;④局部组织缺血或血流障碍:降低了组织防御和修复的能力,如闭塞性脉管炎、下肢静脉曲张等,均可继发感染;⑤皮肤或黏膜的其他病变:如癣、口腔溃疡等,可继发淋巴结炎。

2. 全身抗感染能力降低 涉及的因素包括:①严重创伤或休克、糖尿病、尿毒症、肝功能障碍等;②长期使用肾上腺皮质激素、抗肿瘤的化学药物和放射治疗;③严重营养不良、低蛋白血症、白血病或白细胞过少等;⑤先天性或获得性免疫缺陷综合征。

（三）环境及其他因素的影响

炎热的气候、潮湿的环境,狭小空间里污浊的空气,都能促进化脓性感染的发生。医院的烧伤病房和重症医学科是感染的高发区。医务人员的"带菌手"是接触传播的重要因素。

【病理生理】

（一）感染后的炎症反应

致病菌侵入组织并繁殖,产生多种酶与毒素,可以激活凝血、补体、激肽系统以及血小板和巨噬细胞等,导致炎症介质的生成,引起血管扩张与通透性增加,白细胞和吞噬细胞进入感染部位发挥吞噬作用,单核-巨噬细胞通过释放促炎症细胞因子协助炎症及吞噬过程。炎症反应的作用是使入侵微生物局限化并最终被清除,局部出现红、肿、热、痛等炎症的特征性表现。部分炎症介质、细胞因子和病菌毒素等还可进入血液循环,引起全身反应。

（二）感染的转归

病程演变受致病菌、人体抵抗力及治疗措施等诸多因素影响。

1. 炎症局限 当人体抵抗力占优势、治疗及时或有效,炎症即被局限、吸收或局部化脓。若局部形成小脓肿,可自行吸收,较大的脓肿可破溃或经手术切开排脓后,转为修复过程,感染部位逐渐长出肉芽组织、形成瘢痕而痊愈。

2. 炎症扩散 致病菌毒性大、数量多或(和)宿主抵抗力低下时,感染迅速扩散,导致全身性感染,严重者可危及生命。

3. 转为慢性感染 当人体抵抗力与致病菌毒性处于相持状态,感染病灶可被局限,但其内仍有致病菌,组织炎症持续存在,局部由于中性粒细胞浸润减少、成纤维细胞增加而被瘢痕组织包围而形成慢性感染。一旦人体抵抗力下降,致病菌可再次繁殖,慢性感染又重新变为急性过程。

【分类】

（一）按致病菌种类和病变性质分类

1. 非特异性感染(nonspecific infection) 又称化脓性或一般性感染,占外科感染的大多数。**其特点是**:①一种致病菌可以引起不同的化脓性感染;②不同的致病菌也可引起同一种感染;③各种疾病具有共同的病理变化、临床表现和防治原则。常见疾病有痈、丹毒、急性淋巴结炎、急性乳腺炎、急性阑尾炎、急性腹膜炎等,手术后感染多属此类。常见致病菌有金黄色葡萄球菌、大肠埃希菌、乙型溶血性链球菌、拟杆菌和铜绿假单胞菌等。

2. 特异性感染(specific infection) 是指由一些特殊的病菌、真菌等引起的感染。**其特点是**:①一种致病菌只能引起特定的感染;②感染的病程演变和防治措施各有特点。可引起特异性感染的致病菌包括结核杆菌、破伤风梭菌、产气荚膜杆菌、炭疽杆菌、白色念珠菌、新型隐球菌等。

（二）按病变进程分类

1. 急性感染 病变以急性炎症为主,病程多在 3 周以内。

2. 慢性感染 病程持续超过 2 个月的感染。

3. 亚急性感染 病程介于急性与慢性感染之间。

（三）按病原微生物的来源分类

1. 外源性感染 病原菌来自环境或他人。

2. 内源性感染 病原菌来自人体本身,通过破损的皮肤或黏膜侵入人体。

（四）按感染发生的条件分类

分为机会性感染、二重感染和医院内感染等。

【护理评估】

（一）健康史

了解病人有无皮肤损伤,有无足癣、口腔溃疡、鼻窦炎、糖尿病等相关疾病以及就诊前的处理情况。

（二）身体状况

1. 局部表现 急性感染一般有红、肿、热、痛和功能障碍的典型表现。体表与浅处的化脓性感染均有局部疼痛和触痛,皮肤肿胀、色红、温度增高,还可发现肿块或硬结;慢性感染也有局部肿胀、或硬结,但疼痛大多不明显;脓肿形成时,触诊可有波动感。如病变的位置深,则局部症状不明显。

2. 全身表现 因感染轻重等因素而表现不一。轻者可无全身表现,较重感染者可出现发热、呼吸、脉搏加快,头痛乏力、全身不适、食欲减退等症状。严重感染者可出现代谢紊乱、营养不良、贫血、甚至并发感染性休克等。

3. 器官与系统功能障碍 感染直接侵及某一器官时,该器官功能可发生异常或障碍。严重感染导致脓毒症时,有大量毒素、炎症介质、细胞因子等进入血液循环,引起肺、肝、肾、脑、心等器官的功能障碍。

4. 特异性表现 特异性感染的病人可因致病菌不同而出现各自特殊的症状和体征。如破伤风病人可表现为肌肉强直性痉挛;气性坏疽和其他产气菌引起的感染可出现皮下捻发音;皮肤炭疽有发痒性黑色脓疱。

（三）辅助检查

1. 实验室检查

（1）血常规检查:白细胞计数、中性粒细胞比例增加,当白细胞计数大于 12×10^9/L 或小于 4×10^9/L 或出现未成熟的白细胞时,警惕病情加重。

（2）生化检查:营养状态欠佳者需检查血清蛋白、肝功能等;疑有泌尿系感染者需检查尿常规、血肌酐、尿素氮等;疑有免疫功能缺陷者需检查细胞和体液免疫系统,如淋巴细胞分类、NK 细胞和免疫球蛋白等。

（3）细菌培养:表浅的感染灶可取脓液或病灶渗出液行细菌培养以鉴定致病菌。较深的感染灶,可经穿刺取得脓液。全身性感染时,可取血、尿或痰行细菌培养和药物敏感试验,必要时重复培养。

2. 影像学检查

（1）B 超检查:用于探测肝、胆、胰、肾、阑尾、乳腺等的病变及胸腔、腹腔、关节腔内有无积液。

（2）X 线检查:适用于检测胸、腹部或骨关节病变,如肺部感染、胸腹腔积液或积脓等。

（3）CT 检查和 MRI 检查:有助于诊断实质性脏器的病变,如肝脓肿等。

（四）心理-社会状况

局部肿痛、发热等症状可影响病人的工作和生活,应评估病人有无焦虑和恐惧等心理反应,以及病人及其家属对外科感染有无防治知识及了解程度。

（五）处理原则

局部治疗与全身性治疗并重。消除感染因素和毒性物质(如脓液、坏死组织),积极控制感染,促进和提高人体抗感染和组织修复能力。

1. 局部处理

（1）保护感染部位:避免受压,适当限制活动或加以固定,以免感染范围扩大。

（2）局部用药:浅表的急性感染在未形成脓肿阶段可选用中西药进行积极治疗,如鱼石脂软膏、金黄膏等外敷或 50% 硫酸镁溶液湿敷,以改善局部血液循环、促进感染消退和局限;已感染伤口、创面则需换药处理。

（3）物理治疗:炎症早期可以局部热敷或采用超短波、红外线照射等物理疗法,以改善血液循环、促进炎症消退或局限。

（4）**手术治疗**:**脓肿形成后应及时切开引流使脓液排出**。部分感染尚未形成脓肿,但局部炎症严重、全身中毒症状明显者也应作局部切开减压,引流渗出物以减轻局部和全身症状,避免感染扩散。深部脓肿可在超声引导下穿刺引流。脏器感染或已发展为全身性感染时,积极处理感染病灶或切除

视频:局部化脓性感染的治疗

感染器官。

2. 全身治疗

（1）支持治疗：充分休息与睡眠。加强营养支持，补充水分和电解质，以维持体液平衡和营养状况；明显摄入不足者，可提供肠内或肠外营养支持；严重贫血、低蛋白血症或白细胞减少者，予以适当成分输血。

（2）抗菌药治疗：小范围或较轻的局部感染，可不用或仅口服抗菌药；较重或有扩散趋势的感染，需全身用药。早期可根据临床表现，常规用药；获得细菌学检查及药物敏感试验结果后，选用敏感的抗菌药。

（3）对症治疗：全身中毒症状严重者，可考虑短期使用糖皮质激素，以减轻中毒症状；体温过高时可用物理降温或药物降，体温过低时注意保暖；疼痛剧烈者，适当应用止痛剂；合并糖尿病者，给予降糖药物控制血糖。

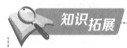

围术期预防用药

感染是术后常见的并发症，预防性使用抗菌药有助于减少外科手术部位的感染。在下列情况下，需要预防性应用抗菌药：涉及感染病灶或切口接近感染区域的手术；胃肠道手术；操作时间长、创伤大的手术；开放性创伤，创面已污染或有广泛软组织损伤，创伤至实施清创的间隔时间较长，或清创所需时间较长以及难以彻底清创者；癌肿手术；涉及大血管的手术；需要植入人工制品的手术；器官移植术。

【常见护理诊断/问题】

1. 疼痛　与炎症刺激有关。

2. 体温过高　与感染有关。

【护理措施】

1. 疼痛护理　①保护感染部位：局部制动，避免受压，肢体感染者，抬高患肢。②药物镇痛：疼痛严重者，遵医嘱给予镇痛剂。

2. 控制感染　①创面护理：早期局部热敷、超短波或红外线照射；对切开引流者，每日更换敷料，保持创口清洁。对厌氧菌感染者，予以3%过氧化氢溶液冲洗创面和湿敷。②合理应用抗菌药：遵医嘱合理应用抗菌药，协助行细菌培养及药物敏感试验，注意观察药物的不良反应。

3. 高热护理　当体温超过38.5℃时应采取物理或药物降温，鼓励病人多饮水，必要时可静脉输液，补充机体所需的液体量和热量，纠正水、电解质和酸碱失衡，并监测24小时出入量。

4. 心理护理　向病人及家属耐心解释外科感染的治疗方法、护理措施，争取病人及家属积极配合治疗；理解、关心、体贴病人，消除病人的焦虑情绪。

5. 健康指导　①预防：注意个人卫生，保持皮肤清洁，暑天或炎热环境中生活、工作，要勤洗澡，及时更换衣服，婴幼儿、糖尿病病人尤应注意。②疾病知识：向病人及家属讲解外科感染的病因、临床特点、治疗方法及护理措施，减轻病人的焦虑；有感染病灶存在时应及时就医，防止感染进一步发展。

第二节　浅部软组织化脓性感染病人的护理

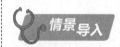

情景描述：

韦女士，20岁，因寒战、发热、头痛、呕吐1小时入院。病人自述1天前曾挤压上唇部一红肿的结节。查体：T 39.2℃，P 110次/分，R 25次/分，BP 100/80mmHg。上唇肿胀明显。血常规检查：白细胞计数18×10⁹/L，中性粒细胞85%。

请思考：
1. 该病人发生了何种并发症？
2. 如何对该病人进行健康指导？

浅部软组织化脓性感染是指发生于皮肤、皮下组织、淋巴管、淋巴结、肌间隙及周围疏松结缔组织处，由化脓性致病菌引起的各种感染。常见的有疖(furuncle)、痈(carbuncle)、急性蜂窝织炎(acute cellulitis)、丹毒(erysipelas)、急性淋巴管炎(acute lymphangitis)、脓肿(abscess)。

【病因】

1. 致病菌　疖和痈的致病菌以**金黄色葡萄球菌**为主；急性蜂窝织炎、丹毒、急性淋巴管炎及淋巴结炎的主要致病菌为溶血性链球菌，金黄色葡萄球菌等。

2. 人体抵抗力

(1) 局部因素：病人常先有皮肤损伤、足癣、口腔溃疡、鼻窦炎等皮肤或黏膜的某种病损。

(2) 全身因素：免疫力较低的小儿或糖尿病病人更容易发生浅部软组织化脓性感染。

3. 环境　与环境温度过高有关。

【护理评估】

（一）健康史

参见本章第一节。

（二）身体状况

1. 疖　是单个毛囊及其周围组织的急性化脓性感染。多个疖同时或反复发生在身体各部位，称为疖病。好发于毛囊及皮脂腺丰富的部位。初起时，局部皮肤出现红、肿、痛的小硬结，逐渐增大呈锥形隆起；数日后，结节中央组织化脓、坏死，红、肿、痛的范围扩大，触之稍有波动，中心可见黄白色脓栓。脓栓脱落、脓液排出后，炎症可消退愈合；**鼻、上唇及其周围称为"危险三角区"，该部位的疖被挤压时，致病菌可经内眦静脉、眼静脉进入颅内，引起化脓性海绵状静脉窦炎**，眼部及其周围出现进行性肿胀，病人可有寒战、发热、头痛等症状，可危及生命。

2. 痈　是邻近的多个毛囊及其周围组织的急性化脓性感染，也可由多个疖融合而成。中医称为"疽"，**好发于颈部、背部等皮肤厚韧的部位**。颈后痈俗称为"对口疮"，背部痈"搭背"。早期为小片皮肤肿硬、色暗红、界限不清，其中可有多个脓点，疼痛较轻；随着病情进展，皮肤硬、肿范围增大，脓点增大增多，中心处破溃流脓，破溃处呈"火山口"状，其内含坏死组织和脓液。病灶可向周围和深部组织浸润，伴区域淋巴结肿痛。病人多有寒战、发热、食欲减退和全身不适等症状。唇痈易引起颅内化脓性海绵状静脉窦炎。

3. 急性蜂窝织炎　是皮下、筋膜下、肌间隙或深部疏松结缔组织的急性弥漫性化脓性感染。①一般性皮下蜂窝织炎：局部皮肤和组织红肿、疼痛，边界不清，并向四周蔓延，中央部位常出现缺血性坏死；深部组织的急性蜂窝织炎，皮肤红肿不明显，但有局部组织肿胀和深压痛，全身症状明显。②产气性皮下蜂窝织炎：多发生在被肠道或泌尿道的内容物所污染的会阴部或下腹部伤口。病变进展快，局部可触及皮下捻发音，蜂窝组织和筋膜出现坏死，伴进行性皮肤坏死，脓液恶臭，全身症状严重。③颌下蜂窝织炎：**发生在口底、颌下、颈部等处的蜂窝织炎可致喉头水肿而压迫气管，引起呼吸困难甚至窒息**。

4. 丹毒　**是皮肤网状淋巴管的急性非化脓性感染**。好发于下肢与面部。起病急，开始即有畏寒、发热、头痛、全身不适等。局部表现为片状皮肤红疹、微隆起、颜色鲜红、中间稍淡、边界较清楚。局部有烧灼样疼痛，有的可起水疱，附近淋巴结常肿大、有触痛。下肢丹毒反复发作导致淋巴水肿，在含高蛋白的淋巴液刺激下局部皮肤粗厚，肢体肿胀，甚至发展成"象皮肿"。

5. 急性淋巴管炎和淋巴结炎　急性淋巴管炎分为网状淋巴管炎和管状淋巴管炎。丹毒即为网状淋巴管炎。管状淋巴管炎多见于四肢，以下肢更常见，常因足癣而致。以皮下浅筋膜为界，可分浅、深两种。全身反应常因致病菌毒力和原发感染程度而有所差异。病人常有寒战、发热、头痛、乏力和食欲缺乏等全身症状。

(1) 急性淋巴管炎：浅层急性淋巴管炎，在病灶表面出现一条或多条"红线"，中医学称"红丝疗",触之硬而有压痛;深层急性淋巴管炎,无表面红线,但患肢肿胀,有压痛。

（2）淋巴结炎:急性淋巴结炎初期,局部淋巴结肿大、疼痛和触痛,与周围软组织分界清楚,表面皮肤正常。感染加重时形成肿块,往往为多个淋巴结融合所致,疼痛加剧、触痛加重,表面皮肤发红、发热,脓肿形成时有波动感,少数可破溃流脓。

6. 脓肿　是急性感染后,病灶局部组织发生坏死、液化而形成的脓液积聚,周围有一完整的脓腔壁将其包绕。浅部脓肿,局部隆起,有红、肿、热、痛的典型症状,与正常组织界限清楚,压之剧痛,**可有波动感**。深部脓肿,局部常无波动感,红肿也多不明显,在病变区可出现凹陷性水肿。**在压痛或波动明显处,用粗针穿刺,抽出脓液,即可确诊**。小而浅表的脓肿,多不引起全身反应,大而深的脓肿,由于局部炎症反应和毒素吸收,可有明显的全身症状。

视频:浅表软组织感染的临床表现

（三）辅助检查

参见本章第一节。

（四）心理-社会状况

参见本章第一节。

（五）处理原则

主要是针对原发病灶的处理。应用抗菌药,休息和抬高患肢。形成脓肿或痈已破溃及颌下急性蜂窝织炎,应及早切开引流,但唇痈不宜采用此法。余参见本章第一节。

【常见护理诊断/问题】

1. 疼痛　与炎症刺激有关。

2. 体温过高　与感染有关。

3. 潜在并发症:颅内化脓性海绵状静脉窦炎、脓毒症、窒息。

【护理措施】

1. 颅内感染　避免对"危险三角区"的疖进行挤压。观察病人有无寒战、高热、头晕、头痛等症状,尽早发现并控制颅内化脓性感染等严重并发症。

2. 窒息　特殊部位如口底、颌下、颈部等的蜂窝织炎可影响病人呼吸。**应严密观察病人有无呼吸费力、呼吸困难、甚至窒息等症状,以便及时发现和处理,警惕突发喉头水肿或痉挛,做好气管插管或气管切开等急救准备**。

3. 脓毒症　监测病人生命体征的变化,注意病人有无突发寒战、高热、头痛、意识障碍等,警惕脓毒症的发生。发现异常及时报告医生并配合救治。

4. 心理护理　参见本章第一节。

5. 健康指导　①疖:避免挤压未成熟的疖,尤其是"危险三角区"的疖,以免感染扩散引起颅内化脓性海绵状静脉窦炎。②丹毒:**丹毒病人要进行接触性隔离,接触病人后要洗手,防止传染**;与丹毒相关的足癣、溃疡、鼻窦炎等应积极治疗以避免复发。

第三节　手部急性化脓性感染病人的护理

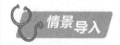

情景描述:

石先生,30岁。以右手中指末节肿胀、疼痛3天就诊。病人5天前右手中指末节插进木刺,当时有少量出血。拔出后,未做任何处理,昨日局部肿胀加重,皮肤苍白,有搏动性跳痛,夜间疼痛难忍。

请思考:

1. 如不及时治疗,可发生何种并发症?

2. 护士如何对该病人进行健康指导?

临床上常见的手部急性化脓性感染有甲沟炎（paronychia）、脓性指头炎（felon）、急性化脓性腱鞘炎（suppurative tenovaginitis）、滑囊炎（bursitis）和掌深间隙感染（palm deePspace infection）等。

手部的解剖特点决定了手部感染的特殊性：

1. 手掌皮肤厚且角化明显　掌面皮下感染化脓后不易向掌面穿破,而易向手背蔓延形成"哑铃状脓肿"。

2. 组织结构致密　手的掌面真皮层内有致密的垂直纤维束,将皮下组织分隔成多个相对封闭的腔隙,发生感染时不易向周围扩散,而向深部蔓延,引起骨髓炎、腱鞘炎、滑囊炎及掌深间隙感染等。

3. 手指的感觉神经末梢丰富　感染后局部组织内张力较高,神经末梢受压,疼痛剧烈。

4. 手部腱鞘与滑液囊相通　手指的 5 条屈指肌腱各被同名的腱鞘所包绕。因为拇指与小指的腱鞘分别与桡侧、尺侧滑液囊相通,故拇指和小指的腱鞘炎可蔓延至两滑液囊。桡侧、尺侧滑液囊在腕部经一孔隙相通,感染可互相扩散。其他 3 指的腱鞘不与滑液囊相通,感染常局限在各自的腱鞘内。

5. 手部腱鞘与掌深间隙相通　手掌深部间隙的外侧和内侧为大、小鱼际肌。掌腱膜与第三掌骨相连的纤维结构将该间隙分隔为尺侧的掌中间隙和桡侧的鱼际间隙;示指腱鞘炎可蔓延至鱼际间隙;中指和环指腱鞘炎可蔓延至掌中间隙(图 8-1)。

6. 手部腱鞘与前臂肌间隙相互通　掌面感染后可蔓延到前臂。

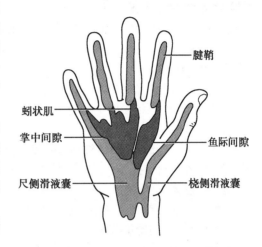

图 8-1　手指屈肌腱鞘、滑液囊和手掌深部间隙的解剖位置示意图

【病因和病理生理】

主要致病菌为金黄色葡萄球菌。甲沟炎多因轻微创伤引起,如刺伤或逆剥倒刺等。指头炎可发生于手指末节皮肤刺伤后,也可由甲沟炎扩展、蔓延所致。急性化脓性腱鞘炎多因深部刺伤感染后引起,亦可由附近组织感染蔓延而发生。

【护理评估】

（一）健康史

了解病人有无受伤史,如刺伤、擦伤、小的切割伤、剪指甲过深、逆剥倒刺等,伤后的病情变化和就诊前的处理情况。

（二）身体状况

1. 甲沟炎　是甲沟及其周围组织的化脓性感染。甲沟炎常先发生在一侧甲沟皮下,出现红、肿、热、痛。若病变发展,可蔓延至甲根或对侧,并可向甲下蔓延形成甲下脓肿。

2. 指头炎　是手指末节掌面皮下组织的化脓性感染。早期患指有针刺样疼痛,轻度肿胀。因末节手指软组织分隔为密闭的腔隙,内压增高,疼痛剧烈;当指动脉受压时,出现搏动性跳痛,患指下垂时加重,夜间尤甚。可有发热,全身不适等;后期因神经末梢受压,指头疼痛反而减轻,**若不及时处理,可发生末节指骨坏死和骨髓炎。**

3. 急性化脓性腱鞘炎　是手指屈肌腱鞘的急性化脓性感染。患指除末节外,呈明显的均匀性肿胀;患指所有关节轻度弯曲,被动伸指时疼痛加剧;皮肤高度紧张;整个腱鞘均有压痛。如不及时切开减压,可发生肌腱坏死,患指功能丧失。

4. 急性化脓性滑囊炎

（1）桡侧滑囊炎:多因拇指腱鞘炎引起,表现为拇指微屈、肿胀、不能外展和伸直;拇指和大鱼际区压痛明显。

（2）尺侧滑囊炎:多因小指腱鞘炎引起,表现为小指和环指呈半屈曲位,试行伸直可引起剧烈疼痛;小鱼际和小指腱鞘区肿胀、压痛,以小鱼际与掌横纹交界处最为明显。

5. 手掌深部间隙感染

（1）掌中间隙感染:多因中指和环指的腱鞘炎蔓延所致。掌心凹陷消失,局部隆起,皮肤紧张、发白,压痛明显;中指、环指、小指呈半屈状,被动伸指疼痛加剧。手背肿胀严重。

（2）鱼际间隙感染：多因示指腱鞘感染后引起。掌心凹陷存在,鱼际和拇指蹼明显肿胀并有压痛;拇指外展略屈,不能对掌,示指半屈,活动受限。

（三）辅助检查

1. 实验室检查　参见本章第一节。

2. 影像学检查

（1）超声检查：可显示肿胀的腱鞘和积存的液体。

（2）X线检查：患指 X 线摄片检查,可明确有无指骨指坏死和骨髓炎。

（四）心理-社会状况

由于手的重要功能及手部感染出现难以忍受的患指疼痛,病人常有焦虑等表现;注意评估病人对疾病及拟采取的治疗方案和预后的认知程度。

（五）处理原则

1. 体位　早期应悬吊前臂、平置患手,以减轻疼痛。

2. 物理疗法　当指尖发生疼痛,肿胀并不明显时,可用热盐水多次浸泡,每次约 20 分钟;亦可外敷药物。

3. 切开减压　**出现搏动性跳痛即应切开减压**,不可待波动感出现后才手术,**以免发生指骨缺血、坏死**;甲下脓肿应给予拔甲。

【常见护理诊断/问题】

1. 疼痛　与炎症刺激、局部肿胀致神经纤维受压有关。

2. 体温过高　与感染有关。

3. 潜在并发症:指骨坏死。

【护理措施】

1. 缓解疼痛　患处制动,抬高患肢,以缓解疼痛;指头炎疼痛严重者,给予止痛药。

2. 病情观察　密切观察患手的局部肿胀、疼痛和肤色。警惕腱鞘组织坏死或感染扩散的发生。脓性指头炎时,应密切观察有无指骨坏死或骨髓炎等并发症。

3. 控制感染　遵医嘱给予理疗、热敷、外用药物、全身应用抗菌药等。拔甲或切开引流后,应观察伤口渗出情况和引流液体的量、性状,及时更换敷料,保持敷料清洁干燥。

4. 心理护理　由于手部感染可出现难以忍受的患指疼痛,向病人及家属耐心解释疼痛的原因及缓解疼痛的方法;理解、关心、体贴病人,消除病人的焦虑和恐惧。

5. 健康指导　①宣传教育:剪指甲不宜过短,如手指有微小创口,应涂 3% 碘酊,并用无菌纱布包扎。②康复指导:炎症开始消退时,指导病人活动患处附近的关节,以尽早恢复手部功能。亦可同时理疗,以免手部固定过久而影响关节功能。

第四节　全身性感染病人的护理

全身性感染是指致病菌侵入人体血液循环,并在体内生长繁殖或产生毒素而引起的严重的全身性感染或中毒症状,通常指脓毒症(sepsis)和菌血症(bacteremia)。**脓毒症**是指因感染引起的全身性炎症反应,如体温、循环、呼吸等明显改变的外科感染的统称。**菌血症**是脓毒症中的一种,是指细菌从感染病灶一过性或间歇性释放入血,血细菌培养阳性。

【病因及发病机制】

导致全身性感染的主要原因是致病菌数量多、毒力强、机体的抗感染能力低下。常见致病菌包括:革兰染色阴性杆菌、革兰染色阳性球菌、无芽胞厌氧菌和真菌。

引发脓毒症的危险因素有:①人体抵抗力的削弱:如营养不良、代谢疾病、恶性肿瘤、艾滋病以及婴幼儿、老年人等;②免疫力低下:长期使用糖皮质激素、免疫抑制剂、抗癌药等可导致机体免疫功能低下;③局部病灶处理不当:脓肿未及时引流,清创不彻底、伤口存有异物、无效腔、引流不畅等;④体腔内异物:长期留置静脉导管等;⑤使用广谱抗菌药:改变了原有共生菌状态,非致病菌或条件致病菌得以大量繁殖,转为致病菌引发感染。

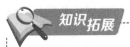

外科病人的真菌感染

真菌通常存在于正常人的口腔、呼吸道、肠道及阴道,是典型的条件致病菌。致病的因素或条件可以归纳为以下几点:①抗菌药持续、大量应用导致菌群失调;②基础疾病重,加上免疫抑制药、激素的应用;③长期留置静脉导管,特别是应用静脉营养者。危重的外科病人常具备上述几种条件,如不加警惕,感染的发生率高、病死率也高。从而可以看出许多外科疾患不能过分依赖抗菌药控制感染。

【病理生理】

1. 循环系统的变化　表现为周围血管阻力下降、微循环障碍、组织低灌注和肺循环阻力增高,心率增快。

2. 呼吸系统的变化　全身炎症反应导致组织细胞损伤,表现为肺组织炎症和通透性增加,严重时甚至导致急性呼吸窘迫综合征(ARDS)。

3. 肾脏的变化　由于炎症介质、细胞因子的释放,引起肾脏持续性缺血、肾小球滤过率降低,使血液灌注更加不足,严重时,可导致急性肾功能衰竭。

4. 肝脏变化　严重感染时,可发生肝功能障碍(转氨酶升高、血胆红素升高,凝血酶原时间延长)。

5. 胃肠道变化　严重感染,特别是感染性休克时,胃肠道血液灌注明显减少,造成黏膜缺血、缺氧和酸性代谢产物沉积,严重影响其屏障功能。

6. 出凝血系统变化　脓毒症时,会发生血管内凝血,但严重感染者出现出血倾向,甚至发生弥散性血管内凝血(DIC)。

7. 代谢的变化　静息能量消耗显著增加,糖利用受限,出现高糖血症。蛋白作为能源被消耗,导致负氮平衡和营养不良,甚至发生多器官功能障碍或衰竭。

【护理评估】

(一)健康史

了解病人是否有严重创伤、局部感染,感染发生的时间、经过及发病后的治疗情况等;病人有无静脉内留置导管、留置的时间等;病人有无免疫缺陷、营养不良、糖尿病等全身性疾病;有无长期应用广谱抗菌药、免疫抑制剂、糖皮质激素或抗肿瘤药等。

(二)身体状况

突发寒战、高热,可达40～41℃或体温不升;头痛、头晕、恶心、呕吐、腹胀、面色苍白或暗红、出冷汗、神志淡漠或烦躁、谵妄、甚至昏迷;心率加快、脉搏细速、呼吸急促甚至困难;肝脾大,可出现黄疸或皮下出血、瘀斑等。

(三)辅助检查

参见本章第一节。

(四)心理-社会状况

多数全身性感染病人起病急、病情重、发展快,病人和家属常有焦虑和恐惧等情绪。应评估病人和家属的心理状态,以及对疾病、拟采取治疗方案和预后的认知程度。

(五)处理原则

在原发感染灶的基础上,出现典型脓毒症的临床表现和实验室检查结果,可明确诊断。

治疗原则:处理原发感染灶、控制感染和全身支持疗法。

1. 局部处理　寻找和处理原发感染灶,包括清除坏死组织和异物、消灭无效腔、充分引流脓肿等;尽早消除与感染相关的因素,如血循环障碍、梗阻等。原发感染灶不甚明确者,应全面检查,尤其注意一些潜在的感染源和感染途径。若疑有静脉导管感染,应尽快拔除导管并作细菌或真菌培养。

2. 控制感染　在未获得培养结果前,根据原发感染灶的性质,及早、联合应用足够剂量的抗菌药;再根据细菌培养及药物敏感试验结果,调整有效抗菌药;对于真菌性脓毒症,应尽量停用广谱抗菌药,改用抗真菌药物。

3. 全身支持疗法 补充血容量、输注新鲜血、纠正低蛋白血症;控制高热,纠正电解质紊乱和维持酸碱平衡等。

【常见护理诊断/问题】

1. 体温过高 与全身性感染有关。

2. 营养失调:低于机体需要量 与机体分解代谢升高有关。

3. 焦虑/恐惧 与突发寒战、高热、头痛及心率、脉搏、呼吸等的改变有关。

4. 潜在并发症:感染性休克、水、电解质紊乱。

【护理措施】

1. 控制感染,维持正常体温 ①病情观察:严密观察病人的面色和神志,监测生命体征等,及时发现病情变化;在病人寒战、高热发作时,采集标本,行细菌或真菌培养,以确定致病菌。②医护配合:遵医嘱及时、准确地执行静脉输液和药物治疗,以维持正常血压、心排血量及控制感染。③对症护理:高热病人,给予物理或药物降温,纠正水、电解质失衡。

2. 营养支持 鼓励病人进食高蛋白质、高热量、含丰富维生素、高碳水化合物的低脂肪饮食,对无法进食的病人可通过肠内或肠外途径提供足够的营养。

3. 心理护理 关心、体贴病人,减轻病人焦虑和恐惧,给病人及家属心理安慰和支持。

4. 健康指导 注意个人日常卫生,保持皮肤清洁;加强饮食卫生,避免肠源性感染;发现身体局部感染灶应及早就诊,以免延误治疗。

第五节 特异性感染病人的护理

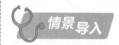

情景描述:

李先生,32 岁,因头晕、头痛、咀嚼无力 3 天,张口困难 1 天就诊。病人 10 天前手部被一枚铁钉刺破,给予毛巾按压止血后,未再进行其他处理。查体:神志清、牙关紧闭、苦笑面容、颈项强直、全身肌群阵发性痉挛。医生初步诊断为"破伤风"。

请思考:

1. 如何为该病人安置病室?

2. 为避免诱发病人抽搐发作,实施护理操作应注意哪些问题?

一、破伤风病人的护理

破伤风(tetanus)是指破伤风梭菌经皮肤或黏膜伤口侵入人体,在缺氧环境下生长繁殖、产生毒素而引起的一种特异性感染。常继发于各种创伤后,亦可发生于不洁条件下分娩的产妇和新生儿。

【病因及发病机制】

1. 破伤风梭菌 为革兰染色阳性厌氧芽胞杆菌,平时存在于人畜的肠道,随粪便排出体外,广泛分布于自然界,尤以土壤中为常见。

2. 伤口 破伤风梭菌污染伤口后并不一定发病,缺氧环境是发病的主要因素。窄而深的伤口更易形成一个适合该菌生长繁殖的缺氧环境,如细小的木刺或锈钉刺伤等,均可能引起破伤风。也有因新生儿脐带处理不当,孕、产妇不洁的人工流产或分娩导致破伤风。如同时存在其他需氧菌感染,后者消耗伤口内残留的氧气,使本病更易发生。

3. 机体抵抗力 当机体抵抗力弱时,更有利于破伤风的发生。

【病理生理】

在缺氧环境中,破伤风梭菌的芽胞发育为增殖体,迅速繁殖并产生大量外毒素,即痉挛毒素和溶血毒素,是导致破伤风病理生理改变的原因。

1. 痉挛毒素 经血液循环和淋巴系统至脊髓、脑干等处,与联络神经细胞的突触相结合,抑制突触释放抑制性传递介质。运动神经元因失去中枢抑制而兴奋性增强,导致随意肌紧张与痉挛;还可阻断脊髓对交感神经的抑制,致使交感神经过度兴奋,引起血压升高、心率增快、体温升高、出汗等。

2. 溶血毒素　可引起局部组织坏死和心肌损害。

【护理评估】

（一）健康史

了解病人有无火器伤、开放性骨折、深部软组织开放性损伤、烧伤、生锈铁钉刺伤等外伤史。

（二）身体状况

1. 潜伏期　通常为7天左右,约90%的病人在伤后2周内发病,但也可短至24小时或长达数月、数年。偶见病人在摘除体内留存多年的异物后出现破伤风症状。潜伏期越短者,预后越差。新生儿破伤风一般在断脐后7天发生,故常称"七日风"。

2. 前驱期　全身乏力、头晕、头痛、失眠、多汗、烦躁不安、打呵欠、咀嚼无力、局部肌肉发紧、酸痛,并感到舌头和颈部发硬及反射亢进等。前驱症状一般持续1～2日。

3. 发作期

（1）阵发性痉挛:典型症状是在肌肉紧张性收缩的基础上,呈现阵发性强烈痉挛。通常**最先受影响的肌群是咀嚼肌**,随后顺序为**面部表情肌、颈、背、腹、四肢肌,最后为膈肌**。开始时病人自觉咀嚼不便,甚至张口困难(牙关紧闭)。面部表情肌痉挛,表现为蹙眉、口角下缩,形成"苦笑面容"。颈部肌肉收缩,出现颈项强直、头后仰;当背、腹肌同时收缩,因背部肌群较为有力,出现腰部向前凸,头、足后屈,形成"角弓反张"。四肢肌收缩,肢体可出现屈膝、弯肘、半握拳等痉挛姿态;膈肌受影响后,病人出现面唇青紫,呼吸困难,甚至呼吸暂停;膀胱括约肌痉挛时可引起尿潴留。在肌肉紧张性收缩的基础上,任何轻微的刺激,如光、声、接触、饮水等均可诱发全身性的阵发性痉挛。发作时病人神志清楚,表情痛苦,每次发作时间由数秒至数分钟不等。新生儿破伤风,因其肌肉纤弱而症状不典型,常表现出为不能啼哭和吸吮乳汁、活动少、呼吸弱甚至呼吸困难。

（2）伴随症状:发作时病人呼吸急促、面色发绀、口吐白沫、手足抽搐、头频频后仰、全身大汗。

（3）并发症:呼吸道分泌物淤积、误吸可导致肺炎、肺不张。强烈的肌肉痉挛可引起骨折、关节脱位、舌咬伤等。缺氧中毒时间过长,可引起心力衰竭,甚至心脏骤停。

病程一般为3～4周。如积极治疗,不发生特殊并发症者,发作的程度可逐渐减轻。但某些肌群的肌紧张与反射亢进可持续一段时间。

（三）辅助检查

伤口渗液涂片检查　可见大量革兰染色阳性的破伤风梭菌。

（四）心理-社会状况

破伤风病人因痉挛的反复发作和隔离治疗,常会产生紧张、焦虑、恐惧和孤独的感觉,应了解病人紧张、焦虑、恐惧和孤独的程度;了解病人及家属对本病的认识程度和心理承受能力,病人对医院环境的适应情况。

（五）处理原则

凡有外伤史,不论伤口大小、深浅,如伤后出现张口困难、颈部发硬、反射亢进等,均应考虑此病。

治疗原则包括**清除毒素来源、中和游离毒素、控制和解除痉挛、防治并发症**等。

1. 清除毒素来源　在良好麻醉、控制痉挛的基础上,进行彻底的清创术。清除坏死组织和异物后,敞开伤口,充分引流,局部可用3%过氧化氢溶液冲洗。

2. 中和游离毒素　破伤风抗毒素(TAT)与破伤风免疫球蛋白(TIG)可中和血中的游离毒素,而不中和已与神经组织结合的毒素,故应早期使用。TIG用法为3000～6000U肌内注射,一般只用一次。TAT常规用量为2万～5万U加入5%葡萄糖溶液500～1000ml中,静脉缓慢滴注,不需连续应用。

3. 控制和解除痉挛　是治疗的重要环节。根据病情可交替使用镇静及解痉药物,以减少病人的痉挛和痛苦。病情轻者可使用地西泮10mg肌内注射或静脉注射,2～3次/日;苯巴比妥钠0.1～0.2g,肌内注射;也可用10%水合氯醛20～40ml口服或灌肠。病情较重,可用冬眠1号合剂(氯丙嗪、异丙嗪各50mg,哌替啶100mg)加入5%葡萄糖溶液250ml中缓慢静脉滴注,但低血容量时忌用。抽搐严重者,可静脉注射硫喷妥钠0.1～0.25g,使用时需警惕喉头痉挛,维持呼吸道通畅。

4. 防治并发症　主要并发症在呼吸道,如窒息、肺不张、肺部感染。对抽搐频繁、药物不易控制的

视频:破伤风的前驱症状

视频:破伤风的发作表现

视频:破伤风的处理原则

严重病人,应尽早进行气管切开,以改善通气,清除呼吸道分泌物,必要时行人工辅助呼吸。选用合适的抗菌药,预防其他继发感染,如肺炎。补充水和电解质以纠正因消耗、出汗及不能进食等导致水和电解质失衡。

【常见护理诊断/问题】

1. 有窒息的危险　与持续性喉头痉挛及气道堵塞有关。

2. 有受伤危险　与强烈肌肉痉挛抽搐,造成肌肉撕裂或骨折有关。

3. 有体液不足的危险　与反复肌痉挛消耗、大量出汗有关。

4. 潜在并发症:肺不张、肺部感染、尿潴留、心力衰竭等。

【护理目标】

1. 病人呼吸道通畅、平稳。

2. 病人未发生舌咬伤、坠床、骨折等伤害。

3. 病人体液得以维持平衡,生命体征及尿量正常。

4. 病人未发生并发症,或发生时得到及时发现和处理。

【护理措施】

（一）保持呼吸道通畅

1. 配合医生急救　病室内备气管切开包及氧气吸入装置,急救药品和物品准备齐全。对抽搐频繁、持续时间长、药物不易控制的严重病人,应配合医生尽早行气管切开。气管切开病人应注意做好呼吸道管理,包括气道雾化、湿化、冲洗等护理。

2. 协助排痰　在痉挛发作控制后,协助病人翻身、叩背,以利排痰,必要时吸痰,防止痰液堵塞;痰液黏稠时,给予雾化吸入。

3. 避免误吸　病人进食时避免呛咳、误吸;频繁抽搐者,禁止经口进食。

（二）病情观察

每4小时测量体温、脉搏、呼吸1次,根据需要测量血压。观察并记录痉挛、抽搐发作的次数,持续时间及有无伴随症状,发现异常及时报告医生,并协助处理。

（三）控制痉挛的护理

1. 用药护理　遵医嘱使用镇静、解痉药物;在每次发作后检查静脉通路,防止因抽搐使静脉通路堵塞、脱落而影响治疗。

2. 减少外界刺激　医护人员要做到走路轻、语声低、操作稳;避免光、声、寒冷及精神刺激;使用器具无噪声;护理治疗安排集中有序,可在使用镇静剂30分钟内进行;减少探视,尽量不要搬动病人。

（四）保护病人,防止受伤

使用带护栏的病床,必要时加用约束带,防止痉挛发作时病人坠床和自我伤害;应用合适的牙垫,以防舌咬伤;剧烈抽搐时勿强行按压肢体,关节部位放置软垫,以防肌腱断裂、骨折及关节脱位;床上置治疗气垫,防止压疮。

（五）加强营养

应争取在痉挛发作的间歇期,协助病人进高热量、高蛋白、高维生素饮食,进食应少量多次,以免引起呛咳、误吸。病情严重不能经口进食者,予以鼻饲,但时间不宜过长。必要时予以 TPN,以维持人体正常营养需要。

（六）防止交叉感染

1. 环境要求　将病人置于单人隔离病室,室内遮光、安静、温湿度适宜。

2. 严格隔离消毒　破伤风梭菌具有传染性,应严格执行消毒隔离制度。设专人护理,医护人员进入病房穿隔离衣,戴口罩、帽子、手套,身体有伤口者不能参与护理;病人用过的碗、筷、药杯等用 0.1% ~ 0.2% 过氧乙酸浸泡后,再煮沸消毒,病人排泄物应严格消毒后处理;伤口处更换的敷料必须焚烧。尽可能使用一次性物品,室内的物品未经处理不得带出隔离间。病室内空气、地面、用物等需定时消毒。

（七）并发症的护理

遵医嘱使用抗菌药,防止肺部感染等并发症发生。加强心电监护,注意防治心力衰竭。

（八）心理护理

安慰病人及家属,稳定情绪,减轻焦虑和恐惧。解释病情发展情况、主要的治疗和护理措施,鼓励病人及家属积极配合各项治疗和护理工作。

（九）健康指导

破伤风是可以预防的疾病。创伤后早期彻底清创,改善局部血循环是预防破伤风发生的关键;还可采取人工免疫,人工免疫包括主动和被动两种方法。

1. 主动免疫法 是健康时有效的预防方法,近代战争中已证明其作用可靠。方法是皮下注射破伤风类毒素 3 次。每次均为 0.5ml。首次皮下注射后,间隔 4～6 周再进行第二次皮下注射,再间隔 6～12 个月后皮下注射第三针。以后每 5 年强化注射 1 次(0.5ml)。免疫力在首次注射后 10 日内产生,30 日后能达到有效保护的抗体浓度。如果一旦受伤,只需再注射 0.5ml 即可有效预防破伤风,不需注射破伤风抗毒素。在小儿中通常实施百日咳、白喉、破伤风三联疫苗的免疫注射。

2. 被动免疫法 ①注射破伤风抗毒素:对伤前未接受自动免疫的伤员,尽早皮下注射破伤风抗毒素 1500～3000U,因为破伤风的发病有一潜伏期,尽早注射有预防作用,但其作用短暂,有效期为 10 天左右,因此对深部创伤,潜在厌氧菌感染可能的病人,可在 1 周后追加一次量。破伤风抗毒素易引起过敏反应,注射前必须进行过敏试验。如有过敏反应,应按脱敏法注射。②注射人体破伤风免疫球蛋白(TIG):人体破伤风免疫球蛋白由人体血浆中免疫球蛋白提纯而成,效能大于 TAT10 倍以上,无过敏反应,注射后被动免疫可持续 3～4 周,剂量为 250U,做深部肌内注射。

3. 加强劳动保护 防止木刺、锈钉刺伤及其他可能引起破伤风的损伤。要正确处理深部感染如化脓性中耳炎等;避免不洁接产,以防止新生儿破伤风及产妇产后破伤风等。

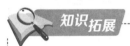

儿童的破伤风主动免疫法

主动免疫是目前最可靠、最有效的预防方法。我国早已将百日咳菌液、白喉类毒素和破伤风类毒素混合为三联疫苗列入儿童计划免疫。初种年龄是 3 个月、4 个月、5 个月;复种年龄是 1.5～2 岁、6 周岁,用吸附白破二联类毒素,在上臂外侧皮下注射。百日咳、白喉、破伤风类毒素混合制剂接种后局部可出现红肿、疼痛或伴低热、疲倦等,偶见过敏性皮疹、血管性水肿。若全身反应严重,应及时到医院诊治。

【护理评价】

通过治疗和护理,病人是否:①呼吸道通畅平稳;②未发生舌咬伤、坠床或骨折等意外伤害;③体液维持平衡;④并发症得以预防,或得到及时发现和处理。

二、气性坏疽病人的护理

气性坏疽(gas gangrene)通常指由梭状芽胞杆菌所致的以肌坏死或肌炎为特征的急性特异性感染。因其发展急剧,预后差。

【病因和病理】

1. 梭状芽胞杆菌 为革兰染色阳性的厌氧芽胞杆菌,芽胞抵抗力非常强。已知梭状芽胞杆菌有多种,引起本病的主要是产气荚膜杆菌、水肿杆菌、腐败杆菌和溶组织杆菌等,常为多种细菌的混合感染。致病因素主要与其产生的外毒素与酶有关。

(1) 组织内积气:部分酶能通过脱氮、脱氨、发酵作用而产生大量不溶性气体,如硫化氢等,积聚在组织间。

(2) 水肿:有些酶能溶解组织蛋白,引起组织细胞坏死、渗出而产生恶性水肿。组织内因气、水夹杂而急剧膨胀,局部张力迅速增高,皮肤表面变硬如"木板样";筋膜下张力急剧增加,压迫微血管而加重组织的缺血、缺氧甚至失活,更有利于细菌生长繁殖,形成恶性循环。

(3) 溶血与组织损伤:卵磷脂酶、透明质酸酶等产生溶血与组织损伤,使细菌易于穿透组织间隙,加速扩散。感染一旦发生,即可沿肌束或肌群向上下扩展。病变肌肉为砖红色,外观如熟肉,失去弹性。大量组织坏死和外毒素吸收,可引起严重的脓毒症,并侵犯脏器。

2. 伤口　缺血、缺氧的伤口更有利于其生长繁殖。

3. 机体抵抗力　梭状芽胞杆菌广泛存在于泥土和人畜粪便中,故容易侵入伤口,但是否致病,还与机体的抵抗力有关。

【护理评估】

（一）健康史

了解病人有无开放性损伤史,伤口处有无大片组织坏死、深部肌肉损伤或开放性骨折伴有血管损伤等缺氧情况;还要了解受伤的时间、伤后处理经过等。

（二）身体状况

1. 潜伏期　发病一般在伤后 1~4 日,最短 6~8 小时,长可达 5~6 日。

2. 发作期

（1）症状:①疼痛:患部出现"胀裂样"剧痛,止痛剂不能奏效;②肿胀:患处肿胀明显,肿胀与创伤所能引起的程度不成比例,并迅速向上下蔓延;③全身症状:可发生溶血性贫血、黄疸、血红蛋白尿、高热、脉速、呼吸急促、出冷汗等中毒症状,全身情况可在 12~24 小时内全面迅速恶化。

（2）体征:伤口中有恶臭的浆液性或血性渗出物,可渗湿厚层敷料,当移除敷料时可见气泡从伤口中冒出。伤口内肌肉坏死,红砖色,失去弹性,切面可不出血;伤口周围皮肤表现为水肿、发亮,很快变为紫红、紫黑,并出现大小不等的水疱。皮下组织积气,可有捻发音。

（三）辅助检查

1. 实验室检查　由于溶血毒素的作用,红细胞计数和血红蛋白降低,白细胞计数增加。伤口渗液涂片检查可见大量革兰阳性梭状芽胞杆菌,同时可行渗出物细菌培养。

2. X 线检查　显示伤口肌群间有气体。

（四）心理-社会状况

气性坏疽多在严重创伤的基础上发病,且病情严重、疼痛剧烈、发展迅速,且要面临广泛切开和组织切除或截肢等致残性治疗,病人和家属常有焦虑、恐惧等心理反应。应了解病人和家属对疾病的认识、对治疗和预后的知晓程度、家庭经济状况和对病人的支持能力等。

（五）处理原则

预防的关键是尽早彻底清创,包括清除失活、缺血的组织、去除异物。对深而不规则的伤口充分敞开引流避免无效腔存在,对疑有气性坏疽的伤口,可用 3% 过氧化氢或 1:1000 高锰酸钾等溶液冲洗、湿敷。治疗越早越好,可以挽救病人的生命,减少组织的坏死或截肢率。

1. 急症清创　术前静脉滴注大剂量青霉素、输血等。准备时间应尽量缩短。清创范围应达正常肌组织,切口敞开、不予缝合。如整个肢体已广泛感染,应果断进行截肢,以挽救生命。如感染已部分超过关节截肢平面,其上的筋膜腔应充分敞开,术后用氧化剂冲洗、湿敷,经常更换敷料,必要时还要再次清创。

2. 应用抗菌药　首选青霉素,常见产气荚膜梭菌对青霉素大多敏感,但剂量需大,每日应在 1000 万 U 以上。大环内酯类(如琥乙红霉素、麦迪霉素等)和硝基咪唑类(如甲硝唑、替硝唑)也有一定疗效。氨基糖苷类抗菌药对此类细菌已证实无效。

3. 高压氧治疗　提高组织间的含氧量,造成不适合细菌生长繁殖的环境,可提高治愈率,减轻伤残率。

4. 全身支持疗法　包括输血、纠正水、电解质失衡、营养支持与对症处理等。

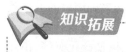

知识拓展

高压氧治疗气性坏疽

高压氧治疗气性坏疽的原理是吸入相当于 3 个大气压的纯氧,使血液和组织内血氧含量较正常大 15 倍,起到抑制厌氧菌生长繁殖和产生毒素的作用。治疗方案是:第一日 3 次,第二日、第三日各 2 次,三日内共 7 次。每次 2 小时,间隔 6~8 小时;第一个 24 小时治疗 3 次,以后每 12 个小时治疗 1 次,共 3 日。清创手术在第一次高压氧舱治疗后进行,将明显坏死的组织切除,但不做广泛清创,以后依据病情,重复清创。

【常见护理诊断/问题】

1. 疼痛 与创伤、感染及局部肿胀有关。

2. 组织完整性受损 与组织感染坏死有关。

3. 自我形象紊乱 与失去部分组织和肢体而致形体改变有关。

【护理目标】

1. 病人疼痛缓解。

2. 病人未发生感染。

3. 病人情绪稳定,能配合治疗及护理,敢于面对伤后的自我形象。

【护理措施】

1. **疼痛护理** 疼痛剧烈者,遵医嘱给予麻醉镇痛剂或采用自控镇痛泵。对截肢后出现幻觉疼痛者,应给予耐心解释,解除其忧虑和恐惧。

2. **监测病情变化** ①观察伤口:对严重创伤病人,尤其伤口肿胀明显者,应严密监测伤口肿痛情况,特别是突然发作的伤口"胀裂样"剧痛;准确记录疼痛的性质、特点及与发作相关的情况。②监测生命体征:对高热、烦躁、昏迷病人应密切观察生命体征变化,警惕感染性休克的发生。如已发生感染性休克,按休克护理。

3. **控制感染,维持正常体温** 动态观察和记录体温、脉搏等变化,高热者给予物理或药物降温;遵医嘱应用抗菌药。

4. **伤口护理** 对开放或截肢后敞开的伤口,应用3%过氧化氢溶液冲洗、湿敷,及时更换伤口敷料。

5. **防止交叉感染** 参见"破伤风病人的护理"。

6. **心理护理** ①截肢前:对需要截肢的病人,向病人及家属解释手术的必要性和可能出现的并发症,使病人及家属能够接受截肢的现实。②截肢后:耐心倾听病人诉说,安慰并鼓励病人正视现实;介绍一些已经截肢的病人与之交谈,使其逐渐适应自身形体变化和日常活动。

7. **健康指导** 指导病人对患肢进行自我按摩及功能锻炼,以便尽快恢复患肢的功能。对伤残者,指导其正确使用假肢和适当训练。帮助其制订出院后的康复计划,使之逐渐恢复自理能力。

【护理评价】

通过治疗和护理,病人是否:①疼痛缓解;②未发生感染;③能面对伤后自我形象的改变,逐渐适应外界环境与生活。

(张乳霞)

思考题

1. 冼女士,35岁,因地震时,左下肢被倒塌的房梁砸伤12小时就诊。体格检查:T 38.5℃,P 100次/分,R 22次/分,BP 110/70mmHg。左小腿淤血、肿胀明显,左足趾和足背处发黑,有捻发音,可闻及难闻臭味。医生初步诊断为"气性坏疽"。

请问:应采取哪些护理措施?

2. 刘先生,22岁,因右小腿片状红疹,肿胀伴烧灼痛4天就诊。病人自述4天前右小腿出现水肿性红斑,疼痛,红斑向上蔓延,在家自服"头孢氨苄胶囊"无明显缓解,遂来就诊。体格检查:T 37.9℃,P 90次/分;右小腿内侧皮肤可见片状红疹,微隆起、颜色鲜红、中间稍淡、边界清楚。右腹股沟淋巴结肿大。血常规:白细胞计数11×10⁹/L,中性粒细胞80%。

请问:评估该病人健康史时应收集哪些资料?采取哪些护理措施?

思路解析

扫一扫,测一测

第九章　损伤病人的护理

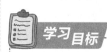

1. 掌握创伤、烧伤病人的护理措施;掌握蛇咬伤、犬咬伤的急救原则。
2. 熟悉创伤、烧伤病人的处理原则及观察指标;熟悉清创术的 5 个步骤及更换敷料(换药)的方法。
3. 了解创伤、烧伤病人的症状和体征,能准确评估烧伤的面积。
4. 学会创伤、烧伤病人的护理知识和技能,运用护理程序为创伤、烧伤病人实施整体护理。
5. 具有良好的无菌观念和高度的责任感,注重人文关怀,能与病人进行良好的沟通。

各种致伤因素作用于机体,引起组织结构完整性破坏和功能障碍及其所引起的局部和全身反应,称为损伤(injury)。引起损伤的主要原因:**①机械性损伤**:由于锐器切割、钝器撞击、重物挤压、摔跤、火器等因素造成,这是损伤最为常见的病因;**②物理性损伤**:由于高温、冷冻、电流、激光、放射线等因素造成;**③化学性损伤**:由强酸、强碱、毒气、磷等因素所造成;**④生物性损伤**:由于遭受动物如毒蛇、犬、猫、昆虫等咬、抓、螫伤引起的损伤。除可引起局部机械性损伤外,还可经伤口带入毒素和致病微生物。

第一节　创伤病人的护理

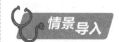

情景描述:

王先生,45 岁,因车祸碾压左小腿,120 急救中心急送入院。病人面色苍白,痛苦呻吟,查体:血压 80/42mmHg,脉搏细速 130 次/分,左下肢运动障碍,左小腿中段不全离断,创面大量渗血。诊断:左小腿中段碾压伤,不全离断。

请思考:

1. 立即为该病人采取哪些急救处理措施?
2. 应协助医生尽快完成哪些辅助检查? 当前主要观察该病人的哪些情况?

创伤(trauma)是指机械性致伤因素作用于人体造成的组织结构完整性破坏或功能障碍,是常见的一种损伤。

【病理生理】

创伤后机体在局部和全身可发生一系列病理生理变化以维持机体自身内环境的稳定。严重创伤性反应超过机体调节功能时,可损害机体本身,容易发生并发症。

（一）局部反应

创伤的局部反应是由于创伤后组织破坏释放各种炎性介质,引起毛细血管壁通透性增高,血浆成分外渗;白细胞等趋化因子迅速聚集于伤处吞噬和清除病原微生物或异物,出现局部红、肿、热、痛等炎症表现。局部反应轻重与致伤因素的种类、作用时间、组织损害和性质,以及污染程度和是否有异物存留有关。局部炎症反应是非特异性的防御反应,有利于清除坏死组织、杀灭细菌及组织修复。

（二）全身性反应

全身反应也称全身性应激反应,是机体受到致伤因素作用下所引起的非特异性应激反应。

1. 神经-内分泌系统反应　在精神紧张、疼痛、有效血容量不足等因素综合作用下,下丘脑-垂体-肾上腺皮质轴和交感神经-肾上腺髓质轴分泌大量儿茶酚胺、肾上腺皮质激素、抗利尿激素、生长激素和胰高血糖素;同时,肾素-血管紧张素-醛固酮系统也被激活。上述3个系统相互协调,共同调节全身各器官功能和代谢,启动机体代偿功能,保护机体重要脏器的灌注。

2. 体温变化　机体创伤后释放大量的炎性介质,如肿瘤坏死因子、白细胞介素等作用于下丘脑体温调节中枢可引起机体发热。

3. 代谢变化　机体创伤后,由于神经内分泌系统的作用,机体分解代谢增强,出现基础代谢率增高,能量消耗增加,糖、蛋白质、脂肪分解加速,水电解质代谢紊乱。

4. 免疫反应　机体严重创伤后,中性粒细胞、单核-巨噬细胞的吞噬和杀菌能力减弱;淋巴细胞数量减少、功能下降;免疫球蛋白含量降低;补体系统过度耗竭等因素综合作用导致机体免疫防御能力下降,对感染的易感性增加。

（三）组织修复和创伤愈合

创伤修复是由伤后增生的细胞和细胞间质充填、连接或代替缺损组织。理想的修复也称为完全修复,是完全由原来性质的组织细胞修复缺损组织,恢复其原有的结构和功能。由于人体各种组织细胞固有的再生增殖能力不同,大多数组织伤后由其他性质细胞(多为成纤维细胞)增生替代完成。

1. 组织修复过程　分为以下3个阶段:

（1）局部炎症反应阶段:在伤后立即发生,此阶段常持续3~5日,主要是血管和细胞反应、免疫应答、血液凝固和纤维蛋白的溶解。目的是清除坏死组织,为组织再生和修复奠定基础。

（2）细胞增殖分化和肉芽形成阶段:有新生毛细血管与成纤维细胞构成肉芽组织,再合成胶原纤维,同时上皮细胞增生覆盖,充填伤口,形成瘢痕愈合,使伤口愈合。

（3）组织塑形阶段:主要是胶原纤维交联增加、强度增加;多余的胶原纤维被胶原酶降解;过度丰富的毛细血管网消退及伤口黏蛋白和水分减少等,最终达到受伤部位外观和功能的改善。

2. 创伤愈合的类型　分为以下两种:

（1）一期愈合（又称原发愈合）:组织修复以同类细胞为主,仅含少量纤维组织,创缘对合良好,呈线状,伤口愈合快、功能良好。

（2）二期愈合（又称瘢痕愈合）:组织修复以纤维组织为主,修复慢,瘢痕明显,不同程度地影响结构和功能恢复。多见于创伤程度重、创口较大、创缘不齐、坏死组织多及伴有感染的伤口。

3. 影响创伤愈合的因素

（1）局部因素:伤口感染是最常见的影响因素。创伤范围大、坏死组织多、异物存留、局部血液循环障碍、伤口引流不畅、局部制动不足、包扎或缝合过紧等因素是影响伤口愈合的局部因素。

（2）全身因素:包括高龄、营养不良、大量使用皮质激素等;合并有糖尿病、结核、肿瘤等慢性疾病及全身严重并发症等都是影响伤口愈合的全身因素。

【创伤分类】

（一）按致伤因素分类

可分为烧伤、冷伤、擦伤、挫裂伤、撕脱伤、挤压伤、刀器伤、火器伤、冲击伤、爆震伤、毒剂伤、核放射伤及多种因素所致的复合伤等。这种分类利于评估伤后的病理变化。

（二）按受伤部位分类

一般分为颅脑伤、颌面部伤、颈部伤、胸（背）部伤、腹（腰）部伤、骨盆伤、脊柱脊髓伤和四肢伤等。这种分类利于判断重要脏器的损害和功能情况。

（三）按伤后皮肤完整性分类

按皮肤是否完整分为开放性与闭合性创伤两大类。

1. 闭合性创伤（closed injury）　皮肤保持完整性，无开放性伤口者称闭合性创伤。

（1）**挫伤**（contusion）：多为浅表软组织挫伤，表现为局部破损、肿胀、触痛或皮肤红、青紫。

（2）**扭伤**（sprain）：外力作用使关节超过正常的活动范围，造成关节囊、韧带、肌腱等组织撕裂破坏。

（3）**挤压伤**（crush injury）：机体或躯干肌肉丰富部位较长时间受钝力挤压，严重时肌肉组织广泛缺血、坏死、变性，随之坏死组织的分解产物（肌红蛋白、乳酸等）吸收，有可能发生挤压综合征（crush syndrome），**出现高钾血症和急性肾衰竭**。

（4）**爆震伤（冲击伤）**：爆炸产生的强烈冲击波可对胸腹部等器官造成损伤，伤者体表无明显损伤，但胸、腹腔内脏器或鼓膜可发生出血、破裂或水肿等。闭合性创伤**常有深部器官损伤**。

2. 开放性创伤（opened injury）　受伤部位皮肤或黏膜完整性遭到破坏，深部组织伤口与外界相通，此为开放性创伤。

（1）**擦伤**（abrasion）：粗糙物伤及皮肤表层、表皮及部分真皮被不规则地刮除。

（2）**刺伤**（pricking wound）：尖锐器物刺入组织的损伤，伤口深而细小。

（3）**切割伤**（incised wound）：多因锐利器械切割组织而造成损伤，切口长度、深度各不相同。创缘平整，仅少数伤口的边缘组织因有破碎而较粗糙。

（4）**裂伤**（laceration）：钝器打击所致皮肤和皮下组织断裂，创缘多不整齐，周围组织破坏较严重。

（5）**撕脱伤**（avulsion）：伤口不规则，浅表和深部组织撕脱、断裂，周围组织破坏较严重，出血多，易发生休克和感染。

（6）**砍伤**：也由刀器造成，但作用力较大，接近垂直方向运动，伤口较深，多伤及骨。

（7）**火器伤**（firearm wound）：弹片或枪弹造成的创伤，可能发生贯通伤（既有入口又有出口者），也可能导致非贯通伤（只有入口没有出口者），损伤范围大，坏死组织多，易感染，病情复杂。

（四）按伤情轻重分类

1. 轻度受伤主要是局部软组织伤。

2. 中度受伤主要是广泛软组织伤、上下肢开放骨折、肢体挤压伤、创伤性截肢及一般的腹腔脏器伤。

3. 重度受伤指危及生命或治疗后有可能严重残疾者。现代创伤学已制订多种评分法，如院前评分的院前指数（prehospital index，PHI）、CRAMS 评分法、创伤评分（trauma score，TS）、修正创伤评分法（revised trauma score，RTS）、格拉斯哥昏迷评分等；院内评分法的简明损伤定级标准（abbreviated injury scala，AIS）、损伤严重度评分等，这些评分法对创伤进行分度，利于评估创伤对生命和全身的影响。

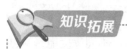

创 伤 评 分

自20世纪60年代开始，国外对创伤的严重程度开始用量化表达，以后逐渐普遍推广，由此产生了创伤评分。创伤评分是定量诊断在创伤医学中的应用，是对创伤病人损伤严重程度的量化评估方法，同时也是预测存活可能性、治疗决策、科研对照和救治质量评价的依据，经过半个世纪的不断改进，一些日趋成熟的创伤评分方案逐渐广泛应用于临床和研究中，各种评分方法的共同原则是"多参数量化"描述伤势并预测伤员结局。

【护理评估】

（一）健康史

病人一般情况的评估：年龄、性别、婚姻、文化、职业、饮食、睡眠等。详细询问受伤史，了解致伤原因、部位、时间,受伤当时和伤后的情况,受伤后曾接受过何种急救和治疗。既往健康状况,有无药物过敏史等。致伤原因不同造成的损伤类型也不同。

（二）身体状况

1. 症状

（1）疼痛:其程度与创伤部位、性质、范围、炎症反应强弱及个人的耐受力有关。伤处活动时疼痛加剧,制动后减轻。2~3日后疼痛逐渐缓解,如持续存在,甚至加重,表示可能并发感染。严重创伤并发休克时病人常不诉疼痛;内脏损伤所致的疼痛常定位不确切。为避免漏诊或误诊,创伤引发的体腔内疼痛,在确诊前慎用麻醉止痛剂。

（2）局部肿胀:因受伤局部出血和创伤性炎症反应所致。局部出现瘀斑、肿胀或血肿,组织疏松和血管丰富的部位,肿胀尤为明显。严重肿胀可致局部组织或远端肢体血供障碍,出现远端苍白、皮温降低等。

（3）功能障碍:因局部组织结构破坏、疼痛或炎症反应所致,如脱位、骨折的肢体不能正常运动。局部炎症、神经损伤、肌肉损伤、严重的软组织损伤等均可引起功能障碍,如咽喉创伤后水肿可造成窒息。神经或运动系统创伤所致的功能障碍,对诊断有定位价值。

（4）伤口和出血:是开放性创伤特有的征象。因创伤原因不同,其伤口特点不同;创伤程度不同,其伤口出血量不同。按伤口可分为三类:①**清洁伤口**（cleaning wound）:通常指无菌手术切口,也包括经清创术处理的无明显污染的创伤伤口。②**污染伤口**（contaminated wound）:指有细菌污染,但未构成感染的伤口。适用于清创术。一般认为伤后8小时以内的伤口即属于污染伤口。③**感染伤口**:伤口有脓液、渗出液及坏死组织等,周围皮肤常有红、肿、痛、热。

（5）伤口并发症:①**伤口出血**:指发生在手术或意外伤害性伤口48小时内的继发性出血,也可发生在修复期任何时段。若伤口邻近主要血管区,更易发生。②**伤口感染**:各种伤口均有发生感染的可能。化脓性感染是最为常见的并发症,主要症状是持续性的炎症反应,如体温升高、心率增快、白细胞增高;伤口出现红、肿、热、痛,已减轻的疼痛反而加重,有脓性分泌物出现等。③**伤口裂开**:指伤口未愈合,皮肤以下各层或全层完全分离。

2. 体征

（1）体温增高:创伤出血或组织坏死分解产物吸收以及外科术后均可发生吸收热。由创伤性炎症引起的发热,体温一般在38℃左右。如发生脑损伤或继发感染,病人将出现高热。

（2）全身炎症反应综合征:创伤后释放的炎症介质及疼痛、精神紧张、血容量减少等均可引起脉搏和心率增快,收缩压或脉压下降,呼吸急促或困难,面色苍白或指端发绀等变化。

（3）其他:因失血、失液,病人可有口渴、尿少、疲倦、失眠等,妇女可出现月经异常。

（4）并发症:创伤后大量失血、失液、强烈的神经刺激和并发严重感染等均可引起全身性并发症。常见有化脓性感染和创伤性休克。开放性损伤和闭合性损伤均可并发各种感染。伤后还可能发生破伤风、气性坏疽等特异性感染;严重创伤、失血、并发严重感染等,可引起有效循环血量锐减、微循环障碍而发生休克。重度创伤并发感染、休克后,可发生急性肾衰竭、凝血功能障碍、成人呼吸窘迫综合征等多系统器官衰竭。

（三）辅助检查

1. 实验室检查　血常规和血细胞比容可判断失血或感染情况;血尿提示泌尿系统损伤;血电解质和血气分析可了解水、电解质、酸碱平衡失调状况及有无呼吸功能障碍。

2. 诊断性穿刺和导管检查　各种穿刺技术有较可靠的诊断价值,如胸腹腔穿刺可用以判断内脏受损破裂情况;放置导尿管或膀胱灌洗可诊断尿道、膀胱损伤;留置导尿管可观察每小时尿量,以作补充液体、观察休克变化的参考;监测中心静脉压可辅助判断血容量和心功能。

3. 影像学检查　X线检查可证实骨折、脱位、血气胸、气腹及伤处异物等;超声检查可诊断胸、腹腔内的积血及肝脾破裂等;CT检查可辅助诊断颅脑损伤和某些腹部实质性器官、腹膜后损伤等;MRI检查有助于诊断颅脑、脊柱、脊髓、骨盆等处的损伤。

4. 其他　对严重创伤病人,还可根据需要采用多种功能监护仪器和其他实验室检查方法,监测心、肺、脑、肾等重要器官的功能,以利于观察病情变化,及时采取治疗措施。血管造影可确定血管损伤或外伤性动脉瘤、动静脉瘘。

（四）心理-社会状况

了解病人及家属对突发创伤打击所带来的心理承受程度以及心理变化。由于病人及家属担心损伤给生命带来威胁，是否因损伤带来的残疾等问题，容易产生紧张、焦虑和恐惧心理，护士应评估病人焦虑和恐惧的原因和程度，了解病人及其家属对疾病的认知程度以及对治疗的信心等问题；评估病人预后适应工作和生活自理能力。

（五）处理原则

1. 全身治疗　应用支持疗法积极抗休克、保护器官功能、加强营养支持、预防继发性感染和破伤风等，包括维护呼吸和循环功能、镇静镇痛、防治感染等处理。

2. 局部治疗

（1）闭合性损伤：如无内脏合并伤，多不需特殊处理，可自行恢复；如骨折或脱位，及时复位，并妥善固定，逐步进行功能锻炼；如颅内血肿、内脏破裂等重要脏器损伤时，紧急手术治疗。

（2）开放性损伤：及早清创缝合，如伤口已有明显感染现象，则积极控制感染，加强换药，促其尽早二期愈合。

【常见护理诊断/问题】

1. 体液不足　与伤后失血、失液有关。

2. 疼痛　与创伤、局部炎症反应或伤口感染有关。

3. 组织完整性受损　与组织器官受损伤、结构破坏等有关。

4. 焦虑/恐惧　与创伤刺激或伤口的视觉刺激、忧虑伤残等因素有关。

5. 潜在并发症：休克、感染、挤压综合征等。

【护理目标】

1. 病人有效循环血量恢复，生命体征平稳。

2. 病人疼痛得到缓解或消失。

3. 病人的伤口得以妥善处理，受损组织逐渐修复。

4. 病人能正确面对创伤事件，焦虑/恐惧感减轻或消失，情绪稳定，能配合治疗。

5. 病人无并发症发生或并发症能被及时发现和处理。

【护理措施】

（一）急救护理

妥善现场急救是挽救病人生命的重要保证，并与病人预后密切相关。在紧急情况下，优先处理危及病人生命的紧急问题。健全阶梯式的救治系统，做到轻伤就地治疗，中度伤收治住院治疗，重伤经急救后及时送往大医院或创伤中心进行专科处理。**救治工作原则：保存生命第一；恢复功能第二；顾全解剖完整性第三。**

1. **抢救生命**　优先处理危及生命的紧急情况，如心跳、呼吸骤停、窒息、活动性大出血、张力性或开放性气胸、休克、腹腔内脏脱出等，迅速将病人抢救至安全处，避免继续或再次受伤，行紧急现场救护。

2. **判断伤情**　经紧急处理后，迅速进行全面、简略且有重点的检查，注意有无其他创伤情况，并做出相应处理。

3. **呼吸支持**　维持呼吸道通畅，立即清理口鼻腔异物、使用通气道、给氧吸入等。

4. **迅速有效止血及包扎**　根据条件，以无菌敷料或清洁布料包扎伤口。用压迫法、肢体加压包扎、止血带或器械迅速控制伤口大出血。肢体使用止血带止血时，要注意正确的缚扎部位、方法和持续时间，**一般每隔40~60分钟放松1次止血带，每次2~3分钟**，避免引起肢体长期缺血导致坏死。

5. **维持有效循环血量**　积极抗休克，主要是**止痛、有效止血和补充血容量**。立即开放2~3条静脉输液通道（根据条件，选择使用静脉留置针或使用中心静脉导管置管），给予输液、输血或血浆代用品及血管活性药物等，尽快恢复有效循环血量并维持循环的稳定。

6. **严密包扎、封闭体腔伤口**　颅脑、胸部、腹部伤应用无菌敷料或清洁布料包扎，填塞封闭开放的胸壁伤口，用敷料或器具保护由腹腔脱出的内脏。

7. 妥善固定骨折、脱位　可用夹板或代用品,也可用躯体或健肢以中立位固定伤肢,注意远端血运。已污染的开放性骨折,可予受伤位包扎固定。达到减轻疼痛、防止再损伤、方便搬运的效果。

8. 安全转运病人　经急救处理,待伤情稳定、出血控制、呼吸好转、骨折固定、伤口包扎后,专人迅速护送病人到医院。搬动前对**四肢骨折应妥善固定**,防止再次损伤和发生医源性损害:**疑有胸腰椎骨折**,应3人以平托法将病人轻放、**平卧于硬板床上**,防止脊髓损伤;有颈椎损伤者,采用4人平托法,1人固定头,其余3人平托法;**胸部损伤重者**,宜**取伤侧向下的低斜坡卧位**,以利健侧呼吸;运转途中保持病人适当体位,尽量避免颠簸,**病人头部朝后(与运行方向相反)**,避免脑缺血突然死亡。保证静脉通道的有效输液,根据医嘱给予止痛、镇静,给氧吸入、注意保暖,预防休克;严密监测生命体征,协助医师进行创伤评估。

9. 密切观察病情变化　①密切监测意识、呼吸、血压、脉搏、中心静脉压和尿量等,做好记录。②闭合性损伤的病人重点观察生命体征,血压变化的情况;开放性损伤的病人重点观察伤口有无出血、渗出及感染的征象。③胸部损伤的病人重点注意呼吸情况,警惕有无发生血气胸等;腹部损伤的病人,警惕有无腹腔脏器破裂或内出血情况。④肢体损伤的病人,注意观察伤肢的末梢循环、皮肤颜色和温度等变化。

（二）软组织闭合性创伤的护理

1. 病情观察　对伤情较重者要注意观察局部症状、体征的发展;密切观察生命体征的变化,注意有无深部组织器官损伤,**对挤压伤病人应观察尿量、尿色**、尿比重,注意是否发生急性肾衰竭。伤情较重者卧床休息,其体位应利于呼吸和促进伤处静脉回流。

2. 局部制动　**抬高患肢15°～30°**以减轻肿胀和疼痛。伤处先行复位,再选用夹板、绷带等固定方法制动,以缓解疼痛,利于修复。

3. 配合局部治疗　小范围软组织创伤后早期局部冷敷,以减少渗血和肿胀。12小时后可热敷和理疗,促进吸收和炎症消退。血肿较大者,应在无菌操作下穿刺抽吸,并加压包扎,预防感染。

4. 促进功能恢复　病情稳定后,配合应用理疗、按摩和功能锻炼,促进伤肢功能尽快恢复。

（三）软组织开放性创伤的护理

1. 术前准备　做好备皮、药物过敏试验、配血、输液、协助完成X线摄片等辅助检查等。有活动性出血者,在抗休克同时积极准备手术止血。

2. 配合医师进行清创手术　告知病人清创的目的,协助病人取合适体位,必要时按医嘱给予止痛剂、补充血容量,准备清创物品,协助医师对污染伤口进行清洁处理,防止感染,以使伤口一期愈合。

3. 术后护理　①**密切观察病情**:严密注视伤情变化,警惕活动性出血等情况的发生。观察伤口情况,如出现感染征象时,应配合治疗进行早期处理。注意伤口末梢循环情况,如发现肢端苍白或发绀,皮温降低,动脉搏动减弱等病情变化,报告医生及时处理。②**加强支持疗法**:根据脱水性质与程度,遵医嘱给予输液、输血,防治水、电解质紊乱,纠正贫血。加强营养,促进创伤的愈合。③**预防感染**:依据伤情尽早选用合适的抗生素,达到预防用药的目的。受伤后或清创后应及时加用破伤风抗毒素,预防破伤风。术后按时换药,保持伤口清洁干燥,预防切口感染。④**功能锻炼**:病情稳定后,鼓励并协助病人早期活动,指导病人进行肢体功能锻炼,促进功能恢复和预防并发症。

（四）深部组织或器官损伤的护理

疑有颅脑、胸部、腹部和骨关节等任何部位的损伤,除了处理局部,还要兼顾其对全身的影响,加强心、肺、肾、脑等重要器官功能的监测,采取相应的措施防治休克和多器官功能不全,最大限度地降低病人死亡率。

（五）心理护理

安慰病人,稳定情绪。创伤常常为突发事件,对病人机体及心理都造成一定的伤害,尤其是影响到外观及功能,病人会出现焦虑和恐惧心理,医护人员为病人提供生活照顾和社会支持,安慰病人,进行必要的心理疏导,减轻其紧张、焦虑和恐惧等不良心理,使病人能积极配合治疗,树立治疗信心。

（六）健康指导

对病人进行相关健康指导,使病人掌握健康防护知识,提高自我管理的能力:①指导病人及社区人群注意交通安全及劳动保护;②要善于调节良好的心境,遵守社会公德,日常生活中避免意外损伤

视频:止血带止血法

的发生;③向病人讲解创伤的病理、伤口修复的影响因素、各项治疗措施的必要性;④指导病人加强营养,以积极的心态配合治疗,促进组织和脏器功能的恢复;⑤督促病人坚持身体各部位的功能锻炼,防止因制动引起关节僵硬、肌肉萎缩等并发症,以促使患部功能得到最大程度的康复。

【护理评价】

通过治疗和护理,病人是否:①生命体征平稳;②疼痛减轻或控制;③伤口处理妥当,愈合良好;④未发生并发症,或发生时被及时发现和处理;⑤能正确面对创伤事件,焦虑/恐惧感减轻或消失,情绪稳定,配合治疗。

第二节　清创术与更换敷料

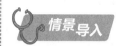

情景描述:

黄女士,32 岁,右前臂被玻璃割伤30 分钟,送至医院急诊科。检查:生命体征正常,右前臂桡侧中段可见 7cm 长有活动性出血的伤口。

请思考:

1. 对病人的首要处理措施是什么?

2. 在协助医生清创时,护士应注意哪些事项?

一、清创术

清创术(debridement)是处理开放性损伤最重要、基本、有效的手段。通过清创,可使污染伤口变为清洁伤口,开放性损伤变为闭合性损伤,争取伤口一期愈合,通常在局部浸润或全身麻醉下施行。清创越早效果越好,争取**在伤后6~8 小时内**施行。在此期间,细菌仅存在于创口表面,尚未形成感染伤口,是手术的最佳时机。但时间并非绝对指标,还需考虑其他影响感染形成的因素。若伤口污染极其严重,4~6 小时即可变为感染伤口,清创有可能促进感染扩散;若伤口污染轻,位于头面部的伤口,早期已应用了有效抗生素等情况,清创缝合时间可延长至伤后12 小时甚至 24 小时或更迟;特殊部位伤口如面部、关节附近及有神经、大血管、内脏等重要组织或器官暴露的伤口,如果无明显感染现象,尽管时间延长,原则上也应清创并缝合伤口。

清创术一般分**5 个步骤**进行:①**清创前准备**:根据损伤部位和程度选择麻醉方式。②**清洗消毒伤口**:无菌纱布覆盖伤口,剃除创口周围毛发,清除油污等。用肥皂水洗伤口周围皮肤,再以生理盐水洗净皮肤。去除伤口内敷料,分别用生理盐水、3% 过氧化氢溶液反复交替冲洗伤口,用无菌纱布擦干伤口周围皮肤,术者更换无菌手套后常规消毒,铺无菌巾。③**清创**:仔细检查伤口,去除血凝块及异物,去除失去活力和已游离的组织,修剪出较整齐的健康组织创面和边缘,随时冲洗干净伤口各层,术中注意严格止血。④**修复组织**:更换全部已用过的手术物品,重新消毒铺单实施手术。对清创彻底的新鲜伤口,可按组织层次及时将伤口缝合,此为一期缝合;对伤口污染重,清创不彻底,感染危险大者,也可观察 1~2 日后考虑延期缝合。施行较大清创术的同时,可能还需行骨折内固定、关节复位、血管和神经吻合、肌腱缝合、器官切除等修复和功能重建性手术。清创后的伤口内还应酌情放置各种引流物,如引流条、引流管等,以促使渗出物排出、减少毒素吸收、控制感染、促进肉芽生长。⑤**包扎**:目的是保护伤口、减少污染、固定敷料和有助于止血。包扎时应注意引流物的固定并记录其数量,包扎时应注意松紧适宜,便于观察局部或肢体末梢循环,包扎后酌情使用外固定。

0902

视频:清创术

二、更换敷料

更换敷料(dressing exchange)又称换药,是对经过初期治疗的伤口(包括手术切口)做进一步处理的总称。其目的是动态观察伤口变化,保持引流通畅,控制局部感染,使肉芽组织健康生长,以利于伤口愈合或为植皮做好准备。换药是外科的一项基本技术操作,合理的换药方法、伤口的用药、引流物的放置、科学的敷料更换间隔时间,是保证伤口愈合的重要条件。正确更换敷料是提高外科治疗效果

笔记

的关键措施之一,操作中要求严格遵守无菌原则,防止交叉感染。

(一)换药原则

1. **严格遵守无菌操作原则**,防止发生医院内交叉感染。

2. **换药环境和时间**　换药时要求室内空气清洁,光线明亮,温度适宜。一般下列情况不安排换药:①晨间护理时;②病人进餐时;③病人睡眠时;④家属探视时;⑤手术人员上手术台前。

3. **换药顺序**　先换清洁伤口,再换污染伤口,最后换感染伤口。特异性感染伤口应专人换药。

4. **换药次数**　按伤口情况和分泌物多少而定。清洁伤口一般在缝合后第3日换药1次,至伤口愈合或拆线时,再度换药;肉芽组织生长健康,分泌物少的伤口,每日或隔日更换1次;放置引流的伤口,渗出较多时应及时更换;脓肿切开引流次日可不换药,以免出血;感染重脓液多时,及时更换敷料,保持外层敷料不被分泌物浸湿。

(二)换药步骤

1. 换药前准备

(1)病人准备:向病人做好解释工作,取得配合。帮助病人取舒适体位,充分暴露创面、便于操作,同时注意保暖。严重损伤或大面积烧伤病人,必要时在换药前应用镇静剂或止痛剂。

(2)换药者准备:按无菌操作原则戴口罩、帽子,穿工作服,操作前需清洁双手。先了解病人伤口情况,然后准备换药用品。

(3)物品准备:无菌换药碗(盘)、器械、消毒棉球、敷料(有酒精或碘附棉球和盐水棉球,分置于治疗碗两侧,勿混在一起,干纱布)、绷带、引流物及污物盘等;无菌镊2~3把,一把用于传递无菌物品,一把用于操作、接触伤口和敷料。必要时备探针、刮匙和剪刀等。将另一空治疗碗覆盖在盛有敷料的治疗碗上。特殊伤口需备上述所需溶液及药品。

2. 操作

(1)去除伤口敷料:外层敷料用手揭去,内层用无菌镊除去。揭去胶布时方向与伤口纵轴方向平行,动作轻柔,胶布痕迹可用松节油棉签浸湿后除去;最内层敷料干燥,与创面粘贴紧密时,用生理盐水浸湿软化敷料后再揭除。防止用力揭开,引起疼痛、渗血及新生肉芽组织损伤。

(2)处理伤面:用双手执镊操作。处理时先用酒精或碘附棉球由内向外(感染伤口由外向内)擦拭消毒伤口周围皮肤,消毒范围稍大于敷料范围,避免拭入伤口内。再以生理盐水棉球蘸吸除去创口内的分泌物及脓液,拭净分泌物、脓液和纤维素膜等,坏死组织、痂皮等予以剪除,酌情取标本送细菌培养。视伤口深度和创面情况置入适宜的引流物。一般浅部伤口常用凡士林纱布或藻酸盐敷料;分泌物多时可用盐水纱布或脂质水胶体敷料,外加多层干纱布。

(3)包扎固定伤口:用酒精或碘附再次消毒周围皮肤一遍,以无菌敷料覆盖创面及伤口,用胶布或绷带固定。敷料覆盖的大小以不暴露伤口并达伤口外3cm左右为宜,数量视渗出情况而定。最后用胶布固定,如创面广泛、渗液多,可加用棉垫及绷带包扎。

3. 换药后整理　换药完毕,协助病人卧于舒适体位,整理床单位。整理用物,更换下来的各种敷料集中于弯盘,倾倒入感染垃圾污物桶内;可重复使用的器械送消毒供应中心消毒灭菌。特殊感染的敷料如破伤风、铜绿假单胞菌敷料应随即单独特殊处理,器械、皿作特殊灭菌处理。

(三)不同伤口的处理

1. **缝合伤口的处理**　无引流物的缝合伤口,如无感染现象,可至拆线时更换伤口敷料。对于手术中渗血较多或有污染的伤口,伤口内常放置橡皮片或橡皮管引流,如渗血、渗液湿透外层纱布,应随时更换敷料,引流物一般术后24~48小时取出。局部以酒精或碘附消毒后,更换敷料。伤口拆线时间详见第七章切口护理。

术后3~4日若病人自觉伤口疼痛或有发热,应及时检查伤口,是否有感染发生。如出现缝线反应,针眼周围发红,可用酒精湿敷或红外线照射,使炎症吸收。出现线眼处小脓疱时,即刻拆去此针缝线并去除伤处脓液,再涂以碘酊。伤口感染初期给予物理疗法,化脓时应拆除部分缝线,进行引流。

2. **肉芽创面的处理**　①生长健康的肉芽为鲜红色,较坚实,呈颗粒组织、分泌物少,触之易出血,处理时先以生理盐水棉球蘸吸除去分泌物,外敷生理盐水纱布或凡士林纱布即可。较窄的伤口可用蝶形胶布拉拢创缘,以利尽早愈合,减少瘢痕形成。面积较大的新鲜肉芽创面,应尽早植皮覆盖,缩短

视频:伤口换药

笔记

愈合时间,增强伤口表层强度。②肉芽生长过度,高于创缘者,阻碍周围上皮生长,可将其剪平,以棉球压迫止血,或用硝酸银烧灼后生理盐水湿敷,数小时后肉芽可复原,再拉拢创缘或植皮。③肉芽水肿者,创面淡红、表面光滑,质地松软,触之不易出血,宜用3%~5%高渗氯化钠液湿敷,并注意病人全身营养状况。④伤面脓液量多而稀薄时多用抗菌溶液的纱布湿敷,促进水肿消退。⑤伤面脓液稠厚,坏死组织多,且有臭味者,应用含氯石灰硼酸溶液等湿敷。

3. 脓肿伤口的处理　伤口深而脓液多者,换药时必须保持引流通畅,必要时冲洗脓腔。可向脓腔插入导尿管,选用生理盐水、碘附溶液等进行有效的脓腔冲洗。根据创面、伤口情况选用引流物,浅部伤口常用凡士林或液状石蜡纱布;伤口较小而深时,应将凡士林纱条送达创口底部,但不可堵塞外口,个别小的引流口需再切开扩大。由于肉芽组织有一定的抗感染能力,一般无需在局部使用抗生素。

（四）拆线

一期愈合的伤口或切口,按预期愈合的时间及缝合方法按清洁伤口操作和拆除皮肤缝线。消毒皮肤和缝线后,以手术镊夹起缝合线结,用线剪在线结下紧贴皮肤处剪断缝线,随即将其向切口方向抽出。再消毒切口,用无菌敷料覆盖,胶布固定。

第三节　烧伤病人的护理

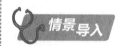

情景描述:

张先生,53岁,3小时前在某歌舞厅火灾中,被烧伤躯干前部及面部。查体:胸腹部及面部有大小不等水疱,疱壁较厚、基底苍白、湿润。

请思考:

1. 该病人烧伤面积估计是多少? 烧伤的程度是什么?

2. 该病人当前的主要护理问题是什么? 对病人应采取哪些护理措施?

烧伤(burn)是由热力(火焰、热水、蒸汽及高温金属)、电流、放射线以及某些化学物质作用于人体所引起的局部或全身损害,其中以热力烧伤最为常见。

【病理生理】

热力烧伤的病理变化,取决于温度和作用时间,同时烧伤的发生、发展与个体条件有关。烧伤主要致死原因有窒息、烧伤全身性感染和多系统器官功能衰竭。①局部变化:局部热损伤产生炎性反应,毛细血管扩张及通透性增高,血浆样液体渗至细胞间、皮质间或体外,形成局部组织水肿、水疱形成、创面渗液等。②全身变化:大面积烧伤后,机体释放多种血管活性物质,如组胺、5-HT、激肽、前列腺素、儿茶酚胺、溶酶体酶等,引起烧伤后微循环变化,导致血容量减少、红细胞丢失、负氮平衡和免疫功能降低等,引发休克、感染、各器官功能衰竭、应激性溃疡等并发症,加重病情。

根据烧伤的全身反应及临床过程,临床上将烧伤分为4期:

1. 急性体液渗出期（又称休克期）　休克是烧伤后48小时内导致病人死亡的主要原因。大面积烧伤的热力作用,使毛细血管通透性增加,导致大量血浆外渗至组织间隙及创面,引起有效循环血量锐减,容易发生低血容量性休克。体液渗出多自烧伤后逐渐开始,一般伤后2小时开始渗出,在伤后6~12小时最快,持续24~48小时,随后开始回吸收,临床表现为血压趋于稳定,尿液开始增多。

2. 急性感染期　创面从以渗出为主逐渐转化为以吸收为主,创面及组织中的毒素和坏死组织分解产物吸收入血,引起中毒症状。加之烧伤使皮肤失去防御功能,污染创面的细菌易在坏死组织中生长繁殖并产生毒素。烧伤越深、面积越大,感染机会越多、病情越严重。

3. 创面修复期　组织烧伤后,在炎症反应的同时,创面已开始了修复过程。浅度烧伤多能自行修复。深Ⅱ度烧伤如无感染等并发症,约3~4周逐渐修复,留有瘢痕。Ⅲ度烧伤或严重感染的深Ⅱ度烧伤形成瘢痕或挛缩,可导致肢体畸形和功能障碍,需经过功能锻炼,皮肤移植整形修复。

4. 康复期　深度创面愈合后,可形成瘢痕,严重者影响外观和功能,需要锻炼、整形以恢复,深Ⅱ

度、Ⅲ度创面愈合后,常有瘙痒、疼痛、反复出现水疱,这种现象终止往往需要较长时间;严重大面积深度烧伤愈合后,大部分汗腺被毁,机体散热调节体温能力下降,在盛暑季节,这类伤员多感全身不适,通常需要2~3年调整适应过程。

【护理评估】

（一）健康史

1. **受伤史**　区分是何种原因导致烧伤,接触火焰、热水、蒸汽、电流、激光、放射线、强酸、强碱都可导致。进一步了解热源种类、温度、受热时间。首先了解烧伤现场情况和伤后急救实施情况,其次了解既往有无慢性疾病等,同时了解病人一般情况的评估:年龄、性别、婚姻、文化、职业、饮食、睡眠等。

2. **影响伤情的因素**　如呼吸道烧伤,是较危重的部位烧伤,死亡率较高。颜面部、手、生殖器或关节处烧伤,即使面积不大,也应考虑其严重性。了解是否合并骨折、软组织损伤,颅内、胸腔和腹腔内脏器的损伤。病人既往病史与近来的健康状况均影响预后。小儿、老人、孕妇及偏瘫、癫痫等人对烧伤的机体反应差,是平时发生烧伤的高危人群。此外,消防设施不齐全和消防意识薄弱的某些厂矿、商场、歌舞厅等重大火灾多发地,也是引起烧伤的常见社会、环境因素。

（二）身体状况

根据烧伤面积、深度和部位而定。通过对烧伤程度、烧伤病程的估计,全面了解病人的身体状况、并发症发生的可能性和危险性、病情严重性和预后。

1. **烧伤面积**　我国统一采用的烧伤面积计算方法有两种:

（1）**中国新九分法**:适用于较大面积烧伤的评估。该法(表9-1)将人体体表面积分为11个9%,另加1%,构成100%的体表面积。12岁以下小儿头部面积较大,双下肢面积相对较小,测算方法应结合年龄进行计算。成人体表各部所占面积百分比见图9-1。

表9-1　中国新九分法

部　位		占成人体表面积（%）			占儿童体表面积（%）
头颈	发部	3			
	面部	3	9×1	(9)	9+（12-年龄）
	颈部	3			
双上肢	双上臂	7			
	双前臂	6	9×2	(18)	9×2=18
	双手	5			
躯干	躯干前	13			
	躯干后	13	9×3	(27)	9×3=27
	会阴	1			
双下肢	双臀	5*			
	双大腿	21	9×5+1	(46)	46-（12-年龄）
	双小腿	13			
	双足	7*			

*成年女性双臀、双足各占6%

（2）**手掌法**:以病人本人五指并拢的1个手掌面积约为1%计算,适用于较小面积烧伤的估测或辅助九分法评估烧伤面积的补充。

2. **烧伤深度**　按组织损伤的层次,采用国际通用的三度四分法将烧伤分为Ⅰ度、浅Ⅱ度、深Ⅱ度和Ⅲ度烧伤(图9-2),其中Ⅰ度、浅Ⅱ度属浅度烧伤;深Ⅱ度和Ⅲ度属深度烧伤。

（1）**Ⅰ度烧伤**:又称红斑性烧伤,仅伤及表皮浅层,生发层健在,再生能力强。表面红斑状、干燥、烧灼感,3~7日脱屑痊愈,短期内有色素沉着,不留瘢痕。

（2）**浅Ⅱ度烧伤**:又称水疱性烧伤,伤及表皮的生发层及真皮浅层。局部红肿明显,疼痛剧烈,大小不一的水疱形成,疱壁较薄,内含淡黄色澄清液体,水疱皮如剥脱,创面红润、潮湿、疼痛剧烈。1~2周愈合,有暂时性色素沉着,无瘢痕形成。

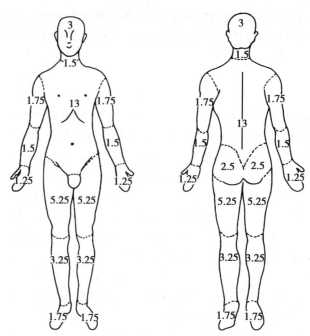

图9-1 成人体表各部所占面积%示意图

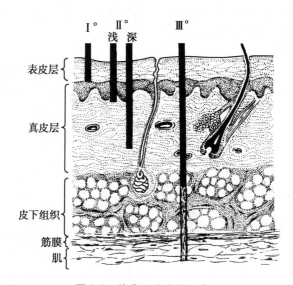

图9-2 烧伤深度分度示意图

（3）**深Ⅱ度烧伤**：伤及真皮深层，可有小水疱，疱壁较厚、基底苍白与潮红相间、湿润，痛觉迟钝，3～4周愈合，愈后留瘢痕和色素沉着，皮肤功能基本保存。

（4）**Ⅲ度烧伤**：又称焦痂性烧伤，是皮肤全层烧伤甚至达到皮下、肌肉及骨骼。痛觉消失，创面无水疱，如皮革样坚硬，呈蜡白或焦黄色甚至炭化成焦痂，痂下水肿并可显树枝状栓塞的血管。因皮肤及其附件已全部烧毁，无上皮再生来源，必须靠植皮而愈合。只有很局限的小面积Ⅲ度烧伤，有可能靠周围健康皮肤的上皮爬行而收缩愈合。3～4周后焦痂自然脱落，愈后有瘢痕或畸形。

3. **烧伤严重程度** 烧伤严重程度主要与烧伤深度和面积有关，临床上多采取综合性评估，以利病人分类治疗和效果评价。我国常用的分度法。

（1）**轻度烧伤**：Ⅱ度烧伤面积10%以下。

（2）**中度烧伤**：Ⅱ度烧伤面积11%～30%或Ⅲ度烧伤面积不足10%。

（3）**重度烧伤**：烧伤总面积31%～50%或Ⅲ度烧伤面积11%～20%，或Ⅱ度、Ⅲ度烧伤面积不到上述面积，但已发生休克、吸入性损伤或合并较重复合伤者。

（4）**特重烧伤**：总面积 50% 以上，或Ⅲ度烧伤面积 20% 以上，或存在较严重的吸入性损伤、复合伤等。

小儿由于生理上的特点，休克、全身性感染与病死率均明显高于成人，烧伤严重程度分类是：①轻度烧伤：烧伤者总面积<10%，无Ⅲ度烧伤；②中度烧伤：烧伤者总面积 10%～29%，Ⅲ度烧伤<5%；③重度烧伤：烧伤者总面积 30%～49%，Ⅲ度烧伤 5%～14%；④特重烧伤：烧伤总面积≥50%，Ⅲ度烧伤≥15%。

4. 吸入性损伤 又称"呼吸道烧伤"，常与头面部烧伤同时发生，系吸入浓烟、火焰、蒸汽、热气或吸入有毒、刺激性气体所致。可有呛咳、声音嘶哑、吞咽疼痛、呼吸困难、发绀、肺部哮鸣音等表现，易发生窒息或肺部感染。

（三）辅助检查

1. **实验室检查** 较严重的烧伤可发生血管内凝血、红细胞破坏，故病人有红细胞、血红蛋白减少及血红蛋白尿；感染时白细胞、中性粒细胞百分率明显增多；分解代谢增强，以及肾功能的损害，可引起尿素氮变化。

2. **影像学检查** 胸部 X 线检查有助于了解肺部有无损伤及感染的情况。

3. **其他** 尿量可了解全身血容量及肾功能状况。检查血中电解质、血气分析，了解有无水、电解质和酸碱平衡失调。

（四）心理-社会状况

耐心倾听病人对烧伤的不良感受，给予真诚的安慰和关怀，了解病人对伤情、治疗配合及康复知识的掌握程度；了解病人对治疗和植皮手术可能出现的并发症，对毁容和残肢的心理承受状况以及出院后对功能康复训练方法的掌握情况；判断病人及家属对预后的认知程度；评估病人预后适应工作和生活自理能力；利用社会支持系统的力量，鼓励病人面对现实，树立战胜疾病的信心。

（五）处理原则

小面积浅表烧伤按外科原则，清创、保护创面，防治感染，促进愈合。大面积深度烧伤的全身性反应重，其原则是：①早期及时输液，维持呼吸道通畅，积极纠正低血容量性休克；②深度烧伤组织是全身性感染的主要来源，应早期切除坏死组织，自、异体皮移植覆盖；③及时纠正休克，控制感染同时维护重要脏器功能，防治多系统器官功能衰竭；④重视形态、功能的恢复。

【常见护理诊断/问题】

1. 有窒息的危险 与头面部、呼吸道或胸部等部位烧伤有关。

2. 体液不足 与烧伤创面渗出过多、血容量减少有关。

3. 皮肤完整性受损 与烧伤导致组织破坏有关。

4. 有感染的危险 与皮肤完整性受损有关。

5. 悲伤 与烧伤后毁容、肢残及躯体活动障碍有关。

【护理目标】

1. 病人呼吸道维持通畅，呼吸平稳。

2. 病人生命体征平稳，平稳度过休克期。

3. 病人烧伤创面逐渐愈合。

4. 病人未发生感染或感染得到有效控制。

5. 病人情绪稳定，能配合治疗及护理，敢于面对伤后的自我形象。

【护理措施】

（一）现场救护

现场救护原则在于使病人尽快消除致伤原因，脱离现场和进行必要的急救；对于轻症进行妥善的创面处理，对于重症做好转运前的准备并及时转送。

1. **迅速脱离热源** 如火焰烧伤应尽快灭火，脱去燃烧衣物，就地翻滚或跳入水池，熄灭火焰，以阻止高温继续向深部组织渗透，并减轻创面疼痛。互救者可就近用棉被或毛毯覆盖，隔绝灭火。切忌用手扑打火焰、奔跑呼叫，以免增加损伤。热液浸渍的衣裤，可冷水冲淋后剪开取下，以免强力剥脱而撕脱水疱皮。小面积烧伤立即用清水连续冲洗或浸泡，既可止痛，又可带走余热。酸、碱烧伤，即刻脱去

111

或剪开沾有酸、碱的衣服,以大量清水冲洗为首选,且冲洗时间宜适当延长。如系生石灰烧伤,可先去除石灰粉粒,再用清水长时间冲洗,以避免石灰遇水产热加重损伤。磷烧伤时立即将烧伤部位浸入水中或用大量清水冲洗,同时在水中拭去磷颗粒,不可将创面暴露在空气中,避免剩余磷继续燃烧;创面注意忌用油质敷料,以免磷在油中溶解而被吸收中毒。电击伤时迅速使病人脱离电源,呼吸心跳停止者,立即行口对口人工呼吸和胸外心脏按压等复苏措施。

2. **抢救生命** 是急救的首要原则,首先处理窒息、心搏骤停、大出血、休克、开放性或张力性气胸等危急情况。对头、颈部烧伤或疑有呼吸道烧伤时,应备齐氧气和气管切开包等抢救物品,并保持口、鼻腔及呼吸道通畅。必要时协助医生做气管切开手术,持续监测生命体征。

3. **预防休克** 稳定病人情绪、镇静和止痛,合并呼吸道烧伤或颅脑损伤者忌用吗啡。伤后应尽早实施补液方案,尽量避免口服补液。若病情平稳,口渴者可口服淡盐水,不能饮白开水。中度以上烧伤须转运者,须建立静脉通道,途中需持续输液。

4. **保护创面和保暖** 暴露的体表和创面,应立即用无菌敷料或干净床单覆盖包裹,协助病人调整体位,避免创面受压。寒冷环境中处理创面,更易发生寒战反应,应特别注意保暖。

5. **妥善转运** 大面积烧伤早期应避免长途转运,休克期最好就近抗休克或加作气管切开,待病情平稳后再转运。途中应建立静脉输液通道,保持呼吸道通畅。转运前和转运中避免使用冬眠药物和呼吸抑制剂。抬病人上下楼时,头朝下方;用汽车转运时,病人应横卧或取头在后、足在前的卧位,以防脑缺血。详细记录处理内容,利于后续医生的诊治。

(二)防治休克

严重烧伤特别是大面积烧伤2日内,因创面大量渗出而致体液不足,可引起低血容量性休克,建立和保持通畅的静脉输液通道和正确的静脉补液是防治烧伤病人发生低血容量性休克的重要措施。

1. **早期补液总量** 补液总量的计算主要根据病人烧伤早期创面液体渗出的规律估计补液总量,我国常用的烧伤补液是按病人烧伤面积和体重计算补液量:

(1)伤后第一个24小时:补液量按病人每公斤体重每1%烧伤面积(Ⅱ~Ⅲ度)补充胶体液和电解质液共1.5ml(儿童为1.8ml,婴儿为2ml)计算,另加每日生理需要量2000ml(儿童为60~80ml/kg,婴儿为100ml/kg)。即补液总量计算公式:

伤后第一个24小时补液量=体重(kg)×烧伤面积×1.5ml(儿童为1.8ml,婴儿为2ml)+2000ml(儿童为60~80ml/kg,婴儿为100ml/kg)

(2)伤后第二个24小时:补液量(胶体液和电解质液)为第一个24小时补液量的一半,每日生理需要量不变。

(3)伤后第三个24小时补液量根据病情变化决定。

2. **补液的种类** 胶体液和电解质液的比例一般为1:2,特重烧伤和小儿烧伤可为1:1。**胶体液首选血浆**,以补充渗出丢失的血浆蛋白,紧急抢救时可用低分子量的血浆代用品,但总量不宜超过1000ml,Ⅲ度烧伤可适量输注新鲜全血。有下列情况者可考虑输全血:补液后休克无明显好转,血细胞比容低于40%;大面积深度烧伤或深度烧伤,红细胞破坏严重者,合并出血者;血浆来源困难时。电解质液首选平衡盐液,其次选用生理盐水等。生理需要量常用5%~10%葡萄糖注射液。

举例:一位烧伤面积45%、体重60kg的病人,伤后第一个24小时补液总量为45×60×1.5+2000=6050ml(电解质液及胶体液共4050ml,生理需要量2000ml),其中胶体液为45×60×0.5=1350ml,电解质液为45×60×1=2700ml。伤后第二个24小时,胶体液减半为675ml,电解质液减半为1350ml,生理需要的水分仍为2000ml。

3. **补液的速度** 因为烧伤后第一个8小时内创面渗液最快,故应在第一个8小时内输入总量的1/2,其余分别在第二、第三个8小时内输入。

4. **补液原则** 一般是先晶(电解质)后胶、先盐后糖、先快后慢、胶体和电解质液体交替输入,尤其注意不能集中在一段时间内输入大量不含电解质的液体,以免加重低钠血症。

5. **观察指标**

(1)尿量:如肾功能正常,尿量是判断血容量是否充足的简便而可靠的指标,所以以大面积烧伤病人补液时应常规留置导尿进行观察。成人尿量30~50ml/小时,有血红蛋白尿时要维持在50ml以上。

（2）其他指标:病人安静,成人脉搏在 120 次/分(小儿 140 次/分)以下,心音强而有力;肢端温暖;血压收缩压在 90mmHg 以上;中心静脉压 5~12cmH$_2$O;呼吸平稳。

（三）创面护理

创面处理原则:保护创面、减轻损害和疼痛、防止感染、促进创面愈合、最大限度恢复功能。

1. **创面的早期处理**　病人休克控制后,尽早进行创面的清创,包括清洗、消毒、清理创面。清创顺序一般自头部、四肢、胸腹部、背部和会阴部顺序进行。剃净创面部位及附近的毛发、剪短指(趾)甲,擦净创面周围皮肤。用灭菌水冲洗创面,轻拭去表面黏附物,使创面清洁。Ⅰ度烧伤创面不需要特殊处理,能自行消退。浅Ⅱ度创面的完整水疱予以保留,已脱落及深度创面上的疱皮予以去除或用无菌油性敷料包扎。深度创面坏死表皮应去除。根据烧伤情况和医疗条件选择采用暴露疗法或包扎疗法。清创术后应注射破伤风抗毒素,必要时及时使用抗生素。

2. **包扎疗法的护理**　适用于小面积和四肢Ⅰ度、Ⅱ度烧伤。采用敷料对烧伤创面包扎固定的方法,其目的是保护创面,减轻创面疼痛、减少创面污染、及时引流渗液,同时一定的压力可部分减少创面渗出、减轻创面水肿。方法是在清创后的创面先放一层油质纱布覆盖,外面覆盖数层纱布、棉垫,其厚度 2~3cm,包扎的范围以不被渗液浸透为度,再予以适当压力包扎。创面包扎后,每日检查有无松脱、臭味或疼痛,注意肢端末梢循环情况,敷料浸湿后及时更换,以防感染。肢体包扎后应注意抬高患肢,保持关节各部位尤其手部的功能位和髋关节外展位。一般可在伤后 5 日更换敷料。如创面渗出多、有恶臭,且伴有高热、创面跳痛,需及时换药检查创面。深Ⅱ度、Ⅲ度创面应在伤后 3~4 日更换敷料。

3. **暴露疗法的护理**　适用于Ⅲ度烧伤、特殊部位(头面部、颈部或会阴部)及特殊感染(如铜绿假单胞菌、真菌)的创面、大面积创面。暴露疗法的病房应具备以下条件:严格消毒隔离制度,室内清洁,室温控制在 28~32℃,湿度适宜,每日空气消毒 2 次,使创面暴露在温暖、干燥、清洁的空气中;床单、被套等床上用品均使用高压蒸汽灭菌处理,病室内其他物品应每日使用消毒液擦拭,便器用消毒液浸泡消毒;保持创面干燥,随时用灭菌敷料吸净创面渗液;保护创面,适当约束肢体,防止无意抓伤;用翻身床或定时翻身,防止创面因受压而影响愈合;注意创面不宜用甲紫或中药粉末,以免妨碍创面观察;接触创面时应戴无菌手套,接触不同病人时要更换手套及洗手,避免发生院内交叉感染。

翻身床是烧伤病房治疗大面积烧伤的设备,使用前向病人说明使用翻身床的意义、方法和安全性,消除病人的恐惧和疑虑。认真检查各部件,确保操作安全。一般在休克期度过后开始翻身俯卧,首次俯卧者,应注意防止窒息并严密观察,一旦发现呼吸困难,立即翻身仰卧。翻身时两人共同配合,旋紧螺丝,上好安全带,严防病人滑出;骨突出处垫好棉垫,防止压疮形成。昏迷、休克、心肺功能不全及应用冬眠药物者忌用翻身床。

4. **去痂、植皮护理**　深度烧伤创面愈合慢或难以愈合,且瘢痕增生可造成畸形并引起功能障碍。因此Ⅲ度烧伤创面应早期采取切痂、削痂和植皮,做好植皮手术前后的护理。

5. **感染创面的处理**　加强烧伤创面的护理,及时清除脓液及坏死组织。局部根据感染特征或细菌培养和药敏试验选择外用药物,已成痂的保持干燥,或采用湿敷、半暴露(薄层药液纱布覆盖)、浸浴疗法清洁创面。待感染基本控制,肉芽组织生长良好,及时植皮促使创面愈合。

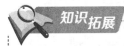

知识拓展

生物敷料的应用

烧伤创面的早期覆盖物,最理想的是同种异体皮肤。寻找最理想且具有活力等功能的皮肤替代物,是烧伤医学不断追求的目标。而理想的烧伤创面敷料必须具备以下特点:具有良好的组织相容性;属于半闭合或闭合性质;可以在创面上形成良好的透水、透气的功能;能为创面创造一个微湿、微酸、低氧的环境。近年来有以下新型生物敷料运用于临床:胶原生物敷料、水凝胶敷料、纳米烧烫伤敷料、羊膜敷料、羊皮生物敷料等。生物敷料的发展非常迅速,但目前没有一种敷料能够达到理想敷料的要求,各种类型的敷料均有其不能克服的缺点。

6. 特殊部位烧伤护理

（1）吸入性损伤：呼吸道烧伤可引起气管、支气管黏膜充血水肿，严重者影响通气，甚至发生窒息，要做好以下急救准备：①床旁备急救物品，如气管切开包、吸痰器、气管镜等；②保持呼吸道通畅，如气管切开者，做好气管造口护理；③及时吸氧；④密切观察，并积极预防肺部感染。

（2）头颈部烧伤：多采用暴露疗法，安置病人取半卧位，观察有无呼吸道烧伤，必要时给予相应处理。做好五官护理，如及时用棉签拭去眼、鼻、耳分泌物，保持其清洁干燥；双眼使用抗生素眼药水或眼膏，避免角膜干燥而发生溃疡；及时清理鼻腔分泌物及痂皮，鼻黏膜表面涂烧伤膏以保持局部湿润，防止出血；耳郭创面应防止受压；口腔创面用湿纱布覆盖，加强口腔护理，防止口腔黏膜溃疡及感染。

（3）会阴部烧伤：保持局部干燥，将大腿外展，使创面暴露；留置导尿管，每日行会阴部抹洗2~3次；避免粪便污染，便后使用生理盐水清洗肛门、会阴部；注意保持创面周围的清洁，防止尿路及会阴部感染。

（四）防治感染的护理

烧伤感染途径是多渠道的，包括外源性、内源性及静脉导管感染等。

1. 一般护理　发热病人做好降温处理，保持呼吸道通畅及其他基础护理工作，为病人制订护理计划。加强皮肤护理，保护骨隆突处，暴露的创面尽可能避免受压，使用烧伤专用翻身床或气垫床，同时确保操作安全。并做好疼痛病人的对症处理。

2. 密切观察病情变化　护理中要密切观察生命体征、意识变化、胃肠道反应，注意是否存在脓毒症的表现，意识改变常是其早期出现的症状。同时注意创面局部情况，如果有创面水肿、渗出液增多、肉芽颜色转暗、创缘出现水肿等炎症表现，或上皮停止生长，原来干燥的焦痂变得潮湿、腐烂，创面有出血点等都是感染的现象。应及时报告医生，并协助医生正确处理创面，做好创面护理。

3. 合理应用抗生素　做好创面细菌培养和抗生素敏感试验，遵医嘱及早应用抗生素，须同时注意不良反应及二重感染的发生。

4. 营养支持　烧伤后病人丢失蛋白质较多，消耗增加病人呈高代谢状态，应加强营养，补充高蛋白、高热量以及多种维生素、清淡易消化的饮食，少量多餐，提高免疫力。营养支持可依据病人具体病情给予口服、鼻饲或经肠内或肠外营养，促使肠黏膜屏障的修复及身体功能的康复。大面积烧伤者，可遵医嘱适时输入适量血浆或全血或人体血清蛋白，以增强抵抗力，防治休克。

5. 做好消毒隔离工作　病房用具应专用；工作人员出入病室要更换隔离衣、口罩、鞋、帽；接触病人前后要洗手，做好病房的终末消毒工作。采取保护性隔离措施，防止交叉感染。

6. 严格无菌操作原则，加强各种治疗性导管的护理。

（五）康复护理

纠正不良的体位，维持并固定肢体功能位。如颈部烧伤应取后伸位，四肢烧伤取伸直位，手部固定在半握拳的姿势且指间垫油纱以防粘连；鼓励病人尽早下床活动；调动病人积极性，与病人及家属共同制订康复计划，指导病人坚持常规的肢体和关节功能锻炼，必要时行体疗或理疗，以恢复功能。必要时，按医嘱涂布瘢痕软化剂或采用紧身衣和固定板予以矫正。防止紫外线和红外线过多照射，防止加重瘢痕增殖，避免瘢痕创面机械性刺激。此外，烧伤后病人丢失蛋白质多、消耗增加，应与营养师、病人及家属共同制订营养食谱，保证营养素摄入，以加速组织和皮肤创面的修复及身体功能的康复。

（六）心理护理

导致病人心理失衡的原因包括：有挫折感，顾虑容貌和形体丑陋，担心永久性残疾；害怕疼痛或疼痛性反应；担忧可能发生或已存在的生活改变；惧怕死亡；伤后强迫性体位，使其独立性减少。护理过程中以真诚的态度加强与病人的沟通与交流，耐心解释病情，说明各项治疗的必要性和安全性。帮助病人面对烧伤的事实，鼓励其树立自信心，配合治疗。鼓励病人参与力所能及的自理活动，积极参加社交活动，增强其自信心与独立能力，促进其尽早回归社会。

（七）健康指导

对病人进行相关健康指导，使病人掌握健康防护知识，提高自我管理的能力，向病人说明：①普及烧伤预防和急救知识；②预防感染的方法，包括伤口保护、环境清洁等；③与病人及家属共同制订早期康复计划，指导病人进行正确的康复训练和功能锻炼；④指导生活自理能力训练，鼓励参与一定的家庭和社会活动；⑤指导其保护皮肤，防止紫外线、红外线的过多照射，避免对瘢痕组织的机械性刺激等；⑥调整和适应容貌、生活状态改变的策略，重新适应生活和环境，树立重返工作岗位、回归社会的信心。

【护理评价】

通过治疗和护理，病人是否：①呼吸道保持通畅，呼吸平稳；②生命体征平稳，平稳度过休克期；③烧伤创面逐渐愈合；④未发生感染，或发生时得到及时的发现和处理；⑤情绪稳定，能配合治疗及护理，敢于面对伤后的自我形象，逐渐适应外界环境及生活。

第四节 咬伤病人的护理

引起咬伤的因素有很多，如猫、蛇、犬、蜂、蝎、蜈蚣、毒蜘蛛、水蛭等，常常利用其齿、爪、刺、角等对人类进行袭击，造成咬伤、蜇伤、刺伤等，严重的可致残或致死。本节主要讨论最常见的是蛇咬伤和犬咬伤等。

一、蛇咬伤病人的护理

蛇咬伤（snake bite）以南方农村和山区为多，多发于夏秋两季。一般可分为无毒蛇和毒蛇咬伤。无毒蛇咬伤只在局部皮肤留下两排对称的锯齿状细小齿痕，轻度刺痛，无生命危险。毒蛇头部呈三角形，色彩斑纹鲜明，有一对毒牙，人受毒蛇咬伤后若不及时救治，病人可中毒死亡。

毒蛇咬伤人时，毒腺排出毒液，经过毒牙注入皮下或肌肉组织内，蛇毒沿着淋巴循环或血液循环扩散，引起局部及全身中毒症状，重者可致死。蛇毒中含有毒性蛋白质、多肽和酶类，按照毒理及作用部位可分为3类：①神经毒素：能阻断中枢神经和神经肌肉接头的递质传递，引起呼吸麻痹和肌瘫痪。如金环蛇、银环蛇、海蛇等。②血液毒素：有溶组织、溶血或抗凝作用，导致机体广泛出血和溶血，如竹叶青蛇、五步蛇、蝰蛇等。③混合毒素：兼有神经毒和血液毒的病理作用，如蝮蛇、眼镜蛇、眼镜王蛇等。

【护理评估】

（一）健康史

详细询问病人被蛇咬伤地点、时间、蛇的形态特征，了解咬伤的部位、受伤当时和伤后的情况，受伤后曾接受过何种急救和治疗。既往健康状况，有无药物过敏史等。

（二）身体状况

1. 创口表现　无毒蛇咬伤时，局部皮肤可有两排或四排排列整齐呈锯齿状的细小齿痕，局部稍痛，伤口出血不多，一般局部不肿，无全身反应。毒蛇咬伤，留下一对较深齿痕，从两齿痕之间的距离尚可推断蛇的大小。咬伤后，局部伤处疼痛，肿胀蔓延迅速，淋巴结肿大，皮肤出现水疱或血疱、瘀斑，甚至局部组织坏死。

2. 全身表现　毒蛇咬伤后因注入毒素多少不同而出现程度不等的全身中毒症状。全身虚弱、口周感觉异常、肌肉震颤、发热、烦躁不安、头晕目眩、言语不清、恶心呕吐、吞咽困难、肢体软瘫、腱反射消失、呼吸抑制，最终导致循环呼吸衰竭。部分病人伤后可因广泛的毛细血管渗漏引起肺水肿、低血压、心律失常；皮肤黏膜及伤口出血，血尿、尿少，出现肾功能不全以及多脏器衰竭。

（三）心理-社会状况

了解病人的心理反应，由于病人担心蛇咬伤给生命带来严重威胁，会产生紧张、焦虑和恐惧心理，护士应评估病人焦虑和恐惧的原因和程度，了解病人及其家属对疾病的认知程度。

（四）处理原则

1. 急救处理

（1）缚扎：立即在**伤肢近心端缚扎**，以减少和阻断毒素吸收。

（2）冲洗：用大量清水、肥皂水**冲洗伤口及周围皮肤**，以促使毒液从伤口排出。

2. 伤口处理　①伤口局部**抽吸、清创，促使毒液从伤口排出**；②伤口湿敷和外敷中草药；③伤口周围使用胰蛋白酶局部封闭，破坏蛇毒等。

3. 全身治疗　①解毒治疗：解蛇毒中草药治疗及尽早使用抗蛇毒血清；②重症病人的综合治疗；③其他治疗：预防破伤风及防治感染；快速、大量静脉输液、使用利尿剂等，加快蛇毒排除，减轻中毒症状；积极抗休克，改善出血倾向，维护心、肝、肺、肾等脏器功能。

【常见护理诊断/问题】

1. 焦虑/恐惧　与毒蛇咬伤、生命受到威胁及担心预后有关。

2. 皮肤完整性受损　与毒蛇咬伤、组织结构破坏有关。

3. 潜在并发症：感染、多器官功能障碍。

4. 知识缺乏：缺乏防蛇咬伤及伤后急救的知识。

【护理目标】

1. 病人能正确面对蛇咬伤事件，焦虑/恐惧感减轻或消失，情绪稳定，能配合治疗。

2. 病人的蛇咬伤伤口得以妥善处理。

3. 病人伤口无感染或感染能得到及时的控制，多脏器无并发症发生或并发症能被及时发现和处理，脏器功能无障碍。

4. 病人能掌握防蛇咬伤及伤后急救的基本知识。

【护理措施】

（一）现场急救

1. **稳定病人情绪**　做好病情解释，嘱病人安静休息。伤后将**伤肢制动，位置放低，切忌惊慌失措，不奔跑**，以免加速血液循环，增加毒素的吸收。

2. **早期缚扎，减少蛇毒吸收**　在咬伤肢体近心端关节以上，或距创口 5～10cm 处，用止血带或就地取材加以缚扎，松紧以能阻断淋巴和静脉回流为度，以减少蛇毒吸收，注意每 15～30 分钟要松开 1～2 分钟，防止局部因缺血缺氧而坏死。经过充分的早期处理后缚扎应立即去除。

3. **伤口排毒**　用大量清水、肥皂水冲洗伤口及周围皮肤，再用3%过氧化氢或1∶5000 高锰酸钾溶液反复冲洗伤口，清除残留的毒牙与污物。利用利器（如刀片等）沿牙痕作"一"字形纵向切口，长约 1cm，其深度达到皮肤下为止。但遇五步蛇、蝰蛇咬伤或咬伤后的伤口继续流血者一般不主张切开伤口，以防止出血不止。亦可配合拔火罐、吸奶器等利用负压反复抽吸，促进毒液排除。

4. **转运病人**　转运途中应保持伤肢低垂位并制动。

（二）病情观察

密切监测生命体征、意识、面色、尿量及伤肢温度的变化，随时注意发生中毒性休克，心、肺、肾衰竭，内脏出血等情况，发现问题，及时与医师联系。

（三）伤口处理

尽快破坏残存在伤口的蛇毒。病情严重者应彻底清创，切除被注入毒液的组织。伤口湿敷时，纱布要保持一定湿度，出血较多的伤口应及时更换敷料。

（四）减轻机体中毒症状

根据医嘱尽早应用破伤风抗毒素和抗生素防治感染，使用前应做过敏试验。应用单价或多价抗蛇毒血清，能中和毒素，缓解症状。单价抗蛇毒血清对已知蛇类咬伤有较好疗效，使用前须做过敏试验，阳性者采用脱敏注射法。此外，可注射呋塞米、依他尼酸钠、甘露醇等，或选用中草药利尿排毒，加快血内蛇毒排出，缓解中毒症状。我国民间有许多蛇药，如季德胜蛇药、广州蛇药等，在被毒蛇咬伤后即内服或（和）湿化后外敷伤口，利于毒液排出、肿胀消退、伤口愈合，尤对蝮蛇咬伤疗效显著。

（五）支持疗法

由于大量体液渗入组织间隙,广泛肿胀,以及毒素作用引起低血压,应及时给予输液或其他抗休克治疗措施,溶血、贫血现象严重时予以输血,忌用库血。呼吸微弱时给予呼吸兴奋剂及氧气吸入,必要时进行辅助呼吸。对重型、危重型蛇伤病人,应使用适量的肾上腺皮质激素,增加和提高机体对毒蛇的抵抗能力和耐受能力。随时注意发生中毒性休克,心、肺、肾衰竭,内脏出血等情况。加强各器官功能的支持治疗。

（六）心理护理

安慰病人,告知毒蛇咬伤的治疗方法及治疗效果,以减轻恐惧心理,保持情绪稳定,帮助病人树立信心,积极配合治疗和护理。

（七）健康指导

向病人说明:①宣传毒蛇咬伤的有关知识,强化自我防范意识。野外作业时尽可能避开丛林茂密的地段,在山村、丘陵地带应做好自我防护,如穿长衫、长裤、厚袜和鞋子,可将裤口、袖口扎紧,必要时戴上草帽等。②被毒蛇咬伤后切忌慌乱奔跑,学会就地绑扎、冲洗、排毒等急救方法,并尽快送至就近的医疗机构进行观察及治疗。

二、其他原因所致咬伤病人的护理

（一）犬咬伤

随着家养宠物数量的增多,犬咬伤的发生率也相应增加。犬咬伤存在撕裂伤,除利牙造成的深细伤口外,周围组织、血管有不同程度的挫裂伤,较广泛的组织水肿、皮下出血,甚至大出血。伤口污染严重,容易继发感染,同时可传染一些疾病。

处理原则: 严格细致地清洁伤口,必要时行清创术,清除坏死组织和异物,用大量无菌生理盐水、3%过氧化氢溶液冲洗,伤口应开放引流,不宜缝合或包扎;凡需清创的伤口均应预防注射破伤风抗毒素、预防注射抗生素;怀疑被狂犬咬伤,应立即预防注射狂犬病疫苗。

（二）蜂螫伤

可引起局部与全身症状。蜂螫后一般局部红肿和疼痛,数小时后即自行消退,多无全身症状。如果蜂刺滞留在伤口内(表现为在红肿的中心可见一黑色小点),有时可引起局部感染。如被群蜂螫伤,有可能导致全身性过敏反应,出现全身中毒症状,有时可发生血红蛋白尿、急性肾衰竭。对蜂毒过敏者,即使单一蜂螫也可引发严重的过敏反应如荨麻疹、水肿、哮喘或过敏性休克。

处理原则: ①局部处理:消毒皮肤后,可用无菌小刀片或针头将刺挑除,注意不要挤压。局部以弱碱液(3%氨水、2%~3%碳酸氢钠、肥皂水等)洗敷以中和酸性毒素;黄蜂螫伤用弱酸液(醋、0.1%稀盐酸等)中和。若眼睛周围螫伤可能伤及角膜或巩膜,应请眼科医生处理。②全身处理:全身症状重时,应根据病情采取相应急救措施。

（三）蝎螫伤与蜈蚣咬伤

蝎尾部有尖锐的钩刺,刺入皮肤后释出毒液。蝎毒是一种神经毒,可引起局部及全身反应。被刺处红肿、疼痛,螫伤部位出现水疱,甚至局部组织坏死,有烦躁不安、发热、流涎、腹痛等全身症状,重者有呼吸急促、肺水肿、消化道出血等表现。处理原则同毒蛇咬伤。蜈蚣头部第一对钳足有毒腺开口,咬人时放出毒液,引起局部红肿、淋巴结炎、淋巴管炎。甚至有全身中毒症状。被蜈蚣咬伤后,伤口以碱性液洗涤,口服及局部外敷南通蛇药,有淋巴管炎时,加用抗生素。

（四）水蛭咬伤

水蛭即蚂蟥,栖于水中,其头尾部的吸盘可吸附在皮肤上,并逐渐深入皮内而致伤。局部皮肤出现水肿性丘疹,中心有瘀点,常无明显疼痛。发现水蛭吸附于体表皮肤,可用手轻拍周围皮肤,或以醋、酒、浓盐水、清凉油滴于蛭体上,水蛭即自行脱落。切忌强行拉扯水蛭,以免吸盘断入皮内。伤口用消毒干纱布压迫止血,局部涂以碘酊以防感染,严重者行破伤风抗毒素预防注射。出血不止时可用止血药物。

（蔡　洁）

思考题

1. 刘女士,30 岁,被人用刀砍伤背部,由家属陪同前紧急就诊。诉左背部疼痛,检查:左肩胛处有一 6cm 长的整齐伤口,深达肌层,有活动性出血。

请问:

（1）应该立即为该病人做哪些处理?

（2）对病人进行清洗消毒伤口时,你选用哪种液体?

2. 李先生,45 岁,65kg,因面、颈、胸腹部、双上肢大面积烧伤 5 小时,由某县二级医院转入某市三级医院,为Ⅲ度烧伤,烧伤面积37%,合并有吸入性损伤。

请问:

（1）该病人烧伤的严重程度是多少? 病情观察指标有哪些?

（2）如何做好病人吸入性损伤的护理?

思路解析

扫一扫,测一测

第十章　肿瘤病人的护理

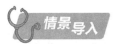

1. 掌握恶性肿瘤的三级预防、恶性肿瘤病人的心理特点及护理、肿瘤病人的护理措施。
2. 熟悉肿瘤的症状、体征、辅助检查和处理原则。
3. 了解肿瘤的病因及发病机制、病理生理、分类和分期。
4. 学会肿瘤病人的护理评估方法,能运用护理程序对肿瘤病人实施整体护理。
5. 在护理中,应有高度的同情心,关心体贴病人。

情景导入

情景描述:

何女士,42岁,洗澡时发现左侧乳房有一拇指头大小肿块而前来就诊。何女士自述无疼痛、发热等不适。查体:左侧乳房皮肤无红肿,外上象限有一质地中等、无压痛的肿块,腋窝淋巴结无肿大。

请思考:

1. 为明确诊断应协助病人做哪些检查?
2. 应对该病人进行哪些健康指导?

　　肿瘤(tumor)是机体细胞在不同始动与促进因素长期作用下,产生增殖与异常分化所形成的新生物。新生物一旦形成后,不因病因消除而停止增殖。它不受生理调节,破坏正常组织与器官。根据肿瘤的形态及肿瘤对机体的影响,可分为良性与恶性。随着疾病谱的改变,恶性肿瘤已成为目前最常见的三大死亡原因之一,位居我国男性死因的第二位、女性死因的第三位。我国最常见的恶性肿瘤,在城市依次为肺癌、胃癌、肝癌、肠癌、乳腺癌,在农村依次为胃癌、肝癌、肺癌、食管癌、肠癌。

【病因及发病机制】

　　肿瘤的病因迄今尚未完全了解。多年来通过流行病学的调查及实验与临床观察,发现环境因素与行为对人类恶性肿瘤的发生有重要影响(表10-1)。据统计约80%以上的恶性肿瘤与环境因素有关,环境因素可分为致癌因素与促癌因素。机体的内在因素在肿瘤的发生、发展中起着重要作用。

　　1. 外界因素　①**化学因素**:化学致癌物质的长期接触史,如亚硝胺类与食管癌、胃癌和肝癌有关;烷化剂(有机农药、硫芥等)可致肺癌及造血器官肿瘤;多环芳香烃类化合物(煤焦油、沥青等)与皮肤癌、肺癌有关;氨基偶氮类化合物染料易诱发膀胱癌、肝癌。②**物理因素**:如电离辐射可致皮肤癌、白血病;紫外线可引起皮肤癌;石棉纤维与肺癌有关;滑石粉与胃癌有关。③**生物因素**:主要为病毒,如

EB病毒与鼻咽癌、伯基特淋巴瘤相关;单纯疱疹病毒与宫颈癌有关;乙型肝炎病毒与肝癌有关。另外,细菌、寄生虫亦与癌症的发生有关,如华支睾吸虫与肝癌的发生有关,日本血吸虫与大肠癌的发生有关,幽门螺杆菌与胃癌有关,黄曲霉菌及其毒素与肝癌有关等。

表10-1 环境、行为因素与相关恶性肿瘤的发生部位

	因 素	相关肿瘤发生部位
职业因素	接触石棉、沥青	肺、皮肤
	接触煤烟	阴囊、皮肤
生物因素	病毒、细菌	肝、胃、子宫颈、鼻咽
生活方式	烟草	肺、胰腺、膀胱、肾
	饮食 硝酸盐、亚硝酸盐、低维生素C、真菌毒素	胃、肝
	高脂、低纤维、煎或烤焙食物	大肠、胰腺、乳腺、前列腺、卵巢、子宫内膜
多种因素	烟与酒	口腔、食管
	烟与石棉	肺、呼吸道
	酒与病毒	肝
医源性因素	病毒、细菌	皮肤造血系统

2. 内在因素 ①**遗传因素**:与癌症的关系虽无直接证据,但有遗传倾向性,如乳腺癌、胃癌、食管癌、肝癌、鼻咽癌等;②**内分泌因素**:较明确的是雌激素与乳腺癌、子宫内膜癌,催乳素与乳腺癌发病有关,生长激素具有促癌作用;③**免疫因素**:具有先天或后天免疫缺陷者易患恶性肿瘤,如艾滋病(AIDS,获得性免疫缺陷综合征)病人易患恶性肿瘤。器官移植后长期使用免疫抑制者,肿瘤的发生率较高。

【病理生理】

良性肿瘤细胞分化成熟,异型性小,无或少见核分裂象,表现为膨胀性生长,不发生转移。恶性肿瘤细胞则分化差,异型性大,多见核分裂象,表现为浸润性生长并转移。

1. 恶性肿瘤的发生发展 包括癌前期、原位癌和浸润癌三个阶段。从病理形态上看癌前期上皮增生明显,伴有不典型增生;原位癌变仅限于上皮层内,系未突破基底膜的早期癌;浸润癌则突破基底膜向周围组织浸润、发展、破坏和侵蚀周围组织的正常结构。

2. 肿瘤细胞的分化 恶性肿瘤细胞的分化程度与其恶性程度及预后密切相关。恶性肿瘤细胞分为高分化、中分化和低分化(或未分化)三类,或称Ⅰ、Ⅱ、Ⅲ级。高分化(Ⅰ级)细胞接近正常,恶性程度低;未分化(Ⅲ级)细胞核分裂较多,恶性程度高,预后差;中分化(Ⅱ级)的恶性程度介于两者之间。

3. 转移 恶性肿瘤不仅可以在原发部位浸润生长,而且因细胞间黏附力小,易脱落向远处扩散,形成转移。转移方式包括四种:①**直接蔓延**:肿瘤细胞由原发部位直接侵入毗邻组织,如直肠癌侵及骨盆壁;②**淋巴转移**:多数情况为区域淋巴转移,也可出现"跳跃式"转移,还可发生皮肤真皮淋巴管转移,有些可形成卫星结节;③**血行转移**:由血液循环将原发病灶的癌细胞带到肺、肝、骨骼及脑部的微血管床,造成转移,如腹内肿瘤可经门脉系统转移到肝脏;④**种植性转移**:肿瘤细胞脱落后在体腔或空腔脏器内的转移,如胃癌种植转移至盆腔。

【分类与分期】

1. 分类 根据肿瘤的形态学和生物学行为,肿瘤分为良性与恶性两大类。①良性肿瘤:一般称为"瘤",如纤维瘤、脂肪瘤。良性肿瘤细胞分化成熟,呈膨胀性生长,不发生转移,对人体影响不大,但长在重要部位可威胁生命。部分良性肿瘤可恶性变。②恶性肿瘤:包括癌(来源于上皮组织者)、肉瘤(来源于间叶组织者)及胚胎性母细胞瘤等,少数恶性肿瘤仍沿用传统名称"瘤"或"病",如恶性淋巴瘤、白血病等。恶性肿瘤细胞分化不成熟,生长较快,呈浸润性破坏性生长,无规律的持续增长,可破坏所在器官,并发生转移而危害生命。③交界性肿瘤:临床还有少数肿瘤在形态上属良性,但常呈浸润性生长,切除后易复发,甚至可出现转移,生物学行为介于良性与恶性之间,称之为交界性或临界性肿瘤,如唾液腺混合瘤。也有的肿瘤虽为良性,但显示出恶性生物学行为,如颅内良性肿瘤伴颅内高压。

2. 分期　恶性肿瘤的临床分期有助于制定合理的治疗方案、正确评价治疗效果、判断预后。目前临床较常用的为国际抗癌联盟提出的 TNM 分期法。T 是指原发肿瘤,N 是指淋巴结转移情况,M 为远处转移,再根据肿块大小、浸润程度在字母后标以数字 0 ~ 4,表示肿瘤的发展程度。1 代表小,4 代表大,0 代表无;有远处转移为 M_1,无为 M_0。临床无法判断肿瘤体积时则以 T_x 表示。根据 TNM 的不同组合,临床将之分为 Ⅰ、Ⅱ、Ⅲ、Ⅳ期。各种肿瘤的 TNM 分期具体标准由各专业会议协定。

图片:肺癌的 TNM 分期示意图

【护理评估】

（一）健康史

了解病人有无不健康的行为及生活方式,如长期大量吸烟、酗酒等。了解近期有无遭受重大生活变故事件,如丧偶、离婚等。了解有无慢性炎症、溃疡等疾病史,如经久不愈的窦道和溃疡可因长期局部刺激而发生癌变,胃癌与萎缩性胃炎、慢性胃溃疡、胃息肉有关;有无病毒、细菌、寄生虫感染史。了解病人所处的生活及工作环境,是否有致癌物暴露,如长期从事炼钢、染料、橡胶、塑料等工作,有无化学物质的长期接触史等。了解病人饮食、营养情况及个人生活习惯、特殊嗜好,如是否进食霉变食物、腌制食品等。了解病人有无癌前病史及家族病史。

（二）身体状况

1. 局部表现

（1）肿块:位于体表或浅在的肿瘤,**肿块常是最早出现**的症状,依性质不同,其硬度及活动度不同。位于深部或内脏的肿块不易触及,但可出现周围组织受压或空腔脏器梗阻症状。恶性肿瘤还可出现相应的转移灶,如肿大淋巴结、内脏或骨的结节与肿块等表现。

（2）疼痛:肿瘤的膨胀性生长、破溃或感染等使神经末梢或神经干受刺激或压迫,可出现局部刺痛、跳痛、隐痛、烧灼痛或放射痛,常难以忍受,尤以夜间为重。肿瘤可致空腔脏器梗阻而发生痉挛引起绞痛。

（3）梗阻:肿瘤可造成空腔脏器阻塞而出现相应的梗阻表现。胃癌伴幽门梗阻可致呕吐,大肠癌可致肠梗阻,胰头癌可压迫胆总管而出现黄疸,支气管癌可引起肺不张等。

（4）溃疡:体表或空腔脏器的肿瘤生长迅速,可因供血不足而继发坏死或感染而溃烂。恶性肿瘤常呈菜花状或肿瘤表面溃疡,可有恶臭及血性分泌物。

（5）出血:恶性肿瘤生长过程中发生组织破溃或血管破裂可有出血。上消化道肿瘤可有呕血或黑便;下消化道肿瘤可有血便或黏液血便。泌尿道肿瘤可见血尿。肺癌可有咯血或痰中带血。子宫颈癌可有血性白带或阴道出血。肝癌破裂可致腹腔内出血。

图片:恶性肿瘤出血

（6）转移症状:当肿瘤转移至淋巴结,可有区域淋巴结肿大。若发生其他脏器转移可有相应表现,如骨转移可有疼痛、病理性骨折等,肺转移可有咳嗽、胸痛等。

2. 全身表现　良性及恶性肿瘤的早期多无明显的全身症状。恶性肿瘤中晚期病人常出现非特异性的全身症状,如贫血、低热、乏力、消瘦等,发展至全身衰竭时可表现为恶病质（cachexia）,尤其头颈部及消化道肿瘤病人为常见。某些部位的肿瘤可呈现相应器官的功能亢进或低下,继而引起全身性改变,如肾上腺嗜铬细胞瘤引起高血压,甲状旁腺腺瘤引起骨质改变,颅内肿瘤引起颅内压增高和神经系统定位症状等。

（三）辅助检查

1. 实验室检查

（1）常规检查:包括血尿及大便常规检查,其阳性结果并非是恶性肿瘤的特异性标志,但常可提供诊断线索。如恶性肿瘤病人常可伴血沉加快;泌尿系统肿瘤病人可见血尿;胃癌病人可伴贫血及大便隐血;大肠肿瘤病人可有黏液血便或大便隐血阳性。

（2）血清学检查:用生化方法测定人体内由肿瘤细胞产生的,分布在血液、分泌物、排泄物中的肿瘤标记物,如酶、激素、糖蛋白和代谢产物,可间接了解肿瘤的情况。大多数肿瘤标记物在恶性肿瘤和正常组织之间并无质的差异,因此特异性较差。但肿瘤标记物的检测和动态观察有助于肿瘤的诊断和鉴别、判断疗效和预后、提示治疗后是否复发和转移。常用的血清学检查有碱性磷酸酶（AKP）、酸性磷酸酶（ALP）、乳酸脱氢酶（LDH）。

（3）免疫学检查:近年来肿瘤的诊断主要检查来自体内肿瘤的胚胎抗原、相关抗原和病毒抗原。

笔记

随着抗人白细胞分化抗原单克隆抗体（单抗）的不断研制及多色多指标流式细胞计的应用,肿瘤的临床诊断有了很大的进展。常用的肿瘤免疫学标志物如**甲胎蛋白（AFP）**对肝癌、**前列腺特异性抗原（PSA）**对前列腺癌、**人绒毛膜促性腺激素（HCG）**对滋养层肿瘤的诊断均有较高的特异性及敏感性,但也存在一定的假阳性。

（4）基因或基因产物检查:主要利用了核酸中碱基排列具有极其严格的特异序列的特征,根据检测样品中有无特定序列以确定是否存在肿瘤或癌变的特定基因,从而作出诊断。基因检测敏感而特异,常早于临床症状出现之前,因可对手术切缘组织进行检测,如阳性则易复发,有助于估计预后。

2. 影像学检查　X线、B超、造影、放射性核素、电子计算机断层扫描（CT）、磁共振成像（MRI）和正电子发射断层成像（PET）等各种检查方法可明确有无肿块,肿块部位、形态和大小等,有助于肿瘤的诊断及性质的判断。

3. 内镜检查　应用金属或纤维光导的内镜可直接观察空腔器官、胸腔、腹腔及纵隔等部位的病变,同时可取活体组织作病理学检查,并能对小的病变进行治疗,如息肉摘除;还可向输尿管、胆总管或胰管插入导管作X线造影检查。常用的有食管镜、胃镜、结肠镜、直肠镜、支气管镜、腹腔镜、膀胱镜、阴道镜及子宫镜等。

4. 病理学检查　为目前确定肿瘤性质**最直接而可靠的依据**,包括细胞学与组织学两部分。细胞学检查包括胸水、腹水、尿液沉渣、痰液涂片等;食管拉网、胃黏膜洗脱液、宫颈刮片及内镜下肿瘤表面刷脱细胞检查;细针穿刺抽吸肿瘤细胞进行涂片染色检查。组织学检查则根据肿瘤所在部位、大小及性质等,通过钳取活检、穿刺活检、经手术完整切除肿瘤,然后进行石蜡切片或术中冷冻切片检查。活组织检查有可能促使恶性肿瘤扩散,应在术前短期内或术中进行。

5. 放射性核素检查　显示脏器内的占位性病变。

6. 手术探查　适用于高度怀疑又难确诊的恶性肿瘤,诊断和治疗同时进行。

（四）心理-社会状况

1. 认知程度　评估病人对疾病诱因、常见症状、拟采取的手术方式、手术过程、手术可能导致的并发症、化疗、放疗、介入治疗、疾病预后及康复知识的认知及配合程度。

2. 心理反应　评估病人的心理状况,包括疾病诊断的心理承受能力,对治疗效果、预后等心理反应。

3. 经济和社会支持状况　评估家庭对病人手术、化疗、放疗的经济承受能力;家属对本病及其治疗方法、预后的认知程度及心理承受能力;家属与病人的关系和态度;病人的社会支持系统等。

（五）处理原则

良性肿瘤应完整手术切除,交界性肿瘤必须彻底手术切除,否则极易复发或恶性变。恶性肿瘤常伴浸润与转移,可根据病情采用手术、放射治疗（放疗）、化学药物治疗（化疗）、生物治疗（分子靶向治疗、免疫治疗、基因治疗）、内分泌治疗、中医药治疗及心理治疗等综合疗法。Ⅰ期以手术治疗为主;Ⅱ期以局部治疗为主,如原发肿瘤切除或放疗,必须包括转移灶的治疗,辅以有效的全身化疗;Ⅲ期采取综合治疗,手术前、后及术中放疗或化疗;Ⅳ期以全身治疗为主,辅以局部对症治疗。

1. 手术治疗　手术切除是**早期和较早期实体恶性肿瘤最主要和最有效的治疗方法**。根据目的不同,可将手术分为:①**预防性手术**:通过手术早期切除癌前病变以预防其发展成恶性肿瘤,如家族性结肠息肉病、黏膜白斑病等。②**诊断性手术**:包括切取活检术和剖腹探查术,能为正确的诊断、精确的分期,进而制定合理的治疗方案提供可靠依据。③**根治性手术**:适用于早、中期病人。包括彻底切除全部肿瘤组织及可能累及的周围组织和区域淋巴结,以求达到彻底治愈的目的。广义的根治术包括瘤切除术、广泛切除术、根治术及扩大根治术。④**姑息性手术**:适用于晚期肿瘤有远处转移或肿块无法切除的病人,非彻底性肿瘤切除,改道、缝扎肿瘤的营养血管。其目的是为了缓解症状、减轻痛苦、改善生存质量、延长生命和减少并发症。⑤**减瘤手术**:仅适用于原发病灶大部切除后,残余肿瘤能用其他治疗方法有效控制者。⑥**复发或转移灶手术**:复发肿瘤应根据具体情况及手术、化疗、放疗对其疗效而定,凡能手术者应考虑再行手术。如乳腺癌术后局部复发可再行局部切除术。转移肿瘤手术切除适合于原发灶已能得到较好的控制,而转移灶可切除者。软组织肉瘤和骨肉瘤肺转移病人手术治疗的5年生存率可达30%。⑦**重建和康复手术**:生活质量对恶性肿瘤病人而言显得尤为重要,外科手术在病人术后的重建和康复方面发挥重要的作用。如乳腺癌改良根治术后经腹直肌皮瓣转移乳房重建,头颈部肿瘤术后局部组织缺损的修复等均能提高肿瘤根治术后病人的生活质量。

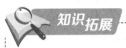

知识拓展

肿瘤外科的原则

实施肿瘤外科手术除遵循外科学一般原则外,还应遵循肿瘤外科的基本原则。这些原则自1894 年 Halsted 发明了经典的乳腺癌根治术以来就已奠定,以后又有人提出了"无瘤技术"的概念,使这些原则不断得到发展和完善。其基本思想是防止术中肿瘤细胞的脱落种植和血行转移。

1. 不切割原则　手术中不直接切割癌肿组织,而是由四周向中央解剖,一切操作均应在远离癌肿的正常组织中进行,同时尽可能先结扎切断进出肿瘤组织的血管。

2. 整块切除原则　将原发病灶和所属区域淋巴结作连续性的整块切除,而不应将其分别切除。

3. 无瘤技术原则　无瘤技术的目的是防止手术过程中肿瘤的种植和转移。主要是指手术中的任何操作均不接触肿瘤本身,包括局部的转移病灶。

2. 化学治疗　简称化疗,是一种应用特殊化学药物杀灭恶性肿瘤细胞或组织的治疗方法,往往是中晚期肿瘤病人综合治疗的重要手段。化疗配合手术及放疗,可降低肿瘤复发率和转移率,如胃肠道癌、鼻咽癌、宫颈癌等;某些肿瘤可因化疗获长期缓解或肿瘤缩小,如颗粒细胞白血病、肾母细胞瘤等;一些肿瘤单独应用化疗可获得临床治愈,如恶性滋养细胞肿瘤(绒癌、恶性葡萄胎)、儿童急性淋巴细胞白血病等。

(1) 药物分类

1) 传统分类法:根据药物的化学结构、来源及作用机制分为 6 类:①**烷化剂类**:作用于 DNA、RNA、酶和蛋白质,导致细胞死亡;其中,环磷酰胺:主治恶性淋巴瘤、白血病、多发性骨髓瘤、乳腺癌等;噻替派:治疗乳腺癌、卵巢癌等有效。②**抗代谢类药**:可封闭某些重要的酶系,阻断 DNA 和蛋白质合成。代表药物有氟尿嘧啶:广泛用于肝癌、胃癌、大肠癌等。此外,还有甲氨蝶呤、阿糖胞苷等。③**抗生素类**:主要从放射菌族中提炼而来,通过干扰细胞代谢,来抑制或破坏肿瘤细胞。丝裂霉素常用于治疗肺癌、胃癌、肝癌等;博来霉素可治皮肤癌、阴茎癌。另外,还有如多柔比星、放线菌素 D 等,一般联合用药。④**生物碱类**:有效成分为生物碱,可抑制细胞的有丝分裂。常用长春新碱:主治急性白血病、恶性淋巴瘤,另有长春碱、羟喜树碱、紫杉醇等。⑤**激素和抗激素类**:常用的有他莫昔芬(三苯氧胺)、己烯雌酚、黄体酮、甲状腺素等。手术切除性腺的疗法与激素使用原理相同,目的都在于人为地扰乱原来适宜肿瘤细胞增殖的内环境,抑制肿瘤细胞的分裂。⑥**其他**:如铂类、羟基脲、丙卡巴肼等。

2) 细胞动力学分类:①细胞周期非特异性药物:对增殖或非增殖细胞均有作用,如烷化剂类和抗生素类;②细胞周期特异性药物:作用于细胞增殖的全部或大部分周期时相,如氟尿嘧啶等抗代谢类药物;③细胞周期时相特异性药物:选择作用于某一时相,如阿糖胞苷、羟基脲抑制 S 期,长春新碱对 M期有抑制作用。

(2) 给药方式:①**全身性用药**:可通过静脉、口服、肌内注射给药;②**局部用药**:为了提高药物在肿瘤局部的浓度,有些药物可通过肿瘤内注射、腔内注射、动脉内注入或局部灌注等途径;③**介入治疗**:是近年来应用较多的一种特殊化疗途径,可通过动脉插管行局部动脉化疗灌注栓塞,也可经皮动脉插管配合皮下切口植入导管药盒系统进行长期灌注、栓塞化疗,提高肿瘤局部的药物浓度并阻断肿瘤的营养、血液供应,减少全身毒性反应。可采用同时给药或序贯给药的方式,以提高疗效,减少毒副作用。

(3) 化疗方法:根据病人全身情况及肿瘤的特性而定,可酌情选择**大剂量冲击疗法**(3~4 周给药1 次,毒性较大)、**中剂量尖端疗法**(每周 1~2 次,4~5 周为一个疗程)、**小剂量维持疗法**(每日或间日给药 1 次)。化疗必须联合用药,多疗程用药(**两个疗程之间,至少间隔 4~6 周**)。

目前用化学药物杀伤肿瘤细胞的同时,也杀伤体内增殖较快的正常细胞,故毒性较大,可致骨髓抑制、消化道反应、毛发脱落、肾脏毒性反应、口腔黏膜及皮肤反应、免疫功能降低等副作用。此外,化疗若通过静脉给药,可造成血管损伤,导致静脉炎。药液渗入皮下,会引起局部组织的变性、坏死。

3. 放射治疗　简称放疗,是利用放射线,如α、β、γ射线和X射线、电子线、中子束、质子束及其他粒子束等抑制或杀灭肿瘤细胞,是肿瘤治疗的主要手段之一;但同时对正常组织器官产生同样的破坏作用。放射治疗有外照射和内照射两种方法。各种肿瘤对放射线敏感度不一,通常分化程度越低、代谢越旺盛的癌细胞对放射线越敏感,治疗效果也越好。反之,则治疗效果差,不宜选用。主要副作用是骨髓抑制、皮肤黏膜改变、胃肠道反应、疲劳,另外,还有脱发等其他副作用。

4. 生物治疗　应用生物学方法治疗肿瘤病人,改善宿主个体对肿瘤的应答反应及直接效应的治疗,包括分子靶向治疗、免疫治疗和基因治疗。分子靶向治疗是在细胞分子水平上,针对已经明确的致癌位点(该位点可以是肿瘤细胞内部的一个蛋白分子,也可以是一个基因片段),来设计相应的治疗药物,药物进入体内会特异地选择致癌位点来相结合发生作用,使肿瘤细胞特异性死亡,而不会波及肿瘤周围的正常组织细胞。免疫疗法是通过刺激宿主的免疫机制,促使肿瘤消散。如接种卡介苗、注射干扰素、接种自体或异体瘤苗等。基因治疗是通过改变基因结构及功能等方法赋予靶细胞新的功能特性来治疗人体的失调和疾病。

图片:肿瘤的治疗原则

5. 其他治疗　如内分泌治疗及中医药治疗等。内分泌治疗也叫激素治疗,用于某些发生发展与激素密切相关的肿瘤,如卵巢癌可用黄体酮类药物、乳腺癌可用他莫昔芬(三苯氧胺)治疗。中医药治疗应用扶正祛邪、通经活络、化瘀散结、清热解毒、以毒攻毒的机制,配合手术、放疗、化疗,减轻毒副作用,可改善机体全身情况,提高免疫能力。

6. 预防与控制　恶性肿瘤是环境、营养、饮食、遗传、病毒感染及生活方式等多种因素相互作用所致,所以目前尚无可利用的单一预防措施。国际抗癌联盟认为1/3恶性肿瘤是可以预防的,1/3恶性肿瘤若能早期诊断是可以治愈的、1/3恶性肿瘤可以减轻痛苦,延长寿命。并据此提出了恶性肿瘤三级预防概念。

(1) 一级预防:为**病因预防**,目的是消除或减少可致癌的因素,降低癌症发病率。预防措施:保护环境,控制大气、水源、土壤污染;改变不良的饮食习惯、生活方式,倡导戒烟、酒,多食新鲜蔬果,忌食高盐、霉变食物;减少职业性接触致癌物质时间过长,如苯、甲醛;接种疫苗等;积极治疗癌前期病变。

视频:肿瘤的三级预防

(2) 二级预防:是指**早期发现、早期诊断和早期治疗**,其目的是提高生存率、降低癌症死亡率。预防措施:在无症状的自然人群中进行以早期发现癌症为目的的普查工作。一般在某种肿瘤的高发区及高危人群中进行筛查,可改善检出肿瘤病人的预后,及时发现和治疗癌前病变,对恶性肿瘤的预防有重要意义。

(3) 三级预防:是指**临床预防或康复预防**,即合理治疗与康复,目的在于提高生存质量、减轻痛苦、延长生命。

预防是控制癌症最好的方法。临床上通常以**3年、5年、10年**生存率衡量恶性肿瘤的疗效。但恶性肿瘤多年后,仍有可能复发,宜终生随访。

【常见护理诊断/问题】
1. 焦虑/恐惧　与担忧疾病预后和手术、化疗、放疗,在家庭和社会的地位及经济状况改变有关。
2. 营养失调:低于机体需要量　与肿瘤所致高代谢状态、摄入减少、吸收障碍、化疗、放疗所致味觉改变、食欲下降、进食困难、恶心、呕吐等有关。
3. 疼痛　与肿瘤生长侵及神经、肿瘤压迫周围组织及神经、手术创伤及化疗及放疗致组织损伤有关。
4. 知识缺乏:缺乏肿瘤预防、术后康复、放疗化疗反应等知识。
5. 潜在并发症:感染、出血、皮肤和黏膜受损、静脉炎、静脉栓塞及脏器功能障碍。

【护理目标】
1. 病人的焦虑/恐惧程度减轻。
2. 病人的营养状况得以维持或改善。
3. 病人的疼痛得到有效控制,病人自述舒适感增加。

笔记

4. 病人掌握肿瘤预防及自我照顾的有关知识和方法。

5. 病人未发生并发症或并发症被及时发现和处理。

【护理措施】

（一）一般护理

1. 营养支持　充分的营养是保证病人细胞代谢、促进康复的重要条件。由于恶性肿瘤对营养的消耗，病人进食量的减少或消化吸收障碍，病人常存在营养不良，影响机体组织的修复。因此，应积极采取措施改善营养状况，鼓励病人进食高蛋白、高碳水化合物、高维生素、清淡、易消化的饮食，注意食物色、香、味及温度，避免粗糙、辛辣食物。化疗、放疗期间病人常有食欲减退、恶心、呕吐等消化道反应，可餐前适当应用药物控制症状。严重呕吐、腹泻者，给予静脉补液，防止脱水，必要时遵医嘱给予肠内、外营养支持。晚期癌症病人因营养障碍而出现恶病质，应为病人营造舒适的就餐环境，鼓励进食，必要时允许进食一些微辛、微辣的食品，以刺激病人食欲。指导术后康复期病人少量多餐、循序渐进恢复饮食，做好饮食指导。

2. 疼痛护理　肿瘤迅速生长、浸润神经或压迫邻近脏器可引起病人疼痛，是晚期癌症病人常见的症状之一。护理人员除观察疼痛的位置、性质、特点、持续时间和掌握疼痛评分外，还应注意提供增进病人舒适感的方法，保持病室安静，减少环境中对病人造成压力的因素。鼓励病人适当参与娱乐活动以分散注意力，并指导病人使用不同的方法控制疼痛，如松弛疗法、音乐疗法等。在护理过程中，应鼓励家属关心、参与实施止痛计划。晚期难以控制的疼痛对病人的治疗和生存质量造成极其严重的影响。可按世界卫生组织（WHO）提出的三阶梯止痛原则遵医嘱进行处理。WHO 三阶梯止痛原则包括五方面内容：①给药途径：应尽量选择无创、简便、安全的途径给药。病人能口服药物时应首选口服止痛药；除非急性疼痛，需要尽快采用其他起效更快地给药途径或病人出现口服不能耐受的副作用时，才考虑其他给药途径；不能吞咽或存在口服吸收障碍的病人可采用非口服途径，如透皮贴剂、栓剂塞肛止痛，也可持续静脉或皮下输注止痛药。②按阶梯给药：根据疼痛程度按阶梯选择止痛药物。轻度疼痛选择非甾体类抗炎止痛药；中度疼痛选择弱阿片类药物，如可待因、曲马多；重度疼痛选择强阿片类药物，如吗啡、羟考酮、芬太尼等。低剂量强阿片类药物也可用于中度疼痛的治疗。③按时给药：疼痛多表现为持续性慢性过程，按时给药时止痛药物可在体内达到稳态血药浓度，有效缓解基础性疼痛，常选择持续镇痛时间长的控缓释型药物。④个体化治疗：制定止痛方案前应全面评估病人的基本情况，如肝肾功能、基础疾病、全身状况等，有针对性地开展个体化的止痛治疗。⑤注意具体细节：止痛治疗时的具体细节是指可能影响止痛效果的所有潜在因素，既包括疼痛的全面评估、准确的药物治疗、动态随访等，又包括病人的心理、精神、宗教信仰、经济状况、家庭及社会支持等诸多方面。

（二）手术治疗的护理

手术可破坏机体的正常功能，如失语、截肢、人工肛门等，常致自我形象紊乱。这样的病人在手术前就应给病人解释手术的必要性及重要性，手术后指导病人进行功能锻炼并介绍功能重建的可能及所需条件，训练病人的自理能力，提高自信心。肿瘤病人手术后可能发生呼吸系统、泌尿系统、切口或腹腔内感染等。因此，手术前应充分准备。手术后常规监测生命体征、加强引流管和切口护理；密切观察病情；保持病室环境清洁；鼓励病人翻身、深呼吸、有效咳嗽、咳痰；加强皮肤和口腔护理；早期下床活动，注意保暖。总之，采取有效措施，减少并发症，促进康复。

（三）化学疗法的护理

1. 组织坏死的预防及护理　因强刺激性药物不慎漏入皮下可致组织坏死。外科护士应掌握正确的给药方法，以保护血管。妥善固定针头以防滑脱、药液外渗。一旦发现药液外渗，**立即停止用药**，尽量向外**抽吸药液后拔针**，局部皮下**注入解毒剂**如硫代硫酸钠、碳酸氢钠等，根据不同的药物选择使用**冷敷或热敷处理**，同时报告医生并记录。

2. 栓塞性静脉炎的预防　化疗药物注射方法不当可致血管硬化、血流不畅，甚至闭塞。治疗时选择合适的给药途径和方法。若为静脉给药，通常经深静脉或中心静脉置管给药。合理选择静脉并安排给药顺序；提高注射技能，提高一针见血成功率。

3. 胃肠道反应的护理　化疗病人常表现出恶心、呕吐、食欲减退等，应做好化疗重要性及药物副作用的解释工作。进食前用温盐水漱口，进食后用温开水漱口，保持口腔清洁。口腔炎或溃疡剧痛者,可用2%利多卡因喷雾,改用吸管吸取流质饮食,必要时行肠外营养;合并真菌感染时,用3%碳酸氢钠液和制霉菌素液含漱;溃疡创面涂布0.5%金霉素甘油。

4. 骨髓抑制的护理　由于骨髓抑制作用,化疗病人常出现白细胞、血小板、血红蛋白减少,化疗或放疗后应常规**监测血象**变化**每周1~2次**,注意有无皮肤瘀斑、牙龈出血及感染等。红细胞降低时给予必要的支持治疗,如中药调理、成分输血,必要时遵医嘱应用升血细胞类药。若白细胞计数低于$3.0 \times 10^9/L$、中性粒细胞低于$1.0 \times 10^9/L$,应遵医嘱停药或减量,采取一般性保护隔离;白细胞计数低于$1.0 \times 10^9/L$、中性粒细胞低于$0.5 \times 10^9/L$,应采取无菌性保护隔离、限制人员探视,预防医源性感染,并用升白细胞药物治疗。血小板计数低于$80 \times 10^9/L$时应暂停化疗或放疗,低于$50 \times 10^9/L$时可出现凝血障碍,应避免外出;低于$20 \times 10^9/L$时应绝对卧床休息,限制活动。对大剂量强化化疗者实施严密的保护性隔离或置于层流室。

5. 肾脏毒性反应的护理　癌细胞溶解易致高尿酸血症,严重者可形成尿酸结晶、轻度蛋白尿、管型尿、血尿,甚至无尿和急性肾衰竭。应鼓励病人大量饮水,准确记录出入水量,同时使用碳酸氢钠碱化尿液,对入量已足而尿少者酌情利尿。

6. 口腔黏膜反应的护理　大剂量应用抗代谢药物、抗恶性肿瘤抗生素、烷化剂易致严重口腔炎,应保持口腔清洁,出现口腔溃疡可用相应漱口水含漱,口腔降温、中医中药治疗。

7. 皮肤反应的护理　出现皮肤反应时,应防止皮肤破损。甲氨蝶呤、巯基嘌呤常引起皮肤干燥、全身瘙痒,可用炉甘石洗剂止痒,严重的病人出现剥脱性皮炎,需用无菌单行保护性隔离。

8. 脱发的护理　多柔比星、环磷酰胺等常引起脱发,影响病人容貌。化疗时用头皮阻血器或使用冰帽降低头皮温度,可预防或减轻脱发。若脱发严重,可协助病人选购合适的发套。

多数抗癌药物对皮肤黏膜、眼睛及其他组织有直接刺激作用,直接接触细胞毒性药物可发生局部毒性反应或过敏反应,也可致癌或致畸。接触细胞毒性化疗药的护士,应注意自我防护。有条件的单位应使用特制防毒层流柜配药,防止含毒微粒的气溶液或气雾外流。操作过程中穿专用长袖防护衣,戴好帽子、口罩和双层手套、防护镜。长期从事化疗工作的护理人员应定期体格检查,发现骨髓抑制等副作用应及时治疗,严重者暂停化疗工作。

视频:化疗病人的护理

(四)放射疗法的护理

1. 放疗病人感染的预防　①病室通风和空气消毒:保持病室空气新鲜,每日通风2次,每日2次紫外线空气消毒;②监测体温及血常规检查;③放射前准备:放射前要做好定位标志,放疗前后病人应静卧30分钟避免干扰,保证充足的休息与睡眠;④休息与活动:放疗期间应适当减少活动、多休息,逐渐增加日常活动量。

2. 防止皮肤、黏膜损伤　①保护照射野皮肤:保持清洁干燥,尤注意腋下、腹股沟、会阴部等皮肤皱褶处,洗澡禁用肥皂、粗毛巾搓擦,局部用软毛巾吸干;②穿着要求:穿棉质、柔软、宽松内衣并勤更换;③避免各种刺激:避免热刺激、理化刺激,外出时防止日光直射,局部皮肤红斑时禁用酒精、碘酒等涂擦及使用粘贴胶布;④黏膜保护:放疗期间加强局部黏膜清洁,如口腔含漱、阴道冲洗、鼻腔用抗生素及润滑剂滴鼻等。

3. 脏器功能障碍的预防和护理　观察照射器官的功能状态变化,若发现严重副作用时,如膀胱照射后血尿、胸部照射后放射性肺纤维变等,应暂停放疗。

视频:放疗病人的护理

(五)心理护理

肿瘤病人因各自的文化背景、心理特征、病情及对疾病的认知程度不同,会产生不同的心理反应。分析病人不同时期的心理改变,有助于有的放矢地进行心理疏导,增强病人战胜疾病的信心。肿瘤病人可经历一系列的心理变化。

1. 震惊否认期　明确诊断后,病人震惊,表现为不言不语,知觉淡漠,眼神呆滞甚至晕厥。继之极力否认,希望诊断有误,要求复查,甚至辗转多家医院就诊、咨询,企图否定诊断。这是病人面对疾病应激所产生的保护性心理反应,但持续时间过长易导致延误治疗。此期最好的护理是鼓励病人家属给予病人情感上的支持,生活上的关心,增进护士与病人之间的人际关系,使之有安全感。允许其有一定时间接受现实。不阻止其发泄情绪,但要小心预防意外事件发生。在否认期医护人员的态度要保持一致性,肯定回答病人的疑问,减少病人怀疑及逃避现实的机会。

2. 愤怒期　当病人不得不承认自己患癌后,随之表现出恐慌、哭泣、愤怒、悲哀、烦躁、不满的情绪。部分病人为了发泄内心的痛苦而拒绝治疗或迁怒于家人和医务人员,甚至出现冲动性行为。此虽属适应性心理反应,但若长期存在,将导致心理障碍。此期护士应在病人面前表现出严肃且关心的态度,尽量让其表达自身的想法,但要及时纠正其感知错误。做任何检查和治疗前,应详细解说。同时向家属说明病人愤怒的原因,让家属理解病人的行为。并请其他病友介绍成功治疗的经验,教育和引导病人正视现实。

3. 磋商期　此期的病人求生欲最强,会祈求奇迹出现。病人易接受他人的劝慰,有良好的遵医行为。因此,护士应加强对病人及家属的健康指导,维护病人的自尊、尊重病人的隐私,增强病人对治疗的信心,从而减少病人病急乱投医的不良后果。

4. 抑郁期　此阶段病人虽然对周围的人、事、物不再关心,但对自己的病情仍很注意。护士应利用恰当的非语言沟通技巧对病人表示关心,定时探望,加强交流,鼓励病人发泄情绪,减轻心理压力反应。鼓励其家人陪伴,预防意外事故发生。在此期间,由于病情加重,心情抑郁,病人常会疏忽个人卫生的处理,护士应鼓励病人维持身体的清洁与舒适,必要时协助完成。

5. 接受期　有些病人经过激烈的内心挣扎,开始认识到生命终点的到来,心境变得平和,通常不愿多说话。在此期间,护士应尊重其意愿,替病人限制访客,主动发现病人的需要并尽量满足需要。为病人制订护理计划时,应考虑病人的生理状况,最好能集中护理,以免增加病人痛苦。

以上心理变化可同时或反复发生,且不同心理特征者在心理变化分期方面存在很大差异,另外,各期的持续时间、出现顺序也不尽相同。因此,护士对病人的心理反应,应随时注意观察,并给予适当的护理。

(六) 健康指导

1. 保持心情舒畅　负性情绪对机体免疫系统有抑制作用,可促进肿瘤的发生和发展。故肿瘤病人应保持乐观开朗的心境,避免不必要的情绪刺激,勇敢面对现实。可根据病人、家属的理解能力,深入浅出、有针对性地提供正确、有价值的信息资料,使病人能够积极配合治疗。

2. 注意营养　肿瘤病人应均衡饮食,摄入高热量、高蛋白、富含膳食纤维的各类营养素,做到不偏食、不忌食、荤素搭配、粗细混食。多饮水,多进食水果、蔬菜。忌辛辣、油腻等刺激性食物及熏烤、腌制、霉变食物。

3. 功能锻炼　适当的运动有利于机体增强抗病能力,减少并发症的发生。手术后器官、肢体残缺引起功能障碍者应早期进行功能锻炼,以利于功能重建及提高自理能力。

4. 提高自理能力及自我保护意识　合理安排日常生活,注意休息,避免过度疲劳,不吸烟、少饮酒,讲究卫生。指导病人进行皮肤、口腔、黏膜护理,保持皮肤、口腔清洁,教育病人减少与有感染的人群接触,外出时注意防寒保暖。

5. 继续治疗　肿瘤治疗以手术为主,并辅以放疗、化疗等综合手段。手术后病人应按时接受各项后续治疗,以利于缓解临床症状、减少并发症、降低复发率。

6. 定期复查　放、化疗病人应坚持血常规及重要脏器功能检查,每周1~2次,以尽早发现异常,及时处理。

7. 加强随访　随访可早期发现肿瘤复发或转移病灶,评价、比较各种治疗方法的疗效,且对病人有心理治疗和支持的作用。因此,肿瘤病人的随访应在恶性肿瘤治疗后**最初3年内每3个月至少随访1次,以后每半年复查1次,5年后每年复查1次**。

8. 动员社会支持系统的力量　社会支持可满足病人的爱和归宿感的需要及自尊的需要。因此应鼓励病人家属给病人更多的关心和照顾,提高其生活质量。

【护理评价】

通过治疗和护理,病人是否:①焦虑/恐惧程度减轻,学会有效的应对方法,情绪平稳;②摄入足够的营养素,体重得到维持;③舒适状态得以改善,疼痛减轻或消失;④掌握肿瘤的预防知识和自我照顾的方法;⑤未发生感染、出血、皮肤和黏膜受损、静脉炎、静脉栓塞及脏器功能障碍等并发症,或发生时得以及时发现和处理。

(俞宝明)

笔记

思考题

覃先生,男,53岁,有慢性肝炎史25年,近2个月右上腹持续性闷痛,半个月来疼痛较明显,食欲减退,较前消瘦。检查见其贫血貌,腹软,肝肋下有触痛之结节,血红蛋白80g/L,白细胞11×10^9/L。

请问:

（1）肿瘤的三级预防措施是什么?

（2）病人当得知患肝脏肿瘤需要手术治疗后,表现为不言不语,知觉淡漠,眼神呆滞,该病人的心理变化属于哪期?需要采取哪些护理措施?

思路解析

扫一扫,测一测

第十一章　颅脑疾病病人的护理

 学习目标

1. 掌握颅内压增高、脑疝、颅脑损伤、颅内肿瘤等病人的护理评估和护理措施及脑疝急救。
2. 熟悉颅内压增高、颅脑损伤等疾病的病因及处理原则。
3. 了解颅内压正常的生理调节;颅脑损伤、颅内肿瘤等疾病的分类。
4. 运用所学知识能评估颅脑疾病病人的病情异常变化,能及时采取护理措施;能熟练进行脑室外引流管护理,体现出严格无菌观念。
5. 具有高度责任感和尊重、爱护病人,以及耐心、细致的态度。

第一节　颅内压增高病人的护理

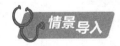

情景描述:

李先生,50 岁。因颅内肿瘤收治入院。早晨解大便后突然出现烦躁不安、头痛加剧、呕吐等症状。

请思考:

1. 病人可能发生了什么情况?
2. 您将如何处理?

　　颅内压(intracranial pressure,ICP)是指颅内容物对颅腔壁所产生的压力,一般以脑脊液静水压来表示,可通过侧卧时腰椎穿刺或直接穿刺脑室测定。成人颅内压为 $70 \sim 200mmH_2O(0.7 \sim 2.0kPa)$,儿童为 $50 \sim 100mmH_2O(0.5 \sim 1.0kPa)$。

　　成人颅缝闭合后,颅腔容积基本不变。在正常情况下,颅腔所含内容物(脑组织、脑脊液和脑血液)相对稳定,三者与颅腔容积相适应,维持正常的颅内压力。正常颅内压可随呼吸、血压有细微波动,收缩期颅内压略增,舒张期颅内压略降;呼气时压力略增,吸气时压力略降。在病理情况下,其中任一项颅内容物体积或量的增加,其他两项内容物体积或量的缩减,才能维持颅内压于正常水平。由于脑组织不会在短时间内被压缩,对颅腔容积代偿作用很小,主要依赖于脑脊液和脑血液的增减来调节。①脑脊液调节:当颅内压增高时,可通过加速脑脊液吸收和将脑脊液挤入脊髓蛛网膜下腔来缓冲颅内压,通过脑脊液量的增减其代偿作用为 $8\% \sim 10\%$。②脑血液量调节:当颅内压增高时,脑血流阻

129

力可明显增加,脑血流量立即减少,颅内的静脉血被挤压到颅外血液循环。在保证脑组织代谢最低需要情况下,血液代偿作用为2%～3%。但这种代偿是有限度的,当引起颅内压增高的因素持续存在,病变体积不断扩大,最终超出了代偿范围时,即可发生颅内压增高(intracranial hypertension)。颅内压增高是指各种原因引起颅内压持续在200mmH$_2$O以上,并出现头痛、呕吐、视神经乳头水肿为主要临床表现的一种综合征。持续颅内压增高可导致脑疝(brain hernia),是颅脑疾病病人死亡的主要原因。

视频:颅内压增高的后果

【病因】

1. 颅内容物体积或量的增加　①脑体积增加:如脑组织损伤、炎症、缺血缺氧、中毒等导致脑水肿。②脑脊液过多:脑脊液分泌和吸收失调或脑脊液循环受阻导致脑积水。③脑血流增加:如颅内动静脉畸形、恶性高血压、高碳酸血症等。④颅内占位性病变:如肿瘤、血肿、脓肿和脑寄生虫病等。

2. 颅腔容量缩减　如狭颅畸形、颅底凹陷症、向内生长的颅骨肿瘤、大片凹陷性颅骨骨折等使颅腔狭小。

【护理评估】

(一)健康史

了解有无颅脑外伤、颅内感染、脑肿瘤、高血压、颅脑畸形等疾病史,初步明确颅内压增高的原因;有无呼吸道梗阻、咳嗽、癫痫、便秘等诱发颅内压增高的因素及了解有无合并其他系统疾病。

(二)身体状况

1. 头痛　最早和最主要症状,系脑膜血管和神经受刺激所致,多位于前额和两颞,以清晨和夜间为重,程度与颅内压成正变关系,以胀痛和撕裂样痛为多见,咳嗽、打喷嚏、用力、弯腰和低头时加重。

2. 呕吐　常出现在剧烈头痛时,呈喷射状,可伴有恶心,系迷走神经受刺激所致,与进食无直接关系,但多见于餐后,呕吐后头痛可缓解。

3. 视神经乳头水肿　重要的客观体征,因视神经受压、眼底静脉回流受阻所致,表现为视神经乳头充血、水肿、边缘模糊不清、生理凹陷变浅或消失、视网膜静脉曲张等,严重者乳头周围可见火焰状出血。早期视力无明显障碍或仅有视野缩小,继而视力下降甚至失明。

图片:颅内高压视神经乳头水肿

临床上通常将头痛,呕吐,视神经乳头水肿三项合称为颅内压增高"三主征"。

4. 意识障碍　急性颅内压增高病人意识障碍呈进行性发展,由嗜睡、迟钝逐渐发展至昏迷;慢性者表现为神志淡漠、反应迟钝和呆或症状时轻时重。

5. 生命体征紊乱　早期代偿时,表现为血压增高,脉搏缓慢有力,呼吸加深变慢(即"二慢一高");后期失代偿时,表现为血压下降,脉搏细快,呼吸浅快不规则,此种生命体征的变化称为库欣(Cushing)反应。

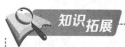

知识拓展

库欣(Cushing)反应的来历

库欣于1900年曾用等渗盐水灌入狗的蛛网膜下腔以造成颅内压增高,当颅内压增高接近动脉舒张压时,出现血压升高、脉搏缓慢、脉压增大,继之出现潮式呼吸、血压下降、脉搏细弱,最终呼吸、心跳停止导致死亡。因为这一实验结果与临床上急性颅脑损伤所见情况十分相似,所以颅内压急剧增高时,病人出现生命体征变化(全身血管加压反应)即称为库欣反应。

6. 其他　一侧或双侧展神经麻痹、复视、阵发性黑矇、头晕、猝倒、头皮静脉怒张、头颅增大、囟门饱满、颅缝增宽、破罐头颅等。

7. 脑疝　脑疝是颅内压增高的严重并发症,当颅腔某分腔有占位性病变时,该分腔的压力大于邻近分腔的压力,脑组织从压力高处向压力低处移位,压迫脑干、血管和神经而产生的一系列严重临床症状和体征,称为脑疝。根据脑疝发生部位和脑组织移位的不同,可分为小脑幕切迹疝(颞叶钩回疝)、枕骨大孔疝(小脑扁桃体疝)、大脑镰下疝等(图11-1)。

(1)小脑幕切迹疝:是幕上占位性病变引起颅内压增高,使颞叶海马回、钩回通过小脑幕切迹向

笔记

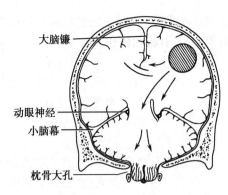

图 11-1 大脑镰下疝（上）、小脑幕切迹疝（中）、枕骨大孔疝（下）的示意图

幕下移位,故又称颞叶钩回疝。表现为:①剧烈头痛和频繁呕吐。②意识改变:意识障碍进行性加重。③瞳孔变化:患侧瞳孔短暂缩小后逐渐扩大,对光反射迟钝或消失,晚期双侧瞳孔明显散大,对光反射消失,眼球固定。④肢体活动:病变对侧肢体自主活动减少或消失。⑤生命体征:生命体征变化明显,表现为呼吸深而慢,血压升高,脉搏变慢,晚期出现潮式或叹息样呼吸,脉搏快而弱,血压、体温下降,最后呼吸心跳停止。

（2）枕骨大孔疝:是在颅内压不断增高时,小脑扁桃体经枕骨大孔向椎管内移位,故又称小脑扁桃体疝。表现为:①剧烈头痛和频繁呕吐。②枕下疼痛:是移位脑组织压迫上颈部神经所致,或枕骨大孔区硬脑膜、血管壁和神经受牵拉所致。③颈项强直、强迫头位:此为机体保护性作用,以防止因头部的变动而致延髓受压。④生命体征紊乱出现较早,可迅速出现呼吸、循环衰竭,出现呼吸减慢、潮式呼吸乃至呼吸心跳停止。

枕骨大孔疝与小脑幕切迹疝不同之处,在于枕骨大孔疝呼吸、循环障碍出现较早,而意识障碍与瞳孔变化较晚;小脑幕切迹疝则是意识障碍与瞳孔变化出现较早,生命体征变化较晚。

（三）辅助检查

1. 影像学检查

（1）头颅 X 线摄片:可显示为颅缝增宽、蝶鞍骨质稀疏、蝶鞍扩大、蛛网膜颗粒压迹增大加深、脑回压迹增多等。

（2）CT 检查、MRI 检查:CT 检查是诊断颅内占位性病变的首选检查,CT 检查和 MRI 检查均能较准确的定位诊断并可帮助定性诊断。

（3）脑造影检查:包括脑血管造影、脑室造影、数字减影血管造影（DSA）等,主要用于疑有脑血管畸形或动脉瘤等疾病的病例,可提供定位和定性诊断。

2. 腰椎穿刺　可测定颅内压力,并可取脑脊液作生化检查。但有引起脑疝的危险,对颅内压增高症状和体征明显者应禁用。

（四）心理-社会状况

头痛、呕吐等可致病人烦躁不安、焦虑等心理反应,了解病人对疾病的认知程度。了解家属对疾病的认知和心理反应及对病人的关心和支持程度。

（五）处理原则

1. 病因治疗　是最理想有效的治疗方法,如手术清除颅内血肿、异物,切除颅内肿瘤等。

2. 降低颅内压　对病因不明或暂时不能解除病因者,针对不同情况,采取不同降颅压措施。

（1）脱水治疗:其原理是提高血液的渗透压,造成血液与脑组织的脑脊液渗透压差,使脑组织水分向血液循环内转移,减少脑组织中的水分、缩小脑体积,达到降低颅内压的作用。常用的脱水方法有渗透性脱水（如 20% 甘露醇）与利尿性脱水（如呋塞米）两种。

（2）糖皮质激素治疗:糖皮质激素可加速消退水肿和减少脑脊液生成,降低毛细血管通透性,稳定血脑屏障,预防和缓解脑水肿。

（3）过度换气或给氧,使脑血管收缩,减少脑血流量,降低颅内压。但脑血流量明显减少会加重脑缺氧,故过度换气持续时间不宜超过 24 小时。

（4）冬眠低温治疗,降低脑组织的新陈代谢率和脑组织的耗氧量,防止脑水肿的发生和发展。

（5）紧急情况下,脑室穿刺外引流术、颞肌下去骨瓣减压术等手术治疗,以缓解颅内压增高。

3. 对症处理　疼痛者给镇痛剂,但禁用吗啡和哌替啶;抽搐者给抗癫痫药物;外伤和感染者给抗生素;呕吐者应暂禁食和维持水、电解质及酸碱平衡。

【常见护理诊断/问题】

1. 疼痛　与颅内压增高有关。

2. 组织灌注量改变　与颅内压增高有关。

3. 营养失调：低于机体需要量　与呕吐、不能进食和脱水治疗等有关。

4. 焦虑/恐惧　与颅脑疾病的诊断、手术与预后不佳等有关。

5. 潜在的并发症：脑疝、窒息等。

【护理目标】

1. 病人主诉头痛减轻，舒适感增强。

2. 病人脑组织灌注正常，意识障碍得到改善，生命体征平稳。

3. 病人营养状态得到改善，体液恢复平衡。

4. 病人焦虑/恐惧程度减轻，情绪稳定。

5. 病人呼吸道通畅，无窒息、脑疝发生。

【护理措施】

（一）一般护理

1. 休息与体位　绝对卧床休息，保持病室安静。抬高床头15°～30°的斜坡位，以利头部静脉回流，减轻脑水肿，降低颅内压。昏迷者侧卧位，以免呕吐物误吸。

2. 给氧　持续或间断吸氧，使脑血管收缩，减少脑血流量，降低颅内压。

3. 饮食与补液　神志清醒者，给予低盐普食；不能进食者，成人每日输液量控制在1500～2000ml，其中生理盐水不超过500ml，24小时尿量不少于600ml即可。输液速度不宜过快，防止短时间内输入大量液体加重脑水肿。使用脱水剂时应注意水、电解质的平衡。

4. 维持正常体温　中枢性高热应用物理降温为主，药物为辅，必要时使用冬眠疗法。一般体温达到38.0℃可应用头部物理降温，达到38.5℃以上应全身降温。

5. 加强基础护理　做好口腔护理；定时翻身、拍背、雾化吸入，清醒者鼓励深呼吸、有效咳嗽，防止发生肺部并发症；保持会阴部、臀部清洁、干燥，以防发生压疮；对留置导尿管者，做好导尿管护理，防止泌尿系感染；昏迷者眼分泌物增多时，应定时清洗，必要时用抗生素眼药水或眼膏，以防眼部感染；眼睑不能闭合者涂以眼膏或用眼罩以防暴露性角膜炎；注意安全，防止损伤。

（二）病情观察

密切观察病人意识、瞳孔变化，生命体征、肢体活动和癫痫发作情况，有条件者可作颅内压监测（详见第二节颅脑损伤病人的护理）。

（三）防止颅内压骤升的护理

1. 安静休息　避免情绪激动，以免血压骤升，引起颅内压升高。

2. 保持呼吸道通畅　引起呼吸道梗阻的原因有呼吸道分泌物积聚、呕吐物误吸、卧位不正确导致气管受压或舌根后坠等。呼吸道梗阻时，病人用力呼吸致胸腔内压力增高，由于颅内静脉无静脉瓣，胸腔内压力可直接逆行传导到颅内静脉，增加颅内压；呼吸道梗阻使$PaCO_2$增高，导致脑血管扩张，脑血流量增多，加重颅内高压。因此，防止呕吐物吸入呼吸道，及时清除呼吸道分泌物、呕吐物；卧位时防止颈部屈曲或胸部受压；舌后坠者托起下颌或放置口咽通气管；痰液黏稠者行雾化吸入；对意识不清或咳痰有困难者，应配合医生尽早行气管切开。

3. 避免剧烈咳嗽和便秘　剧烈咳嗽、用力排便均可使胸腹腔内压骤然升高而引起脑疝。因此，避免并及时治疗感冒、咳嗽。多吃蔬菜和水果或给缓泻剂以防止便秘；对已有便秘者，给予开塞露或低压、小剂量灌肠，禁忌高压灌肠，必要时戴手套掏出粪块。

4. 及时控制癫痫发作　癫痫发作可加重脑缺氧和脑水肿。因此，要注意观察有无癫痫发作，一旦发生，应报告医生，按医嘱定时、定量给予抗癫痫药物及降颅压处理。

（四）对症护理

1. 高热　高热造成脑组织相对缺氧，加重脑损害，必须采取降温措施，必要时应用冬眠低温疗法。

2. 头痛　减轻头痛最好方法是应用高渗性脱水剂，适当应用止痛剂，但禁用吗啡和哌替啶，以免抑制呼吸中枢；避免咳嗽、打喷嚏、弯腰、低头等使头痛加重因素。

3. 躁动　寻找原因（如呼吸不畅，尿潴留，卧位不适，衣服、被子被大小便或呕吐物浸湿等），并及时处理。慎用镇静剂，禁忌强制约束，以免病人挣扎而使颅内压进一步增高，加床挡，防止坠床等意外伤害。

4. 呕吐　及时清除呕吐物,防止误吸,观察并记录呕吐物的量和性状。

（五）药物治疗护理

1. 脱水治疗的护理　颅内压增高者常用高渗性和利尿性脱水剂。脱水药物应按医嘱定时、反复使用,停药前逐渐减量或延长给药间隔,以防颅内压反跳。使用20%甘露醇250ml,15～30分钟内快速滴完;使用呋塞米还需注意有无血糖升高;在脱水期间要观察血压、脉搏、尿量变化,了解脱水效果及有无血容量不足、水电解质失衡等副作用,注意观察和记录24小时出入水量。

2. 激素治疗的护理　肾上腺皮质激素如地塞米松、氢化可的松等,可预防和缓解脑水肿,但激素可引起消化道应激性溃疡和增加感染机会,应加强观察和护理。

（六）脑疝的急救与护理

1. 快速静脉输注20%甘露醇200～400ml,利用留置导尿管以观察脱水效果。

2. 保持呼吸道通畅并给氧,呼吸功能障碍者,应气管插管行人工辅助呼吸。

3. 密切观察病人意识、瞳孔、生命体征变化和肢体活动情况,配合医生完成必要的诊断性检查(如CT检查)。

4. 做好紧急手术的准备。

（七）脑室外引流的护理

1. 妥善固定　病人回病房后,在无菌操作下连接引流瓶(袋),妥善固定引流管和引流瓶(袋)。引流管开口需高于侧脑室平面10～15cm,以保持正常颅内压。搬动病人时,将引流管暂时夹闭,以防止脑脊液逆流引起颅内感染。

2. 保持引流通畅　防止引流管受压、扭曲、折叠、成角,活动、翻身时避免牵拉引流管。若引流管被小凝血块或挫碎的脑组织阻塞,可在严格的无菌操作下用无菌注射器轻轻向外抽吸,切不可注入生理盐水冲洗,以免管内阻塞物冲入至脑室系统,引起脑脊液循环受阻。

3. 注意引流速度和量　禁忌流速过快,避免颅内压骤降造成脑移位危险,每日引流量不超过500ml为宜。

4. 严格执行无菌操作　每天定时更换引流袋,更换时先夹闭引流管,以防空气进入或脑脊液逆流入颅内,注意整个装置无菌状态。

5. 观察和记录　观察和记录脑脊液性状、颜色和量,正常脑脊液无色透明、无沉淀。若脑脊液中有大量鲜血提示脑室内出血,若脑脊液混浊则提示感染。

6. 拔管　脑室外引流管放置一般不宜超过5～7天,开颅术后脑室引流管一般放置3～4天。拔管前行头颅CT检查,并夹闭引流管或抬高引流瓶24小时,观察有无颅内压增高征象。拔管时先夹闭引流管,以免管内液体逆流入脑室引起感染。拔管后如有脑脊液漏,应告知医生妥善处理,以免引起颅内感染。

（八）冬眠低温疗法的护理

冬眠低温疗法是应用药物和物理方法降低病人体温,以降低脑组织耗氧量和新陈代谢率,减少脑血流量,增加脑对缺血缺氧的耐受力,防止脑水肿的发生和发展,同时有一定的降低颅内压作用。适用于各种原因引起的严重脑水肿、中枢性高热病人,但儿童和老年人慎用,休克、全身衰竭或有房室传导阻滞者禁用。

1. 安置病人　于单人房间,室内光线宜暗,室温18～20℃。

2. 降温方法　遵医嘱给予冬眠药物(如氯丙嗪、异丙嗪及哌替啶组成的冬眠Ⅰ号合剂,哌替啶、异丙嗪及双氢麦角碱组成的冬眠Ⅱ号合剂),最好选择静脉滴注。给冬眠药物半小时后,机体御寒反应消失,进入睡眠状态后,方可加用物理降温。物理降温可采用头部戴冰帽或在体表大血管处放置冰袋,如颈动脉、腋动脉、肱动脉、股动脉等处。降温速度以每小时下降1℃为宜,以肛温32～34℃、腋温31～34℃为宜,体温过低易诱发心律失常、低血压等并发症。

3. 用冬眠药半小时内不能搬动病人或为病人翻身,防止发生体位性低血压。

4. 密切观察病情变化　在冬眠治疗前观察并记录意识、瞳孔、体温、脉搏、呼吸、血压和神经系统病征,作为治疗前后观察对比的基础。在冬眠期间,若发现收缩压<100mmHg(13.3kpa),脉搏>100次/分,呼吸次数减少或不规则时,应及时通知医生,遵医嘱停止冬眠疗法或更换冬眠药物。

视频:脑疝的临床表现与急救

视频:脑室外引流护理

笔记

5. 冬眠期间机体代谢率降低,对能量、水分的需求减少。因此,液体输入量每日不宜超过1500ml;鼻饲者,鼻饲食温度应与当时体温相同。

6. 预防肺部、泌尿系感染,防止冻伤和压疮等并发症。

7. 冬眠低温治疗时间一般为3~5天,停止冬眠疗法时先停物理降温,然后逐步减少冬眠药物剂量直至停用,注意保暖,让体温自然回升。

(九)心理护理

及时发现病人的心理异常和行为异常,查找并去除原因;协助病人对人物、时间、地点定向力的辨识,用爱心、细心、同情心、责任心照顾病人,有助于改善病人的心理状况。

(十)健康指导

1. 心理指导　颅脑疾病后,病人及家属均对脑功能的康复有一定的忧虑,担心影响今后的生活和工作,应鼓励病人尽早自理生活,对恢复过程中出现的头痛、耳鸣、记忆力下降等给予适当的解释,树立病人信心。

2. 康复训练　颅脑疾病手术后,可能遗留语言、运动或智力障碍,伤后1~2年内仍有恢复的可能,制订康复计划,进行语言、记忆力等方面的训练,以改善生活自理能力和社会适应能力。

【护理评价】

通过治疗和护理,病人是否:①头痛、呕吐得到有效控制;②脑组织灌注正常,意识障碍得以改善;③基本营养得到满足,体液平衡得到维持;④病人心理及社会反应减轻;⑤未发生并发症,或发生时被及时发现和处理。

第二节　颅脑损伤病人的护理

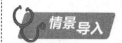

情景描述:

胡先生,35岁,因头部外伤10小时入院就诊。亲属叙述病人伤后即不省人事,持续约2小时,以后神志苏醒。2小时前,病人再次不省人事,频繁呕吐。

请思考:

1. 该病人初步考虑是什么情况?

2. 你应该做好哪些护理工作?

颅脑损伤(head injury)约占全身损伤的15%~20%,仅次于四肢损伤,常与其他部位损伤并存,伤残率和死亡率均居首位。颅脑损伤包括头皮损伤、颅骨骨折和脑损伤,三者可单独或合并存在。对预后起决定作用的是脑损伤的程度及处理效果。

一、头皮损伤病人的护理

头皮损伤(scalp injury)是因外力作用使头皮完整性或皮内发生改变,是最常见的颅脑损伤。包括头皮血肿、头皮裂伤和头皮撕脱伤。

【病因和分类】

1. 头皮血肿　头皮分5层(图11-2)。头皮血肿多因钝器伤所致,按血肿的部位分为皮下血肿、帽状腱膜下血肿和骨膜下血肿。

2. 头皮裂伤　多为锐器或钝器打击所致。锐器伤者,伤口整齐,污染轻。钝器伤者,裂伤创缘常不整齐,伴皮肤挫伤,可有明显污染。头皮血管丰富,出血较多。

3. 头皮撕脱伤　因头皮受到强力牵拉,大块

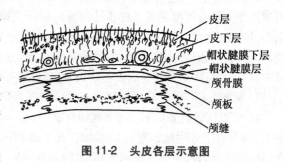

图11-2　头皮各层示意图

皮层
皮下层
帽状腱膜下层
帽状腱膜层
颅骨膜
颅板
颅缝

头皮自帽状腱膜下层连同颅骨骨膜被撕脱或整个头皮甚至连额肌、颞肌及骨膜一并撕脱,使骨膜或颅骨外板暴露。常因剧烈疼痛和大量失血导致创伤性休克。

【护理评估】

(一)健康史

了解受伤的经过,评估病人有无暂时性意识障碍,有无其他部位损伤等,同时应了解现场急救情况。

(二)身体状况

1. 头皮血肿 ①皮下血肿:位于皮肤层和帽状腱膜之间,因皮肤借纤维隔与帽状腱膜紧密连接,血肿不易扩散。因此,血肿范围较局限,张力高,边缘隆起,中央凹陷,压痛明显,易误诊为凹陷性骨折。②帽状腱膜下血肿:位于帽状腱膜和骨膜之间,常因倾斜暴力使头皮发生剧烈滑动,撕裂该层间的血管所致。该处组织松弛,出血易扩散,可蔓延至全头部。因此,头颅增大,肿胀,波动感明显,失血量多。③骨膜下血肿:位于骨膜和颅骨外板之间,常由颅骨骨折引起,因骨膜在骨缝处紧密连接,血肿以骨缝为界,局限于某一颅骨范围内,张力较高。

2. 头皮裂伤 伤口大小、深度不一,创缘多不规则,可有组织缺损,出血量大,不易自行停止,严重者可伴有休克。

3. 头皮撕脱伤 头皮缺失,颅骨外露,剧烈疼痛及大量出血可导致休克。

(三)辅助检查

单纯头皮损伤的诊断一般不难,要注意检查有无颅骨骨折和颅脑损伤及休克,必要时做 X 线、CT、MRI 等检查。

(四)心理-社会状况

由于头皮损伤出血多,常引起病人紧张和焦虑。因此,了解病人情绪变化及对疾病的认知程度。

(五)处理原则

1. 头皮血肿 小血肿无需特殊处理,1~2 周可自行吸收,伤后给予冷敷以减少出血和疼痛,24 小时后改用热敷以促进血液吸收,忌用力揉搓;血肿较大时在无菌操作下穿刺抽血后加压包扎。处理头皮血肿同时,应警惕合并颅骨损伤及脑损伤的可能。

2. 头皮裂伤 现场急救可加压包扎止血,及早进行清创缝合,因头皮血供丰富,清创缝合时间可放宽至 24 小时。注射破伤风抗毒素,应用抗生素预防感染。注意观察有无合并颅骨损伤及脑损伤。

3. 头皮撕脱伤 用无菌敷料覆盖创面,加压包扎止血,同时注射破伤风抗毒素、抗生素及止痛药。完全撕脱的头皮不作任何处理,用无菌敷料包裹,干燥冷藏法随病人一起送至医院。不完全撕脱者争取在伤后 6~8 小时内清创后行头皮再植,无法再植者,作全厚或中厚皮片植皮,术后加压包扎。

4. 防治休克 及时止血和补充血容量,防治休克。

【常见护理诊断/问题】

1. 焦虑/恐惧 与头皮损伤及出血有关。

2. 有感染的危险 与头皮损伤有关。

【护理措施】

1. 病情观察 密切监测血压、脉搏、呼吸、尿量和神志变化,注意有无休克和脑损伤的发生。

2. 伤口护理 注意创面有无渗血,有无皮瓣坏死和感染,保持敷料清洁和干燥。头皮撕脱伤者,为了保证植皮存活,植皮区不能受压,病人需日夜端坐。

3. 预防感染 严格无菌操作规程,观察有无全身和局部感染表现,常规应用抗生素。

4. 心理护理 给予精神和心理上的支持,鼓励病人,消除病人紧张、恐惧的心理,必要时给予镇静剂和镇痛剂,对合并脑损伤者禁用吗啡类药物。

二、颅骨骨折病人的护理

颅骨骨折(skull injury)是指颅骨受暴力作用致颅骨结构改变,常合并脑损伤。按骨折部位分为颅盖骨折和颅底骨折;按骨折与外界是否相通分为开放性和闭合性骨折;按骨折形态分为线形骨折和凹陷型骨折。

【护理评估】

（一）健康史

了解受伤过程,如暴力的性质、大小、方向和着力点及身体状况等,当时有无意识障碍、口鼻流血流液等情况,有无其他合并伤及其他疾病。

（二）身体状况

1. 颅盖骨折　①线性骨折:局部压痛、肿胀,可伴有头皮血肿、骨膜下血肿和头皮裂伤等。确诊主要依靠 X 线和 CT 检查,应警惕合并脑损伤和颅内血肿。②凹陷性骨折:局部可扪及颅骨凹陷,若骨折位于脑重要功能区,可出现偏瘫、失语、癫痫等神经系统定位病症。

2. 颅底骨折　常为线性骨折,多因间接暴力作用于颅底所致。依骨折部位分为颅前窝、颅中窝和颅后窝骨折。颅底部的硬脑膜与颅骨贴附紧密,故颅底骨折时易撕裂硬脑膜,导致脑脊液外漏而成为开放性骨折。颅前窝、颅中窝和颅后窝骨折,其临床表现各异(表11-1)。

表 11-1　颅底骨折的临床表现

骨折部位	脑脊液漏	瘀斑部位	可能累及的脑神经
颅前窝	鼻漏	眶周、球结膜下("熊猫眼"征)	Ⅰ~Ⅱ
颅中窝	鼻漏或耳漏	乳突区(Battle 征)	Ⅶ~Ⅷ
颅后窝	无	乳突部、枕下部、咽后壁	Ⅸ~Ⅻ

（三）辅助检查

X 线检查可帮助了解颅盖骨折片陷入的深度和有无合并脑损伤,对颅底骨折的诊断意义不大。CT 检查可确定有无骨折,并有助于脑损伤的诊断。

（四）心理-社会状况

病人常因头部损伤而表现焦虑等心理反应,对伤后的恢复缺乏信心。了解家属对疾病的认识和对病人的关心及支持程度。

（五）处理原则

1. 颅盖骨折　①单纯线性骨折:无需特殊处理,卧床休息,对症治疗如止痛、镇静,注意观察有无继发性损伤的发生。②凹陷性骨折:凹陷不深,范围不大者可等待观察。若凹陷骨折位于脑重要功能区表面,有脑受压症状或颅内压增高表现,凹陷直径>5cm 或深度>1cm,开放性粉碎性凹陷骨折,应手术复位或摘除碎骨片。

2. 颅底骨折　本身无需特殊治疗,重点在于观察有无脑损伤和处理脑脊液漏、脑神经等合并伤。脑脊液漏多在 1~2 周内自行愈合,超过 4 周仍未停止漏液,可手术修补硬脑膜。若骨折片压迫视神经,应及早手术减压。应使用 TAT 及抗生素预防感染,防止逆行颅内感染。

【常见护理诊断/问题】

1. 知识缺乏:缺乏脑脊液外漏的护理知识。

2. 焦虑/恐惧　与颅脑损伤和担心治疗效果有关。

3. 潜在并发症:颅内压增高、颅内出血、感染等。

【护理措施】

1. 观察病情　密切观察病人意识、瞳孔、生命体征、颅内压增高症状和肢体活动等情况,及时发现和处理并发症。

2. 协助病人做好辅助检查,明确诊断。

3. 脑脊液外漏的护理　①体位:取头高位,床头抬高 15°~30°,维持到脑脊液漏停止后 3~5 天。其目的是借助重力的作用,使脑组织移向颅底,贴附于硬脑膜漏孔处,使漏口粘连封闭。②保持外耳道、鼻腔、口腔清洁:及时用盐水、乙醇棉签清除外耳道、鼻前庭的血迹、污垢,防止脑脊液引流受阻而逆流导致颅内感染,并劝告病人勿挖鼻、抠耳。③严禁从鼻腔吸痰和放置胃管,禁止耳鼻滴药、冲洗和堵塞,禁忌腰穿。④避免用力咳嗽、打喷嚏、擤鼻涕及用力排便,以免导致气颅或脑脊液逆流。⑤观察和记录脑脊液流出量:于鼻孔前或外耳道口松松地放置干棉球,随湿随换,24 小时计算棉球数,估计脑脊液外漏量。⑥按医嘱应用抗生素和破伤风抗毒素（TAT）。

4. 心理护理 指导病人正确面对损伤，调整心态，配合治疗。

5. 健康指导 告知颅骨缺损病人如何保护头颅，嘱咐其可在第一次手术切口愈合后 3～6 个月作颅骨成形术。

视频：脑脊
液漏的护理

三、脑损伤病人的护理

脑损伤（brain injury）是指脑膜、脑组织、脑血管及脑神经的损伤。

【病因、分类及发病机制】

1. 根据伤后脑组织是否与外界相通 分为开放性和闭合性脑损伤。开放性损伤多为锐器或火器伤，常伴头皮破裂、颅骨骨折和脑膜破裂；闭合性脑损伤多为钝器伤或间接暴力所致，脑膜完整。

2. 根据损伤病理改变 分为原发性和继发性脑损伤。原发性损伤是指暴力作用头部后立即发生的脑损伤，包括脑震荡（cerebral concussion）和脑挫裂伤（cerebral contusion and laceration）；继发性脑损伤是指头部受伤一段时间后出现的脑受损病变，包括脑水肿和颅内血肿等。

3. 根据暴力作用于头部的方式 分为直接损伤、间接损伤和旋转损伤。

（1）直接损伤：是外力导致颅颅变形，并使头颅产生加速或减速运动，亦可使头颅产生直线性或旋转性运动，使脑组织受到压迫、牵拉、滑动及负压吸附等多种应力产生的损伤。①加速性损伤：运动的物体撞击静止头部，使头部呈加速运动时产生的脑损伤。②减速性损伤：运动的头部撞击静止物体，使头部运动突然停止时产生的脑损伤。③挤压伤：两个向反方向的暴力同时作用于头部，造成整个颅骨变形，颅内压急剧上升而产生的脑损伤。

（2）间接损伤：是暴力作用于身体其他部位，然后传导至头部造成的脑损伤。①传递性损伤：双足或臀部着地的坠落，外力通过下肢、脊柱传递至颅底发生的损伤。②挥鞭样损伤：外力作用于躯干，引起躯干急骤运动，头部运动落后于躯干，使头部发生过伸或过屈如挥鞭样运动造成的脑干和脊髓损伤。③创伤性窒息：胸腹部受猛烈挤压时，胸腹腔压力骤升，上腔静脉血逆流，引起脑、头面部毛细血管破裂。

视频：脑组
织损伤的机
制

（3）旋转损伤：是外力作用方向没有通过头部轴心，使头颅沿其他轴线做旋转运动，颅底蝶骨嵴、大脑镰、小脑幕的锐利边缘等导致脑损伤。通常将受力侧的脑损伤称为冲击伤，其对侧损伤称为对冲伤。

【护理评估】

（一）健康史

详细了解受伤经过，如暴力性质、大小、方向、速度和身体状况，有无意识障碍及程度和持续时间，有无中间清醒期、逆行性遗忘，有无恶心、呕吐、头痛等症状，有无口鼻耳流血和脑脊液外漏。了解急救情况，了解既往健康状况。

（二）身体状况

1. 脑震荡 为一过性脑功能障碍，无肉眼可见的神经病理改变，显微镜下可见神经组织结构紊乱。表现为伤后立即出现的短暂意识障碍，一般不超过 30 分钟。同时出现皮肤苍白、出汗、血压下降、生理反射迟钝等。清醒后不能回忆伤前及当时情况称逆行性遗忘，常伴有头痛、头晕、呕吐、恶心等症状，神经系统检查无阳性体征；脑脊液无明显改变，CT 检查颅脑无阳性发现。

2. 脑挫裂伤 为脑实质性损伤，包括脑挫伤和脑裂伤，两者常并存，临床上又不易区分，常合称为脑挫裂伤。脑挫伤是指脑组织遭受破坏较轻，软脑膜尚完整；脑裂伤是指软脑膜、血管、脑组织同时有破裂，伴有外伤性蛛网膜下腔出血。①意识障碍：伤后立即出现，程度与持续时间与损伤程度和范围相关，昏迷时间常超过 30 分钟，昏迷持续时间越长，伤情越重。②局灶症状和体征：依损伤程度和部位而不同，如在功能区，立即出现相应症状和体征，如失语、失聪、锥体束征、偏瘫等。③头痛、呕吐：与颅内压增高，自主神经功能紊乱或蛛网膜下腔出血相关。若蛛网膜下腔出血者还可出现脑膜刺激征，脑脊液检查有红细胞。④颅内压增高与脑疝：因继发性脑水肿和颅内血肿所致，表现为颅内压增高三主征、意识障碍和瞳孔改变等。⑤生命体征紊乱：颅内压增高、脑疝或脑干损伤所致，表现为呼吸节律紊乱、心率及血压明显波动，中枢性高热等。

原发性脑干损伤是脑挫裂伤中最严重的特殊类型，脑干是呼吸循环中枢所在部位，伤后早期出现

笔记

严重的生命体征紊乱。由于网状上行激活系统受损,病人昏迷深而持久。上下行神经传导束都经过脑干,伤后会出现双侧锥体束征阳性,甚至出现去大脑强直。第3对至第12对脑神经核团位于脑干,脑干伤后会引起所属脑神经的临床症状和体征。

3. 颅内血肿 按血肿部位分为硬脑膜外血肿、硬脑膜下血肿和脑内血肿(图11-3)。按发病时间分为急性血肿(3日内)、亚急性血肿(3日~3周)和慢性血肿(3周以上)。因血肿压迫脑组织,引起占位性病灶症状和体征及颅内压增高等,可导致脑疝危及生命。

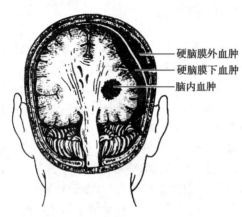

硬脑膜外血肿
硬脑膜下血肿
脑内血肿

图11-3 颅内血肿部位示意图

(1)急性硬脑膜外血肿:硬脑膜外血肿是指血液积聚于颅骨与硬脑膜之间的血肿。血肿形成与颅骨损伤有密切关系,由于骨折或颅骨的变形,撕破了脑膜中动脉或静脉窦而引起出血,或骨折的板障出血所致。

临床症状取决于血肿的大小、出血速度和部位。除颅内压增高征象外,常因血肿挤压脑组织导致颞叶钩回疝。典型病例意识状态改变有"中间清醒期",即昏迷—清醒—再昏迷;患侧瞳孔进行性散大;对侧肢体瘫痪以及生命体征变化。

(2)硬脑膜下血肿:是指血液积聚于硬脑膜与蛛网膜之间的血肿,是最常见颅内血肿。出血来源可为脑挫裂伤引起皮质动脉或静脉破裂,或是颅内血肿穿破皮质流到硬脑膜下腔形成。

急性硬脑膜下血肿:多见于额颞部,昏迷时间较长,常无"中间清醒期";颅内压增高症状明显,脑疝出现迅速。慢性硬脑膜下血肿:因致伤力小,出血缓慢,临床症状常不典型,通常表现为头痛、呕吐、神经定位体征或精神症状。

(3)脑内血肿:多见于额颞部。脑内血肿的临床症状和体征与硬脑膜下血肿相近,神经系统定位症状和体征表现更为突出。

(三)辅助检查

1. 脑脊液检查 脑挫裂伤时,脑脊液常有红细胞。

2. 影像学检查 CT检查是首选项目,脑震荡常无异常改变;CT检查可显示脑挫裂伤的部位、范围,脑水肿程度和有无脑室受压及中线结构移位等,可明确定位颅内血肿,并计算出血量,对开放性脑损伤可了解伤道及碎骨片和异物定位等。

(四)心理-社会状况

了解病人及家属对颅脑损伤及其功能恢复的心理反应,了解家属对病人的关心程度和支持能力。

(五)处理原则

1. 脑震荡 一般无需特殊处理,卧床休息1~2周,可适当给予止痛、镇静等药物对症处理,可完全恢复。对于超过半年,遗留所谓"脑震荡综合征"者,需加强心理护理。

2. 脑挫裂伤 局限性脑挫裂伤给予止血、脱水、补液及一些对症处理。重度脑挫裂伤病人治疗原则如下。

(1)保持呼吸道畅通:对严重脑损伤者作气管切开或气管内插管辅助呼吸。

(2)防治脑水肿:治疗脑挫裂伤的关键。用脱水剂、利尿剂、激素、过度换气和吸氧等对抗脑水肿和降低颅内压,严格限制入水量,必要时应用冬眠低温治疗。

(3)防治高热:对于中枢性高热病人,可采用冰毯物理降温或冬眠合剂等药物降温。

(4)防治癫痫:对于严重脑挫裂伤和伤后癫痫病人,应用抗癫痫药物。

(5)清创、减压:对开放性脑损伤应及早进行清创;重度脑挫裂伤,出现脑疝迹象时,应作减压或局部病灶清除术。

(6)营养支持和维持水、电解质及酸碱平衡。

(7)预防并发症:特别要重视预防和治疗呼吸道感染、消化道出血、泌尿系统感染、颅内感染以及压疮等。

（8）促进脑功能恢复：应用神经营养药物和高压氧治疗等。

（9）严密观察病情：定期观测呼吸、脉搏、血压、意识、瞳孔、肢体活动，及时发现和处理颅内压增高和脑疝等并发症。

3. 颅内血肿 急性颅内血肿，一经确诊应立即手术清除血肿；慢性硬膜下血肿多采用颅骨钻孔引流术。

【常见护理诊断/问题】

1. 意识障碍 与脑损伤、颅内压增高有关。

2. 清理呼吸道无效 与意识障碍有关。

3. 营养失调：低于机体需要量 与呕吐、长期不能进食有关。

4. 焦虑/恐惧 与脑损伤和担心治疗效果有关。

5. 潜在并发症：颅内压增高、脑疝、癫痫、感染、压疮、失用综合征等。

【护理目标】

1. 病人意识逐渐恢复，能够进行有效语言沟通。

2. 病人呼吸道保持畅通，无缺氧征象。

3. 病人营养状态能够维持，体液平衡得到维持。

4. 病人情绪稳定，能配合治疗和护理，遵从指导。

5. 病人并发症能够被及时发现和处理。

【护理措施】

（一）现场急救

1. 保持呼吸道畅通 颅脑损伤病人常有不同程度意识障碍，正常咳嗽反射和吞咽功能减弱或丧失，呼吸道分泌物不能有效咳出，血液、脑脊液、呕吐物等可引起误吸；舌根后坠可引起窒息。因此，应将病人侧卧，尽快清除口咽部血块、呕吐物和分泌物；昏迷者置口咽通气管，必要时行气管切开或人工辅助呼吸。

2. 妥善处理伤口 开放性颅脑损伤应剪短伤口周围头发，并消毒，伤口局部不冲洗、不用药。外露的脑组织周围用消毒纱布卷架空保护，外加干纱布适当包扎，避免局部受压。尽早应用抗生素和破伤风抗毒素。

3. 防治休克 有休克征象出现时，应平卧、保暖、补充血容量等，同时协助医生查明有无颅脑以外其他部位损伤。

4. 做好护理记录 准确记录受伤经过、急救处理经过及生命体征、意识、瞳孔、肢体活动等情况，为进一步处理提供依据。

（二）病情观察

病情动态观察是鉴别原发性与继发性脑损伤的重要手段。每15～30分钟观察记录一次，稳定后可适当延长。

1. 意识状态 可反映大脑皮质和脑干结构的功能状态，意识障碍的程度可反映脑损伤的轻重。出现的迟早和有无加重，可作为区别原发性和继发性脑损伤的重要依据。对意识障碍程度的分级有两种：①意识障碍分级法，分为清醒、模糊、浅昏迷、昏迷和深昏迷五级（表11-2）。②格拉斯哥（Glasgow）昏迷评分法（表11-3），分别对病人的睁眼、言语、运动三方面的反应进行评分，再累计得分，最高分为15分，最低分为3分，8分以下为昏迷，分数越低表明意识障碍越严重。

表11-2 意识状态的分级

意识	语言刺激反应	痛刺激反应	生理反应	大小便自理	配合检查
清醒	灵敏	灵敏	正常	能	能
模糊	迟钝	不灵敏	正常	有时不能	尚能
浅昏迷	无	迟钝	正常	不能	不能
昏迷	无	无防御	减弱	不能	不能
深昏迷	无	无	无	不能	不能

表 11-3 Glasgow 昏迷评分法

A. 睁眼反应	计分	B. 言语反应	计分	C. 运动反应	计分	评分
自动睁眼	4	回答正确	5	能按指令动作	6	
呼之睁眼	3	回答错误	4	对疼痛能定位	5	
刺痛睁眼	2	语无伦次	3	对疼痛能躲避	4	
不能睁眼	1	有声无语	2	疼痛时肢体屈曲	3	
		不能发生	1	疼痛时肢体过伸	2	
				对疼痛无任何反应	1	

2. 瞳孔 瞳孔变化可因动眼神经、视神经及脑损伤引起。密切观察瞳孔大小、形态、对光反射、眼裂大小、眼球位置及活动情况,注意两侧对比。正常瞳孔等大、等圆、直径 3～4mm、直接和间接对光反射灵敏。伤后瞳孔正常,以后一侧瞳孔先缩小继之进行性散大、对光反射减弱或消失,是小脑幕切迹疝的眼征;双侧瞳孔散大、对光反应消失、眼球固定伴深昏迷或去皮质强直,多为原发性脑干损伤或临终状态;双侧瞳孔大小形状多变,对光反射消失伴眼球分离,提示中脑损伤;眼球不能外展且有复视者,提示展神经受损;眼球震颤常见于小脑或脑干损伤。有无间接对光反射可鉴定视神经损伤与动眼神经损伤,伤后立即出现一侧瞳孔散大,无进行性恶化表现,提示原发性动眼神经损伤;瞳孔散大,间接对光反应存在,提示视神经受损。某些药物、中毒、剧痛可影响瞳孔变化,吗啡、氯丙嗪使瞳孔缩小;阿托品、麻黄碱使瞳孔散大。

3. 生命体征 伤后可出现生命体征紊乱,为避免病人躁动影响结果的准确性,应先测呼吸,再测脉搏,最后测血压。因组织创伤反应可出现中度发热,若累及脑干,可出现体温不升或中枢性高热,伤后数日后体温升高,常提示有感染存在;注意呼吸、脉率、血压和脉压的变化,及时发现颅内血肿和脑疝。

4. 神经系统体征 原发性脑损伤引起的局灶症状,伤后立即出现,不再继续加重。继发性脑损伤的症状,在伤后逐渐出现,多呈进行性加重。

5. 其他 剧烈头痛、频繁呕吐,标志颅内压急剧升高,可能是脑疝的先兆,尤其是躁动时血压升高,脉搏无相应增快,可能已有脑疝存在。

6. CT 检查和颅内压监测 ①CT 检查监测:可早期发现脑水肿和迟发性颅内血肿。②颅内压监测:用颅内压监护仪连续观察和记录病人颅内压的动态变化。

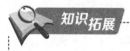

知识拓展

颅脑损伤病人的监测技术

对颅脑损伤的认识已由病人体征变化的推测到根据伤后病人的病理生理和生化改变来指导治疗,这是颅脑损伤治疗逐渐进展和深入过程。近年来,在颅脑损伤病人救治过程中应用的颅脑监测技术主要包括颅内压、脑灌注压、脑血流、脑组织氧分压、脑组织温度和微透析技术监测等。各种监测技术各有优缺点。如能综合运用,相互补充,将更有指导临床治疗的价值。

(三)一般护理

参见颅内压增高病人的护理相关内容。

(四)避免颅内压突然升高

保持呼吸道、大便通畅,控制咳嗽、癫痫发作等,以免诱发脑疝。

(五)对症护理

参见颅内压增高病人的护理相关内容。

(六)并发症护理

1. 颅内压增高和脑疝 参见颅内压增高病人的护理相关内容。

2. 外伤性癫痫护理　伤后应注意有无癫痫症状,一旦发生立即报告医生,并注意防止意外损伤;按医嘱给予抗癫痫药物,如地西泮、苯妥英钠等,癫痫完全控制后,继续服药1~2年,逐渐减量后停药,突然停药可使癫痫再发。

3. 应激性溃疡护理　严重颅脑损伤及激素应用可诱发急性胃肠黏膜病变。以预防为主,观察有无呕血、便血,一旦出现立即报告医生,暂禁食、吸氧,按医嘱补充血容量,停用激素,应用西咪替丁、甲氰咪呱等药物。

（七）心理护理

鼓励病人或家属说出心理感受,帮助其接受疾病带来的改变,指导病人学习康复知识与技能。

（八）健康指导

1. 心理指导　鼓励和指导病人尽早自理生活,对恢复过程中出现的头痛、头晕、记忆力减退给予适当解释和安慰,鼓励病人树立正确的人生观,克服悲观消极情绪,树立战胜疾病的信心。

2. 加强安全意识教育　遵守交通规则,防止意外创伤;外伤性癫痫病人,应按时服药,不可单独外出、登高、游泳等,防止意外伤害。

3. 康复训练　脑外伤遗留的语言、运动和智力障碍,伤后1~2年内有部分恢复的可能,制订康复计划,进行功能训练,尽可能改善生活自理能力和社会适应能力。

【护理评价】

通过治疗和护理,病人是否:①意识状态逐渐恢复,生活需要得到满足;②呼吸道通畅,呼吸平稳,没有缺氧征象;③营养供给得到保证,营养状态良好;④能正确对待损伤所致的反应;⑤未发生并发症,或发生时被及时发现和处理。

第三节　脑脓肿病人的护理

脑脓肿(intracerebral abscess)是化脓性细菌侵入脑组织引起化脓性炎症,并形成局限性脓肿。

【病因】

1. 耳源性脑脓肿　最多见,约占脑脓肿的48%,继发于慢性化脓性中耳炎或乳突炎;多数位于同侧颞部,部分发生于同侧小脑半球,多为单发脓肿。

2. 血源性脑脓肿　脓毒血症或身体其他部位的化脓性感染病灶,致病菌经血液循环进入脑组织,约占脑脓肿的30%,常为多发脓肿。

3. 其他　鼻源性、外伤性、医源性和原因不明的隐源性脑脓肿。

【病理】

病理过程分为三期:①急性脑炎期;②化脓期;③包膜形成期。包膜形成的时间取决于细菌的毒力和机体的防御能力,一般在10~14天初步形成,3~8周趋于完善。脑脓肿常伴发局限性浆液性脑膜炎和局限性蛛网膜炎,脑表面与脑膜粘连,逐渐扩大的脓腔及周围脑组织水肿,可引起颅内压增高,甚至脑疝。脓腔壁较薄时,可突发破裂,造成急性化脓性脑膜炎或脑室炎。

【护理评估】

（一）健康史

详细询问病史,多数病人有近期感染史,如慢性中耳炎或副鼻窦炎的急性发作,肺或胸腔的化脓性感染,或有颅脑外伤史等。

（二）身体状况

1. 病变早期　表现为脑炎、脑膜炎及全身中毒症状,包括畏寒、发热、头痛、呕吐、颈项强直等。

2. 脓肿形成后　脑脓肿呈占位性病变,导致颅内压增高,严重者可引起脑疝。脓肿破裂引起急性化脓性脑膜炎或脑室炎,表现为突发性高热、昏迷、全身抽搐、角弓反张,甚至死亡。脑脓肿因脑组织的破坏及脓肿的压迫,常产生局灶性症状,因部位不同而表现各异。如额叶脓肿,常有精神和性格改变,记忆力减退及局灶性或全身性癫痫等;颞叶脓肿可出现中枢性面瘫,同侧偏盲或感觉性失语等;小脑半球脓肿,可出现共济失调,水平性眼球震颤等症状。

（三）辅助检查

1. 实验室检查　血常规检查呈炎症改变。疾病早期,脑脊液检查示白细胞数明显增多,糖及氯化物含量正常或降低;脓肿形成后,脑脊液压力明显增高,白细胞数可正常或略升高,糖及氯化物含量正常,蛋白含量增高;若脓肿破裂,脑脊液白细胞数增多,甚至呈脓性。

2. CT 检查、MRI 检查　是诊断的主要手段,可确定脓肿部位、大小、数目及脑室受压情况。

（四）心理-社会状况

评估病人及家属的心理状况,了解病人有无焦虑心理,了解病人对疾病的认知程度,了解家属对病人的关心和支持程度。

（五）处理原则

1. 抗感染治疗　高效广谱抗生素控制感染,直至感染症状完全消除。
2. 降低颅内压　给脱水剂等,以缓解颅内压升高和预防脑疝发生。
3. 手术治疗　适用于已形成包膜的脑脓肿,包括穿刺抽脓术、脓肿引流术和脓肿切除术。

【常见护理诊断/问题】

1. 体温过高　与颅内感染有关。
2. 潜在并发症:颅内压增高、脑疝等。

【护理措施】

1. 病情观察　包括意识、瞳孔、生命体征等,发现异常及时通知医师。
2. 控制感染　按医嘱使用有效抗生素,体温正常,血常规和脑脊液正常可停药。
3. 防止意外发生　避免咳嗽、打喷嚏、用力排便等颅内压增高因素,防止颅内压骤升;癫痫和共济失调的病人应注意安全。
4. 加强营养及增强抵抗力　适当补充蛋白质和维生素,维持水、电解质和酸碱平衡,必要时输入高营养液、血液或血浆。
5. 引流管的护理　①引流管置于脓腔中心,引流高度至少低于脓腔 30cm。②保持引流管固定和通畅。③每日更换引流袋,严格无菌操作。④术后 24 小时方可进行脓腔冲洗,冲洗时先用生理盐水缓慢注入腔内,再轻轻抽出,注意不可加压。冲洗后注入抗生素,然后夹闭引流管 2～4 小时。⑤脓腔闭合后及时拔管。
6. 心理护理　向病人解释和说明疾病相关的问题,给予心理支持。
7. 健康指导　及时治疗中耳炎、鼻窦炎等各种感染,加强营养,增强抵抗力,防止疾病的发生。指导脑功能的康复训练,加强运动和语言等功能的康复训练。出院后病情随访,出现颅内压增高症状时,及时复诊。

第四节　颅内和椎管内肿瘤病人的护理

一、颅内肿瘤病人的护理

颅内肿瘤(intracranial tumors)是指颅内占位性新生物。分原发性和继发性两类。原发性颅内肿瘤是指起源于脑组织、脑血管、脑垂体、松果体、脑神经和脑膜等组织肿瘤。继发性颅内肿瘤是指身体其他部位恶性肿瘤转移或侵入颅内的肿瘤。颅内肿瘤可发生于任何年龄,以 20～50 岁多见。成年病人多为神经上皮组织肿瘤(又称胶质瘤),以星形细胞瘤最多见,其次为脑膜瘤和垂体瘤等,发病部位以大脑半球最多,其次为蝶鞍、鞍区周围、小脑脑桥角、小脑、脑室及脑干。儿童颅内肿瘤约占全身肿瘤的 7%,发病率仅次于白血病,以后颅窝和中线部位肿瘤为多,如髓母细胞瘤和颅咽管瘤等。

【病因和分类】

病因目前尚不清楚,包括遗传因素、物理和化学因素及生物因素等。颅内肿瘤的分类方法多样。目前国内多使用北京神经外科研究所分类:①神经上皮组织肿瘤:包括星形细胞瘤、少突胶质细胞瘤、室管膜肿瘤、脉络丛肿瘤、松果体肿瘤、胶质母细胞瘤、髓母细胞瘤。②脑膜肿瘤:包括各类脑膜瘤、脑膜肉瘤。③神经鞘细胞肿瘤:包括良性、恶性神经鞘瘤,良性、恶性神经纤维瘤。④腺垂体肿瘤:包括嫌色性腺瘤、嗜酸性腺瘤、嗜碱性腺瘤、混合性腺瘤。⑤先天性肿瘤:包括颅咽管瘤、上皮样囊肿、畸胎瘤、神经错构瘤等。⑥血管性肿瘤:血管网状细胞瘤。⑦转移性肿瘤。⑧邻近组织侵入性肿瘤:如软骨及软骨肉瘤、鼻咽癌、中耳癌、颈静脉球瘤等侵入颅内的肿瘤。⑨未分类肿瘤。

【护理评估】

（一）健康史

详细询问病史、有无脑肿瘤家族史、有无接触化学、物理和生物致癌因素等其他病史。

（二）身体状况

1. 颅内压增高 90%的病人可出现颅内压增高症状和体征。常呈慢性、进行性发展,包括头痛、呕吐和视神经乳头水肿,还可出现视力减退、黑矇、复视、头晕、猝倒、意识障碍等,严重可出现脑疝。

2. 局灶症状和体征 局灶症状是由于肿瘤刺激、压迫或破坏脑组织或脑神经,使其功能受到损害的结果。不同部位的肿瘤所产生的局灶症状和体征是不相同的,如中央前回肿瘤出现中枢性瘫痪和癫痫发作;额叶前部肿瘤出现精神障碍;额叶后部肿瘤可有对颜面、上下肢的全瘫或轻瘫;顶叶肿瘤主要表现为感觉功能障碍;颞叶肿瘤出现某些幻觉;枕叶肿瘤可出现视力障碍;语言中枢肿瘤出现运动性失语或感觉性失语;听神经鞘瘤产生听力和前庭功能障碍;鞍区肿瘤出现垂体功能低下或亢进;松果体区肿瘤出现性早熟;脑干肿瘤出现交叉性瘫痪;小脑肿瘤可引起一系列共济失调性运动障碍等。首发症状和体征常表明脑组织最先受损的部位,有定位诊断意义。

（三）辅助检查

CT检查或MRI检查是诊断颅内肿瘤的首选方法,能明确诊断,且能确定肿瘤的位置、大小、肿瘤的周围组织情况。发现垂体腺瘤,还需做内分泌激素的测定。

（四）心理-社会状况

评估病人及家属的心理状况,了解病人有无焦虑、悲伤、绝望的心理,有无轻生动机和行为;了解病人及家属对疾病及其手术治疗的认知程度,了解家属对病人的关心程度和支持能力。

（五）处理原则

1. 降低颅内压 缓解症状以争取治疗时间,包括脱水治疗、激素治疗、脑脊液外引流等。降低颅内压的根本方法是切除肿瘤。

2. 手术治疗 最直接、最有效的方法,包括肿瘤切除、内减压、外减压和脑脊液分流术等。

3. 放疗 适用于位于重要功能区或深部等不宜手术的肿瘤,全身情况差不宜手术者及对放疗较敏感的肿瘤。包括内照射和外照射两种。

4. 化疗 逐渐成为重要的综合治疗手段之一。应选择容易通过血脑屏障,无中枢神经毒性的药物,注意防止颅内压增高、肿瘤坏死出血和骨髓抑制等副作用的发生。

5. 其他治疗 如免疫治疗、中医药治疗和基因药物治疗等。

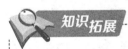

γ-刀聚焦治疗的原理

γ-刀治疗是利用γ射线几何学聚焦原理,在精确的三维立体定向仪的辅助下,将规划好的大剂量射线在短时间内经准直器集中投射到颅内预选的靶目标上,一次性、致死性的摧毁靶点内的组织或病变,给局部组织或病变造成永久性、不可恢复的损伤、死亡而达到治疗疾病的目的。经准直器各小孔通过的极细的γ射线束不会对颅内血管、脑神经和细胞造成损伤。其治疗照射范围与正常组织界限非常明显,边缘如刀割一样,人们形象地称之为"伽马刀"。

【常见护理诊断/问题】

1. 自理缺陷 与肿瘤压迫及开颅手术有关。

2. 营养失调:低于机体需要量 与呕吐、食欲下降、放疗、化疗有关。

3. 焦虑/恐惧 与肿瘤诊断和担心疗效有关。

4. 潜在并发症:颅内压增高、脑疝、癫痫、感染等。

【护理措施】

（一）一般护理

1. 体位 以头高足低位为佳,有利于静脉回流,减轻脑水肿。

2. 营养支持 采取均衡饮食,保证足够的蛋白质和维生素的摄入,无法进食者采用鼻饲或胃肠外营养,维持病人水、电解质和酸碱平衡。

3. 保持呼吸道畅通 及时清理口鼻腔呕吐物和分泌物,必要时行气管切开。定时协助病人翻身、拍背,必要时雾化吸入,防止肺部感染。

4. 癫痫发作的护理 癫痫发作时,易造成损伤,应限制病人活动范围,保护病人安全,及时应用抗癫痫药物。

5. 加强生活护理 生活上给予照顾,保持安静、舒适的环境,保证足够的休息和睡眠。下床活动时,注意安全,防止意外伤害发生。加强皮肤护理,防止压疮发生。语言、听力、视力障碍的病人应注意与病人交流,了解病人的意图,满足病人的生理需要。

6. 心理护理 给予心理支持,使病人和家属能面对现实,耐心倾听病人诉说,减轻病人的心理压力。告知病人可能采用的治疗计划及如何配合,帮助家属学会照顾病人的方法。

（二）术前护理

除了术前常规准备外,强调:①消除引起颅内压增高的因素,及时施行降低颅内压的措施。②剃去头发并消毒,做好皮肤准备。③术前应用阿托品,以减少呼吸道分泌和抑制迷走神经。

（三）术后护理

1. 一般护理

（1）体位:全麻未醒病人,取侧卧位;意识清醒,血压平稳取头高足低位;幕上开颅术后取卧向健侧,幕下开颅术后早期取无枕侧卧或侧俯卧位;体积较大肿瘤切除术后24小时内术区应保持高位。

（2）病情观察:观察生命体征、意识状态、瞳孔、肢体活动状况,尤其注意颅内压增高症状的评估。

（3）营养及输液:一般颅脑手术后,次日即可进流质,第2～3天给半流饮食,以后逐渐过渡至普通饮食。较大的颅脑手术或全麻术后伴恶心呕吐或消化道功能紊乱者,应禁食1～2日。颅后窝手术或听神经瘤手术后应禁食禁饮,采用鼻饲供给营养,待吞咽功能恢复后逐渐练习进食。昏迷病人经鼻饲供给营养,必要时应用全胃肠外营养。颅脑手术后均有脑水肿反应,应适当控制输液量,每日以1500～2000ml为宜。定期监测电解质、血气分析、记录24小时出入水量,维持水、电解质和酸碱平衡。

（4）保持呼吸道畅通、吸氧,定时协助病人翻身、拍背,必要时给予雾化吸入。

（5）疼痛护理:应了解头痛的原因、性质和程度。切口疼痛多发生于24小时内,一般止痛剂可奏效。颅内压增高性头痛,多发生在术后2～4日脑水肿高峰期,应给予脱水剂和激素等降低颅内压。保证术后病人安静,防止颅内压增高,可适当应用氯丙嗪、异丙嗪或水合氯醛等镇静剂。

（6）引流管的护理:观察引流管是否牢固和有效,观察引流液量和颜色及性状,不可随意放低或抬高引流瓶,3～4天后血性脑脊液已转清,拔除引流管。

（7）遵医嘱给予抗癫痫药物和抗生素。

（8）加强生活护理:注意口腔卫生,帮助病人排便、排尿,训练定时排便功能,保持会阴部清洁。注意与病人沟通,了解并满足其生活需要。帮助家属学会对病人的照顾方法和技巧。

2. 并发症的预防和护理 ①颅内出血:是脑手术后最危险的并发症,多发生在术后1～2天,常表现为意识障碍和颅内压增高或脑疝征象,及时报告医师并做好再次手术准备。②感染:切口感染,常发生于术后3～5日,表现为伤口疼痛,红肿和压痛及皮下积液。肺部感染常发生于术后一周左右。防治措施包括严格无菌操作,加强营养和基础护理及使用抗生素等。③中枢性高热:下丘脑、脑干部病变可引起中枢性高热,多出现于术后12～48小时内,体温高达40℃以上,一般物理降温效果较差,需采用冬眠低温疗法。④其他:包括尿崩症、胃出血、顽固性呃逆、癫痫发作等,应注意观察,及时发现和处理。

3. 做好化疗、放疗的护理(参见肿瘤病人的护理)。

4. 健康指导 向病人指出放疗和化疗可能出现的不良反应,让病人做好心理准备,鼓励病人尽快适应社会和自身形象的改变。指导病人功能锻炼,早期开始,包括肢体训练、语言训练及记忆力恢复。教会病人和家属对病人的护理方法,尽可能提高生活质量。

二、椎管内肿瘤病人的护理

椎管内肿瘤（intraspinal tumor）又称脊髓肿瘤,指发生于脊髓本身和椎管内与脊髓邻近组织的原发性或转移性肿瘤。可发生于任何年龄,以 20～50 岁多见,男性多于女性。胸段最多见,其次为颈段和腰段。

根据肿瘤与脊髓、脊膜的关系分为硬脊膜外肿瘤、硬脊膜下肿瘤和髓内肿瘤三大类。以硬脊膜下肿瘤多见,约占 65%～70%,主要病理类型是神经鞘瘤和脊膜瘤。硬脊膜外肿瘤约占 25%,主要病理类型是神经鞘瘤、脊膜瘤、血管瘤、脂肪瘤和转移瘤等。髓内肿瘤少见,占 5%～10%,病理类型有室管膜瘤、星形细胞瘤及胶质母细胞瘤等。

【护理评估】

(一)健康史

详细询问病史、家族史、有无接触化学、物理和生物致癌因素等病史。

(二)身体状况

肿瘤进行性压迫而损害脊髓和神经根,临床分为三期:①刺激期:瘤体较小,主要表现为神经根痛,疼痛部位固定且沿神经根分布区域扩散,咳嗽、用力、屏气、大便时加剧,部分病人可出现夜间痛和平卧痛,为椎管内肿瘤特征性表现之一。②脊髓部分受压期:肿瘤增大直接压迫脊髓,出现传导束受压症状,表现为受压平面以下肢体运动和感觉障碍,典型体征是脊髓半切综合征。③脊髓瘫痪期:脊髓功能因肿瘤长期压迫而完全丧失,表现为受压平面以下的运动,感觉和括约肌功能完全丧失,并可出现皮肤营养不良征象。

(三)辅助检查

脑脊液检查蛋白含量增高,细胞数正常,称为蛋白细胞分离现象,是重要诊断依据。MRI 检查是最有价值的检查方法。

(四)心理-社会状况

评估病人及家属的心理状况,了解病人有无焦虑、悲伤、绝望的心理,了解家属对病人的关心程度和支持能力。

(五)处理原则

手术切除肿瘤是目前唯一有效的治疗手段。良性肿瘤切除后预后良好,恶性者切除肿瘤并作充分减压,辅以放疗,能使病情得到一定程度的缓解。

【常见护理诊断/问题】

1. 有受伤危险　与感觉减退及运动功能障碍有关。

2. 潜在并发症:肺部感染、脊髓血肿、脊髓水肿、失用综合征等。

【护理措施】

1. 一般护理

(1) 卧硬板床,保持床单干燥、整洁、柔软,定时翻身,防止压疮发生。翻身时要呈直线,防止脊髓损伤。

(2) 术后取俯卧位或侧卧位,必须使头部和脊柱的轴线保持一致,防止脊柱屈曲或扭转。

2. 观察病情　观察生命体征、意识状态、瞳孔、肢体活动状况,及时发现术后脊髓血肿和水肿征象等。

3. 呼吸道护理　及时清除呼吸道分泌物并保持通畅,防止肺部感染的发生。

4. 防止腹胀　术后常出现迟缓性胃肠麻痹,腹胀严重者可用肛管排气。

5. 防止大小便失禁或便秘和尿潴留　出现时应及时处理。

6. 防止意外伤害　因神经麻痹,瘫痪,病人对冷、热、疼痛感觉减退或消失及运动功能障碍等,应防止烫伤和冻伤及坠床等意外伤害。

7. 心理护理　给予心理支持,减轻病人的心理压力。告知病人可能采用的治疗计划及如何配合,帮助家属学会对病人的照顾方法。

8. 尽早功能锻炼,防止失用综合征的发生。

第五节　脑血管病变病人的护理

脑血管疾病需要外科手术治疗的主要有颅内动脉瘤、脑血管畸形和脑卒中等。

一、颅内动脉瘤病人的护理

颅内动脉瘤(intracranial aneurysm)是颅内动脉壁的囊性膨出,是造成蛛网膜下腔出血的首位原因,在脑血管意外中,仅次于脑血栓和高血压,居第三位。好发于40~60岁中年人。多位于大脑动脉环的前部及邻近的动脉主干上。

【病因和病理】

发病原因不十分明了,先天性缺陷学说认为动脉壁先天性平滑肌缺乏;后天性退变学说认为,颅内动脉粥样硬化和高血压,使动脉内弹力板破坏,逐渐膨出形成。另外,体内感染病灶脱落的栓子,侵蚀脑动脉壁可形成感染性动脉瘤,头部外伤可导致动脉瘤的形成。颅内动脉瘤根据位置将其分为两类,一是颈内动脉系统动脉瘤,占90%,包括颈内动脉-后交通动脉瘤,前动脉-前交通动脉瘤,中动脉动脉瘤等;二是椎基底动脉系统动脉瘤,占10%,包括椎动脉瘤,基底动脉瘤和大脑后动脉瘤等。

【护理评估】

(一)健康史

详细询问病史、家族史,有无动脉粥样硬化、高血压、头部外伤等病史。

(二)身体状况

1. 局灶症状 小动脉瘤(直径<0.5cm)未出血者可无症状,巨大动脉瘤(直径>2.5cm)可压迫邻近组织出现局灶症状,如动眼神经麻痹、视力障碍等。

2. 动脉瘤破裂出血症状 多突然发生,部分病人可有运动、情绪波动、咳嗽等诱因,表现为严重的蛛网膜下腔出血症状,有剧烈头痛、呕吐、意识障碍、定向力下降、脑膜刺激征等,严重者因急性颅内压增高引发脑疝而危及生命。

多数动脉瘤破口会被凝血封闭而出血停止,病情趋于稳定。如未及时治疗,随着破口周围血块溶解,动脉瘤可能于2周内再次出血,出血率为15%~20%。

蛛网膜下腔出血可诱发脑动脉痉挛,甚至导致脑梗死发生。

(三)辅助检查

数字减影脑血管造影(DSA)是确诊颅内动脉瘤的必检方法,CT检查和MRI检查有助诊断,腰穿应慎用。

(四)心理-社会状况

了解病人及家属的心理状况,了解病人及家属对手术治疗及预后有无充分思想准备。

(五)处理原则

主要是防止出血或再次出血。发现病变应及时手术或介入栓塞治疗,开颅夹闭动脉瘤壁是首选方法;介入栓塞治疗适于不宜手术者,具有微创、简便、相对安全、恢复快等优点。动脉瘤破裂出血者应绝对卧床休息,保持安静,避免情绪激动,同时处理颅内压增高和脑血管痉挛等。

【常见护理诊断/问题】

1. 知识缺乏:缺乏防止动脉瘤破裂的防治知识。

2. 潜在并发症:颅内动脉瘤破裂、颅内压增高、脑血管痉挛等。

【护理措施】

(一)预防出血或再次出血

1. 卧床休息 抬高床头15°~30°,有利于静脉回流,减少不必要活动。尽量减少外界不良因素的刺激,保持情绪稳定,保证充足睡眠,预防再出血。

2. 保持适宜的颅内压 维持颅内压在100mmH$_2$O,颅内压骤降会加大血管壁内外压力差,诱发动脉瘤的破裂。因此,在应用脱水剂时,控制输注速度,不能加压输入;行脑脊液引流者,引流速度要慢;脑室引流者,引流瓶位置不能过低。同时避免颅内压增高的诱因,如便秘、咳嗽等。

3. 维持血压稳定 动脉瘤破裂可因血压骤升而诱发,因此血压维持稳定。一旦出现血压升高,遵医嘱使用降压药物,使血压下降10%即可。用药期间注意血压的变化,避免血压过低造成脑缺血。

(二)术前护理

除术前常规准备外,介入治疗者应双侧腹股沟区皮肤做好准备;大脑动脉环前部的颅内动脉瘤病人行封闭治疗,为建立侧支循环,术前进行颈动脉压迫试验及练习。方法是用手指或用特制的颈动脉压迫装置按压患侧颈总动脉至该侧颞浅动脉搏动消失。开始每次压迫5分钟,以后逐渐延长压迫时间,直到持续压迫20~30分钟,病人不出现眼前发黑、头昏、对侧肢体无力和发麻等表现时,方可进行手术治疗。

(三)术后护理

1. 一般护理 参见颅内肿瘤病人的术后护理。

2. 并发症预防与护理

(1)脑血管痉挛:动脉瘤介入栓塞治疗或手术刺激脑血管,可诱发脑血管痉挛,表现为一过性神经功能障碍,如头痛、短暂的意识障碍、肢体麻木、失语等症状。为预防脑血管痉挛,术后常用尼莫地平治疗,给药期间观察有无胸闷、面色潮红、血压下降、心率减慢等不良反应。

(2)脑梗死:因术后血栓形成或血栓栓塞引起,可表现为一侧肢体无力、偏瘫、失语,甚至出现意识障碍等症状。术后病人若处于高凝状态,应用肝素预防。发生脑梗死,嘱病人绝对卧床休息,保持平卧位,遵医嘱给予扩血管、扩容、溶栓治疗。

(3)穿刺部位局部血肿:常发生于介入栓塞治疗术后6小时内。可能因动脉硬化、血管弹性差或术中肝素过量、凝血机制障碍或术后穿刺侧肢体活动频繁、局部压迫力量不够等所致。因此,介入治疗后病人绝对卧床休息24小时,术侧下肢制动8~12小时,穿刺点加压包扎,并用沙袋压迫8~10小时。

3. 健康指导 注意休息,保持心态平稳,避免情绪激动和剧烈运动;合理饮食,保持大便通畅;遵医嘱服用降压药;不要单独外出,以免发生意外;介入栓塞治疗后,要定期复查脑血管造影;一旦发现异常应及时就诊。

二、颅内动静脉畸形病人的护理

颅内动静脉畸形(arteriovenous malformations,AVM)是先天性脑血管发育异常,由一支或数支弯曲扩张的动脉和静脉形成的血管团,其体积随人体发育而生长,常在20~30岁发病,畸形周围的脑组织因缺血而萎缩。可发生在大脑半球的任何部位,多呈楔形指向侧脑室。

【护理评估】

(一)健康史

了解胎儿期其母有无特殊感染和放射线接触及服药情况,是否异常分娩等。

(二)身体状况

1. 出血 是最常见的首发症状,畸形血管破裂导致脑内、脑室内或蛛网膜下腔出血,表现为头痛、呕吐和意识障碍等。

2. 癫痫 常发生在颅内出血时,也可单独出现。与脑缺血、胶质样变有关。

3. 头痛 约一半病人有头痛病史,单侧局部或全头痛,间断性或迁移性。与供血动脉、引流静脉及窦的扩张有关。出血和颅内压增高可引起头痛。

4. 神经功能障碍 因周围脑组织缺血萎缩、血肿压迫或合并脑水肿等,引起神经功能障碍,包括运动、感觉、视野及语言功能障碍,病变广泛者可出现智力障碍及精神症状。婴幼儿可因颅内血管短路引起心力衰竭。

(三)辅助检查

脑血管造影是确诊颅内动静脉畸形的必检方法,CT检查和MRI检查有助于诊断,脑电图可帮助癫痫的诊断。

(四)心理-社会状况

了解病人及家属的心理情况,了解病人及家属对手术治疗及预后有无思想准备。

(五)处理原则

手术切除是最根本的治疗方法,对位于脑深部位或主要功能区的直径<3cm的畸形,可考虑放射治疗,对血流丰富和体积较大者行血管栓塞术。各种治疗后应复查脑血管造影,对残存的畸形血管继续治疗。

【常见护理诊断/问题】

1. 知识缺乏：缺乏防止颅内动静脉畸形破裂的防治知识。

2. 潜在并发症：颅内动静脉畸形破裂、颅内压增高、术后出血等。

【护理措施】

规律生活，避免情绪激动和剧烈运动；合理饮食，保持大便通畅，避免暴饮暴食和酗酒；对于高血压和癫痫发作者，遵医嘱服用降压药及抗癫痫药。其他护理措施参考颅内血管瘤。

三、脑卒中病人的护理

脑卒中（stroke）是各种原因引起的脑血管疾病的急性发作，造成脑的供应动脉狭窄或闭塞及非外伤性的脑实质出血，引起的相应症状和体征，称为脑卒中。包括缺血性脑卒中和出血性脑卒中，以前者多见。部分脑卒中病人需要外科治疗。

【病因】

1. 缺血性脑卒中　多见于 60 岁以上，主要原因是动脉硬化基础上血栓形成，脑组织发生缺血性坏死，常在睡眠中发生。

2. 出血性脑卒中　50 岁以上男性多见，是高血压病人的主要死因，常因剧烈活动或情绪激动而诱发。

【护理评估】

（一）健康史

评估病人年龄、性格、职业。了解有无高血压、动脉硬化、颅内动静脉畸形等病史。

（二）身体状况

1. 缺血性脑卒中　分三种类型：①短暂性脑缺血发作：神经功能障碍持续时间在 24 小时内，表现为突发单侧肢体无力，感觉麻木，一时性黑矇及失语等大脑半球供血不足表现，或表现为眩晕、复视、步态不稳、耳鸣及猝倒等椎底动脉供血不足的表现。常反复发作，自行缓解，多不留后遗症。②可逆性缺血性神经功能障碍：发病类同短暂性脑缺血发作，但持续时间长，超过 24 小时，可达数天，可完全恢复。③完全性脑卒中：脑部有明显梗死病灶，症状更严重，常有意识障碍，神经功能障碍长期不能恢复。

2. 出血性脑卒中　出血多位于基底节壳部，可扩延至内囊部，出血形成血肿，压迫脑组织和神经纤维束，引起神经功能障碍和颅内压增高及脑疝。表现为突然意识障碍、呼吸急促、脉搏缓慢、血压升高，随后出现偏瘫、大小便失禁，严重者出现昏迷、完全性瘫痪及去大脑强直等。

（三）辅助检查

主要是影像学检查，CT 检查和 MRI 检查可确定缺血和出血部位，磁共振血管造影（MRA）可显示动脉狭窄或闭塞，颈动脉 B 超和经颅多普勒有助于诊断。

（四）心理-社会状况

了解病人及家属有无焦虑、悲伤、绝望的等心理，了解病人及家属对手术治疗有无思想准备及对预后有无充分的了解。

（五）处理原则

绝对卧床休息，保持安静，对缺血性脑卒中，应扩张血管、抗凝或血液稀释治疗。脑动脉完全闭塞者可考虑手术治疗，切除颈内动脉内膜或颅内-颅外动脉吻合术。对出血性脑卒中，应止血、脱水和降低颅内压力，病情严重者可手术清除血肿和解除脑疝。

【常见护理诊断/问题】

1. 知识缺乏：缺乏防止脑卒中的防治知识。

2. 躯体移动障碍　与脑组织缺血或脑出血等有关。

3. 潜在并发症：颅内压增高、脑疝、颅内出血、感染等。

【护理措施】

1. 术前护理　除了术前常规护理外，注意控制血压、降低颅内压。在溶栓、抗凝治疗期间，注意观察药物疗效及副作用。

2. 术后护理　一般护理、并发症预防与护理等内容,参考颅内肿瘤病人的术后护理。

3. 健康指导　指导病人康复训练,病情稳定后即开始,包括肢体的被动和主动训练,语言能力及记忆力的恢复训练。告知病人如何避免再出血的诱发因素。高血压病人应注意气候变化和规律服药,将血压控制在适当水平。保持心态平稳,避免情绪激动。多食富含粗纤维的饮食,保持大便通畅。外出须有陪护,防止意外发生。

(叶国英)

思考题

1. 王先生,38 岁,已婚,工人。2 年前开始头痛,位于前额和左颞部,呈抽动样痛,休息后好转。1 年后出现恶心呕吐和夜间抽风,头痛逐渐加重,反应迟钝,情感淡漠,精神呆滞,计算力慢,左侧鼻管沟浅,伸舌左偏,超声检查示中线偏斜,头颅 CT 检查提示颅内占位性病变,为进一步治疗收治入院。

医疗诊断:颅内肿瘤、颅内压增高。

治疗:拟行手术治疗。

请问:

(1) 引起该病人颅内压增高的原因是什么?

(2) 颅内压增高最严重的后果是什么? 如何预防颅内压骤升?

2. 周先生,26 岁,头部外伤 5 小时入院。5 小时前被硬物击中头部,当即昏迷,鼻出血,约半小时后清醒。25 分钟前诉头痛加剧,烦躁不安、呕吐 3 次,呈喷射状,为胃内容物,继而再次昏迷,急诊入院。经 CT 检查提示右颞骨线形骨折,硬脑膜外血肿。

医疗诊断:右颞骨线形骨折、急性硬脑膜外血肿。

治疗:立即手术清除血肿。

请问:

(1) 为什么是诊断急性硬脑膜外血肿?

(2) 对颅脑损伤病人如何进行病情观察?

(3) 如何配合医生进行抢救?

思路解析

扫一扫,测一测

学习目标

1. 掌握单纯性甲状腺肿、甲状腺功能亢进、甲状腺肿瘤的症状、体征和护理措施。
2. 熟悉单纯性甲状腺肿、甲状腺功能亢进、甲状腺肿瘤的辅助检查和处理原则。
3. 了解单纯性甲状腺肿的病因及发病机制、甲状腺功能亢进的分类、甲状腺肿瘤的病理。
4. 学会对单纯性甲状腺肿、甲状腺功能亢进、甲状腺肿瘤病人的护理评估内容、方法,能运用甲状腺疾病的护理知识和技能对甲状腺疾病病人实施整体护理。
5. 具有良好的心理素质和护患交流能力,尊重病人,关爱病人,保护病人隐私。

第一节 单纯性甲状腺肿病人的护理

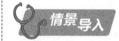 **情景导入**

情景描述:

华女士,26 岁,体检时发现双侧甲状腺呈对称性弥漫肿大,腺体表面光滑、质地柔软,随吞咽上下移动,心率 76 次/分,血压 100/70mmHg。你是外科门诊护士,负责华女士的接诊。

请思考:

1. 对华女士采取哪些检查措施有利于明确诊断?
2. 应对华女士进行哪些健康指导?

单纯性甲状腺肿(simple goiter)是指由多种原因引起的非炎症性或非肿瘤性甲状腺肿大,一般不伴有甲状腺功能异常的临床表现。

【病因及发病机制】

(一)病因

1. **碘缺乏** 是引起单纯性甲状腺肿的主要因素。碘是甲状腺激素(TH)的重要原料之一,高原、山区土壤中的碘盐被冲洗流失,以致饮水和食物中含碘量不足。因此,我国多山的各省居民患此病的较多,故又称"地方性甲状腺肿"。由于碘的摄入不足,使 TH 合成不足。

2. **TH 合成或分泌障碍** 散发性(地方性/原发性)甲状腺肿原因复杂,主要有:①摄碘过多:导致甲状腺中碘的有机化障碍;②致甲状腺肿食物或药物:食物如萝卜、卷心菜等,某些药物如硫脲类、硫氰酸盐等;③先天性 TH 合成障碍。

3. **TH 需要量增加**　在青春发育期、妊娠、哺乳期，机体对 TH 需要量暂时性增高，可出现相对性缺碘而致生理性甲状腺肿。

（二）发病机制

发病机制尚未明确。一般认为，由于上述一种或多种因素阻碍 TH 合成，导致促甲状腺激素（TSH）分泌增加，从而引起甲状腺代偿性增生肥大。

【护理评估】

（一）健康史

了解发病的过程及治疗经过；有无家族史、有无高原山区长期居住史；有无致甲状腺肿药物长期使用史；是否处于青春期、妊娠、哺乳期、是否有既往史及有无手术史等。

（二）身体状况

甲状腺功能和基础代谢率除了结节性甲状腺肿继发甲状腺功能亢进外，大多数正常。早期，甲状腺呈对称弥漫性肿大，表面光滑、无压痛，随吞咽上下移动。甲状腺显著肿大时可引起压迫症状，如压迫气管出现呼吸困难，压迫食管引起吞咽困难，压迫喉返神经引起声音嘶哑。病程较长、体积巨大的甲状腺肿可延伸形成胸骨后甲状腺肿，引起上腔静脉回流受阻，出现面部青紫、肿胀及颈胸部表浅静脉扩张。

（三）辅助检查

1. **甲状腺功能检查**　血清 T_4 正常或偏低，T_3、TSH 正常或偏高。

2. **甲状腺摄^{131}I率及T_3抑制试验**　摄^{131}I率增高但无高峰前移，可被 T_3 所抑制。当甲状腺结节有自主功能时，可不被 T_3 抑制。

3. **甲状腺扫描**　可见弥漫性甲状腺肿，常呈均匀分布。

（四）心理-社会状况

评估病人对其身体外形变化的感受及认知，病人是否了解甲状腺疾病相关知识，是否接受手术治疗，能否掌握康复知识；了解家庭经济承受能力。

（五）处理原则

1. 生理性甲状腺肿，宜多食含碘丰富的食物如海带、紫菜。

2. 对 20 岁以下的弥漫性单纯甲状腺肿病人可给予小量甲状腺素，以抑制腺垂体 TSH 分泌，缓解甲状腺的增生和肿大。常用剂量为每日 40~60mg，3~6 个月为一个疗程。

3. **手术治疗指征**　有以下情况时，应及时施行甲状腺大部切除术：因气管、食管或喉返神经受压引起临床症状者；胸骨后甲状腺肿；巨大甲状腺肿影响生活和工作者；结节性甲状腺肿继发功能亢进者；结节性甲状腺肿疑有恶变者。

【常见护理诊断/问题】

1. 自我形象紊乱　与甲状腺肿大致颈部增粗有关。

2. 知识缺乏：缺乏对疾病知识、饮食方法、药物使用方法及康复知识了解。

3. 潜在并发症：呼吸困难、声音嘶哑、吞咽困难等。

【护理措施】

（一）非手术治疗的护理

1. **病情观察**　观察病人甲状腺肿大的程度、质地，有无结节及压痛，颈部增粗的进展情况。结节在短期内迅速增大应警惕癌变。

2. **用药护理**　观察药物疗效和不良反应。如出现心动过速、呼吸急促、食欲亢进、怕热多汗、腹泻等甲状腺功能亢进症表现，应及时汇报医师处理。

3. **心理护理**　了解病人对身体外形变化的心理反应，多与病人接触交流，鼓励其表达感受。向病人说明身体变化是疾病发生发展过程的表现，使其明确治疗效果及疾病转归，帮助病人树立信心。

（二）手术治疗的护理

见本章第二节甲状腺功能亢进病人的护理。

（三）健康指导

1. **饮食指导**　指导病人多进食含碘丰富的食物如海带、紫菜等海产类食品，并食用碘盐，避免大量摄入阻碍 TH 合成的食物如卷心菜、菠菜、萝卜等。

2. 用药指导　应坚持长期服药,以免停药后复发。学会观察药物疗效及不良反应。避免服用硫氰酸盐、保泰松、碳酸锂等阻碍 TH 合成的药物。

3. 预防指导　除食用含碘盐外,在妊娠、哺乳、青春发育期应增加碘的摄入,预防本病的发生。

第二节　甲状腺功能亢进病人的护理

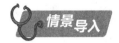

情景描述:

何女士,42 岁,因"甲状腺功能亢进"入院,2 日前在颈丛神经麻醉下行双侧甲状腺大部切除术,今日上午巡视病房时,何女士向你反映从早上起开始出现面肌和手足持续性痉挛的现象。

请思考:

1. 何女士出现了何种术后并发症?

2. 当前应对何女士采取哪些护理措施?

甲状腺功能亢进(hyperthyroidism)简称甲亢,是由于各种原因导致甲状腺素分泌过多而引起以全身代谢亢进为主要特征的疾病总称。

【病因及发病机制】

按其发病的原因可分为:①**原发性甲亢**:指在甲状腺肿大的同时,出现功能亢进症状。最常见,好发年龄在 20～40 岁,女性多见。腺体肿大呈弥漫性,两侧对称,常伴有眼球突出,故又称"突眼性甲状腺肿"。②**继发性甲亢**:指在结节性甲状腺肿基础上发生甲亢,病人先有结节性甲状腺肿多年,以后逐渐出现功能亢进症状。较少见,好发年龄在 40 岁以上。腺体呈结节状肿大,两侧多不对称,无眼球突出,容易发生心肌损害。③**高功能腺瘤**:即腺体内有单个或多个自主性高功能结节,结节周围的甲状腺组织呈萎缩改变。临床少见,病人无眼球突出。

原发性甲亢的病因迄今尚未完全明确。近年研究证实原发性甲亢是一种自身免疫性疾病,其病人血中有两类刺激甲状腺的自身抗体:一类抗体能刺激甲状腺功能活动,作用与促甲状腺素(TSH)相似,但作用时间较 TSH 持久的物质,称为"长效甲状腺激素";另一类为"甲状腺刺激免疫球蛋白",两类物质均属 G 类免疫球蛋白,来源于淋巴细胞,都能抑制垂体前叶分泌 TSH,且与甲状腺滤泡壁细胞膜上的 TSH 受体结合,而增强甲状腺细胞功能,使 T_3 和 T_4 大量分泌。

继发性甲亢和高功能腺瘤的病因尚未完全清楚。病人血中的长效甲状腺激素等的浓度也不高,可能与结节本身自主性分泌紊乱有关。

【护理评估】

(一)健康史

了解发病的过程及治疗经过;是否有家族史;了解既往史,如有无其他自身免疫性疾病;有无手术史等。了解麻醉方式,手术方法;术中出血量、补液量和性质,放置引流管情况;麻醉及手术经过是否顺利。了解术后恢复情况:生命体征、切口及引流等情况;是否出现并发症。

(二)身体状况

1. 甲状腺肿大　一般无局部压迫症状。因腺体内血管扩张、血流加速,故扪诊有震颤感,听诊可闻及杂音,尤其在甲状腺上动脉进入上极处。

2. 交感神经功能亢进　病人常表现为**多语、急躁、易激动,失眠,怕热、多汗,**皮肤常较温暖及双手常有细速颤动等交感神经功能亢进的症状。

3. 突眼征　典型病例常有双侧眼球突出、眼裂增宽。严重者,上下眼睑难以闭合,甚至不能盖住角膜;凝视时瞬目减少,眼向下看时上眼睑不随眼球下闭,两眼内聚能力差等。

4. 心血管功能改变　病人出现**心悸**、胸部不适;脉快有力,**脉率常在 100 次/分以上**,休息和睡眠时仍快;收缩压升高、舒张压降低,脉压增大。脉率增快及脉压增大常是判断病情程度和治疗效果的

视频:甲状腺功能亢进面容

重要标志。合并甲状腺功能亢进性心脏病时,出现心律失常、心脏增大和心力衰竭。

5. 基础代谢率增高　病人食欲亢进但消瘦,体重减轻,易疲乏,工作效率降低。

有些病人出现停经、阳痿等内分泌功能紊乱或肠蠕动亢进、腹泻等症状。极个别病人伴有局限性胫前黏液性水肿,常与严重突眼同时或先后发生。

(三)辅助检查

1. 基础代谢率测定　可根据脉压和脉率计算,或用基础代谢率测定器测定。前者较简便,后者较可靠。常用计算公式:**基础代谢率**(%)=(脉率+脉压)-111。测定基础代谢率应在清晨清醒、静卧、空腹状态下进行。正常值为±10%,轻度甲亢为+20%~+30%,中度甲亢为+30%~+60%,重度甲亢为+60%以上。

2. 甲状腺摄^{131}I率测定　正常甲状腺24小时内摄取的^{131}I量为人体总量的30%~40%。若2小时内甲状腺摄取^{131}I量超过人体总量的25%,或24小时内超过50%,且吸^{131}I高峰提前出现,均可诊断为甲亢。

3. 血清中T_3和T_4含量测定　甲亢时血清T_3可高于正常4倍左右,而T_4仅为正常的2.5倍,故T_3测定对甲亢的诊断具有较高的敏感性。

(四)心理-社会状况

病人的情绪是否稳定;病人是否了解甲状腺疾病相关知识,是否适应医院环境,是否接受手术治疗,能否掌握康复知识;了解家庭经济承受能力。

(五)处理原则

甲状腺大部切除术是治疗中度以上甲亢的最常用而有效的方法。

手术适应证:①继发性甲亢或高功能腺瘤;②中度以上的原发性甲亢;③腺体较大,伴有压迫症状,或胸骨后甲状腺肿等类型的甲亢;④抗甲状腺药物或^{131}I治疗后复发者或坚持长期用药有困难者。另外,甲亢影响妊娠(流产、早产等),而妊娠又加重甲亢,故妊娠早、中期的甲亢病人凡具有上述指征者,应考虑手术治疗。

手术禁忌证:①青少年病人;②症状较轻者;③年老体弱或有严重器质性疾病无法耐受手术治疗者。

【常见护理诊断/问题】

1. 焦虑/恐惧　与交感神经功能亢进、环境改变、担心手术及预后有关。

2. 营养失调:低于机体需要量　与基础代谢率增高有关。

3. 清理呼吸道无效　与咽喉部及气管受刺激、分泌物增多以及切口疼痛有关。

4. 潜在并发症:呼吸困难和窒息、甲状腺危象、喉返神经损伤、喉上神经损伤和手足抽搐等。

【护理目标】

1. 病人情绪稳定,焦虑/恐惧缓解或减轻。

2. 病人营养状况改善,体重能得以维持或增加。

3. 病人能有效清除呼吸道分泌物,呼吸道保持通畅。

4. 病人术后生命体征平稳,未发生并发症或出现并发症能被及时发现和处理。

【护理措施】

(一)术前护理

1. 完善术前检查　完善手术前常规检查和必要的化验检查。对于甲亢或甲状腺巨大肿块病人,还应包括:①颈部透视或摄片,了解气管受压或移位情况;②心脏的检查,了解有无扩大、杂音或心律不齐等情况;③喉镜检查,确定声带功能;④基础代谢率的测定;⑤神经肌肉应激性的检查,了解是否增高,测定血钙、血磷含量,了解甲状旁腺功能状态。

2. 一般护理　①饮食护理:病人可进高热量、高蛋白质、富含维生素的食物;病人需给予足够的液体摄入以补充出汗等丢失的水分,但合并心脏病病人应避免摄入过多液体,以防水肿和心力衰竭。禁止饮用对中枢神经有兴奋作用的浓茶、咖啡等刺激性饮料。②**体位训练**:术前教会病人头低肩高体位。每日练习用软枕垫高肩部数次,以适应术中颈过伸的体位。

3. 用药护理　药物降低基础代谢率是术前准备的重要环节。①**单用碘剂**:开始即可服用,2~3

153

周后甲亢症状得到基本控制,即可手术。甲亢症状控制标准:病人情绪稳定,睡眠好转,体重增加,脉率稳定在每分钟90次以下,脉压恢复正常,基础代谢率+20%以下。常用的碘剂是复方碘化钾溶液(Lugol液),每日3次,口服,第1日每次3滴,第2日每次4滴,以后逐日每次增加1滴至每次16滴止,然后维持此剂量。②**硫脲类药物加用碘剂**:先服用硫脲类药物,待甲亢症状基本控制后停药,再单独服用碘剂1~2周,再行手术。③**碘剂加用硫脲类药物后再单用碘剂**:少数病人服碘剂2周后症状改善不明显,可同服硫脲类药物,待甲亢症状基本控制后停服硫脲类药物,再继续单独服用碘剂1~2周后手术。服药期间密切观察药物的效果与不良反应。

碘剂作用是抑制蛋白水解酶,减少甲状腺球蛋白的分解,从而抑制甲状腺素的释放,预防术后甲状腺危象的发生。碘剂还能减少甲状腺的血流量,减少腺体充血,使腺体缩小变硬,有利于手术。但碘剂抑制甲状腺素的释放是暂时的,如服用过久或突然停药,原贮存于甲状腺滤泡内的甲状腺球蛋白大量分解,甲亢症状可重新出现,甚至比原来更为严重。因此,不准备手术的病人,一律不服用碘剂。

对于常规应用碘剂或合并应用硫脲类药物不能耐受或无反应的病人,可遵医嘱应用普萘洛尔或与碘剂联合应用。普萘洛尔每次40~60mg,每6小时一次,一般服4~7日即可达到要求手术;由于普萘洛尔在体内的半衰期不到8小时,故在术前1~2小时再口服一次;术后继续口服4~7日。此外,术前不可用阿托品,以免引起心动过速。

4. 眼睛护理 突眼者注意保护眼睛,常滴眼药水,外出时可戴墨镜或眼罩,睡前用抗生素眼膏敷眼或用油纱布遮盖,以避免角膜过度暴露后干燥受损而发生溃疡。

5. 术前准备 教会病人正确深呼吸、有效咳嗽及咳痰的方法。术前8~12小时禁食,4小时禁水。床旁备引流装置、无菌手套、拆线包及气管切开包等急救物品。

6. 心理护理 了解病人的心理状态,有针对性地与病人沟通,消除病人的焦虑和恐惧心理,避免情绪激动;尽量限制访客,避免过多外来刺激;病人应减少活动,适当卧床,保证睡眠充分。对于精神过度紧张或失眠者,遵医嘱应用镇静剂或安眠药物。

(二)术后护理

1. 一般护理 ①**饮食与营养**:病人全麻清醒后,即可饮用少量温水或凉水,观察有无呛咳、误咽等现象。若无不适,逐渐给予微温流质饮食,注意过热可使手术部位血管扩张,加重切口渗血。以后逐步过渡到普食。病人只要吞咽时无疼痛不适的感觉,应鼓励病人少量多餐。②**体位和活动**:病人全麻清醒后,血压平稳取半坐卧位,利于呼吸和引流。在床上变换体位或起身时手支持头部,以防气管压迫或牵拉伤口引起疼痛。避免激烈咳嗽、过多说话等,消除出血诱因。

2. 病情观察 ①**监测生命体征**:若病人出现脉率过快,体温升高,应警惕**甲状腺危象**的发生。②观察切口渗血情况,更换污染敷料,并记录出血量。③观察并记录引流液量、颜色和性状。一般术后常规放置橡皮引流管引流24~48小时。④**观察病人发音**,与手术前对比有无音调降低或声音嘶哑。⑤观察病人进流质饮食后,**有无呛咳或误咽**。⑥观察病人有无面部、唇部或手足部的针刺样麻木感或强直感。一旦出现手足抽搐,应限制病人食用肉类、乳品和蛋类等食品。

3. 保持呼吸道通畅 指导病人深呼吸,协助病人有效咳嗽。必要时行超声雾化吸入,帮助其及时排出痰液,预防肺部并发症。

4. 用药护理 甲亢病人术后遵医嘱**继续服用复方碘化钾溶液**,每日3次,每次10滴,共1周左右;或由每日3次,每次16滴开始,逐日每次减少1滴,至病情平稳。年轻病人术后常口服甲状腺素,每日30~60mg,连服6~12个月,预防复发。

5. 并发症的观察与护理

(1)**呼吸困难和窒息**:术后最危急的并发症,**常发生于术后48小时内**。常见原因:①**切口内出血压迫气管**:常因术中止血不完善,或因血管结扎线滑脱而致。②**喉头水肿**:常因手术创伤或气管插管而致。③**气管塌陷**:由于气管壁长期受肿大的甲状腺压迫而软化,若切除大部分甲状腺体后,软化的气管壁因失去支撑而发生塌陷。④**双侧喉返神经损伤**:导致双侧声带麻痹。表现为**进行性呼吸困难**、烦躁、发绀,甚至窒息;可有颈部肿胀,切口渗出鲜血等。甲状腺大部切除术后常规是在病人床旁备无菌气管切开包和手套,对**切口内出血压迫气管所致呼吸困难**,颈部肿胀,切口渗出鲜血等,**应立即行床旁抢救**,及时剪开缝线,敞开切口,迅速除去血肿;若呼吸困难仍无改善,应立即行气管切开;情况好转

视频:甲状腺手术常用体位

后,再送手术室进一步检查、止血及其他处理。

（2）喉返神经损伤：大多数是由于术中不慎造成喉返神经切断、缝扎、钳夹或牵拉而致损伤；少数由于血肿或瘢痕组织压迫或牵拉而致。**单侧喉返神经损伤**，大多引起**声音嘶哑**，可经健侧声带向患侧过度内收而代偿；**双侧喉返神经损伤**导致双侧声带麻痹，引起**失声**、**呼吸困难**，甚至窒息，应立即行气管切开。因术中切断、缝扎、钳夹、牵拉等直接损伤喉返神经者，术中即刻出现症状，但因血肿压迫、瘢痕组织牵拉而致者，常于术后数日出现症状。切断、缝扎引起永久性损伤。钳夹、牵拉、血肿压迫而致者多为暂时性，经理疗等处理后，一般在 3～6 个月内可逐渐恢复。

（3）喉上神经损伤：多发生于术中结扎、切断甲状腺上动、静脉而致。喉上神经分内（感觉）、外（运动）两支。如外支损伤可使环甲肌瘫痪，引起声带松弛、音调降低。如内支损伤可使喉部黏膜感觉丧失，病人进食特别是饮水时，**容易发生误咽、呛咳**。一般经理疗后可自行恢复。

（4）甲状旁腺损伤：术中甲状旁腺被误切、挫伤或其血液供应受累而引起甲状旁腺功能低下、血钙浓度下降、神经肌肉的应激性显著提高，引起**手足抽搐**。多于**术后 1～3 日**出现手足抽搐。多数病人只有面部、唇部或手足部的针刺样麻木感或强直感，经过 2～3 周后，未受损伤的甲状旁腺增生、代偿，症状即可消失。严重者可出现面肌和手足伴有疼痛的持续性痉挛，每日发作多次，每次持续 10～20 分钟或更长，甚至可发生喉和膈肌痉挛，引起窒息死亡。因此在甲状腺切除时，应注意保留腺体背面部分的完整。

处理方法：限制肉类、乳品和蛋类等食品的摄入。若抽搐发作，应立即遵医嘱静脉注射 10% 葡萄糖酸钙或氯化钙 10～20ml。轻者可口服葡萄糖酸钙或乳酸钙 2～4g，每日 3 次；症状重或长期不恢复者，可加服维生素 D_3，每日 5 万～10 万 U，以促进钙在肠道内的吸收。

（5）**甲状腺危象**：是甲亢术后的严重并发症。原因可能与术前准备不充分、甲亢症状未得到控制及手术应激有关。主要表现为：**术后 12～36 小时内高热（>39.0℃）**、**脉快而弱（>120 次/分）**、**大汗、烦躁不安、谵妄**，甚至**昏迷**，常伴有呕吐、腹泻。甲状腺危象是因甲状腺素过量释放引起的暴发性肾上腺素能兴奋现象，如处理不及时或不当而迅速发展为昏迷、虚脱、休克甚至死亡，死亡率20%～30%。

处理方法：①碘剂：口服复方碘化钾溶液 3～5ml，紧急时将 10% 碘化钠 5～10ml 加入 10% 葡萄糖 500ml 中静脉滴注，以降低血液中甲状腺素水平。②氢化可的松：每日 200～400mg，分次静脉滴注，以拮抗过量的甲状腺素反应。③肾上腺素能阻滞剂：可选用利血平 1～2mg 肌内注射或胍乙啶 10～20mg 口服。还可用普萘洛尔 5mg 加入 5%～10% 葡萄糖溶液 100ml 中静脉滴注，以降低周围组织对肾上腺素的反应。④镇静剂：常用苯巴比妥钠 100mg 或冬眠合剂 II 号半量肌内注射，每6～8 小时 1 次。⑤降温：采用退热、冬眠药物或物理降温等综合措施，维持病人体温在 37.0℃ 左右。⑥静脉给予**大量葡萄糖溶液**，以补充能量。⑦**吸氧**：以改善组织缺氧。⑧心力衰竭者，可应用洋地黄制剂。

视频：甲亢病人的术后护理

（三）健康指导

1. 康复与自我护理指导　教会病人术后功能锻炼的方法，促进功能恢复，并向病人讲解术后并发症的相关知识；指导病人正确面对疾病，自我控制情绪，保持心情愉快；合理安排休息与饮食，维持机体代谢需求；鼓励病人尽可能生活自理，促进康复。

2. 用药指导　讲解甲亢术后继续服药的重要性并督促执行。

3. 指导复诊　病人出院后应定期至门诊复查，以了解甲状腺的功能。若出现心悸、手足震颤、抽搐等情况时及时就诊。

【护理评价】

通过治疗和护理，病人是否：①情绪平稳，能安静地休息和睡眠；②术后营养状况得到改善，体重增加；③术后呼吸道保持通畅；④未发生窒息、呼吸困难、甲状腺危象、喉返神经损伤、喉上神经损伤或手足抽搐等并发症，或发生时被及时发现和处理。

第三节　甲状腺肿瘤病人的护理

【病因和病理】

1. 甲状腺腺瘤（thyroid adenoma）　**最常见的甲状腺良性肿瘤**。按形态学可分为滤泡状和乳头状囊性腺瘤两种,腺瘤具有完整的包膜。临床上以滤泡状腺瘤常见。多见于40岁以下女性。

2. 甲状腺癌(thyroid carcinoma)　**最常见的甲状腺恶性肿瘤**,约占全身恶性肿瘤的1%,女性发病率高于男性。除髓样癌外,绝大多数甲状腺癌源于滤泡上皮细胞。按肿瘤的病理类型可分为:

(1) 乳头状癌:大约占成人甲状腺癌的60%和儿童甲状腺癌的全部。常见于30~45岁女性,恶性程度较低,较早出现颈部淋巴结转移,但预后较好。

(2) 滤泡状癌:大约占甲状腺癌的20%。常见于中年人,肿瘤为中度恶性,且有侵犯血管倾向,可经血运转移到肺、肝和骨及中枢神经系统,因此预后不如乳头状癌。

(3) 未分化癌:大约占甲状腺癌的15%,常见于老年人。肿瘤发展迅速,高度恶性,约50%肿瘤早期发生颈部淋巴结转移,或侵犯喉返神经、气管或食管。此外,常经血运转移至肺、骨等处,预后很差。

(4) 髓样癌:大约占甲状腺癌的7%,常有家族史。来源于滤泡旁降钙素分泌细胞。中度恶性,预后不如乳头状癌,但较未分化癌好。

【护理评估】
（一）健康史
了解发病过程及治疗经过,了解颈部结节的性质、大小、活动度,是否有压迫症状,是否有既往史及有无手术史。

（二）**身体状况**
1. 甲状腺腺瘤　颈部出现**圆形或椭圆形结节,多为单发**。结节质地稍硬,表面光滑,边界清楚,无压痛,随吞咽上下移动。多数病人无任何症状。腺瘤生长缓慢。若乳头状囊性腺瘤因囊壁血管破裂而致囊内出血时,肿瘤可在短期内迅速增大,且局部出现胀痛。

2. 甲状腺癌　腺体内**肿块质硬而固定、表面不平**是各种病理类型甲状腺癌的共同表现。发病初期多无明显症状,甲状腺内仅有单个、固定、质硬、表面不光滑的肿块。肿块逐渐增大,吞咽时上下移动度降低。晚期常因压迫喉返神经、气管或食管而引起声音嘶哑、呼吸困难或吞咽困难。肿瘤压迫颈部交感神经节引起 Horner 综合征及侵犯颈丛出现耳、枕、肩等处的疼痛和局部淋巴结及远处器官转移等表现。未分化癌较早出现颈部淋巴结转移。髓样癌组织可产生激素样活性物质,如5-羟色胺和降钙素,病人可出现腹泻、心悸、脸面潮红和血钙降低等症状,还伴有其他内分泌腺体的增生。

（三）**辅助检查**
1. 放射性^{131}I 或^{99m}Tc 扫描　甲状腺腺瘤多呈温结节,如有囊内出血时则为冷结节或凉结节,一般边缘较清晰。甲状腺癌呈冷结节,边缘一般较模糊。

2. 细胞学检查　结节用细针穿刺、抽吸、涂片,进行病理学检查。

3. 影像学检查　①B 超检查:能发现甲状腺肿块;若有囊内出血,提示囊性变。能确定甲状腺大小,测定结节的位置、大小、数目及与邻近组织的关系。若结节呈实质性,并不规则反射,则恶性可能较大。②X 线检查:颈部正侧位片,以了解有无气管移位、狭窄、肿块钙化及上纵隔增宽等。若甲状腺部位有细小的絮状钙化影,恶性可能较大。胸部及骨骼摄片以了解有无肺及骨转移。③核素显像检查:甲状腺核素显像可显示甲状腺的位置、大小、形态;也能提供甲状腺结节的功能和血供情况,结节的功能和血供状态与病变的良恶性相关,功能越低下,血供越丰富,结节为恶性的几率越大。

4. 血清降钙素测定　放射免疫法测定血清降钙素对诊断髓样癌有帮助。

（四）**心理-社会状况**
了解病人对身体外形改变的认知,病人是否了解甲状腺肿瘤的相关知识和康复知识,是否接受手术,了解病人对甲状腺肿瘤的心理反应,了解社会家庭支持因素。

（五）**处理原则**
1. 甲状腺腺瘤　由于20%甲状腺腺瘤能引起甲亢和10%病例有恶变的可能,故应早期行包括腺瘤的患侧甲状腺大部或部分(腺瘤小)切除术。切除标本必须立即行冷冻切片检查,以判定有无恶变。

2. 甲状腺癌　手术治疗是除未分化癌以外各型甲状腺癌的基本治疗方法,并辅以核素、甲状腺激

图片:甲状腺结节穿刺细胞学检查

素和外放射等治疗。手术治疗包括甲状腺本身的手术,以及颈部淋巴结清扫。

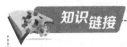 **知识链接**

甲状腺癌的手术治疗

甲状腺癌的手术治疗包括甲状腺本身的手术,以及颈淋巴结的清扫。分化型甲状腺癌甲状腺的切除范围目前虽有分歧,但最小范围为腺叶切除已达成共识。近来不少学者也接受甲状腺全切或近全切的观点,诊断明确的甲状腺癌,有以下任何一条指征者建议行甲状腺全切或近全切:①颈部有放射史;②已有远处转移;③双侧癌结节;④甲状腺外侵犯;⑤肿块直径大于4cm;⑥不良病理类型:高细胞型、柱状细胞型、弥漫硬化型、岛状细胞或分化程度低的变型;⑦双侧颈部多发淋巴结转移。仅对满足以下所有条件者建议行腺叶切除:①无颈部放射史;②无远处转移;③无甲状腺外侵犯;④无其他不良病理类型;⑤肿块直径小于1cm。因良性病变行腺叶切除术后病理证实为分化型甲状腺癌者若切缘阴性、对侧正常、肿块直径小于1cm,可观察;否则,须再手术。手术是治疗髓样癌最有效的手段,多主张甲状腺全切或近全切。

【常见护理诊断/问题】

1. 焦虑/恐惧　与环境改变,担心肿瘤的性质、手术及预后有关。

2. 清理呼吸道无效　与手术刺激、分泌物增多及切口疼痛有关。

3. 疼痛　与肿块压迫和手术创伤有关。

4. 潜在并发症:窒息、呼吸困难、神经损伤及手足抽搐等。

【护理措施】

(一)术前护理

1. 一般护理　术前指导并督促病人练习颈过伸位体位。

2. 术前准备　保证病人术前晚充分休息和睡眠,术前晚给予镇静安眠类药物,保证病人身心处于最佳状态。若病人行颈部淋巴结清扫术,术前1日帮助病人剃除其耳后毛发,并清洗干净。

3. 心理护理　针对病人及其家属对所患甲状腺肿瘤性质的了解程度,有针对性地讲解有关知识,说明手术的必要性、手术方法、术后恢复过程及预后情况。

(二)术后护理

1. 一般护理　①饮食:病情平稳后,可少量饮水。若病人无不适感,鼓励其进食或经吸管吸入流质饮食,逐步过渡为半流质饮食及软食。②体位:病人血压平稳后,给予半卧位,鼓励床上活动。保证病人充足的休息和睡眠,适当应用镇静止痛药物。

2. 病情观察　①监测病人的生命体征,尤其是呼吸、脉搏变化;②了解病人的发音和吞咽情况,判断有无声音嘶哑或音调降低、误咽及饮水呛咳等症状;③保持创面敷料清洁无渗出,及时更换潮湿敷料,并估计渗血量;④妥善固定颈部引流管,保持通畅。观察并记录引流液的量、颜色及性状。若有异常,及时通知医生。

3. 备气管切开包　对于甲状腺手术,尤其颈淋巴结清扫术的病人,床旁必须备气管切开包。①甲状腺肿块较大、长期压迫气管病人,术后可能出现气管软化而出现窒息症状,故术后严密观察病人的呼吸情况,一旦出现窒息,立即配合医生进行床旁抢救;②若出现颈部血肿并压迫气管,立即配合医生床旁抢救,拆除切口缝线,清除血肿。

4. 心理护理　根据病人术后病理结果,指导病人调整心态,配合后续治疗。

5. 健康指导　①指导病人头颈部制动一段时间后,开始逐步练习活动,促进颈部的功能恢复。颈淋巴结清扫术者,斜方肌不同程度受损,切口愈合后开始进行肩关节和颈部的功能锻炼,持续至出院后3个月。②指导病人出院后定期复诊,教会病人自行检查颈部的方法。若出现颈部肿块或淋巴结肿大等,及时就诊。

(俞宝明)

思考题

1. 周女士,38岁,已婚,会计。半年前无明显诱因出现心悸,乏力,食欲亢进,消瘦,腹胀,失眠等症状,性情变得易急躁。入院后查体:体温36.0℃,脉搏112次/分,呼吸19次/分,血压150/90mmHg。查体:双眼突出,眼睑水肿,颈静脉怒张,甲状腺Ⅰ度肿大,质软,血管杂音(+),双手平伸震颤(+)。实验室检查:血清T_3高于正常值4倍,血清T_4、AST均升高,TSH下降,WBC $3.8×10^9$/L。诊断为甲状腺功能亢进,拟行甲状腺大部切除术。

请问:

(1) 该病人手术前护理措施有哪些?

(2) 手术后常见的并发症有哪些? 应该如何预防?

2. 王先生,45岁,甲亢手术后15小时,出现寒战、高热、脉快而弱,大汗,烦躁不安,谵妄等症状,并伴有呕吐和水样泻,测得生命体征:T 39.5℃,P 127次/分,BP 141/90mmHg,R 19次/分。

请问:

(1) 该病人出现了哪种术后并发症?

(2) 发生该并发症最可能的原因是什么? 应对该病人采取哪些护理措施?

思路解析

扫一扫,测一测

第十三章　　胸部疾病病人的护理

 学习目标

1. 掌握胸部损伤、肺癌、食管癌、二尖瓣狭窄和冠心病病人的护理措施。

2. 熟悉胸部损伤病人的症状、体征、处理原则;肺癌的病因、症状、体征、处理原则;食管癌的病因、症状、体征、处理原则;二尖瓣狭窄和冠心病的症状、体征、处理原则。

3. 了解胸部损伤的病因、病理;肺癌的分类;食管癌的病理生理;二尖瓣狭窄和冠心病的病因、病理。

4. 能运用所学知识,按护理程序对胸部损伤、肺癌、食管癌、二尖瓣狭窄和冠心病病人实施整体护理。

5. 在护理胸部疾病病人的过程中,具有认真负责、严谨的工作态度和高尚的人文素养。

第一节　胸部损伤病人的护理

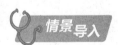 **情景导入**

情景描述:

陈先生,22 岁,1 小时前被汽车撞伤,伤及右胸部,呼吸急促,嘴唇发紫,辗转不安,急诊入院。检查:T 37.5℃,P 110 次/分,R 32 次/分,BP 80/50mmHg,右侧肋间隙饱满,气管明显向左侧移位,右侧胸部叩诊呈鼓音,听诊呼吸音减弱。

请思考:

1. 如何配合医生进行紧急处理?

2. 陈先生目前最主要的护理问题有哪些?

胸部损伤(thoracic injury)在平时、战时均可发生。胸部暴露面积较大,胸腔内包括许多重要脏器,遭受外力易造成损伤,严重者导致心肺受损将危及生命。

根据暴力性质不同,胸部损伤可分为钝性伤和穿透伤。根据是否造成胸膜腔与外界相通,胸部损伤可分为开放性损伤和闭合性损伤。闭合性损伤可局限于胸壁,也可同时兼有内脏损伤,多是由于挤压、冲撞或钝器打击胸部的暴力引起,轻者只有胸壁软组织损伤和(或)单纯肋骨骨折,重者伤及胸腔内脏器或血管,可致血胸、气胸、心脏损伤等,常伴有多发肋骨骨折和(或)胸骨骨折。开放性损伤多见于锐器伤,战时以火器伤多见,多伴有胸腔内组织、脏器损伤,其中进行性出血是病人死亡的主要原

159

因。闭合性或开放性损伤均可发生膈肌损伤,并造成胸腔和腹腔内组织或脏器同时损伤。

知识拓展

创伤性窒息

创伤性窒息是钝性暴力作用于胸部所致的上半身广泛皮肤、黏膜、末梢毛细血管淤血及出血性损害。当胸部与上腹部受到暴力挤压时,病人声门紧闭,胸内压骤然剧增,右心房血液经无静脉瓣的上腔静脉系统逆流,造成末梢静脉及毛细血管过度充盈扩张并破裂出血。

临床表现为面、颈、上胸部皮肤出现针尖大小的紫蓝色瘀斑,以面部与眼眶部为明显。口腔、球结膜、鼻腔黏膜瘀斑,甚至出血。视网膜或视神经出血可产生暂时性或永久性视力障碍。鼓膜破裂可致外耳道出血、耳鸣,甚至听力障碍。伤后多数病人有暂时性意识障碍、烦躁不安、头昏、谵妄,甚至四肢痉挛性抽搐,瞳孔可扩大或极度缩小,上述表现可能与脑内轻微点状出血和脑水肿有关。若有颅内静脉破裂,病人可发生昏迷或死亡。

创伤性窒息所致的出血点及瘀斑,一般于2~3周后自行吸收消退。病人预后取决于承受压力大小、持续时间长短和有无合并伤。少数伤员在压力移除后可发生心跳呼吸停止,应做好充分抢救准备。一般病人在严密观察下对症处理,有合并伤者应针对具体伤情给予积极处理。

一、肋骨骨折病人的护理

肋骨骨折(rib fracture)是指肋骨的完整性和连续性中断,是**最常见的胸部损伤**。可分为单根和多根肋骨骨折,同一根肋骨可出现一处或多处骨折。第1~3肋骨粗短,且有锁骨、肩胛骨及胸肌保护,不易发生骨折。**第4~7肋骨**长而薄,**最易折断**。第8~10肋前端肋软骨形成肋弓与胸骨相连,第11~12肋前端游离,弹性较大,均不易发生骨折。

【病因和分类】

1. **外来暴力** 多数肋骨骨折因外来暴力所致。外来暴力又分为直接暴力和间接暴力。直接暴力作用于胸部,使受伤部位的肋骨向内弯曲折断;胸部挤压的间接暴力,使肋骨向外过度弯曲折断(图13-1)。

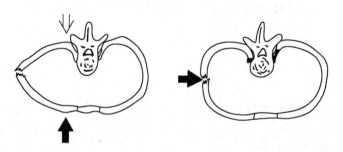

图13-1 挤压伤肋骨骨折发生机制

2. **病理因素** 少数肋骨骨折见于恶性肿瘤发生肋骨转移者或严重骨质疏松者,病人可因咳嗽、打喷嚏或肋骨病灶处轻度受力而发生骨折。

根据骨折断端是否与外界相通,分为开放性肋骨骨折和闭合性肋骨骨折。根据损伤程度,肋骨骨折可分为单根单处肋骨骨折、单根多处肋骨骨折、多根单处肋骨骨折和多根多处肋骨骨折。

【病理生理】

肋骨骨折时,尖锐的肋骨断端向内移位,可刺破胸膜、肋间血管或胸腔内组织与器官。相邻多根多处肋骨骨折时,使局部胸壁失去完整肋骨支撑而软化,可出现**反常呼吸运动**,即吸气时软化区胸壁内陷,呼气时外突,称为**连枷胸**(图13-2)。若软化区范围较大,可引起呼吸时两侧胸膜腔压力不平衡,出现纵隔左右扑动,影响换气和静脉血回流,导致体内缺氧和二氧化碳滞留,严重者发生呼吸和循环功能衰竭。

视频:连枷胸

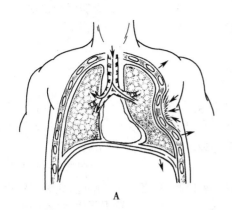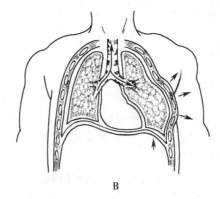

图 13-2 胸壁软化区的反常呼吸运动
A. 吸气; B. 呼气

【护理评估】

（一）健康史

了解病人受伤经过与时间、受伤部位、伤后病情变化,有无昏迷、恶心、呕吐等。

（二）身体状况

1. 症状　局部疼痛,深呼吸、咳嗽或体位改变时加剧;胸痛使呼吸变浅、咳嗽无力,呼吸道分泌物增多、潴留,易致肺不张和肺部感染。骨折断端向内移位可刺破胸膜、肋间血管和肺组织,出现气胸、血胸、皮下气肿或咯血等。根据肋骨骨折损伤程度不同,可出现不同程度的呼吸困难、发绀或休克等。

2. 体征　受伤胸壁肿胀,可有畸形,局部压痛,挤压胸部疼痛加重,有时可触及骨折断端和产生骨摩擦音;多根多处肋骨骨折时,伤处可见胸壁反常呼吸运动;部分病人出现皮下气肿。

（三）辅助检查

1. 实验室检查　血常规可有血红蛋白和血细胞比容下降。

2. 影像学检查　胸部 X 线检查可显示肋骨骨折线、断端错位及血气胸等,但不能显示前胸肋软骨骨折,胸部 CT 检查容易观察到,肋骨三维重建 CT 检查可以更好地显示肋骨、肋软骨骨折情况。

（四）心理-社会状况

评估病人有无焦虑,程度如何,了解病人和家属对本次损伤相关知识的了解程度、心理承受能力、对预后的认知,以及对治疗所需费用的承受能力。

（五）处理原则

1. 闭合性肋骨骨折

(1) 固定胸廓:用多头胸带或弹性胸带固定胸廓,目的是限制骨折断端的活动,减轻疼痛,此方法适用于闭合性单根单处肋骨骨折的病人,也适用于胸背部、胸侧壁多根多处肋骨骨折但胸壁软化范围小、反常呼吸运动不严重者。多根多处肋骨骨折且胸壁软化范围大、反常呼吸运动明显者,胸壁固定的方法:①包扎固定法:用厚敷料盖于软化区,用绷带或胸带包扎固定,以减轻或消除胸壁的反常呼吸运动,促进患侧肺复张。②内固定法:呼吸功能障碍者需气管插管机械通气,正压通气对浮动胸壁有"内固定"作用。长期胸壁浮动且不能脱离呼吸机者可施行手术固定肋骨,近年来也有经电视胸腔镜直视下导入钢丝的方法固定浮动胸壁。

(2) 镇痛:一般肋骨骨折可采用口服或肌内注射镇痛剂,多根多处肋骨骨折则需要持久有效的镇痛,包括硬膜外镇痛、静脉镇痛、肋间神经阻滞和胸膜腔内镇痛。

(3) 建立人工气道:对咳嗽无力、不能有效排痰或呼吸衰竭者,行气管插管或气管切开,以利于吸痰、给氧和施行呼吸机辅助呼吸。

(4) 预防感染:合理应用抗生素。

2. 开放性肋骨骨折　除上述相关处理外,还需彻底清创胸壁伤口。若胸膜已穿破,需行胸腔闭式引流。

视频:胸带包扎技术

【常见护理诊断/问题】

1. 气体交换受损 与肋骨骨折引起的疼痛、胸廓活动受限、反常呼吸运动有关。

2. 急性疼痛 与胸部组织损伤有关。

3. 潜在并发症:肺部和胸腔感染。

【护理目标】

1. 病人呼吸功能恢复正常,无气促、呼吸困难、发绀等。

2. 病人自述疼痛减轻,舒适感增强。

3. 病人未发生并发症,或并发症得到及时发现和处理。

【护理措施】

1. 维持有效气体交换 **①保持呼吸道通畅**:及时清理口腔、呼吸道内的呕吐物、分泌物、血液及痰液等。协助和鼓励病人有效咳嗽、排痰,痰液黏稠不易咳出者,应用祛痰药物、超声雾化吸入,以稀释痰液利于排出。对不能有效排痰者予以吸痰、气管插管、气管切开或辅助呼吸。**②吸氧**:呼吸困难及发绀者,及时给予吸氧。**③体位**:病情稳定者可取半卧位,以使膈肌下降,有利于呼吸。④胸带固定胸廓的病人,注意调整胸带的松紧。

2. 减轻疼痛 ①妥善固定胸部。②遵医嘱给予镇痛药物。③病人咳嗽、咳痰时,协助或指导病人及家属用双手按压患侧胸壁,以减轻疼痛。

3. 病情观察 密切观察脉搏、呼吸、血压及神志的变化,观察胸腹部活动度情况,及时发现有无呼吸困难或反常呼吸,发现异常及时通知医师并协助处理。

4. 防治感染 ①监测体温变化,若体温超过38.5℃,及时通知医师并配合处理。②及时更换创面敷料,保持敷料清洁、干燥和引流通畅。③对开放性损伤者,遵医嘱肌注破伤风及合理使用抗生素。

5. 心理护理 肋骨骨折的病人易产生紧张、焦虑,损伤严重时常表现出极度窘迫感,此时要尽量使病人保持镇静,积极配合治疗。①使病人尽快地熟悉和适应环境,尽可能地满足其合理需求,建立基本的信任。②安慰和鼓励病人,有计划地告知病人的病情,增强病人的信心。③耐心倾听病人的主诉,认真解答提出的问题,对不良的心理加以疏导。④家庭和社会支持:家属的配合与监督,能更好地促进病人的配合,从而达到最佳治疗效果,充分利用社会支持系统,为病人提供帮助。

6. 健康指导 ①向病人说明深呼吸、有效咳嗽的意义,鼓励病人在胸痛的情况下积极配合治疗。②需要做胸腔穿刺、胸腔闭式引流者,操作前向病人或家属说明治疗的目的,以取得配合。③告知病人肋骨骨折愈合后,损伤恢复期间胸部仍有轻微疼痛,活动不适时疼痛可能会加重,但不影响患侧肩关节锻炼及活动。④肋骨骨折后3个月应复查胸部X线检查,了解骨折愈合情况。

【护理评价】

通过治疗和护理,病人是否:①呼吸功能恢复正常,无气促、呼吸困难、发绀等;②疼痛减轻或消失;③未发生并发症,或发生后得到及时发现和处理。

二、气胸与血胸病人的护理

胸膜腔内积气称为**气胸**(pneumothorax)。根据胸膜腔内压力情况,可分为闭合性气胸、开放性气胸和张力性气胸。

胸膜腔内积血,称为**血胸**(hemothorax)。根据胸膜腔内积血的量,可分为小量血胸(成人<0.5L)、中量血胸(0.5~1.0L)和大量血胸(>1.0L)。按有无活动性出血可分为进行性血胸和非进行性血胸。按照病理生理特点,可分为进行性血胸、凝固性血胸、迟发性血胸和感染性血胸。

血胸与气胸可同时存在,称为**血气胸**(hemopneumothorax)。

【病因和病理】

1. 气胸 气胸的形成多由于肺组织、气管、支气管、食管破裂,空气进入胸膜腔,或因胸壁伤口穿破胸膜,外界空气进入胸膜腔所致。

(1) 闭合性气胸:胸膜腔内压低于大气压。胸膜腔积气量决定伤侧肺萎陷的程度。气胸形成后,随着胸膜腔内积气量增加,患侧肺部分萎陷,肺裂口缩小,直至吸气时也不开放,气胸趋于稳定。

(2) 开放性气胸:胸膜腔内压几乎等于大气压。气体经体表伤口进入胸膜腔,当体表伤口大于气管口径时,空气进入量多,胸内压几乎等于大气压,伤侧肺完全萎陷,纵隔向健侧移位,使健侧肺扩张受限。随着呼吸时两侧胸膜腔压力差的变化,纵隔位置出现左右摆动,表现为吸气时,纵隔移向健侧,呼气时,纵隔又移向患侧,称为纵隔扑动(图13-3)。纵隔扑动影响换气和静脉血液回流,引起呼吸和循环功能障碍。

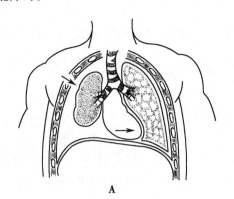
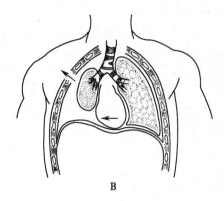

图 13-3　开放性气胸的纵隔扑动
A. 吸气;B. 呼气

(3) 张力性气胸:胸膜腔内压高于大气压。由于气管、支气管或肺损伤裂口与胸膜腔相通,且形成活瓣,吸气时气体从裂口进入胸膜腔,呼气时裂口活瓣关闭,气体只能入不能出,使胸膜腔内积气不断增多,压力逐步升高,超过大气压,使患侧肺严重萎陷,纵隔显著向健侧移位,健侧肺组织受压,腔静脉回流受阻,导致呼吸、循环的严重障碍。高压气体经支气管、气管周围疏松结缔组织或壁胸膜裂口处,进入纵隔或胸壁软组织,并向皮下扩散,形成纵隔气肿或面、颈、胸部等处的皮下气肿。

2. 血胸　胸膜腔内积血多来自心脏、胸内大血管及其分支、胸壁、肺组织、膈肌和心包血管出血。血胸发生后不仅由于血容量减少而影响循环功能,而且随着胸膜腔内血液积聚和压力增高,患侧肺受压萎陷,纵隔向健侧移位,使健侧肺也受压,导致呼吸功能降低。其中以肺裂伤出血最多见,由于肺循环压力低,出血量少且缓慢,多自行停止。肋间血管或胸廓动、静脉出血量较多、较快,不易自行停止,常需开胸手术止血。心脏与大血管损伤,出血量多而急,可因失血性休克短期内死亡。

(1) 进行性血胸:大量持续出血所致的胸膜腔积血称为进行性血胸。

(2) 凝固性血胸:当血液在胸膜腔迅速积聚,积血量超过肺、膈肌和心脏运动所起的去纤维蛋白作用时,胸膜腔内积血发生凝固,称为凝固性血胸。血凝块机化后形成纤维板,限制肺及胸廓活动,损害呼吸功能。

(3) 迟发性血胸:受伤一段时间后,因活动致肋骨骨折断端刺破肋间血管或血管破裂处血凝块脱落,发生延迟出现的胸膜腔积血,称为迟发性血胸。

(4) 感染性血胸:血液是良好的培养基,细菌经伤口或肺破裂口侵入后,会在积血中迅速滋生繁殖,形成感染性血胸,最终导致脓血胸。

【护理评估】

（一）健康史

了解病人受伤经过与时间、受伤部位、伤后病情,有无昏迷、恶心、呕吐等。

（二）身体状况

1. 气胸

(1) 症状:①闭合性气胸:胸膜腔少量积气,肺萎陷30%以下者,一般无明显症状,可有胸闷、胸痛,大量积气常有明显的呼吸困难。②开放性气胸:明显的呼吸困难、发绀,甚至休克。③张力性气胸:严重呼吸困难、发绀、烦躁、意识障碍、大汗淋漓、昏迷、休克等。

(2) 体征:①闭合性气胸:可有患侧胸部饱满,气管向健侧移位,叩诊呈鼓音,听诊呼吸音减弱或消失。②开放性气胸:胸壁可见伤口,颈静脉怒张,呼吸时可闻及气体进出胸腔伤口发出吸吮样声音,气管向健侧移位,叩诊呈鼓音,听诊呼吸音减弱或消失。③张力性气胸:患侧胸部饱满,颈静脉怒张,常触及皮下气肿,气管向健侧明显移位,叩诊呈鼓音,听诊呼吸音消失。

2. 血胸

（1）症状：与出血量、出血速度和个人体质有关。小量血胸，可无明显症状。中量血胸和大量血胸，尤其是急性失血时，可出现面色苍白、脉搏增快、血压下降、四肢湿冷等低血容量性休克症状。

（2）体征：伤侧胸部叩诊呈浊音，肋间隙饱满，气管向健侧移位，呼吸音减弱或消失等。

（三）辅助检查

1. 实验室检查　血常规检查显示血红蛋白、红细胞、红细胞比容下降。继发感染者，白细胞和中性粒细胞比例增高。

2. 影像学检查　①胸部 X 线检查：闭合性气胸时，显示不同程度的胸膜腔积气和肺萎陷；开放性气胸时，显示胸膜腔大量积气和肺萎陷，纵隔内器官向健侧移位；张力性气胸时，显示胸膜腔严重积气和肺完全萎陷，纵隔内器官向健侧移位；小量血胸时仅显示肋膈角消失；大量血胸时显示大片密度增高阴影，纵隔移向健侧；血气胸时显示气液平面。②B 超检查：可明确胸腔积液的位置和量。

3. 胸腔穿刺　既能帮助明确有无气胸、血胸的存在，又能抽出气体或液体降低胸膜腔内压力，缓解症状；血胸时可抽出血性液体。

（四）心理-社会状况

参见本节肋骨骨折病人的护理。

（五）处理原则

以抢救生命为首要原则。处理措施包括封闭胸壁开放性伤口，通过胸腔穿刺或胸腔闭式引流排出胸膜腔内的积气、积液，合理应用抗生素防治感染。

1. 胸腔闭式引流　胸腔闭式引流（图 13-4）又称水封闭式引流，胸腔内插入引流管，管的下方置于引流瓶的水中，利用水的作用，维持引流单一方向，避免逆流，以排出气体或液体，重建胸膜腔负压，使肺复张。

（1）目的：①引流胸膜腔内积气、血液和渗液；②重建胸膜腔内负压，保持纵隔正常位置；③促进肺复张，防止感染。

（2）适应证：①中、大量气胸、开放性气胸、张力性气胸、血胸、脓胸；②胸腔穿刺术治疗下肺无法复张者；③需使用机械通气或人工通气的气胸或血气胸者；④剖胸手术。

（3）置管和置管位置：①明确胸膜腔内气体、液体的部位：根据胸部体征、胸部 X 线检查、B 超检查。②置管位置选择：因积气多向上积聚，因此气胸引流一般选在锁骨中线第 2 肋间隙；积液引流选在腋中线与腋后线间第 6 或第 7 肋间隙；脓胸通常选择脓液积聚的最低位置。

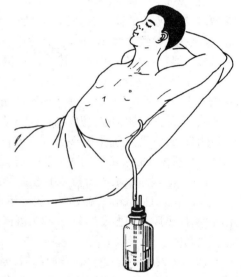

图 13-4　胸腔闭式引流

（4）引流管的选择：排气的引流管选用质地较软，管径为 1cm 的塑胶管，既能达到引流的目的，又可减少局部刺激，减轻疼痛；排液的引流管选用质地较硬、管径为 1.5～2cm 的硅胶或橡胶管，不易折叠和堵塞，利于通畅引流。

（5）胸腔引流的种类及装置：常见的胸腔闭式引流装置有两种（图 13-5），目前临床上广泛使用的是各种一次性使用的胸腔引流装置。①单瓶水封闭式引流：水封瓶内装无菌生理盐水，其橡皮塞上有两个孔，分别插入长管和短管，长管一端插至水面下 3～4cm，另一端与病人的胸腔引流管相连；短管下口远离液面，使瓶内空气与外界大气相通。②双瓶水封闭式引流：分为集液瓶和水封瓶，集液瓶介于病人和水封瓶之间，其橡皮塞上插两根短管，一根短管与病人的胸腔引流管连接，另一根用一短橡皮管连接到水封瓶的长管上。

2. 不同类型气胸的处理原则

（1）**闭合性气胸**：少量气胸者，积气一般在 1～2 周内可自行吸收，无需特殊处理。**中量或大量气胸者，可行胸腔穿刺**，抽净积气，**必要时行胸腔闭式引流术**。

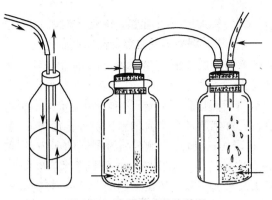

图 13-5　胸腔闭式引流装置

（2）**开放性气胸**：急救要点为：**立即封闭伤口，将开放性气胸变为闭合性气胸**。使用无菌敷料、棉垫等，紧急时利用身边任何清洁物品如围巾、衣服等在病人深呼气末紧密盖住伤口，加压包扎固定。在转运过程中如病人呼吸困难加重或有张力性气胸表现，需在病人呼气时暂时打开敷料，放出高压气体后再封闭伤口。送达医院后，采取吸氧、补充血容量、清创、缝合胸壁伤口、胸腔闭式引流、应用抗生素预防感染等治疗措施。对疑有胸腔内器官损伤或进行性出血者，需行开胸探查术。

（3）**张力性气胸**：是可迅速致死的危急重症，抢救要争分夺秒，立即行胸膜腔排气减压。在患侧**锁骨中线第 2 肋间**，用粗针头穿刺胸膜腔排气减压，外接单向活瓣装置，紧急情况下可在针柄外接橡胶手指套、气球等，将其顶端剪 1cm 开口，可起到活瓣作用（图 13-6）。送达医院后吸氧、胸腔闭式引流、应用抗生素等。若胸腔引流管内持续不断溢出大量气体，呼吸困难未改善，提示可能有广泛的肺裂伤或支气管的严重损伤，需行开胸探查术。

视频：张力性气胸

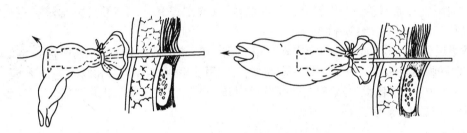

图 13-6　针头橡胶指套排气法

3. 不同类型血胸的处理原则

（1）非进行性血胸：小量积血可自行吸收，中、大量血胸，应行胸腔穿刺或胸腔闭式引流。

（2）进行性血胸：及时补充血容量，防治低血容量性休克；立即开胸探查、止血。

（3）凝固性血胸：为预防感染和血块机化，于出血停止后数日内经手术清除积血和血凝块。已机化的血块，待病情稳定后早期行血块和胸膜表面纤维组织剥除术。

（4）感染性血胸：及时改善胸腔引流，排尽感染性积血、积脓；若效果不佳或肺复张不良，尽早手术清除感染性积血，剥离脓性纤维膜。

【常见护理诊断/问题】

1. 气体交换受损　与胸部损伤、疼痛、胸廓活动受限、肺萎陷有关。

2. 体液不足　与失血引起的血容量不足有关。

3. 急性疼痛　与胸部组织损伤有关。

4. 潜在并发症：肺部和胸腔感染。

【护理目标】

1. 病人能维持正常的呼吸功能，呼吸平稳。

2. 病人有效循环血量维持正常，心率、血压平稳。

3. 病人自诉疼痛减轻，舒适感增强。

4. 病人未出现并发症，或并发症得到及时发现和处理。

【护理措施】

（一）非手术治疗的护理/术前护理

1. 现场急救　对开放性气胸者，紧急封闭胸壁伤口，阻止气体继续进入胸膜腔。对张力性气胸者，立即协助医师行胸膜腔穿刺排气或胸腔闭式引流。对胸部有较大异物者，不宜立即取出，以免出血不止。

2. 维持有效气体交换　参见本节肋骨骨折病人的护理。

3. 补充血容量　迅速建立静脉通路,按医嘱补充血容量,合理安排输注晶体液和胶体液,并根据血压和心肺功能等控制补液速度。

4. 病情观察　监测生命体征,尤其注意呼吸型态、频率及呼吸音的变化;观察病人神志、瞳孔、尿量等变化;遵嘱行血常规和生化等检查;观察胸腔引流液的颜色、性质和量。如有以下征象提示有**进行性血胸**的可能:①持续脉搏增快,血压降低,或补充血容量后血压仍不稳定;②胸腔引流量每小时超过 200ml[或 4ml/(kg·h)],持续 3 小时以上;③血红蛋白、红细胞计数和血细胞比容进行性降低,引流液的血红蛋白量和红细胞计数与周围血相接近,且迅速凝固;④胸腔穿刺因血液凝固抽不出血,胸部 X 线检查示胸膜腔阴影持续增长。进行性血胸在补液、输血的同时,应积极做好开胸手术的准备。

5. 减轻疼痛　①病人咳嗽、咳痰时,协助或指导病人及家属用双手按压患侧胸壁,以减轻伤口震动产生的疼痛;②遵医嘱应用镇痛药物。

6. 防治感染　参见本节肋骨骨折病人的护理。

7. 术前护理　手术病人,做好血型鉴定、交叉配血试验、药物过敏试验及术区备皮等。

8. 心理护理　参见本节肋骨骨折病人的护理。

（二）术后护理

1. 病情观察　①病人术后返回病房,妥善安置、固定各种管路并保持通畅。②密切观察病人生命体征、神志、瞳孔、尿量等变化,遵嘱给予心电监测,并详细记录。③遵嘱行血常规和生化等检查。④观察胸腔引流液的颜色、性质和量。

2. **呼吸道管理**　①协助病人咳嗽排痰:卧床期间,定时协助病人翻身、坐起、叩背、咳嗽,鼓励并指导病人做深呼吸运动,促进肺扩张。②痰液黏稠者,应用祛痰药物、超声雾化吸入,以稀释痰液利于排出。③咳痰无力者给予吸痰,必要时气管插管或切开。④气管插管或切开的护理:做好气道的湿化、吸痰,保持管道通畅,维持有效的气体交换。

3. 胸腔闭式引流的护理

（1）**保持胸腔闭式引流系统的密闭**:①引流管周围用凡士林纱布严密覆盖。②水封瓶保持直立,长管没入水中 3～4cm。③更换引流瓶、搬动病人或外出检查时,需双重夹闭引流管,但漏气明显的病人不可夹闭引流管。④随时检查整个引流装置是否密闭,防止引流管脱落。若引流管从胸腔滑脱,应紧急压住引流管周围的敷料或捏闭伤口处皮肤,消毒后用凡士林纱布,暂时封闭伤口,并协助医师进一步处理;若引流管连接处脱落或引流瓶破碎,立即双重夹闭胸腔引流管,消毒并更换引流装置。

（2）**严格无菌操作,防止逆行感染**:①保持引流装置无菌。定时更换胸腔闭式引流瓶,并严格遵守无菌技术操作原则。②保持胸壁引流口处敷料清洁、干燥,一旦渗湿或污染,及时更换。③引流瓶位置应低于胸壁引流口平面 60～100cm,依靠重力引流,防止瓶内液体逆流入胸膜腔,造成逆行感染。

（3）**保持引流通畅**:通畅时有气体或液体排出,或长管中的水柱随呼吸上下波动。①最常用的体位是半卧位。术后病人血压平稳,应抬高床头 30°～60°,以利于引流。②定时挤压引流管,防止引流管阻塞、受压、扭曲、打折、脱出。③鼓励病人咳嗽、深呼吸和变换体位,以利胸膜腔内气体和液体的排出,促进肺复张。

（4）**观察和记录引流**:①观察引流液的颜色、性质和量,并准确记录,如每小时引流量超过 200ml[或 4ml/(kg·h)],引流液为鲜红或暗红,连续 3 个小时以上,应及时通知医师。②密切观察水封瓶长管内水柱波动情况,一般水柱上下波动范围约为 4～6cm。若水柱波动幅度过大,超过 10cm,提示肺不张或胸膜腔内残腔大;深呼吸或咳嗽时水封瓶内出现气泡,提示胸膜腔内有积气;水柱静止不动,提示引流管不通畅或肺已复张。

（5）**妥善固定**:妥善固定引流管,将引流瓶置于安全处,并妥善安置,以免意外踢倒。

（6）**适时拔管**:①拔管指征:留置引流管 48～72 小时后,如引流瓶中无气体逸出且引流液颜色变浅,24 小时引流液量少于 50ml,或脓液少于 10ml,病人无呼吸困难,听诊呼吸音恢复,胸部 X 线检查显示肺复张良好,可考虑拔管。②拔管方法:协助医师拔管,嘱病人深吸一口气,在深吸气末屏气,迅速拔管,并立即用凡士林纱布和厚敷料封闭胸壁伤口,包扎固定。③拔管后护理:拔管后 24 小时内,应注意观察病人是否有胸闷、呼吸困难、切口漏气、渗血、渗液和皮下气肿等,发现异常及时通知医师。

视频:更换胸腔闭式引流瓶技术

笔记

4. 并发症的观察与护理

（1）切口感染：保持切口敷料清洁、干燥，渗湿或污染时及时更换，同时观察切口有无红、肿、热、痛等炎症表现，如有异常，及时通知医师处理。

（2）肺部和胸腔感染：密切观察体温变化及痰液性质，如病人出现畏寒、高热或咳脓痰等感染征象，及时通知医师并配合处理。

5. 心理护理　术后给予病人和家属心理上的支持，解释有效咳嗽、深呼吸及留置各种引流管的意义，鼓励其积极配合治疗。

（三）健康指导

1. 有效咳嗽、咳痰　向病人说明深呼吸、有效咳嗽、咳痰的意义并给予指导，鼓励病人在胸痛的情况下积极配合治疗。

2. 活动指导　告知病人恢复期间胸部仍有轻微不适或疼痛，应尽早开始患侧肩关节的功能锻炼，循序渐进，促进功能恢复。气胸痊愈的 1 个月内，不宜参加剧烈的活动，如打球、跑步、抬举重物等。

3. 定期复诊　胸部损伤严重者定期来院复诊，发现异常及时治疗。

【护理评价】

通过治疗和护理，病人是否：①呼吸功能恢复正常，无气促、呼吸困难、发绀等；②有效循环血量正常，心率、血压平稳；③疼痛减轻或消失；④未发生并发症，或发生后得到及时发现和处理。

三、心脏损伤病人的护理

心脏损伤（cardiac injury）分为钝性心脏损伤（blunt cardiac injury）和穿透性心脏损伤（penetrating cardiac injury）。钝性心脏损伤多发生于右心室，因其紧贴胸骨；穿透性心脏损伤好发的部位依次是右心室、左心室、右心房和左心房。

【病因和病理】

钝性心脏损伤多由胸前区撞击、挤压、减速、高处坠落、冲击等暴力所致。轻者仅引起心外膜至心内膜下心肌出血，少量心肌纤维断裂；重者可发生心肌广泛挫伤、大面积心肌出血坏死，甚至瓣膜、腱索和室间隔等心内结构损伤，导致心功能紊乱、衰竭。

穿透性心脏损伤多由火器、刀器或锐器所致，少数见于钝性暴力伤。心包裂口大，血液喷涌至胸膜腔及体外，持续大量出血很快致休克、死亡。心包无裂口或裂口较小，心包裂口易被凝血块阻塞而引流不畅，血液积聚于心包腔内，由于心包缺乏弹性，只要心包腔内急性少量积血（0.1～0.2L），即可使压力急剧升高并压迫心脏，导致心脏压塞，随着回心血量和心排血量的降低，静脉压增高、动脉压下降，即可发生急性循环衰竭。

【护理评估】

（一）健康史

了解病人受伤经过与时间、受伤部位、伤后病情等。

（二）身体状况

1. 症状

（1）钝性心脏损伤：轻者多无明显症状；较重者出现心前区疼痛、心悸、呼吸困难、休克等。

（2）穿透性心脏损伤：心脏裂伤伴随的心包裂口大，并保持通畅时，心脏出血外溢，从胸壁伤口涌出或流入胸膜腔，病人表现为面色苍白、皮肤湿冷、呼吸浅快、脉搏细速、血压下降，很快出现低血容量性休克，甚至死亡；心包无裂口或裂口较小时，血液积聚于心包腔内，压迫心脏，出现心脏压塞征，表现为心前区闷胀疼痛、呼吸困难、烦躁不安、有时可扪及奇脉。

2. 体征

（1）钝性心脏损伤：部分病人有前胸壁软组织损伤和胸骨骨折，偶可闻及心包摩擦音。

（2）穿透性心脏损伤：心脏压塞征：心包无裂口或裂口小，心包裂口易被血凝块阻塞而引流不畅，导致心脏压塞，表现为 Beck 三联症：①静脉压升高，大于 $15cmH_2O$，颈静脉怒张；②心搏微弱，心音遥远；③脉压小，动脉压降低，甚至难以测出。可闻及心脏杂音。

（三）辅助检查

1. 钝性心脏损伤　①实验室检查：心肌损伤时磷酸肌酸激酶、同工酶、乳酸脱氢酶和心肌肌钙蛋白等升高。②心电图检查:可出现心动过速、ST 段抬高、T 波低平或倒置、心律失常等。③超声心动图:可显示心脏结构、功能的变化及有无心包积血及积血量。

2. 穿透性心脏损伤　①影像学检查:胸部 X 线检查有助于诊断,超声心动图可明确有无心包积血及积血量。②心包穿刺:抽出血液可确诊。③手术探查:因穿透性心脏损伤的病情进展迅速,依赖胸部 X 线检查、心电图、超声心动图、心包穿刺等明确诊断都比较耗时,对不能排除心脏损伤者,应立即送入具备全身麻醉条件的手术室,在局麻下扩探伤道以明确诊断,避免延误抢救的最佳时机。

（四）心理-社会状况

心脏损伤后病人由于担心损伤给生命带来威胁容易产生恐惧,护士应尽量安抚病人,了解病人和家属对本次损伤相关知识的了解程度、心理承受能力、对预后的认知,以及对治疗所需费用的承受能力。

（五）处理原则

1. 非手术治疗　①卧床休息。②严密观察病情,持续心电监护,出现心律失常对症处理。③吸氧,纠正低氧血症。④补充血容量,输液速度宜慢,以防心力衰竭。⑤有效镇痛。

2. 手术治疗　根据病人心脏受损情况,在全麻体外循环下实施房、室间隔缺损修补术、瓣膜置换术、腱索或乳头肌修复术等。穿透性心脏损伤时,病情进展迅速,抢救成功的关键是尽早开胸手术,同时补充血容量。

【常见护理诊断/问题】

1. 体液不足　与心脏损伤及胸腔内出血、心律失常和心力衰竭有关。

2. 急性疼痛　与组织损伤有关。

3. 潜在并发症:肺部和胸腔感染。

【护理措施】

（一）非手术治疗的护理/术前护理

1. 急救　对怀疑有心脏压塞者,立即配合医师行心包腔穿刺减压术,并尽快做好开胸探查准备。

2. 补充血容量　①迅速建立至少 2 条以上静脉通路,维持有效循环血量和水、电解质及酸碱平衡,并监测中心静脉压。②经急救及抗休克处理后,病情无明显改善且出现胸腔内活动性出血者,立即做好开胸探查止血的准备。

3. 病情观察　①持续心电监护,严密观察病人的生命体征及末梢血氧饱和度变化,出现心律失常及时通知医师并配合处理。②观察病人神志、瞳孔、中心静脉压、尿量及有无心脏压塞等表现。

4. 减轻疼痛　遵医嘱给予镇痛药物。

5. 预防感染　①遵医嘱合理、足量、有效应用抗生素。②监测体温变化,出现畏寒、发热等及时通知医师并配合处理。

6. 心理护理　关心、安慰病人,减轻病人的恐惧,尽量使其保持镇静,解释主要的治疗和护理措施,鼓励病人及家属积极配合各项治疗和护理。

7. 健康指导　①需要做心包腔穿刺者,操作前向病人和家属说明治疗的目的,以取得配合。②卧床休息可减轻心脏负荷,减少心肌耗氧量,有助于心脏损伤的修复。③心脏损伤严重者须定期来院复诊。

（二）术后护理

参见气胸和血胸病人的护理相关内容。

四、膈肌损伤病人的护理

膈肌损伤(diaphragmatic injury)分为钝性膈肌损伤(blunt diaphragmatic injury)和穿透性膈肌损伤(penetrating diaphragmatic injury)。

【病因和病理】

钝性膈肌损伤多见于交通事故和高处坠落。多由于膈肌附着的胸廓下部骤然变形和胸腹腔两侧压力差骤增引起膈肌破裂。约90%的膈肌钝性损伤发生在左侧,右侧较少,可能与右上腹肝脏减缓暴力的作用有关。钝性膈肌损伤所致膈肌裂口一般较大,常位于膈肌中心腱和膈肌周边附着处。腹腔内脏器、血液通过破裂口很容易进入胸腔,且不易嵌顿,疝入胸腔的腹内脏器多见于胃、脾、结肠、小肠等。严重钝性暴力不仅可致膈肌损伤,还常导致胸腹腔内脏器挫裂伤,并常伴有颅脑、脊柱、骨盆和四肢等多部位伤。

穿透性膈肌损伤多为刃器或火器伤。穿透性暴力同时伤及胸部、腹部脏器及膈肌,若致伤物入口位于胸部,称为胸腹联合伤(thoracoabdominal injuries);致伤物入口位于腹部,称为腹胸联合伤(abdominothoracic injuries)(图13-7)。胸腔内脏器最容易受损的是肺、心脏;腹腔脏器损伤右侧多为肝,左侧多为脾、胃、结肠、小肠等。若膈肌裂口大,腹腔组织、脏器或液体进入胸腔,并多随肺膨胀及胸腹腔压力变化,经膈肌裂口进出胸腹腔;若膈肌裂口小,经裂口进入胸腔的组织少,多形成嵌顿。

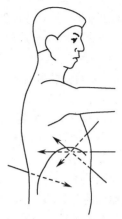

图13-7 穿透性膈肌损伤的形成

【护理评估】

(一)健康史

了解病人受伤经过与时间、受伤部位、伤后病情,有无昏迷、恶心、呕吐、腹痛、腹胀等。

(二)身体状况

1. 症状 膈肌损伤常兼有胸部和腹部损伤的症状,如胸闷、气短、喘憋、咯血、胸腹痛、腹胀、呕吐和呕血等症状。穿透性膈肌损伤体表伤口处可见外出血,出现失血性休克等症状。

2. 体征 胸部常有血气胸征象,如果胃、肠疝入胸腔,胸部可听到胃、肠蠕动音。腹腔脏器损伤可出现腹部膨隆、压痛、肌紧张、移动性浊音等。穿透性膈肌损伤体表可见到伤口,偶尔可见外漏的腹腔脏器。

(三)辅助检查

胸腹部X线检查是常用的确诊手段,胃疝入胸腔,常可显示胃壁及胃内气液平面,结肠疝入胸腔常可见到结肠袋。膈肌裂口小,脏器疝入少,X线检查不易发现。胃、肠疝入胸腔可以造影观察到胃型或肠型。胸腔或腹腔积血、积液,可通过床旁B超或胸、腹腔穿刺而迅速得到证实。膈肌CT检查三维重建可较清晰地显示膈肌裂口。

(四)心理-社会状况

参见本节肋骨骨折病人的护理。

(五)处理原则

钝性膈肌损伤一旦高度怀疑或确诊为创伤性膈破裂或膈疝,而其他脏器合并伤已稳定者,应尽早进行膈肌修补术;穿透性膈肌损伤应急诊手术治疗,根据病情可选择经胸或经腹手术径路。

【常见护理诊断/问题】

1. 气体交换受损 与胸部损伤、疼痛、胸廓活动受限、肺萎陷有关。

2. 体液不足 与失血引起的血容量不足、腹膜炎、呕吐、禁食等有关。

3. 急性疼痛 与胸部组织损伤有关。

4. 潜在并发症:感染。

【护理措施】

下胸、上腹部损伤病人,注意胸腹腔脏器有无损伤,诊断未明确前病人禁饮食、留置胃管行胃肠减压,观察胸腔引流管中有无胃肠液,并做好术前准备。其余参见本节气胸和血胸病人的护理。

第二节 肺癌病人的护理

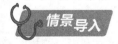

情景描述:

刘先生,65岁,2个月前无明显诱因出现刺激性咳嗽,痰少、白色,偶有血丝,近1周咳嗽加重、痰量增多,应用抗生素后效果不佳。胸部X线检查示:右肺上叶团块状阴影。自发病以来体重下降5kg。

请思考：

1. 刘先生最主要的护理问题是什么？

2. 应采取哪些护理措施？

肺癌（lung cancer）多数起源于支气管黏膜上皮，也称支气管肺癌（bronchopulmonary carcinoma）。近年来，全世界肺癌的发病率和死亡率明显增高，在工业发达国家和我国大城市中，肺癌的发病率已居男性恶性肿瘤的首位。发病年龄多在 40 岁以上，以男性多见，近年来女性肺癌的发病率也明显增加。

【病因及发病机制】

肺癌的病因至今尚未完全明确，一般认为与下列因素有关：

1. 吸烟　是肺癌的重要危险因素。烟草中含有苯并芘等多种致癌物质。吸烟量越多、开始吸烟的年龄越早、吸烟年限越长，肺癌的危险性越高。

2. 化学物质　已确认的化学致癌因素包括石棉、无机砷化合物、二氯甲醚、铬及某些化合物、镍、氡及氡子体、芥子体、氯乙烯、煤烟、焦油和石油中的多环芳烃等。

3. 空气污染　包括室内污染和室外污染。室内污染包括燃料如煤、天然气等燃烧和烹调过程中产生的致癌物；室外污染包括汽车废气、工业废气、公路沥青等都有致癌物质存在，其中主要是苯并芘。

4. 人体内在因素　如免疫状态、代谢活动、遗传因素、肺部慢性感染等，也可能与肺癌的发病有关。

5. 其他　长期、大剂量电离辐射可引起肺癌。癌基因（如 ras、erb-b2 等的活化）或肿瘤抑制基因（P53 基因、RB 等）的丢失与肺癌的发病有密切关系。

【病理生理】

肺癌起源于支气管黏膜上皮，癌肿可向支气管腔内或（和）邻近的肺组织生长，并可通过淋巴、血行转移或直接向支气管转移扩散。

肺癌的分布：**右肺多于左肺，上叶多于下叶**。

1. **根据癌肿发生的部位，可分为中心型肺癌和周围型肺癌**。起源于主支气管、肺叶支气管，靠近肺门者称为中心型肺癌；起源于肺段支气管以下，分布在肺的周围部分者称为周围型肺癌。

2. 根据细胞分化程度和形态特征，临床常见的肺癌可分为**非小细胞肺癌**（nonsmall cell lung cancer，NSCLC）和**小细胞肺癌**（small cell lung cancer，SCLC）。**非小细胞癌主要包括腺癌、鳞状细胞癌（鳞癌）、大细胞癌**。

（1）**腺癌**：近年来发病率上升明显，已成为**最常见的类型**。多为周围型，一般生长较慢，但有时在早期即发生血行转移，淋巴转移发生较晚。

（2）**鳞状细胞癌（鳞癌）**：多见于老年男性，与吸烟密切相关。多为中心型，生长速度较缓慢，恶性程度较低，病程较长，通常先经淋巴转移，血行转移发生较晚。

（3）大细胞癌：相对少见，老年男性，周围型多见，生长速度较快，分化程度低，预后不良。

（4）小细胞癌：与吸烟关系密切，老年男性，中心型多见。生长速度快，恶性程度高，侵袭力强，较早出现淋巴和血行转移，预后较差。

此外，少数肺癌病人同时存在不同类型的癌肿组织，如腺癌和鳞癌混合，鳞癌与小细胞癌并存等。

【护理评估】

（一）健康史

了解病人的年龄，有无吸烟史，吸烟年限、数量；环境中是否有职业性危险因素；病人是否患有慢性支气管炎或其他呼吸系统慢性疾病；家族中有无肺部疾病、肺癌病人等。

（二）身体状况

1. 症状　肺癌的症状与癌肿的部位、大小、是否压迫和侵犯邻近器官及有无转移等密切相关。

（1）**咳嗽：最常见，为刺激性干咳或少量黏液痰**，抗感染治疗无效。当癌肿继续增大引起支气管狭窄时，咳嗽加重，呈高调金属音。若继发肺部感染，可有脓痰，痰量增多。

（2）血痰：以**中心型肺癌多见**，通常为**痰中带血丝或少量咯血**，大量咯血较少见。

（3）胸闷和发热：当较大的支气管不同程度阻塞时，可出现胸闷、哮鸣、气促和发热等症状。

（4）胸痛：由于肿瘤侵犯胸膜、胸壁、肋骨及其他组织引起，多为胸部不规则隐痛或钝痛，可随呼吸、咳嗽加重。癌肿侵犯胸膜时可出现尖锐胸痛，侵及肋骨可出现固定压痛。

（5）晚期：除了食欲减退、体重减轻、倦怠等全身症状外，还可出现癌肿压迫、侵犯邻近器官、组织或发生远处转移的症状：①压迫或侵犯喉返神经：声带麻痹、声音嘶哑。②压迫上腔静脉：面部、颈部、上肢和上胸部静脉曲张，皮下组织水肿。③侵犯胸膜：胸膜腔积液，常为血性；大量积液可引起气促。④侵犯胸膜或胸壁：有时可引起持续性剧烈胸痛。⑤侵入纵隔，压迫食管，引起吞咽困难。⑥上叶顶部肺癌：亦称 Pancoast 肿瘤，可以侵入纵隔和压迫位于胸廓上口的器官或组织。如肿瘤压迫颈部交感神经，可引起患侧眼睑下垂，瞳孔缩小，眼球内陷，面部无汗等颈交感神经综合征（又称 Horner 综合征）。⑦肺癌可以转移至淋巴结、脑、肝脏、骨骼和其他器官。锁骨上淋巴结是肺癌转移的常见部位，淋巴结固定而坚硬，多无痛感；脑转移时出现头痛、呕吐、眩晕、视觉障碍及人格改变等；肝转移时出现肝区疼痛、黄疸、腹水、肝功能异常等；转移至骨骼可以引起骨痛、病理性骨折及可能出现脊髓压迫症状。

（6）副癌综合征：少数肺癌病例，由于癌肿产生内分泌物质，临床上呈现非转移性的全身症状，如杵状指、骨关节痛、骨膜增生等骨关节综合征、Cushing 综合征、重症肌无力、男性乳房发育、多发性肌肉神经痛等，称为副癌综合征。这些症状在切除癌肿后可能消失。

2. 体征　早期一般无明显体征，可闻及局限性哮鸣音，多在吸气阶段出现；晚期侵犯邻近器官或发生远处转移时，可出现声音嘶哑，吞咽困难、上腔静脉综合征，Horner 综合征等。

（三）辅助检查

1. 痰细胞学检查　是肺癌普查和诊断的一种简便有效的方法。肺癌表面脱落的癌细胞可随痰液咳出，痰细胞学检查找到癌细胞，即可确诊。中心型肺癌，特别是伴有血痰者，痰中易发现癌细胞。

2. 影像学检查

（1）X 线检查：是发现肺癌的重要方法。早期中心型肺癌 X 线检查可无异常征象，当癌肿阻塞支气管后出现肺不张、肺炎征象。周围型肺癌表现为肺野周围孤立性或椭圆形块状阴影，轮廓不规则，边缘模糊毛糙。X 线检查可辨认直径大于 0.5cm 的周围型肺癌。

（2）CT 检查与 MRI 检查：可发现 X 线检查隐藏区（如肺尖、膈上、脊柱旁、心脏后、纵隔等处）的早期病变。还能显示肿瘤有无侵犯邻近器官，能发现直径大于 0.3cm 的病灶，对转移癌的发现率较高。MRI 检查在明确肿瘤与大血管之间的关系方面明显优于 CT 检查。

（3）正电子发射型计算机断层显像（PET）检查：在肿瘤的早期发现、分期及监测治疗效果方面是非常有用的诊断方法，对于鉴别肺内肿块的良恶性、纵隔淋巴结有无转移有帮助。

（4）骨扫描：采用^{99m}Tc 标记的二磷酸盐进行骨代谢显像是肺癌骨转移筛查的重要手段。

3. 纤维支气管镜检查　诊断中心型肺癌阳性率较高。可直接观察到肿瘤大小、部位及范围，并可钳取或穿刺病变组织作病理学检查，刷取肿瘤表面组织或取支气管内分泌物行细胞学检查。

4. 其他检查　如胸腔镜、纵隔镜、经胸壁穿刺活组织检查、转移病灶活组织检查、胸腔积液检查、肿瘤标记物检查等。

（四）心理-社会状况

了解病人对疾病的认知程度；评估病人有无焦虑，程度如何；了解家属及朋友对病人的关心、支持程度，家庭对治疗所需费用的承受能力。

（五）处理原则

一般采用个体化多学科的综合治疗。非小细胞肺癌以手术治疗为主，辅以化学治疗、放射治疗、中医中药和免疫治疗等；小细胞肺癌以化学治疗和放射治疗为主。

1. 手术治疗　目的是彻底切除肺部原发病灶和局部及纵隔淋巴结，尽可能保留健康的肺组织。肺切除的范围取决于病变的部位和大小。周围型肺癌，施行肺叶切除加淋巴结清扫术；中心型肺癌，施行肺叶或一侧全肺切除加淋巴结清扫术。若癌肿位于一个肺叶内，但已侵及局部主支气管或中间支气管,为保留正常的邻近肺叶,避免作一侧全肺切除术,可切除病变的肺叶及一段受累的支气管,再吻合支气管上下端,称为支气管袖状肺叶切除术;若相伴的肺动脉局部受侵,也可作部分切除,端端吻合,称为支气管袖状肺动脉袖状肺叶切除术。

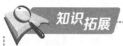

早期肺癌胸腔镜肺叶切除术

　　肺叶切除术是治疗肺部疾病最常用的手术方法之一。从 1933 年 Grahamn 的全肺切除术,到 1942 年 Blades 和 Kent 的解剖性肺叶切除术,再到如今,肺叶切除的手术技术已经相当成熟,但经典的解剖性肺叶切除方法变化不大,1992 年 Lewis 率先介绍了胸腔镜下肺叶切除术,1993 年 Kirby 完成了第一例胸腔镜下解剖性肺叶切除术,这是一种全新的肺切除手术方法。这种手术具有创伤微小,手术视野好,术后恢复快,并发症减少以及对美容破坏小等优点,在世界范围内日益受到胸外科医师和患者的欢迎。

　　胸腔镜下肺叶切除疗早期原发性肺癌曾一度存在争议。争议的焦点在于胸腔镜手术能否完成标准的解剖性切除(包括肺血管的处理和区域淋巴结的清扫)。近来越来越多的临床病例和文献报道都证实胸腔镜下肺门及纵隔淋巴结清扫术是完全可行且行之有效的,因而部分周围型 T_2N_1 和 T_2N_2 的肺癌病例行胸腔镜下的根治性切除在技术上是完全可行的,但为了保证治疗效果,目前国际上仍认为 IIa 期以上的肺癌最好不要在胸腔镜下行肺叶切除。但相信,随着手术技术和手术器械的进一步发展、提高,手术适应证仍会进一步放宽。

　　2. 放射治疗　是肺癌局部治疗的一种手段,主要用于术后残余病灶的处理、局部晚期病例或配合化学治疗。早期肺癌病人不能耐受手术者、晚期或肿瘤复发病人采用姑息性放射治疗可减轻症状。小细胞癌对放射治疗敏感性较高,鳞癌次之,腺癌最差。

　　3. 化学治疗　可单独用于晚期肺癌病人以缓解症状,或与手术、放射治疗综合应用,以防止癌肿转移复发,提高治愈率。小细胞癌对化学治疗特别敏感,鳞癌次之,腺癌最差。

　　4. 靶向治疗　针对肿瘤特有的基因异常进行的治疗。目前,在肺癌领域得到应用的靶点主要有表皮生长因子受体(EGFR)、血管内皮生长因子(VEGF)和间变淋巴瘤激酶(ALK)。

　　5. 中医中药治疗　用于改善病人的症状、减轻病人放射治疗和化学治疗的不良反应,提高机体抵抗力,增强疗效并延长生存期。

　　6. 免疫治疗　①特异性免疫疗法:用经过处理的自体肺癌细胞或加用佐剂后,作皮下接种治疗。②非特异性免疫疗法:用卡介苗、短小棒状杆菌、转移因子、干扰素、胸腺素等生物制品,或左旋咪唑等药物以激发和增强人体免疫功能,以抑制肿瘤生长,增强机体对化学治疗药物的耐受性而提高疗效。

【常见护理诊断/问题】
　　1. 气体交换受损　与肺组织病变、肿瘤阻塞支气管、手术、麻醉、肺膨胀不全、呼吸道分泌物潴留等有关。
　　2. 营养失调:低于机体需要量　与肿瘤引起的机体代谢增加、手术创伤等有关。
　　3. 疼痛　与手术、癌症晚期有关。
　　4. 焦虑/恐惧　与久咳不愈、咯血及担心手术和预后有关。
　　5. 潜在并发症:出血、肺不张、肺感染、急性肺水肿、心律失常、支气管胸膜瘘等。
【护理目标】
　　1. 病人能维持正常的呼吸功能,呼吸平稳。
　　2. 病人营养状况改善。
　　3. 病人自诉疼痛减轻,舒适感增强。
　　4. 病人自述焦虑/恐惧减轻或消失。
　　5. 病人未出现并发症,或并发症得到及时发现和处理。

【护理措施】

（一）术前护理

1. 改善呼吸功能,预防术后感染。

（1）戒烟:**术前应戒烟2周以上**。让病人了解吸烟会刺激肺泡、气管及支气管,使呼吸道分泌物增加,并损害支气管纤毛上皮,妨碍纤毛的清洁功能,影响痰液排出,引起肺部感染。

（2）保持呼吸道通畅:①支气管分泌物较多、病情允许时,可行体位引流。②痰液黏稠不易咳出者,应用祛痰药物、超声雾化吸入,以稀释痰液利于排出,必要时支气管镜吸痰。③大量咯血者,应绝对卧床休息,头偏向一侧,以免发生窒息。

（3）预防和控制感染:注意口腔卫生,因为细菌易通过口腔进入下呼吸道引起感染,如有龋齿等口腔疾病或上呼吸道感染者应先治疗,遵医嘱应用抗生素、支气管扩张剂及祛痰剂等。

（4）腹式呼吸与有效咳嗽训练:①**腹式呼吸**:是以膈肌运动为主的呼吸。用鼻吸气,吸气时腹部向外膨起,屏气1~2秒,以使肺泡张开,呼气时让气体从口中慢慢呼出。训练时,护士将双手放在病人腹部肋弓之下,病人吸气时将双手顶起,呼气时双手轻轻施加压力,使膈肌尽量上升。以后嘱病人自己练习,并逐渐除去手的辅助作用。术前应坚持训练每天2~3次,每次5~15分钟。②**有效咳嗽训练**:病人尽可能坐直,进行深而慢的腹式呼吸,咳嗽时口型呈半开状态,吸气后屏气3~5秒后用力从肺部深处咳嗽,不要从口腔或咽喉部咳嗽。对胸痛的病人,可先轻轻地进行肺深处咳嗽,将痰引至大气管时,再用力咳出。

2. 改善营养状况 由于肿瘤对机体的消耗较大,有些病人术前营养状况较差,如贫血和低蛋白血症等,往往影响病人对手术的耐受力、切口的愈合和术后的恢复。应为病人提供良好的进食环境,注意口腔清洁以增进食欲;指导病人进食高热量、高蛋白、丰富维生素饮食;遵医嘱给予肠内或肠外营养,如脂肪乳、氨基酸、白蛋白、血浆或全血等。

3. 心理护理 指导病人正确认识疾病,即使切除部分或一侧肺脏,仍有足够的肺组织维持呼吸,对病人的正常生活不会造成太大影响;给病人提问的机会,并认真耐心地解答,以减轻其焦虑。向病人及家属说明手术方案,介绍各种治疗护理的意义、方法、配合方法和注意事项,让病人有充足的心理准备。主动关心、体贴病人,并动员家属给病人以心理和经济方面的全力支持。

（二）术后护理

1. 采取合适体位

（1）一般体位:**病人未清醒前取平卧位,头偏向一侧**,以免呕吐物、分泌物吸入而窒息或造成吸入性肺炎。**麻醉清醒、血压平稳后改为半坐卧位**,以利呼吸和引流。

（2）特殊情况下病人体位:①楔形切除术或肺段切除术者,尽量选择健侧卧位,以促进患侧肺组织扩张。②一侧肺叶切除术者,如呼吸功能尚可,可取健侧卧位,以利患侧肺组织扩张;如呼吸功能较差,为避免健侧肺受压而限制肺的通气功能,可取半坐卧位或平卧位。③**全肺切除者,避免过度侧卧**,可取1/4患侧卧位,预防纵隔移位和压迫健侧肺而致呼吸和循环障碍。④**咯血或支气管瘘者,取患侧卧位**。

2. 病情观察 术后2~3小时内,每15分钟测量生命体征一次,稳定后改为30分钟至1小时测量一次。定时观察呼吸并呼唤病人,防止因麻醉副作用引起呼吸暂停和CO_2潴留,注意观察有无呼吸窘迫,如有异常及时通知医师。严密观察肢端温度,甲床、口唇及皮肤颜色,周围静脉充盈情况等,注意有无血容量不足和心功能不全的发生。

3. 呼吸道护理

（1）**吸氧**:肺切除术后病人会有不同程度的缺氧,常规给予鼻塞或面罩吸氧,注意监测血氧饱和度和血气分析结果。

（2）**观察**:密切观察呼吸的频率、幅度及节律,有无气促、发绀、血氧饱和度等,听诊肺部呼吸音,有无痰鸣音,如有异常及时通知医师,全肺切除者检查气管位置是否居中。

（3）**深呼吸和有效咳嗽**:病人清醒后鼓励并协助其进行**深呼吸和有效咳嗽**,每1~2小时1次。**咳嗽前给病人叩背**,顺序由下向上,由外向内轻叩震荡,*频率约100次/分*。病人咳嗽时,协助固定伤口,以减轻震动引起的疼痛,方法如下:①护士站在病人健侧,双手紧托伤口部位以固定胸部伤口,固定胸部时,手掌张开,手指并拢。②护士站在病人患侧,一手放在术侧肩膀上并向下压,另一手置于伤口下协助支托胸部。当病人咳嗽时,护士的头在病人身后,可保护自己避免被咳出的分泌物溅到(图13-8)。也可按压刺激胸骨上窝处的颈部气管以诱发病人的咳嗽反射。

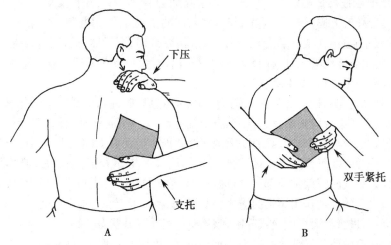

图13-8 协助排痰固定病人的正确姿势
A. 术侧;B. 健侧

(4) 稀释痰液:呼吸道分泌物黏稠者,可用祛痰剂、支气管扩张剂等药物行氧气雾化或超声雾化,以达到稀释痰液、解痉、抗感染的目的。

(5) 吸痰:对于咳痰无力,呼吸道分泌物滞留者予以吸痰。全肺切除术后,因其支气管残端缝合处在隆突下方,行深部吸痰时容易刺破,故操作时吸痰管进入长度以不超过气管的1/2为宜。必要时行纤维支气管镜吸痰。

4. 全肺切除术后胸腔闭式引流的护理 一侧全肺切除术后,由于两侧胸膜腔内压力不平衡,纵隔易发生移位,因此**全肺切除术后病人的胸腔引流管一般呈钳闭状态**,以保证术后患侧胸腔有一定的渗液,维持两侧胸腔内压力平衡,防止纵隔过度摆动。随时观察病人的气管是否居中,如出现呼吸困难、烦躁不安、出冷汗等情况,要立即通知医师,若气管明显向健侧移位,应立即听诊肺呼吸音,在排除肺不张后,可酌情放出适量的气体或引流液,维持气管、纵隔位置居中,但放气、放液时速度宜慢,抬高引流管,每次放液不超过100ml,开放时禁止咳嗽,避免快速多量放液引起纵隔突然移位,导致心律失常,甚至心脏骤停。余见本章第一节气胸和血胸病人的护理。

5. 维持液体平衡和补充营养 ①**严格控制输液的量和速度**:防止前负荷过重导致肺水肿。**全肺切除术后应控制钠盐摄入量,24 小时补液量不超过 2000ml,速度以 20 ~ 30 滴/分为宜**,严格记录出、入液量,维持液体平衡。②补充营养:全麻清醒术后 6 小时内禁食水,以防恶心、呕吐,肠蠕动恢复后,可开始进食清淡流质、半流质饮食,若病人进食后无任何不适可改为普食。饮食宜为高蛋白、高热量、丰富维生素、易消化,以保证营养,提高机体抵抗力,促进伤口愈合。

6. 减轻疼痛 ①遵医嘱应用镇痛药,并注意观察是否出现呼吸抑制及镇痛效果,根据需要适当调整。②胸带约束,减轻咳嗽时切口的张力,减轻疼痛。③咳嗽时协助固定胸廓。

7. 活动与休息 ①**早期活动**:可预防肺不张、改善呼吸循环功能。术后第 1 日,生命体征平稳后,协助病人床上坐起,坐在床边、双腿下垂或床旁站立。术后第 2 日起,可协助病人床旁活动或室内行走,以后可根据病人情况逐渐增加活动量,以病人能耐受为宜,如出现心动过速、气急、出汗等症状应停止活动。②**手臂和肩关节运动**:可预防术侧胸壁肌肉粘连、肩关节僵硬及失用性萎缩。病人清醒后,可协助其进行臀部、躯干和四肢的轻度活动,每 4 小时一次;术后第 1 日开始指导病人作肩、臂的主动运动,如术侧手臂上举、爬墙及肩关节的内旋外展运动(图13-9),逐渐增加活动量,使肩关节活动范围逐渐恢复至术前水平,防止术侧肩关节下垂。

8. 并发症的观察与护理

(1) 出血:密切观察病人的生命体征,定时检查伤口敷料及引流管周围的渗血情况,观察胸腔引

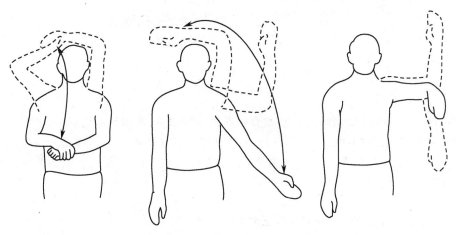

图 13-9　开胸术后手臂与肩关节的运动训练

流液的颜色、性质和量。如每小时引流量大于 200ml,连续 3 个小时以上,呈鲜红色,有血凝块,病人出现烦躁不安、血压下降、脉搏增快、尿量少等血容量不足的表现时,应考虑有活动性出血,立即通知医师,加快输血补液速度,遵医嘱给予止血药,保持胸腔引流管的通畅,确保胸腔内积血能及时排出,注意保暖。必要时做好开胸探查止血的准备。

（2）肺部并发症:常见有肺不张、肺感染、急性肺水肿、呼吸衰竭等。表现为发热、气促、呼吸困难、泡沫样血痰、呼吸道分泌物增多且黏稠、发绀、脉速等。预防的主要措施是早期协助病人深呼吸、有效咳嗽排痰及活动,补液时严格控制输液的量和速度。

（3）心律失常:**多发生于术后 4 日内**,与缺氧、出血、水电解质酸碱失衡有关。常见的有心动过速、心房纤颤、室性或室上性期前收缩等。术前合并糖尿病、心血管疾病者,术后心律失常发生率高,尤其是全肺切除术后的病人约有 20% 可出现心律失常。护理措施:①术后应严密心电监测,如有异常,立即通知医师。②遵医嘱应用抗心律失常药,密切观察心率、心律,严格掌握药物剂量、浓度、给药方法、速度,观察药物疗效及不良反应。③控制静脉输液量和速度。

（4）支气管胸膜瘘:肺切除术后**严重的并发症之一**,多发生于术后 1～2 周。表现为胸腔引流管大量气体引出、持续高热、患侧胸痛、刺激性咳嗽、痰中带血或咳血痰、呼吸困难、呼吸音减弱等症状。可用亚甲蓝注入胸膜腔,病人咳出带有亚甲蓝的痰液即可确诊。一旦发生,立即通知医师;让病人患侧卧位,以防漏液流向健侧;遵医嘱应用抗生素;继续行胸腔闭式引流。

9. 心理护理　术后给予病人心理上的支持,解释术后恢复过程,讲解有效咳嗽排痰和早期活动的重要性,放置各种引流管的目的,鼓励其积极配合治疗和护理。

（三）健康指导

1. 早期诊断　40 岁以上人群应定期行胸部 X 线检查,尤其是反复呼吸道感染、久咳不愈或咳血痰者,应提高警惕,作进一步的检查。

2. 休息和营养　保持良好的营养状况,保证充分的休息与活动,半年不得从事重体力活动。

3. 康复锻炼　指导病人出院后数周内,仍需进行腹式呼吸及有效咳嗽,逐渐增加活动量,以不出现心悸、气短、乏力为宜;继续进行手臂和肩关节运动,以预防术侧肩关节僵直。

4. 预防感染　告知病人预防呼吸道感染的重要性。保持良好的口腔卫生,如有口腔疾病应及时治疗;避免出入公共场所或与上呼吸道感染者接触;避免与烟雾、化学刺激物接触,鼓励戒烟。一旦发生呼吸道感染,应及早就医。

5. 复诊指导　定期返院复查;术后需要化学治疗或放射治疗时,应使病人了解治疗的意义,并按时接受治疗,告知其注意事项;若出现伤口疼痛、剧烈咳嗽及咯血等症状时,应及时返院复查。

【护理评价】

通过治疗和护理,病人是否:①呼吸功能恢复正常;②营养状况改善;③疼痛是否减轻或消失;④焦虑/恐惧减轻或消失;⑤未发生并发症,或发生后得到及时发现和处理。

第三节　食管癌病人的护理

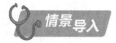

情景描述：

　　赵先生,60 岁,2 个月前开始在进食粗硬食物时出现哽噎感,喝水后能缓解,未予重视,近日来吃面条也有哽噎感,感觉吞咽困难,无恶心、呕吐,自发病以来体重下降 6kg。纤维食管镜检查发现"距门齿 28cm 处可见不规则隆起,表面糜烂,触之质脆,易出血,长约 5cm"。活检病理结果显示为"高分化鳞癌"。收入院待手术治疗。

　　请思考：

　　1. 赵先生目前最主要的护理问题是什么?

　　2. 术前应采取哪些护理措施?

　　食管癌(esophageal carcinoma)是发生在食管黏膜上皮的恶性肿瘤。我国是世界上食管癌高发地区之一,其死亡率占消化道恶性肿瘤的第二位,仅次于胃癌,发病年龄多在 40 岁以上,男性多于女性。

　　【病因及发病机制】

　　食管癌的病因至今尚未完全明确,一般认为与下列因素有关:

　　1. 慢性刺激　长期饮烈性酒、吸烟、食物过热、过硬、进食过快等易致食管上皮损伤,增加了对致癌物的敏感性。

　　2. 化学因素　亚硝胺是公认的致癌物,在高发区的粮食和饮水中,其含量显著增高,且与当地食管癌和食管上皮重度增生的患病率呈正相关。

　　3. 生物因素　长期进食发霉、变质的含有真菌的食物,有些真菌自身有致癌作用,有些真菌促进亚硝胺及前体的形成。

　　4. 缺乏某些营养元素　饮食缺乏动物蛋白、新鲜蔬菜和水果,造成维生素 A、B_2、C 等缺乏;饮水、食物和土壤中的微量元素如钼、锰、铁、锌、钠、氯、碘等含量低。

　　5. 遗传因素　食管癌的发病常表现为家族聚集性,河南林县食管癌有阳性家族史者占 60%。食管癌高发家族中,染色体数目及结构异常者显著增多。

　　6. 食管自身疾病　食管慢性炎症、食管白斑、食管瘢痕狭窄、食管憩室、贲门失弛缓症等均有癌变的危险。

　　【病理生理】

　　临床上将食管分为颈、胸、腹三段。①颈段:自食管入口(环状软骨水平)至胸廓入口处(胸骨上切迹下缘);②胸段:又分为上、中、下三段。胸上段自胸廓入口至气管分叉平面;胸中段自气管分叉平面至胃食管交界处全长的上 1/2;胸下段自气管分叉平面至胃食管交界处全长的下 1/2。胸中段与胸下段食管的交界处接近肺下静脉平面处;③腹段:自食管裂孔至贲门。通常将食管腹段包括在胸下段内。

　　胸中段食管癌较多见,下段次之,上段较少。**鳞癌在食管癌中最常见**,其次是腺癌。

　　食管癌起源于食管黏膜上皮,癌肿逐渐增大侵及肌层,并沿食管向上下、全周及管腔内外方向发展,出现不同程度的食管阻塞。晚期癌肿穿透食管壁、侵入纵隔或心包。食管癌主要经淋巴转移,血行转移发生较晚。

　　【护理评估】

　　（一）健康史

　　了解病人的家族史、饮食习惯、有无吸烟、饮酒及食管疾病等。

　　（二）身体状况

　　1. 症状

　　（1）早期:常无明显症状,在进粗硬食物时有不同程度的不适感,包括哽噎感、胸骨后出现烧灼样、针刺样或牵拉摩擦样疼痛。食物通过缓慢,并有停滞感或异物感。上述症状时轻时重,哽噎、停滞感常通过饮水而缓解,进展缓慢。

（2）中晚期:**典型症状是进行性吞咽困难**,首先是难咽下干硬食物,继而半流质、流质饮食,最后水和唾液也难以咽下。严重梗阻者食管内分泌物及食物可反流入气管,易引起呛咳及肺内感染。持续胸背部疼痛多表示癌肿已侵犯食管外组织。如侵犯喉返神经,可发生声音嘶哑;侵入气管,形成食管气管瘘;肺与胸膜转移,出现胸腔积液;侵入大血管可出现呕血。

2. **体征**　逐渐消瘦、贫血、乏力及营养不良。中晚期病人可触及锁骨上淋巴结肿大、肝肿块、腹水、胸水等远处转移体征。

（三）辅助检查

1. **纤维食管镜和超声内镜**　纤维食管镜检查可直接观察到肿块的部位、形态,容易发现起源于食管黏膜的早期病灶,并可钳取活组织作病理学检查。超声内镜可用于判断食管的浸润层次、向外扩展程度以及有无纵隔、淋巴结及腹腔内脏器转移等。

2. **食管吞钡造影**　一般采用吞稀钡 X 线双重对比造影。早期食管癌可显示:局部黏膜皱襞增粗、中断,小的龛影,小的充盈缺损,局限性管壁僵硬。中晚期食管癌出现明显的管腔狭窄、充盈缺损、管壁僵硬,严重狭窄者近端食管扩张等。

3. **放射性核素检查**　利用某些亲肿瘤的核素,如^{32}磷、^{131}碘、^{67}镓等检查,对早期食管癌病变的发现有帮助。

4. **气管镜检查**　肿瘤在隆嵴以上应行气管镜检查。

5. **CT 检查**　了解食管癌向管腔外扩展情况和有无腹腔内器官或淋巴结转移,对决定手术有参考价值。

（四）心理-社会状况

了解病人对疾病的认知程度;评估病人有无焦虑,程度如何;了解家属及朋友对病人的关心、支持程度,家庭对治疗所需费用的承受能力。

（五）处理原则

1. **手术治疗**　早、中期食管癌首选手术疗法。方法有:①食管黏膜切除术:适用于原位癌、重度不典型增生。手术在食管镜下完成。一般每次切除食管黏膜不应超过局部食管周径的1/2,否则易发生狭窄。②食管癌根治切除术:切除癌肿和上下 5～8cm 范围内的食管及所属区域的淋巴结,然后将胃体提升至胸腔或颈部与食管近端吻合,或用一段结肠或空肠与食管吻合（图 13-10、图 13-11）。常采取的手术路径有:①左侧开胸切口:是最常用的手术路径,适用于中、下段食管癌。②右胸、上腹、左颈三切口:适用于中、上段食管癌切除,便于清扫食管上三角区淋巴结。③非开胸食管癌切除术:又称之为食管内翻拔脱术。该方法不需要开胸,创伤小,但不能进行胸腔淋巴结清扫,仅适用于早期癌,心、肺功能差不宜开胸手术者。④其他手术:对于晚期食管癌病人,为解决进食,可作姑息性减状手术,如胃或空肠造瘘术、食管腔内置管术、食管分流术等,以达到改善营养、延长生命的目的。

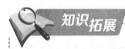

知识拓展

非开胸食管癌切除术

非开胸食管癌切除术包括:①食管内翻剥脱术,主要适用于下咽及颈段食管癌;②经裂孔食管癌切除术,可用于胸内各段食管癌,肿瘤无明显外侵;③颈胸骨部分劈开切口,用于主动脉弓下缘以上的上胸段食管癌。这几种术式在切除肿瘤及食管后,采用胃或结肠经食管床上提至颈部与食管或咽部吻合。这类手术具有创伤小、对心肺功能影响小等优点,但不能行纵隔淋巴结清扫。

近年来,电视胸腔镜下或纵隔镜辅助下食管癌切除已用于临床,两者均为非开胸手术,已初步显示其优点,但需要更多的病例和验证。

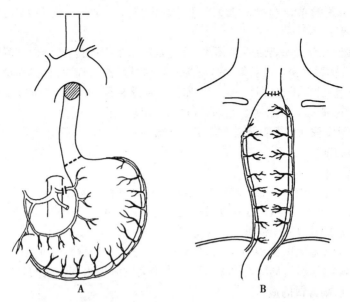

图 13-10　食管癌切除后胃代食管术
A. 上、中段食管癌的食管切除范围;B. 胃代食管颈部吻合术

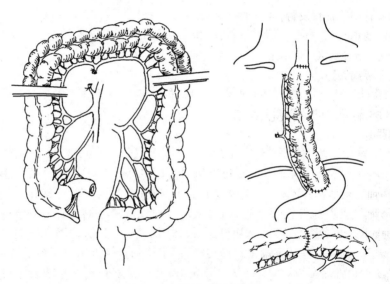

图 13-11　横结肠代食管术

2. 放射治疗　单纯放疗多用于颈段、胸上段食管癌,也可用于有手术禁忌证,尚能耐受放疗者。与手术治疗综合应用:术前放疗,使癌肿缩小,间隔 2~3 周再手术,可增加手术切除率,提高远期生存率;对术中切除不完全的残留癌组织在术后 3~6 周开始术后放疗。

3. 化学治疗　食管癌化疗分为姑息性化疗、新辅助化疗(术前)、辅助化疗(术后)。采用化疗与手术治疗相结合或与放疗相结合的综合治疗,有时可提高疗效,或缓解食管癌病人症状,延长生存期。

4. 其他治疗　中医中药及免疫治疗等亦有一定疗效。

【常见护理诊断/问题】

1. 营养失调:低于机体需要量　与进食减少或不能进食、消耗增加等有关。

2. 清理呼吸道无效　与手术、麻醉有关。

3. 疼痛　与手术有关。

4. 焦虑/恐惧　与对癌症和手术的恐惧,担心预后有关。

5. 潜在并发症:出血、肺不张、肺感染、吻合口瘘、乳糜胸等。

【护理目标】

1. 病人营养状况改善。

2. 病人呼吸道分泌物能够及时排出。

3. 病人疼痛缓解。

4. 病人自述焦虑/恐惧减轻或消失。

5. 病人未出现并发症或并发症得到及时发现和处理。

【护理措施】

（一）术前护理

1. 改善营养状况　病人因吞咽困难而出现摄入不足，营养不良，水、电解质失衡，机体对手术的耐受降低，故应积极改善病人的营养状况，保证营养的摄入。指导病人进食高热量、高蛋白、丰富维生素的流质或半流质饮食，如鸡汤、鱼汤、米汤、菜汁、牛奶、鸡蛋羹等，避免刺激性饮食。对仅能进流食营养状况较差者，可遵医嘱补充水、电解质或提供肠内、肠外营养。

2. 术前准备

（1）呼吸道准备：对吸烟者，术前 2 周应劝其严格戒烟；指导病人进行腹式深呼吸和有效咳嗽训练；必要时使用抗生素控制呼吸道感染。

（2）胃肠道准备：①保持口腔卫生：口腔内细菌可随食物或唾液进入食管，在梗阻或狭窄部位造成局部感染，影响术后吻合口的愈合。告知病人饭前刷牙、饭后漱口，积极治疗口腔、咽部疾病。②术前 3 天改流质饮食，术前 12 小时禁食，8 小时禁饮；拟行结肠代食管手术者，术前 3 天进少渣饮食，并口服抗生素，如甲硝唑、庆大霉素等。术前晚行清洁灌肠或全肠道灌洗后禁饮禁食。③对进食后有滞留或反流者，经胃管冲洗食管及胃，减少术中污染，防止吻合口瘘。④术日晨常规留置胃管，行胃肠减压，通过梗阻部位困难时，不能强行置入，以免戳穿食管，可将胃管置于梗阻食管上方，待手术中调整。

3. 心理护理　指导病人正确认识疾病，通过手术能改善进食，改善病人的营养状况；加强与病人及家属的沟通，了解病人的心理状况，进行心理疏导，给病人提问的机会，并认真耐心地解答，以减轻其焦虑和恐惧。向病人及家属说明手术方案，介绍各种治疗护理的意义、方法、配合方法和注意事项，让病人有充足的心理准备。主动关心、体贴病人，并动员家属给病人以心理和经济方面的全力支持。

（二）术后护理

1. 病情观察　术后 2~3 小时内，严密监测病人的心率、血压、呼吸、血氧饱和度的变化，稳定后改为 30 分钟至 1 小时测量一次，如有异常及时通知医师。

2. 呼吸道护理　参见本章第二节。

3. 胃肠道护理

（1）术后胃肠减压的护理：①术后 3~4 日内持续胃肠减压，妥善固定胃管，防止脱出。②严密观察引流液的量、颜色、性状、气味并准确记录。若引流出大量鲜血或血性液，病人出现烦躁、血压下降、脉搏增快、尿量减少等，应考虑吻合口出血，需立即通知医师并配合处理。③**经常挤压胃管，防止堵塞**。若胃管不通畅，可用少量生理盐水冲洗并及时回抽。④**胃管脱出后**应立即通知医师，密切观察病情，**不应盲目插入**，以免戳穿吻合口部位，造成吻合口瘘。

视频：胃肠
减压护理

（2）结肠代食管术后护理：①保持结肠袢内的减压管通畅。②注意观察腹部体征，发现异常及时通知医生。③若从减压管内吸出大量血性液或呕吐大量咖啡色液，并伴有全身中毒症状，应考虑代食管的结肠袢坏死，须立即通知医生并配合抢救。④结肠代食管后，因结肠逆蠕动，病人常嗅到大便气味，需向病人解释原因，指导其注意口腔卫生，一般半年后会逐步缓解。

4. 胸腔闭式引流护理　参见本章第一节气胸和血胸病人的护理。

5. **饮食护理**　①术后早期吻合口处于充血水肿期，需禁饮禁食 3~4 日，禁食期间持续胃肠减压，同时经静脉补充营养。②术后第 4~5 日待肛门排气、胃肠减压引流量减少、引流液颜色正常后，停止胃肠减压。③停止胃肠减压 24 小时后，病人无呼吸困难、胸内剧痛、患侧呼吸音减弱及高热等吻合口瘘的症状，可开始进食，先试饮少量水，术后第 5~6 日无特殊不适进全清流质饮食，以水为主，每次不超过 100ml，每 2 小时一次，每日 6 次。④逐渐加入半流质饮食，以清淡、易消化的食物为主，如蛋花汤、烂面条、米粥等。⑤术后 2 周改为软食。⑥术后 3 周如无特殊不适可进普食，但仍应注意少食多餐。术后饮食应根据病人的具体情况，不必强求一致，饮食原则是**循序渐进，由稀到干，少食多餐**，避免进食生、冷、硬、刺激性食物。

6. 减轻疼痛　参见本章第二节。

7. 并发症的观察与护理

（1）出血、肺不张、肺感染：参见本章第二节。

（2）吻合口瘘：**是食管癌术后极为严重的并发症**，多发生于术后5～10日，死亡率高达50%。原因：①食管无浆膜覆盖，且肌纤维呈纵形走向，容易发生撕裂；②食管血液供应呈节段性，易造成吻合口缺血；③吻合口张力太大；④感染、营养不良、贫血、低蛋白血症等。表现：①剧烈胸痛、高热、脉快。②呼吸困难：呼吸急促、全身乏力、食欲缺乏，积脓多者有胸闷、咳嗽、咳痰等症状，严重者可出现发绀和休克。③胸腔引流液有食物残渣。护理措施：①嘱病人立即禁饮食。②协助医师行胸腔闭式引流并常规护理。③遵医嘱予抗感染治疗，同时提供静脉营养支持。④严密观察生命体征，出现休克，应积极抗休克治疗。⑤需再次手术的，应积极配合医师完善术前准备。

（3）乳糜胸：多因手术伤及胸导管或其小的分支，多发生于术后2～10日，少数病人可在2～3周出现。早期因禁食为淡黄色或浅血性，进食后呈乳白色，量较多。乳糜液成分95%以上是水，并含有大量脂肪、蛋白质、胆固醇、酶、抗体和电解质，如不及时治疗，短时间内可造成全身过度消耗、衰竭而死亡，故应积极预防和及时处理。护理措施：①加强观察：注意病人有无胸闷、气促、心悸、甚至血压下降。②协助处理：若诊断成立，应迅速处理，留置胸腔闭式引流，及时引流胸腔内乳糜液，并使肺膨胀。可持续负压吸引，以利胸膜粘连。③嘱病人禁饮食，并给予肠外营养支持。④保守治疗无效者，手术结扎胸导管。

8. 心理护理　食管癌术后，病人常因为疼痛、短期内不能正常进食和担心预后产生焦虑，护士应及时倾听病人的主诉，协助并鼓励病人配合治疗和护理，争取家属给予病人心理和经济上的绝对支持。

（三）健康指导

1. 饮食指导　解释术前术后禁食的目的，取得病人的配合。术后指导病人遵循饮食原则，逐渐恢复正常饮食。避免进食刺激性食物与碳酸饮料，避免进食过快、过热、过硬、过量，质硬的药片碾碎后服用，避免进食花生、豆类等，以免导致吻合口瘘。嘱病人餐后2小时内勿平卧，以防食物反流，反流症状严重者，睡眠时最好取半卧位，并服用减少胃酸分泌的药物。

2. 活动指导　指导病人术后早期活动，逐渐增加活动量。术后早期不宜下蹲大小便，以免引起体位性低血压或发生意外。

3. 加强自我观察　告之病人术后进干、硬食物时可能会出现轻微哽噎症状，与吻合口扩张程度差有关，若术后3～4周再次出现吞咽困难，而且进半流食仍有咽下困难可能为吻合口狭窄，应来院复诊。

4. 定期复查，坚持后续治疗。

【护理评价】

通过治疗和护理，病人是否：①营养状况改善；②呼吸道通畅；③疼痛减轻或消失；④焦虑/恐惧减轻或消失；⑤未发生并发症，或发生后得到及时发现和处理。

第四节　心脏疾病病人的护理

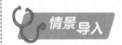

情景描述：

　　李女士，46岁，3年前开始，在重体力劳动后出现心慌、气短，休息后缓解，未予特殊注意，近1个月觉全身乏力，轻体力劳动后也觉心慌、气短，并出现双下肢水肿，面颊和口唇轻度发绀。超声心动图检查："二尖瓣狭窄（中）并关闭不全，右房扩大"，既往有风湿性关节炎病史，以"风湿性心脏瓣膜病，二尖瓣狭窄"收入院，待手术治疗。

　　请思考：

　　1. 李女士目前主要的护理问题是什么？

　　2. 术前应采取哪些护理措施？

一、二尖瓣狭窄病人的护理

二尖瓣狭窄(mitral stenosis,MS)指二尖瓣瓣膜受损、瓣膜结构和功能异常所导致的瓣口狭窄,导致左心房血流受阻。发病率女性高于男性,在儿童和青年期发作风湿热后,往往在 20~30 岁以后才出现临床症状。

【病因和病理】

二尖瓣狭窄主要由风湿热所致。风湿热反复发作并侵及二尖瓣后,两个瓣叶在交界处互相粘连、融合,瓣叶肥厚、挛缩、钙化,瓣口狭窄,瓣叶活动受限。正常成人二尖瓣口的横截面积为 4.0~6.0cm²,当瓣口面积缩小至 1.5~2.0cm² 时为轻度狭窄,可出现心脏杂音,但无明显临床症状;当瓣口面积缩小至 1.0~1.5cm² 时为中度狭窄,可出现血流动力学改变和临床症状;当瓣口面积小于 1.0cm² 时为重度狭窄,跨瓣压差显著增加,血流障碍明显,出现严重的临床症状,此时左心房压力升高,导致肺静脉压升高和肺毛细血管扩张、淤血,当肺毛细血管压力增高超过正常血浆胶体渗透压 30mmHg 时,即可发生急性肺水肿。晚期右心室排血负担加重,右心室逐渐肥厚、扩大,最终引起右心衰竭。

【护理评估】

(一)术前评估

1. 健康史　了解病人青少年时期是否常患感冒、咽喉炎及发热等,是否出现过多发性关节炎、关节痛、皮下结节或边缘性红斑、舞蹈症等风湿热的主要症状,同一家族中兄弟姐妹是否有过此类症状,居住地条件是否拥挤、潮湿等。

2. 身体状况

(1)症状:与二尖瓣口狭窄的程度有关。轻度狭窄,无明显症状;中度狭窄时,病人劳累后出现气促、咳嗽、咯血、发绀等症状,严重者咳白色泡沫样痰,还常有心悸、心前区闷痛、乏力等症状;重度狭窄时,活动明显受限,由劳力性呼吸困难发展为夜间阵发性呼吸困难或端坐呼吸,痰中带血,严重时为粉红色泡沫样痰。病程较长者将引起右心功能衰竭,出现上腹部饱胀感、食欲缺乏、恶心、呕吐、夜尿增多、肝大、腹水等症状。

(2)体征:二尖瓣面容,面颊和口唇轻度发绀;多数病人在心尖部可扪及舒张期震颤,右心室肥大者,心前区可扪及收缩期抬举样搏动;听诊心尖部第一心音亢进,胸骨左缘可闻及二尖瓣开放拍击音;右心衰竭者可见颈静脉怒张、肝大、腹水和双下肢水肿。

3. 辅助检查

(1)心电图检查:轻度狭窄者心电图正常;中、重度狭窄者表现为电轴右偏、P 波增宽、呈双峰或电压增高;肺动脉高压者可出现右束支传导阻滞或右心室肥大。

(2)胸部 X 线检查:轻度狭窄者无明显异常;中、重度狭窄者可见到左心房和右心室扩大,心影呈梨形;长期肺淤血者表现为肺门增大而模糊。

(3)超声心动图:M 型超声心动图检查显示二尖瓣瓣叶活动受限,呈同向运动,形成城墙垛样的长方波;二维或切面超声心动图可直接观察到二尖瓣瓣叶增厚和变形、活动异常、瓣口狭小、左心房增大,并可检查左心房有无血栓。

4. 心理-社会状况　了解病人对疾病的认知程度;评估病人有无焦虑,程度如何;了解家属及朋友对病人的关心、支持程度,家庭对治疗所需费用的承受能力。

5. 处理原则

(1)非手术治疗:适用于无症状或心功能 I 级的病人。避免剧烈体力活动,注意休息,控制钠盐摄入,预防感染,定期(6~12 个月)复查;呼吸困难者口服利尿剂,避免和控制诱发急性肺水肿的因素,如急性感染、贫血等。

(2)手术治疗:适用于有症状且心功能 II 级以上的病人。常用手术方式:①二尖瓣交界扩张分离术:目前多采用经皮穿刺球囊导管扩张术。②二尖瓣替换术:在体外循环直视下进行二尖瓣交界切开,行二尖瓣替换术。临床上使用的人工瓣膜有机械瓣膜和生物瓣膜两种。

体外循环指将回心的静脉血引出体外,经人工心肺机进行氧合并排出 CO_2,经过温度调节和过滤后,再由人工心泵输回体内动脉继续血液循环的生命支持技术。体外循环可暂时取代心肺功能,在心肺转流、阻断病人心脏血流的状态下,维持全身器官的血液供应和气体交换,为实施心内直视手术提供条件。人工心肺机基本包括血泵(人工心)、氧合器(人工肺)、变温器、过滤器、血液浓缩器(血液超滤器)等。心内直视手术一般以胸骨正中切口进胸显露心脏,游离上、下腔静脉,套绕上、下腔静脉阻断带和升主动脉牵引带,随后全身肝素化。经升主动脉插管,与人工心肺机动脉端连接;经上、下腔静脉分别插腔静脉引流管,与人工心肺机静脉血回收管连接。监测活化凝血酶时间,使其延长到480~600秒以上,开动心肺机转流,建立体外循环(图13-12)。为预防重要脏器缺血、缺氧,体外循环常以降低体温来提高安全性。心肺转流结束后,需静脉内注射适量鱼精蛋白,以终止肝素的抗凝作用,逐步拔除动脉插管和上、下腔静脉插管。

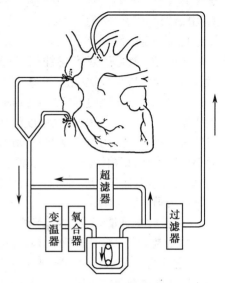

图13-12　体外循环装置示意图

（二）术后评估

1. 了解病人的手术方式、手术名称和麻醉方式,术中出血、补液、输血、用药情况;术中转流、循环阻断时间和术中回血情况;术中各系统功能状况以及术中有无意外及特殊处理等。

2. 评估生命体征是否平稳,麻醉是否清醒,清醒后是否有躁动等情况。

3. 注意观察气管插管位置,呼吸状态和肺部呼吸音,注意呼吸机的工作状态和参数是否正常。

4. 评估病人的伤口及引流情况,如伤口有无渗血、感染等,心包纵隔引流管的位置、是否通畅及引流情况。

5. 注意观察皮肤色泽、温度、湿度和末梢血管充盈情况,观察有无血容量不足、心肺功能不全等。

6. 评估血气分析和其他实验室检查结果。

7. 了解病人术后的心理感受,是否配合康复训练和早期活动。

【常见护理诊断/问题】

1. 活动无耐力　与心排血量减少、手术有关。

2. 气体交换受损　与肺淤血、肺动脉高压、急性肺水肿有关。

3. 低效性呼吸型态　与缺氧、手术、麻醉、应用呼吸机、体外循环及术后伤口疼痛有关。

4. 焦虑/恐惧　与所患疾病、手术和使用呼吸机有关。

5. 潜在并发症:出血、动脉栓塞等。

【护理目标】

1. 病人活动耐力提高。

2. 病人能维持正常的呼吸功能,呼吸平稳。

3. 病人恢复正常的气体交换功能。

4. 病人自述焦虑/恐惧减轻或消失。

5. 病人未发生并发症,或并发症得到及时发现和处理。

【护理措施】

（一）术前护理

1. 限制活动量　注意休息,限制活动量,避免情绪激动。

2. 改善循环功能　注意观察心率和血压的变化;吸氧,改善缺氧情况;限制液体摄入;遵医嘱应用强心、利尿、补钾药物。

3. 加强营养　指导病人进食高热量、高蛋白、丰富维生素饮食,以增加机体抵抗力,增加对手术的耐受力,限制钠盐摄入。低蛋白血症和贫血者,遵嘱给予白蛋白、新鲜血的输入。

4. 预防感染　指导病人戒烟;保持口腔和皮肤卫生,避免皮肤和黏膜损伤;注意保暖,预防呼吸道和肺部感染;积极治疗感染灶。

5. **心理护理** 护士要耐心倾听病人的主诉,了解其所担心的问题并及时解答,帮助其及时调整心态,介绍疾病和手术的相关知识,使病人积极配合治疗和护理。

（二）术后护理

1. **加强呼吸道管理** 对带有气管插管的病人,要注意观察气管插管的位置,防止脱出,及时吸痰和湿化气道;气管插管拔除后定时协助病人翻身、拍背、咳痰,保持呼吸道通畅。

2. **改善心功能和维持有效循环血量**

（1）加强血流动力学监测:监测血流动力学变化,包括血压、中心静脉压等,根据血流动力学指标,补充血容量。

（2）遵医嘱应用强心、利尿、补钾和血管活性药物,并严格控制输液的速度和量,以免加重心脏负担;观察药物疗效及副作用,出现异常,立即通知医师。

（3）观察尿量,严格记录每小时尿量和24小时出入量,术后24小时出入量基本呈负平衡。

（4）观察心率和心律的变化,警惕出现心律失常。

（5）观察体温、皮温和色泽,了解外周血管充盈情况,如体温过低、四肢发冷、苍白或发绀,应注意保暖,并及时通知医师。

3. **抗凝治疗** 施行瓣膜置换术的病人,**术后24～48小时,即应开始口服华法林抗凝治疗**,使凝血酶原时间活动度国际标准比值（INR）保持在2.0～2.5之间为宜,并定期复查INR,调整华法林的用量。**凡置换机械瓣者,须终生抗凝治疗;置换生物瓣者,一般抗凝治疗3～6个月。**

4. **并发症的观察、预防与护理**

（1）出血:①观察并记录引流液的颜色、性质和量,若每小时引流量大于200ml［或4ml/（kg·h）］,连续3个小时以上,呈鲜红色、有血凝块,病人出现烦躁不安、血压下降、脉搏增快、尿量少等血容量不足的表现时,应考虑有活动性出血,及时通知医师,在输血、补液的同时做好开胸止血的准备。②在服用华法林抗凝期间,应密切观察病人有无牙龈出血、鼻出血、皮肤青紫、瘀斑、血尿等出血征象,重者可出现脑出血,发现异常及时通知医师。

（2）动脉栓塞:警惕病人有无突发晕厥、偏瘫或下肢厥冷、皮肤苍白、疼痛等血栓形成或肢体栓塞的表现,出现异常及时通知医师。

5. **心理护理** 病人术后意识恢复后,急于知道手术是否成功、效果是否满意,情绪易急躁、焦虑。护士应安慰病人,讲解术后促进病人恢复的措施,鼓励其积极地配合治疗和护理,同时争取病人家属的支持,关心、体贴病人,使病人树立战胜疾病的信心。

（三）健康指导

1. **饮食指导** 进食高蛋白、丰富维生素、低脂肪的均衡饮食,少食多餐,避免进食过量加重心脏负担;心功能较差的病人应限制饮水量,不宜进食大量稀饭和汤类,以免液体入量过多;少吃维生素K含量高的食物,如菠菜、菜花、胡萝卜、猪肝等,以免降低抗凝药物的作用。

2. **防治感染** 注意保暖,预防呼吸道感染;如出现皮肤感染、感冒、肺炎、泌尿系感染等应及时治疗,避免引起感染性心内膜炎。

3. **休息与活动** 一般术后休息3～6个月,避免劳累,保持良好的生活习惯;根据心功能情况,逐渐增加活动量,以不引起胸闷、气急为宜,避免重体力劳动和剧烈运动。

4. **月经、妊娠与分娩** 月经期若出血量不多,抗凝药物剂量暂不改变,如出血量多,根据实验室检查结果考虑使用维生素K,如发生大出血,应及时就诊;劝导病人2年后方可妊娠,妊娠前3个月和预产期前1～2周停用华法林,改用肝素皮下注射（有时需终止妊娠）,分娩24～48小时后,观察有无出血倾向,重新开始使用华法林。

5. **用药指导** ①严格遵医嘱服用强心、利尿、补钾及抗凝药物,未经医生许可不得擅自停药或改变剂量。②**术后半年内,每个月定期复查凝血酶原时间（PT）和国际标准比值（INR）**,根据结果遵医嘱调整用药,半年后,置入机械瓣膜病人每半年定期复查。③服药期间注意自我监测,如出现牙龈出血、鼻出血、皮肤青紫、瘀斑和血尿等抗凝过量或出现下肢厥冷、疼痛、皮肤苍白等抗凝不足等表现时应及时就诊。

【护理评价】

通过治疗和护理,病人是否:①活动耐力提高;②呼吸功能恢复正常;③恢复正常的气体交换功能;④焦虑/恐惧减轻或消失;⑤未发生并发症,或发生后得到及时发现和处理。

二、冠状动脉粥样硬化性心脏病病人的护理

冠状动脉粥样硬化性心脏病(atherosclerotic coronary artery disease)简称冠心病,是由于冠状动脉粥样硬化使管腔狭窄或阻塞,引起冠状动脉供血不足,导致心肌缺血、缺氧或坏死的一种心脏病。近20年来,我国冠心病发病率明显上升,多见于中年以上人群,男性多于女性。

【病因和病理】

发病机制尚未完全明确,公认的主要危险因素有高脂血症、高血压、吸烟、肥胖与糖尿病等。冠状动脉粥样硬化造成管壁增厚、管腔狭窄或阻塞,冠状动脉血流量减少,造成心肌缺血、缺氧。当冠状动脉发生长时间痉挛、急性阻塞、血管腔内形成血栓时,可造成局部心肌缺血、坏死。若心肌梗死后1小时内恢复再灌注,部分心肌细胞功能可以恢复,再灌注时间超过2~6小时,则心肌梗死无法逆转。急性心肌梗死可引起严重心律失常、心源性休克、心力衰竭甚至猝死。

【护理评估】

(一)健康史

评估病人的性别、年龄、职业,有无高脂血症、高血压、吸烟、糖尿病、肥胖等危险因素,了解有无心绞痛发作、心肌梗死等,了解用药史、手术史等。

(二)身体状况

1. 症状　管腔狭窄轻者可无明显症状。管腔狭窄严重者在体力劳动、情绪激动或饱餐时,甚至静息状态,均可发生心绞痛。**典型表现为心前区疼痛、胸闷、胸骨后压榨样疼痛,向上、向左放射至左肩、左臂、左肘甚至小指和无名指**。停止活动,原地休息或含服硝酸甘油,疼痛可于数分钟后缓解。发生心肌梗死时,心绞痛剧烈,有濒死感,持续时间长,休息和含服硝酸甘油不能缓解,可伴有恶心、呕吐、大汗淋漓、发热、心律失常、发绀、血压下降、休克、心力衰竭等,甚至猝死。

2. 体征　心绞痛发作时常见面色苍白、表情痛苦、皮肤冷或出汗、血压升高、心率增快,有时心尖部可闻及第四心音、一过性收缩期杂音。心肌梗死时,浊音界可正常或中度增大,心率多增快,也可减慢,心律不齐,心尖部第一心音减弱,可闻及第四心音奔马律,重者出现肺水肿,颈静脉怒张、肝大、水肿等右心衰竭体征。

(三)辅助检查

1. 心电图检查　心绞痛时,心电图以R波为主的导联中可见ST段压低、T波低平或倒置;心肌梗死时,表现为坏死性Q波、损伤性ST段和缺血性T波改变。

2. 实验室检查　急性心肌梗死早期,磷酸肌酸激酶及其同工酶升高,心肌肌红蛋白和肌钙蛋白增高。

3. 超声心动图　可对冠状动脉、心肌、心脏结构以及血管、心脏的血流动力学状态提供定性、半定量或定量的评价。

4. 冠状动脉造影术　可准确了解冠状动脉粥样硬化的病变部位、血管狭窄程度和狭窄远端冠状动脉血流通畅情况。

(四)心理-社会状况

了解病人对疾病的认知程度;评估病人有无焦虑,程度如何;了解家属及朋友对病人的关心、支持程度,家庭对治疗所需费用的承受能力。

(五)处理原则

1. 非手术治疗　①药物治疗:主要是缓解症状、减缓冠状动脉病变的发展,尽快恢复或改善心肌的血流灌注。②介入治疗:应用心导管技术,经股动脉或桡动脉穿刺,将导管送达冠状动脉并以球囊扩张狭窄的病变部位,或在病变部位放入冠状动脉内支架,达到解除狭窄、增加血供和使闭塞的冠状动脉再通的目的。

2. 手术治疗　冠状动脉旁路移植术(简称"搭桥"):通过血管旁路移植绕过狭窄的冠状动脉,为缺血心肌重建血运通道,改善心肌的供血和供氧,缓解和消除心绞痛等症状,改善心肌功能,延长生命。适用于心绞痛经内科治疗不能缓解,影响工作和生活,经冠状动脉造影发现冠状动脉主干或主要

分支明显狭窄,其狭窄的远端血流通畅的病人。常用的自体血管主要有乳内动脉、桡动脉、大隐静脉、小隐静脉及胃网膜右动脉等。

【常见护理诊断/问题】

1. 活动无耐力　与心功能不全和心绞痛有关。

2. 低效性呼吸型态　与缺氧、手术、麻醉、应用呼吸机、体外循环及术后伤口疼痛有关。

3. 心排血量减少　与心功能减退、血容量不足、心律失常等有关。

4. 焦虑/恐惧　与所患疾病、手术和使用呼吸机有关。

5. 潜在并发症:出血、肾衰竭等。

【护理目标】

1. 病人活动耐力提高。

2. 病人恢复正常的气体交换功能。

3. 病人心功能正常,恢复全身有效循环。

4. 病人自述焦虑/恐惧减轻或消失。

5. 病人未发生并发症,或并发症得到及时发现和处理。

【护理措施】

(一)术前护理

1. 减轻心脏负担　①休息与活动:与病人一起制订每日活动内容与活动量,保证睡眠充足,避免劳累和情绪激动。②合理膳食:进食高维生素、多纤维素和低脂食物,防止便秘发生。③吸氧:间断或持续给氧,预防各组织、器官的缺氧。④戒烟,有呼吸道感染者积极治疗。⑤镇静:术日可遵医嘱给予少量镇静药物,减少由于紧张引起的心肌耗氧增加。

2. 用药护理　**术前3~5日停服抗凝剂、利尿剂、洋地黄、奎尼丁等药物**,以防止术中出血不止、洋地黄毒性反应等。应用药物改善心功能,常规给予硝酸甘油、氯化钾等药物。

3. 术前指导　指导病人深呼吸、有效咳嗽,床上肢体功能锻炼等。

4. 心理护理　护士要耐心倾听病人的主诉,了解其所担心的问题并及时解答,帮助其及时调整心态,简要介绍手术过程和术后注意事项,减轻其紧张焦虑的情绪。

(二)术后护理

1. 病情观察　①密切监测生命体征,尤其是血压、心率、心律的变化,警惕心律失常和心肌梗死的发生。②观察外周血管充盈情况,监测血氧饱和度和血气分析,防止低氧血症的发生。③观察体温变化,术后早期积极复温,注意保暖。④**观察术侧肢体动脉搏动情况和末梢温度、肤色、水肿情况。**

2. 加强呼吸道管理　遵医嘱吸氧,观察病人的呼吸频率、幅度和双侧呼吸音;协助和鼓励病人有效咳嗽、排痰,痰液黏稠时予超声雾化吸入,保持呼吸道通畅。

3. 低心排血量综合征的护理　若病人出现血压下降,脉压变小,心率增快,脉搏细弱,中心静脉压上升,末梢循环差,四肢发冷苍白或发绀,尿量减少等,应警惕**低心排血量综合征**,应立即通知医师并协助处理。护理措施:①监测心排血量(CO)、心排指数(CI)、体循环阻力(SVR)、肺循环阻力(PVR)等数值的变化,及早发现低心排血量。②重视血容量的补充,水、电解质及酸碱平衡紊乱和低氧血症的纠正。③及时、合理、有效地使用正性肌力药物,以恢复心脏和其他重要器官的供血、供氧,并注意观察效果。④当药物治疗效果不佳或反复发作室性心律失常等情况下,可经皮主动脉球囊反搏(IABP)。

4. 术后功能锻炼　术后2小时,可进行术侧下肢、脚掌和趾的被动锻炼,以促进侧支循环的建立;休息时,注意抬高患肢,以减轻肿胀,避免足下垂;术后24小时根据病情鼓励其下床活动,站立时持续时间不宜过久;根据病人耐受程度,逐渐进行肌肉被动和主动训练。

5. 并发症的观察、预防与护理　①出血:在抗凝治疗时,应密切观察病人有无局部和全身出血的症状。观察手术切口及下肢取血管处伤口渗血情况;观察并记录引流液的颜色、性质、量;判断有无心脏压塞的征象;监测凝血酶原时间。②肾衰竭:密切观察尿量、尿比重、血钾、尿素氮和血清肌酐等指标的变化。疑为肾衰竭者,限制水和钠的摄入,控制高钾食物摄入。若证实为急性肾衰竭,遵医嘱予透析治疗。

6. **心理护理**　讲解术后促进病人恢复的措施,鼓励其积极地配合治疗和护理,同时争取病人家属的支持,关心、体贴病人,使病人树立战胜疾病的信心。

（三）健康指导

1. **生活指导**　①进食高蛋白、高纤维素、低盐、低胆固醇饮食,少食多餐,切忌暴饮暴食。②控制体重,术后根据个体耐受和心功能恢复情况逐渐增加活动量,养成定期锻炼的习惯。③养成良好的生活习惯,戒烟,不熬夜,规律生活,保证充分的睡眠与休息。④学会放松的技巧,积极应对缓解压力,避免情绪激动。

2. **用药指导**　术后病人终身服用抗凝药,指导病人坚持用药,了解用药注意事项,学会观察用药不良反应,出现异常及时就诊。

3. **活动指导**　术后胸骨愈合大概需要 3 个月时间,在恢复期内,避免胸骨受到较大的牵张,如举重物、抱小孩等;直立或坐位时,尽量保持上半身挺直,两肩向后展;每天做上肢水平上抬练习,避免肩部僵硬;为促进下肢血液循环,恢复期间可穿弹力护袜,床上休息时,应脱去护袜,抬高下肢。

4. **复诊指导**　出院后 3~6 个月复查一次,出现不适及时就诊。

【护理评价】

通过治疗和护理,病人是否:①活动耐力提高;②恢复正常的气体交换功能;③心功能改善,恢复全身有效循环;④焦虑/恐惧减轻或消失;⑤未发生并发症,或发生后得到及时发现和处理。

（王建荣）

思考题

1. 王先生,23 岁,胸部刀刺伤后 1 小时,出现呼吸困难、烦躁、出冷汗,入急诊科。查体:T 37.8℃,P 110 次/分,R 32 次/分,BP 80/55mmHg,口唇发绀,气管向左侧移位,右侧胸部有一伤口,呼吸时可闻及气体进出伤口的声音,右胸叩诊鼓音,呼吸音减弱。

请问:该病人目前的诊断是什么? 应首先采取什么急救措施?

2. 刘先生,64 岁,因胸闷气短,咳嗽、咳痰,痰中带血 20 天入院,胸部 CT 检查示"左肺占位性病变",纤维支气管镜检查示"左肺下叶支气管可见新生物突入管腔,呈菜花状",病理回报为"高分化鳞癌",入院诊断"左肺中心型肺癌",预行手术治疗。

请问:该病人目前最主要的护理问题是什么?

3. 韦先生,67 岁。因进食哽噎感 2 个月,入院诊断"中段食管癌",完善相关检查后,行手术治疗,术后第 7 天,病人出现呼吸困难、剧烈胸痛、高热、白细胞计数明显升高。

请问:护士应首先考虑出现的并发症是什么?

4. 李先生,46 岁。主诉活动后心悸、气短 3 年,加重伴双下肢水肿 1 个月入院,面颊和口唇轻度发绀,既往有风湿性关节炎病史,入院诊断"风湿性心脏瓣膜病,二尖瓣狭窄"。拟行手术治疗。

请问:术前应如何对病人进行护理?

思路解析

扫一扫,测一测

第十四章　乳房疾病病人的护理

学习目标

　　1. 掌握急性乳腺炎的病因及预防措施;乳腺癌的症状、体征及护理措施。

　　2. 熟悉急性乳腺炎的症状、体征、治疗要点及护理诊断/问题;乳腺癌的病因、治疗要点及护理诊断/问题。

　　3. 了解急性乳腺炎的病理生理;乳腺癌的病理分型、转移途径及分期;乳腺囊性增生病、乳房良性肿瘤的护理评估。

　　4. 学会正确的乳房自查方法,能正确指导病人进行自我检查;能运用乳房疾病的护理知识和技能对乳房疾病病人实施整体护理。

　　5. 具有高度的责任心,能理解、尊重、同情和关心病人,建立良好的护患关系。

第一节　急性乳腺炎病人的护理

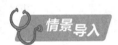

情景描述:

　　张女士,30 岁。产后 20 天,母乳喂养,4 日前右侧乳房胀痛并渐加重,伴全身寒战发热。检查:体温 39.5℃,右侧乳房肿胀,皮肤发红,局部触痛明显,波动感试验阳性,同侧腋窝淋巴结肿大有触痛。血常规检查:白细胞 $11×10^9$/L,中性粒细胞比例 90% 。

　　请思考:

　　1. 该病人主要的护理问题是什么?

　　2. 应对该病人采取哪些护理措施?

　　急性乳腺炎(acute mastitis)是乳腺的急性化脓性感染,常发生在产后 3～4 周的哺乳期妇女,尤以缺乏哺乳经验的初产妇多见。

　　【病因及发病机制】

　　1. **乳汁淤积**　淤积的乳汁是入侵细菌生长繁殖的理想培养基,有利于细菌的生长繁殖。积乳的常见原因有:①乳头发育不良(过小、内陷)、乳管不通畅,影响排乳;②授乳经验不足,未能充分排空乳汁,导致淤积;③乳管炎症、肿瘤等疾病致乳管不通,影响排乳。

　　2. **细菌入侵**　细菌主要是经破损或皲裂的乳头入侵乳房。也可直接经乳头开口侵入乳管,继而扩散至乳腺间质导致感染。金黄色葡萄球菌或链球菌是主要致病菌。

3. 产妇产后抵抗力下降。

【病理生理】

乳腺炎初期,乳房内出现一个或多个的炎性病灶,数日后可形成脓肿。浅部脓肿可自行向外破溃;深部脓肿可穿至乳房与胸肌间的疏松结缔组织中,形成乳房后脓肿。感染严重者可并发脓毒症。

【护理评估】

（一）健康史

了解病人是否为**初产妇**;有无乳腺炎及其他乳房疾病病史、乳房发育情况;乳头有无皲裂或破损;婴儿有无口腔炎等。

（二）身体状况

1. 症状 ①局部症状:初期表现为患侧**乳房胀痛**,乳房**浅部脓肿**局部表面皮肤可有**红肿、发热**,数日后如未及时切开引流,脓肿可自行破溃;部位**较深的脓肿**表面皮肤**红肿不明显**,但乳房**肿胀明显**。脓肿可位于乳晕区、乳房内表浅、深部及乳房后（图 14-1）②全身中毒症状:早期可有寒战、高热、脉搏加快、食欲减退等全身表现。严重者可并发脓毒症。

2. 体征 ①局部改变:浅部炎症初期患乳可触及压痛明显的炎性肿块;局部**波动感试验阳性**提示乳房浅部脓肿形成。深部炎症初期有深压痛,脓肿形成后波动感亦不明显。②淋巴结肿大:同侧腋窝淋巴结肿大、压痛。

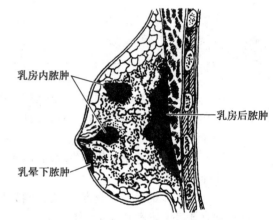

乳房内脓肿

乳房后脓肿

乳晕下脓肿

图 14-1 乳房不同部位的脓肿

（三）辅助检查

1. 实验室检查 血常规白细胞计数及中性粒细胞比例升高。

2. 影像学检查 B超检查可明确脓肿的部位、大小、深浅,有利于切开引流的定位。

3. 脓肿穿刺 深部脓肿不能确诊时可进行穿刺,抽出脓液表示脓肿已形成,脓液可作细菌培养及药物敏感试验。

视频:乳房检查的视诊和扣诊

（四）心理-社会状况

观察病人情绪变化,病人可能担忧乳腺炎影响婴儿的喂养与发育,或担心乳腺炎对乳房的功能及形态的影响而焦虑。注意家庭其他成员对病人生活和情绪的影响。

（五）处理原则

急性乳腺炎的治疗原则是控制感染,排空乳汁。

1. 非手术治疗 适用于尚未形成脓肿的病人。①患乳停止哺乳,用吸乳器排空乳汁;②抗生素控制感染;③局部热敷或理疗,促进炎症消散。

2. 手术治疗 适用于已形成脓肿的病人。脓肿形成应及时切开引流（图 14-2）。①放射状切口引流:乳房部脓肿做放射状切口引流,可避免乳管损伤;②弧形切口:乳晕部脓肿行乳晕边缘弧形切口引流;乳房深部脓肿或乳房后脓肿行乳房下皱襞弧形切口引流。

3. 终止乳汁分泌（断乳） 严重感染、脓肿引流术后并发乳瘘者应终止乳汁分泌。常用方法:①口服溴隐亭 1.25mg,每日 2 次,服用 7 ~ 14 日,或己烯雌酚 1 ~ 2mg,每日 3 次,共 2 ~ 3 日;②肌内注射苯甲酸雌二醇 2mg,每日 1 次,至乳汁分泌停止;③中药炒麦芽,每日 60mg 水煎,分 2 次服用,共 2 ~ 3 日。

【常见护理诊断/问题】

1. 体温过高 与细菌或细菌毒素入血有关。

2. 急性疼痛 与乳汁淤积、炎症肿胀及切开引流有关。

3. 焦虑/恐惧 与担心婴儿喂养及乳房形态改变有关。

4. 知识缺乏:缺乏正确哺乳方法和预防乳腺炎的知识。

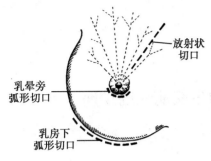

乳晕旁
弧形切口

放射状
切口

乳房下
弧形切口

图 14-2 脓肿引流切口选择

【护理目标】

1、病人体温恢复正常。

2. 病人疼痛减轻。

3. 病人焦虑/恐惧程度减轻或消失,情绪稳定。

4. 病人掌握哺乳期卫生及乳腺炎预防知识。

【护理措施】

（一）非手术治疗的护理

1. **产妇生活护理** 产妇产后体质较弱,抵抗力下降,应保持室内清洁,注意空气流通,关注个人卫生,让病人充分休息。鼓励病人进食高热量、高蛋白、高维生素、易消化饮食。观察病人产后恢复情况。

2. **病情观察** 监测生命体征,检查血常规了解白细胞计数及中性粒细胞比例的变化,必要时作乳汁细菌培养及药敏试验。

3. **缓解疼痛** ①**疏通积乳**:疏通积乳能明显缓解患乳胀痛感,有利于改善患乳的血液循环,减轻炎症。应指导病人患乳暂停哺乳,协助病人使用吸乳器排空乳汁。②**托起患乳**:用宽松胸罩托起患乳,可减轻疼痛与肿胀。③**炎症早期热敷、理疗**,避免患乳被触碰。

4. **控制感染和高热** ①遵照医嘱应用抗生素。②高热时行物理或药物降温。

5. 健侧乳房允许哺乳,但注意保持乳头清洁,观察乳汁颜色,必要时检测乳汁内是否存在细菌,以避免婴儿患胃肠炎。

（二）**脓肿切开引流术后病人的护理**

脓肿切开引流后,注意保持**引流通畅**,观察引流液的量、性质及气味变化,有无乳瘘形成,敷料浸湿及时更换。

（三）**心理护理**

宣传哺乳卫生及乳腺炎预防知识,**指导正确哺乳及婴幼儿喂养的方法**,告知病人炎症治愈后乳房的形态和功能均不会受到明显影响,消除担忧。鼓励病人克服疼痛、生活不便、睡眠等不利等因素,尽可能满足病人生活上的需求。

（四）**健康指导**

1. **正确哺乳** 宣教婴儿喂养知识,指导产妇养成良好的哺乳习惯,**按需哺乳**。乳头、乳晕破损或皲裂者,应暂停哺乳,用吸乳器吸出乳汁喂养婴儿,局部清洗后涂抹抗生素软膏,愈合后再哺乳。

2. **排空乳汁** 每次哺乳时尽量让婴儿吸净乳汁,如有淤积可用吸乳器或采取按摩方法帮助排空乳汁。

3. **注意卫生** 哺乳前后清洗乳头,勿让婴儿含乳头睡觉,注意婴儿口腔卫生。

4. **积极预防** 预防急性乳腺炎应从妊娠期开始,经常用温水清洗两侧乳头。如乳头内陷,可于分娩前 3~4 个月开始每天挤捏、提拉乳头或用吸乳器吸引,使乳头外突。

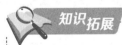

掌握正确的哺乳技巧

哺乳时,母亲取舒适体位,婴儿要安静。母亲坐在低凳上或床边,把婴儿放在腿上,头枕着母亲的胳膊,母亲用手臂托着婴儿后背和臀部,使小脸和小胸脯靠近母亲,下颌紧贴着乳房;母亲用手掌托起乳房,先用乳头刺激婴儿口周皮肤,待婴儿一张嘴,趁势把乳头和乳晕一起送入婴儿的嘴里;让婴儿充分含住乳头及乳晕的大部分,倘若只叼住乳头吸吮不到乳汁,而且婴儿为了得到乳汁会拼命去吸吮乳头,母亲会感到疼痛,乳头也容易被婴儿吮破,而导致乳腺炎的发生;哺乳时要一边喂一边用手指按压乳房,利于婴儿吸吮,又不会使婴儿的鼻子被堵住;一侧乳房内乳汁吸空后再换另一侧乳房,婴儿喂饱后,乳房内未吸完的乳汁一定要及时挤出或用吸乳器吸出,防止乳汁淤积。

【护理评价】

通过治疗和护理,病人是否:①体温恢复正常。②疼痛减轻。③焦虑/恐惧减轻或消失,情绪稳定。④掌握正确的哺乳方法及乳腺炎预防知识。

第二节　乳房良性肿瘤与乳腺囊性增生病病人的护理

一、乳房良性肿瘤病人的护理

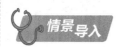

情景描述:

刘女士,25 岁。洗澡时偶然发现左侧乳房有一小包块,无不适。B 超检查提示左乳外上象限有一约 0.8cm×0.6cm 实质性包块。病人要求手术治疗。查体:左乳包块质稍硬,无压痛,表面光滑,与周围组织分界清楚,活动度可,患侧腋窝淋巴结无肿大。初步诊断:左侧乳房纤维腺瘤。

请思考:

1. 手术后如何护理?

2. 如何对刘女士进行健康指导?

女性乳房良性肿瘤中以纤维腺瘤最多见,其次为乳管内乳头状瘤。乳房纤维腺瘤(brest fibroadenoma)是女性常见的乳房肿瘤,高发年龄为 **20～25 岁**,好发于乳房外上象限。乳管内乳头状瘤(intraductal papilloma)多见于 **40～50 岁**的经产妇。

【病因和病理】

1. 乳房纤维腺瘤　发病的原因是小叶内纤维细胞对雌激素的敏感性异常增高,可能与纤维细胞所含雌激素受体量和质异常有关。雌激素是本病发生的刺激因子,所以纤维腺瘤发生于卵巢功能期。

2. 乳管内乳头状瘤　75% 病例发生在大乳管近乳头的壶腹部,瘤体细小,带蒂而有绒毛,且有较多壁薄的血管,故易出血。发生于中小乳管的乳头状瘤常位于乳房周围区域。

【护理评估】

(一)健康史

询问病人既往乳房发育情况,发现肿块时间,肿块增长情况,有无乳房胀痛等病史。

(二)身体状况

1. 乳房纤维腺瘤

(1)症状:病人常无自觉症状,多为偶然发现乳房无痛性肿块,增长缓慢。

(2)体征:多数病人可在乳房外上象限触及单发圆形或卵圆形肿块,少数为多发;肿块**表面光滑、质地较硬**,与周围组织无粘连,**易于推动**。

2. 乳管内乳头状瘤

(1)症状:主要是**乳头溢液**,溢液**多为血性**,也可为暗棕色或黄色。

(2)体征:小的肿瘤难以触及;较大的可在乳晕区扪及圆形、质软、可推动的小肿块;挤压肿块时乳头可有血性溢液。

(三)辅助检查

1. 乳房纤维腺瘤　乳腺钼靶 X 线摄片、活组织病理检查等有助于本病的诊断与鉴别。

2. 乳管内乳头状瘤　①乳管内镜检查:可插入溢液乳管,直接观察乳腺导管内情况。②乳腺导管造影:可明确乳管内肿瘤的大小和部位。

(四)心理-社会状况

了解病人的心理状况,以及对疾病的认知情况。

视频:乳房良性肿瘤的临床表现

（五）处理原则

乳房纤维腺瘤癌变可能性很小，但有肉瘤变可能，应尽早手术切除。手术应将肿瘤连同包膜完整切除，肿块必须常规作病理学检查。乳管内乳头状瘤恶变率为6%～8%，明确诊断者应妥善手术治疗。

【常见护理诊断/问题】

1. 疼痛　与手术有关。

2. 焦虑/恐惧　与乳房肿块或乳头溢液及相关知识缺乏有关。

【护理措施】

手术病人多不需要住院，术后保持切口敷料干燥、清洁。

二、乳腺囊性增生病病人的护理

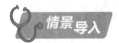

情景描述：

刘女士，38岁。因双侧乳房胀痛伴包块1年来院就诊。乳房疼痛与月经有关，月经前疼痛加重，月经后减轻。查体：双侧乳房对称，双侧均可扪及多个大小不一的结节状包块，轻度触痛，质韧，与周围组织分界不明显。

请思考：

1. 刘女士目前主要的护理问题是什么？

2. 应如何对刘女士实施健康指导？

乳腺囊性增生病（mastopathy）是乳腺组织的良性增生，也称为慢性囊性乳腺病（简称乳腺病），常见于中年妇女。

【病因和病理】

乳腺囊性增生病与内分泌失调有关。黄体酮分泌减少，雌激素量增多时，乳腺实质过度增生和复旧不全；部分乳腺组织中女性激素受体异常，可使乳腺各部分的增生程度不一。增生可发生于腺管周围，出现大小不等的囊肿；或腺管囊性扩张，腺管内乳头状增生等。

【护理评估】

（一）健康史

询问病人既往乳房发育情况，乳房胀痛与月经周期是否有关，有无乳头异常溢液等病史。

（二）身体状况

1. **症状**　乳房疼痛表现为**周期性胀痛**。疼痛**与月经周期有关**，经期前疼痛加重，经期后减轻或消失。

2. **体征**　一侧或双侧乳腺弥漫性增厚，可局限于乳腺的一部分，也可分散于整个乳腺，肿块呈颗粒状、结节或片状，大小不一，**质韧而不硬**，与周围乳腺组织界线不清。本病病程较长，**发展缓慢**。

（三）辅助检查

乳腺钼靶X线摄片、B超、红外线热成像、活组织病理学检查等有助于本病的诊断与鉴别。

（四）心理-社会状况

病人及家属因担心肿块恶变而焦虑和恐惧。

（五）处理原则

1. 非手术治疗　主要是观察和对症治疗。逍遥散、小金丹等中草药可缓解症状。乳腺囊性增生有无恶变的可能尚有争议，但乳腺癌与本病有同时存在的可能，应每隔2～3个月到医院复查。

2. 手术治疗　对疑有恶变者，应取病变活组织进行病理学检查，证实有不典型上皮增生者，应采取手术治疗。

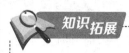

乳腺囊性增生病药物治疗中的注意事项

乳腺囊性增生病多采用药物治疗,一般先用乳癖消、乳康片等中成药治疗,如果效果不佳或症状较重,可改用三苯氧胺口服,同时补充维生素 B、维生素 E。乳腺囊性增生病癌变率约为 1% ~ 6.5%,较一般的妇女高 4.5 倍,而且 20% ~ 65% 的乳腺癌都并发乳腺囊性增生病,所以临床上常称其为"癌前期病变"。对其进行药物治疗的同时,必须密切观察,出现下列情况者,应提高警惕:①年龄大于 40 岁,与月经周期无关的乳房疼痛,且单侧发病,呈结节状;②年龄在 30~40 岁,临床症状明显,日渐严重,可先药物治疗 3 个月左右,无效时应进行肿块切除活检;③年龄小于 30 岁,特别是未婚未育者,可在严密观察下进行药物治疗半年,如治疗无效,尤其伴随疼痛不明显的一侧结节状肿块,应尽早做肿块切除活检,发现癌细胞,则按照乳腺癌处理。

【常见护理诊断/问题】

1. 焦虑/恐惧　与担心恶变等有关。
2. 慢性疼痛　与内分泌失调导致乳腺实质过度增生有关。
3. 知识缺乏:缺乏乳腺囊性增生病的相关知识。

【护理措施】

1. 心理护理　告知病人乳房周期性胀痛的原因,介绍乳腺囊性增生病的性质和治疗方法,消除病人的担忧情绪。
2. 减轻疼痛　①宽松胸罩托起乳房,可减轻疼痛;②指导病人遵医嘱服药。
3. 健康指导　定期复查;指导病人学会**自我乳房检查方法**(详见本章第三节乳腺癌病人的护理),随时注意乳房变化,发现肿块有异常变化,应尽早去医院诊治。

第三节　乳腺癌病人的护理

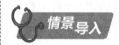

情景描述:

张女士,45 岁,因"右侧乳房肿块待查"入院,入院后经一系列检查初步诊断为"右乳腺癌"。待手术治疗,今日查房时,发现张女士情绪极度低落。

请思考:

1. 此时应采取怎样的措施?
2. 病人术后应采取哪些措施?

乳腺癌(brest cancer)是**女性最常见的恶性肿瘤之一**,占全身各种恶性肿瘤的 7% ~ 10%,仅次于子宫颈癌,发病率呈逐年上升趋势。好发于更年期和绝经期前后的女性,男性有偶发病例。

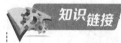

粉红丝带运动

在古代埃及,粉红丝带代表女性乳房。1992 年 10 月,雅诗兰黛集团资深副总裁伊芙琳·兰黛和美国《自我》杂志主编彭尼女士共同首创"粉红丝带",当年美国各地成千上万名妇女自豪地在胸前佩戴上了粉红丝带,在他们的倡导下,"粉红丝带"成为全球乳腺癌防治运动的标志,每年十月为世界乳腺癌防治月或警示月,每年 10 月 18 日为防乳癌宣传日,十月的第三个星期五定为粉红丝带关爱日。"及早预防、及早发现、及早治疗"是粉红丝带乳癌防治运动的宗旨。

【病因及发病机制】

乳腺癌病因尚不完全清楚。乳腺是多种内分泌激素的靶器官,如雌激素、孕激素及泌乳素等,其中雌二醇和雌酮与乳腺癌的发生有直接关系。具备以下因素者为**乳腺癌的高危女性群体**。

1. 年龄 45～50 岁发病率较高,绝经后发病率继续上升,可能与年老者雌酮含量增高有关。

2. 月经、生育史 月经初潮早于 12 岁,绝经晚于 52 岁者;未生育、晚生育或分娩后未哺乳者。

3. 乳腺良性疾病 与乳腺癌的关系尚有争论,但多认为乳腺小叶上皮高度增生或不典型增生者可能与乳腺癌发病有关。

4. 饮食与营养 高脂肪饮食、营养过剩、肥胖可加强或延长雌激素对乳腺上皮细胞的刺激,增加患病机会。

5. 家族史 一级亲属中有乳腺癌病史者,其发病危险性是普通人群的 2～3 倍。

6. 其他 环境因素及生活方式与乳腺癌发病有一定关系。

视频:乳腺癌的高危人群

【病理生理】

1. 病理分型 乳腺癌多数起源于乳腺管上皮,少数发生于腺泡,国内目前多采用以下几种分型:

(1) 非浸润性癌:指癌细胞生长局限于末梢乳管或腺泡的基底膜内,无间质浸润的癌,又称原位癌;包括导管内癌和小叶原位癌及乳头湿疹样乳腺癌(不伴发浸润生长者)。属早期乳腺癌,预后较好。

(2) 早期浸润性癌:是指癌细胞穿破基底膜开始向间质浸润的癌,包括早期浸润性导管癌、早期浸润性小叶癌。仍属于早期癌,预后较好。

(3) 浸润性特殊癌:包括乳头状癌、髓样癌(伴大量淋巴细胞浸润)、黏液腺癌、小管癌、腺样囊性癌、大汗腺癌、鳞状细胞癌等。此型分化一般较高,预后尚好。

(4) 浸润性非特殊癌:包括浸润性小叶癌、浸润性导管癌、硬癌、髓样癌(无大量淋巴细胞浸润)、单纯癌、腺癌等。此型是乳腺癌中最常见的类型,约占 80%,分化低,预后较差。

(5) 其他罕见癌如炎性乳癌。

2. 转移途径

(1) 局部浸润:癌细胞沿导管或筋膜间隙蔓延,继而侵及 Cooper 韧带和皮肤。

(2) **淋巴转移**:最常见,常经胸外侧淋巴管转移至同侧腋窝、锁骨下淋巴结;位于乳房内侧和中央区的乳腺癌常首先转移到胸骨旁淋巴结。

(3) 血行转移:癌细胞可经淋巴途径进入静脉或直接侵入血循环向远处转移。最常见远处转移依次为肺、骨、肝。目前认为,有些早期乳腺癌已有血行转移。

3. 临床分期 临床目前多采用国际抗癌协会(UICC)建议的 T(原发癌瘤)、N(区域淋巴结)、M(远处转移)分期法。将乳腺癌分为 0～Ⅳ期,有助于进一步评估病变的发展程度、选择合理的治疗方案和判断预后。

【护理评估】

(一)健康史

询问月经婚育史、家族史、既往乳腺疾病史、长期应用雌激素史、生活环境及生活史。

(二)身体状况

1. 症状 **无痛性单发**乳房肿块是最常见的症状;少数病人出现乳头溢液,液体以血性分泌物多见。

2. 体征

(1) **乳房肿块**:是乳腺癌最重要的早期表现。多位于乳房**外上象限**,其次是乳晕区或内上象限。早期表现为**无痛、单发、质硬、表面不光滑**,与周围组织分界不清楚,活动度差的小肿块。常是病人无意发现而就医。

(2) **乳房外形改变**:癌肿较大时局部隆起;癌细胞侵及乳房不同组织,出现相应特征性表现:①若癌肿侵及 Cooper 韧带,表面皮肤凹陷,呈**"酒窝征"**(图 14-3)。②癌肿表面皮肤因皮内和皮下淋巴管

笔记

被癌细胞阻塞,引起淋巴回流受阻,出现真皮水肿,皮肤呈"橘皮样"改变(图14-4)。③邻近乳头或乳晕的癌肿因侵及乳管使之缩短,可将乳头牵向癌肿一侧,使**乳头扁平、内陷、偏移**。④晚期癌肿可侵入胸筋膜、胸肌,致癌肿固定于胸壁不易推动。如癌细胞侵及大片皮肤,可出现多个坚硬小结节,呈卫星样围绕原发灶,甚至彼此融合,使胸壁紧缩呈盔甲样改变,导致呼吸受限。皮肤可破溃呈菜花状,有恶臭,易出血。

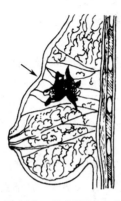
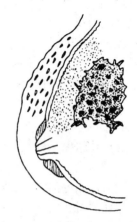

图14-3　乳房"酒窝征"　　　　　　　　图14-4　乳房的"橘皮样"改变

（3）**淋巴结肿大**:乳腺癌淋巴结转移最初多见于**同侧腋窝**,早期为散在、质硬、无痛、活动的结节,后期相互粘连、融合成团。晚期锁骨上及对侧腋窝淋巴结均可肿大。

（4）特殊类型乳腺癌:少见。①炎性乳癌(inflammatory brest carcinoma)的特征为乳房明显增大,类似急性炎症改变,但无明显肿块;开始比较局限,不久即扩展到乳房大部分皮肤,皮肤发红、水肿、增厚、粗糙、表面温度升高。病程发展迅速,预后差,多于病后数月内死亡。多见于妊娠期或哺乳期的年轻妇女。②乳头湿疹样乳腺癌(Paget carcinoma of the brest)在乳头和乳晕区呈现湿疹样改变,恶性程度低,发展慢,多见于非哺乳期妇女。乳头有瘙痒、烧灼感,后出现乳头和乳晕区的皮肤变粗糙、糜烂如湿疹样,进而形成溃疡,有时覆盖黄褐色鳞屑样痂皮。

（三）辅助检查

1. 钼靶 X 线摄片　可显示乳房软组织结构,是**早期发现乳腺癌的最有效方法**。乳腺癌肿块呈密度增高阴影,边缘呈毛刺状、蟹状改变,肿块内或旁出现微小钙化灶,局部皮肤增厚。

2. B 超检查　可区别囊性或实性病灶,结合彩色超声多普勒检查观察肿块血流供应情况,可提高判断的敏感性。高频 B 超可显示肿瘤边缘不光滑,凹凸不平,无明显包膜,周围组织或皮肤呈蟹足样浸润等。

3. 活组织病理学检查　疑为乳腺癌者,可将肿块连同周围少许正常组织整块切除,做快速病理学检查,同时做好进一步手术的准备。

4. 细胞学检查　采用肿块穿刺针吸细胞学检查,多数病例可获得较肯定诊断,但有一定局限性。

（四）心理-社会状况

病人对乳腺癌的治疗、对手术的认知程度和预后产生担忧和恐惧。手术治疗会导致病人形体的改变,增加病人的担忧和痛苦等情绪变化。了解病人的工作、家庭经济状况和配偶对乳腺癌治疗及预后的认知程度和心理承受能力等。

（五）处理原则

乳腺癌治疗以手术为主,辅以化学药物、内分泌、放射、生物等综合疗法。

1. 手术治疗　**手术**是治疗病灶局限于局部及区域淋巴结病人的**首选方法**。乳腺癌改良根治术是常用的术式,手术的切除范围包括患侧全部乳腺组织,覆盖肿瘤表面的皮肤,腋窝和锁骨下脂肪及淋巴组织。还可采取乳腺癌根治术、全乳房切除术、保留乳房的乳腺癌切除术等。

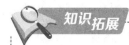

乳腺癌的手术选择

手术适应证：TNM 分期的 0、Ⅰ、Ⅱ和部分Ⅲ期的病人。

手术禁忌证：已有远处转移、全身情况差、主要脏器有严重疾病、年老体弱不能耐受手术者。

乳腺癌根治术：切除患侧全部乳房、胸大肌、胸小肌、腋窝及锁骨下淋巴结。

乳腺癌改良根治术：切除患侧全部乳房、腋窝及锁骨下淋巴结，保留胸大肌及胸小肌，或保留胸大肌切除胸小肌。

全乳房切除术：切除患侧全部乳腺组织，包括腋尾部及胸大肌筋膜。

保留乳房的乳腺癌切除术：完整切除肿块及其周围 1cm 的组织，清扫腋窝淋巴结。

2. 化学药物治疗　乳腺癌是实体瘤中应用化疗最有效的肿瘤之一。术后化疗可提高生存率，一般认为术后早期联合化疗效果优于单药化疗。常用的药物有环磷酰胺（C）、甲氨蝶呤（M）、氟尿嘧啶（F）、多柔比星（A）、多西他赛（T）等；可采用 CMF、CAF 或 TAC 方案，一般用 2～3 个疗程。

3. 内分泌治疗　雌激素受体（ER）、孕激素受体（PgR）检测阳性的病人应用雌激素拮抗剂他莫昔芬（tamoxifen）可降低乳腺癌术后复发及转移。用量为每日 20mg，一般服用 5 年，至少服用 3 年。

4. 放射疗法　通常作为Ⅱ期以上的病例手术后的辅助治疗，以减少局部复发。

5. 生物治疗　曲妥珠单抗注射液是通过转基因技术制备，对人类表皮生长因子受体 2（human epidermal growth factor receptor-2，HER_2）过度表达的乳腺癌病人有一定的疗效。

视频：乳腺癌治疗的新进展

【常见护理诊断/问题】

1. 有组织完整性受损的危险　与留置引流管、患侧上肢淋巴引流不畅、头静脉被结扎和腋静脉栓塞或感染有关。

2. 自我形象紊乱　与乳腺癌切除术造成乳房缺失和术后瘢痕形成有关。

3. 焦虑/恐惧　与对癌症的恐惧，担心手术造成身体外观改变和预后有关。

4. 知识缺乏：缺乏有关乳腺癌术后患肢功能锻炼的知识。

5. 潜在并发症：气胸、皮下积液、皮瓣坏死和上肢水肿等。

【护理目标】

1. 病人手术创面愈合良好，患侧上肢肿胀减轻或消失。

2. 病人能够积极面对自我形象的变化。

3. 病人焦虑/恐惧减轻，情绪稳定。

4. 病人掌握了患肢功能锻炼的知识，并能正确进行功能锻炼。

5. 病人未发生气胸、皮下积液、皮瓣坏死和上肢水肿等并发症，或并发症发生时得到及时发现和处理。

【护理措施】

（一）术前护理

1. 妊娠与哺乳　妊娠期及哺乳期病人，因激素作用活跃可加速乳腺癌生长，应立即终止妊娠或停止哺乳。

2. 控制感染　晚期乳腺癌皮肤破溃病人术前注意保持病灶局部清洁，应用抗生素控制感染。

3. 皮肤准备　做好备皮，对切除范围大、考虑植皮的病人，需做好供皮区的准备。

4. 心理护理　癌症的威胁、乳房的缺失，都将对病人的个人形象、自信心、工作、生活、家庭、婚姻、人际交往等带来负能量，对其身心都将是一场磨难！所以医护人员应尽可能给予病人更多的理解与关心，鼓励病人说出顾虑与担心，有针对性地进行心理护理，解除病人和家属对切除乳房后的忧虑，告知病人术后能逐步恢复工作与生活，切除的乳房可以重建，以增强病人生活的信心。

（二）术后护理

1. 体位　术后麻醉清醒、生命体征平稳后取半卧位，以利呼吸和引流。

2. 病情观察　注意观察血压、心率变化，防止休克发生。胸骨旁淋巴结清除的病人，观察呼吸变化,发现病人有胸闷、呼吸困难等情况,应考虑气胸等可能,应及时报告医生并配合处理。

3. 伤口护理

(1) **妥善包扎**:术后伤口包扎用弹力绷带或胸带,是为使皮瓣紧贴胸壁,防止皮下积液积气。松紧度适宜,压迫过紧可引起皮瓣、术侧上肢的血运障碍,松弛则易出现皮瓣下积液,致使皮瓣或植皮片与胸壁分离不利愈合。因此,要妥善包扎,松紧度以能容纳一手指、呼吸无压迫感为宜。

(2) **观察皮瓣情况**:更换敷料时注意观察皮瓣是否红润、是否紧贴胸壁,皮瓣下有无积液积气,发现异常应报告医生及时处理。

(3) **观察术侧上肢远端血液循环**:若出现皮肤青紫、皮温降低、脉搏不能扪及,提示腋部血管受压,应及时调整胸带或绷带的松紧度。

(4) **保护伤口**:创面愈合后,可轻柔清洗局部,以柔软毛巾轻轻吸干皮肤上的水分,用护肤软膏轻轻涂于皮肤表面,促进血液循环,防止干燥脱屑。

4. 引流管护理

(1) **妥善固定**:皮瓣下引流管妥善固定于床旁,若需起床可固定于上衣,告知病人及家属勿牵拉引流管,以免脱落。

(2) **通畅引流**:保持持续性负压吸引,防止引流管受压扭曲堵塞。

(3) **观察记录引流情况**:术后 1～2 日引流血性液体每日 50～200ml,以后引流液颜色逐渐变淡、量减少。应注意观察记录引流情况,发现异常应及时报告医生。

(4) **适时拔管**:术后 4～5 日,引流液量少于每日 10～15ml,无感染征象,无皮下积液,皮瓣生长良好,可考虑拔管。

5. 术侧上肢功能锻炼

(1) **目的**:松解和预防肩关节粘连、增强肌肉力量、最大限度地恢复肩关节活动范围。

(2) **锻炼时间及内容**:①术后24 小时内,鼓励病人做手指和腕部的屈曲和伸展运动。②术后 1～3 日,进行上肢肌肉等长收缩训练,可用健侧上肢或他人协助患侧上肢进行屈肘、伸臂等锻炼,逐渐扩大到肩关节小范围前屈(小于30°)、后伸(小于15°)活动。③术后 4～7 日,鼓励病人用患侧上肢进行自我照顾,如刷牙、洗脸等,并做以患侧手触摸对侧肩部及同侧耳朵的锻炼。④术后 1～2 周,术后 1 周皮瓣基本愈合后可开始活动肩关节,以肩部为中心,前后摆臂;术后 10 日左右,皮瓣与胸壁黏附已较牢固,可循序渐进地进行上臂各关节的活动锻炼,如手指爬墙、梳头、转绳运动或滑绳运动等。

(3) **锻炼次数**:每日 3～4 次、每次 20～30 分钟为宜,循序渐进地增加锻炼范围。

(4) **注意事项**:术侧肩关节术后 7 日内不上举、10 日内不外展;不得以术侧上肢支撑身体,需他人扶持时不要扶持术侧,以防皮瓣移位影响愈合。

6. 并发症防治与护理

(1) **皮下积液**:乳腺癌术后皮下积液较为常见,**发生率**在10%～20%,术后要特别注意保持引流通畅,包扎胸带松紧度适宜,避免过早外展术侧上肢。发现积液要及时引流。

(2) **皮瓣坏死**:乳腺癌切除术后**皮瓣坏死率**约10%～30%。皮瓣缝合张力大是坏死的主要原因。术后注意观察胸部勿加压包扎过紧,及时处理皮瓣下积液。

(3) **上肢水肿**:主要原因是患侧腋窝淋巴结清除、腋部感染或积液等导致上肢淋巴回流不畅或静脉回流障碍。**护理**:①避免损伤:禁止在术侧上肢静脉穿刺、测量血压,及时处理皮瓣下积液。②保护术侧上肢:平卧时将术侧上肢垫枕抬高 10°～15°,肘关节轻度屈曲,半卧位时屈肘 90°置于胸腹部。③促进肿胀消退:可采用按摩术侧上肢、进行握拳及屈伸肘运动促进淋巴回流,肿胀严重者可借助弹力绷带或戴弹力袖促进回流,也可采取腋区及上肢热敷等措施。

7. 乳房外观矫正与护理　选择与健侧乳房大小相似的义乳,固定在内衣上。当癌症复发几率很小时,可实施乳房重建术。重建的方法有义乳植入术,背阔肌肌皮瓣转位术,横位式腹直肌肌皮瓣转位术等。

8. 综合治疗与护理　①放射治疗病人的护理:放射治疗病人皮肤可能发生鳞屑、脱皮、干裂、瘙痒、红斑等,局部护理要求照射野保持清洁干燥,局部忌用肥皂擦洗和粗毛巾搓擦。穿着柔软的内衣,不要戴胸罩,忌摩擦、搔抓。②化学药物治疗病人的护理:化学药物治疗时常发生恶心、呕吐、食欲减

视频:乳腺癌根治术后功能锻炼

低,以及脱发、白细胞、血小板降低等,对这些药物副作用应进行对症治疗及采取预防措施。

(三)健康指导

1. **乳房自我检查** 普及妇女乳房自查技能,有助于及早发现乳房的病变。

(1)**自查对象**:乳腺癌术后的病人、20 岁以上妇女、高危女性群体。

(2)**自查时间**:绝经前的妇女最好选在**月经周期的第 7～10 日或月经结束后 2～3 日进行检查为宜,每 1 个月自我检查乳房 1 次**;绝经期妇女每月固定时间检查。

(3)**自查方法**(图 14-5):①视诊:脱去上衣,充分暴露胸部,站在镜前以各种姿势(两臂放松垂于身侧、向前弯腰或双手高举抱于头后)仔细观察双侧乳房大小和外形是否对称一致,有无块状突起、凹陷、皮肤异常改变;乳头有无回缩、抬高、偏移。②触诊:平卧检查时,被查侧手臂弯曲枕于头下,肩下放一小枕头垫高,另一侧手的示指、中指、无名指并拢,用**指腹**在对侧乳房进行环形触摸(**不可抓捏**),依次检查**外上、外下、内下、内上象限**,最后扪及乳晕区;再用拇指及示指轻轻挤捏乳头是否有分泌物流出;最后检查腋窝有无淋巴结肿大;同法检查对侧。怀疑有异常应及时就医。

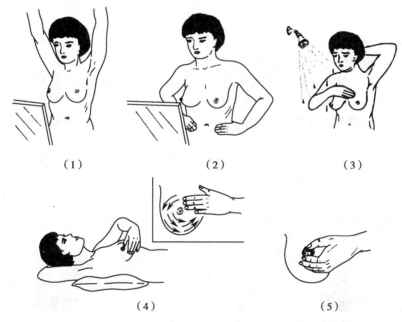

(1)　　　　　　　(2)　　　　　　　(3)

(4)　　　　　　　(5)

图 14-5　乳房自我检查

2. **钼靶 X 线摄片** 乳腺癌术后病人(或 40 岁以上女性),应每年定期行钼靶 X 线摄片。

3. **鼓励坚持放疗或化疗** 乳腺癌自发病开始即是一种全身性疾病,癌细胞易全身扩散。手术虽是重要治疗手段,但是否进行全身治疗以有效控制远处转移是影响远期疗效的关键。因此要鼓励病人坚持放疗或化疗,并定期返院检查肝肾功能和白细胞计数,发现异常及时就医。

4. **康复训练** 坚持术侧上肢的康复训练。

5. **自我防护** 嘱出院后做好自我防护,术侧上肢仍不宜搬动、提拉重物,避免测血压、静脉穿刺,避免感染。加强营养,增强机体抵抗力。

6. **避孕** 术后 5 年内避免妊娠,以防乳腺癌复发。

7. **心理指导** 鼓励病人正视现实,乐观开朗地面对生活,通过参加"抗癌明星俱乐部"或"粉红丝带"组织的活动,与乳腺癌术后病人互相鼓励、沟通,提升生活质量,增强康复的信心。

【护理评价】

通过治疗和护理,病人是否:①手术创面愈合良好,患侧上肢肿胀减轻或消失;②能够积极面对自我形象的变化;③焦虑/恐惧减轻,情绪稳定;④掌握了患肢功能锻炼的知识,能正确进行功能锻炼;⑤未发生气胸、皮下积液、皮瓣坏死和上肢水肿等并发症,或发生时得到及时发现和处理。

(薛　雄)

思考题

1. 刘女士,25 岁,初次怀孕正常顺产,母乳喂养婴儿,产后 22 日出现右侧乳房胀痛,全身寒战发热。查体:体温 39.1℃,脉搏 110 次/分;右侧乳房肿胀、皮肤发红,可扪及一痛性包块,同侧腋窝淋巴结肿大并有触痛。血常规检查:白细胞 $11×10^9$/L,中性粒细胞 90%。

请问:

(1) 该病人患了什么疾病?

(2) 目前应采取哪些护理措施?

(3) 若局部有脓肿形成应如何处理?

2. 胡女士,35 岁,因双侧乳房内发现多个包块伴乳房胀痛 6 个月来院就诊。6 个月前,双侧乳房出现多个包块伴双侧乳房胀痛,疼痛与月经有关,月经来潮前疼痛加重,月经来潮后疼痛消失。查体:双侧乳房均可扪及片状多个大小不等的包块,质韧,轻度压痛,与周围组织界限不清。腋窝无淋巴结肿大。

请问:

(1) 该病人所患疾病是什么?

(2) 对该病人如何进行正确的心理护理?

3. 陈女士,47 岁,已婚,2 个月前洗澡时发现左侧乳房有一肿块,无痛,皮肤不红,后肿块迅速长大,现来院就诊。查体:左侧乳房外上象限有一约 4cm×3cm 肿块,质硬,边界不清,表面高低不平,活动度尚可;患侧乳房乳头向外上方移位;同侧腋窝可扪及两个无痛可推动的淋巴结。初步诊断为乳腺癌。

请问:

(1) 该病人乳头移位的原因是什么?

(2) 要进一步明确诊断还需做何检查?

(3) 若行乳癌根治术,术后怎样指导病人进行左上肢功能锻炼?

思路解析

扫一扫,测一测

第十五章　腹外疝病人的护理

第一节　概　述

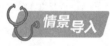

情景描述:

　　覃先生,27 岁。1 周前健身后右侧腹股沟处出现肿块,约 3cm×2cm,伴有肿胀不适,局部有压痛,行走后加重,休息后缓解,平卧后肿块大小无变化。收治入院。体格检查:T 37.1℃,P 92 次/分,R 20 次/分,BP 110/89mmHg,神志清醒,精神状况可。

　　请思考:

1. 该病人最主要的护理问题是什么?
2. 该病人首要的护理措施是什么?

　　体内某个脏器或组织离开其正常解剖部位,通过先天或后天形成的薄弱点、缺损或孔隙进入另一部位,称疝(hernia)。最多发于腹部,腹部疝又以腹外疝为多见。腹外疝(abdominal external hernia)是由腹腔内的脏器或组织连同腹膜壁层,经腹壁薄弱点或孔隙,向体表突出所形成。常见的有腹股沟疝、股疝、脐疝、切口疝等。

【病因及发病机制】

　　腹壁强度降低和腹内压力增高是腹外疝发病的两个主要原因。

　　1. **腹壁强度降低**　引起腹壁强度降低的**最常见的因素**有:①某些组织穿过腹壁的部位,如精索或子宫圆韧带穿过腹股沟管、股动静脉穿过股管、脐血管穿过脐环等处;②腹白线因发育不全也可成为腹壁的薄弱点;③手术切口愈合不良、外伤、感染、腹壁神经损伤、年老、久病、肥胖所致肌萎缩等。

　　2. **腹内压力增高**　常见原因有:慢性咳嗽、慢性便秘、排尿困难(如良性前列腺增生、膀胱结石)、

视频：疝的病因及发病机制

腹水、妊娠、举重、婴儿经常啼哭等。

【病理解剖】

典型的腹外疝由疝环、疝囊、疝内容物和疝外被盖等组成。疝囊是壁腹膜的憩室样的突出部,由**疝囊颈、疝囊体和疝囊底组成**。疝囊颈是疝囊比较狭窄的部分,疝环在此部位,它是疝突向体表的门户,故称疝门。腹壁薄弱区或缺损就在此处。各种疝通常以疝门部位作为命名依据,如腹股沟疝、股疝、脐疝、切口疝等。疝内容物是进入疝囊的腹内脏器或组织,以小肠为最多见,大网膜次之。此外,如盲肠、阑尾、乙状结肠、膀胱等均可进入疝囊,但较少见。疝外被盖指疝囊以外的各层组织,如皮下脂肪和皮肤。

【临床分型】

有**易复性、难复性、嵌顿性、绞窄性**等。

1. 易复性疝(reducible hernia)　疝内容物在病人站立、行走或腹内压增高时突出,平卧、休息或用手向腹腔推送时很容易回纳入腹腔的,称为易复性疝。

2. 难复性疝(irreducible hernia)　疝内容不能回纳或不能完全回纳入腹腔内但并不引起严重症状者,称难复性疝。疝内容物反复突出,致疝囊颈受摩擦而损伤,并产生粘连是导致内容物不能回纳的常见原因。这种疝的内容物多数是大网膜。

3. 嵌顿性疝(incarcerated hernia)　疝门较小而腹内压突然增高时,疝内容物可强行扩张囊颈而进入疝囊,随后因囊颈的弹性收缩,又将内容物卡住,使其不能回纳,这种情况称为嵌顿性疝。疝发生嵌顿后,如其内容物为肠管,肠壁及其系膜可在疝门处受压,先使静脉回流受阻,导致肠壁淤血和水肿,疝囊内肠壁及系膜渐增厚,颜色由正常的淡红逐渐转为深红,囊内可有淡黄色渗液积聚。于是肠管受压情况加重,更难回纳。此时肠系膜内动脉的波动尚能触及,嵌顿如能及时解除,病变肠管可恢复正常。

视频：嵌顿性疝

4. 绞窄性疝(strangulated hernia)　嵌顿如不能及时解除,疝内容物受压情况不断加重可使动脉血流减少,最后导致完全阻断,即为绞窄性疝。如疝内容物为肠管,此时肠系膜动脉搏动消失,肠壁逐渐失去光泽、弹性和蠕动能力,最终坏死变黑。疝囊内渗液变为淡红色或暗红色。如继发感染,疝囊内的渗液则为脓性。感染严重时,可引起疝外被盖组织的蜂窝织炎。积脓的疝囊可自行穿破或误被切开引流而发生粪瘘(肠瘘)。

第二节　腹股沟疝病人的护理

腹股沟疝有多种分类法,通常将其分为斜疝和直疝两种。疝囊经过腹壁下动脉外侧的腹股沟管深环(内环)突出,向内、向下、向前斜行经过腹股沟管,再穿出腹股沟管浅环(皮下环),并可进入阴囊,称为腹股沟斜疝(indirect inguinal hernia)。疝囊经腹壁下动脉内侧的直疝三角区直接由后向前突出,不经过内环,也不进入阴囊,为腹股沟直疝(direct inguinal hernia)。

斜疝最多见的腹外疝,约占全部腹外疝的75%～90%,或占腹股沟疝的85%～95%。斜疝可见于儿童及成年人,直疝多见于老年人。腹股沟疝发生率男性高于女性,约为15∶1。右侧比左侧多见。

【病因及发病机制】

有先天性和后天性之分。

1. 腹股沟斜疝

(1) 先天性解剖异常:婴儿出生后,若鞘突不闭锁或闭锁不完全,与腹腔相通,当小儿啼哭、排便等腹内压力增加时,可使未闭合的鞘突扩大,肠管、大网膜等即可进入鞘突形成疝(图15-1),鞘突就成为先天性斜疝的疝囊。

(2) 后天性腹壁薄弱或缺损:任何腹外疝,都存在腹横筋膜不同程度的薄弱或缺损。此外,腹横肌和腹内斜肌发育不全对发病也起着重要作用。腹横筋膜和腹横肌的收缩可把凹间韧带牵向上外方,而在腹内斜肌深面关闭了腹股沟深环。如腹横筋膜和腹横肌发育不全,这一保护作用就不能发挥而容易发生疝(图15-2)。

2. **腹股沟直疝**　直疝三角的外侧边是腹壁下动脉,内侧边为腹直肌外侧缘,底边为腹股沟韧带。

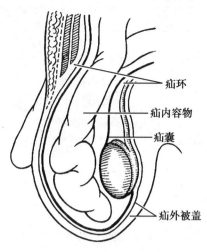

图 15-1　先天性腹股沟斜疝

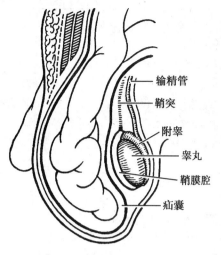

图 15-2　后天性腹股沟斜疝

此处腹壁缺乏完整的腹肌覆盖,且腹横筋膜较周围部分薄,故易发生疝。

【护理评估】

（一）健康史

了解病人的年龄、性别、职业及是否长期负重或重体力劳动,了解病人有无慢性咳嗽、便秘、排尿困难、腹水等病史,了解其营养发育及平时身体素质情况。

（二）身体状况

腹外疝病人在腹股沟区触及肿块,可回纳伴有疼痛程度不同的胀痛。若为嵌顿性斜疝或绞窄性疝则触痛明显,并有痛苦面容。

1. **腹股沟斜疝**　主要的临床表现是腹股沟区有一突出的肿块。有的病人开始时肿块较小,仅仅通过深环刚进入腹股沟管,疝环处仅有轻度坠胀感。

（1）**易复性斜疝**:除腹股沟区有肿块和偶有胀痛外,并无其他症状。肿块常在站立、行走、咳嗽或劳动时出现,多呈带蒂柄的梨形,并可降至阴囊或大阴唇。用手按肿块同时嘱病人咳嗽,可有膨胀性冲击感。若病人平卧休息或用手将肿块向腹腔推送,肿块可向腹腔回纳而消失。疝内容物如为肠袢,则肿块触之柔软、光滑,叩之呈鼓音;回纳疝块时常有阻力;一旦回纳,疝块即消失,常在肠袢进入腹腔时发出咕噜声。内容物如为大网膜,则肿块坚韧呈浊音,回纳缓慢。

（2）**难复性斜疝**:除胀痛稍重外,主要特点是肿块不能完全回纳。

（3）**嵌顿性斜疝**:通常发生在斜疝,强力劳动或用力排便等腹内压骤增是其主要原因。表现为疝块突然增大,并伴有明显疼痛。平卧或用手推送不能使肿块回纳。肿块紧张发硬,且有明显触痛。嵌顿内容物如为大网膜,局部疼痛常较轻微;如为肠袢,不但局部疼痛明显,还可伴有腹部绞痛、恶心、呕吐、停止排便排气、腹胀等机械性肠梗阻的表现。疝一旦嵌顿,自行回纳的机会较少;多数病人的症状逐渐加重。如不及时处理,将成为绞窄性疝。

（4）**绞窄性疝**:临床症状多较严重,但在肠袢坏死穿孔时,疼痛可因疝块压力骤降而暂时有所缓解。故疼痛减轻而肿块仍存在者,不可认为是病情好转。绞窄时间较长者,由于疝内容物发生感染,侵及周围组织,引起疝外被盖组织的急性炎症。严重者可发生脓毒症。

2. **腹股沟直疝**　临床特点有别于腹股沟斜疝（表 15-1）。常见于年老体弱者,主要表现为病人直立时,在腹股沟内侧端、耻骨结节上外方出现一半球形肿块,并不伴疼痛或其他症状。由于直疝囊颈宽大,疝内容物又直接从后向前顶出,故平卧后肿块多能自行消失,不需用手推送复位。直疝绝不进入阴囊,极少发生嵌顿。疝内容物常为小肠或大网膜。

（三）辅助检查

1. **实验室检查**　疝内容物继发感染时,血常规示白细胞计数和中性粒细胞计数比例升高;粪便检查显示隐血试验阳性或见白细胞。

表 15-1　斜疝和直疝的临床特点区别

	斜　疝	直　疝
发病年龄	多见于儿童及青壮年	多见于老年
突出途径	经腹股沟管突出,可进阴囊	由直疝三角突出,不进阴囊
疝块外形	椭圆或梨形,上部呈蒂柄状	半球形,基底较宽
回纳疝块压住深环	疝块不再突出	疝块仍可突出
精索与疝囊的关系	精索在疝囊后方	精索在疝囊前外方
疝囊颈与腹壁下动脉的关系	疝囊颈在腹壁下动脉外侧	疝囊颈在腹壁下动脉内侧
嵌顿机会	较多	极少

视频:腹股沟疝

2. X 线检查　疝嵌顿或绞窄疝时 X 线检查可见肠梗阻征象。

（四）心理-社会状况

有无因疝块长期反复突出影响工作、生活而感到焦虑不安。了解家庭经济承受能力,病人及家属对预防腹内压升高、治疗慢性疾病的相关知识的掌握程度。

（五）处理原则

除少数特别情况外,腹股沟疝一般均应尽早施行手术治疗。

1. 非手术治疗　1 岁以下婴幼儿可暂不手术。可采用棉线束带或绷带压住腹股沟管深环,防止疝块突出。年老体弱或伴有其他严重疾病而禁忌手术者,白天可在回纳疝内容物后,将医用疝带一端的软压垫对着疝环顶住,阻止疝块突出。长期使用疝带可使疝囊颈经常受到摩擦变得肥厚坚韧而增加嵌顿疝的发病率,并有促使疝囊与疝内容物发生粘连的可能。

2. 手术治疗　**最有效的治疗方法是手术修补**。但如有慢性咳嗽、排尿困难、便秘、腹水、妊娠等腹内压力增高或糖尿病存在时,手术前应先予处理;否则术后易复发。

手术主要为两大类**疝囊高位结扎、加强或修补腹股沟管壁**。①**疝囊高位结扎术**:因婴幼儿的腹肌在发育中可逐渐强壮而使腹壁加强,单纯疝囊高位结扎常能获得满意的疗效,无需施行修补术;②**加强或修补腹股沟管壁**:成年腹股沟疝病人都存在程度不同的腹股沟管前壁或后壁的薄弱或缺损,单纯疝囊高位结扎不足以预防腹股沟疝的复发,只有在薄弱或缺损的腹横筋膜和腹股沟管后壁得到加强或修补之后,才有可能得到彻底的治疗。**常用的手术方法**可归纳为**传统的疝修补术、无张力疝修补术和腹腔镜疝修补术**。传统的疝修补术其特点是利用自身组织进行修补。

嵌顿性疝和绞窄性疝的处理原则如下:嵌顿性疝在下列情况下可先试行**手法复位**:①嵌顿时间在 3 ~ 4 小时内,局部压痛不明显,也无腹部压痛或腹肌紧张等腹膜刺激征者;②年老体弱或伴有其他较严重疾病而估计肠袢尚未绞窄坏死者。复位方法是让病人取头低足高卧位,注射吗啡或哌替啶,以止痛和镇静,并松弛腹肌。然后托起阴囊,持续缓慢地将疝块推向腹腔,同时用左手轻轻按摩浅环和深环以协助疝内容物回纳。复位时手法须轻柔,切忌粗暴;复位后还需严密观察腹部情况,注意有无腹膜炎或肠梗阻的表现。如有应尽早手术探查。**除上述情况外,嵌顿性疝原则上需紧急手术治疗**,以防止疝内容物坏死并解除伴发的肠梗阻。**绞窄性疝**的内容物已坏死,更需手术。术前应做好必要的准备,如有脱水和电解质紊乱,应迅速补液或输血。

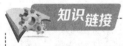

无张力疝修补术

强调在无张力的情况下,进行缝合修补。常用的修补材料是合成纤维网补片。其最大优点是易于获取,应用方便,术后疼痛较轻。常用的无张力疝修补术有 3 种:①平片无张力疝修补术:是将相应大小的补片置于腹股沟管后壁;②疝环充填式无张力疝修补术:是将一个锥形网塞置入已还纳疝囊的疝环中并固定,再用一补片加强腹股沟管后壁;③巨大补片加强内脏囊手术:又称 Stoppa 手术,是将一张大的补片置于腹膜与腹横筋膜之间,补片以内环口为中心展开,以加强腹横筋膜缺损或耻骨肌孔,主要用于复杂疝或复发可能性较大的疝。

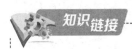

腹腔镜疝修补术

　　经腹腔镜疝修补术方法有四种:①经腹腔的腹膜前修补;②全腹膜外修补;③腹腔内补片修补;④单纯疝环缝合法。前三种方法的基本原理是,从内部用合成纤维网片加强腹壁的缺损;最后一种方法用钉或缝线使内环缩小,只用于较小的病症较轻的斜疝。经腹腔镜疝修补术具有术后疼痛轻、恢复快、复发率低等优点。但因腹腔镜疝修补技术学习曲线长、器械要求高且部分老年患者不适合人工气腹,所以临床应用尚不广泛。

【常见护理诊断/问题】

1. 焦虑/恐惧　与疝块突出影响日常生活有关。

2. 疼痛　与疝块嵌顿或绞窄、手术创伤有关。

3. 知识缺乏:缺乏腹外疝成因、预防腹内压升高及术后康复知识。

4. 潜在并发症:术后阴囊水肿、切口感染。

【护理目标】

1. 病人焦虑/恐惧程度减轻,配合治疗。

2. 病人疼痛减轻或缓解。

3. 病人能表述预防腹内压升高、促进术后康复的相关知识。

4. 病人并发症得到有效预防,或得到及时发现和处理。

【护理措施】

（一）术前护理

1. 休息与活动　疝块较大者减少活动,多卧床休息;建议病人离床活动时使用疝带压住疝环口,避免腹腔内容物脱出而造成疝嵌顿。

2. 病情观察　病人若出现明显腹痛,伴疝块突然增大、紧张发硬且触痛明显、不能回纳腹腔,应高度警惕嵌顿疝发生的可能,立即报告医生,并配合紧急处理。

3. 消除引起腹内压升高的因素　择期手术病人,若术前有咳嗽、便秘、排尿困难等腹内压升高的因素,应给予相应处理,症状控制后再手术。指导病人注意保暖,预防呼吸道感染;多饮水、多吃蔬菜等粗纤维食物,以保持排便通畅。吸烟者应在术前两周戒烟。

4. 术前训练　对年老、腹壁肌肉薄弱、复发性疝的病人,术前应加强腹壁肌肉锻炼,并训练卧床排便、使用便器等。

5. 术前准备

（1）一般护理:手术区域常规皮肤准备,重点检查有无毛囊炎等炎症表现,若手术区域毛囊炎炎症明显,应暂停手术。对于较大的阴囊疝、切口疝的病人术前晚应灌肠,清除肠内积粪,防止术后腹胀及排便困难。病人进手术室前,嘱其排尿,以防术中误伤膀胱。

（2）特殊护理:嵌顿性疝及绞窄性疝病人多需急诊手术。除上述一般护理外,应予禁食、输液、抗感染,纠正水、电解质及酸碱平衡失调,必要时胃肠减压、备血。

6. 心理护理　向病人解释造成腹外疝的原因和诱发因素、手术治疗的必要性,了解病人的顾虑所在,尽可能地予以解除,使其安心配合治疗。

（二）术后护理

1. 休息与活动　病人回病房后取平卧位,膝下垫一软枕,使髋关节微屈,以降低腹股沟区切口的张力和减少腹腔内压力,利于切口愈合和减轻切口疼痛。次日可改为半卧位,术后 3~5 天可离床活动,卧床期间鼓励病人翻身、活动肢体。采用无张力疝修补术的病人可早期离床活动。年老体弱、复发性疝、绞窄性疝、巨大疝等病人可适当延迟下床活动。

2. 饮食护理　术后 6 小时,若无恶心、呕吐,可根据病人食欲进半流、普食。行肠切除吻合术者,术后应禁食,待肠功能恢复后方可进食。

3. 病情观察　注意体温和脉搏的变化,观察切口有无红、肿、疼痛,阴囊部有无出血、血肿。

4. 伤口护理 术后切口一般不需加沙袋压迫,但如有切口血肿,应予适当加压。保持切口敷料清洁、干燥不被大小便污染,预防切口感染。

5. 预防腹内压升高 术后仍需注意保暖,防止受凉引起咳嗽;指导病人在咳嗽时用手掌扶持、保护切口,在增加腹压(如咳嗽动作)时用手掌稍稍加压于切口。保持排便通畅,便秘者给予通便药物,避免用力排便。因麻醉或手术刺激引起尿潴留者,可肌内注射卡巴胆碱或针灸,促进膀胱平滑肌的收缩,必要时导尿。

6. 预防并发症 为避免阴囊内积血、积液和促进淋巴回流,术后可用丁字带托起阴囊,并密切观察阴囊肿胀情况,预防阴囊水肿。切口感染是引起疝复发的主要原因之一。绞窄性疝行肠切除、肠吻合术后,易发生切口感染,术后须应用抗生素;及时更换污染或脱落的敷料,一旦发现切口感染征象,应尽早处理。

（三）健康指导

1. 活动指导 病人出院后应逐渐增加活动量,3 个月内应避免重体力劳动或提举重物等。

2. 预防复发 减少和消除引起腹外疝复发的因素,并注意避免增加腹内压的动作,如剧烈咳嗽、用力排便等,防止术后复发。调整饮食习惯,保持排便通畅。

3. 出院指导 定期随访,若疝复发,应及早诊治。

【护理评价】

通过治疗和护理,病人是否:①焦虑/恐惧减轻或缓解,情绪稳定,配合治疗;②能正确描述预防腹内压升高及促进术后康复的有关知识;③发生阴囊水肿、切口感染等并发症,或发生时得到了及时的发现和处理。

第三节 其他腹外疝病人的护理

其他腹外疝常见的有股疝、脐疝和切口疝。股疝是指腹腔器官或组织通过股环、经股管向卵圆窝突出形成的疝,发病率约占腹外疝的 3%～5%,多见于 40 岁以上妇女。切口疝是发生于腹壁手术切口处的疝。脐疝是指腹腔内器官或组织通过脐环突出形成的疝。

【病因和病理】

图片:股疝

1. 股疝 女性骨盆较宽广、联合肌腱和腔隙韧带较薄弱,以致股管上口宽大松弛故而易发病。妊娠是腹内压增高的主要原因。在腹内压增高的情况下,对着股管上口的腹膜,被下坠的腹内脏器推向下方,经股环向股管突出而形成股疝。疝块进一步发展,即由股管下口顶出筛状板而至皮下层。疝内容物常为大网膜或小肠。由于股管几乎是垂直的,疝块在卵圆窝处向前转折形成一个锐角,且股环本身较小,周围多为坚韧的韧带,因此股疝容易嵌顿。在腹外疝中,股疝嵌顿者最多,高达 60%。

图片:切口疝

2. 切口疝 切口疝是发生于手术切口处的疝,以经腹直肌切口高发,尤其是下腹部纵向切口。多种因素可致切口疝的发生。在解剖上,腹部除腹直肌外,其他各层肌、筋膜及鞘膜的纤维都是横行的,纵向切口一方面切断其纤维,另一方面还可以损伤神经而降低腹肌强度。手术操作不当也是引起切口疝的一个重要原因,尤其是切口感染,将会导致腹壁组织破坏,从而出现切口疝。此外,缝合技术欠缺、麻醉效果不佳、术后并发症、切口愈合不良等亦可导致切口疝的发生。如腹部手术后切口获得一期愈合者,切口疝的发病率通常在 1% 以下;如切口发生感染,发病率可达 10%;伤口裂开者甚至可高至 30%。

3. 脐疝 疝囊通过脐环突出的疝称为脐疝。临床上可分为小儿脐疝和成人脐疝,以前者多见。两者发病原因及治疗原则不尽相同。小儿脐疝发病多因脐环闭锁不全或脐部瘢痕组织不够坚强,在腹内压增高的情况下如患儿啼哭时即发生。成人脐疝为后天性,较少见,多数发生于经产妇。

【护理评估】

（一）健康史

了解病人的年龄、性别、职业及是否长期负重或重体力劳动,了解病人有无慢性咳嗽、便秘、排尿困难、腹水等病史,了解其营养发育及平时身体素质情况。

（二）身体状况

1. 症状

（1）股疝:疝块往往不大,位于腹股沟韧带下方卵圆窝处,呈半球形突起。疝块有时不能自行消

笔记

失,因疝囊外有很多脂肪的缘故。易复性股疝症状不明显,尤其在肥胖者易被忽视。部分病人可在久站或咳嗽后出现患处胀痛,并有可复性肿块。股疝嵌顿后,除局部明显的胀痛外,可有急性机械性肠梗阻的表现,严重时可掩盖股疝的局部表现。

(2)切口疝:主要表现为腹部手术切口处逐渐隆起,局部出现渐增大肿块。通常在站立或用力时明显,平卧休息可缩小或消失。疝块较大者,可有腹胀、消化不良、牵拉感等症状。

(3)脐疝:表现为啼哭时疝块突出,安静时消失,极少发生嵌顿。

2. 体征　股疝的病人可在腹股沟处触及肿块。切口疝的病人可在切口处触及肿块。

(三)心理-社会状况

见本章第二节腹股沟疝病人的护理。

(四)辅助检查

见本章第二节腹股沟疝病人的护理。

(五)处理原则

1. 股疝　容易嵌顿,一旦嵌顿又可迅速发展为绞窄性疝。因此一经发现,无论肿块大小、有无症状,均需尽早手术。手术方式多选择 McVay 法。

2. 切口疝　切口疝原则上应手术治疗。对于较大的切口疝,可采用人工高分子体筋膜组织进行修补。

3. 脐疝　小儿脐疝除了嵌顿或穿破等紧急情况外,在小儿 2 岁前可采取非手术治疗。常采取绷带压迫法治疗。2 岁以上,若脐环直径仍大于 1.5cm,则可手术治疗。原则上,5 岁以上儿童的脐疝均应采取手术治疗。成人脐疝发生嵌顿或绞窄者较多,故应采取手术疗法。

【常见护理诊断/问题】

1. 焦虑/恐惧　与疝块突出影响日常生活有关。

2. 疼痛　与疝块嵌顿或绞窄、手术创伤有关。

3. 知识缺乏:缺乏腹外疝成因、预防腹内压升高及促进术后康复知识。

4. 潜在并发症:切口感染。

【护理措施】

见本章第二节腹股沟疝病人的护理。

(赵慧华)

思考题

1. 吴先生,81 岁。病人半年前无明显诱因下出现右腹股沟肿物,伴下坠感,约小鸡蛋大小,质软,无胀痛,以站立位时明显,平卧时肿物自行消失。因近期便秘严重,3 小时前用力排便后肿块再次突出不能还纳,疼痛明显,伴有腹痛、恶心、呕吐等表现,初步诊断"右侧腹股沟斜疝嵌顿"。在征得病人同意后,决定采取手术治疗。

请问:病人本次发病的病因是什么?

2. 韦先生,76 岁。于两年前无明显诱因下发现左侧腹股沟区有一包块,约桂圆大小,站立及咳嗽时明显,平卧时消失,自觉无明显不适,入院后诊断为"左腹股沟疝",拟行手术治疗。

请问:手术前护士需做好哪些护理工作?

3. 李先生,58 岁。35 年前因阑尾炎行阑尾切除术,3 年前行胰体尾切除术。于 6 月前发现前腹壁可复性肿物,直径约 2cm 大小,活动后及咳嗽时明显,平卧可还纳,无局部疼痛、恶心、呕吐等不适。为进一步治疗拟以"腹壁切口疝"收治入院。

请问:若病人采取手术治疗,手术后护士应采取哪些护理措施?

思路解析

扫一扫,测一测

第十六章　急性化脓性腹膜炎与腹部损伤病人的护理

第一节　急性化脓性腹膜炎病人的护理

1. 掌握急性腹膜炎和腹部损伤的症状、体征和护理措施。
2. 熟悉急性腹膜炎、腹腔脓肿和腹部损伤的病因、分类和处理原则。
3. 了解急性腹膜炎和腹部损伤的护理目标、护理评价。
4. 学会用急性腹膜炎和腹部损伤病人的护理知识和技能对病人实施整体护理。
5. 具有对病人高度负责的态度和责任心，关心爱护病人。

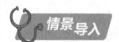

情景描述：

　　黄先生,40 岁。近 1 个月来无明显诱因下反复腹泻与便秘交替出现,未规律治疗。近 5 小时突发腹痛,无恶心,呕吐,腹胀。被家人急送入院。体格检查:T 37.8℃,P 106 次/分,R 14 次/分,BP 93/59mmHg。神志清,痛苦面容,全腹压痛、反跳痛、肌紧张、板状腹。直肠指检:距肛缘 4cm 处可触及质硬粪便。腹穿:黄色浑浊腹水。腹部 CT 检查:腹盆腔积液,下腹部分肠管积液扩张,盆腔可疑游离气体。

　　请思考:

　　1. 该病人当前最主要的护理问题是什么?

　　2. 该病人首要的护理措施是什么?

　　急性化脓性腹膜炎是指由化脓性细菌包括需氧菌和厌氧菌或两者混合引起的腹膜的急性炎症。若累及整个腹膜腔称为急性弥漫性腹膜炎,若仅局限于病灶局部称为局限性腹膜炎,并可形成脓肿。

　　根据发病机制分为**原发性腹膜炎**(primary peritonitis)和**继发性腹膜炎**(secondary peritonitis)。腹膜腔内无原发病灶,细菌经血行、泌尿道、女性生殖道等途径播散至腹膜腔,引起腹膜炎,称为原发性腹膜炎。原发性腹膜炎占 2%,病原菌多为溶血性链球菌、肺炎双球菌或大肠埃希菌,多见于儿童,病人常伴有营养不良或抵抗力低下。临床所称**急性腹膜炎**(acute peritonitis)多指继发性的化脓性腹膜炎,是急性化脓性腹膜炎中最常见的一种,占98%,也是一种**常见的外科急腹症**。

【病因及发病机制】

继发性化脓性腹膜炎是最常见的化脓性腹膜炎。其病因很多,主要有以下几种:

1. **消化道急性穿孔**　急性阑尾炎坏疽穿孔、胃十二指肠溃疡急性穿孔、恶性肿瘤穿孔、急性胆囊炎坏死穿孔等是引起急性继发性化脓性腹膜炎的常见原因。

2. **腹腔内急性炎症与感染**　急性阑尾炎、胆囊炎、胰腺炎、憩室炎、坏死性肠炎、急性输卵管炎等可蔓延至腹膜引起炎症。

3. **急性肠梗阻**　肠扭转、肠套叠、嵌顿性疝、肠系膜血管栓塞等原因引起的绞窄性肠梗阻后,可引起腹膜炎。

4. **腹部外伤**　腹壁穿透性损伤造成的空腔脏器穿孔、实质器官破裂出血或将外界细菌引入腹腔、腹壁闭合性损伤导致的内脏破裂等可造成急性腹膜炎。

5. **医源性**　胃肠吻合口瘘、胆瘘、胰瘘、术后急性腹腔内出血,异物存留等均可引起急性腹膜炎(图16-1)。

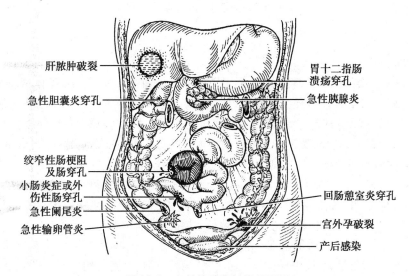

图16-1　急性腹膜炎的常见原因

引起腹膜炎的细菌主要是胃肠道内的常驻菌群,其中以大肠埃希菌最多见,其次为厌氧拟杆菌、链球菌、变形杆菌等。一般都是混合性感染,故毒血症状严重。

【病理生理】

腹膜具有润滑、吸收和渗出、防御及修复等生理作用。病理情况下,腹膜因受到细菌或胃肠道内容物的刺激,迅速发生充血、水肿等反应,并失去原有光泽。继之产生大量浆液性渗出液以稀释腹膜腔内的毒素。渗出液中的大量吞噬细胞、中性粒细胞,以及坏死组织、细菌和凝固的纤维蛋白,使渗出液变混浊成为脓液,脓液多呈黄绿色,有粪臭味。

腹内脏器浸泡在大量脓液中,将吸收大量有毒物质,腹膜严重充血、水肿并渗出大量液体,加之发热、呕吐、肠管麻痹、肠腔内大量积液,引起有效血容量减少、水电解质紊乱、血浆蛋白降低及贫血。肠管因麻痹而扩张,胀气,可使膈肌抬高而影响心肺功能,使血液循环和气体交换受到影响,加重休克,进而导致死亡(图16-2)。病变损害轻的能与邻近肠管、其他脏器及大网膜形成粘连,将病灶包围,使病变局限于腹腔内的一个部位,形成局限性腹膜炎或脓肿。

腹膜炎治愈后,腹腔内多有不同程度的粘连,大多数粘连无不良后果,一部分肠管的粘连可造成扭曲或形成锐角,发生机械性肠梗阻,即粘连性肠梗阻。

【护理评估】

(一)健康史

了解既往病史中有无胃、十二指肠溃疡病史,慢性阑尾炎发作史,其他腹内脏器疾病和手术史,近期有无腹部外伤史。对于儿童,注意近期有无呼吸道、泌尿道感染病史、营养不良或其他导致抵抗力

图片:腹膜的解剖

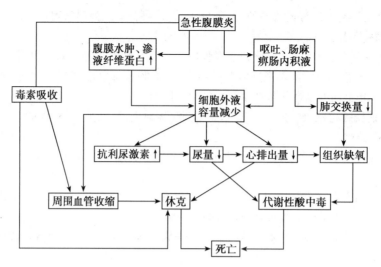

图 16-2　急性腹膜炎的病理生理

下降的情况。

（二）身体状况

1. **腹痛**　是**最主要的症状**。疼痛的程度与发病原因、炎症的轻重、年龄、身体素质等有关。一般都为持续性、剧烈腹痛，常难以忍受。深呼吸、咳嗽、转动身体时疼痛加剧。因此病人都不愿改变体位。腹痛范围多自原发病变部位开始，随炎症扩散而波及全腹，但仍以原发病灶处最显著。

2. 恶心、呕吐　最初为腹膜受到刺激引起的反射性恶心、呕吐，多较轻微，呕吐物为胃内容物；发生麻痹性肠梗阻时可出现持续性呕吐，呕出黄绿色胆汁，甚至棕褐色粪样肠内容物。

3. 体温、脉搏　其变化与炎症的轻重有关。骤然发病的病例，体温由正常逐渐升高、脉搏逐渐加快。原有病变如为炎症性，如阑尾炎，发生腹膜炎之前体温已升高，发生腹膜炎后更趋增高。年老体弱者体温可不升高，脉搏多加快；若脉搏快而体温反下降，这是病情恶化的征象之一。

4. 感染中毒症状　病人可相继出现寒战、高热、脉速、呼吸浅快、大汗、口干。病情进一步发展，可出现面色苍白、虚弱、眼窝凹陷、皮肤干燥、四肢发凉、呼吸急促、口唇发绀、舌干苔厚、脉细微弱、体温骤升或下降、血压下降、神志恍惚或不清，表示已有重度脱水、代谢性酸中毒及休克。

急性化脓性腹膜炎的病人腹胀明显，腹式呼吸运动减弱或消失。腹胀加重是病情恶化的重要指标。**腹部压痛、反跳痛、腹肌紧张**是腹膜炎的标志性体征，称为**腹膜刺激征**。尤以原发病灶所在部位最明显。腹肌紧张程度随病因与病人体型、年龄、全身情况不同而异。胃肠或胆囊穿孔可引起强烈的腹肌紧张，甚至呈"木板样"强直。腹部叩诊时胃肠胀气呈鼓音。胃肠穿孔时膈下有游离气体，使肝浊音界缩小或消失。腹腔内积液较多时移动性浊音呈阳性。听诊时因肠麻痹导致肠鸣音减弱或消失。直肠指检，若直肠前壁饱满、触痛，提示盆腔已有感染或脓肿形成。

（三）辅助检查

1. 实验室检查　①**血常规检查**：白细胞计数及中性粒细胞比例增高，可出现中毒性颗粒。病情危重或机体反应能力低下的病人，白细胞计数可不升高，仅中性粒细胞比例增高，甚至有中毒性颗粒出现。②**腹腔穿刺或腹腔灌洗**：根据抽出液性状、气味、混浊度，作细菌培养、涂片，以及淀粉酶测定等帮助判断病因。

2. 影像学检查　①腹部立位平片：小肠普遍胀气并有多个小液平面的肠麻痹征象；胃肠穿孔时多有膈下游离气体；②B超：超声指导下腹腔穿刺抽液或腹腔灌洗，可帮助诊断。根据抽出液的性质来判断病因；③CT检查：对腹腔内实质性脏器的病变（如急性胰腺炎）的诊断帮助较大，对评估腹腔内渗液量也有帮助。

（四）心理-社会状况

了解病人患病后的心理反应，如有无焦虑等表现。询问其对本病的认知程度和心理承受能力，对医院环境的适应情况。家属及亲友的态度、经济承受能力等。

（五）处理原则

救治原则:在纠正感染中毒的同时,尽快找到急性腹膜炎的病因并根除。分为非手术和手术治疗两种方法。

1. 非手术治疗　对病情较轻或病程较长已超过 24 小时,且腹部体征已减轻或炎症已有局限化趋势以及原发性腹膜炎者可行非手术治疗。主要措施:半卧位、禁食、胃肠减压,静脉输液、纠正水、电解质紊乱,合理应用抗生素,补充热量和营养支持,以及镇静、止痛、吸氧等对症处理。非手术治疗也可作为手术前的准备工作。

2. 手术治疗　多数继发性腹膜炎病人需手术治疗。其目的是消除污染来源,清理感染病灶,去除腹腔内感染积液和降低细菌数量。手术类型视病情而定。术后予禁食、胃肠减压、静脉补液、抗生素应用和营养支持治疗,保持腹腔引流管通畅,密切观察病情变化,积极防治并发症。

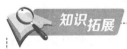

知识拓展

腹腔镜在弥漫性腹膜炎诊治中的应用

　　近年来腹腔镜手术在弥漫性腹膜炎的诊断和治疗方面应用日益广泛,尤其在腹膜炎病因不明,病人年迈、体弱、多病时,腹腔镜检查是一种较好的选择,诊断准确率可达88%～100%,高于X线检查、超声或CT检查等检查方法,且可于明确病变后随时行镜下手术或中转开腹手术。腹腔镜手术并发症少,手术时间不长,住院时间也短,亦可为绝大多数病人提供确定诊断。同时半数以上的病例可经腹膜镜手术获得确定性治疗,病残率及病死率均较低。但该手术不宜用于合并脓毒性休克和低血容量性休克的病人。

【常见护理诊断/问题】
1. 疼痛　与腹膜受炎症刺激有关。
2. 体温过高　与腹膜炎毒素吸收有关。
3. 体液不足　与大量腹腔渗出、高热、体液丢失过多有关。
4. 焦虑/恐惧　与病情严重、躯体不适、担心术后康复及预后等有关。
5. 潜在并发症:腹腔脓肿、切口感染。

【护理目标】
1. 病人腹痛程度减轻或缓解。
2. 病人体温得以控制,逐渐降至正常范围。
3. 病人水、电解质维持平衡,未发生酸碱平衡失调。
4. 病人焦虑/恐惧程度减轻,情绪稳定,配合治疗和护理。
5. 病人未发生并发症,或发生时得到及时发现和处理。

【护理措施】

（一）非手术治疗的护理

1. 病情观察　定时测量生命体征,必要时监测尿量、中心静脉压、血清电解质以及血气分析等指标,记录24小时液体出入量。加强巡视,多询问病人主诉,观察病人腹部症状和体征的变化,注意治疗前后对比,动态观察。

2. 体位　无休克情况下**一般取半卧位**。尽量减少搬动和按压腹部。病情稳定时,鼓励病人活动双腿,预防血栓性静脉炎的发生。休克病人取平卧位或头、躯干和下肢均抬高20°。

3. **禁食、胃肠减压**　胃肠穿孔病人必须禁食,并留置胃管持续胃肠减压。胃肠减压目的是:抽出胃肠道内容物和气体,减少消化道内容物继续流入腹腔;减少胃肠内积气和积液,降低胃肠内压力,改善胃肠壁的血运,促进胃肠功能恢复;利于炎症的局限和吸收。禁食期间,做好口腔护理,2次/日。留置胃管期间应妥善固定胃管,注意观察引流物的量、颜色、性状。

4. 营养支持　迅速建立静脉输液通道,遵医嘱补液,纠正水、电解质与酸碱平衡失调,保持病人每小时尿量达30ml以上,维持液体出入量平衡,必要时输血、血浆,维持有效的循环血量。由于炎症、应激状态下,分解代谢增强,营养素补充不足易致营养不良,影响病人的抵抗力和愈合能力。长时间禁食时,可考虑经肠外途径补给人体所需的营养素。

5. 控制感染　继发性腹膜炎多为混合性感染,根据细菌培养及药敏结果选用抗生素。

6. 对症护理　高热病人,给予物理降温。已确诊的病人,可用哌替啶类止痛剂,减轻病人的痛苦与恐惧。**诊断不明或病情观察期间,暂不用止痛药物,以免掩盖病情。**

7. 心理护理　做好病人、家属的解释安慰工作,稳定病人情绪;介绍有关腹膜炎的疾病知识,使其积极配合治疗和护理。

（二）术后护理

1. 病情观察　术后定时监测生命体征,密切监测其变化。经常巡视、倾听病人主诉,观察腹部体征的变化,了解有无膈下或盆腔脓肿的表现,若发现异常,及时通知医师,配合治疗处理。对于危重病人,尤其注意其循环、呼吸、肾功能的监测和维护。

2. 体位　病人清醒,血压、脉搏平稳应取半卧位。因病人平卧时,左膈下间隙处于较低位,腹腔内的脓液易积聚于此,形成**膈下脓肿**(subphrenicabscess)。盆腔处于腹腔最低位置,腹腔内炎性渗出及脓液易积聚于此形成**盆腔脓肿**(pelvicabscess)。因此,腹部手术后或腹膜炎等病人应取半卧位,便于引流,利于局限感染、减轻中毒症状,避免膈下脓肿形成。同时应鼓励病人翻身、床上活动,预防肠粘连。

3. 饮食护理　术后继续禁食、胃肠减压,待肠蠕动恢复,拔除胃管后,逐步恢复经口饮食。禁食期间口腔护理每日 2 次,给予肠外营养支持,提高防御能力。

4. 维持体液平衡　根据医嘱合理补充液体、电解质和维生素,必要时输新鲜血、血浆,维持水、电解质、酸碱平衡。

5. 控制感染　继续应用有效抗生素,进一步控制腹腔内感染。

6. **切口护理**　观察切口敷料是否干燥,有渗血、渗液时及时更换敷料;观察切口愈合情况,及早发现切口感染的征象。

7. **引流管护理**　正确连接各引流装置,有多根腹腔引流管时,贴上标签标明各管位置,以免混淆。①妥善固定:妥善固定腹腔引流管,防止脱出或受压;②观察记录引流情况:观察记录引流液的量、颜色、性状;③保持引流通畅:对负压引流者及时调整负压,维持有效引流,经常挤捏引流管以防血块或脓痂堵塞,保持腹腔引流通畅,预防腹腔内残余感染;④适时拔管:当引流量减少、引流液颜色澄清、病人体温及白细胞计数恢复正常,可考虑拔管。

（三）健康指导

1. **知识宣教**　提供疾病护理、治疗知识,向病人说明非手术期间禁食、胃肠减压、半卧位的重要性。

2. **饮食指导**　讲解术后饮食恢复的知识,指导其从流质—半流—软食—普食,循序渐进、少量多餐,促进手术创伤的修复和切口愈合。

3. **康复指导**　解释术后早期活动对于促进肠功能恢复,防止术后肠粘连的重要性,鼓励病人卧床期间进行床上活动,体力恢复后尽早下床走动。做好出院病人的健康指导,定期门诊随访。

【护理评价】

通过治疗和护理,病人是否:①腹痛减轻或消失;②体温恢复正常,腹腔内感染得到控制;③体液维持平衡;④焦虑/恐惧减轻,情绪稳定,能配合治疗和护理;⑤未发生腹腔脓肿或切口感染等并发症,或发生时得到及时发现和积极处理。

第二节　腹部损伤病人的护理

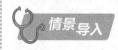

情景描述:

龙先生,19 岁。于 2 小时前因坐摩托车时不慎摔伤,腹痛,被同事急送入院。体格检查:T 36.5℃,

P 130 次/分,R 24 次/分,BP 100/50mmHg。神志淡漠,面色苍白,全腹轻压痛,腹部略膨隆。腹部 CT 检查提示:脾脏破裂、胃挫伤、肠系膜挫伤腹盆腔积液、右耻骨下骨折。

请思考:

1. 应协助医生对病人采取哪些检查项目?

2. 当前应积极对病人采取哪些护理措施?

腹部损伤(abdominal injury)是战时及意外伤中最常发生事件之一。其发病率在平时约占各种损伤的 0.4% ~1.8%,且多为多发伤,伤情复杂,部位隐蔽。根据腹壁有无伤口可分为**开放性损伤和闭合性损伤两大类**。其中,开放性损伤根据腹壁伤口是否穿破腹膜分为穿透伤(多伴内脏损伤)和非穿透伤(偶伴内脏损伤)。穿透伤又可分为致伤物既有入口又有出口的贯通伤和仅有入口无出口非贯通伤(盲管伤)。

闭合性损伤可能仅局限于腹壁,也可同时兼有内脏损伤。开放性损伤的致伤物常为各种锐器,如刀、弹丸或弹片等,闭合性损伤的致伤因素常为钝性暴力所致,如撞击、挤压、坠落、冲击、拳打脚踢或突然减速等。无论开放性还是闭合性,都可导致腹部内脏损伤。**开放性损伤中常见受损内脏依次以肝、小肠、胃、结肠、大血管等,闭合性损伤中依次为脾、肾、小肠、肝、肠系膜等。**

腹部损伤的严重程度、是否涉及内脏、涉及什么内脏等情况,很大程度上取决于暴力的强度、速度、着力部位和作用方向等外在因素,它们还受到解剖特点、内脏原有病理情况和功能状态等内在因素的影响。

【病因和病理】

1. 实质脏器损伤

(1) **脾破裂**:脾脏血运丰富,组织结构脆弱,易受钝性打击、剧烈震荡、挤压和术中牵拉而发生破裂,病理性脾脏更易发生损伤。脾破裂约占所有腹部脏器损伤的 40%,是最常见的腹部损伤。脾损伤可分为中央型破裂(破在脾实质深部)、被膜下破裂(破在脾实质周边)和真性破裂(破损累及被膜)三型。前两型因被膜完整,出血限于脾实质内或包膜下,出血量较小,不作影像学检查易被漏诊,部分病例可继发包膜破裂,出现大出血,使得诊治措手不及。临床上所见脾破裂,约 85% 是真性脾破裂,伤口穿过脾被膜达脾实质,导致不易自行停止的腹腔内出血。

图片:脾破裂

(2) **肝破裂**:肝脏是腹腔内最大的实质性器官,血供丰富,质地柔软而脆弱,在外界致伤因素的作用下,易发生损伤。在各种腹部脏器损伤中肝破裂约占 15% ~20%,位居第二位。肝外伤时,不但损伤肝内血管导致出血,还常同时损伤肝内胆管,引起胆汁性腹膜炎。肝内血肿和包膜下血肿,可继发性向包膜外或肝内穿破,出现活动性大出血,也可向肝内胆管穿破,引起胆道出血。肝内血肿可继发细菌感染形成肝脓肿。

图片:肝脏

(3) **胰腺损伤**:胰腺位于上腹部腹膜后脊柱前,损伤常系上腹部强力挤压暴力直接作用于脊柱所致,损伤常位于胰的颈、体部,占腹腔脏器损伤的 1% ~2%。因位置深而隐蔽,早期不易发现。胰腺损伤后常并发胰液漏或胰瘘。因胰液侵蚀性强,进入腹腔后,可出现弥漫性腹膜炎,又影响消化功能,故胰腺损伤的死亡率较高,部分病例渗液被局限在网膜囊内,形成胰腺假性囊肿。

2. 空腔脏器损伤

(1) **胃十二指肠损伤**:腹部闭合性损伤时胃很少受累,上腹或下胸部的穿透伤则常导致胃损伤,多伴其他脏器损伤。十二指肠大部分位于腹膜后,损伤的发病率很低,但因与胰、胆总管、胃、肝等重要脏器和结构相毗邻,局部解剖关系复杂,十二指肠损伤的诊断和处理存在不少困难,故死亡率和并发症发生率都相当高。而腹腔内部分的十二指肠损伤破裂时,胰液、胆汁流入腹腔则引起严重的腹膜炎。

(2) **小肠损伤**:成人小肠全长约 5 ~6m,占据中下腹大部分空间,发生损伤的机会较多。闭合性损伤时,钝性致伤因素常导致小肠破裂、小肠系膜血肿,且小肠多部位穿孔在临床上较为多见。小肠破裂后,大量肠内容进入腹腔,引起急性弥漫性化脓性腹膜炎,一部分病人的小肠裂口不大,或穿破后被食物渣、纤维蛋白素,甚至突出的黏膜所堵塞,可能无弥漫性腹膜炎的表现。

笔记

（3）结肠及直肠损伤：结肠、直肠损伤的发生率较低。但由于其内容物含有大量细菌，而液体成分少，受伤后早期腹膜炎较轻，后期会出现严重的细菌性腹膜炎，处理不及时常可危及生命。医源性致伤因素占有一定的比例。

【护理评估】

（一）健康史

了解受伤史，包括受伤的时间、部位、原因、受伤时的姿势和体位；暴力的性质、强度、方向；伤前有否饮酒、进食；受伤后的神志变化，有无腹痛、腹胀、恶心、呕吐，有无排尿；受伤到就诊时的病情变化及采取的救治措施，效果如何等。

（二）身体状况

1. **实质脏器损伤** ①休克：实质性器官或大血管的损伤，临床表现以**腹腔内（或腹膜后）出血症状**为主，可表现为面色苍白、脉搏细速、脉压变小、尿量减少、神情淡漠等，可危及生命。②腹痛：程度一般较轻，呈持续性，肝、胰的损伤，具有强烈刺激作用的胆汁、胰液溢入腹腔，腹痛剧烈；脾或腹腔血管破裂以血液刺激为主，腹痛稍轻，早期多表现隐痛、钝痛或胀痛。③其他表现：恶心、呕吐为腹部损伤常见的早期表现之一，肝破裂者，血液可通过胆管进入十二指肠而出现黑便或呕血，肝、脾损伤可伴有肩部放射痛。

2. **空腔脏器损伤** ①腹痛：空腔脏器损伤的主要症状，为持续性剧痛，伤后立即发生，一般以受伤处最明显。通常胃液、胆汁、胰液的刺激最强，肠液次之，血液最轻。②**胃肠道症状**：恶心、呕吐为腹部损伤常见的早期表现，发生麻痹性肠梗阻时可吐出棕褐色液体，甚至粪水样内容物，消化道损伤可伴有呕血或便血。③**感染中毒症状**：病人可出现高热、脉速、呼吸浅快、大汗等。随着病情进展，可出现面色苍白或发绀、呼吸急促、四肢发凉、脉搏微弱、体温骤升或下降、血压降低或神志不清等休克征象。

腹部实质器官如肝脾损伤的病人，如无胆汁外溢，腹膜刺激症状较轻。随着病情发展，腹腔感染形成和加剧，逐渐出现发热、腹胀，腹部移动性浊音阳性，肠鸣音减弱或消失。空腔脏器破裂以腹膜炎为主要表现，最突出的是腹膜刺激征，其程度因空腔器官内容物不同而异。

（三）辅助检查

1. **实验室检查** ①实质脏器损伤：大量失血时红细胞、血红蛋白及血细胞比容明显下降；胰腺损伤时可有血、尿淀粉酶值升高。②空腔脏器损伤：血常规检查有白细胞总数及中性粒细胞升高；十二指肠损伤时可有血淀粉酶值升高。

2. **影像学检查**

（1）实质脏器损伤：①X线检查：肝、脾破裂时，X线检查可分别有右、左横膈抬高的表现，严重时肝、脾的正常外形改变。②B超检查：对实质性脏器损伤和腹腔积液具有很高的诊断价值。③CT检查：对软组织和实质性器官具有较高的分辨力，通过观察肝、脾的包膜是否完整、大小及形态结构有无异常，较为准确地判断这些实质器官有无损伤及其严重程度，还有助于判断腹腔内的出血量以及腹膜后的损伤情况，比B超更为精确。④选择性血管造影或数字减影：对实质性器官破裂、血管损伤、肝、脾的实质内或包膜下血肿的诊断也具有较大价值。⑤诊断性腹腔穿刺术或灌洗术：可判断腹内脏器损伤的情况，若抽出不凝固的暗红色或鲜红色血液，提示实质性器官损伤或血管损伤；若抽出的血液很快凝固，多系误穿血管或刺入血肿所致；对穿刺液进行实验室检查如淀粉酶升高，对胰腺损伤有一定诊断参考价值。

（2）空腔脏器损伤：①**X线检查**：腹部立位片对于诊断腹腔内或腹膜后积气具有较高价值。胃肠破裂，特别是**胃、十二指肠破裂，可表现为膈下新月形阴影**，腹膜后积气常见于腹膜后十二指肠或结直肠穿孔。②B超检查：可发现腹腔内的积气，有助于空腔脏器破裂或穿孔的诊断。③**诊断性腹腔穿刺术或灌洗术**：根据穿刺液性质可判断腹内脏器损伤的情况，若抽出胃肠内容或气体（应排除穿入肠腔）提示胃肠道损伤；抽出胆汁，应考虑肝外胆管、胆囊或十二指肠损伤；对穿刺液进行实验室检查，如淀粉酶升高，提示十二指肠损伤。

（四）心理-社会状况

了解病人患病后的心理反应,如有无焦虑等表现。询问其对本病的认知程度和心理承受能力,对医院环境的适应情况。家属及亲友的态度、经济承受能力等。

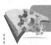知识链接

诊断性腹腔穿刺术

病人向穿刺侧侧卧5分钟,然后在局部麻醉下进行穿刺。穿刺点最多选于脐和髂前上棘连线的中外1/3 交界处或经脐水平线与腋前线相交处(图 16-3)。但应避开手术瘢痕、肿大的肝脾、充盈的膀胱及腹直肌。有骨盆骨折者,应在脐平面以上穿刺,以免误入腹膜后血肿而误诊为腹腔出血。缓慢进针,刺穿腹膜后有落空感,即可进行抽吸,或把有多个侧孔的细塑料管经针管送入腹膜深处进行抽吸(图 16-4)。

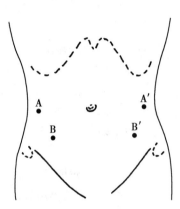
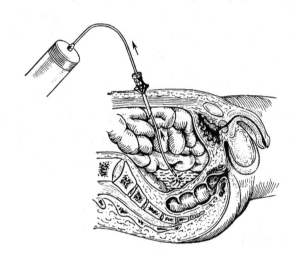

图 16-3　腹腔穿刺术的进针点
A,A′. 经脐水平线与腋前线交叉点;B,B′. 髂前上棘与脐连线中外1/3 交点

图 16-4　诊断性腹腔穿刺法

知识链接

诊断性腹腔灌洗术

经腹腔穿刺置入的细塑料管经针管,向腹腔内缓慢注入 500～1000ml 无菌生理盐水,然后借虹吸作用使腹腔内灌洗液流回输液瓶。取瓶中液体进行肉眼或显微镜下检查,必要时涂片、培养或检测淀粉酶含量。符合以下任何一项者,为阳性检查结果:①肉眼见灌洗液为血性、含胆汁、胃肠内容物或证明是尿液;②显微镜下,红细胞计数超过$100×10^9/L$ 或白细胞计数超过 $0.5×10^9/L$;③淀粉酶超过 100Somogyi 单位;④灌洗液涂片发现细菌。

（五）处理原则

1. **脾破裂**　治疗原则是"抢救生命第一,保脾第二"。对被膜下脾破裂和中央型脾破裂病例,可在严密观察下行非手术治疗,包括绝对卧床、止血、镇痛、预防继发感染等,并做好随时手术的准备。真性脾破裂,原则上应在抗休克的同时行手术治疗,方法包括脾切除术、脾部分切除术或脾修补术。对于轻度的单纯性脾破裂,若出血量不大,出血速度慢,可在严密观察下,行非手术治疗,治疗过程中若发生病情恶化,应即刻施行手术。

2. **肝破裂**　手术治疗的基本要求是**彻底清创、确切止血、消除胆汁溢漏和建立通畅引流**。根据病人的全身情况、肝损伤的程度、有无腹腔内其他脏器的合并伤以及有无休克等情况决定治

疗方法。无论采用何种手术方式,外伤性肝破裂术后,均应在创面或肝周放置引流管以引流出渗出的血液和胆汁。术前和术中应做好抗休克治疗,预防多脏器功能衰竭。如有继续活动性出血,应尽早手术。

3. **胰腺损伤**　高度怀疑或诊断为胰腺损伤者,**应立即手术治疗**。手术的目的是止血、清创、控制胰腺外分泌及处理合并伤。各类胰腺手术之后,腹内均应留置引流物,因为胰瘘是胰外伤术后的常见并发症,故不仅要做到引流通畅,且不能过早拔除引流。

4. **胃十二指肠损伤**　疑胃、十二指肠破裂时应行剖腹探查,根据探查结果作出相应处理,并应附加减压手术,如置胃管、胃造口、空肠造口等,在十二指肠周围放置有效的引流物,术后禁食并给予完全胃肠道外营养(TPN),应用抗生素等治疗。

5. **小肠损伤**　**明确诊断,立即手术治疗**。方法有:肠修补术和相应肠段切除小肠端端吻合术。术后予抗感染等对症治疗。

6. **结肠及直肠损伤**　**手术是结直肠损伤的唯一治疗手段**。以前多采取分期手术。近年来随着急救措施、感染控制等条件的进步,施行一期修补或切除吻合的病例有增多趋势。对腹膜返折以下的直肠破裂,应对直肠周围间隙进行充分引流,以防感染扩散,并行乙状结肠造口术,使粪便改道直至直肠伤口愈合。

【常见护理诊断/问题】

1. 体液不足　与损伤致腹腔内出血、渗出及呕吐致体液丢失过多有关。

2. 急性疼痛　与腹部损伤、消化液刺激腹膜及手术有关。

3. 有感染的危险　与脾切除术后免疫力降低、腹膜炎等有关。

4. 焦虑/恐惧　与意外创伤的刺激、出血、内脏脱出、担心术后康复及预后等有关。

5. 潜在并发症:损伤器官再出血、腹腔脓肿、休克。

【护理目标】

1. 病人体液平衡能得到维持。

2. 病人疼痛缓解。

3. 病人体温得以控制,未出现继发感染的症状。

4. 病人焦虑/恐惧程度缓解或减轻。

5. 病人未发生损伤器官再出血、腹腔脓肿、休克等并发症,或发生时得到及时发现和处理。

【护理措施】

（一）现场急救

腹部损伤常合并多发性损伤,急救时应分清轻重缓急。首先检查呼吸情况,保持呼吸道通畅;包扎伤口,控制外出血,将伤肢妥善外固定;有休克表现者应尽快建立静脉通路,快速输液。开放性腹部损伤者,妥善处理,伴有肠管脱出者,可用消毒碗覆盖保护,勿予强行回纳。

图片:腹部损伤的现场急救

（二）非手术治疗的护理

1. 严密观察病情　每 15~30 分钟监测脉搏、呼吸、血压 1 次。观察腹部体征的变化,尤其注意腹膜刺激征的程度和范围,肝浊音界范围,移动性浊音的变化等。**有下列情况之一者,考虑有腹内脏器损伤:**①受伤后短时间内即出现明显的失血性休克表现者;②腹部持续性剧痛且进行性加重伴恶心、呕吐者;③腹部压痛、反跳痛、肌紧张明显且有加重的趋势者;④肝浊音界缩小或消失,有气腹表现者;⑤腹部出现移动性浊音者;⑥有便血、呕血或尿血者;⑦直肠指检盆腔触痛明显、波动感阳性,或指套染血者。**注意事项:**①尽量减少搬动,以免加重伤情;②诊断不明者不予注射止痛剂,以免掩盖伤情;③怀疑结肠破裂者严禁灌肠。

2. 一般护理　①病人绝对卧床休息,给予吸氧,床上使用便盆;若病情稳定,可取半卧位;②病人禁食,防止加重腹腔污染。怀疑空腔脏器破裂或腹胀明显者应进行胃肠减压。禁食期间全量补液,必要时输血,积极补充血容量,防止水、电解质及酸碱平衡失调。待肠蠕动功能恢复后,可开始进流质饮食。

3. 用药护理　遵医嘱应用广谱抗生素防治腹腔感染,注射破伤风抗毒素。必要时,进行肠外营养支持。

笔记

4. 术前准备　除常规准备外,还应包括交叉配血试验,有实质性脏器损伤时,配血量要充足;留置胃管;补充血容量,血容量严重不足的病人,在严密监测中心静脉压的前提下,可在15分钟内输入液体1000～2000ml。

5. 心理护理　主动关心病人,提供人性化服务。向病人解释腹部损伤后可能出现的并发症、相关的治疗和护理知识,缓解其焦虑和恐惧,稳定情绪,积极配合各项治疗和护理。

（三）手术治疗的护理

根据手术种类做好术后病人的护理,包括监测生命体征、观察病情变化、禁食、胃肠减压、口腔护理。遵医嘱静脉补液、应用抗生素和进行营养支持,保持腹腔引流的通畅,积极防治并发症。

（四）健康指导

对病人进行指导:①**加强安全教育**:宣传劳动保护、安全行车、遵守交通规则的知识,避免意外损伤的发生;②**普及急救知识**:在意外事故现场,能进行简单的急救或自救;③**出院指导**:适当休息,加强锻炼,增加营养,促进康复。若有腹痛、腹胀、肛门停止排气排便等不适,应及时到医院就医。

【护理评价】

通过治疗和护理,病人是否:①体液维持平衡,生命体征稳定;②腹痛缓解或减轻;③体温维持正常;④焦虑/恐惧缓解或减轻,情绪稳定,能配合各项治疗和护理;⑤未发生损伤器官再出血、腹腔脓肿、休克等并发症,或发生时得到了及时发现和处理。

（赵慧华）

思考题

1. 马先生,37岁。因车祸导致腹部损伤,伴腹部剧烈疼痛2小时急诊入院。查体:T 37.8℃,P 115次/分,R 26次/分,BP 90/60mmHg,痛苦面容,全腹肌紧张、压痛、反跳痛、肠鸣音消失。初步诊断:急性腹膜炎(消化道穿孔)。

请问:针对此病人情况,应采取哪些辅助检查?

2. 胡先生,80岁。于昨日8点无明显诱因出现腹痛,开始为脐周疼痛,于昨日下午转移至右下腹,性质钝痛。无恶心呕吐,于社区门诊输液治疗,效果欠佳。今日症状加重后急诊入院。完善相关检查后,诊断为"急性腹膜炎"。

请问:该病人目前应采取哪种治疗方法?

3. 刘先生,63岁。于28小时前提重物时不慎撞伤左下腹,当时即有明显左下腹痛,无恶心、呕吐、腹胀、头晕、头痛等不适,休息后自觉腹痛稍好转。今凌晨开始腹痛症状加剧,急诊入院。完善相关检查后拟以"急性消化道穿孔、急性腹膜炎"收入院,行手术治疗。

请问:该病人术前应采取怎样的护理措施?

思路解析

扫一扫,测一测

17章PPT

学习目标

1. 掌握胃十二指肠溃疡、胃癌病人手术前后护理措施。
2. 熟悉胃十二指肠溃疡的外科治疗适应证、并发症和胃癌的病因、分类、症状、体征及处理原则。
3. 了解胃、十二指肠的解剖生理特点。
4. 学会用胃十二指肠疾病病人的护理知识和技能对病人实施整体护理。
5. 具有对病人高度负责的态度和责任心，关心爱护病人。

第一节　胃十二指肠溃疡病人的护理

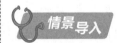

情景描述：

　　王先生,67岁。10天前出现大便带血,呈黑便,无鲜红色血。一周前出现上腹部疼痛,呈胀痛,尤以餐后痛为主,近期逐渐加重,无恶心呕吐,无反酸呃逆,无呕血,无腹胀腹泻,无发热。发病以来,病人食欲尚可,体重略有减轻。体格检查:T 36.5℃,P 63次/分,R 18次/分,BP 92/61mmHg,神志清醒,面色苍白,胃镜示胃体巨大溃疡,病理示溃疡。

　　请思考:

1. 该病人当前的主要护理问题是什么？
2. 当前应对病人采取哪些护理措施？

　　胃十二指肠溃疡(gastroduodenal ulcer)是指胃、十二指肠局限性圆形或椭圆形的全层黏膜缺损,也称**消化性溃疡**(peptic ulcer)。外科治疗的主要指征包括急性穿孔、大出血、瘢痕性幽门梗阻、药物治疗无效的顽固溃疡以及胃溃疡恶性变等情况。

　　胃十二指肠溃疡急性穿孔是胃、十二指肠溃疡病的严重并发症。起病急、病情重、变化快,需要紧急处理,若诊治不当可危及生命。胃十二指肠溃疡出血是上消化道出血中最常见的原因。溃疡大出血是指溃疡侵蚀动脉引起明显出血症状,表现为大量呕血和柏油样便,甚至发生休克前期或很快进入休克状态。胃十二指肠溃疡瘢痕性幽门梗阻是指幽门附近的溃疡瘢痕愈合后,造成胃收缩时胃内容物不能通过因此引发呕吐、营养障碍、水电解质酸碱失衡等。

1701
图片:胃十二指肠溃疡

笔记

【病因和病理】

（一）胃十二指肠溃疡急性穿孔

活动期的胃十二指肠溃疡可以逐渐加深侵蚀胃或十二指肠壁,由黏膜至肌层,穿破浆膜而形成穿孔。十二指肠溃疡穿孔多见于十二指肠球部前壁偏小弯侧;胃溃疡穿孔多发生在近幽门的胃前壁,也偏小弯侧。溃疡发生穿孔后,食物、胃酸、十二指肠液、胰液、胆汁等具有化学性刺激的胃肠内容物流入腹腔引起化学性腹膜炎。导致腹部剧烈疼痛和大量腹腔液渗出。约6~8小时后细菌开始繁殖并逐渐转变为细菌性腹膜炎。病原菌多为大肠埃希菌和链球菌。因强烈的化学刺激、细胞外液的丢失及细菌毒素吸收等因素,可导致病人休克。胃、十二指肠溃疡穿孔的发生与下列因素有关:失眠、劳累、精神过分紧张、胃内压力增高、吸烟与饮酒等。

（二）胃十二指肠溃疡大出血

溃疡基底部的血管壁被侵蚀并导致破裂出血。胃溃疡大出血好发于胃小弯,出血源自胃左、右动脉的分支或肝胃韧带内较大的血管。十二指肠溃疡大出血好发于球部后壁,出血源自胰十二指肠上动脉或胃十二指肠动脉及其分支。大出血后血容量减少、血压降低、血流变缓、血管破裂处凝血块形成等原因可使出血自行停止。但由于溃疡病灶与胃十二指肠内容物的接触以及胃肠道的不断蠕动,仍有可能再次出血。

（三）胃十二指肠溃疡瘢痕性幽门梗阻

溃疡病引起幽门梗阻的原因有痉挛性、水肿性及瘢痕性三种。前两种梗阻是暂时的、可逆的,不需要手术解除梗阻。在炎症消退、痉挛缓解后梗阻解除。瘢痕性幽门梗阻则是永久性的,则需手术方能解除梗阻。瘢痕性幽门梗阻是由溃疡愈合过程中瘢痕收缩所致。早期部分梗阻,胃排空受阻,胃蠕动增强而使胃壁肌肉代偿性肥厚,胃轻度扩大。后期,胃代偿功能减退,失去张力,胃高度扩大,蠕动消失。胃内容物滞留,促使胃泌素分泌增加及胃酸分泌亢进而致胃黏膜糜烂、充血、水肿和溃疡。胃内容物滞留,食物不能进入十二指肠,导致病人吸收不良而引起贫血、营养不良等;呕吐引起水电解质丢失,导致脱水、低氯低钾性碱中毒。

【护理评估】

（一）健康史

了解病人的年龄、性别、职业及饮食习惯等;了解病人发病过程、治疗及用药情况,特别是非甾体抗炎药如阿司匹林、吲哚美辛,以及肾上腺皮质激素、胆汁酸盐等。了解病人既往是否有溃疡病史及胃手术病史等。

（二）身体状况

1. 胃十二指肠溃疡急性穿孔

（1）症状:多数突然发生于**夜间空腹或饱食后**,表现为骤起**上腹部刀割样剧痛**,呈持续性或阵发性加重。疼痛初始位于上腹部或心窝部,迅速扩散至全腹但仍以上腹部为重。有时伴有肩部或肩胛部放射性痛。当胃内容物沿右结肠旁沟向下流注时,可出现右下腹疼痛。由于腹痛,病人可出现面色苍白、出冷汗、脉搏细速、血压下降等,常伴有恶心、呕吐。随着感染加重,病人可出现发热、脉快,甚至肠麻痹、感染性休克。

（2）体征:病人为急性痛苦面容,仰卧微屈膝、不愿移动,腹式呼吸减弱或消失,**全腹有明显的压痛、反跳痛,腹肌紧张呈"板样"强直**,以左上腹部最为明显;叩诊肝浊音界缩小或消失,可有移动性浊音;听诊,肠鸣音减弱或消失。

2. 胃十二指肠溃疡大出血

（1）症状:①**呕血、黑便**:是上消化道出血的**主要症状**,具体表现取决于出血量和出血速度。多数病人仅有黑便(出血量达50~80ml即可出现黑便)而无呕血,迅猛的出血可出现大量呕血和紫黑血便。呕血前病人常有恶心,便血前常突感有便意。排便前后可有心悸、头晕、目眩,甚至晕厥。多数病人曾有典型溃疡病史,近期常有服用阿司匹林等药物的情况。②循环系统改变:若出血缓慢,病人血压、脉搏改变不明显。若短时间内失血量超过800ml,可出现明显的休克表现:神情紧张、烦躁或淡漠、冷汗、四肢湿冷、脉搏细速、呼吸浅快、血压降低等。

（2）体征:腹部体征不明显。腹部稍胀,上腹部可有轻度深压痛,肠鸣音亢进。腹痛严重者,应注意伴发穿孔。

3. 胃十二指肠溃疡瘢痕性幽门梗阻

（1）症状：①**呕吐宿食与腹部胀痛**：是幽门梗阻的**主要表现**。早期，病人有上腹部膨胀不适、阵发性胃收缩痛，伴有嗳气、恶心与呕吐。呕吐多在下午或夜间发生，量大，1次可达1000～2000ml，呕吐物多为宿食，甚至有前1～2日所进的食物，呕吐物含有大量的黏液，但不含胆汁并有腐败酸臭味。呕吐后病人自觉腹胀明显缓解，故病人常自行诱发呕吐以缓解症状。②水、电解质及酸碱平衡失调及营养不良：病人常有少尿、消瘦、便秘、贫血等慢性消耗表现以及合并有脱水、低钾低氯性碱中毒。

（2）体征：营养不良性消瘦、皮肤干燥、弹性消失、上腹部隆起可见胃型和蠕动波，上腹部可闻及振水声。

（三）辅助检查

1. 胃十二指肠溃疡急性穿孔　①实验室检查：血常规检查可发现白细胞计数及中性粒细胞比例增加；②影像学检查：立位腹部X线检查80%病人见右膈下新月形游离气体，是协助明确诊断的重要检查；③诊断性腹腔穿刺可抽出草绿色混浊液体或含食物残渣。

2. 胃十二指肠溃疡大出血　①实验室检查：血常规检查可出现红细胞计数、血红蛋白值、血细胞比值进行性下降；②胃镜：急诊胃镜可以明确出血部位和原因，出血24小时内，胃镜检查阳性率可达80%。

3. 胃十二指肠溃疡瘢痕性幽门梗阻　①盐水负荷试验：空腹情况下置胃管，注入0.9%氯化钠溶液700ml，30分钟后经胃管回吸，若回吸液体超过350ml，提示幽门梗阻；②纤维胃镜检查：可确定梗阻及梗阻原因；③X线钡餐检查：如6小时胃内尚有1/4钡剂存留者，提示胃潴留，24小时仍有钡剂存留者可诊断瘢痕性幽门梗阻。

（四）心理-社会状况

了解病人对疾病的态度；情绪是否稳定；对疾病、检查、治疗及护理是否配合；对医院环境是否适应；对手术是否接受及程度；是否了解康复知识及掌握程度。了解家属及亲友的心理状态；家庭经济承受能力等。

（五）处理原则

1. 胃十二指肠溃疡急性穿孔

（1）非手术治疗：病情轻者，多采取非手术治疗。**主要措施**：禁食、持续胃肠减压，输液以维持水、电解质平衡并给予营养支持，全身应用抗生素控制感染，经静脉给予H2受体阻断剂或质子拮抗剂等制酸药物。若治疗6～8小时后病情仍继续加重，应立即行手术治疗。

（2）**手术治疗**：是胃十二指肠溃疡急性穿孔的主要治疗方法，根据病人情况结合手术条件选择手术方式。方法包括**单纯穿孔缝合、胃大部切除术**（图17-1）、穿孔缝合术加高选择性迷走神经切断或选择性迷走神经切断术加胃窦切除术。胃大部切除术的方式包括毕Ⅰ式（BillrothⅠ式）（图17-2）、毕Ⅱ

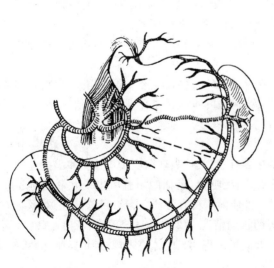

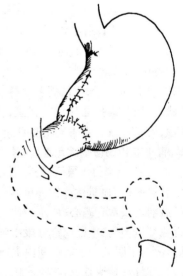

图17-1　胃大部切除范围　　　　　　　　　　图17-2　毕Ⅰ式胃大部切除术示意图

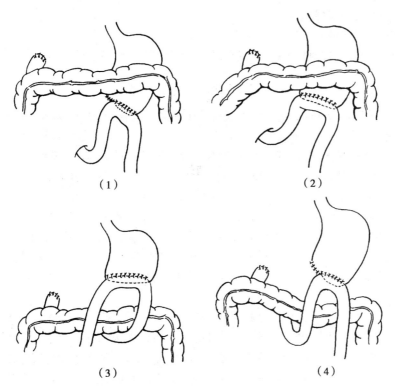

图 17-3　国内几种常用的毕Ⅱ式胃大部切除术
(1)霍氏法结肠后空肠吻合;(2)波氏法结肠后空肠吻合;(3)莫氏法结肠前空
肠吻合;(4)艾氏法结肠前空肠吻合

图片:迷走神经切断术

式(BillrothⅡ式)(图 17-3)。

2. 胃十二指肠溃疡大出血　救治原则是止血、补充血容量、防治休克和防止复发。

(1)**考虑紧急手术止血的指征**:①迅猛出血,短期内发生休克;②在 6～8 小时内输入 600～800ml 血液后,血压、脉搏及全身情况不见好转或一度好转后又迅速恶化;③近期出现过类似大出血或合并穿孔或幽门梗阻;④药物治疗过程中,发生大出血;⑤60 岁以上的老年病人伴有动脉硬化症,难以自行止血,对再出血耐受性差;⑥纤维胃镜检查发现动脉波动性出血,或溃疡底部血管显露再出血危险很大。急诊手术应争取在出血 48 小时内进行,反复止血无效,拖延时间可增加危险性。

(2)**手术方法**:①包括溃疡在内的胃大部切除术;②贯穿缝扎术;③在贯穿缝扎处理溃疡出血后,可行迷走神经干切断加胃窦切除或幽门成形术。

3. 胃十二指肠溃疡瘢痕性幽门梗阻　瘢痕性幽门梗阻是手术治疗绝对适应证。术前需要充分准备,**主要措施**:禁食、胃肠减压,以温生理盐水洗胃,直至洗出液澄清;纠正贫血与低蛋白血症,改善营养状况;维持水、电解质平衡,纠正脱水、低钾低氯性碱中毒。手术方式首选胃大部切除术,也可行迷走神经干切断术加胃窦部切除术。对于老年人、全身状况差或合并其他严重内科疾病者可行胃空肠吻合加迷走神经切断术。

【常见护理诊断/问题】

1. 急性疼痛　与胃十二指肠黏膜受侵蚀或胃肠内容物对腹膜的刺激及手术创伤有关。

2. 体液不足　与溃疡大出血、禁食、穿孔后大量腹腔渗出液、幽门梗阻病人呕吐而致水、电解质丢失等有关。

3. 营养失调:低于机体需要量　与摄入不足及消耗增加有关。

4. 焦虑/恐惧　与疾病知识缺乏、环境改变及担心手术有关。

5. 潜在并发症:出血、感染、吻合口破裂或瘘、术后梗阻、倾倒综合征等。

【护理目标】

1. 病人疼痛减轻或缓解。

2. 病人水、电解质维持平衡,未发生酸碱平衡失调。

3. 病人营养状况得到改善。

4. 病人焦虑/恐惧减轻或缓解。

5. 病人并发症得到有效预防，或得到及时发现和处理。

【护理措施】

（一）术前护理

1. 饮食护理　根据病人情况，指导病人饮食应少量多餐，给予高蛋白、高热量、富含维生素、易消化、无刺激的食物。

2. 用药护理　督促病人按时应用减少胃酸分泌、解痉及抗酸的药物，并观察药物疗效。

3. 急性穿孔病人的护理　病人立即禁食、水，胃肠减压，减少胃肠内容物继续流入腹腔；监测生命体征、腹痛、腹膜刺激征及肠鸣音等变化。若病人有休克症状，应平卧。根据医嘱及时补充液体和应用抗生素，维持水、电解质平衡和抗感染治疗；做好急症手术前的准备工作。

4. 溃疡大出血病人的护理严密观察呕血、便血情况，并判断记录出血量；监测生命体征变化，观察有无口渴、四肢发冷、尿少等循环血量不足的表现；病人应取平卧位；禁食、水；若病人过度紧张，应给予镇静剂；遵医嘱，及时输血、补液、应用止血药物，以纠正贫血和休克；同时，做好急症手术前的准备工作。

5. 幽门梗阻病人的护理　完全性梗阻病人禁食、水，不完全性梗阻者，给予无渣半流质，以减少胃内容物潴留。遵医嘱输血补液，改善营养状况，纠正低氯、低钾性碱中毒。做好术前准备，**术前 3 天，每晚用 300~500ml 温生理盐水洗胃，以减轻胃壁水肿和炎症，以利于术后吻合口愈合。**

6. 对拟行迷走神经切除术病人的护理　术前测定病人的胃酸，包括夜间 12 小时分泌量、最大分泌量及胰岛素试验分泌量，以供选择手术方法参考。

7. 心理护理　对于急性穿孔和大出血的病人，及时安慰病人，缓解紧张、恐惧情绪，解释相关的疾病和手术的知识。

（二）术后护理

1. 休息与活动　病人术后取平卧位，血压平稳后取低半卧位。卧床期间，协助病人翻身。若病人病情允许，鼓励病人早期活动，活动量因人而异。对年老体弱或病情较重者，活动量适当减少。

2. 维持体液平衡　病人禁食期间，应维持水、电解质平衡；及时应用抗生素；准确记录 24 小时出入水量，以便保证合理补液；若病人营养状况差或贫血，应补充血浆或全血，以利于吻合口和切口的愈合。

3. 饮食护理　病人**拔除胃管当日**可饮少量水或米汤；**第 2 日**进半量流质饮食，若病人无腹痛、腹胀等不适，**第 3 日**进全量流质，**第 4 日**可进半流质饮食，以稀饭为好，第 10~14 日可进软食。少进食牛奶、豆类等产气食物，忌生、冷、硬及刺激性食物。进食应少量多餐，循序渐进，**每日 5~6 餐**，逐渐减少进餐次数并增加每次进餐量，逐渐过渡为正常饮食。

4. 病情观察　监测生命体征，每 30 分钟 1 次，病情平稳后延长间隔时间。针对病人疼痛的性质，适当应用止痛药物。

5. 引流管的护理　妥善固定胃肠减压管和引流管，保持通畅，尤其是胃管应保持负压状态。观察并记录胃管和引流管引流液体的颜色、性质和量。

6. 早期并发症的观察和护理

（1）术后胃出血：术后胃管不断吸出新鲜血液，24 小时后仍不停止，则为术后出血。多行非手术疗法止血，包括禁食、应用止血药物和输新鲜血。当非手术疗法不能止血或出血量大时，应行手术止血。

（2）胃排空障碍：胃切除术后，病人出现上腹持续性饱胀、钝痛、伴呕吐含有食物和胆汁的胃液。X 线上消化道造影检查显示：残胃扩张，无张力，蠕动波少而弱，胃肠吻合口通过欠佳。多数病人经保守治疗而好转，包括禁食、胃肠减压、肠外营养，纠正低蛋白，维持水、电解质和酸碱平衡，应用促胃动力药物等。若病人经保守治疗，症状不改善，应考虑可能合并机械性梗阻。

（3）吻合口破裂或瘘：术后早期并发症，常发生于术后 1 周左右。贫血、水肿、低蛋白血症的病人更易发生。如病人出现高热、脉速、腹痛及弥漫性腹膜炎的表现，应及时通知医生。

（4）十二指肠残端破裂：是毕Ⅱ式胃切除术后早期最严重的并发症。临床表现为突发上腹部剧痛、发热、腹膜刺激征及白细胞计数增加，腹腔穿刺可有胆汁样液体。一旦诊断，应立即手术治疗。

（5）术后梗阻：包括吻合口梗阻和输入袢梗阻、输出袢梗阻，后两者见于毕Ⅱ式胃切除术后。①输入袢梗阻：有急、慢性两种类型。急性输入袢梗阻表现为上腹部剧烈疼痛、呕吐伴上腹部压痛，呕吐物量少，多不含胆汁，上腹部有时可扪及包块。急性完全性输入袢梗阻属于闭袢性肠梗阻易发生肠绞窄，病情不缓解者应行手术解除梗阻。慢性不完全性输入袢梗阻，也称"输入袢综合征"，表现为餐后半小时左右上腹胀痛或绞痛，伴大量呕吐，呕吐物为胆汁，几乎不含食物，呕吐后症状缓解。不完全性输入袢梗阻应采取保守治疗，包括：禁食、胃肠减压、营养支持等方法。若无缓解，可行手术治疗。②输出袢梗阻：病人表现为上腹部饱胀、呕吐含胆汁的胃内容物。钡餐检查可明确梗阻部位。若保守治疗无效，应行手术治疗。③吻合口梗阻：吻合口过小或吻合口的胃壁或肠壁内翻太多，或因术后吻合口炎症水肿出现暂时性梗阻。若非手术治疗无效，应行手术解除梗阻。

7. 远期并发症的观察和护理

（1）倾倒综合征：根据症状出现的早晚而分两种类型。①**早期倾倒综合征**：多于**进食后30分钟内**，病人出现心悸、心动过速、出汗、无力、面色苍白等表现，伴有恶心、呕吐、腹部绞痛、腹泻等消化道症状。多数病人经调整饮食后，症状能减轻或消失。**处理方法**：少量多餐，避免过甜、过咸、过浓流质食物，宜进食低碳水化合物、高蛋白饮食。进餐时限制饮水。**进餐后平卧10~20分钟**。饮食调整后症状不缓解，应用生长抑素治疗。手术治疗应慎重。②晚期倾倒综合征：又称低血糖综合征。病人表现为餐后2~4小时出现头晕、心慌、无力、出冷汗、脉细弱甚至晕厥，也可导致虚脱。**处理方法**：饮食调整、食物中加入果胶延缓碳水化合物吸收等措施，症状即可缓解。症状严重者，可应用生长抑素奥曲肽0.1mg皮下注射，每日3次，能改善症状。

（2）碱性反流性胃炎：病人表现为上腹或胸骨后烧灼痛、呕吐胆汁样液体及体重减轻，抑酸剂治疗无效，较顽固。一般应用胃黏膜保护剂、胃动力药及胆汁酸结合药物。症状严重者，应考虑手术治疗。

（3）溃疡复发：病人再次出现溃疡病症状、腹痛、出血等症状。可采取保守治疗，无效者可再次手术。

（4）营养性并发症：病人表现为体重减轻、营养不良、贫血等症状。病人应调节饮食，给予高蛋白、低脂饮食，补充铁剂和丰富的维生素。饮食调整结合药物治疗，营养状况可改善。

（5）残胃癌：胃十二指肠溃疡病人行胃大部切除术后5年以上，残留胃发生的原发癌，好发于**术后20~25年**。病人表现为上腹部疼痛不适、进食后饱胀、消瘦、贫血等症状，纤维胃镜可明确诊断。

（三）健康指导

1. 用药指导　遵医嘱指导病人服用药物时间、方法、剂量及药物副作用。避免服用对胃黏膜有损害性的药物，如阿司匹林、吲哚美辛、皮质类固醇等药物。

2. 饮食指导　告诉病人术后一年内胃容量受限，饮食应定时、定量，少量多餐，营养丰富，逐步过渡为正常饮食。少食腌、熏制食品，避免进食过冷、过硬、过烫、过辣及油煎炸的食物。

3. 出院指导　告知病人出院后注意休息、避免过劳，保持乐观的情绪，同时劝告病人放弃喝酒、吸烟等对身体有危害性的不良习惯。告知病人及家属有关手术后期可能出现的并发症的相关知识。

【护理评价】

通过治疗和护理，病人是否：①疼痛减轻或缓解；②体液维持平衡，生命体征平稳；③营养状况得以改善；④焦虑/恐惧减轻或缓解，情绪稳定；⑤未发生并发症，或发生时被及时发现和处理。

第二节　胃癌病人的护理

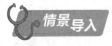

情景描述：

郭先生，65岁。1年前开始自觉体力下降，做家务时耐力降低，近半年自感有所消瘦，体重下降了3kg左右。体格检查：T 36.7℃，P 68次/分，R 17次/分，BP 92/64mmHg，神志清醒。胃镜示胃窦可见一不规则溃疡型病灶,病理示低分化腺癌。

请思考:

1. 该病人目前主要护理问题是什么?

2. 病人术前应做哪些准备?

胃癌(carcinoma of stomach)是我国最常见的恶性肿瘤之一。死亡率居恶性肿瘤第二位。胃癌多见于男性,男女发病率之比为 2∶1,好发年龄在 50 岁以上。

【病因和病理】

（一）病因

胃癌的确切病因尚未完全清楚,目前认为与下列因素有关:

1. **地域环境**　胃癌发病有明显的地域性差别。发病率最高和最低国家之间相差可达数十倍。在世界范围内,日本发病率最高,美国则很低。我国的西北部和东南沿海各省的胃癌发病率远高于南方和西南各省。生活在美国的第二、三代日本移民由于地域环境的改变,发病率逐渐降低。而俄罗斯靠近日本海地区的居民胃癌的发病率则是其中、西部的两倍之多。

2. **饮食因素**　是胃癌发生的最主要原因。途径如下:①含有致癌物:如亚硝胺类化合物、真菌毒素、多环烃类等;②含有致癌物前体:如亚硝酸盐,经体内代谢后可转变成强致癌物亚硝胺;③含有促癌物:如长期高盐饮食破坏了胃黏膜的保护层,是致癌物直接与胃黏膜接触。

3. **幽门螺杆菌感染**　幽门螺杆菌(HP)感染是引发胃癌的主要因素之一。我国胃癌高发区成人HP 感染率在 60%以上,较低发区成人 HP 感染率明显高。

4. **癌前疾病和癌前病变**　胃的癌前疾病指的是一些发生胃癌危险性明显增加的临床情况,如慢性萎缩性胃炎、胃溃疡、胃息肉、残胃等。胃的癌前病变指的是容易发生癌变的胃黏膜病理组织学变化,但其本身尚不具备恶性改变。是从良性上皮组织转变成癌过程中的交界性病理变化,如胃黏膜上皮的异型增生。

5. **遗传和基因**　遗传与分子生物学研究显示,有血缘关系的胃癌病人的亲属其胃癌发病率比对照组高 4 倍。近期资料显示胃癌与癌基因、抑癌基因、凋亡相关基因及转移相关基因等改变有关。

（二）病理

1. 大体分型

（1）早期胃癌:指病变仅限于黏膜和黏膜下层,而不论病变的范围和有无淋巴结转移。早期胃癌根据病灶形态分三型:Ⅰ型隆起型,癌灶突出于胃腔。Ⅱ型浅表型,癌灶较平坦,没有明显的隆起与凹陷;Ⅱ型还有三个亚型:Ⅱa 浅表隆起型、Ⅱb 浅表平坦型和Ⅱc 浅表凹陷型。Ⅲ型凹陷型,较深的溃疡。早期胃癌多发生于胃的中下部,贲门部较少见。

（2）进展期胃癌:指病变深度已超过黏膜下层侵入胃壁肌层,为中期胃癌;病灶达浆膜下层或超过浆膜向外浸润至邻近脏器或有转移,为晚期胃癌。中、晚期胃癌统称为进展期胃癌。国际按Borrmann 分型法分为四型:Ⅰ型(结节型):边界清楚且突入胃腔的块状肿块;Ⅱ型(溃疡局限型):边界清楚、略隆起的溃疡状癌灶;Ⅲ型(溃疡浸润型):边缘模糊不清楚的浸润性溃疡状癌灶;Ⅳ型(弥漫浸润型):癌组织沿胃壁各层全周性浸润生长而致边界不清。若全胃受累胃腔缩窄、胃壁僵硬如革囊状,称为皮革胃,此型恶性程度最高,转移较早,预后最差。

2. 组织类型　世界卫生组织(1990 年)将胃癌归类为上皮性肿瘤和类癌两种。其中前者又包括:①腺癌(包括乳头状腺癌、管状腺癌、未分化腺癌、黏液腺癌和印戒细胞癌);②腺鳞癌;③鳞状细胞癌;④未分化癌;⑤不能分类的癌。

3. 转移扩散途径　①直接浸润:是胃癌主要的扩散方式之一;②淋巴转移:是胃癌的主要转移途径;③血行转移:常发生于晚期胃癌,常见转移的器官有肝、肺、胰、骨骼等处,以肝转移最常见;④种植转移。

【护理评估】

（一）健康史

了解病人的年龄、性别、职业及饮食习惯等;了解病人发病过程、治疗及用药等情况。了解病人既往是否有溃疡病史及胃手术病史等。

（二）身体状况

1. 症状　早期胃癌多无明显症状，少数病人有类似溃疡病的上消化道症状，无特异性，故早期胃癌诊断率低。进展期胃癌最常见的临床症状是疼痛和体重减轻，病人常有明显的上消化道症状，如上腹部不适、进食后饱胀，因病情发展而上腹部疼痛加重，食欲减退、乏力、消瘦，部分病人伴恶心、呕吐。晚期胃癌病人常出现贫血、消瘦、营养不良甚至恶病质等表现。此外，因肿瘤的部位不同而有特殊表现。贲门胃底癌可有胸骨后疼痛和进行性吞咽困难；幽门附近的胃癌有幽门梗阻表现；肿瘤破坏血管后可有呕血、黑便等上消化道出血症状。

2. 体征　早期病人多无明显体征。上腹部深压痛可能是唯一值得注意的体征。晚期病人可能出现：上腹部肿块、左锁骨上淋巴结肿大、直肠指诊在直肠前凹触到肿块、腹水等。

（三）辅助检查

1. 实验室检查　血常规可有贫血表现，大便隐血试验可呈持续性阳性，胃液分析进展期胃癌病人表现为无酸或低胃酸分泌。

2. **X 线钡餐检查**　早期胃癌常需借助于气钡双重对比造影检查，主要为黏膜相异常。进展期胃癌与大体分型基本一致。即表现为肿块、溃疡或弥漫浸润 3 种影像。

3. **纤维胃镜检查**　直接观察胃黏膜病变的部位和范围，并可获取病变组织做病理学检查，为目前最可靠的诊断手段。早期胃癌可呈现一片色泽灰暗的黏膜，或局部黏膜粗糙不平呈颗粒状；进展期胃癌可表现为凹凸不平、表面污秽的肿块，或不规则的较大溃疡，常见渗血及溃烂。

图片：胃癌的纤维胃镜表现

（四）心理-社会状况

病人面对胃癌对生命的威胁、不确定的疾病预后、各种复杂而痛苦的治疗等问题所产生的心理反应，如焦虑程度，能否很好地应对；家庭经济与社会支持情况；病人对疾病及拟采取的治疗方式及术后康复锻炼知识的了解和掌握程度；亲属尤其是配偶对本病及其治疗、疾病预后的认知程度及心理承受能力。

（五）处理原则

早期胃癌无特异性症状，病人就诊率低。为提高早期胃癌诊断率，对于有胃癌家族史或既往有胃病史的人群定期检查。对于下列人群应作胃的相关检查：40 岁以上有上消化道症状而无胆道疾病者；原因不明的消化道慢性失血者；短期内体重明显减轻，食欲减退者。治疗方法以手术治疗为主的综合治疗。

1. 手术治疗　胃癌手术治疗可分为根治性手术和姑息性手术两类。

2. 其他治疗　①全身治疗：包括化疗、生物免疫治疗、中医中药治疗等；②局部治疗：包括放疗、腹腔灌注疗法、动脉介入治疗等。化疗用于根治性手术的术前、术中和术后，可延长生存期。晚期胃癌应用适量化疗，可缓解癌肿的发展速度，改善症状，有一定的近期效果。可采用全身化疗、腹腔灌注化疗、动脉介入治疗等。

【常见护理诊断/问题】

1. 疼痛　与癌症及手术创伤有关。

2. 营养失调：低于机体需要量　与摄入不足及消耗增加有关。

3. 焦虑/恐惧　与环境改变、担心手术及胃癌预后有关。

4. 潜在并发症：出血、感染、吻合口破裂或瘘、术后梗阻、倾倒综合征等。

【护理措施】

（一）术前护理

1. 改善营养　病人应少量多餐，进食高蛋白、高热量、富含维生素、易消化的食物。营养状态差的病人，术前应予以纠正，必要时静脉补充血浆或全血，以提高手术的耐受力。术前 1 日进流质饮食。

2. 术前准备　协助病人做好术前各种检查及手术前常规准备。

3. 心理护理　根据病人情况做好安慰工作，真实而巧妙地回答病人提出的问题。解释相关的疾病和手术的知识。

（二）术后护理

1. 体位与活动　病人全麻清醒后，血压平稳后取低半卧位。病人卧床期间，协助病人翻身。病情允许者,鼓励病人早期活动。

2. 饮食护理 术后暂禁食,禁食期间,遵医嘱静脉补充液体,维持水、电解质平衡并提高必要营养素;准确记录24小时出入水量,以便保证合理补液;若病人营养状况差或贫血,应补充血浆或全血。拔除胃管后由试验饮水或米汤,逐渐过渡到半量流质饮食、全量流质饮食、半流质饮食、软食至正常饮食。

3. 病情观察 监测生命体征,每30分钟1次,病情平稳后延长间隔时间。

4. 胃管与引流管的护理 保持管道通畅,妥善固定胃肠减压管和引流管,防止脱出;观察并记录胃管和引流管引流液体的颜色、性质和量。

5. 疼痛护理 根据病人疼痛情况,适当应用止痛药物。

6. 并发症的观察和护理 胃手术后主要并发症有:出血、胃排空障碍、吻合口破裂或瘘、十二指肠残端破裂和术后梗阻。

（三）健康指导

1. 知识宣教 向病人及家属讲解有关疾病康复知识,学会自我调节情绪,保持乐观态度,坚持综合治疗。

2. 饮食指导 指导病人饮食,应定时定量,少量多餐,营养丰富,逐步过渡为正常饮食。少食腌、熏制食品,避免进食过冷、过硬、过烫、过辣及油煎炸的食物。

3. 并发症预防指导 告知病人及家属有关手术后期可能出现的并发症的表现。

4. 出院指导 告知病人注意休息、避免过劳,同时劝告病人放弃喝酒、吸烟等对身体有危害性的不良习惯。向病人及家属讲解化疗的必要性和副作用。定期门诊随访,若有不适及时就诊。

(赵慧华)

思考题

1. 何女士,31岁。自述1年前出现胃部间断不适(约1个月一次),嗳气并伴有饥饿感,进食后缓解。间断自服奥美拉唑,服后症状缓解,1个月前至医院行胃镜示胃窦黏膜不规则隆起新生物,表面白苔附着,病理显示低分化腺癌。拟"胃癌"收治入院。建议手术治疗。

请问:病人术前护理应包括哪些?

2. 蓝女士,31岁,有胃十二指肠溃疡病史。昨夜晚餐后感到上腹不适,今晨2点起中上腹较痛,不伴恶心、呕血、黑便、少尿等症状,今日14点感觉疼痛加重,伴腹胀。行相关检查后,拟以"消化道穿孔"收治入院,行手术治疗。

请问:术后应如何对病人进行饮食指导?

3. 莫先生,60岁。5个月前无明显诱因出现餐后中上腹饱胀不适,伴有嗳气,无腹痛、反酸、恶心等不适。未进行规律治疗。1月前,病人体检发现癌胚抗原明显升高,行胃镜提示:胃角MT。病理提示(胃角)腺癌。为行手术治疗,以"胃恶性肿瘤"收治入院。

请问:如何对病人进行术后胃出血的观察和护理?

思路解析

扫一扫,测一测

18章 PPT

学习目标

1. 掌握急性阑尾炎、肠梗阻、结直肠癌病人的护理措施。
2. 熟悉急性阑尾炎、肠梗阻、结直肠癌病人的症状、体征、辅助检查和处理原则。
3. 了解急性阑尾炎、肠梗阻、结直肠癌的病因和病理生理。
4. 学会肠疾病病人的护理知识和技能,能运用护理程序对肠疾病病人实施整体护理。
5. 具有高度责任感,耐心、细致的工作态度,注重人文关怀。

第一节　急性阑尾炎病人的护理

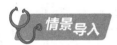

情景描述:

　　李同学,女,17 岁。10 小时前出现脐周疼痛,现疼痛发展到右下腹,伴发热、恶心、呕吐 1 次。查体:T 38.7℃,右下腹麦氏点压痛明显,肌紧张,有明显压痛及反跳痛。初步诊断为急性阑尾炎,准备行手术治疗。

　　请思考:

1. 术前应对该病人采取哪些护理措施?
2. 术后应注意观察哪些方面? 可能出现的并发症有哪些?

　　急性阑尾炎(acute appendicitis)是外科常见病,是**最多见的急腹症之一**,多发生于青壮年,男性发病率高于女性。

知识链接

阑尾的解剖特点

　　阑尾位于右髂窝部,起于盲肠根部,长约 6 ~ 8cm,是一条细长的盲管状器官,阑尾系膜短,使阑尾卷曲。当各种原因造成阑尾管腔阻塞后,内容物排出受阻。阑尾黏膜继续分泌黏液,导致腔内压力进一步上升,血运发生障碍,使阑尾炎症加剧。另外,**阑尾动脉为一终末动脉**,无侧支循环,当血运受阻时易导致阑尾缺血坏死。阑尾静脉与阑尾动脉伴行,最终回流入门静脉。当阑尾炎症时,菌栓脱落可引起门静脉炎和细菌性肝脓肿。

笔记

【病因及发病机制】

1. 阑尾管腔阻塞　是急性阑尾炎**最常见的病因**。引起阻塞的最常见原因是淋巴滤泡的明显增生,约占60%,多见于年轻人。其次是粪石阻塞,约占35%。较少见的是由异物、炎性狭窄、食物残渣、蛔虫、肿瘤等引起。

2. 细菌入侵　由于阑尾管腔阻塞,细菌繁殖,分泌内毒素和外毒素,黏膜上皮受损并形成溃疡,细菌穿透溃疡进入肌层。阑尾壁间质压力升高,动脉血流受阻,导致阑尾缺血,最终造成梗死和坏疽。致病菌多为肠道内的革兰阴性杆菌和厌氧菌。

【病理生理】

1. 急性单纯性阑尾炎　为轻型阑尾炎或病变早期。病变多局限于黏膜和黏膜下层,阑尾外观轻度肿胀,浆膜充血并失去正常光泽,表面有少量纤维素性渗出物。临床症状和体征均较轻。

2. 急性化脓性阑尾炎　由单纯性阑尾炎发展而来。阑尾肿胀明显,浆膜高度充血,表面覆以纤维素性(脓性)渗出物。阑尾周围的腹腔内有稀薄脓液,形成局限性腹膜炎,临床症状和体征较重。

3. 坏疽性及穿孔性阑尾炎　阑尾管壁坏死或部分坏死,呈暗紫色或黑色。阑尾腔内积脓,压力升高,阑尾壁血液循环障碍,穿孔部位多在阑尾根部和尖端。如未被大网膜包裹,感染继续扩散,可引起急性弥漫性腹膜炎。

4. 阑尾周围脓肿　如果急性阑尾炎化脓、坏疽或穿孔的过程进展较慢,大网膜可移至右下腹部,将阑尾包裹、粘连,形成炎性肿块或阑尾周围脓肿。

急性阑尾炎的转归有:①炎症消退;②炎症局限化;③炎症扩散。

【护理评估】

（一）健康史

了解病人既往病史,尤其注意有无急性阑尾炎发作史,了解有无与急性阑尾炎鉴别的其他脏器病变如胃十二指肠溃疡穿孔、右侧输尿管结石、胆石症、急性胰腺炎及妇产科疾病等急性腹痛。了解病人发病前是否有剧烈活动、不洁饮食等诱因。

（二）身体状况

1. 症状

（1）**腹痛**:腹痛常始于上腹,逐渐移向脐部,数小时(6～8小时)后转移并局限于右下腹。约70%～80%的病人具有这种典型的**转移性右下腹痛**的特点。部分病人发病开始即出现右下腹痛。腹痛的性质和程度依阑尾炎的不同类型而有差异:单纯性阑尾炎表现为轻度隐痛;化脓性阑尾炎呈阵发性胀痛和剧痛;坏疽性阑尾炎则表现为持续性剧烈腹痛;穿孔性阑尾炎因阑尾腔内压力骤减,腹痛可暂时减轻,但出现腹膜炎后,腹痛又会持续加剧。不同位置的阑尾炎,其腹痛部位也有区别。

（2）胃肠道症状:发病早期可有厌食,恶心、呕吐。有的病人可发生腹泻。病情发展致弥漫性腹膜炎时可引起麻痹性肠梗阻。

（3）全身表现:病变早期病人常乏力,炎症重时出现中毒症状,表现为心率加快,发热,达38℃左右。阑尾穿孔时体温可达39～40℃。若发生门静脉炎可出现寒战、高热和轻度黄疸。

2. 体征

（1）**右下腹压痛**:是急性阑尾炎最常见的**重要体征**。压痛点常位于脐与右髂前上棘连线中外1/3交界处,即麦氏(McBurney)点,也可随阑尾位置的变异而有改变,但压痛点始终在一个固定位置上。

（2）**腹膜刺激征**:包括压痛、反跳痛、腹肌紧张,是壁腹膜受炎症刺激出现的防御性反应,提示阑尾炎症加重,出现化脓、坏疽或穿孔等病理改变。

（3）右下腹包块:如体检发现右下腹饱满,扪及一压痛性包块,边界不清、固定,应考虑有阑尾周围脓肿。

（4）其他:结肠充气试验、腰大肌试验、闭孔内肌试验及肛门直肠指检等可作为辅助诊断依据。①**结肠充气试验**(Rovsing征):病人仰卧位,用右手压迫左下腹,再用左手挤压近侧结肠,结肠内气体可传至盲肠和阑尾,引起右下腹疼痛者为阳性。②**腰大肌试验**:病人左侧卧位,使右大腿后伸,引起右下腹疼痛者为阳性。说明阑尾位置靠后,位于腰大肌前方。③**闭孔内肌试验**:病人仰卧位,使右髋和右大腿屈曲然后被动向内旋转,引起右下腹疼痛者为阳性,提示阑尾靠近闭孔内肌。④直肠指检:盆腔位阑尾炎时,直肠右前方可有压痛。当阑尾穿孔时直肠前壁压痛广泛;当形成阑尾周围脓肿时,可触及痛性肿块。

3. 几种特殊类型阑尾炎

（1）**小儿急性阑尾炎**:小儿阑尾壁薄,管腔细,一旦梗阻,易发生血运障碍,引起坏疽和穿孔;小儿大网膜发育不全,不能起到保护作用,穿孔后炎症不容易局限,容易形成弥漫性腹膜炎。**临床特点**:①病情发展快且较重,表现为全腹疼痛,早期即出现高热、呕吐等症状;②右下腹体征不明显,不典型,但有局部压痛和肌紧张;③极易穿孔继发腹膜炎。

（2）**老年人急性阑尾炎**:老年人对疼痛感觉迟钝,大网膜萎缩。**临床特点**:①腹痛不强烈,体征不典型,体温和血白细胞升高不明显,即临床表现轻而病理改变重,容易延误诊断和治疗;②由于老年人动脉硬化,阑尾动脉也会发生改变,易导致阑尾缺血坏死;③老年人常伴有心血管疾病等各种器质性疾病,病情复杂。

（3）**妊娠期急性阑尾炎**:**临床特点**:①在妊娠过程中,子宫逐渐增大,盲肠和阑尾的位置也随着向右上腹移位,阑尾炎的压痛部位也随着上移;②妊娠后期子宫增大,阻碍大网膜趋近发炎的阑尾,所以阑尾穿孔后感染不易局限,常引起弥漫性腹膜炎;③炎症发展易致流产或早产,威胁胎儿和孕妇的安全。

（4）**慢性阑尾炎**:多由急性阑尾炎迁延形成。主要病理改变为阑尾壁不同程度的纤维化和慢性炎症细胞浸润。**临床特点**:①既往有急性阑尾炎发作史;②经常有右下腹疼痛和局限性固定压痛;③X线钡灌肠检查,可见阑尾不充盈或充盈不全。

（三）辅助检查

1. 实验室检查　大多数急性阑尾炎病人有血白细胞计数和中性粒细胞比例的增高。白细胞计数可高达$(10 \sim 20) \times 10^9/L$,发生核左移。尿检查一般无阳性发现,可作为与输尿管结石的鉴别依据。

2. 影像学检查　腹部X线平片可见盲肠扩张和液气平面。B超检查有时可发现肿大的阑尾或脓肿。CT检查可获得与B超检查相似的效果,可靠性更高,尤其有助于阑尾周围脓肿的诊断。但这些特殊检查只在诊断不明确时才选用。

（四）心理-社会状况

本病发病急,腹痛明显,需急诊手术治疗,病人常感突然而焦虑、不安。应了解病人的心理状态、病人和家属对疾病及治疗的认知和心理承受能力,了解其家庭的经济承受能力。

（五）处理原则

1. 手术治疗　绝大多数急性阑尾炎一经确诊,**应早期施行阑尾切除术**。如阑尾穿孔已被包裹,阑尾周围脓肿形成,病情较稳定者,应用抗生素治疗或联合中药治疗,促进脓肿吸收消退,也可在超声引导下穿刺抽脓或置管引流。如脓肿扩大,无局限趋势,定位后行手术切开引流,如阑尾暴露方便,也应切除阑尾,否则待3个月后再做阑尾切除术。

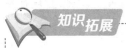

腹腔镜阑尾切除术

自1987年使用腹腔镜行胆囊切除术以来,腹腔镜手术的适应证不断增加。目前,不少地区已广泛开展腹腔镜阑尾切除术,一般用于单纯性阑尾炎、择期性阑尾炎;对阑尾炎诊断不肯定者,选用腹腔镜不仅可用于治疗,还可帮助诊断。但对于曾行下腹部手术、局部有粘连者并不适用。行腹腔镜阑尾切除术的病人除了创伤和疼痛较少之外,炎性的阑尾可自套管中取出,完全不接触伤口,使伤口感染的机会减到最低,大大缩短术后恢复时间,病人更乐于接受。

2. 非手术治疗　部分急性单纯性阑尾炎,可经非手术治疗而获痊愈。措施包括禁食、补液、有效抗生素治疗。若病情有发展趋势,应改为手术治疗。

【常见护理诊断/问题】

1. 急性疼痛　与阑尾炎症刺激、手术创伤等有关。

2. 体温过高　与感染有关。

3. 潜在并发症:腹腔脓肿、内外瘘形成、门静脉炎,术后出血、切口感染、粘连性肠梗阻等。

【护理目标】

1. 病人疼痛减轻或缓解。

2. 病人体温恢复正常。

3. 病人未发生并发症,或并发症被及时发现并有效处理。

【护理措施】

（一）术前护理

1. 病情观察　加强巡视、观察病人精神状态,定时测量体温、脉搏、血压和呼吸;观察病人的腹部症状和体征,尤其注意腹痛的变化。病人体温一般38℃左右,高热则提示阑尾穿孔;若病人腹痛加剧,出现腹膜刺激征,应及时通知医生。

2. 对症处理　观察期间病人禁食;按医嘱静脉输液、保持水电解质平衡,应用抗生素控制感染。为减轻疼痛病人可取半卧位,使腹肌松弛减轻腹壁张力。禁服泻药及灌肠,以免肠蠕动加快,增加肠内压力导致阑尾穿孔或炎症扩散。**诊断未明确之前禁用止痛剂如吗啡**等,以免掩盖病情。

3. 术前准备　急诊手术者应紧急做好嘱病人禁食、备皮、药物过敏试验、输液等准备。

4. 心理护理　在与病人和家属建立良好沟通的基础上,做好解释安慰工作,稳定病人的情绪,减轻其焦虑;向病人和家属介绍有关急性阑尾炎的知识,讲解手术的必要性和重要性,提高他们的认识,消除不必要的紧张和担忧,使之积极配合治疗和护理。

（二）术后护理

1. 一般护理

（1）**体位与活动**:病人回病房后,应根据不同麻醉,选择适当卧位。6小时后,血压、脉搏平稳者,改为半卧位,利于呼吸和引流。鼓励病人术后早期活动,促进肠蠕动恢复,防止肠粘连。老年病人术后注意保暖,经常拍背帮助排痰,预防坠积性肺炎。

（2）**饮食护理**:病人手术当日禁食,经静脉补液。待肠蠕动恢复后,逐步恢复经口饮食。通常情况下,若进食后无不适,第3～4日可进易消化的普食。少数病情重的坏疽、穿孔性阑尾炎病人,术后饮食恢复较缓慢。

（3）**病情观察**:密切监测生命体征及病情变化,遵医嘱定时测量体温、脉搏、血压及呼吸,并准确记录;加强巡视,倾听病人的主诉,观察病人腹部体征的变化,尤其注意观察有无粘连性肠梗阻、腹腔感染或脓肿等术后并发症的表现。发现异常及时通知医生,并积极配合治疗。

2. **切口和引流管的护理**　保持切口敷料清洁、干燥,及时更换被渗血、渗液污染的敷料;观察切口愈合情况,及时发现出血及切口感染的征象。对于放置腹腔引流的病人,应妥善固定引流管,防止扭曲、受压,保持通畅;经常从近端至远端方向挤压引流管,防止因血块或脓液而造成引流管的堵塞;观察并记录引流液的量、颜色、性状等。当引流液量逐渐减少、颜色逐渐变淡至浆液性,病人体温及血象正常,可考虑拔管。

3. 用药护理　遵医嘱应用有效抗生素,控制感染,防止并发症发生。

4. 并发症的预防和护理

（1）**切口感染**:是阑尾术后**最常见的并发症**。多见于化脓或穿孔性急性阑尾炎,表现为**术后2～3日体温升高,切口胀痛或跳痛**,局部红肿、压痛等,可先行试穿抽出脓液,或于波动处拆除缝线,排出脓液,放置引流,定期换药。手术中加强切口保护、彻底止血,消灭无效腔等措施可预防切口感染。

（2）**粘连性肠梗阻**:较常见的并发症,病情重者须手术治疗。术后病人早期离床活动可适当预防此并发症。

5. 心理护理　术后给予病人和家属心理上的支持,解释术后恢复过程,术后疼痛、各种治疗的意义,以及积极配合治疗和护理对康复的意义。

（三）健康指导

1. 知识宣教　对于非手术治疗的病人,应向其解释禁食的目的和重要性,教会病人自我观察腹部症状和体征变化的方法。

2. 饮食与活动指导　对于手术治疗的病人,指导病人术后饮食的种类及量,鼓励病人循序渐进,避免暴饮暴食;向病人介绍术后早期离床活动的意义,鼓励病人尽早下床活动,促进肠蠕动恢复,防止术后肠粘连。

3. 出院指导　若出现腹痛、腹胀等不适,应及时就诊。

【护理评价】

通过治疗和护理,病人是否:①疼痛减轻或消失,腹壁切口愈合良好;②体温恢复到正常范围;③未发生并发症,或发生并发症时及时发现并有效处理。

第二节　肠梗阻病人的护理

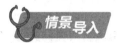

情景描述:

杨先生,30 岁,因胃溃疡穿孔行"毕Ⅰ式胃大部切除术",术后 4 日病人出现腹部胀痛,恶心,肛门停止排气、排便。查体:全腹膨隆,未见肠型,全腹压痛,以中上腹最为显著,轻度肌紧张,肠鸣音消失。T 37.8℃,P 90 次/分,BP 112/78mmHg,血常规:白细胞 12×10^9/L,中性粒细胞比例 0.86。

请思考:

1. 杨先生发生了什么情况?

2. 杨先生的主要护理问题是什么?应对杨先生采取哪些护理措施?

肠内容物不能正常运行、顺利通过肠道,称为肠梗阻(intestinal obstruction),是外科常见的急腹症。

【病因及发病机制】

（一）根据肠梗阻发生的基本原因分类

1. **机械性肠梗阻**(mechanical intestinal obstruction)　是**最常见**的类型。是由于各种原因导致的肠腔狭窄和肠内容物通过障碍。主要原因有:①肠腔内堵塞:如寄生虫、粪石、异物、结石等。②肠管外受压:如粘连带压迫、肠管扭转、嵌顿疝或受肿瘤压迫等。③肠壁病变:如肿瘤、炎症性狭窄、先天性肠道闭锁等。

2. **动力性肠梗阻**(dynamic intestinal obstruction)　是由于神经反射或毒素刺激引起肠壁肌肉功能紊乱,使肠蠕动丧失或肠管痉挛,以致肠内容物无法正常通行,但肠管本身无器质性肠腔狭窄。可分为麻痹性肠梗阻(paralytic ileus)和痉挛性肠梗阻(spastic ileus)两种类型。麻痹性肠梗阻较常见,见于急性弥漫性腹膜炎、腹部大手术、腹膜后血肿或感染等。痉挛性肠梗阻较少见,可见于肠道功能紊乱、慢性铅中毒或尿毒症。

3. **血运性肠梗阻**(vascular intestinal obstruction)　由于肠系膜血管栓塞或血栓形成,使肠管血运障碍,继而发生肠麻痹,使肠内容物不能运行。随着人口老龄化,动脉硬化等疾病增多,此类肠梗阻亦比较常见。

（二）根据肠壁有无血运障碍分类

1. **单纯性肠梗阻**　只有肠内容物通过受阻,而无肠管血运障碍。

2. **绞窄性肠梗阻**(strangulated intestinal obstruction)　指梗阻伴有肠壁血运障碍,可因肠系膜血管受压、血栓形成或栓塞等引起。

（三）其他分类

按梗阻的部位,肠梗阻可分为高位(如空肠上段)和低位(如回肠末段和结肠)两种。按梗阻的程度,可分为完全性和不完全性肠梗阻。按发展过程的快慢,分为急性和慢性肠梗阻。

上述分类在不断变化的病理过程中是可以互相转化的。

【病理生理】

各种类型肠梗阻的病理变化不全一致。

（一）肠管局部的变化

1. **肠蠕动增强**　单纯性机械性肠梗阻一旦发生,梗阻以上肠蠕动增强,以克服肠内容物通过障碍。

2. 肠腔积气、积液、扩张　液体主要来自胃肠道分泌液;气体大部分是咽下的空气,部分由血液弥散至肠腔内和肠道内容物经细菌分解或发酵产生。梗阻以上肠腔因气体和液体的积聚而扩张、膨胀。梗阻部位愈低,时间愈长,肠膨胀愈明显。梗阻以下肠管瘪陷、空虚或仅存积少量粪便。

3. 肠壁充血水肿、血运障碍　肠管膨胀,肠壁变薄,肠腔压力升高到一定程度时可使肠壁血运障碍。最初为静脉回流受阻,肠壁的毛细血管及小静脉淤血,肠壁充血、水肿、增厚、呈暗红色。由于组织缺氧,毛细血管通透性增加,肠壁上有出血点,并有血性渗出液渗入肠腔和腹腔。继而出现动脉血运受阻,血栓形成,肠壁失去活力,肠管呈紫黑色,腹腔内出现带有粪臭的渗出物。肠管最终可因缺血坏死而破溃、穿孔。

（二）全身性改变

1. 水、电解质、酸碱失衡　正常情况下胃肠道每日约有8000ml的分泌液,分泌液绝大部分被再吸收。高位肠梗阻时,由于不能进食及频繁呕吐,丢失大量胃肠道液,使水分及电解质大量丢失;低位肠梗阻时,胃肠道液体不能被吸收而潴留在肠腔内。此外,肠管过度膨胀,影响肠壁静脉回流,使肠壁水肿和血浆向肠腔和腹腔渗出。从而造成严重的缺水,血容量减少和血液浓缩,以及酸碱平衡失调。高位肠梗阻,可因丢失大量氯离子和酸性胃液而产生代谢性碱中毒。低位小肠梗阻,丧失的体液多为碱性或中性,钠、钾离子的丢失较氯离子为多,及酸性代谢物增加,可引起严重的代谢性酸中毒。

2. 感染和中毒　梗阻以上的肠腔内细菌大量繁殖,产生大量毒素。由于肠壁血运障碍、通透性增加,细菌和毒素渗入腹腔,可引起严重的腹膜炎和脓毒症。

3. 休克和多器官功能障碍　严重水、电解质紊乱、酸碱平衡失调、细菌感染、中毒等,可引起休克。肠腔高度膨胀,腹压增高,膈肌上升,影响肺内气体交换;腹痛和腹胀可使腹式呼吸减弱;同时阻碍下腔静脉血液回流,而致呼吸、循环功能障碍,最终可因多器官功能障碍、衰竭而死亡。

【护理评估】

（一）健康史

询问病史,注意病人的年龄,有无感染、饮食不当、过度劳累等诱因,尤其注意腹部疾病史、手术史、外伤史。

（二）身体状况

1. 症状

（1）腹痛:**阵发性腹部绞痛**是机械性肠梗阻的特征,由梗阻部位以上强烈肠蠕动导致,疼痛多在腹中部,也可位于梗阻所在的部位。持续性伴阵发性加剧的绞痛提示绞窄性肠梗阻或机械性肠梗阻伴感染。麻痹性肠梗阻时表现为持续性全腹胀痛或不适,无绞痛。

（2）呕吐:梗阻早期,呕吐呈反射性,吐出物为食物或胃液。此后,呕吐随梗阻部位高低而有所不同,**高位梗阻**呕吐早、频繁,呕吐物主要为胃及十二指肠内容物。**低位梗阻**呕吐迟而少,可吐出粪样物。结肠梗阻呕吐迟,以腹胀为主。绞窄性肠梗阻时呕吐物呈咖啡样或血性。

（3）腹胀:高位梗阻,腹胀不明显,但有时可见胃型。低位梗阻及麻痹性肠梗阻腹胀显著,遍及全腹,出现肠型。绞窄性肠梗阻表现为不均匀腹胀。

（4）停止肛门排便排气:见于急性完全性肠梗阻。但梗阻初期、高位梗阻、不完全性梗阻可有肛门排便排气。血便或果酱样便见于绞窄性肠梗阻、肠套叠、肠系膜血管栓塞等。

2. 体征

（1）全身表现:单纯性肠梗阻早期,病人全身情况多无明显改变。梗阻晚期或绞窄性肠梗阻病人,可有口唇干燥、眼窝内陷、皮肤弹性消失、尿少或无尿等明显缺水征,以及脉搏细速、血压下降、面色苍白、四肢发冷等全身中毒和休克征象。

（2）腹部情况:机械性肠梗阻时,腹部膨隆,可见肠型和蠕动波;麻痹性肠梗阻时,呈均匀性腹胀;肠扭转时有不均匀腹胀。单纯性肠梗阻者有轻度压痛;绞窄性肠梗阻有固定压痛和腹膜刺激征,可扪及痛性包块。绞窄性肠梗阻腹内有渗液,移动性浊音阳性。机械性肠梗阻时肠鸣音亢进,有气过水声或金属音;麻痹性肠梗阻肠鸣音减弱或消失。直肠指检:触及肿块提示肿瘤或肠套叠,指套染血提示肠套叠或绞窄。

3. 几种常见肠梗阻

（1）**粘连性肠梗阻**：最为常见，其发生率占各类肠梗阻的 40% ~ 60%，因肠管粘连成角或腹腔内粘连带压迫肠管所致。多由于腹部手术、炎症、创伤、出血、异物等引起。临床上以腹部手术后所致的粘连性肠梗阻为最多（图 18-1）。

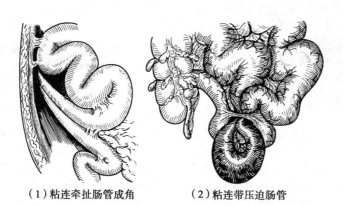

（1）粘连牵扯肠管成角　　　　（2）粘连带压迫肠管

图 18-1　粘连性肠梗阻

（2）**肠扭转**：一段肠袢沿其系膜长轴旋转所形成的闭袢型肠梗阻，称为肠扭转。常见小肠扭转（图 18-2）和乙状结肠扭转（图 18-3）。前者多见于青壮年，常有饱食后剧烈活动等诱因；后者多与老年人便秘有关，X 线钡灌肠呈"鸟嘴样"改变。

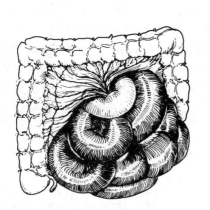

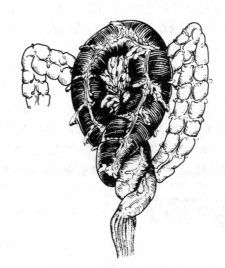

图 18-2　全小肠扭转　　　　　　　　　图 18-3　乙状结肠扭转

（3）**肠套叠**：一段肠管套入其相连的肠腔内，称为肠套叠。是小儿肠梗阻的常见病因，80% 发生于 2 岁以下的儿童，以回盲部回肠套入结肠最为常见（图 18-4），临床以腹部绞痛、腹部腊肠样肿块、果酱样血便三大症状为特征，X 线钡灌肠呈"杯口状"改变。早期空气或钡剂灌肠疗效可达 90% 以上。

（4）**蛔虫性肠梗阻**（roundworm intestinal obstruction）：指蛔虫聚集成团引起的肠道阻塞。多见于儿童，农村的发病率较高。其诱因常为发热或驱虫不当，多为单纯性不完全性肠梗阻。表现为脐周阵发性腹痛，伴呕吐，腹胀较轻，腹部柔软，扪及变形、变位的条索状包块，无明显压痛。腹部 X 线检查可见成团的蛔虫阴影（图 18-5）。

（三）辅助检查

1. **实验室检查**　单纯性肠梗阻后期，白细胞计数增加；血液浓缩后，红细胞计数增高、血细胞比容增高、尿比重增高。绞窄性肠梗阻早期即有白细胞计数增加。水、电解质紊乱及酸碱失衡时可伴 K^+、Na^+、Cl^- 及血气分析等改变。

2. **影像学检查**　在梗阻 4 ~ 6 小时后 X 线立位平片可见到梗阻近段多个气液平面及气胀肠袢，梗

231

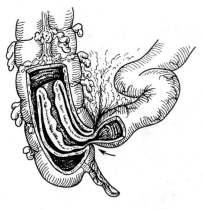

图 18-4　回盲部肠套叠

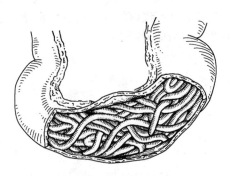

图 18-5　蛔虫性肠梗阻

阻远段肠内无气体。空肠梗阻时平片示"鱼肋骨刺"征;结肠梗阻平片示结肠袋。麻痹性梗阻时 X 线检查示小肠、结肠均扩张。腹部平片结肠和直肠内含气体提示不全性肠梗阻或完全性肠梗阻早期。疑有结肠梗阻和肠套叠时低压钡灌肠可提高确诊率。

（四）心理-社会状况

了解病人和家属有无因肠梗阻的急性发生而引起的焦虑,对疾病的了解程度,治疗费用的承受能力等。

（五）处理原则

纠正梗阻引起全身紊乱和解除梗阻。

1. **非手术治疗**　包括**禁食、胃肠减压,以及纠正水、电解质紊乱和酸碱失衡**。应用抗生素防治腹腔内感染。必要时给予输血浆、全血。对起病急伴缺水者应留置尿管观察尿量。禁用强导泻剂,禁用强镇痛剂,防止延误病情。可给予解痉剂、低压灌肠、针灸等非手术治疗措施,并密切观察病情变化。

2. **手术治疗**　①**去除病因**:如松解粘连、解除疝环压迫、扭转复位、切除病变肠管等。排尽梗阻近侧肠道内的积气积液,减少毒物吸收。②**肠段切除肠吻合术**:如肠肿瘤、炎症性狭窄或局部肠袢已坏死,则就作肠切除肠吻合术。③**短路手术**:如晚期肿瘤已浸润固定,或肠粘连成团与周围组织粘连,可作梗阻近端与远端肠袢的短路吻合术。④**肠造口或肠外置术**:如病人情况极严重,或局部病变所限,不能耐受和进行复杂手术者,可行此术式解除梗阻。

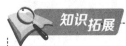

短肠综合征

短肠综合征(short bowel syndrome,SBS)是因小肠被广泛切除后,小肠吸收面积不足导致的消化、吸收功能不良的临床综合征。最常见的原因是小肠扭转、肠系膜血管栓塞或血栓形成等行肠切除所致。主要表现为早期的腹泻和后期的严重营养障碍。由于对短肠综合征代谢变化的充分认识,以及日趋成熟的营养支持和促代偿措施,本病的治疗效果较以往已大为改善。特别是一些特殊物质对小肠功能的代偿具有显著促进作用,如谷氨酰胺、生长激素及胰岛素样生长因子等,这几种药物联合应用,可以使短肠综合征病人的代偿过程缩短。但如果残留小肠太短,仅为 0 ~ 30cm,则最终难以代偿。小肠移植术被认为是短肠综合征最彻底的治疗方法,但移植术后严重的排斥反应至今尚难克服,目前还无法广泛用于临床。尽量避免过多切除小肠,是预防本综合征发生的关键。

【常见护理诊断/问题】

1. **急性疼痛**　与肠蠕动增强或手术创伤有关。
2. **体液不足**　与呕吐、禁食、肠腔及腹腔积液、胃肠减压致体液丢失过多有关。
3. **知识缺乏**:缺乏术前、术后相关配合知识。

4. 潜在并发症:肠坏死、腹腔感染、感染性休克、肠瘘。

【护理目标】

1. 病人腹痛程度减轻或消失。

2. 病人体液平衡得以维持。

3. 病人能说出相关手术配合知识和术后康复知识。

4. 病人的并发症得到有效的预防,或并发症得到及时发现和处理。

【护理措施】

（一）非手术治疗的护理

1. 一般护理　①**休息和体位**:病人卧床休息,生命体征稳定者给予半卧位,以减轻腹胀对呼吸循环系统的影响。②**禁食、胃肠减压**:病人应禁食,若梗阻缓解,肠功能恢复,可逐步进流质饮食,忌食产气的甜食和牛奶等。胃肠减压期间,观察记录胃液的性质和量。

2. 病情观察　注意观察病人意识状态、生命体征、呕吐、排气、排便、腹痛、腹胀、腹膜刺激征及肠蠕动情况,观察期间慎用或禁用止痛药,以免掩盖病情。**出现下列情况应考虑绞窄性梗阻,及时报告医生**:①病情发展迅速,早期出现休克,抗休克治疗后改善不显著。②腹痛发作急骤,起始即为持续性剧烈疼痛,或在阵发性加重之间仍有持续性疼痛。肠鸣音可不亢进。呕吐出现早、剧烈而频繁。③有明显腹膜刺激征,体温上升、脉率增快、白细胞计数增高。④腹胀不均匀,腹部局部隆起或触及有压痛的肿块(胀大的肠袢)。⑤呕吐物、胃肠减压抽出液、肛门排出物为血性,或腹腔穿刺抽出血性液体。⑥经积极的非手术治疗而症状体征无明显改善。⑦腹部 X 线见孤立、突出胀大的肠袢,不因时间而改变位置,或有假肿瘤状阴影;或肠间隙增宽,提示有腹腔积液。

3. 维持体液平衡　遵医嘱静脉输液,准确记录液体出入量,结合血清电解质和血气分析结果,合理安排输液种类和调节输液量,维持水、电解质、酸碱平衡。

4. 呕吐的护理　呕吐时嘱病人坐起或头侧向一边,以免误吸引起吸入性肺炎或窒息;及时清除口腔内呕吐物,给予漱口,保持口腔清洁,并观察记录呕吐物的颜色、性状和量。

5. 用药护理　遵医嘱应用抗生素,防治感染,减少毒素产生。应注意观察用药效果和副作用。给予解痉剂等药物治疗,解除胃肠道平滑肌痉挛,还可热敷腹部,针灸双侧足三里,缓解腹痛和腹胀。

6. 术前准备　除常规术前准备外,酌情备血。

7. 心理护理　在与病人和家属建立良好沟通的基础上,做好解释安慰工作,稳定病人的情绪,减轻其焦虑;向病人和家属介绍有关肠梗阻的知识,如需手术治疗,应认真讲解手术的必要性和重要性,提高他们的认识,消除不必要的紧张和担忧,使之积极配合治疗和护理。

（二）手术治疗的护理

1. 手术前的护理　同非手术治疗的护理。

2. 手术后的护理

（1）一般护理:①**体位**:手术后病人取平卧位,全麻病人头偏向一侧,保持呼吸道通畅。麻醉清醒生命体征平稳后取半卧位。②**禁食与胃肠减压**:术后病人仍禁食,保持胃肠减压通畅。观察和记录引流液的颜色、性状及量。③**饮食护理**:胃管拔除、肠蠕动恢复后逐步进食。先少量饮水,无不适可进食流质、半流质饮食,逐渐改为软食。原则是少量多餐,逐渐过渡。④**活动**:鼓励病人早期下床活动,促进肠蠕动恢复,防止肠粘连发生。

（2）**病情观察**:注意观察神志,每 30 ~ 60 分钟监测生命体征至平稳,准确记录 24 小时出入量。**观察有无腹胀及腹痛,肛门排气、排便、粪便性质等情况**。有腹腔引流管者,妥善固定、保持引流通畅,观察并记录腹腔引流液的性状、量,发现异常,及时报告。

（3）输液护理:禁食期间给予静脉补液,合理安排输液顺序,遵医嘱应用抗生素。

（4）并发症的观察与护理:绞窄性肠梗阻术后,若出现腹部胀痛、持续发热、白细胞计数增高、腹壁切口处红肿或腹腔引流管周围流出较多带有粪臭味的液体时,应警惕腹腔内感染、切口感染及肠瘘的可能,应及时报告医生,并协助处理。

（5）心理护理:解释术后恢复过程,安放各种引流管的意义,以及积极配合治疗和护理对康复的意义。

（三）健康指导

1. **饮食与活动指导**　少食辛辣刺激性食物,宜进高蛋白、高维生素、易消化食物,注意饮食卫生,忌暴饮暴食,忌饭后剧烈运动。

2. **保持大便通畅**　便秘者应多吃富含膳食纤维食物,腹部按摩等方法保持大便通畅。

3. **出院指导**　出院后若有腹胀、腹痛、呕吐、停止排便等不适,应及时到医院检查。

【护理评价】

通过治疗和护理,病人是否:①疼痛减轻或消失;②体液维持平衡,生命体征稳定;③能说出相关疾病和康复知识;④未发生并发症,或发生并发症时得到及时发现和处理。

第三节　结直肠癌病人的护理

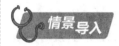

情景描述:

古女士,50岁,6个月前开始无明显诱因下不时出现粪便表面带血及黏液的现象,伴大便次数增多,每日3~4次,时有排便不尽感,但无腹痛。曾于当地医院按"慢性细菌性痢疾"治疗无效。发病以来体重下降3kg。今日前来院就诊。

请思考:

1. 古女士还应做哪些检查? 首选检查是什么?

2. 古女士主要的护理问题有哪些? 如考虑手术,怎样进行术前护理?

结肠癌(colon cancer)和直肠癌(carcinoma of rectum)是**消化道常见的恶性肿瘤**。结肠癌好发年龄41~65岁,近年来,我国尤其是大都市,发病率明显上升,且有超过直肠癌的趋势。直肠癌是乙状结肠直肠交界处至齿状线之间的恶性肿瘤,发病率仅次于胃癌,我国发病年龄以45岁左右为中位数,青年人发病率有上升趋势。

【病因及发病机制】

结、直肠癌的病因尚不清楚,可能与下列因素有关:

1. **饮食和运动**　摄入过多含动物脂肪和动物蛋白的食物,缺少新鲜蔬菜和膳食纤维的食物;缺乏适度的体力活动,导致肠蠕动功能下降,肠道菌群改变,肠道中胆酸和胆盐含量增加,以致引起或加重肠黏膜损害。

2. **遗传易感性**　遗传性结、直肠肿瘤,如家族性肠息肉病,尤其是绒毛状腺瘤。

3. **癌前病变**　有些疾病已被公认为癌前期疾病,如溃疡性结肠炎、克罗恩病、大肠腺瘤及结肠血吸虫病肉芽肿等,与结肠癌发病有较密切的关系。

【病理和分期】

（一）根据肿瘤的大体形态分为

1. **隆起型**　肿瘤向肠腔生长,恶性程度较低,转移较晚。好发于右侧结肠,尤其是盲肠。

2. **浸润型**　肿瘤向肠壁各层弥漫浸润,易致肠腔狭窄或梗阻;转移较早。好发生于左侧结肠,特别是乙状结肠。

3. **溃疡型**　肿瘤向肠壁深层生长并向四周浸润;早期可有溃疡,边缘隆起,中央凹陷;表面糜烂、易出血、感染或穿孔;转移较早,恶性程度高,是结肠癌最常见类型。

显微镜下组织学分类较常见的是:①腺癌:占结肠癌的大多数;②黏液腺癌:预后较腺癌差;③未分化癌:预后最差。

（二）扩散和转移方式

结肠癌主要转移途径是淋巴转移,首先到结肠壁和结肠旁淋巴结,再到肠系膜血管周围和肠系膜血管根部淋巴结。血行转移多见于肝,其次为肺、骨等。结肠癌也可直接浸润邻近器官和腹腔种植。

直肠癌的转移包括:①直接浸润;②**淋巴转移,是直肠癌主要的转移途径**;③血行转移;④种植转移。

文档:结直肠癌的病理分期

笔记

【护理评估】

（一）健康史

了解病人年龄、性别、饮食习惯；既往是否患过结、直肠慢性炎性疾病；结、直肠腺瘤；及手术治疗史。有无家族性结肠息肉病，家族中有无患大肠癌或其他恶性肿瘤者。

（二）身体状况

1. **结肠癌** 早期多无明显症状，随着病程的发展可出现一系列症状：①**排便习惯与粪便性状的改变**：常是**最早出现的症状**。多表现为排便次数增多、腹泻、便秘、便中带血、脓或黏液。②**腹痛**：也是早期症状之一，常为持续性的定位不清的隐痛，或为腹部不适或腹胀感，出现肠梗阻时则腹痛加重或为阵发性绞痛。③**腹部肿块**：多为肿瘤本身，也可能为梗阻近侧肠腔内的积粪。肿块大多坚硬，呈结节状，横结肠癌和乙状结肠癌的肿块可有一定活动度。若癌肿穿透肠壁并发感染，肿块固定，且有明显压痛。④**肠梗阻**：一般属结肠癌的晚期症状，多为慢性低位不完全性肠梗阻，主要表现是腹胀和便秘，腹部胀痛或阵发性绞痛。若发生完全性梗阻，症状加剧。⑤**全身症状**：因慢性失血、癌肿溃烂、感染、毒素吸收等，病人可出现贫血、消瘦、乏力、低热等。晚期可出现恶病质。

由于癌肿病理类型和部位不同，临床表现也各异。一般右侧结肠癌以全身症状、贫血、腹部肿块为主要表现；左侧结肠癌则以肠梗阻、腹泻、便秘、便血等症状为显著。

2. **直肠癌** 早期多无明显症状，易被忽视。随着病程的发展，肿瘤增大，发生溃疡或感染，才出现明显症状。①**直肠刺激症状**：频繁便意，排便习惯改变；便前肛门有下坠感、里急后重、排便不尽感；晚期有下腹痛。②**肠腔狭窄症状**：癌肿侵犯致肠腔狭窄，大便变形、变细。若肠管发生部分梗阻，可表现为腹痛、腹胀、肠鸣音亢进等不完全性肠梗阻症状。③**黏液血便**：为癌肿破溃感染症状。表现为大便表面带血及黏液，甚至脓血便。血便是直肠癌最常见的症状。④**转移症状**：癌肿侵犯前列腺、膀胱，可出现尿频、尿痛、血尿；癌肿侵及骶前神经，可发生骶尾部持续性剧烈疼痛；晚期出现肝转移时，可出现腹水、肝大、黄疸、贫血、消瘦、水肿、恶病质等。

（三）辅助检查

1. **直肠指检** 是诊断直肠癌**最重要的方法**。凡遇病人有便血、排便习惯改变、大便变形等症状，均应行直肠指检。直肠指检可了解癌肿的部位、距肛缘的距离及癌肿的大小、硬度、基底部活动度、与周围组织的关系等。

2. **实验室检查** ①大便潜血试验：结直肠癌早期可有少量出血，故大便潜血试验多阳性，可作为大规模普查或一定年龄组高危人群的初筛手段，阳性者再作进一步检查。②血清癌胚抗原（CEA）、CA19-9测定：诊断特异性不高，但对判断病人预后、疗效和复发起一定作用。

3. **影像学检查** ①X线钡剂灌肠或气钡双重对比造影检查：可观察结肠运动和显示结肠内的异常形态，是结肠癌的重要检查方法，对直肠癌的诊断意义不大，用于排除结、直肠多发癌和息肉病。②B超和CT检查：可显示腹部肿块、腹腔内肿大淋巴结及有无肝转移等。了解直肠癌盆腔内扩散情况、有无侵犯膀胱、子宫及盆壁。

4. **内镜检查** 包括直肠镜、乙状结肠镜和纤维结肠镜检查。内镜检查可在直视下取活组织作病理学检查，是诊断结、直肠癌的最有效、可靠的方法。

5. **其他检查** 低位直肠癌伴腹股沟淋巴结肿大时，应行淋巴结活检。癌肿位于直肠前壁的女性病人，应做阴道检查及双合诊检查。男性病人有泌尿系统症状时，应作膀胱镜检查。

结肠癌早期症状不明显，易被忽视。凡40岁以上有以下任一表现者应列为**高危人群**：①Ⅰ级亲属有结直肠癌史者；②有癌症史或肠道腺瘤或息肉病史者；③大便隐血试验阳性者；④以下表现中具两项以上者：黏液血便、慢性腹泻、慢性便秘及慢性阑尾炎史等。对此类高危人群应行进一步的辅助检查。直肠癌根据病史、体检、影像学和内镜检查不难确诊，准确率可达95%以上。

（四）心理-社会状况

评估病人和家属是否了解所患疾病和手术治疗的相关知识；病人和家属是否接受手术及手术可能导致的并发症；了解病人和家属的焦虑程度。家庭对病人手术及进一步治疗的经济承受能力。

（五）处理原则

以手术切除为主的综合治疗。

1. 手术治疗

（1）结肠癌根治性手术：手术方式是相应结肠切除加区域淋巴结清扫（图18-6）。

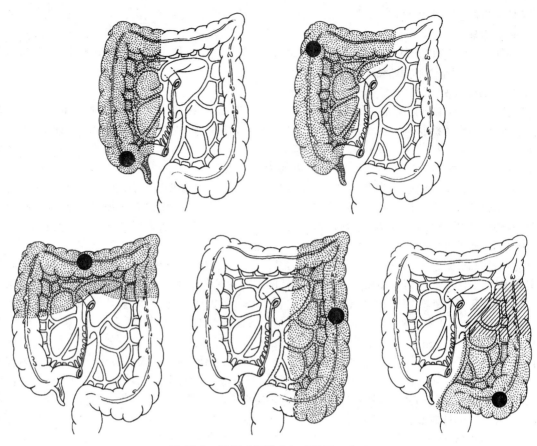

图 18-6　结肠癌根治术切除范围示意图

（2）直肠癌根治性手术：凡能切除的直肠癌，又无其他手术禁忌证，都应尽早施行直肠癌根治术。手术方式的选择根据癌肿所在部位、大小、活动度等因素综合判断，主要有：①局部切除术：适用于早期瘤体小、局限于黏膜或黏膜下层、分化程度高的直肠癌。②腹会阴联合直肠癌根治术（Miles 手术）：主要适用于腹膜返折以下，癌肿下缘距肛缘 5cm 以内的直肠癌。③经腹直肠癌切除术（直肠低位前切除术，Dixon 手术）：适用于癌肿下缘距肛缘 5cm 以上的直肠癌。④经腹直肠癌切除、近端造口、远端封闭手术（Hartmann 手术）：适用于身体状况差，不能耐受 Miles 手术或因急性肠梗阻不宜行 Dixon 手术的病人。

（3）结肠癌并发急性肠梗阻的手术：左半结肠癌发生梗阻是右半结肠的 9 倍。右半结肠癌梗阻较适合作肠切除及一期肠吻合术；若病人全身情况差，可先行切除肿瘤、肠道造瘘或短路手术；待病情稳定后，再行二期手术。分期手术常适用于左半结肠癌致完全性肠梗阻的病人。

（4）姑息性手术：晚期直肠癌病人若排便困难或发生肠梗阻，可行乙状结肠双腔造口。

2. 非手术治疗

（1）化学治疗：作为根治性手术的辅助治疗可提高结、直肠癌病人的 5 年生存率，给药途径包括区域动脉灌注、门静脉给药、静脉给药、术后腹腔留置管灌注给药等方法。

（2）放射治疗：对于部分不能手术的晚期病人，可于术前行放射治疗，再行根治性切除。术后放射治疗仅适用于晚期病人、手术未达到根治或局部复发的病人。

（3）局部治疗：用于低位直肠癌造成肠管狭窄且不能手术的病人。可采用电灼，液氮冷冻及激光烧灼等方法治疗，以改善症状。

（4）其他治疗：中医药治疗、基因治疗、靶向治疗、免疫治疗等方法。

【常见护理诊断/问题】

1. 焦虑/恐惧　与癌症、手术及担心造口影响生活、工作等有关。

2. 知识缺乏：缺乏有关手术前准备、术后自我护理知识。

3. 营养失调：低于机体需要量　与肿瘤慢性消耗、手术创伤、食欲下降有关。

4. 自我形象紊乱　与肠造口术后排便方式改变有关。

5. 潜在并发症:出血、感染、吻合口瘘、造口缺血坏死、造口狭窄及造口周围皮炎等并发症。

【护理目标】

1. 病人焦虑/恐惧缓解或减轻。

2. 病人了解术前准备、术后自我护理及康复的相关知识。

3. 病人营养状况得到改善。

4. 病人能接受造口并适应新的排便方式。

5. 病人术后未发生并发症,或并发症能得到预防或及时发现和处理。

【护理措施】

(一)术前护理

1. **一般护理**　病人术前应补充高蛋白、高热量、丰富维生素、易消化的少渣饮食。对于贫血、低蛋白血症的病人,应给予少量多次输血。对于脱水明显的病人,应注意纠正水、电解质及酸碱平衡的紊乱,以提高病人对手术的耐受力。

2. **肠道准备**　目的是避免术中污染、术后腹胀和切口感染等。

(1) **控制饮食**:①传统饮食准备:术前 3 日进少渣半流质饮食,术前 2 日起进无渣流质饮食。术前 3 日番泻叶 6g 泡茶饮用或术前 2 日口服泻剂硫酸镁 15~20g 或蓖麻油 30ml,每日上午服用。②新饮食准备:术前 3 日口服全营养制剂,每日 4~6 次,至术前 12 小时。

(2) **肠道清洁**:一般于术前 1 日进行。①**等渗性导泻**:目前临床应用较广,病人手术前 12~24 小时口服复方聚乙二醇电解质散 2000~3000ml,造成容量性腹泻,以达到清洁肠道目的。开始口服速度宜快,有排便后可适当减慢速度,全过程需 3~4 小时。②**高渗性导泻**:是传统的导泻方法,常用甘露醇、硫酸镁等。病人术前 1 日午餐后口服 20% 的甘露醇 250ml,15 分钟后在 1 小时内服完 5% 葡萄糖盐水 2500~3000ml。高渗性甘露醇可吸收肠壁水分,促进肠蠕动引起腹泻,达到清洁肠道的效果。由于甘露醇在肠道内被细菌酵解产生气体,若术中使用电刀易引起爆炸。对于年老体弱、心、肾功能不全者和肠梗阻者不宜选用导泻法。③**灌肠法**:若病人年老体弱,心、肾功能不全者,无法耐受全肠道灌洗或灌洗不充分时,可采用清洁灌肠。直肠癌肠腔狭窄者,选用适宜管径的肛管,轻柔通过肠腔狭窄部位,切忌动作粗暴。避免高压灌肠,以防癌细胞扩散。

(3) **药物使用**:口服抗生素,抑制肠道细菌,如新霉素、甲硝唑等。因控制饮食及服用肠道杀菌剂,使维生素 K 的合成及吸收减少,故病人术前应补充维生素 K。

3. **术日晨放置胃管和导尿管**　若病人有肠梗阻症状,应尽早放置胃管以减轻腹胀。术晨留置导尿管,可预防术中损伤膀胱,避免因直肠切除后膀胱后倾或骶神经损伤所致的尿潴留。

4. **阴道冲洗**　如癌肿已侵及女病人的阴道后壁,病人术前 3 日每晚应行冲洗阴道。

5. **心理护理**　护理人员应了解病人的心理状况,根据病人具体情况做好安慰解释工作,解释治疗过程,给予必要的健康指导,尤其是肠造口的病人。同时,帮助病人寻求可能的社会支持,以帮助其增强战胜疾病的信心。

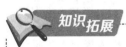

知识拓展

肠造口腹部定位

术前,医师或造口治疗师选定造口位置,做好标记。定位要求:①根据手术方式及病人生活习惯选择造口的位置;②病人自己能看清造口位置;③肠造口位于腹直肌内;④造口所在位置应避开瘢痕,皮肤凹陷、皱褶,皮肤慢性病变处,系腰带及骨突处。

(二)术后护理

1. **一般护理**　①**体位**:病情平稳者取半卧位,以利呼吸和腹腔引流。②**饮食**:病人术后禁食、胃肠减压,由静脉补充水、电解质和营养物质。术后 2~3 日肛门排气或造口开放后即可拔除胃管,饮水无不良反应后进流质饮食,1 周后改进少渣半流质饮食,2 周左右可进普食。食物应以高热量、高蛋白、丰富维生素、低渣为主。

2. **病情观察**　每半小时监测血压、脉搏、呼吸 1 次,病情平稳后延长间隔时间;观察腹部及会阴部切口敷料,若渗血较多,应估计量,做好记录,并通知医生给予处理。

3. 引流管的护理 保持腹腔及骶前引流管通畅,妥善固定,避免扭曲、受压、堵塞及脱落;观察记录引流液的颜色、性状、量;及时更换引流管周围渗湿和污染的敷料。骶前引流管一般保留 5～7 日,引流液量减少、色变淡,方考虑拔除。保持导尿管通畅,观察尿液的颜色、性状和量,拔管前先试行夹管以训练膀胱舒缩功能,防止排尿功能障碍。

4. 肠造口的护理 肠造口又称人工肛门,是近端结肠固定于腹壁外而形成的粪便排出通道。

(1) **造口观察**:观察肠黏膜颜色有无异常,有无肠段回缩、出血、坏死等现象。

(2) **正确使用造口袋**:一般于手术当日或术后 2～3 日开放造口后即佩戴造口袋。①选择一件式或两件式造口袋;②及时更换造口袋:造口袋内充满 1/3 排泄物时应更换。取下造口袋,清洁造口及周围皮肤,测量造口大小,裁剪底盘开口,粘贴底盘,戴好造口袋。

(3) **造口周围皮肤护理**:保持造口周围皮肤清洁、干燥,及时用中性皂液或 0.5% 氯己定(洗必泰)溶液清洁造口周围皮肤,再涂上氧化锌软膏;观察造口周围皮肤有无红、肿、破溃等现象。

(4) **饮食指导**:必须注意饮食卫生,防止腹泻;避免进食胀气、有刺激性气味、辛辣刺激及高膳食纤维食物。

(5) **造口并发症的观察与护理**:①**造口出血**:常发生在术后 72 小时,多为肠造口黏膜与皮肤连接处的毛细血管及小静脉出血、肠系膜小动脉未结扎或结扎线脱落所致。少量出血用棉球或纱布压迫止血;出血较多时,用 1% 肾上腺素溶液浸湿纱布压迫;大量出血时,需缝扎止血。②**造口坏死**:为最危险的并发症,常发生于术后 24～48 小时。多为造口血运不良、张力过大引起。术后密切观察造口的颜色,若出现暗红色、紫色、黑色,失去应有的光泽,均应及时告知医生予以处理。③**造口狭窄**:造口处瘢痕收缩造成,观察病人有无恶心、呕吐、腹痛、腹胀、停止排气排便等症状。若造口狭窄,应在造口处拆线愈合后,每日扩肛 1 次:示指、中指戴指套涂石蜡油,沿肠腔方向缓慢逐渐深入并停留 5～10 分钟,动作轻柔,避免暴力,以免损伤造口或肠管。

(6) **提高病人自我护理能力**:①帮助病人及家属逐渐接受造口,并参与造口护理。②鼓励病人逐渐适应造口,恢复正常生活、参加适量的运动和社交活动。③护理过程中保护病人的隐私和自尊。④指导病人做好自我护理。

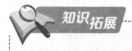

知识拓展

造口治疗师

造口治疗师(enterostomal therapist,ET)是我国国内最早培养的专科护士之一,其职责包括所有造口(肠造口、胃造口、尿路造口、气管造口等)、伤口、瘘管、血管性溃疡、压迫性溃疡、神经源性创面、大小便失禁、肠道与膀胱的功能性疾病等护理。护理工作内容有:严格遵守药物和手术治疗方案;造口手术前、后的宣教和咨询;术前造口部位的选择;提供使用特殊种类造口器具的推荐意见,并教会病人掌握使用方法;造口器材的使用与维护;出院后的护理、咨询;向病人提供可促进伤口愈合、具有皮肤保护作用的皮肤护理产品的使用建议和使用方法;复杂伤口的处理、大小便失禁的护理等。

5. 并发症的预防和护理

(1) **切口感染**:①监测体温变化及局部切口情况;②及时应用抗生素;③保持切口周围清洁、干燥,尤其会阴部切口;④会阴部切口可于术后 4～7 日用 1:5000 高锰酸钾温水坐浴,每日 2 次。

(2) **吻合口瘘**:①观察有无吻合口瘘的表现;②术后 7～10 日内不能灌肠,以免影响吻合口的愈合;③一旦发生吻合口瘘,应行盆腔持续灌洗、负压吸引,同时病人禁食、胃肠减压,给予肠外营养支持。

6. 心理护理 术后病人的心理问题主要源自肠造口,应鼓励病人正视现实,保持心情愉悦,理解肠造口的治疗价值,指导其正确进行肠造口的自我护理,适应新的生活方式,重塑自我形象,增强生活的信心与勇气,积极配合治疗,促进身心康复。

（三）健康指导

1. 知识宣教　帮助病人及家属了解结、直肠癌的癌前病变,如结直肠息肉、腺瘤、溃疡性结肠炎等;改变高脂肪、高蛋白、低膳食纤维的饮食习惯;预防和治疗血吸虫病。

2. 筛查指导　对疑有结、直肠癌或有家族史及癌前病变者,应行筛选性及诊断性检查。

3. 造口护理指导　①介绍造口护理方法和护理用品。②指导病人进行结肠灌洗,可以训练有规律的肠蠕动,养成定时排便的习惯。结肠灌洗可每日 1 次或每 2 日 1 次,时间应相对固定,将粗导尿管从造口插入灌肠,一般深度不超过 10cm,常用液状石蜡或肥皂水,但注意压力不能过大,以防肠道穿孔。③若出现造口狭窄,排便困难,及时就诊。

4. 饮食指导　病人出院后维持均衡的饮食,宜进新鲜蔬菜、水果,多饮水,避免高脂肪及辛辣、刺激性食物;肠造口病人还需避免进食富含膳食纤维的食物,如芹菜、玉米等,避免进食易致胀气的食物,如洋葱、豆类、啤酒等。

5. 活动指导　鼓励病人参加适量活动和一定社交活动,保持心情舒畅。

6. 复查指导　出院后,每 3～6 个月复查 1 次。行化疗、放疗者,定期检查血常规。

【护理评价】

通过治疗和护理,病人是否:①焦虑/恐惧缓解或减轻,情绪稳定,食欲、睡眠状况良好;②熟悉与疾病有关的知识,能主动配合治疗和护理工作;③营养状况得到改善;④能接受造口,无不良情绪反应;⑤未发生并发症,或发生时被及时发现和处理。

（钱立晶）

思考题

1. 李先生,30 岁,因转移性右下腹疼痛 1 日入院。T 37.3℃,P 90 次/分,R 20 次/分,BP 120/76mmHg。心肺无异常,右下腹压痛、反跳痛,轻度肌紧张。血常规白细胞计数 $15×10^9$/L,血红蛋白 125g/L。

请问:

（1）评估该病人时应收集哪些资料?

（2）对该病人实施哪些护理措施?

2. 黄先生,29 岁,因腹痛 2 日急诊入院,病人 2 日前无明显诱因突然出现全腹疼痛,呈阵发性绞痛,尤以下腹最明显,伴肠鸣音亢进,呕吐数次,最初为胃内容物,现呕吐物有粪臭味。发病后未进食,肛门未排气排便,尿量少。1 年前曾行"阑尾切除术"。查体:急性病容,神清,T 37.5℃,P 108 次/分,BP 100/66mmHg。腹部膨隆,偶见肠型和蠕动波,全腹压痛,以右下腹最明显,无反跳痛、肌紧张,肠鸣音亢进,可闻及气过水声。辅助检查:腹部 X 线检查可见广泛小肠胀气及多个液气平面。

请问:

（1）此病人有哪些主要的护理问题? 当前应采取哪些护理措施?

（2）对该病人应如何进行健康指导?

3. 黄女士,56 岁,因黏液血便 3 个月入院。自诉 3 个月前开始出现黏液血便,每日排便 3～5 次,伴肛门坠胀,偶感下腹胀痛,排气或排便后可缓解,体重减轻约 4kg。查体:消瘦、贫血外貌,腹稍胀、无明显压痛、未扪及包块。肛门指检:肛门口较松弛,距肛缘 3cm 处触及高低不平之硬块,肠腔狭窄,指套染有血迹。

请问:

（1）引起该病人不完全性肠梗阻的原因是什么? 有何依据?

（2）尚需进行哪些检查以明确诊断? 若需手术治疗,何种手术方式最适宜? 术前肠道准备措施有哪些?

（3）如何对病人进行出院指导?

思路解析

扫一扫,测一测

第十九章　　肛管疾病病人的护理

 学习目标

1. 掌握肛管疾病病人的护理措施。
2. 熟悉肛管疾病的症状、体征、辅助检查和处理原则。
3. 了解肛管疾病的病因和病理生理。
4. 学会肛管疾病病人的护理知识和技能，能运用护理程序对肛管疾病病人实施整体护理。
5. 具有高度责任感，耐心、细致的工作态度，注重人文关怀。

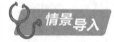 **情景导入**

情景描述：

　　张先生，35岁。4年前出现鲜血便，常见便纸上有血迹，有时有鲜血覆盖于大便表面，并伴肛门肿块脱出，平卧时可自行回纳。1个月前出现排便时及便后肛门剧痛，便后鲜血滴出，疼痛可持续数小时。

　　请思考：

1. 张先生患何种类型的痔？
2. 引起肛门剧痛的可能原因是什么？
3. 对该病人可采取哪些护理措施？

第一节　痔病人的护理

　　痔（hemorrhoids）是直肠下段黏膜下或（和）肛管皮肤下静脉丛淤血、扩张和迂曲所形成的静脉团。在肛肠疾病中发生率最高，任何年龄都可发病，但随年龄增长，发病率增高。

 知识链接

直肠肛管的解剖特点

　　直肠长约12～15cm，腹膜返折将其分为直肠上段和直肠下段。男性直肠下段的前方与膀胱底、前列腺等相邻，女性直肠下段的前方与阴道后壁相邻。直肠下端环肌增厚成为肛管内括约肌，其和肛管外括约肌的深部、邻近的部分肛提肌共同组成肛管直肠环，此环是括约肛管的重要结构，如手术不慎切断，可引起肛门失禁。

 笔记

240

直肠下端与口径较小且呈闭缩状态的肛管相接,直肠黏膜呈 8～10 个隆起的纵形皱襞,称为肛柱。肛柱基底之间有半月形皱襞,称为肛瓣。肛瓣与肛柱下端共同围成的小隐窝,称肛窦。窦口向上,肛腺开口于此。肛管与肛柱连接的部位,有三角形的乳头状隆起,称为肛乳头。肛瓣边缘和肛柱下端共同在直肠和肛管交界处形成一锯齿状的环行线,称齿状线。

齿状线是直肠与肛管的交界线,齿状线上、下的血管、神经及淋巴管来源都不同。如齿状线以上由交感神经和副交感神经支配,故直肠黏膜无疼痛感,齿状线以下的肛管受体神经支配,疼痛敏感。

【病因和病理】

病因尚未完全明确,有以下两种学说:①肛垫下移学说:肛垫位于直肠末端,由平滑肌、弹性纤维、结缔组织和静脉丛构成,起调节肛管括约肌、完善肛门闭合作用。由于反复便秘、腹压增高等因素,肛垫向远侧移位,其中的纤维间隔逐渐松弛、直至断裂;同时静脉丛淤血、扩张、融合形成痔。②静脉曲张学说:直肠静脉与肛管静脉为门静脉和下腔静脉吻合交通支;直肠上下静脉无静脉瓣,静脉丛管壁薄、位置浅,末端直肠黏膜下组织松弛。长期站立或久坐、便秘、妊娠等腹内压增高因素可致直肠静脉回流受阻,淤血、扩张而形成痔。

按痔发生部位分内痔、外痔和混合痔(图 19-1)。①内痔:最多见,位于齿状线以上,是直

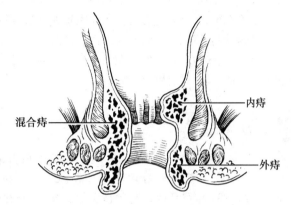

图 19-1　痔的分类

肠上静脉丛扩张、迂曲所致,表面为直肠黏膜覆盖。内痔分四度:Ⅰ 度:排便时出血,痔块不脱出肛门;Ⅱ 度:常有便血,排便时痔块脱出,排便后可自行还纳;Ⅲ 度:偶有便血,排便、久站等使痔块脱出,需用手辅助方可还纳;Ⅳ 度:偶有便血,痔块脱出不能还纳或还纳后又脱出。②外痔:位于齿状线以下,是直肠下静脉丛扩张、迂曲所致,表面为肛管皮肤覆盖。③混合痔:位于齿状线上、下,由直肠上下静脉丛相互吻合、扩张、迂曲形成,表面为直肠黏膜和肛管皮肤覆盖。内痔发展到 Ⅲ 度以上时多形成混合痔。

【护理评估】

(一)健康史

了解病人是否有肛窦炎、肛腺炎等病史,炎症易导致直肠下部黏膜下静脉丛周围炎,静脉失去弹性而扩张。是否有长期饮酒、好食辛辣等刺激性食物等生活习惯,导致直肠下部黏膜下静脉丛扩张。是否有长期导致腹内压增高的病史或职业史,如长期的站立、久坐或便秘、前列腺增生、腹水、妊娠和盆腔肿瘤等,导致直肠静脉丛血流障碍。

(二)身体状况

1. 便血　无痛性间歇性便血,是内痔或混合痔早期常见的症状;多因粪块擦破痔块表面黏膜引起。轻者大便带鲜血或便后滴血,出血量少;严重者呈喷射状出血,可自行停止。便秘、饮酒及刺激性食物可诱发出血。长期出血可导致贫血。

2. 痔块脱出　Ⅱ、Ⅲ、Ⅳ度内痔和混合痔可出现痔块脱出。轻者排便时出现、便后自行还纳,并逐渐加重;严重者,咳嗽、活动等腹压增加时可引起脱出,需用手辅助还纳,较大痔块不能还纳时可发生嵌顿,引起水肿、淤血甚至坏死。

3. 疼痛　单纯性内痔无疼痛。当内痔或混合痔合并血栓形成、嵌顿、感染时可出现疼痛;外痔血栓形成时,疼痛剧烈。排便、咳嗽等使疼痛加重。

4. 瘙痒　外痔或内痔脱出时常有黏液分泌物溢出,刺激肛门周围皮肤引起瘙痒或湿疹。

(三)辅助检查

肛门直肠检查可以明确诊断。肛门镜检查可了解内痔、混合痔痔块情况。对有痔块脱出者,蹲位

组图:痔

或排便后可观察到痔块大小、数目及部位。血栓性外痔表现为肛周红色或暗红色硬结,压痛明显。

（四）心理-社会状况

便血和痔块脱出,加上肛门瘙痒,病情反复发作,给病人生活和工作带来痛苦和不适而产生焦虑的心理。

（五）处理原则

非手术治疗效果良好,主要采用注射和胶圈套扎疗法;手术只限于非手术治疗失败者。

1. **非手术治疗** ①**一般治疗:适应于痔的初期和无症状痔。主要措施:**改变不良排便习惯,保持大便通畅;坐浴;肛管内纳入含有消炎止痛的油膏或有润滑、收敛作用的栓剂;血栓性外痔可先局部热敷,再外敷消炎止痛剂,若疼痛缓解可不手术;嵌顿性痔初期,清洗后用手轻轻将脱出痔块还纳,阻止再脱出。②**注射疗法:适应于Ⅰ、Ⅱ度内痔**,效果较好。将硬化剂注射于痔基底部的黏膜下层,产生无菌性炎症反应,组织纤维化使痔块萎缩。③**红外线凝固疗法:适应于Ⅰ、Ⅱ度内痔。**通过红外线照射,使痔块发生纤维增生,硬化萎缩。④**胶圈套扎疗法:适应于Ⅰ、Ⅱ、Ⅲ度内痔。**将特制的胶圈套入到内痔的根部,利用胶圈的弹性阻断痔的血运,使其缺血、坏死、脱落而愈合。

2. **手术疗法** ①**单纯性痔切除术:**主要适用于Ⅱ、Ⅲ度内痔和混合痔。②**痔环形切除术:**适应于**严重的环形痔**。③血栓性外痔剥离术。

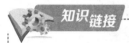

吻合器痔上黏膜环行切除术

吻合器痔上黏膜环行切除术(procedure for prolapse and hemorrhoids,PPH)由意大利学者Longon 在 1997 年罗马世界大会上首先提出,并于 1998 年正式撰文报道。该术式是目前治疗Ⅲ、Ⅳ度内痔、环形痔和部分Ⅱ度大出血痔的主要方法。此外,非手术疗法治疗失败的Ⅱ度内痔和直肠黏膜脱垂也可采用。主要方法是在齿状线上方 2cm 以上通过吻合器环行切除直肠黏膜 2～3cm,使下移的肛垫上移固定,与传统手术比较具有疼痛轻微、手术时间短、病人恢复快等优点。其术后常见并发症有尿潴留、出血、吻合口狭窄等。术后应嘱病人尽早自行排尿、术后 1 个月内避免剧烈活动、调整饮食保持大便通畅等。

【常见护理诊断/问题】

1. **急性疼痛** 与血栓性外痔、痔核嵌顿、坏死有关。
2. **便秘** 与排便出血、惧怕排便、不良排便习惯有关。
3. **知识缺乏:**缺少痔的治疗护理和术后预防复发的康复知识。
4. **潜在并发症:**贫血、尿潴留、术后出血、切口感染、肛门狭窄等。

【护理措施】

（一）直肠肛管检查配合与护理

1. **直肠肛管检查** 包括**直肠指检和内镜检查**,应在专门的检查室中进行,必要时用屏风遮挡。检查前向病人说明检查的目的和注意事项,嘱病人排空粪便或灌肠;根据病人的年龄、体质和检查要求,选择恰当体位;准备好检查用品,包括指检手套、肛门镜、直肠镜、石蜡油、照明光源及手纸等;检查时嘱病人放松肌肉,慢慢做深呼吸;协助检查者传递器械物品,对好光源;检查结束后将各种用物整理归原位。肛门狭窄、肛周急性感染、肛裂及妇女月经期禁忌内镜检查。

2. **直肠肛管检查的体位** ①**左侧卧位:**左下肢髋膝微屈,右下肢髋膝屈曲各约90°,此体位系肛肠科检查及手术治疗时最常用的体位。②**膝胸位:**病人屈膝俯卧跪于检查床,两肘屈曲着床,头伏于枕头,适用于较短时间的检查。③**截石位:**肛门直肠手术的常用体位。④**蹲位:**病人下蹲,用力增强腹压,适用于检查内痔脱出或直肠脱垂。⑤**弯腰前俯位:**双下肢稍分开站立,身体前倾,双手扶于支撑物上,肛门视诊的最常用体位(图 19-2)。

3. 直肠肛管检查的记录 发现直肠肛管内的病变时,应先写何种体位,再用钟表定位法记录病变的部位。如检查时取膝胸位,则以肛门后正中点处为 12 点,前方为 6 点;截石位时定位点与此相反

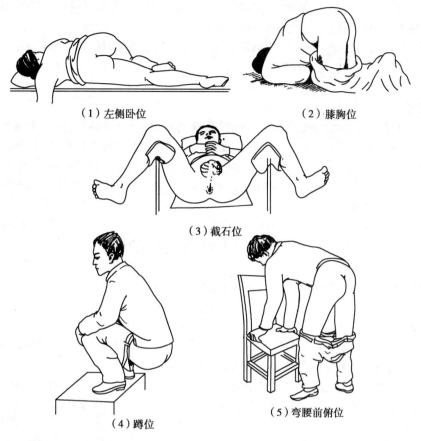

（1）左侧卧位　　　　　（2）膝胸位

（3）截石位

（4）蹲位　　　　　（5）弯腰前俯位

图 19-2　直肠肛管检查体位

（图 19-3）。内痔好发部位是截石位 3、7、11 点。

（二）非手术治疗的护理

1. 饮食护理　增加饮水，多进食新鲜蔬菜、水果、富含膳食纤维的食物。忌食辛辣刺激性食物、忌酒。

2. 保持大便通畅　养成良好排便习惯，防止便秘。便秘者服用缓泻剂。

3. 观察病人便血情况　观察排便时有无出血，出血量、颜色、便血持续时间。长期出血可出现贫血，注意防止病人在排便或沐浴时晕倒受伤。

4. 缓解疼痛　肛管内纳入消炎止痛栓；肛门部位给予热敷。

5. **坐浴**　每次排便后用温水、1：5000 高锰酸钾溶液或中药制剂坐浴，可松弛肛门括约肌，改善局部血液循环，缓解疼痛；清洁溃疡面或创面，减少污染，促进创面愈合。

图 19-3　肛门检查的时钟定位法（截石位）

6. 痔块脱出的护理　痔块脱出者应用温水洗净，涂润滑油后用手轻轻将其还纳入肛管，阻止其脱出。

（三）手术治疗的护理

1. 术前肠道准备　术前 1 日半流质饮食，可给予缓泻剂，必要时清洁灌肠。

2. 术后护理

（1）排便护理：术后保持大便通畅，术后 2～3 日内服阿片酊减少肠蠕动，术后 3 日内尽量不排大便，以保持手术切口清洁并良好愈合。若术后便秘，可口服石蜡油助通便。

（2）疼痛护理：肛管手术后常因括约肌痉挛、肛管内填塞过多敷料、排便时粪便对伤口的刺激而引起剧烈疼痛，适当给予止痛剂，必要时可减少敷料等。

（3）并发症的观察和护理：①尿潴留：因术后肛门疼痛，反射性引起膀胱括约肌痉挛；麻醉抑制作用使膀胱逼尿肌松弛，易发生急性尿潴留。通过诱导、针灸等促进排尿，必要时行导尿处理。②术后出血:由于术中止血不彻底、用力排便等导致伤口出血,通常术后 7 日内粪便表面会有少量鲜血。如病人出现恶心、呕吐、心慌、出冷汗、面色苍白等,并伴有肛门坠胀感和急迫排便感进行性加重,敷料渗血较多时,需报告医生及时处理。③切口感染:直肠肛管部位易受粪便、尿液等污染,术后易发生切口感染。保持肛门周围皮肤清洁,每次排便后应先清洗、坐浴,再换药。④肛门狭窄:多为术后瘢痕挛缩所致,若出现排便困难、大便变细者,术后 5~10 日内可行扩肛。

(四)健康指导

指导病人:①避免久站或久坐。②多饮水,多食蔬菜水果,少吃辛辣食物,不饮酒。如有便秘者,服用适量植物油或蜂蜜,促进肠蠕动,防止便秘发生。③每日晨起或晚上睡前做 10 分钟腹部按摩,即用手掌轻柔自右下→右上→左上→左下反复按摩腹壁。④养成良好排便习惯;保持肛门卫生,建议使用柔软、白色、无气味手纸,避免在肛门周围使用肥皂或用毛巾用力擦洗。⑤肛门括约肌松弛者,鼓励病人进行肛门括约肌收缩舒张运动。

第二节 肛裂病人的护理

肛裂(anal fissure)是齿状线以下肛管皮肤层裂伤后形成的小溃疡。多见于青中年人,好发于肛管后正中线。

【病因和病理】

肛裂的病因尚未清楚,可能与多种因素有关。长期便秘、粪便干结,排便时机械性创伤是肛裂形成的直接原因。肛管外括约肌浅部在肛管后方形成的肛尾韧带伸缩性差、较为坚硬;肛管与直肠成角相接,用力排便时,肛管后壁承受压力最大,故后正中线易被撕裂。

急性肛裂边缘整齐,底浅、呈红色有弹性。慢性肛裂因反复创伤、感染,底深边缘不整齐;基底及边缘纤维化,质硬,肉芽呈灰白色。裂口上端的肛门瓣和肛乳头水肿,形成肥大乳头;下端肛门缘皮肤炎性反应、水肿,形成袋状皮垂突出于肛门外,形似外痔,称"前哨痔"(图 19-4)。**肛裂、前哨痔、肛乳头肥大**常同时存在,称肛裂**"三联症"**。

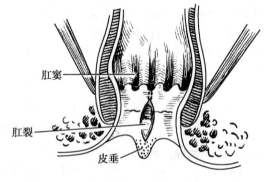

图 19-4 肛裂

【护理评估】

(一)健康史

询问病人是否有长期便秘史;排便时疼痛、便血的病史;询问病人的饮食习惯:是否酗酒,喜食辛辣的食物。

(二)身体状况

典型临床表现为疼痛、便秘和出血。

1. **疼痛** 为主要症状。**排便时**肛管裂伤或溃疡面被撑开、粪块刺激神经末梢,立刻感肛管烧灼样或刀割样疼痛,称为**排便时疼痛**;便后数分钟可缓解,称为**间歇期**;随后因肛门括约肌痉挛再次出现剧痛,可持续半小时至数小时,称为**括约肌挛缩痛**;直至括约肌疲劳、松弛,疼痛缓解,以上称为**肛裂疼痛周期**。当再次排便时又发生疼痛。

2. **便秘** 肛裂形成后病人因惧怕疼痛不愿排便引起或加重便秘;便秘又加重肛裂,形成恶性循环。

3. **出血** 排便时肛管裂伤,创面出血,可见粪便表面带有鲜血或滴血,但大量出血少见。

(三)心理-社会状况

由于疼痛、便血,给病人带来痛苦和不适,而产生焦虑心理。

(四)处理原则

直肠指诊或肛门镜检查常引起疼痛,应慎用或在局麻下进行。

1. 非手术治疗　①保持大便通畅;②便后坐浴;③扩肛疗法:局部麻醉下,先用示指缓慢、均衡地扩张肛门括约肌,逐渐伸入中指,持续扩张 5 分钟,可解除括约肌痉挛,促进溃疡愈合。

2. 手术疗法　适用于非手术治疗无效,经久不愈的陈旧性肛裂,治愈率高,但有导致肛门失禁的可能。手术方式有肛裂切除术和肛管内括约肌切断术。

【常见护理诊断/问题】

1. 疼痛　与肛管裂伤及感染有关。

2. 便秘　与肛门疼痛惧怕排便有关。

3. 潜在并发症:出血、感染、肛门失禁等。

【护理措施】

（一）非手术治疗的护理

1. **保持大便通畅**　同痔病人的护理。

2. **坐浴**　同痔病人的护理。

3. 疼痛护理　遵医嘱适当应用止痛剂,如肌内注射吗啡、消炎痛栓纳肛等。

（二）手术治疗的护理

1. 术前肠道准备　术前 3 日少渣饮食,术前 1 日流质饮食,术前日晚灌肠。

2. 术后观察　有无出血、血肿、脓肿、尿潴留和肛门失禁等并发症发生,如有及时报告医师,并协助处理。

3. 疼痛护理　同痔病人的护理。

（三）健康指导

保持大便通畅,鼓励病人有便意时及时排便。术后为防止肛门狭窄或大便变细,于手术后 5～10 日内可行扩肛治疗。肛门括约肌松弛者,手术 3 日后作肛门收缩舒张运动。肛门失禁者早期行物理治疗,严重者需再次手术治疗。出院后发现异常应及时就诊检查。

第三节　直肠肛管周围脓肿病人的护理

直肠肛管周围脓肿(perianorectal abscess)是指直肠肛管周围软组织或其周围间隙发生的急性化脓性感染,并形成脓肿。多见于青壮年。

【病因和病理】

主要由肛腺感染引起,也可由肛周皮肤感染、损伤、内痔、药物注射等引起。肛腺开口于肛窦,肛窦开口向上,腹泻、便秘时易引起肛窦炎,感染沿肛腺体的管状分支或联合纵肌纤维向上、下、外三处扩散到周围间隙引起感染。由于直肠肛管周围间隙为疏松的脂肪结缔组织,感染极易蔓延、扩散,形成不同部位的脓肿(图 19-5)。

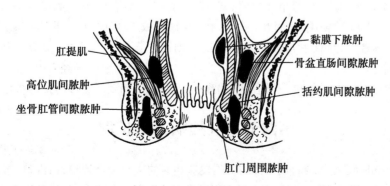

图 19-5　直肠肛管周围脓肿的位置

【护理评估】

（一）健康史

询问病人有无肛门瘙痒、刺痛、分泌物等肛窦炎、肛腺炎的临床表现,了解病人有无肛周软组织感染、损伤、内痔、肛裂、药物注射等病史。

（二）身体状况

不同部位的脓肿,症状和体征各具有不同特点。

1. **肛门周围脓肿**　最常见,主要症状为**肛周持续性跳动性疼痛**,排便、咳嗽、受压时加重;行动不便,坐卧不安;全身感染症状不明显。初起时肛周皮肤红肿、发硬,压痛明显,边界不清;脓肿形成后出现波动感,穿刺可抽出脓液。

2. **坐骨肛管间隙脓肿（坐骨肛门窝脓肿）**　较常见,多由肛腺感染经外括约肌向外扩散形成。由于其间隙较大,形成的脓肿亦较大而深,量可达60～90ml。发病时患侧肛周持续性胀痛,逐渐加重,继之为持续性跳痛,排便、行走时疼痛加重,可有排尿困难和里急后重,全身感染中毒症状明显。早期局部症状不明显,后期出现患侧肛周红肿,双臀部不对称;局部触诊或肛门指诊患侧有深压痛,局限性隆起;脓肿形成后有波动感,并向下穿出形成肛瘘。

3. **骨盆直肠间隙脓肿（骨盆直肠窝脓肿）**　较少见,多由肛腺感染或坐骨肛管间隙脓肿向上穿破肛提肌引起;也可由直肠炎、直肠溃疡、外伤引起。因其位置较深,间隙较大,引起全身感染症状较重,早期即有明显全身中毒症状,如发热、寒战等;局部症状不明显,可表现为直肠坠胀感,便意不尽,排便不适,常伴排尿困难。会阴部检查:肛周多无异常,直肠指诊可在直肠上部触及隆起肿块,明显压痛。脓肿形成后有波动感,穿刺可抽出脓液。

（三）心理-社会状况

肛周疼痛使病人产生焦虑的心理,甚至精神萎靡。

（四）处理原则

1. **非手术治疗**　包括:①抗感染治疗;②坐浴;③局部理疗;④保持大便通畅,减轻排便时疼痛。
2. **手术治疗**　为主要方法,脓肿形成后及早切开引流。

【常见护理诊断/问题】

1. **急性疼痛**　与肛周炎症及手术有关。
2. **体温过高**　与感染毒素吸收有关。
3. **潜在并发症**:肛门狭窄、肛瘘。

【护理措施】

1. **体位**　协助病人采取舒适体位,急性炎症期应卧床休息。
2. **控制感染**　应用抗生素控制感染。
3. **保持大便通畅**　同痔病人的护理。
4. **高热护理**　高热病人给予物理降温处理,嘱病人增加饮水。
5. **肛周护理**　肛周疼痛、红肿进行性加重,表明感染未能得到有效控制,应调整抗生素。有脓肿形成时,及时切开引流。切开引流早期分泌物较多,应定时观察敷料有无渗湿,一旦渗湿应及时更换敷料。放置引流管者应观察引流液性质、量,可予以甲硝唑或中成药定时冲洗脓腔。后期创面表浅可定时坐浴使其自然愈合,**排便后应先坐浴再换药**。创面愈合应由内向外,避免皮肤过早愈合形成肛瘘。
6. **健康指导**　保持大便通畅,防止便秘;出现肛门不适、疼痛及时就诊。

第四节　肛瘘病人的护理

肛瘘(anal fistula)是肛管或直肠下部与肛周皮肤相通的肉芽肿性管道,由内口、瘘管、外口三部分组成。其内口常位于肛窦,多为一个;外口在肛周皮肤上,可为一个或多个,经久不愈或间歇性反复发作。多见于青壮年男性。

【病因和病理】

肛瘘多为直肠肛管周围脓肿的后遗症。脓肿自行溃破或经切开引流后形成外口,位于肛周皮肤上。由于外口皮肤生长较快,脓肿常假性愈合。原发灶为内口,脓腔逐渐缩小,脓腔周围肉芽组织和纤维组织增生形成管道。粪便经内口进入，由于瘘管迂曲、引流不畅，导致脓肿反复发作，脓肿自行溃破或切开引流形成多个瘘管和外口，成为复杂性肛瘘。瘘管由反应性致密纤维组织包绕，近管腔处为炎性肉芽组织，后期腔内可上皮化。

　　肛瘘的分类，按瘘管位置高低分为：①低位肛瘘：瘘管位于外括约肌深部以下。②高位肛瘘：瘘管位于外括约肌深部以上。按瘘管多少分为：①单纯性瘘：仅有一个内口、一个外口和一个瘘管。②复杂性瘘：一个内口，多个外口和瘘管（图19-6）。按肛瘘外口所在位置分为：①外瘘：肛瘘外口在肛门周围皮肤上。②内瘘：肛瘘内口和外口均在直肠肛管内。

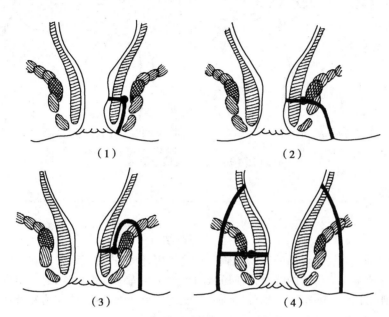

图19-6　肛瘘的四种解剖类型
（1）肛管括约肌间型；（2）经肛管括约肌型；（3）肛管括约肌上型；（4）肛管括约肌外型

【护理评估】

（一）健康史

　　多与直肠肛管周围脓肿的发病和治疗过程有关，应仔细询问相关的病史，了解有无肛周组织损伤及感染情况。

（二）身体状况

　　1. 症状　主要症状是反复自外口溢出少量脓性、血性、黏液性分泌物，污染内裤；分泌物刺激肛周皮肤引起潮湿、瘙痒，有时形成湿疹。高位肛瘘可有粪便或气体从外口溢出。当外口阻塞或假性愈合时，瘘管中脓肿形成，有明显疼痛或可伴有发热、寒战、乏力等全身感染症状，脓肿自行溃破或切开引流后症状缓解。

　　2. 体征　肛周皮肤可见单个或多个外口，呈红色乳头状或肉芽组织突起，压之有少量脓液或脓血性分泌物排出。若瘘管位置较浅，可在皮下触及自外口通向肛管的条索状瘘管。直肠指检时内口处轻压痛，可触及硬结样内口及条索状瘘管。

（三）辅助检查

　　1. 肛门镜检查　有时可发现内口。自外口注入亚甲蓝溶液，肛门镜下可见蓝色液溢入；观察填入肛管及直肠下段白色纱布条兰染部位可判断内口位置。

　　2. X线检查　经外口注入碘油行瘘管造影，可以明确瘘管走向。

（四）心理-社会状况

　　瘘口排出脓液、粪水和气体，加上肛周瘙痒需要搔抓，病人不愿走进人群，担心个人形象受到破坏。病情反复，使病人灰心失望。

（五）处理原则

肛瘘不能自愈,只有手术切开或切除;术中尽可能减少肛门括约肌损伤,以防肛门失禁。手术方式:①肛瘘切开术;②肛瘘切除术;③挂线疗法(图19-7)。

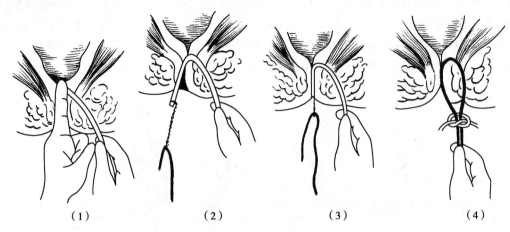

（1）　　　　（2）　　　　（3）　　　　（4）

图19-7　肛瘘挂线疗法

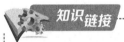

挂　线　疗　法

是利用橡皮筋或有腐蚀作用的药线机械性压迫作用,使结扎的组织发生血运障碍坏死,缓慢切开肛瘘。由于炎症反应引起的纤维化使切断的括约肌与周围组织粘连,逐渐愈合,可避免肛门失禁。适用于距肛门3～5cm内,有内外口的低位或高位单纯性肛瘘,或作为复杂性肛瘘切开、切除的辅助治疗。挂线同时也能引流瘘管,排出瘘管内的脓液。

【常见护理诊断/问题】

1. 疼痛　与感染有关。

2. 皮肤完整性受损　与肛周皮肤瘙痒、破溃有关。

3. 潜在并发症:伤口感染、肛门失禁、肛门狭窄。

【护理措施】

1. 保持大便通畅并做好术前肠道准备　同痔病人的护理。

2. 防治感染　急性炎症期、术后早期应用抗生素。

3. **坐浴**　术后第2日起,每日早晚及便后用1:5000高锰酸钾温水坐浴,即可缓解局部疼痛,又有利于局部炎症消散、吸收。

4. 病情观察　术后由于创面容易渗血或结扎线脱落造成出血,注意观察敷料渗湿及出血情况。每5～7日检查1次挂线的松紧度,如有松弛时应进行收紧,直至挂线脱落。观察创面肉芽生长是否健康,伤口能否如期愈合。术后疼痛者适当应用止痛剂。

5. 尿潴留的处理　同痔病人的护理。

6. **肛门失禁的观察和护理**　手术中如切断肛管直肠环,将造成肛门失禁,肛门失禁后粪便自行外溢,粪便及分泌物刺激肛周引起局部皮肤潮湿、糜烂。一旦发生,应保持肛周皮肤清洁、干燥,局部涂氧化锌软膏保护,勤换内裤。轻度失禁者,手术3日后作肛门收缩舒张运动;严重失禁者,行肛门成形术。

7. 健康指导　保持会阴部清洁,经常更换内裤。术后观察排便有无变细、肛门失禁,发现异常及时就诊。

（钱立晶）

思考题

1. 程先生,60 岁,平时有便秘习惯,喜吃辛辣食物,近 3 个月自感肛门部坠胀不适伴疼痛,大便表面带血。行内痔切除术后 6 小时出现肛门疼痛、大汗、尿潴留。

请问:

（1）病人出现肛门疼痛、尿潴留的原因是什么？如何处理？

（2）对该病人的出院健康指导应包括哪些内容？

2. 刘先生,39 岁,肛周疼痛 5 日,加重 2 日。病人 5 日前开始,肛门右侧部疼痛,排便时明显,近 2 日来加重,为持续性跳痛,行动不便,坐卧不安。查体:T 37.2℃,发育、营养良好,心肺腹未见异常。肛门直肠检查:肛门右侧边缘皮肤红肿,范围约 6cm,触之稍热,可触及硬结和压痛,中心部位似有波动感。

请问:

（1）该病人有哪些主要的护理问题？

（2）当前的主要护理措施有哪些？

思路解析

扫一扫,测一测

第二十章　肝胆疾病病人的护理

学习目标

1. 掌握原发性肝癌、门静脉高压、胆道疾病病人的护理措施。
2. 熟悉原发性肝癌、门静脉高压、胆道疾病的症状、体征、辅助检查和处理原则。
3. 了解原发性肝癌、门静脉高压、胆道疾病的病因和病理生理。
4. 能熟练运用原发性肝癌、门静脉高压、胆道疾病的护理知识和技能对病人实施整体护理。
5. 在护理工作中,具有为病人健康服务的意识,具备严谨求实的工作态度,对病人有爱心、细心、耐心与责任心。

第一节　原发性肝癌病人的护理

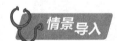情景导入

情景描述:

石先生,60岁。原有肝炎病史15年,近半个月来时常感觉肝区胀痛,以"腹痛待查"收住院治疗,住院治疗期间突然出现腹部剧痛,查体:腹肌紧张,腹部有压痛及反跳痛。

请思考:

1. 石先生可能发生了什么情况? 应进行何种检查可以协助诊断?

2. 石先生的首要护理诊断是什么? 应采取哪些护理措施?

原发性肝癌(primary liver cancer)是目前我国第四位的常见恶性肿瘤及第三位的肿瘤致死病因。高发于东南沿海地区,40~50岁男性较为多见。

【病因及发病机制】

原发性肝癌的病因和发病机制尚未阐明。一般认为病毒性肝炎、肝硬化是其主要原因,临床上肝癌病人常有急性肝炎→慢性肝炎→肝硬化→肝癌的病史;其他有黄曲霉素、亚硝胺类化学致癌物质、水土等因素。

【病理生理】

1. **大体病理类型**　可分为三类:①**结节型**:多见,常为单个或多个大小不等结节散在分布于肝内,多伴有肝硬化,恶性程度高,愈后较差;②**巨块型**:常为单发,也可由多个结节融合而成,癌块直径较大,常有假被膜,易出血、坏死;肝硬化程度较轻,手术切除率高,愈后较好;③**弥漫型**:少见,结节大小

笔记

均等,呈灰白色散在分布于全肝,常伴有肝硬化,肉眼难与肝硬化区别,病情发展迅速,愈后极差。根据肿瘤直径大小,又可分为微小肝癌(≤2cm),小肝癌(>2cm、≤5cm),大肝癌(>5cm、≤10cm),巨大肝癌(>10cm)。

2. 组织学类型 可分为肝细胞、肝内胆管细胞和两者同时出现的混合型,我国以肝细胞癌(hepatocellular carcinoma,HCC)为主,约占91.5%。

3. 转移途径 常见的转移途径有:①直接蔓延:癌肿直接侵犯邻近组织、脏器,如膈肌、胸腔等。**②血行转移:门静脉系统内转移是最常见的途径,多为肝内转移,**癌细胞在生长过程中极易侵犯门静脉分支,形成门静脉内癌栓,癌栓经门静脉系统在肝内直接播散,甚至阻塞门静脉主干,导致门静脉高压;肝外血行转移常见于肺,其次为骨、脑等。③淋巴转移:相对少见,主要累及肝门淋巴结,其次为胰腺周围、腹膜后及主动脉旁淋巴结,晚期可至锁骨上淋巴结。④种植转移:病程中晚期,癌细胞脱落可发生腹腔、盆腔种植转移,引起血性腹水。

【护理评估】

(一)健康史

了解是否居住于肝癌高发区,饮食、水和生活习惯,有无经常进食被黄曲霉素污染或亚硝胺类食物史。了解家族中有无肝癌或其他肿瘤病人。了解有无肝炎、肝硬化、其他部位肿瘤病史,有无其他系统伴随疾病。

(二)身体状况

早期缺乏典型症状和体征,多在普查或体检时被发现。晚期可有明显局部和全身症状。

1. 症状

(1)**肝区疼痛:为最常见的主要症状**,半数以上病人以此为**首发症状**。多呈持续性钝痛、刺痛或胀痛,夜间或劳累后加重。疼痛部位常与肿瘤部位密切相关,位于肝右叶顶部的肿瘤累及膈肌,疼痛可牵涉至右肩背部。当癌结节发生坏死、破裂时,可引起腹腔内出血,表现为突发的右上腹剧痛,有腹膜刺激征等急腹症表现。

(2)消化道症状:无特异性,容易被忽视。主要表现为食欲减退、腹胀等,部分病人还可伴有恶心、呕吐、腹泻等症状。

(3)全身症状:①可有不明原因的持续性低热或不规则发热,抗生素治疗无效,而吲哚美辛栓常可退热。②早期病人消瘦、乏力不明显;晚期体重呈进行性下降,可出现贫血、黄疸、腹水及恶病质等。

2. 体征

(1)肝肿大与肿块:为中、晚期肝癌常见临床体征。肝脏呈进行性增大,质地坚硬,表面高低不平,有大小不等的结节或肿块。肿瘤位于肝右叶顶部者,肝浊音界上移,甚至出现胸水。肝肿大显著者可见右上腹或右季肋部明显隆起,有时被病人自己偶然发现。

(2)黄疸与腹水:晚期肝癌病人均可出现。

3. 其他 可有癌旁综合征的表现,如低血糖、红细胞增多症、高胆固醇血症及高钙血症;如发生肺、骨、脑等肝外转移,出现相应的临床症状和体征;合并肝硬化者,常有肝硬化门静脉高压症表现;晚期肝癌还可出现肝性脑病、上消化道出血、癌肿破裂出血及继发性感染等并发症。

(三)辅助检查

1. 实验室检查

(1)**血清甲胎蛋白(AFP)测定**:属肝癌血清标志物,具有专一性,可用于普查,有助于发现无症状的早期病人,但有假阳性出现,故应作动态观察。**AFP 持续升高且定量≥400μg/L**,并排除妊娠、活动性肝病、生殖腺胚胎性肿瘤等,即可考虑肝癌的诊断。临床上约有30%的肝癌病人 AFP 为阴性,应同时检测 AFP 异质体,如为阳性,则有助于诊断。

(2)血清酶学检查:缺乏专一性和特异性,只作为辅助指标;如:血清碱性磷酸酶、γ-谷氨酰转肽酶、乳酸脱氢酶同工酶、血清 5′-核苷酸磷酸二酯酶、α_1-抗胰蛋白酶、酸性同功铁蛋白等。

2. 影像学检查

(1)B 超检查:是诊断肝癌的首选检查方法,适用于高发人群的普查。可显示肿瘤的部位、大小、形态及肝静脉或门静脉有无栓塞等情况。能发现直径 1～3cm 左右的病变,诊断符合率可达90% 左右。

（2）CT检查：临床上应用广泛，可检出和诊断小肝癌，临床上除判断肝癌分期外，主要应用于肝癌局部治疗的疗效评价。

（3）MRI检查：综合成像技术能力与鉴别诊断能力优于CT检查，能检出直径小于1.0cm左右的微小肝癌，诊断符合率达90%以上。

（4）X线检查：一般不作为肝癌的诊断依据。腹部摄片可见肝脏阴影增大。肝右叶顶部的肿瘤，可见右侧膈肌抬高或呈局限性隆起；位于肝左叶或巨大的肝癌，可见胃和横结肠被推压现象。

（5）放射性核素肝扫描：应用^{198}Au、^{99m}Tc、^{131}I玫瑰红、^{113m}In放射性核素示踪肝扫描，诊断符合率85%~90%，但不易显示直径<3cm的肿瘤。采用放射性核素断层扫描（ECT）可提高诊断符合率。

（6）选择性肝动脉造影：为侵入性创伤性检查，必要时才考虑采用。可明确显示肿瘤的数目、大小和血供情况。数字减影肝血管造影（DSA），可发现直径0.5cm的肿瘤。对评估手术的可切除性和选择治疗方案有重要价值。

3. 腹腔镜探查　经各种检查未能确诊而临床又高度怀疑肝癌者，必要时可行腹腔镜探查以明确诊断。

4. 肝穿刺活组织检查　肝脏穿刺活检可取得病理诊断，临床上主要针对缺乏典型肝癌影像学特征的肝脏病变。一般在B超或CT检查引导下进行，但有出血和肿瘤沿针道种植转移的危险。

（四）心理-社会状况

评估病人对拟采取的治疗方法、疾病预后及手术前有关知识的了解和掌握程度，病人对手术过程、手术可能导致的并发症及疾病预后所产生的焦虑、恐惧程度和心理承受能力。家属对本病及其治疗方法、预后的认知程度及心理承受能力。家庭对病人手术、化疗、放疗等的经济承受能力。

（五）处理原则

以手术治疗为主，辅以其他综合治疗。

1. 手术治疗　外科手术是目前治疗肝癌首选和最有效的方法。主要包括：①部分肝切除术：术前需对病人的全身状况及肝脏功能的储备情况进行全面的评估。对于肿瘤结节少的多发肿瘤、微小肝癌和小肝癌等情况还可作根治性肝切除。总体上看，小肝癌的手术切除率可达75%以上，手术死亡率低于2%，术后5年生存率可达60%~70%。根治术后复发性肝癌再手术，5年生存率可达53.2%。随着手术技术的不断提升，在传统的开腹肝切除术的基础上，有经验的医师可开展腹腔镜肝切除术。②肝移植术：适用于不宜切除的小肝癌及失代偿期肝硬化。但目前国内对肝移植的适应证存在诸多争议，且肝源供体匮乏、治疗费用昂贵，因此，其疗效有待于进一步讨论。

不能切除的肝癌，可先考虑单独或联合应用肝动脉结扎插管、肝动脉化疗栓塞（灌注）等，肿瘤缩小后部分病人可获得二期手术切除的机会。

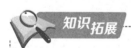

肝癌肝移植的现状

在我国，肝癌所致肝移植占所有肝移植的40%以上，合适的适应证是提高肝癌肝移植疗效，保证宝贵的供肝资源得到公平合理应用的关键。关于肝移植的适应证，国际上主要采用肝移植中较为严格的标准-米兰（Milan）标准，具体是：单个肿瘤直径不超过5cm；多发肿瘤数目≤3个、最大直径≤3cm；不伴有血管及淋巴结侵犯。其优点是疗效肯定，5年生存率≥75%，复发率<10%。但对受者的选择较为严格，许多受者因此丧失移植机会。而后提出的加州大学旧金山分校（UCSF）标准显著扩大了肝癌肝移植的适用范围，并可能有近50%病人可以获得长期生存。国内目前尚无统一标准，有多家单位和学者陆续提出了不同的标准，包括杭州标准、上海复旦标准、华西标准和三亚共识等。其共同特点是更多考虑肿瘤的生物学特征，如有无血管侵犯或有无肝内转移，而适当地放宽肿瘤体积的标准，使更多肝癌病人受益。国内标准并未明显降低术后累积生存率和无瘤生存率，更为符合我国国情。总而言之，肝癌肝移植受体的选择必须综合考虑供体的来源、等待受体疾病的轻重缓急及肝移植的疗效。

2. 非手术治疗　综合治疗的方法有：①放射治疗；②射频消融；③介入疗法（TACE）；④全身治疗（分子靶向药物、系统化疗、免疫治疗、中医药治疗）等。

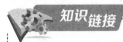

知识链接

肝癌的放射治疗

放疗是恶性肿瘤的基本治疗手段之一，但在 20 世纪 90 年代以前，由于放疗的效果较差，且对肝脏损伤较大，因此对 HCC 病人较少进行放疗。90 年代中期之后，现代精确放疗技术发展迅速，包括三维适形放疗（3-dimensional conformal radiation therapy，3DCRT）、调强适形放疗（intensity mod-ulated radiation therapy，IMRT）和立体定向放疗（stereotactic radiotherapy，SRT）等日益成熟和广泛应用，为采用放疗手段治疗肝癌提供了新的机会。国内、外学者已经陆续报告采用现代精确放疗技术治疗不能手术切除的 HCC 的临床实践和研究，对于经过选择的 HCC 病人，放疗后 3 年生存率可达 25%～30%。一般认为对于下述肝癌病人可考虑放疗：肿瘤局限，因肝功能不佳不能进行手术切除；或肿瘤位于重要解剖结构，在技术上无法切除；或病人拒绝手术。另外，对已发生远处转移的病人有时可行姑息治疗，以控制疼痛或缓解压迫等。

3. 肝癌破裂出血的治疗　对全身情况良好、病变局限，可行急诊肝叶切除术；全身情况差者，可行肝动脉结扎或栓塞术、射频治疗、冷冻治疗、填塞止血等。对出血较少，生命体征平稳，估计肿瘤不能切除者，可行非手术治疗。

【常见护理诊断/问题】

1. 焦虑/恐惧　与担忧疾病预后和生存期有关。

2. 疼痛　与肿瘤生长导致肝包膜张力增加，或放疗、化疗后不适，手术有关。

3. 营养失调：低于机体需要量　与食欲减退、腹泻及肿瘤导致的代谢异常和消耗有关。

4. 潜在并发症：肝性脑病、上消化道出血、肿瘤破裂出血、感染等。

【护理目标】

1. 病人焦虑/恐惧缓解或减轻，能正确面对疾病、手术和预后，积极配合治疗和护理。

2. 病人疼痛减轻或缓解。

3. 病人能主动进食富含蛋白、能量、膳食纤维等营养均衡的食物或接受营养支持治疗。

4. 病人未出现并发症，或出现并发症得到及时发现和处理。

【护理措施】

（一）术前护理

1. 改善营养状况　以富含蛋白、热量、维生素和纤维膳食为原则，鼓励家属按病人饮食习惯，提供其喜爱的色、香、味俱全的食物，以刺激食欲，创造舒适的进餐环境。必要时提供肠内、外营养支持或补充蛋白等。

2. 疼痛护理　半数肝癌病人出现疼痛，遵医嘱给予止痛剂或采用积极有效的镇痛治疗。

3. **预防肿瘤破裂出血**　①尽量避免导致肿瘤破裂的诱因，如剧烈咳嗽、用力排便等导致腹内压骤然增高的动作。②改善凝血功能：肝硬化病人肝脏合成的凝血因子减少，且脾功能亢进导致血小板减少，因此需了解病人的出凝血时间、凝血酶原时间和血小板等，术前 3 日肌内注射维生素 K，以改善凝血功能，预防术中、术后出血。③密切观察腹部情况，若病人突发腹痛加重，伴腹膜刺激征，应高度怀疑肿瘤破裂出血，应及时通知医师，积极配合抢救。④少数病人出血可自行停止，多数病人需手术治疗，应积极做好术前准备，对不能手术的晚期病人，可采用补液、输血、应用止血剂等综合治疗。

4. 心理护理　通过交流和沟通，了解病人及其家属情绪和心理变化，采取诱导方法逐渐使其接受并正视现实；医护人员应热情、耐心、周到的服务，使其增强应对能力，树立战胜疾病的信心，积极接受和配合治疗；实施治疗前向病人及其家属介绍其必要性、方法和注意事项；或请成功病人现身说法，消除不良情绪。对晚期病人应给予情感上的支持，鼓励家属与病人共同面对疾病，使病人尽可能平静舒适地度过生命的最后历程。

（二）术后护理

1. 一般护理　**为防止术后肝断面出血，一般不鼓励病人早期活动**。术后24小时内应卧床休息，避免剧烈咳嗽，以免引起术后出血。接受半肝以上手术切除者，间歇吸氧3～4日。

2. 病情观察　密切观察病人的心、肺、肾、肝等重要脏器的功能变化，生命体征和血清学指标的变化。

3. 维持体液平衡　静脉输液，补充水、电解质；对肝功能不良伴腹水者，积极保肝治疗，严格控制水和钠的摄入量，准确记录24小时出入水量，每天观察、记录体重及腹围变化。

4. 引流管的护理　肝叶和肝脏局部切除术后常放置双腔引流管。应妥善固定，避免受压、扭曲和折叠，保持引流通畅；严格遵守无菌原则，定期更换引流袋；准确记录引流液的量、色、质。若引流液为血性且持续性增加，应警惕腹腔内出血，及时通知医师，必要时完善术前准备行手术探查止血；若引流液含有胆汁，应考虑胆瘘。

5. 预防感染　遵医嘱合理应用抗生素。

6. **肝性脑病的预防和护理**　常发生于肝功能失代偿或濒临失代偿的原发性肝癌病人。术后应加强生命体征和意识状态的观察，若出现性格行为变化，如欣快感、表情淡漠等前驱症状时，应及时通知医师。**预防措施**：①消除肝性脑病的诱因，积极防治上消化道出血和感染，避免大量、快速地排钾利尿和放腹水，积极纠正电解质和酸碱平衡紊乱，慎用镇静催眠药和麻醉药。②禁用肥皂水灌肠，可用生理盐水或弱酸性溶液（如食醋1～2ml加入生理盐水100ml），使肠道pH保持为酸性。③口服甲硝唑或新霉素，以抑制肠道细菌繁殖，有效减少氨的形成和吸收。④使用降血氨药物，如谷氨酸钾或谷氨酸钠静脉滴注。⑤口服或静脉滴注支链氨基酸的制剂或溶液，以纠正氨基酸代谢失衡。⑥肝性脑病者应限制蛋白质摄入，以减少血氨的来源。⑦便秘者可口服乳果糖，促使肠道内氨的排出。

7. 心理护理　说明术后恢复过程，安放各种引流管的意义，以及积极配合治疗和护理对康复的意义。

（三）肝动脉插管化疗的护理

1. 插管前护理　向病人解释肝动脉插管化疗的目的及注意事项。

2. **导管护理**　①妥善固定和维护导管。②严格遵守无菌原则，每次注药前消毒导管，注药后用无菌纱布包扎，防止细菌沿导管发生逆行性感染。③为防止导管堵塞，注药后用肝素稀释液（25U/ml）2～3ml冲洗导管。④治疗期间病人可出现肝区疼痛、恶心、呕吐、食欲缺乏等症状，以及不同程度的白细胞数减少。若系胃、胆、胰、脾动脉栓塞出现的上消化道出血及胆囊坏死等并发症时，须密切观察生命体征和腹部体征，及时通知医师进行处理。

3. **拔管后护理**　协助病人取平卧位，穿刺处沙袋压迫1小时，穿刺肢体制动6小时。注意观察穿刺侧肢体皮肤的色泽、温度及足背动脉搏动情况。

（四）健康指导

避免进食霉变食物，特别是豆类；积极治疗肝炎、肝硬化。建议原有肝硬化病史、肝癌家族史的人群，特别是年龄在40岁以上的男性至少每隔6个月检查一次血清AFP和B超。肝切除术后的病人应加强肝脏保护，定期复查，发现异常及时就诊。

【护理评价】

通过治疗和护理，病人是否：①焦虑/恐惧缓解或减轻，能正确面对疾病、手术和预后；②疼痛减轻或缓解；③营养状况改善，体重稳定或有所增加；④未发生并发症，或发生时得到及时发现和治疗。

第二节　门静脉高压病人的护理

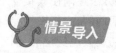

情景描述：

胡先生，46岁。因突发呕血由家人急送入院就诊。胡先生自诉1小时前突然呕吐大量鲜血，内含

视频：原发性肝癌介入治疗病人的护理

少量食物残渣,既往有乙型肝炎病史。查体:精神紧张,贫血貌,T 36.8℃,P 106 次/分,BP 82/56mmHg,心肺无特殊,腹软,蛙状腹,脾肋下 3cm,移动性浊音(+)。

请思考:

1. 胡先生可能患何种疾病? 为明确诊断,需进行哪些检查?

2. 胡先生的首要护理诊断是什么? 应采取哪些护理措施?

正常门静脉压力为 13~24cmH₂O(1.27~2.35kPa),平均约 18cmH₂O。当门静脉血流受阻、血液淤滞时,则引起门静脉及其分支压力增高,持续超过 24cmH₂O 时,将导致脾肿大伴脾功能亢进、食管胃底静脉曲张破裂大出血、腹水等一系列临床表现,称**门静脉高压症**(portal hypertension)。

【病因和病理】

门静脉高压症约 90% 以上由肝硬化引起。在我国主要是肝炎后肝硬化,部分南方血吸虫流行地区,以血吸虫病性肝硬化为主。亦可见于肝外门静脉阻塞,如门静脉主干的先天性畸形、布-加综合征、海绵窦样变等,但较少见。

门静脉系统无静脉瓣膜,其压力通过流入的血量和流出阻力形成并维持。门静脉血流阻力增加,常是门静脉高压症的始动因素。按引起阻力增加的部位,将门静脉高压症分为肝前、肝内和肝后三型。肝内型又可分为窦前、窦后和窦型。在我国,肝炎后肝硬化是引起肝窦和窦后阻塞性门静脉高压症的常见病因。肝内窦前性阻塞的病因主要是血吸虫性肝硬化。血吸虫卵直接沉积在汇管区门静脉小分支内,引起这些小分支栓塞,周围呈现肉芽肿反应,致门静脉血流受阻和压力增高。

门静脉高压症主要引起以下病理改变:①**脾大、脾功能亢进**:门静脉血流受阻后,出现充血性脾大。除此之外,还有外周血细胞减少。②**交通支扩张**:门静脉通路受阻,可造成门静脉系与腔静脉之间的 4 处交通支静脉曲张,其中,受影响最早、最显著的是食管下段与胃底交通支,其他有肛管及直肠门静脉下段交通支、前腹壁交通支、腹膜后交通支。③**腹水**:门静脉系毛细血管滤过压增加、肝硬化使肝内淋巴回流受阻并从肝脏表面渗出,肝合成清蛋白减少使血浆胶体渗透压降低、体内醛固酮和 ADH 增加等因素,导致腹水发生。

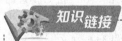

门静脉和腔静脉之间的交通支

门静脉和腔静脉之间存在 4 组交通支,这些交通支在正常情况下都很细小,血流很少,当门静脉高压症时这些交通支往往开放、扩张。①胃底食管下段交通支:临床上最重要,胃冠状静脉-胃短静脉通过食管胃底静脉与奇静脉、半奇静脉的分支吻合,流入上腔静脉。②直肠下端、肛管交通支:直肠上静脉与直肠下静脉、肛管静脉吻合,流入下腔静脉。③前腹壁交通支:脐旁静脉与腹上、下深静脉吻合,分别流入上、下腔静脉。④腹膜后交通支:肠系膜上、下静脉分支与下腔静脉分支在腹膜后相互吻合。

【护理评估】

(一)健康史

了解病人有无病毒性肝炎病史、酗酒、血吸虫病病史。既往有无出现肝性脑病、上消化道出血的病史,以及诱发的原因。对原发病是否进行治疗。

(二)身体状况

1. **脾肿大、脾功能亢进**　门静脉高压症的早期即可有脾脏充血、肿大,程度不一,在左肋缘下可扪及、早期质软,可活动。晚期脾内纤维组织增生而变硬,活动度减少,常伴有脾功能亢进,主要表现为白细胞和血小板减少。

2. **呕血和黑便**　食管胃底曲张静脉破裂出血,是门静脉高压症**最危险的并发症**,一次出血量可达 1000~2000ml,表现为呕血或便血,呕吐鲜红色血液,排出柏油样黑便。由于肝功能损害引起凝血功能障碍、脾功能亢进导致血小板减少以及门静脉高压，因此，出血不易自止。大出血、休克和贫血导致肝细胞严重缺血、缺氧易诱发肝性脑病。

3. 腹水　是肝功能严重受损的表现，大出血后可形成"顽固性腹水"，常伴有腹胀、食欲减退和下肢水肿。

4. 其他　可伴有肝肿大、黄疸、蜘蛛痣、腹壁静脉曲张、痔、肝掌等。

（三）辅助检查

1. 实验室检查　①**血常规检查**：脾功能亢进时，全血细胞计数减少，白细胞计数可降至 $3 \times 10^9/L$ 以下，血小板计数可降至 $(70 \sim 80) \times 10^9/L$ 以下。②**肝功能检查**：常有血浆白蛋白降低而球蛋白增高，白蛋白与球蛋白比例倒置。凝血酶原时间延长。肝炎后肝硬化病人血清转氨酶和血胆红素增高较血吸虫性肝硬化者明显，应行乙型肝炎病原免疫学和 AFP 检查。

2. 影像学检查　①B 超检查：可了解肝脏和脾脏的形态、大小、有无腹水及门静脉扩张。②食管吞钡 X 线检查和内镜检查：在食管为钡剂充盈时，可见食管黏膜呈虫蚀状改变；排空时，黏膜像则表现为蚯蚓样或串珠状负影。③腹腔动脉（静脉相）或肝静脉造影：造影剂使门静脉系统和肝静脉显影后，可明确门静脉受阻部位及其侧支回流情况；为选择手术方式提供参考。

3. 内镜检查　内镜下可见曲张静脉或血管团，既可明确诊断，又可用于急诊止血治疗。

（四）心理-社会状况

导致门静脉高压症的肝硬化是一个慢性疾病过程，迁延不愈，病人多有不同程度的焦虑，如哭泣、易躁易怒、忧郁、失眠、意志消沉、悲观等。尤其是合并上消化道大出血时，精神紧张，有恐惧感。

（五）处理原则

1. 食管胃底曲张静脉、破裂出血的治疗

（1）非手术治疗：①常规处理：绝对卧床休息；立即建立有效的静脉通道，输液、输血补充血容量；保持呼吸道通畅，防止呕吐物引起窒息或吸入性肺炎；严密监测病人的生命体征。②药物止血：应用血管收缩剂，可使门静脉血流量减少，降低门静脉压力。常用药物有垂体后叶素、三甘氨酰赖氨酸加压素和生长抑素，急性出血控制率可达80%，与三腔二囊管压迫合用可达95%。③内镜治疗：经纤维内镜将硬化剂（常用鱼肝油酸钠）直接注入曲张静脉内，使之闭塞，其黏膜下组织硬化，达到止血和预防再出血目的，成功率可达80%~90%。主要并发症是食管黏膜溃疡、狭窄和穿孔。④三腔二囊管压迫止血：利用充气的气囊分别压迫胃底和食管下段的曲张静脉，达到止血目的，以争取时间作紧急手术准备。⑤经颈静脉肝内门体分流术（TIPS）：经颈静脉途径在肝静脉与门静脉的主要分支间建立通道，并置入支架，实现门体分流。适用于食管胃底曲张静脉破裂出血经药物和硬化剂治疗无效、肝功能失代偿、不宜行急诊手术的病人，或等待肝移植的病人。

（2）手术治疗：有分流术和断流术（图20-1）两种手术方法。

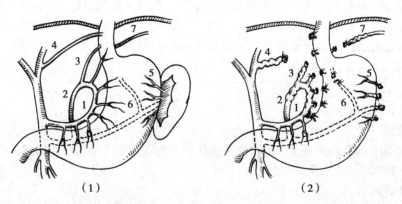

（1）　　　　　　　　　　　　　　（2）

图20-1　（1）贲门周围血管局部解剖示意图；（2）贲门周围血管离断术示意图

（1. 胃支　2. 食管支　3. 高位食管支　4. 异位高位食管支　5. 胃短静脉　6. 胃后静脉　7. 左膈下静脉）

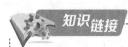

分流术和断流术

分流术旨在将门静脉压力降低至恰好低于出血的阈值,从而既能有效控制食管静脉破裂出血,又能维持一定的门静脉向肝血流,以降低肝性脑病的发生率。由于传统的脾切除脾肾静脉分流术既能消除脾功能亢进,又有明显的降低门静脉压力的作用。因此,在我国肝硬化门静脉高压症的治疗中仍具有重要地位。

断流术是通过手术的方法阻断门静脉与其他静脉间的反常血流,以达到控制门静脉高压症合并食管、胃底曲张静脉破裂出血的目的。临床上常采用的术式是门奇静脉断流术。术后 5 年和 10 年存活率分别为 91.4% 和 70.7%,5 年和 10 年再出血发生率分别为 6.2% 和 13.3%。腹腔镜下门奇静脉断流术除具有传统开腹的治疗效果外,尚可进一步减少出血和创伤,但是该手术属于风险大、技术难度高的复杂手术,不宜在短期内广泛普及。

临床上也可结合分流、断流手术特点实施联合手术,既保持一定的门静脉压力及门静脉向肝血流,又疏通门静脉系统的高血流状态,起到"断、疏、灌"作用。远期再出血发生率为 7.7%,术后肝性脑病发生率则为 5.1%,显著提高病人的生活质量和长期存活率。但联合手术创伤和技术难度较大,并且对病人肝功能要求高。

2. 腹水的外科治疗　对肝硬化引起的顽固性腹水,有效的治疗方法是肝移植。其他疗法包括 TIPS 和腹腔-静脉转流术。

3. 单纯脾肿大、脾功能亢进的外科治疗　多见于晚期血吸虫病病人,因肝功能较好,单纯脾切除效果良好。若病人同时有食管、胃底静脉曲张破裂出血史,应考虑在脾切除的同时作贲门周围血管离断术。

4. 肝移植　适用于终末期肝病伴有静脉曲张出血、难治性腹水、肝性脑病,肝合成功能低下等。常采用原位肝移植和背驮式肝移植等。

【常见护理诊断/问题】

1. 体液不足　与上消化道大量出血有关。

2. 体液过多(腹水)　与肝功能损害致低蛋白血症、血浆胶体渗透压降低及醛固酮分泌增加等有关。

3. 营养失调:低于机体需要量　与肝功能损害、营养摄入不足、消化吸收障碍有关。

4. 潜在并发症:上消化道大出血、术后出血、肝性脑病、静脉血栓形成。

5. 知识缺乏:缺乏预防上消化道出血、肝脏疾病的有关知识。

【护理目标】

1. 病人体液不足能及时得到纠正。

2. 病人腹水经治疗后消退,体液平衡得到维持。

3. 病人营养得到及时补充,肝功能及全身营养状况得到改善。

4. 病人无上消化道大出血、肝性脑病等并发症发生。

5. 病人了解预防上消化道出血、肝脏疾病的有关知识。

【护理措施】

(一)非手术治疗的护理

1. 一般护理　①绝对卧床休息:迅速将病人安置于有抢救设备、安静的病房,头偏向一侧以防误吸;给予吸氧。②口腔护理:及时清理血迹和呕吐物,保持口腔清洁。

2. 恢复血容量　迅速建立有效静脉通道,输液、输血,恢复血容量。宜输新鲜血,有利于预防肝性脑病。病人出血量较多输血有困难时,可给予白蛋白、血浆、代血浆,以提高胶体渗透压并维持循环血容量。

3. 止血　①局部灌洗:用冰盐水或冰盐水加血管收缩剂,如去甲肾上腺素,作胃内灌洗。②药物止血:遵医嘱应用止血药,并密切观察其疗效,注意药物副作用。③三腔二囊管压迫止血。

4. **病情观察**　严密观察生命体征、准确记录每小时尿量及中心静脉压的变化,注意有无水、电解质及酸碱平衡失调。

5. **三腔二囊管压迫止血的护理**

(1) **准备**:向病人解释放置三腔二囊管止血的目的、意义、方法和注意事项,以取得病人的配合;将食管气囊和胃气囊分别注气约150ml和200ml,观察充盈后气囊是否膨胀均匀、弹性良好,有无漏气。确认无漏气后抽空气囊,分别做好标记备用。

(2) **插管方法**:管壁涂液状石蜡,经病人一侧鼻孔或口腔轻轻插入,边插边嘱病人做吞咽动作,直至插入50~60cm;用注射器从胃管内抽得胃液后,向胃气囊注入150~200ml空气,用止血钳夹闭管口,将三腔二囊管向外提拉,感到不再被拉出并有轻度弹力时,利用滑车装置在管端悬以0.25~0.5kg重物作牵引压迫。然后抽取胃液观察止血效果,若仍有出血,再向食管气囊注入100~150ml空气以压迫食管下端。置管后,胃管接胃肠减压器或用生理盐水反复灌洗,观察胃内有无新鲜血液吸出。若无出血,同时脉搏、血压渐趋稳定,说明出血已得到控制;反之,表明三腔二囊管压迫止血失败。

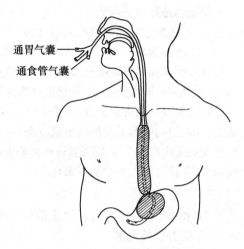

通胃气囊
通食管气囊

图20-2　三腔二囊管压迫止血法

(3) **置管后护理**:①病人半卧位或头偏向一侧(图20-2),及时清除口腔、鼻咽腔分泌物,防止吸入性肺炎。②保持鼻腔黏膜湿润,观察调整牵引绳松紧度,防止鼻黏膜或口腔黏膜长期受压发生糜烂、坏死;三腔二囊管压迫期间应每12小时放气10~20分钟,使胃黏膜局部血液循环暂时恢复,避免黏膜因长期受压而糜烂、坏死。③观察、记录胃肠减压引流液的量、颜色,判断出血是否停止,以决定是否需要紧急手术;若气囊压迫48小时后,胃管内仍有新鲜血液抽出,表明压迫止血无效,应紧急手术止血。④床旁备剪刀,若气囊上移阻塞呼吸道,可引起呼吸困难甚至窒息,应立即剪断三腔二囊管。⑤拔管:三腔二囊管放置时间不宜超过3~5日,以免食管、胃底黏膜长时间受压而发生溃烂、坏死、食管破裂。气囊压迫24小时如出血停止,可先抽空食管气囊,再抽空胃气囊,继续观察12~24小时,若确认无出血,让病人口服液体石蜡30~50ml,缓慢拔出三腔二囊管;若再次出血,可继续行三腔二囊管压迫止血或手术处理。

6. **预防肝性脑病**　为减少肠道细菌数量,避免胃肠道残血被分解产生氨,诱发肝性脑病,可服用新霉素或链霉素等肠道非吸收抗生素,用缓泻剂或生理盐水灌肠刺激排泄。

7. **心理护理**　耐心、细致的做好病人的心理护理,关心、体贴病人,减轻病人的焦虑,稳定其情绪。每次检查及护理前给予解释,取得病人和家属的理解,使之能够积极配合各项治疗和护理。

(二) 手术治疗的护理

1. **术前准备**　除常规护理措施外,术前2~3日口服肠道不吸收的抗生素,以预防术后肝性脑病;术前1日晚用中性或弱酸性液体作清洁灌肠;脾-肾静脉分流术前应明确肾功能是否正常;术前1周应用维生素K;纠正低蛋白血症等。

2. **术后护理**

(1) **一般护理**:①体位与活动:分流术后48小时内,病人取平卧位或15°低坡卧位,2~3日后改半卧位;避免过多活动,翻身时动作要轻柔;手术后不宜过早下床活动,一般需卧床1周,以防血管吻合口破裂出血。②饮食:指导病人从流质开始逐步过渡到正常饮食,保证热量供给。分流术后病人应限制蛋白质和肉类摄入,忌食粗糙和过热食物;禁烟、酒。

(2) **病情观察**:密切观察病人神志,严密监测病人生命体征等变化。

(3) **引流管的护理**:观察胃肠减压和腹腔引流液的性状与量,若引流出新鲜血液量较多,应考虑是否发生出血;若腹腔引流量较多,且清晰应考虑低蛋白血症。

(4) **保护肝脏**:术后应予吸氧,保肝治疗,禁用或慎用对肝脏有损害的药物,如吗啡、巴比妥类、盐酸氯丙嗪等。

（5）**并发症的观察和预防**：①**肝性脑病**：分流术后部分门静脉血未经肝脏解毒直接进入体循环，同时肝脏功能受损解毒功能下降，使血氨含量升高，术后易诱发肝性脑病。若发现病人出现神志淡漠、嗜睡、谵妄，应立即通知医师；遵医嘱测定血氨浓度，应用谷氨酸制剂降低血氨水平；限制蛋白质的摄入，减少血氨的产生；给予导泻、弱酸性溶液灌肠减少氨的吸收。②**静脉血栓形成**：脾切除术后血小板迅速增高，有诱发静脉血栓形成的危险；术后勿用维生素 K 和其他止血药物，以防促使血栓形成。术后 2 周内每日或隔日复查 1 次血小板，若血小板超过 $600×10^9/L$ 应立即通知医师，协助抗凝治疗。注意应用抗凝药物前后凝血时间变化。

3. **心理护理**　解释手术治疗的必要性和重要性，消除病人及家属的思想顾虑，以取得配合。解释术后卧床 1 周的目的，安放各种引流管的意义，以及积极配合治疗和护理对康复的重要性。

（三）健康指导

1. **休息与活动**　合理休息与适当活动，避免过度劳累，一旦出现头晕、心慌和出汗等不适，立即卧床休息。

2. **饮食指导**　禁烟、酒，少喝咖啡和浓茶；避免进食粗糙、干硬、带刺、油炸及辛辣食物；饮食不宜过热，以免损伤食管黏膜而诱发上消化道出血。

3. **防止腹压升高**　如剧烈咳嗽、打喷嚏、便秘、用力排便等，以免引起腹内压升高诱发曲张静脉破裂出血。

4. **病情观察指导**　指导病人观察有无黑便，皮肤、牙龈等出血征兆。

【护理评价】

通过治疗和护理，病人是否：①体液维持平衡；②腹水经治疗后消退；③营养得到及时补充，肝功能及全身营养状况得到改善；④未发生上消化道大出血、肝性脑病等并发症，或发生时得到及时发现和处理；⑤了解预防上消化道出血、肝脏疾病的有关知识。

第三节　胆道疾病病人的护理

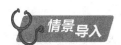

情景描述：

罗女士，38 岁。因急性腹痛来普外科就诊。自诉于昨晚餐后突然出现右上腹阵发性剧烈疼痛，向右肩、背部放射，并伴有腹胀、恶心、呕吐。查体：T 38.5℃，P 110 次/分，BP 112/88mmHg。右上腹压痛、肌紧张、反跳痛，Murphy 征阳性。

请思考：

1. 为了进一步完善资料，罗女士应进行哪些辅助检查？

2. 应对罗女士采取哪些护理措施？

一、胆道感染病人的护理

胆道感染是指胆囊壁和（或）胆管壁受到细菌的侵袭而发生的炎症反应。按发病部位分为胆囊炎和胆管炎。胆道感染和胆石病互为因果关系，胆石症可导致胆道梗阻，引发胆汁淤滞，细菌繁殖，从而造成胆道感染。胆道感染反复发作又是胆石形成的重要致病因素和促发因素。

【病因及发病机制】

1. **急性胆囊炎**（acute cholecystitis）　急性胆囊炎是胆囊管梗阻和细菌感染引起的急性胆囊炎症。约95%以上病人有胆囊结石，称结石性胆囊炎；约5%的病人无胆囊结石，称非结石性胆囊炎。

（1）胆囊管梗阻：多由结石引起。当胆囊管突然梗阻，存留在胆囊内的胆汁排出受阻、淤滞、浓缩，高浓度的胆盐可损伤胆囊黏膜，引起急性炎症改变；结石嵌顿也可直接损伤黏膜引起炎症反应。当胆囊内已有细菌存在时，胆囊的炎症过程将加快并加重。

（2）细菌感染：细菌主要通过胆道逆行进入胆囊，也可经血液或淋巴途径进入，在胆汁流出不畅时引起感染。主要致病菌是革兰阴性杆菌，常合并厌氧菌感染。

（3）多因素相互作用：如严重创伤、烧伤、长期胃肠外营养、大手术后等，胆囊内胆汁淤滞和缺血可能是发病的原因。

2. 慢性胆囊炎（chronic cholecystitis）　慢性胆囊炎是胆囊持续的、反复发作的炎症过程。超过90%的病人有胆囊结石。

3. 急性梗阻性化脓性胆管炎（acute obstructive suppurative cholangitis，AOSC）　**又称急性重症胆管炎**。其发病基础是胆道梗阻及细菌感染。最常见的梗阻原因是肝内外胆管结石，其次是蛔虫和胆管狭窄。病人多有胆道疾病病史和（或）胆道手术史。胆道梗阻时，胆盐不能进入肠道，易造成细菌移位致急性化脓性炎症。细菌感染的途径为经十二指肠逆行进入胆道或经门静脉系统入肝到达胆道。

【病理生理】

1. 急性胆囊炎　急性胆囊炎开始时均有胆囊管的梗阻，胆囊管梗阻使胆汁淤积，胆囊内压增高，胆囊肿大，黏膜充血水肿、渗出增多，此时为急性单纯性胆囊炎；若梗阻未解除或炎症未控制，病变波及胆囊壁全层，胆囊壁充血、水肿加重，出现瘀斑或脓苔，部分黏膜坏死脱落，甚至浆膜也有纤维素和脓性渗出物，即为急性化脓性胆囊炎；若梗阻仍未解除，胆囊内压力继续升高，胆囊壁血管受压导致血液循环障碍，整个胆囊呈片状缺血坏死，即为急性坏疽性胆囊炎；坏疽性胆囊炎常并发胆囊穿孔。

2. 慢性胆囊炎　由于胆囊受炎症和结石的反复刺激，胆囊壁炎性细胞浸润和纤维组织增生，胆囊壁增厚，可与周围组织粘连，最终胆囊萎缩，完全失去其生理功能。

3. 急性梗阻性化脓性胆管炎　AOSC的基本病理变化是胆管梗阻和胆管内化脓性感染。胆管梗阻及随之而来的感染引起梗阻以上胆管扩张、黏膜肿胀，梗阻进一步加重并趋向完全性；胆管内压力升高，胆管壁充血、水肿，黏膜糜烂，形成溃疡，胆管内充满脓性胆汁；胆道内压力继续升高，当超过30cmH$_2$O时，胆管内细菌和毒素即可逆行入肝窦，引起严重的脓毒血症、感染性休克，甚至MODS。

【护理评估】

（一）健康史

了解病人的年龄、性别、职业、居住地及饮食习惯。既往有无类似疾病发作史，治疗及检查情况。

（二）身体状况

1. 急性胆囊炎

（1）症状：①腹痛：常于饱餐、进油腻食物后，或在夜间发作。**典型的表现为阵发性右上腹剧烈绞痛，常向右肩背部放射**。②消化道症状：常伴恶心、呕吐、食欲缺乏、腹胀、腹部不适等消化道症状。③发热：如胆囊积脓、坏疽、穿孔，常表现为畏寒、发热。

（2）体征：右上腹部有不同程度、范围的压痛和肌紧张，**Murphy 征阳性**（检查者将左手置于病人右肋部，拇指放在右腹直肌外缘和肋弓交界处，嘱病人深吸气，使肝脏下移，若病人因拇指触及肿大的胆囊引起疼痛而突然屏气，称为 **Murphy 征阳性**）。若胆囊穿孔，则出现急性弥漫性腹膜炎症状和体征。

2. 慢性胆囊炎　临床表现常不典型，多数病人曾有典型的胆绞痛病史。表现为上腹部饱胀不适、厌食油腻、嗳气等消化不良症状以及右上腹和肩背部隐痛。

3. 急性梗阻性化脓性胆管炎　病人多有胆道疾病史或胆道手术史。该病起病急骤，病情进展快。临床表现除具有一般胆道感染的**夏柯（Charcot）三联症（腹痛、寒战高热、黄疸）**外，还可出现**休克、中枢神经系统抑制**的表现，称雷诺（Reynolds）五联症。

病人为突发性剑突下或右上腹部胀痛或绞痛，继之寒战高热伴恶心、呕吐。若病情继续发展，多数病人可出现明显黄疸；但若为一侧肝内胆管梗阻，可不出现黄疸。近半数病人很快出现神经系统症状，如神志淡漠、烦躁、谵妄或嗜睡、神志不清甚至昏迷，严重者可在短期内出现代谢性酸中毒、感染性休克的表现。若不及时救治可在短期内迅速死亡。

（三）辅助检查

1. 急性胆囊炎

（1）实验室检查：血常规可见白细胞计数升高，中性粒细胞比例升高。部分病人可有血清转氨酶、碱性磷酸酶、血清胆红素增高。

（2）影像学检查：B超检查显示胆囊增大，胆囊壁增厚，大部分可探及胆囊内有结石光团。CT检查、MRI 检查可协助诊断。

2. 慢性胆囊炎　B 超检查显示胆囊壁增厚,胆囊缩小或萎缩,排空功能减退或消失,常伴有胆囊结石。

3. 急性梗阻性化脓性胆管炎

（1）实验室检查:白细胞计数升高,可超过 $20×10^9/L$,中性粒细胞比例明显升高。肝功能出现不同程度损害,凝血酶原时间延长。

（2）影像学检查:B 超检查显示肝和胆囊增大,肝内、外胆管扩张,胆管内有结石光团。CT 检查、内镜逆行胰胆管造影（ERCP）可协助诊断。

（四）心理-社会状况

评估病人对本次发病的心理状态,有无因反复发作而焦虑、烦躁。评估其家庭的经济承受能力及支持程度。评估病人对疾病的发展、治疗、护理措施及术后康复知识的了解程度。

（五）处理原则

1. **急性胆囊炎**　主要治疗措施为手术。

（1）非手术治疗:包括禁食和（或）肠减压、补液、解痉止痛、应用抗生素控制感染及全身支持。

（2）手术治疗:①胆囊切除术:目前首选腹腔镜胆囊切除术（laparoscopic cholecystectomy,LC）。②对于一般情况较差、手术难度大,尤其是老年病人,可先行经皮经肝胆囊穿刺术,待病人情况好转后行二期手术切除胆囊。

2. **慢性胆囊炎**　临床症状明显,并伴有胆囊结石者应行胆囊切除术。

3. **急性梗阻性化脓性胆管炎**　紧急手术解除胆道梗阻,及时而有效地降低胆道压力。

（1）非手术治疗:既是治疗的手段,又是术前准备措施。①联合应用足量有效的广谱抗生素。②纠正水、电解质、酸碱紊乱。③恢复血容量,纠正休克;应用肾上腺糖皮质激素,血管活性剂,改善通气功能。④对症给予解痉、止痛剂,应用维生素 K 等处理。

（2）手术治疗:首要目的在于抢救病人生命,手术应力求简单有效。常采用胆总管切开减压、取石、T 形管引流。

（3）胆管减压引流:常用方法有经皮肝穿胆管引流（percutaneous transhepatic cholangio-drainage,PTCD）,经内镜鼻胆管引流术（endoscopic naso-biliary drainage,ENBD）,当胆囊肿大时,亦可行胆囊穿刺置管引流。

【常见护理诊断/问题】

1. 急性疼痛　与结石突然嵌顿、胆囊或胆管强烈收缩及继发感染有关。

2. 体液不足　与呕吐、禁食、胃肠减压及感染性休克等有关。

3. 体温过高　与胆道感染有关。

4. 营养失调:低于机体需要量　与呕吐、进食减少或禁食、应激消耗等有关。

5. 潜在并发症:胆囊穿孔、胆道出血、胆瘘、多器官功能障碍或衰竭等。

【护理目标】

1. 病人疼痛缓解或减轻。

2. 病人体液得到及时补充,血容量得到恢复。

3. 病人胆道感染得到控制,体温恢复正常。

4. 病人营养状况得到改善或维持。

5. 病人未发生胆囊穿孔、胆道出血、胆瘘、多器官功能障碍或衰竭等,或发生后得到及时发现、及时处理。

【护理措施】

（一）术前护理

1. 病情观察　观察生命体征、神志及尿量的变化;观察腹部症状及体征变化。若出现寒战、高热、腹痛加重、腹痛范围扩大、血压下降、意识障碍等,应及时报告医师,并配合抢救及治疗。

2. 缓解疼痛　嘱病人卧床休息,取舒适的体位;指导病人进行有节律的深呼吸,以达到放松和减轻疼痛的目的。**对诊断明确且疼痛剧烈者,遵医嘱给予解痉、镇静和止痛,常用盐酸哌替啶 50mg、阿**

261

托品0.5mg肌内注射,但要**注意勿使用吗啡**,以免造成Oddi括约肌收缩,增加胆道压力。

3. 维持体液平衡

(1)加强观察:严密监测生命体征及循环状况,如血压、脉搏、每小时尿量,准确记录24小时出入水量。

(2)补液扩容:有休克者,应迅速建立静脉通路,尽快恢复血容量;必要时应用血管活性药物,以改善和保证组织器官的血液灌注。

(3)纠正水、电解质及酸碱平衡紊乱:根据病情、中心静脉压及每小时尿量等,遵医嘱补液,合理安排输液顺序和速度,维持水、电解质及酸碱平衡。

4. 降低体温 根据病人体温升高的程度,采用温水擦浴、冰敷等物理降温或药物降温。遵医嘱应用抗生素控制感染,使体温恢复正常。

5. 维持营养状态 病情轻者可给予清淡饮食。病情严重需要禁食和肠减压者,可经肠外营养途径补充足够的热量、氨基酸、维生素、水、电解质等,维持良好的营养状态。

6. 心理护理 解释各种治疗的必要性、手术方式、注意事项;鼓励病人表达自身感受;剧烈的疼痛和病情恶化常给病人心理造成很大的恐惧,用亲切适当的语言予以安慰、鼓励,并教会病人自我放松的方法;针对个体情况进行针对性心理护理;鼓励病人家属和朋友给予病人关心和支持。

(二)术后护理

1. 病情观察 观察生命体征、腹部体征及引流情况,对术前有黄疸的病人观察大便颜色并监测血清胆红素变化。

2. 饮食护理 术后禁食,待胃肠功能恢复、出现肛门排气、无腹痛腹胀不适,可由流质饮食逐步过渡到正常饮食,食物应清淡易消化、低脂,忌油腻食物及饱餐。

视频:T形引流管的护理

3. **T形引流管护理** 胆总管切开取石术后,在胆总管切开处放置T形管引流,一端通向肝管,一端通向十二指肠,由腹壁戳口穿出体外(图20-3),接引流袋。**主要目的**:①引流胆汁:胆总管切开后,可引起胆道水肿,胆汁排出受阻,胆总管内压力增高,胆汁外漏可引起胆汁性腹膜炎、膈下脓肿等并发症。②引流残余结石:将胆管及胆囊内残余结石,尤其是泥沙样结石排出体外;术后亦可经T形管溶石、造影等。③支撑胆道:避免术后胆总管切口瘢痕狭窄、管腔变小、粘连狭窄等。

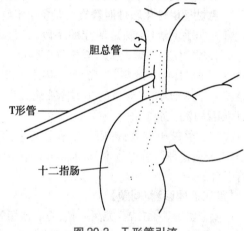

图20-3 T形管引流

(1)**妥善固定**:术后除用缝线将T形管固定于腹壁外,还应用胶布将其固定于腹壁皮肤,末端连接引流袋。但不可固定于床上,以防因翻身、活动、搬动时牵拉而脱出。对躁动不安的病人应有专人守护或适当加以约束,避免将T形管拔出。

(2)**保持有效引流**:引流管不可高于腹部切口平面,改变体位时应特别注意,以防胆汁逆流引起感染。引流袋的位置也不可过低,以免使胆汁流出过量,影响脂肪的消化和吸收。T形管不可受压、扭曲、折叠,应经常挤捏管道,保持引流通畅。若术后1周内发现阻塞,可用细硅胶管插入管内行负压吸引。1周后,可用生理盐水加庆大霉素8万U低压冲洗。

(3)**观察并记录引流液的色、质、量**:正常成人肝细胞和胆管细胞每日分泌约800~1200ml胆汁,呈黄绿色或深绿色,清亮无沉渣,有一定黏性。术后24小时内引流量约为300~500ml,恢复饮食后,可增至每日600~700ml,以后逐渐减少为每日200ml左右。术后1~2日胆汁呈混浊的淡黄色,以后逐渐加深、清亮,呈黄色。若胆汁突然减少甚至无胆汁流出,则可能管道有受压、扭曲、折叠、阻塞或脱出,应立即检查。若引流量多,提示胆道下端有梗阻的可能。

(4)**预防感染**:严格无菌操作,定期冲洗,定期更换无菌引流袋,引流管周围皮肤以无菌纱布覆盖,防止胆汁侵蚀皮肤引起红肿、糜烂。行T形管造影后,应立即接好引流管进行引流,以减少造影后

笔记

反应和继发感染。

（5）拔管：T形管一般放置2周。病人黄疸消退，无腹痛、发热，大便颜色正常；胆汁引流量逐渐减少，颜色呈透明深绿色，无脓液、结石，无沉渣或絮状物，便可考虑拔管。**拔管前夹管1~2日，**如无不适，可在X线下行经T形管胆道造影，造影后开放引流管24小时以上，使造影剂完全排出后可予拔管。拔除后残留窦道用凡士林纱布填塞，1~2日可自行闭合。如造影发现结石残留，则需保留T管6周以上，再作取石或其他处理。

4. **并发症的处理及护理**　①出血：术后早期出血多由于凝血机制障碍、术中止血不彻底或结扎线脱落所致。一般术后12~24小时腹腔引流管可有少量血性渗液，若出血量大，呈鲜红色，或有血压下降、脉搏细速、面色苍白等休克征象，应立即与医师联系，并配合进行抢救。②胆瘘：由于胆管损伤、胆总管下端梗阻、T形管脱出所致。注意观察腹腔引流情况，及有无胆汁性腹膜炎。若术后或次日腹腔引流管引流出胆汁或出现发热、腹痛、黄疸等症状，应疑有胆瘘，立即与医师联系并协助处理。

5. **心理护理**　根据病人文化层次和疾病情况的不同，告知各种治疗的必要性、目的及配合方法，告知术后可能出现的不适及干预措施，在进行各种治疗、护理的操作前、后和操作过程中与病人进行有效的沟通。让病人知情明白，心中有数。

（三）健康指导

1. **合理作息**　合理安排作息时间，劳逸结合，避免过度劳累及精神过度紧张。

2. **合理饮食**　禁忌油腻食物，避免暴饮暴食，宜少量多餐。

3. **疾病预防指导**　告知病人胆囊切除术后出现消化不良、脂肪性腹泻的原因，解除其焦虑情绪。如果出现黄疸、陶土样大便应及时就诊。

4. **定期复查**　行胆囊造口术的病人，遵医嘱服用消炎利胆药物，按时复查，以确定是否行胆囊切除手术。出现腹痛、发热、黄疸等症状及时就诊。

5. **T形管护理指导**　做好带T形管出院病人的护理指导：①向病人及家属解释T形管的重要性。②尽量穿宽松柔软的衣服，以防引流管受压。③沐浴时采用淋浴，用塑料薄膜覆盖置管处，以防增加感染的机会。④在T形管上标明记号，以便观察其是否脱出。避免提举重物或过度活动，防止T形管脱出。⑤引流管口每日换药1次，周围皮肤涂氧化锌软膏加以保护。若敷料渗湿，应立即更换。⑥每日在同一时间排出引流袋内引流液，观察并记录其颜色、量和性状，引流袋每周更换1次。⑦若发现T形管脱出或突然无液体流出或身体不适等，应及时就医。

【护理评价】

通过治疗和护理，病人是否：①疼痛缓解或减轻；②体液得到及时补充，血容量得到恢复；③胆道感染得到控制，体温恢复正常；④呼吸得以有效维持，未发生低氧血症，或发生时得到及时发现和有效纠正；⑤未发生胆囊穿孔、胆道出血、胆瘘、多器官功能障碍或衰竭等，或发生后得到及时发现和处理。

二、胆石症病人的护理

胆石症（cholelithiasis）指发生在胆囊和胆管的结石，是胆道系统的常见病、多发病。分为胆固醇结石、胆色素结石和混合结石。胆固醇结石高于胆色素结石，女性发病率高于男性。

【病因及发病机制】

胆石形成的原因十分复杂，是多因素综合作用的结果，主要与胆道感染和代谢异常等因素有关。

1. **胆道感染**　①胆道感染，胆汁内的大肠埃希菌产生 β-葡萄糖醛酸酶，将结合胆红素水解为非结合胆红素，与钙结合形成胆红素钙，促发胆色素结石形成。②细菌、虫卵、炎症坏死组织的碎屑可作为结石的核心，形成结石。③胆道感染常导致 Oddi 括约肌痉挛，胆道梗阻，胆汁淤积、浓缩、沉淀，形成结石。

2. **代谢异常**　胆汁中有重要临床意义的溶质成分是胆盐、胆固醇、胆色素、卵磷脂，其中胆汁中胆盐、胆固醇、卵磷脂的适当比例是维持胆固醇呈溶解状态的必要条件。当代谢异常，使胆固醇浓度升高或胆盐、卵磷脂浓度下降，三者比例失调，胆固醇则呈过饱和状态而析出形成结石。

胆结石按化学成分分为三类:①胆固醇结石:约占50%,80%发生于胆囊,X线检查多不显影。②胆色素结石:约占37%,75%发生于胆管内,X线检查常不显影。③混合性结石:约占6%,60%发生在胆囊内,40%发生在胆管内,X线检查常可显影(图20-4)。

按结石所在部位分类,可分为胆囊结石、肝外胆管结石、肝内胆管结石。

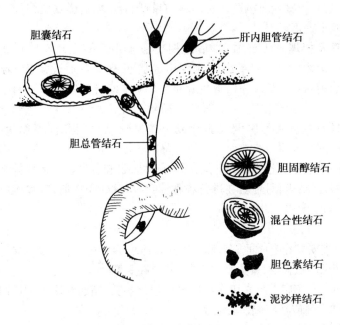

图20-4　胆结石类型

【病理生理】

结石刺激胆道黏膜,使其分泌大量的黏液糖蛋白;结石形成后引起胆囊收缩能力减低;胆道阻塞使胆汁淤滞;胆汁引流不畅又有利于结石形成。主要病理变化有:①胆道梗阻。②继发感染。③胆管梗阻并感染可引起肝细胞损害,甚至发生肝细胞坏死或胆源性肝脓肿;胆管炎症反复发作可致胆汁性肝硬化。④胆石嵌顿于壶腹时可引起急、慢性胰腺炎。⑤胆道长期受结石、炎症及胆汁中致癌物质的刺激,可发生癌变。

【护理评估】

(一)健康史

了解病人的年龄、性别、职业、居住地及饮食习惯。既往有无类似疾病发作史,有无发热和黄疸,治疗及检查情况。

(二)身体状况

1. 胆囊结石　单纯性胆囊结石、无梗阻和感染时,常无临床症状或仅有轻微的消化系统症状。当结石嵌顿时,可出现下列症状和体征。

(1)症状:①胆绞痛:是胆囊结石的**典型症状**,表现为突发性右上腹阵发性疼痛,或持续性疼痛阵发性加剧,常向右肩背部放射。常于饱餐、进油腻食物后胆囊收缩,或在睡眠改变体位时致结石移位并嵌顿于胆囊颈部,使胆汁排出受阻,胆囊强烈疼挛所致。②消化道症状:常伴恶心、呕吐、食欲缺乏、腹胀、腹部不适等非特异性消化道症状。

(2)体征:①腹部体征:有时可在右上腹触及肿大的胆囊。可有右上腹部压痛,若合并感染,右上腹可有明显的压痛、肌紧张或反跳痛。②**黄疸**:多见于 Mirizzi 综合征病人,Mirizzi 综合征是特殊类型的胆囊结石。胆囊内较大的结石持续嵌顿和压迫胆囊壶腹部和颈部,可引起肝总管狭窄或胆囊胆管瘘,临床特点是反复发作的胆囊炎、胆管炎和明显的梗阻性黄疸(图20-5)。③胆囊积液:胆囊结石长期嵌顿使

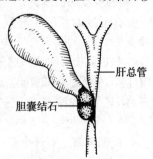

图 20-5　Mirizzi 综合征

胆囊管完全梗阻但未合并感染时,胆汁中的胆红素被胆囊黏膜吸收,胆囊黏膜分泌的黏液积存在胆囊内,而致胆囊积液。积液呈无色透明,称为"白胆汁"。

2. 肝外胆管结石 肝外胆管结石分为原发性和继发性,前者是在胆管内形成,后者是胆囊结石排入并停留在胆管内。当结石阻塞胆管并继发感染时可出现**典型的夏柯(Charcot)三联症,即腹痛、寒战高热、黄疸。**

(1)腹痛:位于剑突下或上腹部,呈阵发性、刀割样绞痛,或持续性疼痛阵发性加剧,向右肩背部放射。是由于结石嵌顿于胆总管下端或壶腹部,引起胆管梗阻,胆总管平滑肌及 Oddi 括约肌痉挛所致。

(2)寒战高热:继剧烈绞痛之后,出现寒战、高热,体温可高达 39~40℃,呈弛张热。系胆道梗阻后继发感染所致。

(3)黄疸:胆道梗阻后即可出现黄疸,其轻重程度与梗阻的程度及是否继发感染有关。黄疸时常有尿色变深,粪色变浅,可出现皮肤瘙痒。胆石梗阻所致的黄疸多呈间歇性和波动性。

3. 肝内胆管结石 可无症状或有肝区和患侧胸背部持续性胀痛不适,合并感染时可出现 Charcot 三联症或引起急性梗阻性化脓性胆管炎,可引起肝脓肿、肝硬化、肝胆管癌等。

(三)辅助检查

1. 实验室检查 合并感染时白细胞计数升高,中性粒细胞比例升高。肝细胞损害时,血清转氨酶和碱性磷酸酶升高。血清胆红素升高,尿胆原降低或消失。

2. 影像学检查 B 超可发现结石并明确其大小和部位,作为首选检查项目。CT 检查、MRI 检查有助于诊断。经皮肝穿刺胆道造影(PTC)、经十二指肠逆行胆胰管造影(ERCP)可酌情选用。

(四)心理-社会状况

病人对本次发病的心理状态,有无因反复发作而焦虑、烦躁等。家庭的经济承受能力及支持程度。病人对疾病的发展、治疗、护理措施及术后康复知识的了解程度。

(五)处理原则

目前主要以手术治疗为主。结石直径较小时,可应用药物排石治疗。

1. 胆囊结石 **胆囊切除是治疗胆囊结石的首选方法**。手术方式包括腹腔镜胆囊切除术(LC)、开腹胆囊切除术(open cholecystectomy,OC)、小切口胆囊切除术(minilaparotomy cholecystectomy,MC),首选 LC。

2. 肝外胆管结石 **肝外胆管结石目前以手术治疗为主**。常用手术方法有:①胆总管切开取石、T 形管引流术;②胆肠吻合术;③Oddi 括约肌成形术;④经内镜括约肌切开取石术。

3. 肝内胆管结石 是常见而难治的胆道疾病,主要采取手术治疗。手术方法有:胆管切开取石;胆肠吻合术;肝部分切除术等。

【常见护理诊断/问题】

1. 急性疼痛 与结石嵌顿致胆道梗阻、胆囊强烈收缩或胆管平滑肌及 Oddi 括约肌痉挛有关。

2. 体温过高 与胆道感染有关。

3. 营养失调:低于机体需要量 与疾病消耗、进食减少、消耗增加有关。

4. 有皮肤完整性受损的危险 与胆汁酸盐淤积于皮下引起皮肤瘙痒及引流液刺激有关。

5. 潜在并发症:出血、胆瘘、感染等。

【护理目标】

1. 病人自诉疼痛减轻或缓解。

2. 病人胆道感染得以控制,体温恢复正常。

3. 病人营养状况得到改善。

4. 病人皮肤无破损和感染。

5. 病人未发生并发症,或发生时得到及时发现和处理。

【护理措施】

(一)术前护理

1. 病情观察 观察生命体征、神志及尿量的变化;观察腹部症状及体征变化。若出现寒战、高热、

265

腹痛加重、黄疸等,应考虑发生急性胆管炎,需及时报告医师,积极处理。

2. 缓解疼痛　观察疼痛的部位、性质、发作时间、诱因及缓解因素,评估疼痛的程度;对诊断明确且疼痛剧烈者,遵医嘱给予消炎利胆、解痉镇痛药物;**禁用吗啡,以免造成 Oddi 括约肌痉挛**。

3. 降低体温　根据病人的体温情况,采用物理或(和)药物降温;遵医嘱应用足量有效的抗生素。

4. 维持营养状态　给予低脂、高蛋白、高碳水化合物、高维生素的半流质饮食或普通饮食。禁食或进食不足者,通过肠外营养途径给予补充。

5. 维持皮肤完整性　黄疸病人由于胆盐刺激可引起皮肤瘙痒,指导病人修剪指甲,不可抓挠皮肤;保持皮肤清洁,用温水擦浴,穿棉质衣裤;瘙痒剧烈者,外用炉甘石洗剂止痒。

6. **特殊术前准备**

(1) 纠正凝血功能障碍:肝功能损害的病人,肌内注射维生素 K_1 10mg,每日 2 次,预防术后出血。

(2) 拟行胆肠吻合术者:术前 3 日口服卡那霉素、甲硝唑等,术前 1 日晚行清洁灌肠。

(3) **LC 手术前特殊准备**:①**皮肤准备**:腹腔镜手术进路多在脐部附近,嘱病人用温水清洗脐部,脐部污垢可用液状石蜡清洁。②**呼吸道准备**:LC 术中需要将 CO_2 注入腹腔形成气腹,以提供手术操作所需空间、达到手术野清晰的目的。CO_2 弥散入血可致高碳酸血症及抑制呼吸,因此,术前应指导病人进行呼吸功能训练;避免感冒、戒烟,预防呼吸道并发症,利于术后康复。

视频:腹腔镜胆囊切除术

7. 心理护理　胆囊结石反复发作,给病人造成焦虑情绪,要鼓励病人说出自己的想法。讲解疾病相关知识、治疗方法、预后及手术的安全性、医护采取的安全措施、医师的技术水平等,给病人以安全感,使其放心接受和配合手术治疗。对合并感染急性发作的病人,剧烈的疼痛常给病人心理造成较大的恐惧,护士应该对病人的主诉采取积极的关注,认真的倾听,给予亲切适当的语言安慰和鼓励,并积极给予恰当的镇痛措施。针对个体情况进行针对性心理护理。

(二) 术后护理

1. 病情观察　观察生命体征、腹部体征、伤口、引流情况,评估有无出血及胆汁渗漏。对于术前黄疸病人,观察并记录大便颜色,监测血清胆红素变化。

2. 营养支持　术后禁食和胃肠减压期间,通过肠外营养途径补充足够的热量、氨基酸、维生素、水、电解质等,维持良好的营养状态。胃管拔除后,根据病人胃肠功能恢复情况,由无脂流质过渡至低脂饮食。

3. T 形引流管护理　参见本章"胆道感染病人的护理"。

4. **LC 手术后护理**　①**体位**:LC 手术多采取全身麻醉,病人手术后回病房先取平卧位,血压平稳后改半卧位。6 小时后即可起床活动。②**饮食**:术后禁食 6 小时。24 小时内饮食以无脂流质、半流质,逐渐过渡至低脂饮食。③**高碳酸血症的护理**:人工气腹高压 CO_2 容易弥散入血引起高碳酸血症,表现为呼吸浅慢、$PaCO_2$ 升高。为避免高碳酸血症发生,LC 术后常规低流量吸氧,鼓励病人深呼吸、有效咳嗽,促进体内 CO_2 排出。④**肩背部酸痛不适的护理**:CO_2 刺激膈肌及胆囊创面可引起肩背部酸痛不适,一般无需特殊处理,可自行缓解。

5. 并发症的观察及护理　参见本章"胆道感染病人的护理"。

6. 心理护理　参见本章"胆道感染病人的护理"。

(三) 健康指导

1. 指导病人选择低脂、高糖、高蛋白、高维生素易消化的饮食,做到"四忌",即忌高胆固醇类食物、忌高脂肪性食物、忌暴饮暴食、忌烟酒咖啡。

2. 鼓励病人树立战胜疾病的信心,养成良好生活规律,避免劳累及精神高度紧张。

3. 非手术治疗的病人,应遵医嘱坚持治疗,按时服药。告知中年以上的胆囊结石病人,应定期复查或尽早行胆囊切除术,以防胆囊癌发生。

【护理评价】

通过治疗和护理,病人是否:①疼痛减轻或缓解;②胆道感染得到控制,体温恢复正常;③病人的营养状况得到改善;④皮肤无损伤;⑤未发生出血、胆瘘、感染等并发症,发生后得到及时发现和处理。

笔记

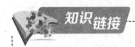

三、胆道蛔虫病病人的护理

　　胆道蛔虫病是指肠道蛔虫上行钻入胆道后所引起的一系列临床症状。以青少年和儿童多见，随着卫生条件的改善，近年来本病发病率明显下降。

【病因和病理】

　　蛔虫有钻孔习性，喜碱性环境。驱蛔不当、发热、胃肠道功能紊乱等原因，使寄生在小肠中下段的蛔虫因寄生环境改变或受到刺激而向上窜动，可经十二指肠乳头钻入胆道，Oddi 括约肌受到刺激而发生强烈痉挛，导致上腹部阵发性剧烈绞痛；蛔虫将肠道细菌带入胆道，可引起胆管炎症，甚至细菌性肝脓肿；如果蛔虫阻塞胰管开口，可引起急性胰腺炎；蛔虫可经胆囊管钻入胆囊，引起胆囊穿孔；还可损伤胆道黏膜，引起胆道出血；蛔虫的虫体或虫卵均可作为核心，引起胆道结石。

【护理评估】

（一）健康史

　　了解病人的年龄、性别、文化程度、生活环境、生活习惯、卫生观念等；了解以前是否有过肠道蛔虫病史；了解近期是否有使用驱虫药、发热、胃肠道疾病等。

（二）身体状况

　　1. 症状　**典型症状**为突然发生在剑突右下方的**阵发性"钻顶样"**绞痛。绞痛发作突然，且异常剧烈，无法忍受，病人多坐卧不安，呻吟不止，面色苍白，大汗淋漓，常伴有呕吐，有时呕出蛔虫。疼痛可突然缓解，间歇期宛如正常人。如蛔虫全部进入胆道，则疼痛性质转为钝痛。继发感染时，可有畏寒、发热和白细胞计数增高。

　　2. 体征　其体征轻微，腹软，仅在剑突右下方深部可有轻度压痛。如伴有梗阻和继发感染，可有肝脏肿大和轻度黄疸。

（三）辅助检查

　　B 超检查可显示虫体，是首选的检查方法。

（四）心理-社会状况

　　了解病人对本次疾病的认识程度及心理反应。

（五）处理原则

　　以非手术治疗为主，仅在非手术治疗无效或出现严重并发症时才考虑手术治疗。

　　1. 非手术治疗　①解痉止痛；②利胆驱蛔；③抗感染；④ERCP 取虫。

　　2. 手术治疗　采用胆总管探查取虫及 T 形管引流；有合并症时选用相应术式。

【常见护理诊断/问题】

　　1. 急性疼痛　与蛔虫刺激致 Oddi 括约肌痉挛有关。

　　2. 知识缺乏：缺乏饮食卫生知识及胆道蛔虫病相关知识。

【护理措施】

　　1. **手术前、后护理措施**　同胆石症病人的护理。

　　2. **健康指导**

（1）饮食及卫生指导：养成良好的饮食及卫生习惯，不喝生水，蔬菜要洗净煮熟，水果应洗净削皮后吃，饭前便后要洗手。

（2）用药指导：驱虫药应于清晨空腹或晚上临睡前服用，用药后注意观察大便中是否有蛔虫排出。

（史蓓蓓）

思考题

1. 李先生，55 岁。因肝区隐痛伴食欲减退、消瘦、乏力 3 个月入院。有 25 年慢性肝炎史。查体：贫血貌，肝右肋下缘可触及，质硬，轻度压痛，辅助检查：甲胎蛋白阳性，B 超和 CT 检查发现肝右叶 6cm×8cm 占位，肝肾功能基本正常，诊断为：①右肝癌；②肝炎后肝硬化代偿期，门静脉高压症。拟行手术治疗。

请问：

（1）此病人术前需进行哪些术前准备？

（2）目前该病人存在哪些主要护理诊断/问题？术后应采取哪些护理措施？

2. 何女士，55 岁。因反复呕血 3 年，再发呕血 1 天入院。自诉 3 年前开始反复出现呕血，1 天前进食油炸食物后再发呕血，呕血量约 800ml。病人精神紧张。查体：贫血貌，体温 36.8℃，脉搏 96 次/分，血压 82/60mmHg，心肺无特殊，腹软，蛙状腹，脾肋下 3cm，移动性浊音（+）。实验室检查：肝功能：SGPT 为 120U（赖氏法）；A/G 比值为 0.82：1，总胆红素 35μmol/L。纤维胃镜检查：食管曲张静脉出血。

请问：

（1）胃底、食管下段曲张静脉出血常见诱因是什么？胃底、食管下段曲张静脉出血有哪些特点？

（2）此时病人存在哪些主要护理诊断/问题？应采取哪些护理措施？

3. 古先生，38 岁。反复发作右上腹痛、高热、黄疸 5 年，此次发病后黄疸持续不退。体检示：体温 39.6℃，脉搏 124 次/分，血压 125/88mmHg。右上腹有压痛、肌紧张。实验室检查：白细胞 15.2×10^9/L，中性粒细胞 0.85。血清总胆红素 130μmol/L，谷丙转氨酶 170U/L。B 超检查示：肝外胆管扩张，内有强光团伴声影。

请问：

（1）导致该病人腹痛、黄疸的原因是什么？

（2）主要的护理问题有哪些？应采取哪些针对性的护理措施？

4. 马先生，38 岁。无明显诱因突然出现剑突下、右上腹胀痛，随后出现寒战、高热、恶心、呕吐等症状，入院后病人很快出现神志淡漠、谵妄。以往有胆管结石病史。体检：体温 41℃，脉搏 126 次/分，血压 80/50mmHg。右上腹有压痛、肌紧张、反跳痛。实验室检查：白细胞 21×10^9/L，中性粒细胞 0.83，可见中毒颗粒。血清总胆红素 102μmol/L，谷丙转氨酶 165U/L。B 超检查：胆管内可见强光团伴声影，近端胆管扩张。

请问：

（1）主要护理问题有哪些？

（2）应采取哪些针对性护理措施？

思路解析

扫一扫，测一测

学习目标

1. 掌握急性胰腺炎病人的临床特点及重症急性胰腺炎术后引流管的护理要点。
2. 熟悉急性胰腺炎的病因、发病机制、病理生理、处理原则及胰腺癌病人的临床特点、处理原则。
3. 了解急性胰腺炎的分型,胰腺癌的病因病理。
4. 学会急性胰腺炎、胰腺癌病人的护理知识和技能,能运用护理程序对急性胰腺炎病人和胰腺癌病人实施整体护理。
5. 具有高度的责任感和认真的工作态度,关爱、同情与尊重病人。

第一节　急性胰腺炎病人的护理

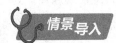

情景描述:

李先生,40 岁,中午参加婚宴,大量饮酒后出现上腹部疼痛,向左肩背部放射,频繁呕吐,呕吐物为少量胃内容物,明显腹胀。发病 4 小时后来院就诊。CT 检查示:胰腺广泛水肿。

请思考:

1. 为准确评估病情,还应收集哪些资料?
2. 该病人存在哪些主要护理诊断/问题?

急性胰腺炎(acute pancreatitis)是指胰腺分泌的消化酶被异常激活,对自身器官产生消化所引起的炎症性疾病。病变程度轻重不等,轻者以胰腺水肿为主,预后良好,临床多见;重者胰腺出血坏死,病情进展迅速,常并发休克,甚至多器官功能衰竭,**死亡率高**,称为**重症急性胰腺炎**(severe acute pancreatitis,SAP)。

【病因及发病机制】

急性胰腺炎有多种致病危险因素,最常见的是**胆道疾病**和**酗酒**。在我国,急性胰腺炎的主要病因是以胆道疾病为主,称胆源性胰腺炎;西方国家主要与过量饮酒有关。

1. **梗阻因素**　胆总管与主胰管有着共同通道或共同开口(图 21-1),这种共同通道或共同开口是胰腺疾病与胆道疾病相互关联的解剖学基础。当胆总管下端发生结石嵌顿、胆管炎、胆道蛔虫、Oddi 括约肌水肿或痉挛、壶腹部狭窄时,可引起胆、胰管"共同通道"梗阻,胆汁逆流入胰管,使胰酶活化;梗

视 频:胰腺的解剖生理概要

笔记

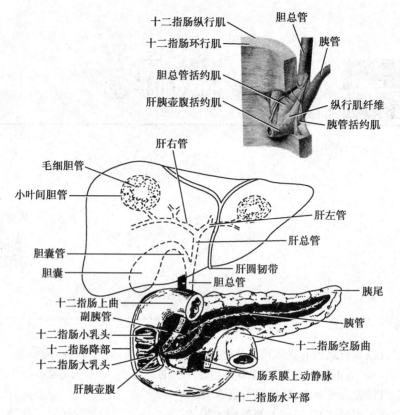

图 21-1　胆胰管的解剖关系

阻又可使胰管内压力增高,致胰小管和胰腺腺泡破裂,胰液外溢,损害胰腺组织。

2. **酗酒和暴饮暴食**　乙醇能直接损伤胰腺组织;大量饮酒和暴饮暴食可引起胰腺过度分泌,并刺激 Oddi 括约肌引起痉挛,十二指肠乳头水肿,使胰液排出受阻,胰管内压力增高,细小胰管破裂,胰液进入胰腺组织间隙,引起急性胰腺炎。另外,暴饮暴食可致胃肠功能紊乱或剧烈呕吐,致十二指肠内压骤增,十二指肠液反流,其中的肠激酶等物质可激活胰酶,从而导致胰腺炎的发生。

3. **其他**　外伤、手术或内镜逆行胰胆管造影等直接或间接损伤胰腺组织可导致急性胰腺炎。其他致病因素还包括高脂血症、高钙血症、药物因素等。有少数病人最终找不到明确的发病原因,被称为特发性急性胰腺炎。

【病理生理】

急性胰腺炎按病理改变分水肿性和出血坏死性。急性胰腺炎基本的病理改变是胰腺不同程度的充血、水肿、出血和坏死。

1. **急性水肿性胰腺炎**　病变轻,胰腺充血、水肿,多局限在胰体尾部,腹腔内脂肪组织可见皂化斑,有时可发生局限性脂肪坏死。

2. **出血坏死性胰腺炎**　即重症急性胰腺炎,以广泛的胰腺出血、坏死为特征,胰腺肿胀,呈暗紫

急性胰腺炎的基本病理生理变化

胰腺消化酶被异常激活后导致的"自身消化"而引起局部和全身的损害过程。正常情况下,胰液中的酶原不具有活性,是在十二指肠内被激活后方具有消化功能。在各种致病因素存在的情况下,各种胰酶将相继提前在胰管或腺泡内被激活,这些具有活性的胰酶对胰腺及周围组织产生"自身消化",并造成全身损害。胰液中的各种酶被激活后发挥作用的共同结果是胰腺及胰周组织广泛充血、水肿甚至出血、坏死,并在腹腔和腹膜后渗出大量液体,病人在早期可出现休克,大量胰酶及有毒物质被腹膜吸收入血可导致心、脑、肺、肝、肾等器官的损害,引起多器官功能障碍综合征。

色,坏死灶呈灰黑色,严重者整个胰腺变黑。腹腔内可见皂化斑和脂肪坏死灶,腹膜后可出现广泛组织坏死,腹腔内有咖啡色或暗红色血性浑浊液体。晚期坏死组织合并感染形成胰腺或胰周脓肿。

【护理评估】

（一）健康史

了解病人的性别、年龄、体重、职业;评估病人的饮食习惯,有无嗜好油腻饮食和经常大量饮酒,发病前有无暴饮暴食;既往有无胆道疾病史,高脂血症,近期有无腹部手术、外伤、感染、用药等诱发因素。

（二）身体状况

1. 症状

（1）**腹痛**:腹痛是急性胰腺炎的主要和**首发症状**。腹痛常于饱餐或大量饮酒后突然发生,疼痛剧烈,呈持续性并有阵发性加重,疼痛位于上腹正中或偏左,炎症累及全胰时呈束带状向两侧腰背部放射,以左侧为主。腹痛与进食和体位有一定的关系,屈曲位疼痛减轻,进食后疼痛加剧。

（2）**恶心、呕吐**:发生早而频繁,**呕吐后腹痛不缓解**为其特点。

（3）**发热**:轻症可不发热或轻度发热。重症急性胰腺炎胰腺坏死伴感染时,可有持续性高热,体温常超过39℃。

（4）**黄疸**:结石嵌顿或胰头肿大压迫胆总管可引起黄疸,程度一般较轻。

（5）**休克**:重症急性胰腺炎可出现休克和脏器功能障碍。早期以低血容量性休克为主,后期合并感染性休克。有的病人以突发休克为主要表现,称为暴发性急性胰腺炎。

（6）**多器官功能衰竭**:为重症急性胰腺炎主要死亡原因之一。最常见的是肺功能衰竭,其次是肾衰竭、肝衰竭、心力衰竭、消化道出血、DIC、脑损害等。

2. 体征

（1）**腹膜炎体征**:水肿性胰腺炎时,压痛只限于上腹部,常无明显肌紧张;出血坏死性胰腺炎压痛明显,并有肌紧张和反跳痛,移动性浊音阳性,肠鸣音减弱或消失。

（2）**腹胀**:与腹痛同时存在,是**重症急性胰腺炎的重要体征之一**。因肠管浸泡在含有大量胰液、坏死组织和毒素的血性腹水中而发生麻痹性肠梗阻所致。

（3）**皮下出血**:少数出血坏死性胰腺炎病人可在腰部出现**青紫色斑**（Grey-Turner 征）或**脐周围蓝色改变**（Cullen 征）。主要系外溢的胰液穿过组织间隙渗至皮下,溶解皮下脂肪使毛细血管破裂出血所致。

（三）辅助检查

1. 实验室检查

（1）**血、尿淀粉酶测定**:血清淀粉酶在**发病 2 小时后开始升高,24 小时达高峰,持续 4 ~ 5 天;尿淀粉酶在发病 24 小时后开始升高,48 小时达高峰,持续 1 ~ 2 周**。一般认为血、尿淀粉酶升高超过正常上限的 3 倍才有诊断意义。淀粉酶值越高诊断正确率越高,但淀粉酶的升高程度与病变严重程度不一定成正比,如胰腺广泛坏死后,淀粉酶生成减少,血、尿淀粉酶均不升高。

（2）**血钙测定**:血钙降低与脂肪组织坏死后释放的脂肪酸与钙离子结合生成脂肪酸钙（皂化斑）有关。若血钙低于 2.0mmol/L,常预示病情严重。

（3）**其他**:白细胞计数增多、血尿素氮或肌酐增高、肝功能异常、血气分析指标异常、血糖升高等。诊断性腹腔穿刺若抽出血性混浊液体,所含淀粉酶明显高于血清淀粉酶有诊断意义。

2. 影像学检查 B 超检查主要用于胆源性急性胰腺炎,了解胆囊、胆道是否有结石存在。CT 检查和 MRI 检查是急性胰腺炎重要的诊断方法,可鉴别是水肿性还是出血坏死性胰腺炎,以及病变的部位和范围,有无胰腺外浸润、浸润范围及程度等。

（四）心理-社会状况

1. 认知程度 评估病人和家属对疾病的了解程度;对治疗、护理配合知识的了解程度,如对长期饮食控制的理解与配合。

2. 心理承受能力 本病反复发作、腹痛重、病情变化快,常导致病人紧张不安;尤其是重症急性胰腺炎,病情凶险、预后差,较长时间在重症监护病房治疗,应评估病人有无恐惧、悲观、孤独等情绪及

视频:急性胰腺炎的临床表现和辅助检查

程度。

3. 家庭、社会支持状况 本病病程长、花费大,应评估家庭的配合情况及家庭经济承受能力。

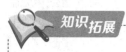

重症急性胰腺炎的血液滤过治疗

近年来的研究认为,SAP 的进展是由于异常激活的胰酶在造成胰腺损伤的同时,激活胰腺内的炎性细胞,使其释放促炎因子,出现系统性炎性反应综合征(systemic inflammatory response syndrome,SIRS),最终导致多器官功能不全综合征(MODS)。MODS 是 SAP 最常见的死亡原因,如何阻断过度炎性反应过程,控制 SIRS 向 MODS 发展恶化,已成为 SAP 早期治疗的关键。**血液滤过(hemofiltration,HF)**不仅具有血液净化的作用,而且具有免疫调节作用,恢复促抗炎平衡,还具有强大的维持水、电解质酸碱平衡,调节内环境和血流动力学稳定的作用。可以达到预防和治疗SAP 的目的。

(五)处理原则

依据急性胰腺炎的分型、分类和病因选择恰当的治疗方案。水肿性胰腺炎采用非手术疗法;出血坏死性胰腺炎,尤其合并感染者则采用手术疗法;胆源性胰腺炎大多需要手术治疗,以解除病因。

1. 非手术治疗 是急性胰腺炎的基础治疗,**目的**是减轻腹痛、减少胰液分泌、防治并发症。包括:①禁食、胃肠减压。②补液、防治休克。③解痉、镇痛。④抑制胰腺分泌和胰酶活性。⑤营养支持。⑥预防和控制感染。⑦中药治疗。⑧血液滤过治疗。

2. 手术治疗 最常用的是坏死的胰腺及周围组织清除加引流术,若为胆源性胰腺炎则应同时解除胆道梗阻,畅通胆道引流。术后胃造瘘引流胃液,减少胰腺分泌;空肠造瘘留待肠道功能恢复时提供肠内营养。

【常见护理诊断/问题】

1. 急性疼痛 与胰腺及周围组织炎症、水肿、出血坏死及胆道梗阻有关。

2. 有体液不足的危险 与腹腔渗液、出血、呕吐、禁食等有关。

3. 营养失调:低于机体需要量 与呕吐、禁食、大量消耗等有关。

4. 体温过高 与胰腺坏死和继发感染有关。

5. 潜在并发症:休克、多器官功能衰竭、感染、出血、胰瘘、肠瘘、胆瘘。

【护理目标】

1. 病人腹痛减轻或得到控制。

2. 病人体液得以维持平衡。

3. 病人营养得到补充,营养状况得以改善。

4. 病人感染得到控制,体温恢复正常。

5. 病人未发生并发症,或得到及时发现和处理。

【护理措施】

(一)非手术治疗的护理

1. **疼痛的护理**

(1)禁食禁水、胃肠减压,以减少胰液的分泌,减少对胰腺的刺激。

(2)嘱病人绝对卧床休息,协助病人取弯腰屈膝、侧卧位,以减轻疼痛。

(3)遵医嘱给予阿托品、盐酸哌替啶解痉镇痛,必要时 4~8 小时重复使用。

2. **维持水、电解质及酸碱平衡**

(1)密切观察病情:观察生命体征、神志、皮肤黏膜温度和色泽的变化,准确记录出入水量,必要时监测中心静脉压及每小时尿量。

(2)维持有效循环血量:补充液体和电解质。重症胰腺炎病人易发生低钾血症、低钙血症,应及时补充。

（3）防治休克：如果发生休克，应立即通知医师，迅速建立静脉通路，补液扩容，尽快恢复有效循环血量。

3. 营养支持　禁食期间给予肠外营养支持。轻型急性胰腺炎病人，一般 1 周后可开始进食无脂低蛋白流质，逐渐过渡至低脂饮食。重症急性胰腺炎病人，待病情稳定、淀粉酶恢复正常、肠麻痹消失后，可通过空肠造瘘管行肠内营养支持，逐步过渡至全肠内营养及经口进食。

4. 降低体温　病人体温超过 38.5℃时，给予物理降温，必要时给予药物降温；遵医嘱应用敏感抗生素控制感染。

5. **MODS 的预防及护理**　最常见的有急性呼吸窘迫综合征和急性肾衰竭。

（1）**急性呼吸窘迫综合征（ARDS）**：严密观察病人的呼吸型态及监测血气分析，若出现进行性呼吸困难、发绀，PaO_2 下降，应警惕 ARDS，及时报告医师，配合气管插管或气管切开，应用呼吸机辅助呼吸。

（2）**急性肾衰竭**：准确记录每小时尿量、尿比重及 24 小时出入水量，监测血尿素氮或肌酐，必要时应用利尿剂或作血液透析。

6. 心理护理　为病人提供安静舒适的环境，多与病人交流，耐心解答病人的问题，讲解有关疾病知识和必要的治疗、护理措施，帮助病人树立战胜疾病的信心。

（二）手术治疗的护理

1. 做好管道的护理　重症胰腺炎病人手术后可能同时置有胃肠减压管、腹腔双套管、胰周引流管、胃造瘘管、空肠造瘘管、胆道引流管、导尿管、血液通路（血液滤过）、深静脉置管或经外周静脉中心静脉置管（输液）等。应在每根管道上标注管道的名称、放置时间，分清各管道放置的部位和作用，与相应装置正确连接、妥善固定、保持通畅、严密观察。

2. **腹腔双套管灌洗引流护理**　目的是冲洗脱落的坏死组织、脓液、血块。

（1）妥善固定：经常检查固定情况，谨防滑脱。

（2）持续灌洗：常用生理盐水加抗生素，以 20～30 滴/分的滴速持续灌洗，灌洗液现配现用。灌洗过程中要严格避免空气进入导管以免造成引流管漂浮，影响灌洗液流出。

（3）保持通畅：避免引流管扭曲、受压。持续低负压吸引，负压不宜过大，以免损伤内脏组织和血管。

（4）观察及记录引流物的颜色、性状和量：引流液开始为暗红色混浊液体，含有血块及坏死组织，2～3 天后颜色渐淡、清亮。若引流液呈血性，并有脉搏细速、血压下降等，应考虑大血管受腐蚀破裂，应立即通知医师，并做好紧急手术的准备；若引流液含有胆汁、胰液或肠液，应考虑有胆瘘、胰瘘或肠瘘的可能。

（5）维持出入液量平衡：准确记录灌洗量和引流量，保持平衡。

（6）拔管护理：病人体温正常并稳定 10 日左右，血白细胞计数正常，引流液少于 5ml/d，引流液淀粉酶值正常，可考虑拔管。拔管后注意拔管处伤口有无渗液，若有渗液应及时更换敷料。

3. 并发症的观察及护理

（1）**术后出血**：术后可能发生腹腔出血或胃肠道应激性溃疡出血。应定时监测血压、脉搏，观察病人呕吐物及引流液色、量、性质。若为胃肠道黏膜糜烂出血，胃肠减压引流液为血性；若腹腔出血，腹腔引流液为血性。应及时清理血迹和倾倒引流液，避免不良刺激，及时通知医师，遵医嘱应用止血药，并做好急诊手术的准备。

（2）**胰瘘、胆瘘**：经腹壁切口渗出或引流管引流出无色透明的液体或胆汁样液体，应考虑胰瘘或胆瘘发生；合并感染时引流液可呈脓性。应保持引流通畅，禁食、胃肠减压，保护切口周围皮肤，可涂氧化锌软膏，防止腐蚀皮肤。

（3）**肠瘘**：术后出现明显的腹膜刺激征，引流出粪样液体或营养液样液体，应考虑肠瘘。护理措施：①保持引流通畅；②维持水、电解质平衡；③加强营养支持；④必要时做好术前准备。

4. 心理护理　护士应以文明礼貌的称谓、体贴关怀的语言、坦诚相待的目光使病人心理上得到安慰，增加病人对医护人员的信任感，积极地配合治疗。介绍同种疾病治疗成功的病例，告诉病人良好的心态有利于康复。并根据不同的病情，允许家属陪护，予以情感上的支持，以减轻病人孤独、抑郁的情绪。

（三）健康指导

1. 生活指导　养成规律饮食习惯,腹痛缓解后,从少量低脂、低糖饮食开始,逐渐恢复正常饮食,避免刺激性强、产气多、高脂肪、高蛋白食物。

2. 知识宣教　告知胰腺炎易复发的特性,向病人及家属介绍本病的主要诱发因素,指导病人积极治疗胆道疾病,避免暴饮暴食,戒除烟酒。

3. 出院指导　手术出院后4~6周避免过度劳累和提举重物,定期复查。

视频:急性胰腺炎的术后护理要点

急性胰腺炎病人的饮食

急性胰腺炎病人恢复期的饮食宜清淡易消化(碳水化合物,如浓米汤、藕粉、米粉、蜂蜜水等)为主,少食多餐,限制刺激胰腺分泌的食物摄入(例如肉汤、蘑菇汤、牛奶、豆浆等),勿暴饮暴食!在病情明显好转后,可逐渐增加蛋白质和碳水化合物(例如大米粥、豆腐、馒头、鱼肉、蔬菜、水果、瘦猪肉等)的量,给予低脂少渣半流质饮食,控制脂类物质的摄入。

【护理评价】

通过治疗和护理,病人是否:①腹痛减轻或缓解;②体液补充及时,水、电解质维持平衡;③营养状况得以改善;④感染得到控制,体温恢复正常;⑤未发生休克、多器官功能衰竭、感染、出血、胰瘘、肠瘘、胆瘘等并发症,或发生并发症时及时被发现和处理。

第二节　胰腺癌病人的护理

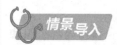

情景描述:

刘先生,46岁。近1个月来食欲减退,上腹隐痛、闷胀不适,体重明显下降,巩膜及全身皮肤出现黄染且逐渐加重。查:右上腹可触及肝脏肿大,胆囊肿大。B超:胰头有一3cm×3cm占位性病变。

请思考:

1. 该病人可能患了什么病?

2. 需进一步做哪些检查?

视频:胰管、胆总管和壶腹部的解剖生理概要

胰腺癌(pancreas cancer)是一种较常见的恶性肿瘤,在我国其发病率呈明显上升趋势。多发生于40岁以上,男性多于女性。90%病人在诊断后一年内死亡,5年生存率仅有1%~3%。胰腺癌包括胰头癌、胰体尾部癌,胰头癌占胰腺癌的70%~80%。

【病因和病理】

确切病因尚不清楚,近年来的研究证明,胰腺癌存在染色体异常。其发生与下列因素有关:①吸烟:是发生胰腺癌的主要危险因素,烟雾中的亚硝胺可诱发胰腺癌的发生;②高蛋白和高脂肪饮食:可增加胰腺对致癌物质的敏感性;③其他:糖尿病、慢性胰腺炎和胃大部切除术后20年的病人,发生本病的危险性高于一般人群。

90%的胰腺癌为导管细胞腺癌,此外有黏液癌和腺鳞癌,少见类型有囊腺癌和腺泡细胞癌。组织学特点为致密的纤维性硬癌或硬纤维癌,肿瘤质硬,浸润性强而没有明显界限,易侵及附近的胆总管、十二指肠等器官和组织,出现相应的临床症状。胰头癌可经淋巴转移至胰头前后、幽门上下、肝十二指肠韧带、肝动脉、肠系膜根部及腹主动脉旁淋巴结;晚期可转移至左锁骨上淋巴结。部分经血行转移至肝、肺、骨、脑等处。可发生腹腔种植转移。

【护理评估】

（一）健康史

了解病人有无长期吸烟及饮酒嗜好,吸烟的时间和每天的数量;评估病人的饮食习惯,是否长期高脂肪、高蛋白饮食;有无糖尿病、慢性胰腺炎、胆道疾病等病史;家族中有无胰腺癌或其他恶性肿瘤病人。

（二）身体状况

1. 症状

（1）**腹痛**:是最常见的**首发症状**。因胰管梗阻引起胰管内压力增高,甚至小胰管破裂,胰液外溢至胰腺组织呈慢性炎症所致。表现为**进行性加重**的上腹部闷胀不适、隐痛、钝痛、胀痛,向肩背部或腰胁部放射。晚期肿瘤侵及十二指肠及腹膜后神经丛时腹痛加重,出现持续性剧烈疼痛,甚至昼夜腹痛不止,一般止痛剂不能缓解。

（2）**黄疸**:是胰头癌**最主要的症状**,因其接近胆总管,使之浸润或压迫所致。黄疸呈进行性加重,可伴有皮肤瘙痒,茶色尿和陶土色大便。

（3）消化道症状:因胰液和胆汁排出受阻,病人常有食欲减退、腹胀、腹泻和便秘,厌食油腻食物,部分病人出现恶心、呕吐。晚期肿瘤侵及十二指肠可出现消化道梗阻或消化道出血。

（4）消瘦和乏力:病人在短期内即有消瘦、乏力、体重下降,是由于饮食减少、消化不良、休息与睡眠不足和癌肿消耗等所致。

2. 体征　可触及肿大的肝脏和胆囊。晚期可触及上腹部肿块,质硬、固定,可出现腹水。

（三）辅助检查

1. 实验室检查

（1）血清生化检查:可有血、尿淀粉酶一过性升高,空腹及餐后血糖升高。胆道梗阻时血清总胆红素和直接胆红素升高;碱性磷酸酶和转氨酶可升高。

（2）免疫学检查:癌胚抗原（CEA）、胰胚抗原（POA）、糖类抗原 19-9（CA19-9）等可升高,其中CA19-9 是最常用的辅助诊断和随访项目。

2. 影像学检查

（1）**B 超检查**:是**首选**的检查方法。可发现 2cm 以上的胰腺肿块,可显示胆囊肿大,胰、胆管扩张。

（2）CT 检查、MRI 检查:是诊断胰腺癌的**重要手段**。能清楚显示胰腺形态、肿瘤部位、与毗邻器官的关系及腹腔淋巴结情况。

（3）经皮肝穿刺胆道造影（PTC）:可了解胆道的变化,有无胆总管下段狭窄及程度;在作 PTC 的同时行胆管内置管引流（PTCD）胆汁以减轻黄疸。

（4）内镜逆行胆胰管造影（ERCP）:可观察十二指肠乳头部的病变,造影可显示胆管或胰管的狭窄或扩张,并能进行活检,检查的同时可在胆管内植入支架管,以减轻黄疸。

3. 细胞学检查　收集胰液查找癌细胞。在 B 超或 CT 检查引导下,经皮穿刺胰腺的病变组织,涂片行细胞学检查。

（四）心理-社会状况

了解病人及家属对疾病的认识程度,有无不良的心理反应,病人及家属是否了解术前及术后有关护理配合的注意事项,家庭经济状况、社会支持状况等。

视频:胰腺癌的临床特征

（五）处理原则

手术切除是治疗胰腺癌**最有效的方法**。不能切除者行姑息性手术,辅以放疗或化疗。

1. 根治性手术　常用的手术方式有:胰头十二指肠切除术（Whipple 术）、保留幽门的胰头十二指肠切除术（PPPD）、胰体尾部切除术。

2. 姑息性手术　常用的术式有:胆肠内引流术,解除梗阻性黄疸;胃空肠吻合术,解除十二指肠梗阻。

3. 辅助治疗　包括化疗、介入治疗、放射治疗、基因治疗和免疫治疗等。

【常见护理诊断/问题】

1. 急性疼痛　与癌肿侵犯腹膜后神经丛、胰胆管梗阻及手术创伤有关。

2. 营养失调:低于机体需要量　与进食减少、消化不良、呕吐及癌肿消耗有关。

3. 焦虑/恐惧　与诊断为癌症、对治疗过程不了解、担心预后等有关。

4. 潜在并发症:出血、感染、胰瘘、胆瘘、血糖异常等。

【护理目标】

1. 病人疼痛减轻或消失。

2. 病人营养状况得到改善。

3. 病人焦虑/恐惧减轻。

4. 病人并发症得到有效预防或及时发现和处理。

【护理措施】

（一）术前护理

1. 疼痛护理　对于疼痛剧烈的胰腺癌病人,及时给予有效的镇痛治疗,并教会病人应用各种非药物止痛的方法。

2. 改善营养状况　监测相关营养指标,指导病人进食高热量、高蛋白、高维生素、低脂肪饮食,一般情况差或饮食不足者给予肠外营养支持,低蛋白血症时应用白蛋白。有黄疸者,静脉补充维生素 K,改善凝血功能。

3. 血糖异常的护理　动态监测血糖,合并高血糖者,调节饮食,并遵医嘱应用胰岛素,控制血糖水平;若出现低血糖者,适当补充葡萄糖。

4. 术前肠道准备　术前 3 天开始口服抗生素抑制肠道细菌,预防术后感染;术前 2 日流质饮食,术前晚清洁灌肠,以减少术后腹胀及并发症的发生。

5. 心理护理　以同情、理解的心态对待病人。邀请同病室或相同疾病的其他病人介绍经验。每次检查及护理前给予解释。结合病人和家属忌讳"癌"的心理,在与病人和家属交谈或病人在场时,回避"癌",称"胰腺病",不称"胰腺癌"。帮助病人和家属进行心理调节,使之树立战胜疾病的信心。

（二）术后护理

1. 观察病情　密切观察生命体征、腹部体征、伤口及引流情况,准确记录 24 小时出入水量,必要时监测中心静脉压及每小时尿量。

2. 营养支持　术后早期禁食,禁食期间给予肠外营养支持,必要时输入血浆、白蛋白等;拔除胃管后给予流质、半流质饮食,逐渐过渡至正常饮食。胰腺手术后,胰腺外分泌功能减退,易发生消化不良、腹泻等,根据胰腺功能给予消化酶制剂。

3. 并发症的观察和护理　并发症主要包括出血、感染、胰瘘、胆瘘、血糖异常等。

（1）出血:严密观察病人的生命体征、伤口敷料及引流液的色、质和量;准确记录出入水量;对有出血倾向者及时通知医生,遵医嘱应用止血药,必要时做好手术准备。

（2）感染:观察有无发热、腹痛、腹胀、白细胞计数升高,观察切口敷料有无渗湿,保持引流通畅,合理应用抗生素,防止腹腔内感染。

（3）胰瘘:术后 1 周左右,如病人突发剧烈腹痛、腹胀、发热、腹腔引流管引出或伤口敷料渗出清亮液体,疑为胰瘘。应持续负压引流,保持引流通畅,静脉营养支持,用生长抑素抑制胰液分泌,用氧化锌软膏保护周围皮肤。多可自愈。

（4）胆瘘:术后 5~10 日,如出现发热、右上腹痛、腹肌紧张及反跳痛;T 形管引流量突然减少;腹腔引流管引出或伤口敷料渗出胆汁样液体,疑为胆瘘。应密切观察 T 形管、腹腔引流管引出引流物的色、质、量并做好记录,保持引流通畅,加强营养支持。必要时手术治疗。

（5）血糖异常:动态监测血糖,合并高血糖者,调节饮食,并遵医嘱应用胰岛素。

4. 心理护理　鼓励病人倾诉自己的想法和感受,教会病人减轻焦虑的方法。加强与家属及其社会支持系统的沟通和联系,尽量帮助解决病人的后顾之忧。

（三）健康指导

1. 戒烟酒,少食多餐,均衡饮食。

2. 劳逸结合,保持良好的心情。

3. 坚持放化疗,术后每 3 个月复查 1 次,6 个月后每半年复查 1 次。出现消瘦、乏力、贫血、发热等

视频:胰腺癌病人手术前后的护理要点

症状及时就诊。

【护理评价】

通过治疗和护理,病人是否:①疼痛缓解;②营养状况改善;③焦虑/恐惧情绪改善;④未发生出血、感染、胰瘘、胆瘘、血糖异常等并发症,或并发症被及时发现和处理。

(薛　雄)

思考题

1. 刘先生,46 岁。饮酒后腹痛、伴呕吐 24 小时来院就诊。病人餐后即感上腹饱胀不适,1 小时后出现上腹部偏左疼痛,阵发性加重,向腰背部呈带状放射。呕吐 2 次,呕吐物为食物残渣及黄绿色胆汁。体检:体温 38℃,脉搏 100 次/分,血压 110/75mmHg,上腹部及偏左有压痛、反跳痛、肌紧张,移动性浊音阴性。白细胞 $13.6×10^9$/L,血淀粉酶 1200U/L。B 超提示:胰腺肿大。初步诊断为急性水肿性胰腺炎。

请问:

(1) 该病人主要的护理问题有哪些? 目前最主要的护理措施是什么?

(2) 如何对病人进行健康指导?

2. 杨先生,43 岁,工人,因右上腹痛 1 日、加剧 3 小时就诊。病人神志清晰,急性痛苦面容。体温 38℃,脉搏 120 次/分,血压 80/55mmHg。两肺呼吸音清,腹稍膨隆,右下腹和右侧腰部有瘀斑,上腹部有明显压痛、反跳痛及肌紧张。肝下界未及,Murphy 征阴性,移动性浊音阳性。怀疑为急性出血坏死性胰腺炎。

请问:

(1) 为明确诊断,还应该做哪些辅助检查?

(2) 应注意观察并预防哪些并发症?

3. 杨先生,46 岁。近 1 个月来出现上腹闷胀不适,隐隐疼痛,食欲明显减退,出现全身皮肤黄染,且逐渐加重。查体:肝脏及胆囊均肿大,大便隐血试验阴性。

请问:

(1) 杨先生最大可能患了什么疾病?

(2) 为进一步明确诊断还需做何检查?

(3) 若给杨先生手术治疗,术后可能发生哪些并发症?

思路解析

扫一扫,测一测

第二十二章 急腹症病人的护理

学习目标

1. 掌握急腹症的常见病因、处理原则、护理措施及常见急腹症的鉴别要点。
2. 熟悉急腹症腹痛的特点。
3. 了解急腹症的定义和病理生理。
4. 学会急腹症病人的护理知识和技能,能运用护理程序对急腹症病人实施整体护理。
5. 具有对病人高度负责的态度和责任心,关心爱护病人。

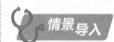

情景描述:

朱先生,42岁。中午饮酒后突然出现上腹中部剧烈疼痛,疼痛向腰背部呈束带状放射。继而出现恶心呕吐,呕吐物为胃内容物和胆汁,伴高热。查:急性痛苦病容,全腹压痛反跳痛明显,腹肌紧张。

请思考:

1. 该病人最可能的诊断是什么?
2. 为进一步明确诊断还需做什么检查?首选检查是什么?

急腹症(acute abdomen)是一类以急性腹痛为突出表现,需要早期诊断和紧急处理的腹部疾病。其特点为**发病急、病情重、变化多、进展快**,如果不能得到及时正确的诊疗护理,将会给病人带来严重危害甚至死亡。因此,在诊疗护理过程中应予以高度重视。

【病因】

部分外科疾病和妇产科疾病常成为急腹症的主要病因,但也有少数是由内科疾病、误服腐蚀性药物或异物等诱发。常见的有:

1. **感染性疾病** 引起急腹症的常见感染性疾病有:①**外科疾病**:如急性胆囊炎、胆管炎、胰腺炎、阑尾炎,消化道或胆囊穿孔等。②**妇产科疾病**:如急性盆腔炎。③**内科疾病**:如急性胃肠炎。

2. **出血性疾病** 常见有:①**外科疾病**:如外伤引起的肝脾破裂、腹腔内动脉瘤破裂、肝癌破裂等。②**妇产科疾病**:如输卵管妊娠破裂等。

3. **空腔脏器梗阻** 常见于外科疾病,如肠梗阻、胆结石或胆道蛔虫病引起的胆道梗阻、输尿管结石等。

4. **空腔脏器破裂穿孔** 常见于外科疾病,如胃十二指肠溃疡穿孔、肠破裂等。

5. **缺血性疾病** 常见有:①**外科疾病**:如肠扭转、肠系膜动脉栓塞、肠系膜静脉血栓形成等。②妇

278

产科疾病:如卵巢囊肿蒂扭转等。

【病理生理】

当腹内脏器的急性感染、破裂、穿孔、梗阻、出血、缺血等原因引起急腹症时,除产生与原发疾病相关的病理生理变化(参见相关章节)外,还涉及腹痛所致的病理生理变化,这些来自腹部的病理性和生理性因素刺激交感、副交感和腹膜壁层的躯体神经传至大脑感觉中枢,产生腹痛感觉。由于急腹症的病因、部位和缓急程度的不同,腹痛的表现各不相同。

1. 内脏痛

(1) **疼痛定位不精确**:主要原因为:①内脏的痛觉多数由双侧传入神经同时进入并经多个节段所传导;②痛觉传入神经进入脊髓的节段大致相近,其腹痛的感觉部位亦相似;③不能借助视觉定位。

(2) 疼痛感觉特殊:腹腔内脏对来自外界的**机械刺激,如切、割、灼等反应迟钝**,但对**压力和张力性刺激**所致的疼痛则**极为敏感**。如过度牵拉、突然膨胀、痉挛和内脏缺血等。

(3) 常伴有消化道症状:当内脏的张力性冲动经迷走神经传导至迷走神经背核时,可兴奋位于邻近的呕吐中枢,出现反射性的恶心、呕吐。

2. **牵涉痛**　又称**放射痛**,指在急腹症发生内脏痛的同时,体表的某一部位也出现疼痛感觉,是某个内脏病变产生的痛觉信号被定位于远离该内脏的身体其他部位。

3. **躯体痛**　特点为**感觉敏锐,定位准确**。系壁腹膜受到腹腔内炎性或化学性渗出物刺激后产生的体表相应部位持续性锐痛。

【护理评估】

（一）健康史

1. 既往史　了解病人以往疾病史及手术史有助于急腹症的诊断。如有腹部手术史的腹痛病人,应考虑粘连性肠梗阻;有胃十二指肠溃疡病史的病人突发剧烈腹痛,首先应考虑溃疡穿孔等。

2. 月经史　有生育能力的妇女,准确的月经史、末次月经开始和终止日期对腹痛的诊断有重要意义,如输卵管妊娠破裂多有停经史。

3. 腹痛的病因与诱因　有无腹部外伤史、与饮食的关系、有无情绪激动、剧烈活动、劳累过度等。

（二）身体状况

1. 症状

(1) **腹痛**:是**最突出而重要的症状**。

1) **腹痛的诱因**:①饮食:胆石症或急性胆囊炎引起的急性腹痛多与进食油腻饮食有关;急性胰腺炎则多与暴饮暴食或过量饮酒有关;胃十二指肠溃疡穿孔多发生于饮食后。②活动:肠扭转出现的急性腹痛多与饱餐后剧烈活动有关。③外伤:腹腔内脏器损伤,病人腹痛一般均在外伤后突然出现。④变换体位:胆囊结石病人的腹痛常于夜间睡眠变换体位后发生。⑤胆道蛔虫病多因驱虫不当而诱发。

2) **腹痛的部位**:①先出现腹痛或腹痛最显著的部位通常是病变部位。如胃或十二指肠、胆道、胰腺的病变,腹痛大多位于中上腹。②腹痛始于一点迅速波及全腹者多为实质脏器破裂或空腔脏器穿孔。如胃、十二指肠溃疡穿孔,腹痛始于上腹部,而后可波及全腹;盆腔炎始于下腹可波及全腹。③转移性腹痛。主要见于急性阑尾炎,腹痛始于上腹,再至脐周,数小时后转移并固定于右下腹。④牵涉痛或放射痛。如胆囊炎、胆石症除表现为右上腹或剑突下疼痛外,伴有右肩或右肩胛下角处痛;急性胰腺炎者在上腹痛的同时可伴左肩或腰背部束带状疼痛;肾或输尿管结石除腰部疼痛外,可放射至下腹、腹股沟区或会阴部。

3) **腹痛发生的缓急**:腹痛开始轻,后逐渐加重多为炎性病变。突然发生的腹痛且迅速加重,多见于腹内脏器扭转或绞窄、空腔脏器穿孔或梗阻、实质性脏器破裂等。如急性肠扭转、绞窄性肠梗阻等。

4) **腹痛的性质**:常可反映腹内脏器病变的类型或性质:①阵发性绞痛:往往提示空腔脏器发生梗阻或痉挛,如机械性肠梗阻或泌尿系结石等。②持续性钝痛或隐痛:多见于腹内炎性病变或出血性病变,如急性阑尾炎、急性胰腺炎、肝或脾破裂内出血等。③持续性疼痛伴阵发性加剧:多表示炎症和梗阻并存,如绞窄性肠梗阻早期和胆石症合并胆道感染。④持续性锐痛:为壁腹膜受到炎性或化学性刺激所致。

视频:急腹症的病因及病理生理

5）腹痛的程度:①轻度腹痛:一般炎性病变初期引起的腹痛较轻。②重度腹痛:空腔脏器痉挛、梗阻、扭转、嵌顿、绞窄缺血、化学刺激等所致的腹痛较重,如胃、十二指肠溃疡穿孔,消化液对腹膜的化学性刺激,腹痛剧烈呈刀割样,病人常**拒按腹部**,不敢翻身及深吸气;胆道疾患所致胆绞痛及肾、输尿管结石所致肾绞痛常使病人辗转不安。

（2）伴随症状

1）恶心、呕吐:常于腹痛后发生,常见原因有:①腹膜或肠系膜受到强烈的刺激或牵拉;②空腔脏器内容物通过受阻、内压增高、管腔膨胀;③严重感染和毒素吸收作用于中枢神经系统。不同疾病,呕吐出现的时间和呕吐物的颜色、性质不同。高位肠梗阻呕吐出现早且频繁,低位小肠或结肠梗阻呕吐出现晚或不发生呕吐;血色或咖啡色呕吐物为上消化道出血;呕吐物含胆汁示梗阻部位在十二指肠以下;粪臭样呕吐物常提示低位肠梗阻;消化性溃疡穿孔常无呕吐。

2）排便排气改变:腹痛后停止排便排气常为机械性肠梗阻;小儿腹痛伴果酱样便多为肠套叠;脐周疼痛伴腹泻和腥臭味血便常提示急性坏死性肠炎;大量水样泻伴痉挛性腹痛提示急性胃肠炎。

（3）其他:发热多因继发感染所致,严重感染者可出现寒战高热,如急性重症胆管炎;阻塞性黄疸见于肝、胆、胰疾病;贫血或休克者可能有腹腔内实质脏破裂出血;尿频、尿急、血尿和排尿困难者应考虑泌尿系疾病。

2. 体征　各种原因引起的急腹症,除产生与原发疾病相关的全身反应(参见相关章节)外,最主要的是引起相应的腹部体征:

（1）视诊:观察腹部是否对称,腹式呼吸是否存在,有无腹股沟肿块。急性腹膜炎时腹式呼吸运动减弱或消失;腹部出现肠型或异常蠕动波常是肠梗阻体征;全腹胀多提示低位肠梗阻;不对称性腹胀多为肠扭转或闭袢性肠梗阻;板状腹常是胃十二指肠溃疡穿孔的体征。

（2）触诊:应注意有无包块和腹膜刺激征,其部位、范围和程度。如小儿腹部腊肠样肿块常为肠套叠;压痛最显著处往往是病变所在部位,溃疡穿孔的压痛以上腹部为主,阑尾炎压痛在右下腹;肌紧张、反跳痛是壁腹膜受炎症刺激后的表现,轻度肌紧张和反跳痛见于炎症早期或腹腔内少量出血,如坏疽性胆囊炎、阑尾炎,消化道穿孔时因腹膜受到强烈化学性刺激而表现为高度肌紧张,呈"板状腹",但随着腹腔渗液的稀释,肌紧张程度将有所减轻,随后再度加重。

（3）叩诊:肝浊音界缩小或消失常提示消化道穿孔或破裂,出现移动性浊音表示腹腔内有大量积液或积血。

（4）听诊:注意有无肠鸣音及其频率和音调,以判断胃肠蠕动情况。肠鸣音亢进伴气过水声或高调金属音多为机械性肠梗阻,肠鸣音减弱或消失提示肠麻痹。

3. 直肠指检　应注意直肠温度、是否触及肿块、有无触痛、指套是否沾有血迹。如阑尾炎时直肠右侧壁可有触痛,指套沾有血迹或黏液应考虑肠管绞窄或肠套叠。

4. **急腹症的鉴别**

（1）**外科急腹症的特点**是:①一般先有腹痛,后出现发热等伴随症状;②腹痛或压痛部位较固定、程度重;③常出现腹膜刺激征甚至休克;④可发现腹部肿块或其他外科特征性体征及辅助检查表现。

1）**胃十二指肠溃疡急性穿孔**:①有溃疡病史;②突然发生的上腹部刀割样剧烈疼痛,很快扩散到全腹;③有明显的腹膜刺激征,肝浊音界缩小或消失;④立位 X 线检查**膈下可见游离气体**。

2）**急性胆囊炎**:①起病常在进食油腻食物后;②右上腹部剧烈绞痛,向右肩背部放射;③右上腹有压痛、肌紧张,**Murphy 阳性**;④B 超检查显示胆囊增大、壁厚,可见结石影。

3）**急性胆管炎**:典型的症状为 **Charcot 三联症**,即腹痛、寒战高热、黄疸;感染加重引起急性梗阻性化脓性胆管炎时,除 Charcot 三联症外,还可有休克和精神症状,即 **Reynolds 五联症**。B 超见胆管扩张及结石影。

4）**急性胰腺炎**:①多有胆道疾病史或于暴饮暴食后发病;②腹痛位于上腹偏左,持续而剧烈,可向左肩部或腰部放射;③呕吐后腹痛不缓解;④腹胀,表现为麻痹性肠梗阻;⑤血尿淀粉酶升高。

5）**急性阑尾炎**:典型表现为**转移性右下腹痛和右下腹固定压痛点**。

6）**急性肠梗阻**:①**腹痛**:突然发生剧烈的腹部绞痛,呈阵发性发作。腹痛加剧呈持续性可能发生肠绞窄或肠穿孔。②**呕吐**:腹痛时常立即发生恶心呕吐,呕吐后腹痛减轻。③**腹胀**:低位梗阻腹胀明显。④**肛门停止排便排气**。⑤听诊:机械性肠梗阻时肠鸣音亢进,有**高调气过水声或金属音**;麻痹性肠梗阻时肠鸣音减弱或消失。⑥X线检查见多个气液平面等。

7) **腹腔脏器损伤**:①有腹部外伤史;②腹痛开始于受伤部位;③**实质脏器破裂以内出血表现为主,空腔脏器破裂以腹膜炎表现为主**;④胃肠破裂者腹部立位X线检查膈下可见游离气体,实质脏器破裂腹腔穿刺可抽出不凝血。

(2) 内科急腹症的特点是:①一般先发热或呕吐,后才腹痛,或呕吐腹痛同时发生;②腹痛或压痛部位不固定,程度轻,无明显腹肌紧张;③查体或检验、X线、心电图等检查可明确诊断。

(3) 妇科急腹症的特点是:①以下腹部或盆腔内疼痛为主;②常伴有白带增多、阴道出血或有停经史等;③妇科检查可明确诊断。

视频:急腹症鉴别

（三）辅助检查

1. 实验室检查　血红蛋白和红细胞计数降低常提示腹腔内出血,白细胞及中性粒细胞计数升高提示腹腔内感染。尿液中有红细胞常提示泌尿系损伤或结石,尿胆红素阳性表示存在阻塞性黄疸。粪便隐血试验阳性多为消化道出血。血、尿淀粉酶升高多为急性胰腺炎。

2. 影像学检查

(1) X线检查:立位X线摄片或透视**膈下游离气体**是消化道穿孔或破裂的依据,机械性肠梗阻时可见多个**气液平面**,麻痹性肠梗阻时可见肠管普遍扩张,乙状结肠扭转和肠套叠时钡剂或空气低压灌肠X线检查可见典型的"**鸟嘴征**"和"**杯口征**"。

(2) B超检查:是诊断实质性脏器损伤、破裂和占位性病变的首选方法,亦有助于了解腹腔内积液、积血的部位和量。胆囊或泌尿系结石时可见回声。

(3) CT检查、MRI检查:主要用于实质性脏器病变,腹腔内的占位性病变,如对急性出血坏死性胰腺炎的诊断极有价值。

3. 诊断性腹腔穿刺或灌洗　若抽出**不凝固血性液体**,多提示腹腔内脏器出血;若是混浊液体或脓液,多为腹腔内感染或消化道穿孔;若系胆汁性液体,常是胆囊穿孔;若疑为急性胰腺炎,可将穿刺液作淀粉酶测定。若穿刺未抽出液体,可注入等渗盐水500ml,然后对抽吸液做涂片镜检,红细胞超过$0.1×10^{12}/L$,或白细胞超过$0.5×10^9/L$,有诊断价值。

（四）心理-社会状况

急腹症发病急、进展快、病情重、常需紧急手术,病人和家属常有恐惧不安的心理反应,评估其产生恐惧不安的原因,评估病人及家属对疾病知识的了解程度,评估病人家属及单位对手术治疗的经济承受能力。

（五）处理原则

急腹症发病急、进展快、病情危重。应采取及时、准确和有效的治疗措施。

1. 非手术治疗　①严密观察生命体征、腹部体征和辅助检查的动态变化,及时判断病情是否恶化;②禁饮食,胃肠减压,静脉补液;③给予解痉和抗感染药物治疗;④出现休克时,给予及时的抗休克治疗,同时做好紧急手术的准备。

2. 手术治疗　①对诊断明确,如腹部外伤、溃疡穿孔致弥漫性腹膜炎、化脓性或坏疽性胆囊炎、急性梗阻性化脓性胆管炎、急性阑尾炎、完全性肠梗阻、异位妊娠破裂等需立即手术治疗。②对诊断不明,但腹痛和腹膜炎体征加剧,且全身中毒症状严重者,应在非手术治疗的同时,积极完善术前准备,及早手术治疗。

【常见护理诊断/问题】

1. 急性疼痛　与腹腔器官的炎症、穿孔、痉挛、梗阻、绞窄、损伤、出血及手术等有关。

2. 体温过高　与腹部器官炎症或继发腹腔感染有关。

3. 有体液不足的危险　与腹腔渗液、肠腔积液、出血、呕吐、禁食、胃肠减压等有关。

4. 潜在并发症:休克、腹腔脓肿等。

【护理目标】

1. 病人疼痛(腹痛)得到缓解或控制。

2. 病人体温恢复正常。

3. 病人体液量得到补充,生命体征正常、尿量正常。

4. 病人未发生并发症,或得到及时发现和处理。

【护理措施】

（一）术前护理

1. 严密观察病情变化

（1）**生命体征**:若病人呼吸急促,血氧分压<60mmHg,提示有发生 ARDS 的倾向;若脉搏增快、面色苍白、皮肤湿冷,为休克征象;若血压及血红蛋白值进行性下降,提示有腹腔内出血;若体温逐渐升高,白细胞计数及中性粒细胞比例增多,为感染征象。

（2）**腹部症状体征**:病人腹痛加剧,表示病情加重;局限性疼痛转变为全腹痛,并出现肌紧张、反跳痛,提示炎症扩散。

（3）**动态观察实验室检查结果**:如三大常规、血电解质、动脉血气分析、肝肾功能等检查;注意 X线、B 超等检查结果。

2. "四禁四抗" 严格执行"四禁",即**禁饮食、禁用止痛剂、禁服泻药、禁止灌肠**。急腹症病人在没有明确诊断之前禁用止痛剂,以免掩盖病情;禁饮食、禁服泻药、禁止灌肠,以免增加消化道负担、导致炎症扩散,加重病情。同时做好**抗感染、抗休克、抗水电解质紊乱和酸碱失衡、抗腹胀**的护理。

3. 减轻或有效缓解疼痛

（1）观察:密切观察病人腹痛的部位、性质、程度和伴随症状有无变化,及其与生命体征的关系。

（2）体位:无休克者取半卧位,可减轻腹壁张力,有助于缓解疼痛;

（3）禁食和胃肠减压:是治疗急腹症的**重要措施之一**。禁食并通过胃肠减压抽吸出胃内残存物,减少胃肠内的积气、积液,减少消化液和胃内容物自穿孔部位漏入腹膜腔,从而减轻腹胀和腹痛。

4. 维持体液平衡

（1）消除病因:有效控制体液的进一步丢失。

（2）补充血容量:迅速建立静脉通路,根据医嘱正确、及时和合理安排晶体和胶体液的输注种类和顺序。若有大量消化液丢失,先输注平衡盐溶液;有腹腔内出血或休克者,应快速输液并输血,以补充血容量。

（3）对神志不清或伴休克者,应留置导尿管,并根据尿量调整输液量和速度。

（4）准确记录出入水量。

5. 心理护理 病人缺乏思想准备,担心不能得到及时有效的诊断、治疗或预后不良,常表现为躁动、焦虑和恐惧。护理人员要主动、积极迎诊和关心病人,向病人解说引起腹痛的可能原因,在病人做各项检查和治疗前耐心解释,使病人了解其意义并积极配合,以稳定其情绪;创造良好氛围,减少环境改变所致恐惧感。

（二）术后护理

1. 病情观察 ①观察生命体征;②观察切口敷料、引流;③动态观察腹部症状和体征。

2. 腹腔引流管的护理 ①**妥善固定**:正确连接引流装置、做好标记并妥善固定腹腔引流管,防止病人变换体位时牵拉而脱出;②**保持通畅**:避免引流管受压、扭曲而堵塞,对负压引流者及时调整负压,维持有效引流;③**观察记录**:观察引流物的颜色、性质和量,并详细记录,以了解病情发展的趋势;④**严格无菌**:严格无菌操作,引流管远端接引流袋时,先消毒引流管口后再连接,以免引起逆行感染;⑤**适时拔管**:当引流量减少、颜色澄清、病人体温及血白细胞计数恢复正常,可考虑拔管。

3. 营养支持 术后禁食期间通过静脉补充水、电解质和必需的营养物质。胃肠功能恢复、肛门排气、无腹痛腹胀不适,可进流质饮食,逐步过渡到正常饮食。

4. 并发症的观察及护理

（1）**出血**:密切观察切口敷料有无血性液渗出、引流管是否有鲜红色血性液流出,监测生命体征。如引流管引出血性液每小时大于100ml,持续 3~4 小时不止;且有脉搏细数、血压下降、出冷汗等休克表现时,应及时通知医生,给予止血药物、抗休克等治疗,必要时手术止血。

（2）**腹腔内残余脓肿和瘘**:①体位:腹腔或盆腔疾病病人取**半坐卧位**,以使腹腔内炎性液、血液或漏出物积聚并局限于盆腔,可减少毒素吸收并有利于积液或脓液的引流。②**有效引流**:腹腔内置引流管时,须保持引流通畅,并观察引流物的量、色和性质并作好记录。③控制感染:遵医嘱合理、正确地使用抗菌药物。④加强观察:若引流物为肠内容物或浑浊脓性液体且病人腹痛加剧,出现腹膜刺激征,同时伴有发热、白细胞计数及中性粒细胞比例上升,多为腹腔内感染或瘘,应及时报告医生。

5. 心理护理 加强护患沟通,消除病人孤寂感;提供因人而异的病情解释和健康指导,对担忧术后并发症或因较大手术影响生活质量的病人,应加强心理护理和指导其如何正确应对。此外,护士要主动与病人家属或病人单位沟通,争取家属和社会力量的支持。

（三）健康指导

指导病人:①养成良好的饮食和卫生习惯。②保持清洁和易消化的均衡膳。③积极控制急腹症的各类诱因,如有溃疡病者,应按医嘱定时服药;胆道疾病和慢性胰腺炎者需适当控制油腻饮食;反复发生粘连性肠梗阻者应当避免暴饮暴食及饱食后剧烈运动。④急腹症行手术治疗者,**术后应早期开始活动**,以预防粘连性肠梗阻。

【护理评价】

通过治疗和护理,病人是否:①腹痛缓解,能复述自我缓解疼痛的方法;②体液维持平衡,或已发生的代谢紊乱得以纠正;③未发生腹腔残余脓肿、出血或瘘等并发症,或发生并发症能得到及时发现、有效治疗和护理。

（薛 雄）

视频:急腹症的护理措施

思考题

1. 张先生,28 岁。突发上腹部刀割样剧痛,蔓延至全腹 6 小时,腹痛呈持续性。查体:腹肌紧张呈板状,全腹有明显压痛及反跳痛,肝浊音界缩小,移动性浊音(±),肠鸣音消失,血常规示白细胞 $18×10^9/L$,中性粒细胞比例 90%。既往有十二指肠球部溃疡病史。

请问:

（1）对该病人应如何做好术前护理评估?

（2）若该病人行手术治疗,请简述术后的主要并发症及护理措施。

2. 文先生,42 岁。1 小时前午餐后打篮球时突然出现腹部持续性剧烈疼痛,有腹胀、呕吐,呕吐物含少量血性液体,口渴,烦躁不安,中腹部可扪及压痛性包块,移动性浊音阳性,肠鸣音减弱,血常规白细胞 $13.4×10^9/L$,发病以来肛门未排便排气。

请问:

（1）根据病情应考虑是什么疾病?

（2）目前最合适的急需处理是什么?

（3）该病人目前主要的护理问题是什么?

思路解析

扫一扫,测一测

学习目标

1. 掌握下肢静脉曲张、血栓闭塞性脉管炎病人的护理措施。
2. 熟悉下肢静脉曲张、血栓闭塞性脉管炎病人的临床表现。
3. 了解下肢静脉曲张、血栓闭塞性脉管炎病人的病因和病理生理。
4. 学会下肢静脉曲张、血栓闭塞性脉管炎的护理措施和健康指导的相关知识,能运用护理程序对周围血管疾病病人实施整体护理。
5. 注重人文关怀,能与病人有良好的沟通。

第一节　下肢静脉曲张病人的护理

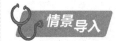

情景描述:

李先生,55 岁。因"双下肢静脉曲张"收入院,入院 2 天后行手术治疗。

请思考:

1. 该病人手术后的主要护理措施包括哪些?
2. 护士应对该病人进行哪些健康指导?

下肢静脉曲张是指下肢表浅静脉因浅静脉瓣膜功能不全导致血液回流障碍而引起的以静脉扩张、迂曲为主要表现的一种疾病,晚期常并发小腿慢性溃疡,是外科的一种常见病。本病占周围血管疾病的 90% 以上,多见于从事长久站立的职业及体力劳动者。

【病因及发病机制】

下肢静脉曲张基本原因是静脉壁薄弱、静脉瓣膜功能不良和静脉压力增高。在大隐静脉注入股静脉和小隐静脉注入腘静脉处都有较坚韧的瓣膜,对阻止股静脉和腘静脉内的血液反流起重要作用(图 23-1)。当下肢静脉内压力升高,静脉腔扩大,以致静脉瓣关闭不全,静脉血就会由上而下、由深向浅倒流,最终致浅静脉淤血、扩张迂曲,形成下肢静脉曲张。

下肢静脉曲张按其发病原因分为原发性和继发性。原发性下肢静脉曲张(单纯性)是因浅静脉本身的病变或解剖因素所致,如先天性静脉壁薄弱、静脉瓣膜发育不良、长期站立引起的静脉压力增高及从事负重工作因腹压增高而使下肢静脉血回流受阻等。继发性下肢静脉曲张(代偿性)是因深静脉

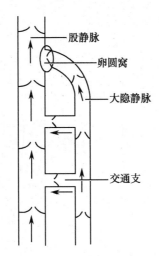

图 23-1　下肢深浅静脉回流示意图

视频：下肢静脉的解剖

病变,如下肢深静脉因炎症、血栓形成而阻塞,先天性深静脉瓣膜缺如综合征等,继发于深静脉以外的病变,如盆腔肿瘤或妊娠子宫等压迫髂静脉均可引起下肢静脉曲张。原发性较继发性多见。大隐静脉曲张较小隐静脉曲张多见。

走进历史

下肢静脉曲张的流行病学

1973 年 Goon 报道,美国下肢静脉曲张病人大约 2400 万,40～60 岁为发病高峰,30 岁以前发病率仅为 1%,而 70 岁以上达 50%。英国患病率约为总人口的 0.5%。1990 年孙建民对上海市区和郊县 3 万余人进行流行病学调查,下肢静脉曲张患病率为 8.3%。2001 年田卓平等对 7908 条病人静脉曲张的肢体进行静脉造影检查,结果发现单纯性大隐静脉曲张占 15.54%,原发性深静脉瓣膜功能不全和深静脉血栓形成后综合征分别占 53.02% 和 26.83%。上述统计材料说明,以往单纯性下肢浅静脉曲张的发生率高是把原发性深静脉瓣膜功能不全归于其中,当将原发性深静脉瓣膜功能确定为一单独疾病后,单纯性下肢浅静脉曲张的发病率也随之大为下降。

【病理生理】

当大隐静脉瓣膜功能不良而关闭不全后,即可影响其远侧和交通支静脉瓣及小隐静脉。静脉瓣膜和静脉壁离心脏越远,其强度越差,静脉压力却越高,因此,曲张的静脉在小腿部较大腿部明显。由于下肢浅静脉扩张、血液淤滞,血管壁通透性增加,血液中的一些大分子物质渗入组织间隙及血管内微血栓形成,渗出的纤维蛋白聚集,在毛细血管周围沉积,造成局部代谢障碍,形成阻碍皮肤和皮下组织细胞摄取营养物质的一层屏障,致使皮肤和皮下组织水肿、纤维化、皮下脂肪坏死和皮肤萎缩、坏死,最终形成静脉溃疡。

【护理评估】

（一）健康史

有无长期站立工作、重体力劳动、慢性咳嗽、习惯性便秘、妊娠等,同时了解病人一般情况:年龄、性别、婚姻、文化、职业、饮食、睡眠等。

（二）身体状况

1. 症状　病人久站或长时间行走后,常感下肢沉重、酸胀、疼痛、乏力、疲劳等。

2. 体征　在小腿内侧浅静脉隆起、迂曲,重者蜿蜒成团状,直立时更明显;久病者,小腿皮肤出现营养不良,如干燥、毛发脱落、色素沉着、足靴区出现淤滞性皮炎,轻微损伤即可造成经久不愈的慢性溃疡(图 23-2)。也可继发曲张静脉的血栓性静脉炎,如曲张静脉破裂,可引起较大量出血。

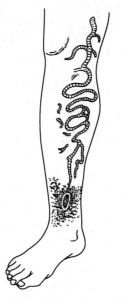

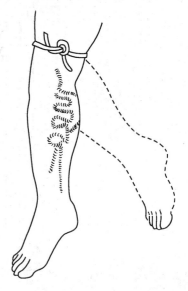

图 23-2　大隐静脉曲张及小腿慢性溃疡　　　　图 23-3　深静脉回流试验

（三）辅助检查

为确定深静脉是否通畅和了解浅静脉及交通支瓣膜功能状态，通常进行以下检查：

1. 深静脉回流试验（Perthes test）　检查时，让病人取站立位，待静脉充盈后，在腹股沟下方缚止血带压迫大隐静脉，嘱病人用力踢腿或下蹲 10 余次，观察曲张静脉的变化，若充盈的曲张静脉消失或充盈程度减轻，表示深静脉通畅；若曲张静脉充盈不消失或加重，并伴有患肢酸胀不适，表示深静脉有阻塞（图 23-3），此浅静脉曲张为继发性，应禁忌做浅静脉手术。

2. 大隐静脉瓣膜功能试验（Trendelenburg test）　检查时，让病人平卧位，抬高患肢，使曲张静脉血液排空，在腹股沟下方大腿上 1/3 处缚止血带，阻断大隐静脉，嘱病人站立位，放松止血带后 10 秒内，若出现自上而下静脉迅速充盈，则提示大隐静脉瓣膜功能不全。同样的原理在腘窝部缚止血带，可检测小隐静脉瓣膜功能。如图 23-4 所示。

目前检查下肢静脉通畅情况和瓣膜功能的辅助检查方法有下肢静脉压测定、多普勒超声检查等，**下肢静脉造影是最可靠和最有效的确诊方法**。

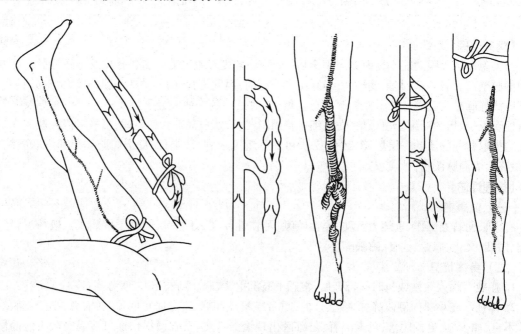

图 23-4　大隐静脉瓣膜功能试验

（四）心理-社会状况

病人是否因静脉曲张而影响正常的生活和工作。是否因慢性溃疡经久不愈而紧张、焦虑。病人对本病基本知识的了解程度及家庭、社会支持情况等。

（五）处理原则

1. 非手术治疗

（1）支持疗法：用弹力绷带包扎或穿弹力袜，同时注意休息，抬高患肢。适用于：①静脉曲张较轻，症状不明显者；②妊娠期静脉曲张；③年老体弱或重要脏器功能不良，不能耐受手术者。

（2）硬化疗法：是将硬化剂注入曲张静脉内，产生化学性炎症反应，进而使曲张静脉闭塞。适用于：①曲张静脉轻而局限；②术后残留的曲张静脉；③术后复发者。

（3）处理并发症：血栓性静脉炎者给予抗生素及局部热敷治疗；湿疹和溃疡者，抬高患肢并给予创面湿敷；曲张静脉破裂出血者，经抬高患肢和局部加压包扎止血，必要时予以缝扎止血，待并发症改善后择期手术治疗。

2. 手术治疗 手术是根本的治疗方法，适用于深静脉通畅、无手术禁忌证者。传统常用的手术方法为大隐静脉或小隐静脉高位结扎加曲张静脉分段剥脱术。近年来开展的微创手术有静脉腔内激光治疗、射频、内镜筋膜下交通静脉结扎术、旋切刨吸术治疗等。对合并小腿慢性溃疡者，在控制局部急性感染后及时手术。

视频：下肢静脉曲张手术——手术步骤

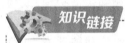

透照器动力静脉切除术治疗曲张静脉

Gregory A. Spitz, M. D. , F. A. C. S

通过 TriVex 系统进行透照器动力静脉切除术是一种革新的方法，运用抽吸作用和旋转刀片切除曲张静脉。在粗套管传来的光照下，静脉切除器可以完全准确地切除曲张静脉，对周围组织创伤很小。与人工操作技术相比，使曲张静脉切除彻底变革，降低了操作和麻醉时间。达到了极好的美容效果，消除了与曲张静脉有关的疼痛。适用于基本静脉曲张和慢性静脉功能不全患者、脂性硬化症、静脉淤滞性溃疡、陈旧性或急性血栓性静脉炎。

【常见护理诊断/问题】

1. 活动无耐力 与下肢静脉回流障碍有关。

2. 皮肤完整性受损 与皮肤营养障碍、慢性溃疡有关。

3. 潜在并发症：深静脉血栓形成、小腿曲张静脉破裂出血。

4. 知识缺乏：缺乏本病的预防知识及患肢锻炼和保护方法的知识。

【护理目标】

1. 病人活动耐力逐渐增加。

2. 病人皮肤完整无受损或有慢性溃疡的伤口得以有效处理。

3. 病人无并发症或并发症能被及时发现和处理。

4. 病人了解本病的预防知识，学会正确的患肢锻炼和保护方法。

【护理措施】

（一）非手术治疗的护理

1. 促进下肢静脉回流，改善活动能力 足背至大腿使用弹性绷带、穿弹力袜，穿前应抬高患肢排空曲张静脉内的血液，弹性绷带应自下而上包扎，弹力袜的长短、压力、厚薄应符合病人腿部的情况，保持一定的松紧度，以不妨碍关节活动及可以扪及足背动脉搏动为宜。避免长时间站立和久坐，坐时尽量双膝不要交叉或盘腿，以免压迫腘窝而影响静脉回流；患肢肿胀时，卧床休息，并抬高患肢30°~40°，以利于静脉回流；保持大、小便通畅，防止腹内压增高；保护患肢，勿搔抓皮肤，避免外伤；观察患肢远端皮肤的温度、颜色、肿胀、渗出、疼痛等情况。

2. 并发症的护理 ①小腿慢性溃疡和湿疹：平卧时抬高患肢，保持创面清洁，全身应用抗生素；

笔记

②血栓性静脉炎：局部热敷、理疗、抗凝治疗及应用抗生素，禁止局部按摩；③出血：立即抬高患肢，加压包扎，必要时手术止血。

3. 心理护理　久病的病人可影响正常的生活和工作。慢性溃疡经久不愈的病人有焦虑等不安情绪。向病人解释病情发展情况、主要的治疗和护理措施，减轻病人焦虑情绪。鼓励病人及家属积极配合各项治疗和护理工作。

（二）手术治疗的护理

1. 术前护理　①**患肢水肿者**：术前数日抬高患肢，减轻水肿，利于术后切口愈合。②**并发小腿慢性溃疡者**：加强换药，术前 2 ~ 3 天用酒精擦拭周围皮肤，每日 1 ~ 2 次。③**皮肤准备**：清洗肛门、会阴部。备皮范围包括：腹股沟部、会阴部和整个下肢。若需要植皮时，应做好供皮区的皮肤准备。④**心理护理**：关心、帮助病人和家属了解治疗的方法，解释手术治疗的必要性和重要性，解除思想顾虑，以取得配合、树立信心。

2. 术后护理　①**一般护理**：卧床休息，抬高患肢30°，指导病人作足部伸屈运动，以促进静脉血回流。如无异常情况，术后 24 小时可鼓励病人使用弹力袜或弹力绷带下床活动，促进静脉回流。②**病情观察**：注意观察有无切口或皮下渗血，局部有无感染，发现异常应及时报告医生并妥善处理。③**应用弹性绷带**：注意保持弹性绷带的松紧度，使用弹性绷带一般需维持 1 ~ 3 个月。④**保护患肢**，勿搔抓皮肤，避免外伤；有小腿溃疡者，应继续加强换药，并使用弹性绷带护腿。⑤**提供专业及生活照顾**：根据病人生活自理能力情况，结合病情提供专业照顾和生活护理，鼓励病人参与力所能及的自理活动，在康复期要尽快培养病人的生活自理能力。⑥**心理护理**：理解、关心、体贴病人，消除病人的焦虑和恐惧情绪，向病人及家属耐心解释各项治疗和护理措施，争取病人及家属积极配合治疗。

（三）健康指导

1. 去除影响下肢静脉回流的因素，避免长时间站立和坐位，坐时尽量双膝不要交叉，休息时患肢抬高。

2. 保持大小便通畅，维持标准体重，并注意加强体育锻炼，增强血管壁弹性。

3. 非手术病人坚持使用弹力袜或弹力绷带；手术后应继续用弹性绷带或弹力袜 1 ~ 3 个月。

4. 活动时注意保护患肢，避免外伤引起曲张静脉破裂出血。

【护理评价】

通过治疗和护理，病人是否：①活动耐力逐渐增加；②皮肤完整，无受损；③未发生并发症，或发生时得到及时发现和处理；④掌握下肢静脉曲张的防治知识。

第二节　血栓闭塞性脉管炎病人的护理

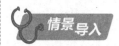

情景描述：

王先生，41 岁。因血栓闭塞性脉管炎入院。病人自述肢端发凉、怕冷，行走后患肢疼痛。如果你巡视病房时发现病人家属用热水袋为病人热敷患肢。

请思考：

1. 病人家属使用热水袋为病人热敷，这一方法正确吗？为什么？

2. 病人夜间出现患肢疼痛难忍，应该采取哪些护理措施？

血栓闭塞性脉管炎简称脉管炎（thromboangitis obliterans，TAO），又称 Buerger 病。是一种累及周围血管的慢性、进行性、非化脓性炎症和闭塞性病变，多发生在下肢血管。我国北方发病率较高，多见于有长期吸烟史的男性青壮年。

【病因及发病机制】

病因尚不甚清楚，一般认为与以下因素有关：①长期吸烟，主动或被动吸烟是本病发生和发展的

视频：下肢静脉曲张手术——并发症

笔记

重要因素,烟碱能使血管收缩;②寒冷与潮湿,使血管收缩;③感染和外伤,机体抵抗力下降及血管内膜损伤;④神经及内分泌功能紊乱和免疫功能异常造成血管调节功能失调;⑤性激素、前列腺素失调引起血管舒缩失常等因素有关。

【病理生理】

初期多见于下肢中小动脉,伴行静脉也常受累,病变呈节段性分布。活动期受累的动静脉管壁为全层非化脓性炎症,以血管痉挛为主,继而血管内膜增厚,管腔内血栓形成。后期血管壁和血管周围广泛纤维化并有侧支循环形成,以代偿血液供应。当动脉血管完全闭塞后,侧支循环失代偿时,最终可造成肢体远端坏疽或溃疡。

【护理评估】

(一)健康史

有无吸烟嗜好、受寒及外伤史,同时了解病人一般情况:年龄、性别、婚姻、文化、职业、饮食、睡眠等。

(二)身体状况

起病隐匿,临床表现取决于动脉阻塞的程度、范围和侧支循环失代偿情况。根据病程可分为三期:

1. 局部缺血期 此期主要为血管痉挛,表现为患肢供血不足,出现肢端发凉、怕冷,足趾有麻木感。当在行走一段距离后患肢疼痛,被迫停下来,休息几分钟后疼痛可缓解,但再行走后又可疼痛,这种现象称为间歇性跛行,是此期的典型表现。少部分病人可伴有游走性静脉炎,表现为浅小静脉条索状炎性栓塞,局部皮肤红肿、压痛,两周左右逐渐消失,后又在另处发生。此期患肢足背、胫后动脉搏动明显减弱。

2. 营养障碍期 此期除血管痉挛继续加重外,还有明显的血管壁增厚及血栓形成。此时即使在休息时也不能满足局部组织的血液供应,肢端持续性疼痛,夜间尤甚,剧痛常使病人彻夜不眠,为减轻疼痛,病人常将患肢垂于床沿下,以增加血供缓解疼痛,这种现象称为休息痛(静息痛)。此时,患肢足、小腿皮肤苍白、干冷,肌肉萎缩,趾甲生长缓慢、增厚变形,患肢足背、胫后动脉搏动消失。

3. 组织坏死期 此期患肢动脉完全闭塞,肢体自远端逐渐向上发生干性坏疽,坏死组织可自行脱落,形成经久不愈的溃疡。当继发感染时,成为湿性坏疽,常伴有全身感染中毒症状。

(三)辅助检查

通过辅助检查了解动脉闭塞的部位、范围、性质、程度及侧支循环等情况。

1. 一般检查 ①测定皮肤温度:如双侧肢体对应部位皮肤温度相差2℃以上,提示皮温降低侧动脉血流减少。②测定跛行距离和跛行时间。③肢体抬高试验(Buerger test):病人平卧,患肢抬高45°,持续1分钟后若出现麻木、疼痛、足部尤其是足趾、足掌部皮肤呈苍白或蜡黄色为阳性。让病人坐起,患肢自然下垂于床沿以下,若足部皮肤出现潮红或斑片状发绀,提示患肢有严重的循环障碍。④解张试验:通过蛛网膜下腔或硬膜外腔阻滞麻醉,对比阻滞前后下肢的温度变化。阻滞麻醉后皮肤温度升高明显,为动脉痉挛因素;若无明显改变,提示病变动脉已严重狭窄或完全闭塞。

2. 特殊检查 ①肢体血流图:电阻抗和光电血流检测显示峰值降低、降支下降速度减慢。前者提示血流量减少,后者说明流出道阻力增加,其改变与病变程度成正比。②多普勒超声检查:可了解病变部位和缺血的严重程度。③动脉造影:可确定患肢动脉闭塞的部位、范围、程度及侧支循环等情况。

(四)心理-社会状况

病人对本病的基本知识是否有一定的了解。病人常有焦虑、恐惧、悲观,对治疗和生活丧失信心。家庭成员能否给予病人足够的支持。评估病人预后适应工作和生活自理能力。

(五)处理原则

解除血管痉挛,促进侧支循环建立及防治局部感染,尽可能地保全肢体,减少伤残程度。

1. 药物治疗 药物主要有血管扩张剂、低分子右旋糖酐、广谱抗生素等。联合中药辅助治疗,主要有活血化瘀、消炎止痛类药物。

2. 高压氧疗法 能提高血氧的浓度,对减轻患肢疼痛和促进溃疡的愈合有一定作用。

3. 手术治疗 目的是增加肢体血液供应和重建动脉血流通路,手术方法有多种,可根据病情选用,腰交感神经节切除术、自体大隐静脉或人工血管旁路术、动静脉转流术、截肢(趾)术等。

4. 创面处理　干性坏疽局部消毒包扎,湿性坏疽给予换药应用抗生素预防感染。

【常见护理诊断/问题】

1. 慢性疼痛　与患肢缺血、组织坏死有关。

2. 组织完整性受损　与肢端感染、坏疽有关。

3. 活动无耐力　与患肢远端供血不足有关。

4. 潜在并发症:出血、远端血管栓塞、移植血管闭塞、感染、吻合口假性动脉瘤。

5. 知识缺乏:缺乏本病的预防知识及患肢锻炼方法的知识。

【护理目标】

1. 病人患肢疼痛程度减轻。

2. 病人患肢皮肤完整,无破损。

3. 病人活动耐力逐渐增强。

4. 病人无出现并发症或并发症能得到及时发现和处理。

5. 病人能叙述本病的预防知识,学会正确的患肢锻炼方法。

【护理措施】

(一)术前护理

1. 患肢护理　①防止外伤,注意保暖,促进血管扩张,但应避免热疗,以免增加组织需氧量,加重肢体病变程度;②保持足部清洁、干燥,有足癣者要及时治疗,以免继发感染;③已发生皮肤溃疡或坏疽的,应保持局部清洁干燥,避免受压及刺激,加强创面换药,遵医嘱应用抗生素。

2. 疼痛护理　①早期:可遵医嘱应用血管扩张药物,联合中医药等治疗,应用低分子右旋糖酐,以减少血液黏稠度和改善微循环;②中、晚期:遵医嘱应用麻醉性镇痛药物,必要时可用连续硬膜外阻滞止痛。

3. 术前准备　做好手术前的皮肤准备,如需植皮,注意供皮区的皮肤准备。

4. 心理护理　病人常有焦虑、恐惧、悲观的心理,对治疗和生活丧失信心。医护人员要同情、体贴、关心病人,给病人以心理支持,帮助其树立战胜疾病的信心,积极配合治疗及护理。

(二)术后护理

1. 一般护理　静脉手术后抬高患肢30°,并制动1周。动脉手术后平放患肢,并制动2周。对卧床制动者,应鼓励病人作足背伸屈活动,以利静脉血回流。

2. 病情观察　①密切观察血压、脉搏及切口渗血等情况,特别警惕吻合口大出血等情况发生;②血管重建术后及动脉血栓内膜剥除术后,需观察患肢远端的皮肤温度、色泽、感觉及脉搏强度来判断血管通畅度;③常温下患肢皮温一般较正常侧低2℃以上,应定时用半导体测温计测量皮肤温度,两侧对照,做好记录,以观察疗效;④观察术后肢体肿胀情况,主要由组织间液增多及淋巴回流受阻所致,一般可在数周内消失。

3. 防止感染　密切观察病人体温变化和伤口情况,如体温增高和伤口有红、肿、热、痛时,应及时报告医师,遵医嘱应用抗生素及早治疗。

4. 引流管护理　引流管通常放置在血管鞘膜外,注意观察引流的量、颜色及性状,保持引流管通畅,维持有效引流并准确记录。

5. 功能锻炼　鼓励病人早期在床上活动,进行肌肉收缩和舒张交替运动,促进血液回流和组织间液重吸收,有利于减轻患肢肿胀,防止下肢深静脉血栓形成。

6. 心理护理　术后给予病人和家属心理上的支持,解释术后恢复过程,帮助病人消除悲观情绪,树立信心,促进身心健康,密切配合治疗和护理。

(三)健康指导

1. 绝对戒烟　以消除烟碱对血管的毒性作用。

2. 保护肢体　切勿赤足行走,避免外伤;注意患肢保暖,避免受寒;穿合脚的棉质鞋袜,勤更换,以防真菌感染。

3. 功能锻炼　指导病人进行 Buerger 运动,促进侧支循环的建立。方法:病人平卧,抬高患肢45°

以上,维持2~3分钟,然后坐起,双足下垂床边2~5分钟,同时进行足背的伸屈及旋转运动,其次将足趾向上翘并尽量伸开,再往下收拢。恢复平卧姿势,双腿平放,并盖被保暖,卧床休息5分钟,完成运动(图23-5)。如此反复运动5~6次,每日3~4次。旁路手术后6个月内避免吻合口附近关节的过屈、过伸和扭曲,防止移植血管再闭塞或吻合口撕裂。

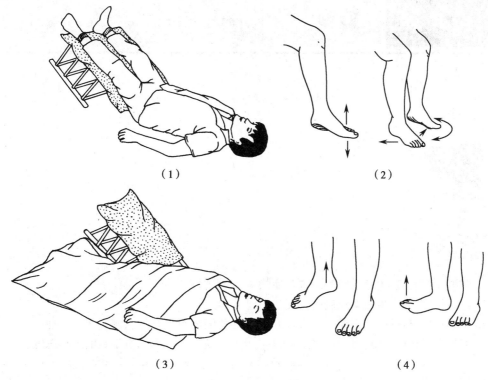

（1）　（2）

（3）　（4）

图 23-5　Buerger 运动

4. 饮食指导　选择低糖、低胆固醇、低脂饮食,多摄取维生素,维持血管平滑肌的弹性;并保持大便通畅。

5. 用药指导　遵医嘱服用抗血小板聚集、抗凝、降脂及降压药,每1~2周复查凝血功能。

6. 出院指导　3~6个月定期门诊复查。

【护理评价】

通过治疗和护理,病人是否:①疼痛减轻;②皮肤完整,无破损;③活动耐力逐渐增强;④未发生并发症,或发生时得到及时发现和处理;⑤熟悉本病的预防知识,学会正确的患肢锻炼方法。

（蔡　洁）

思考题

张先生,37岁。诊断为血栓闭塞性脉管炎。在血管外科行动脉血管重建术,术后当天。

请问:

（1）术后要注意哪些病情观察?

（2）术后卧位有什么要求?患肢护理包括哪些内容?

思路解析

扫一扫,测一测

第二十四章 泌尿、男性生殖系疾病的主要症状和检查

学习目标

1. 掌握泌尿、男性生殖系疾病的主要症状。
2. 熟悉泌尿、男性生殖系疾病的检查和护理。
3. 学会泌尿、男性生殖系疾病的检查方法和护理方法,能对病人实施有效的护理。
4. 在护理操作中,注意保护病人隐私,具有良好的无菌观念和认真细致的工作态度。

第一节 泌尿、男性生殖系疾病的主要症状

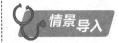

情景描述:

陈先生,65 岁,聚餐饮酒 1 小时后,出现尿胀而无法排尿的现象。朋友立即拨打 120 求助,医生护士到达现场后,了解到陈先生平时有排尿犹豫、排尿困难和夜尿增多现象,查体可见膀胱区明显膨隆。

请思考:

1. 陈先生出现了何种泌尿系统症状?
2. 应对陈先生采取哪些护理措施?

(一)疼痛

为常见的重要症状,常因泌尿、男性生殖系统的梗阻或感染所致。

1. 肾和输尿管痛 当患肾使肾包膜扩张、炎症或者集尿系统扩张时,都会发生肾和输尿管痛。一般为持续性钝痛,主要位于肋脊角;也可为锐痛,通常在胁腹部。当肾盂输尿管连接处或输尿管急性完全性梗阻、输尿管扩张时,可引起肾绞痛(renal colic)。其特点为突发绞痛,呈阵发性,剧烈难忍,辗转不安、大汗、伴恶心呕吐。疼痛可沿输尿管行径放射至下腹、膀胱区、外阴或大腿内侧。

2. 膀胱痛 急性尿潴留导致膀胱过度扩张所致时,疼痛常位于耻骨上区域。慢性尿潴留时,可无疼痛或略感不适。膀胱感染时,疼痛常呈锐痛、烧灼痛,男性可放射至尿道阴茎部的远端,女性可放射至整个尿道。

3. 前列腺痛 由前列腺炎引起,表现为会阴、直肠、腰骶部疼痛,有时牵涉到耻骨上区、腹股沟区

及睾丸,并伴尿频或尿痛。

4. 阴囊痛　由睾丸及附睾外伤、精索扭转、睾丸或附睾附属物扭转,以及感染引起。表现为阴囊不适、坠胀或疼痛。睾丸扭转和急性睾丸、附睾炎时,可引起睾丸水肿和剧烈疼痛。

5. 阴茎痛　非勃起状态时发生,多由膀胱或尿道炎症引起,表现为尿道口明显的放射痛。勃起状态时发生,见于阴茎异常勃起。由包皮嵌顿引起时,是阴茎远端包皮和阴茎头回流障碍,局部水肿所致。

(二)膀胱刺激征

尿频、尿急、尿痛常同时存在,三者合称为膀胱刺激征。

1. 尿频(frequency)　指病人感到有尿意的次数明显增加,严重时几分钟排尿 1 次,每次尿量仅几毫升。**正常人膀胱容量男性约 400ml,女性约 500ml。一般白天排尿 4 ~ 6 次,夜间 0 ~ 1 次**。尿频常由泌尿、生殖道炎症、膀胱结石、肿瘤、前列腺增生等原因引起。若排尿次数增加而每次尿量不减少,甚至增多,可能为生理性如饮水量多、服用利尿食物,或病理性如糖尿病、尿崩症或肾浓缩功能障碍等引起。

2. 尿急(urgency)　是指一种突发的、强烈的排尿欲望,且很难被主观抑制而延迟排尿。每次尿量很少,常与尿频同时存在。常见于膀胱炎症或膀胱容量过小、顺应性降低时。

3. 尿痛(dysuria)　排尿时感到尿道疼痛,可以发生在排尿初、排尿中、排尿末或排尿后。疼痛呈烧灼感,与膀胱、尿道或前列腺感染有关。男性多发生于尿道远端,女性发生于整个尿道。

(三)梗阻症状

1. 排尿困难(difficulty of urination)　包含排尿踌躇、费力、不尽感、尿线无力、分叉、变细、滴沥等。由膀胱以下尿路梗阻引起,常见于前列腺增生。

2. 尿流中断(interruption of urinary stream)　指排尿时不自主地出现尿流中断,体位变动后又可以继续排尿,如此反复出现的症状。常伴疼痛,可放射至远端尿道,常因膀胱结石在膀胱颈部形成球状活塞,阻断排尿过程而引起。

3. 尿潴留(urinary retention)　尿液潴留在膀胱内不能排出,分为急性和慢性两类。急性尿潴留见于膀胱出口以下尿路严重梗阻,突然不能排尿,使尿液滞留于膀胱内。腹部、会阴部手术后病人不敢用力排尿,常会发生。男性常见于良性前列腺增生、前列腺肿瘤或者尿道狭窄引起的膀胱出口梗阻。慢性尿潴留见于膀胱颈部以下尿路不完全性梗阻或神经源性膀胱。表现为排尿困难,耻骨上区膨隆、不适或疼痛,严重时出现充溢性尿失禁。

(四)尿失禁

指尿不能控制而自主流出。分为以下四种类型:

1. 持续性尿失禁　又称真性尿失禁,指尿液持续地从膀胱中流出,几乎没有正常的排尿,膀胱呈空虚状态。常见原因为外伤、手术、先天性疾病引起的膀胱颈和尿道括约肌的受损。

2. 充盈性尿失禁　又称假性尿失禁,指膀胱功能完全失代偿,膀胱呈慢性扩张,并且从未完全排空,当膀胱过度充盈后,尿液会不断溢出。见于各种原因所致慢性尿潴留。

3. 急迫性尿失禁　严重的尿频、尿急而膀胱不受意识控制就开始排尿,通常继发于膀胱炎、神经源性膀胱及重度膀胱出口梗阻。

4. 压力性尿失禁　当腹内压突然增高(咳嗽、喷嚏、大笑、运动等)时,尿液不随意地流出。多见于多次分娩或绝经后的妇女。

(五)遗尿

指除正常自主排尿外,睡眠中无意识地排尿。新生儿及婴幼儿为生理性,3 岁以后除功能性外,可因神经源性膀胱、感染、后尿道瓣膜等病理性因素引起。

(六)尿液异常

1. 尿量　正常人 24 小时尿量为 1000 ~ 2000ml。尿量少于 400ml/24h 为**少尿**,少于 100ml/24h 为**无尿**,多于 2500ml/24h 为**多尿**。少尿或无尿是由于肾排出量减少引起,可因肾前性、肾性或肾后性因素引发。应注意排除输尿管、尿道梗阻或尿潴留。

2. 血尿(hematuria)　尿液中含有血液。可分为肉眼血尿和镜下血尿。

（1）**肉眼血尿**：为肉眼能见到血色的尿，称为肉眼血尿。常为泌尿系肿瘤、急性膀胱炎、急性前列腺炎、膀胱结石或创伤等引起。可分为：①初始血尿；②终末血尿；③全程血尿。

（2）**镜下血尿**：为借助显微镜见到尿液中含红细胞。一般新鲜尿离心后尿沉渣每高倍镜视野红细胞超过 3 个即有病理意义。

3. **混浊尿**　肉眼观尿液混浊，常见的有脓尿、乳糜尿、晶体尿、磷酸盐尿。脓尿是指离心尿每高倍视野白细胞超过 5 个以上为脓尿，提示感染。乳糜尿是指尿液中含有乳糜或淋巴液，呈乳白色，常见于丝虫病。若同时含有血液，尿呈红褐色，称乳糜血尿。晶体尿是尿中含有机或无机物质沉淀、结晶，形成晶体尿，常见于尿液中盐类过饱和状态时。磷酸盐尿是由于磷酸盐在碱性尿中沉淀而成，常见于餐后或大量饮用牛奶后，可间歇发生。

（七）尿道分泌物

指在无排尿动作时尿道口自然流出的黏液性、血性或脓性分泌物。大量黄色、黏稠脓性分泌物多系淋菌性尿道炎的典型症状。少量无色或白色稀薄分泌物多系支原体、衣原体所致的非淋菌性尿道炎。慢性前列腺炎病人常在清晨排尿前或大便时尿道口有少量白色黏稠分泌物。血性分泌物提示尿道肿瘤可能。

（八）男性性功能症状

包括性欲改变、勃起功能障碍、射精功能障碍（早泄、不射精和逆行射精）等。其中勃起功能障碍和早泄最常见。

第二节　泌尿、男性生殖系疾病的常用检查及护理

（一）实验室检查

1. **尿液检查**　尿液检查应收集新鲜中段尿液。男性包皮过长者，应翻开包皮，清洁龟头后收集；女性月经期间不应收集尿液送检。尿培养以清洁中段尿为佳，女性可采用导尿的尿标本。由耻骨上膀胱穿刺而取的尿标本是无污染的膀胱尿标本，新生儿、婴幼儿尿液收集采用无菌塑料袋。

（1）**尿常规**：是诊断泌尿系统疾病最基本的项目。正常尿液尿糖阴性，含极微量蛋白。正常尿液呈淡黄、透明，可呈酸性、中性或弱碱性。大量蔬菜饮食或感染时尿液 pH 升高，而大量蛋白饮食时尿液 pH 降低。

（2）**尿沉渣**：新鲜尿离心后，尿沉渣每高倍镜视野红细胞>3 个为镜下血尿；白细胞>5 个为脓尿，同时检查有无晶体尿、管型、细菌等。

（3）**尿三杯试验**：以排尿**最初** 5～10ml 为第一杯，排尿**最后** 5～10ml 为第三杯，中间部分为第二杯。收集时尿液应连续不断。可初步判断镜下血尿或脓尿的来源和病变部位。若第一杯尿液异常，提示病变在尿道；若第三杯尿液异常，提示病变在膀胱颈部或后尿道；若三杯尿液均异常提示病变在膀胱或上尿路。

（4）**尿病原微生物检查**：用于泌尿系感染的诊断和临床用药指导。革兰染色尿沉渣涂片检查可初步判断细菌种类。尿沉渣抗酸菌染色涂片检查或结核菌培养有助于确立泌尿系统结核的诊断。清洁中段尿培养结果，若菌落数>10^5/ml，提示为尿路感染；有尿路感染症状的病人，致病菌菌落数>10^2/ml 就有意义。

（5）**尿脱落细胞学检查**：取新鲜尿沉渣涂片检查，阳性结果提示可能有泌尿系上皮移行细胞肿瘤。可用于膀胱肿瘤的初步筛选或肿瘤术后的随访。冲洗尿路后收集尿液检查可提高阳性率。膀胱原位癌阳性率高。应用荧光显微镜对尿脱落细胞吖啶橙染色检查和尿流式细胞测定，有较高的敏感度，尤适用于低级别膀胱肿瘤。

（6）**膀胱肿瘤抗原**（bladder tumor antigen，BTA）：测定尿中有无肿瘤相关抗原，有定性和定量两类方法，定性方法检测正确率70%左右，阳性反应提示尿路上皮肿瘤存在可能，可用于初筛或随访。应避免血尿严重时使用。

2. 肾功能检查

（1）尿比重：反映肾浓缩功能和排泄废物功能。当肾功能受损时，肾浓缩功能进行性减弱。尿比重固定或接近于 1.010，提示肾浓缩功能严重受损。尿液中葡萄糖、蛋白及其大分子物质等多种物质均能使尿比重增高，尿渗透压较尿比重能更好地反映肾功能。

（2）血肌酐和血尿素氮测定：两者均升高提示肾功能受损。血肌酐测定较血尿素氮精确。血尿素氮受分解代谢、饮食和消化道出血等多种因素的影响。

（3）内生肌酐清除率：肌酐由肾小球滤过。接近于用菊糖测定的肾小球滤过率。测定公式：内生肌酐清除率＝尿肌酐浓度/血肌酐浓度×每分钟尿量，正常值为 90～110ml/min。

（4）酚磺酞排泄试验：因为 94% 的酚磺酞由肾小管排泄，在特定时间内，尿中酚磺酞的排出量能反映肾小管的排泄功能。

3. 前列腺液检查　前列腺液正常呈乳白色，较稀薄。涂片镜检可见多量磷脂小体，白细胞一般<10 个/高倍镜视野。前列腺按摩前后做尿常规检查，比较白细胞数，对按摩未获前列腺液者为间接检查，对分析是否因前列腺炎引起的尿路感染有临床意义。怀疑细菌性前列腺炎时应同时做前列腺液细菌培养和药敏试验。

4. 精液检查　是评价男性生育能力的重要依据。常规检查内容包括颜色、量、pH、稠度、精子状况及生化测定。检查前应禁欲至少 3 日，不超过 7 日，两次采样间隔应大于 7 日，采集后 1 小时内送检。

5. 血清前列腺特异性抗原（prostate specific antigen，PSA）　健康男性**血清 PSA<4ng/ml**，若>10ng/ml 应高度怀疑前列腺癌可能。血清 PSA 是目前前列腺癌的生物学指标，其升高提示前列腺癌可能，可用于前列腺癌的筛选、早期诊断、分期、疗效评价和随访。

（二）器械检查

1. 检查方法

（1）导尿：目前常用带有气囊的 Foley 导尿管，规格以法制（F）为计量单位。用于收集尿培养标本、诊断检查（测定膀胱容量、压力、残余尿或注入造影剂确定有无膀胱损伤）和治疗（解除尿潴留、持续引流或膀胱内药物灌注等）。成人导尿检查，常用 16F 导尿管。急性尿道炎时禁用。

（2）尿道探条：用于探查尿道狭窄程度、治疗和预防尿道狭窄、探查有无尿道结石。一般选用 18～20F 探条，以免过细探条之尖锐头部损伤或穿破尿道。

（3）膀胱尿道镜：可用于观察后尿道及膀胱内病变，取活体组织做病理检查，输尿管插管作逆行肾盂造影或收集双侧肾盂标本，也可放置输尿管支架管作内引流或进行输尿管套石术，早期膀胱肿瘤电灼、电切，膀胱碎石、取石、钳取异物。尿道狭窄、急性膀胱炎或膀胱容量过<50ml 不能作此项检查。

（4）输尿管镜和肾镜：可直视窥查输尿管、肾盂内有无病变，亦可在直视下取石、碎石，切除或电灼肿瘤，取活体组织做病理检查。适用于尿石症、原因不明肉眼血尿或细胞学检查阳性、输尿管充盈缺损等。未纠正的全身出血性疾病、严重的心肺功能不全、未控制的泌尿道感染、病变以下输尿管梗阻及其他膀胱镜检查禁忌者等禁作此项检查。

（5）尿动力学测定：是依据流体力学及电生理学方法研究和测定尿路输送、储存、排出尿液的功能，为分析排尿功能障碍原因、选择治疗方法及评定疗效提供客观依据。

（6）前列腺细针穿刺检查：是诊断前列腺癌最可靠的检查。有经直肠穿刺活检和会阴部穿刺活检两种途径。适用于直肠指诊发现前列腺结节或 PSA 异常者。

2. **护理**　①**心理护理**：器械检查属有创性检查，检查前须做好解释工作，使病人充分认识检查的必要性，消除恐惧心理，主动配合检查。②**检查前准备**：检查前应清洗病人会阴部。除导尿检查外，病人应排空膀胱。③**操作要求**：操作时要仔细、轻柔，忌用暴力，以减轻病人痛苦和避免损伤。④**预防感染**：侵入性检查有可能把细菌带入尿路引起感染。因此，应严格遵守无菌操作原则，必要时遵医嘱预防性应用抗生素。⑤**多饮水**：金属尿道探条和内腔镜检查术后，多数病人有肉眼血尿，应**多饮水**，2～3日后可自愈。⑥**并发症护理**：严重的损伤、出血、尿道热者，应留院观察、输液及应用抗生素，必要时留置导尿或膀胱造瘘。

（三）影像学检查

1. B超检查　广泛用于泌尿外科疾病的筛选、诊断、治疗和随访。临床可用于确定肾肿块性质、结石和肾积水，测定残余尿，测量前列腺体积等。多普勒超声仪：用于诊断肾血管疾病和睾丸扭转、移植肾排异反应的鉴别等。B超引导下，可行穿刺、引流、活检等诊断和治疗。

2. X线检查

（1）尿路平片（kidney-ureter-bladder，KUB）：能显示肾轮廓、大小、位置，腰大肌阴影，不透光阴影，骨骼系统改变，如脊柱侧弯、脊柱裂、肿瘤骨转移、脱钙等。腰大肌阴影消失提示腹膜后炎症或肾周围感染。侧位片有助于判断不透光阴影（如结石）的来源。摄片前应做肠道准备，检查前1日少渣饮食，检查前1日晚服缓泻剂，以清除肠道内的气体和粪便，确保平片质量。孕妇忌做 KUB 检查。

（2）排泄性尿路造影：即静脉尿路造影（intravenous urography，IVU），静脉注射有机碘造影剂后，于注射后5、15、30、45分钟分别摄片。肾功能良好者5分钟即显影，10分钟后显示双侧肾、输尿管和部分充盈的膀胱。IVU 能显示尿路形态，有无扩张、推移、受压和充盈缺损等，可同时了解双侧肾功能。妊娠及肾功能严重损害者禁作此项检查。**护理**：①**肠道准备**：造影前日口服缓泻剂排空肠道。②**禁食禁饮**：检查前禁食、禁饮 **6 ~ 12 小时**，使尿液浓缩，增加尿路造影剂浓度，提高显影效果。③**碘过敏试验**：检查前做碘过敏试验，对离子型造影剂过敏时，可用非离子型造影剂。禁用于妊娠，严重肝、肾、心血管疾病、甲状腺功能亢进者及造影剂过敏者。

（3）逆行肾盂造影：经膀胱尿道镜行输尿管插管注入有机造影剂。适用于禁忌作排泄性尿路造影或显影不清晰时；亦可注入空气作为阴性比衬，有助于判断透光结石。体外冲击波碎石（extracorporeal shock wave lithotripsy，ESWL）时，输尿管插管注入造影剂可帮助进行输尿管结石定位和碎石。造影前作肠道准备，操作过程中应动作轻柔，严格无菌操作。禁用于急性尿路感染及尿道狭窄者。

（4）顺行肾盂造影：在B超指引下，经皮穿刺入肾盂，注入造影剂以显示上尿路情况，适用于上述造影方法失败或有禁忌而疑为上尿路梗阻性病变时。能同时收集尿液送检或行肾穿刺造瘘。

（5）**膀胱造影**：经导尿管将 **10% ~ 15% 有机碘造影剂 150 ~ 200ml 注入膀胱**，可显示膀胱形态及其病变，如损伤、畸形、瘘管、神经源性膀胱及膀胱肿瘤等。严重尿道狭窄不能留置导尿管者，可采用经耻骨膀胱穿刺注射造影剂的方法进行排泄性膀胱造影，以判断狭窄程度和长度。

（6）血管造影：主要方法有直接穿刺、经皮动脉穿刺插管、选择性肾动脉造影、静脉造影，以及数字减影造影（DSA）。适用于肾血管疾病、肾损伤、肾实质肿瘤等。也可对晚期肾肿瘤进行栓塞治疗。**护理**：①造影前做碘过敏试验；②造影后穿刺点局部加压包扎，平卧24小时；③造影后注意观察足背动脉搏动、皮肤温度及颜色、感觉和运动情况；④造影后鼓励病人多饮水，必要时静脉输液 500 ~ 1000ml 以促进造影剂排泄。禁用于有出血倾向者及有排泄性尿路造影禁忌者。

（7）淋巴造影：可以为泌尿、男性生殖系统恶性肿瘤的淋巴结转移和淋巴管梗阻提供依据，也可了解乳糜尿病人的淋巴系统通路。

（8）CT检查：有平扫和增强扫描两种检查方法。能鉴别肾实质性和囊性病变，确定肾损伤范围和程度，肾上腺、肾、膀胱、前列腺等部位肿瘤的诊断与分期。能显示腹部和盆腔转移之淋巴结。

3. 磁共振成像（MRI）检查　对分辨肾肿瘤的良、恶性，判定膀胱肿瘤浸润膀胱壁的深度、前列腺癌分期，确诊肾上腺肿瘤等，能提供较CT检查更为可靠的依据。磁共振血管成像（MRA）适用于肾动脉瘤、肾动静脉瘘、肾动脉狭窄、肾静脉血栓形成、肾癌分期等诊断，以及肾移植术后血管通畅情况的检查。磁共振尿路成像（MRU），又称磁共振水成像。无需造影剂和插管即能显示肾盏、肾盂、输尿管的形态和结构，是了解上尿路梗阻的无创检查。

4. 放射性核素检查　①肾图：能测定肾小管分泌功能和显示上尿路有无梗阻。②肾显像：通过动态和静态显影，可了解肾吸收、浓集和排泄的全过程及核素在肾内的分布情况，用于肾占位性、血管性和尿路梗阻性病变的诊断及肾移植术后监护。③肾上腺显像：对肾上腺疾病（如嗜铬细胞瘤）有诊断价值。④阴囊显像：常用于诊断睾丸扭转或精索内静脉曲张等。⑤骨显像：可显示全身骨骼系统有无肿瘤转移，尤其是确定肾癌、前列腺癌骨转移的情况。

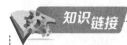知识链接

肾　图　曲　线

正常的肾图曲线分为 a、b、c 三段。a 段为示踪剂出现段:系静脉注射踪剂 10 秒左右出现的急剧上升段,其高度在一定程度上反映肾脏的血流灌注量。b 段为聚集段:呈迅速斜行上升,5 分钟内达高锋,平均峰 2～3 分钟;上升的高度和速率主要反映有效血容量和肾小管分泌功能。c 段为排泄段:c 段下降的速率反映了尿流量的多少;同时尿流量的大小也受肾血浆清除率的影响,在尿路通畅的情况下,c 段下降的斜率反映肾功能 4 和肾血流量的情况。

(周武汉)

思考题

韦先生,35 岁,因突然发生右下腹疼痛伴有恶心半小时入院。病人近年来有同样发作史。查体:T 37℃,BP 110/76mmHg,腹平软,右下腹深压痛,无反跳痛及肌紧张,右肋脊角叩痛。经其他检查后,为进一步明确诊断,医师拟安排进行排泄性尿路造影检查,

请问:排泄性尿路造影检查前后应对该病人采取哪些护理措施?

思路解析

扫一扫,测一测

学习目标

1. 掌握肾损伤、膀胱损伤、尿道损伤病人的护理措施。
2. 熟悉肾损伤、膀胱损伤、尿道损伤的症状、体征、辅助检查、处理原则。
3. 了解肾损伤、膀胱损伤、尿道损伤的病因和病理生理。
4. 学会肾损伤、膀胱损伤、尿道损伤病人的护理方法,能运用护理程序对肾损伤、膀胱损伤、尿道损伤病人实施整体护理。
5. 关心爱护病人,在护理操作中,具有良好的无菌观念和认真负责的工作态度。

以男性尿道损伤最多见,肾、膀胱损伤次之,输尿管损伤最少见。

第一节　肾损伤病人的护理

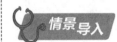

情景描述:

黄先生,35 岁,2 小时前在建筑施工过程中被木头撞伤左腰部,伤后左腰部疼痛,排出淡红色尿液 1 次,由他人陪同来院就诊。门诊拟"肾损伤"收入院。

请思考:

1. 当前黄先生的主要护理问题有哪些?
2. 如确诊为肾挫伤,病情观察应包括哪些措施?

【病因】

肾损伤(renal injuries)按损伤的病因不同分为开放性损伤、闭合性损伤和医源性损伤。

1. 开放性损伤　因弹片、枪弹、刀刃等锐器贯穿致伤,常伴有胸部、腹部损伤,伤情复杂而严重。

2. 闭合性损伤　①直接暴力:因腰腹部受到撞击、跌打、挤压、肋骨骨折等所致肾损伤。②间接暴力:因高处跌下发生对冲伤或突然暴力扭转所致。

3. 医源性损伤　经皮肾穿刺活检、肾造瘘或经皮肾镜碎石术、体外冲击波碎石等医疗操作有可能造成不同程度的肾损伤。

此外,肾本身存在病变时,如肾积水、肾肿瘤、肾结核或肾囊性疾病等更易受损伤,有时极轻微的创伤也可造成严重的"自发性"肾破裂。

【病理】

闭合性肾损伤在临床上最为多见,根据损伤程度可将闭合性肾损伤分为以下类型(图 25-1):

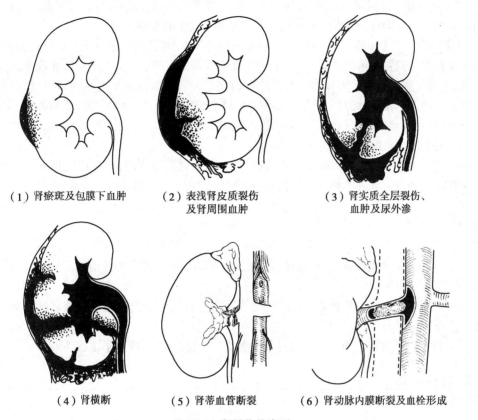

（1）肾瘀斑及包膜下血肿　　（2）表浅肾皮质裂伤　　　（3）肾实质全层裂伤、
　　　　　　　　　　　　　　　　　 及肾周围血肿　　　　　　　　血肿及尿外渗

（4）肾横断　　　　　（5）肾蒂血管断裂　　　（6）肾动脉内膜断裂及血栓形成

图 25-1　肾损伤的类型

1. **肾挫伤**　损伤仅限于部分肾实质,形成肾瘀斑和(或)包膜下血肿,肾包膜及肾盂黏膜完整。

2. **肾部分裂伤**　肾实质部分裂伤伴有肾包膜破裂或肾盂肾盏黏膜破裂,可形成肾周血肿或明显的血尿。

3. **肾全层裂伤**　肾实质深度裂伤,包括肾包膜和肾盂肾盏黏膜,可引起广泛的肾周血肿、严重血尿和尿外渗。

4. **肾蒂血管损伤**　肾蒂血管损伤比较少见。肾蒂或肾段血管的部分或全部撕裂,可引起大出血、休克,常来不及诊治即死亡。

【护理评估】

（一）健康史

了解病人的年龄、性别、职业等情况;了解病人受伤史,包括受伤的原因、时间、地点、暴力性质、强度和作用部位,伤后的病情变化和就诊前的处理情况。

（二）身体状况

1. 症状

（1）**休克**:严重肾裂伤,肾蒂裂伤或合并胸、腹部脏器损伤时,因损伤和失血常发生休克,可危及生命。

（2）**血尿**:肾损伤病人大多有血尿。肾挫伤时可出现少量血尿,严重肾裂伤则呈大量肉眼血尿。血块堵塞输尿管时,血尿可不明显或无血尿。

（3）**疼痛**:肾包膜下血肿、肾周围软组织损伤、出血或尿外渗至肾周围均可引起患侧腰、腹部疼痛。血块阻塞输尿管时可发生肾绞痛。

（4）**发热**:肾损伤所致肾周血肿、尿外渗继发感染,可出现发热等全身中毒症状。

2. 体征 血液、尿液渗入肾周围组织可使局部肿胀,形成肿块,有明显触痛和肌强直。

（三）辅助检查

1. 实验室检查 ①尿常规检查:可见尿中含大量红细胞。②血常规检查:发现血红蛋白与血细胞比容持续降低时,提示有活动性出血;血白细胞计数增多提示有感染。

2. 影像学检查 ①B超检查:有助于了解肾损伤的部位和程度,有无包膜下和肾周血肿、尿外渗,其他器官损伤及对侧肾等情况。②CT检查:可显示肾实质裂伤程度、尿外渗和血肿范围,显示无活力的肾组织,并可了解与周围组织和腹腔其他脏器的关系。③排泄性尿路造影:可评价肾损伤的范围、程度和对侧肾功能。④动脉造影:适用于排泄性尿路造影未能提供肾损伤的部位和程度,尤其伤侧肾未显影,作选择性肾动脉造影可显示肾动脉和肾实质损伤情况。

（四）心理-社会状况

损伤后病人由于担心损伤给生命带来威胁、能否保住肾脏等问题,容易产生焦虑和恐惧,护士应评估病人焦虑和恐惧的原因和程度,了解病人和家属对疾病的认知程度,以及对治疗所需费用的承受能力。

（五）处理原则

根据肾损伤的轻重采取不同的治疗。

1. 紧急处理 有休克的病人应紧急抗休克治疗,同时明确有无合并其他脏器损伤,做好手术探查的准备。

2. **非手术治疗** 绝对卧床休息2～4周,密切观察生命体征、血尿颜色和腰腹部肿块的变化,及时对症支持治疗。

3. 手术治疗 严重肾裂伤、肾碎裂、肾蒂损伤及肾开放性损伤,应尽早施行手术。

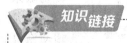

肾损伤的手术方法

经腹部切口施行手术,先探查并处理腹腔损伤脏器,再切开后腹膜,显露肾静脉、肾动脉,并阻断之,尔后切开肾筋膜和脂肪囊,探查伤侧肾。先阻断肾蒂血管可以从容检查肾,并切开肾筋膜,快速清除血肿,依具体情况决定做肾修补、部分肾切除术或肾切除。必须注意,在未控制肾动脉之前切开肾筋膜,往往难以控制出血,而被迫施行肾切除。只有在肾严重碎裂或肾血管撕裂,无法修复,而对侧肾良好时,才施行肾切除。肾实质破坏不大时,可在清创与止血后,用脂肪或网膜组织填入肾纤维囊缝合处,完成一期缝合,既消除了无效腔,又减少血肿引起继发性感染的机会。肾动脉损伤性血栓形成一旦被确诊即应手术取栓,并可行血管置换术,以挽救肾功能。

【常见护理诊断/问题】

1. 焦虑/恐惧 与外伤打击、担心预后不良有关。

2. 疼痛 与损伤后局部肿胀和尿外渗有关。

3. 组织灌注量改变 与肾损伤或同时合并其他器官损伤引起大出血有关。

4. 潜在并发症:休克、感染。

【护理目标】

1. 病人焦虑/恐惧程度减轻,情绪稳定。

2. 病人疼痛减轻。

3. 病人循环血量得到有效的补充和维持。

4. 病人未发生并发症,或并发症得到及时发现和处理。

【护理措施】

（一）非手术治疗的护理

1. 卧床休息 绝对卧床休息2～4周,待病情稳定、血尿消失后可离床活动。肾挫裂伤通常于损伤后4～6周才趋于愈合,过早、过多离床活动,均有可能再度发生出血。

2. 病情观察 ①**监测生命体征**：定时测量体温、血压、脉搏、呼吸情况，观察有无休克征象。②**观察血尿情况**：动态观察血尿颜色的深浅变化，**每30分钟至2小时**留取1份尿液于编号的试管内，若血尿颜色逐渐加深，说明出血加重。③**观察腰腹部肿块**：观察腰腹部肿块的大小，若肿块逐渐增大，说明有进行性出血或尿外渗。④**观察腹部情况**：观察腹膜刺激症状的轻重，以判断渗血、渗尿情况。⑤**监测血常规**：定时监测血白细胞计数，以判断有无继发感染。动态监测血红蛋白和血细胞比容，以了解出血情况及其变化。⑥**疼痛观察**：观察疼痛的部位及程度。发现异常情况时，需报告医生并协助处理。

3. 维持体液平衡 建立静脉通道，遵医嘱及时输液、输血，以维持有效循环血量。在病情允许情况下，应鼓励病人经口摄入。

4. **对症处理** 遵医嘱给予止血药物，减少或控制出血；腰腹部疼痛明显者，遵医嘱给予止痛、镇静剂，以减轻疼痛、避免躁动而加重出血；给予高热病人物理或药物降温。

5. 心理护理 关心病人，安慰病人及家属，稳定情绪，减轻焦虑和恐惧。解释病情发展情况、主要的治疗和护理措施，鼓励病人及家属积极配合各项治疗和护理工作。

（二）手术治疗的护理

1. 术前护理 ①病情观察：密切观察生命体征，每隔1~2小时测量血压脉搏、呼吸1次，并注意病人全身症状。②**防治休克**：保证休克病人输血、输液的通畅，补充血容量。③术前准备：有手术指征者，在抗休克同时，积极进行备皮和配血等各项术前准备。危重病人尽量少搬动，以免加重损伤和休克。④心理护理：关心、帮助病人和家属了解治疗的方法，解释手术治疗的必要性和重要性，解除思想顾虑，以取得配合。

2. 术后护理

（1）休息与饮食：麻醉作用消失后血压平稳者，为利于引流和呼吸，可取半卧位。**肾切除术后需卧床休息2~3日，肾损伤修补、肾周引流术后病人需绝对卧床1~2周**。严密观察病情，尤其**注意24~48小时内生命体征**的变化，注意有无内出血的发生。**禁食2~3日**，待肠蠕动恢复后开始进食。

（2）**预防感染**：定时观察体温，了解血、尿白细胞计数变化，及时发现有无感染。严格无菌操作，加强损伤局部的护理，遵医嘱早期应用广谱抗生素，预防感染。

（3）伤口护理：保持手术切口清洁干燥，换药时注意无菌操作。

（4）引流管的护理：①**妥善固定**：妥善固定肾周围引流管及集尿袋，防止牵拉和滑脱，翻身活动时避免引流管被拉出、扭曲及引流袋接口脱落。②**保持引流通畅**：勿使导管扭曲、受压或堵塞。若引流不畅，先用手指挤压引流管，必要时用生理盐水冲洗。③**观察引流情况**：观察引流物的量、颜色、性状和气味。④**适时拔管**：引流管一般于术后2~3日引流量减少时拔除，若发生感染或尿瘘，则应延长拔管时间。

（5）心理护理：术后给予病人和家属心理上的支持，解释术后恢复过程，说明术后疼痛、胃肠功能不良多为暂时性，各种引流管安放的意义，以及积极配合治疗和护理对康复的意义。

（三）健康指导

1. 防压疮和肌肉萎缩指导 需长期卧床的严重肾损伤病人，应适时翻身和改变体位，预防压疮；并进行肌肉锻炼，防止四肢肌肉萎缩。

2. 引流管护理指导 向病人说明保留各引流管的意义及注意事项。

3. 活动指导 绝对卧床休息有利于预防肾再度出血。因为肾挫裂伤4~6周后肾组织才趋于愈合，过早活动易使血管内凝血块脱落，可发生继发性出血。伤后2~3个月内不宜参加体力劳动或剧烈运动。

4. 健肾保护指导 严重损伤致肾脏切除后，病人应注意保护对侧肾脏，尽量不服用对肾脏有损害的药物，如氨基糖苷类抗生素。必要时在医生指导下服药，以免造成健侧肾功能损害。

【护理评价】

通过治疗和护理，病人是否：①焦虑/恐惧程度减轻，情绪稳定；②疼痛减轻；③组织灌注量正常，生命体征平稳，毛细血管充盈正常；④无感染发生，或发生感染时得到及时发现和处理。

视频：肾脏损伤病人的护理

第二节　膀胱损伤病人的护理

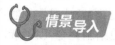

情景描述：

何先生,19 岁,酒后与他人发生争执,被他人用刀刺伤下腹部,由朋友送入院,病人意识清楚,诉伤口疼痛,有尿意,但无法排尿,查体:伤口周围有血肿形成,伤口处有尿液外渗。

请思考：

1. 为明确诊断,需协助何先生做哪些检查?

2. 如采取手术治疗,术前应对何先生采取哪些护理措施?

膀胱充盈时其壁紧张而薄,高出耻骨联合,失去骨盆保护,在外力作用下容易发生膀胱损伤(injury of bladder)。

【病因和病理】

（一）病因

1. 开放性损伤　多由锐器或枪弹贯通所致。常合并直肠、阴道损伤,形成腹壁尿瘘、膀胱直肠瘘或膀胱阴道瘘。

2. 闭合性损伤　膀胱充盈时,下腹部遭撞击、挤压,可致膀胱损伤。骨盆骨折时,骨折片可直接刺破膀胱壁。

3. 医源性损伤　见于膀胱镜检查或治疗,如膀胱颈部、前列腺、膀胱癌等电切术以及盆腔手术、腹股沟疝修补术、阴道手术等有时可能伤及膀胱;压力性尿失禁行经阴道无张力尿道中段悬吊手术时也有发生膀胱损伤的可能。

4. 自发性膀胱破裂　有病变的膀胱(如膀胱结核、长期接受放射治疗的膀胱)过度膨胀,发生破裂,称为自发性破裂。

（二）病理

1. **膀胱挫伤**　仅有膀胱黏膜或浅肌层损伤,膀胱壁未穿破,局部有出血或形成血肿,可出现血尿。

2. **膀胱破裂**　分腹膜内型和腹膜外型(图 25-2)。前者膀胱壁与覆盖的腹膜一并破裂,尿液流入腹腔,引起腹膜炎,多见于膀胱顶部和后壁损伤。后者膀胱壁破裂,但腹膜完整,尿液外渗到膀胱周围组织及耻骨后间隙,大多由膀胱前壁的损伤,伴有骨盆骨折。

【护理评估】

（一）健康史

了解病人的年龄、性别、职业等情况;了解病人受伤史,包括受伤的原因、时间、地点、暴力性质、强度和作用部位,伤后的病情变化和就诊前的处理情况。

（二）身体状况

1. 症状　①休克:骨盆骨折引起剧痛、大出血,膀胱破裂引起尿外渗、腹膜炎或合并其他损伤时,常发生休克。②腹痛:腹膜外破裂时,尿外渗及血肿形成可引起下腹部疼痛。腹膜内破裂时,尿液流入腹腔可引起急性腹膜炎症状。③排尿困难和血尿:有尿意,但不能排尿或仅排出少量血尿。

2. 体征　腹膜外破裂时,下腹部可有压痛及肌紧张,直肠指检可触及肿物和触痛。腹膜内破裂时,尿液流入腹腔可有全腹压痛、反跳痛及肌紧张,并有移动性浊音。开放性膀胱破裂与体表、直肠或阴道相通时,引起伤口漏尿、膀胱直肠瘘或膀胱阴道瘘。

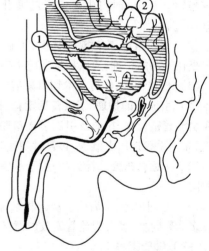

图 25-2　膀胱损伤

视频:认识膀胱损伤

（三）辅助检查

1. **导尿试验**　导尿管插入膀胱后,若引流出 300ml 以上的清亮尿液,基本上可排除膀胱破裂。经导尿管注入无菌生理盐水 200～300ml 至膀胱,片刻后吸出,若液体进出量有明显差异时,提示膀胱破裂。

2. **X 线检查**　腹部平片可显示骨盆骨折。自导尿管注入 15% 泛影葡胺 300ml,拍摄前后位片,排出造影剂后再摄片,若造影剂有外漏,提示膀胱破裂。

（四）心理-社会状况

损伤后病人由于担心损伤给生命带来威胁、留下后遗症等问题,容易产生焦虑和恐惧,护士应评估病人焦虑和恐惧的原因和程度,了解病人和家属对疾病的认知程度,以及对治疗所需费用的承受能力。

（五）处理原则

1. **紧急处理**　积极抗休克治疗,如输液、输血、止痛及镇静。尽早应用抗生素预防感染。

2. **非手术治疗**　膀胱挫伤症状轻微,可留置导尿管引流尿液 7～10 日,保持通畅,并使用抗生素预防感染。

3. **手术治疗**　膀胱破裂伴有出血和尿外渗,病情严重者,应尽早手术治疗。

【常见护理诊断/问题】

1. **焦虑/恐惧**　与外伤打击、害怕手术等有关。

2. **疼痛**　与损伤后局部肿胀和尿外渗有关。

3. **潜在并发症**:感染、休克。

【护理措施】

（一）非手术治疗的护理

1. **病情观察**　密切观察生命体征,观察腹痛及腹膜刺激症状,判断有无再出血发生。

2. **预防感染**　①控制体温:监测体温,每日 4 次,至平稳 3 天为止。体温超过 38.5℃,应给予物理降温。②应用抗生素:遵医嘱予补液,应用抗生素。③加强营养。

3. **导尿管护理**　①妥善固定:妥善固定导尿管及集尿袋,防止牵拉和滑脱。②保持引流通畅:勿使导管扭曲、受压或堵塞。若引流不畅,先用手指挤压引流管,必要时用生理盐水冲洗。③观察记录引流情况:注意观察记录引流尿液的量、颜色及性状。④预防逆行感染:每日消毒尿道口及外阴 2 次,除去分泌物及血痂;定时放出集尿袋中的尿液,**每周更换 1 次连接管及集尿袋**,换管时严格无菌操作;**每周作尿常规和尿细菌培养 1 次**,以便及时发现感染;鼓励病人**多饮水**,每日 2000～3000ml,以保证足够的尿量,增加内冲洗作用。⑤**适时拔管**:尿管留置 7～10 日后拔除。

4. **心理护理**　关爱病人,稳定病人及家属情绪,减轻焦虑和恐惧。解释病情发展情况、主要的治疗和护理措施,鼓励病人及家属积极配合各项治疗和护理工作。

（二）手术治疗的护理

1. **术前准备**　在抗休克的同时,紧急做好各项术前准备。完善术前检查,注意有无凝血功能障碍。条件允许时,术前行肠道清洁。

2. **预防感染**　遵医嘱予补液,应用抗生素。

3. **病情观察**　注意观测生命体征,及时发现出血、感染等并发症。

4. **膀胱造瘘管护理**　①妥善固定:固定好膀胱造瘘管及集尿袋,防止牵拉和滑脱,否则尿液外渗到周围组织间隙而引起感染,造成手术失败。②保持引流通畅:引流管长度适中,勿使导管扭曲、受压或堵塞。③观察记录引流情况:记录 24 小时引流尿液的量、颜色及性状。④预防逆行感染:无菌集尿袋应低于尿路引流部位,防止尿液倒流;保持瘘口周围清洁干燥,及时更换渗湿敷料。⑤适时拔管:造瘘管一般留置 10 日左右拔除,拔管前应夹管训练膀胱的排尿功能,待病人排尿情况良好后再拔除,拔管后用纱布覆盖造瘘口。

5. **心理护理**　术前解释手术治疗的必要性和重要性,消除病人及家属的思想顾虑,以取得配合。术后解释术后恢复过程,安放各种引流管的意义,以及积极配合治疗和护理对康复的意义。

（三）健康指导

向病人说明:膀胱损伤的情况,配合治疗和护理的意义;留置导尿管、膀胱造瘘管,以及保持通畅

视频:膀胱造瘘管护理

的意义;多饮水和拔除膀胱造瘘管前夹管训练排尿的意义。

第三节　尿道损伤病人的护理

尿道损伤(urethral injuries)多见于男性。球部和膜部的损伤多见。

【病因和病理】

按受伤的原因尿道损伤分为开放性损伤和闭合性损伤。前者可因锐器和弹片致伤,后者可因骑跨伤、骨盆骨折和尿道内器械操作不当引起。尿道损伤按受伤部位可分为:前尿道损伤和后尿道损伤。

1. **前尿道损伤**　有三种病理类型:①**尿道挫伤**:尿道内层损伤,阴茎筋膜完整,引起水肿和出血。②**尿道裂伤**:尿道壁全层断裂,引起尿道周围血肿和尿外渗。③**尿道断裂**:尿道完全离断,断端退缩、分离,血肿和尿外渗明显,可发生尿潴留。尿道球部损伤时,尿液及血液渗入会阴部,使会阴、阴茎、阴囊和下腹壁肿胀、淤血(图25-3)。

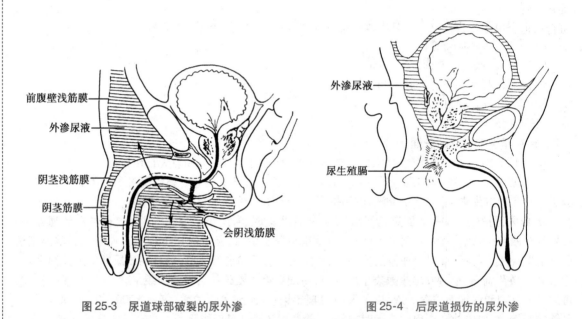

图 25-3　尿道球部破裂的尿外渗　　　　　　　图 25-4　后尿道损伤的尿外渗

2. **后尿道损伤**　骨盆骨折时,可使穿过尿生殖膈的膜部尿道撕裂或前列腺尖部尿道断裂。骨折及盆腔血管丛的损伤可引起大出血,在前列腺和膀胱周围形成大血肿。后尿道断裂后,尿液沿前列腺尖处外渗至耻骨后间隙和膀胱周围(图25-4)。

【护理评估】

(一)健康史

了解病人的年龄、性别、职业等情况;了解病人受伤史,包括受伤的原因、时间、地点、暴力性质、强度和作用部位,伤后的病情变化和就诊前的处理情况。

(二)身体状况

1. **症状**　①**疼痛**:前尿道损伤时,受伤处疼痛,排尿时加重。后尿道损伤时,下腹部痛,局部肌紧张,并有压痛。②**尿道出血**:前尿道损伤时,尿道外口滴血。后尿道损伤时,尿道口无流血或仅有少量血液流出。③**排尿困难**:尿道挫裂伤时因疼痛而致括约肌痉挛,发生排尿困难。尿道完全断裂时,可发生尿潴留。④**尿外渗**:尿道断裂后,用力排尿时,尿液可从裂口处渗入周围组织,形成尿外渗。尿外渗、血肿并发感染,则出现脓毒血症。⑤**休克**:骨盆骨折所致后尿道损伤,可引起创伤性、失血性休克。

2. **体征**　尿道骑跨伤时常发生会阴部、阴囊处肿胀、瘀斑及蝶形血肿。尿生殖膈撕裂时,会阴、阴囊部出现血肿。后尿道损伤时,下腹局部肌紧张,并有压痛。

(三)辅助检查

1. **导尿**　导尿可以检查尿道是否连续、完整。如能顺利插入,说明尿道连续而完整。插入导尿管后,应留置导尿1周,以引流尿液并支撑尿道。

2. X线检查　骨盆前后位片显示骨盆骨折。必要时从尿道口注入造影剂10～20ml,可确定损伤部位及造影剂有无外渗。

（四）心理-社会状况

损伤后病人由于担心损伤给生命带来威胁、今后排尿或性功能受影响等问题,容易产生焦虑和恐惧,护士应评估病人焦虑和恐惧的原因和程度,了解病人和家属对疾病的认知程度,以及对治疗所需费用的承受能力。

（五）处理原则

1. 紧急处理　损伤严重致出血性休克者,予抗休克治疗。尿潴留不宜导尿或未能立即手术者,行耻骨上膀胱穿刺吸出膀胱内尿液。

2. 非手术治疗　尿道挫伤及轻度裂伤,症状轻微且排尿不困难者,无需特殊治疗,可止血、镇痛、应用抗生素预防感染。

3. 手术治疗　①前尿道裂伤导尿失败或尿道断裂:应立即行经会阴尿道修补或断端吻合术,并留置导尿管2～3周。尿道裂伤严重、会阴、或阴囊形成大血肿者可行膀胱造瘘术。②后尿道损伤:早期可行尿道会师复位术（图25-5）,借牵引力使已断裂尿道两断端复位对合,术后留置导尿管3～4周。尿道愈合后注意观察有无尿道狭窄。如病人一般情况差或尿道会师复位术不成功,可行耻骨上高位膀胱造瘘,3个月后如发生尿道狭窄,则需再行尿道瘢痕切除及尿道断端吻合术等二期手术。③并发症:尿外渗者需在尿外渗区作多处切口,置多孔引流管作皮下引流;尿道狭窄轻者可定期作尿道扩张术,严重者可行内镜下尿道内冷切开狭窄部位、切除瘢痕组织,必要时可经会阴切除瘢痕狭窄段,行尿道端端吻合术;后尿道合并直肠损伤时应立即修补,并作暂时性结肠造瘘,如并发尿道直肠瘘,应待3～6个月后再施行修补手术。

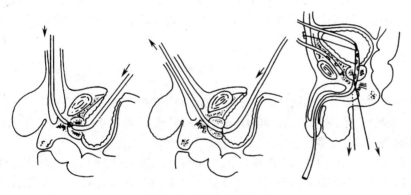

图25-5　尿道会师复位术

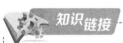

尿道会师复位术

作下腹部切口,切开膀胱,用一对凹凸探子操作,先将一凹形探子置于后尿道,再从尿道外口插入另一凸形探子,一对探子相嵌合,将凸形探子引入膀胱,其尖部套上一根普通导尿管,拔出探子,将导尿管引出尿道外口。然后用细线将它与一条多孔导尿管的尖端连在一起,拉入膀胱。接着用一根粗尼龙线在尿道前方穿过前列腺尖,线的两端穿出会阴部,用胶布固定于股内侧作皮肤牵引。如无凹凸探子,可用示指从膀胱颈伸入后尿道,将从尿道外口插入的尿道探子引入膀胱。

【常见护理诊断/问题】

1. 焦虑/恐惧　与外伤打击、害怕手术和担心预后有关。

2. 组织灌注量改变　与创伤、骨盆骨折引起的大出血有关。

3. 排尿异常　与尿道局部水肿或尿道括约肌痉挛、尿道狭窄有关。

4. 潜在并发症:感染。

【护理措施】

1. 密切观察病情　监测生命体征和腹部情况,做好记录,发现异常及时报告医生,并配合处理。

2. 防治休克　迅速建立2条静脉通路,遵医嘱给予输液、输血,维持体液平衡。在抗休克的同时,遵医嘱做好各项术前准备。

3. 卧床休息　合并骨盆骨折病人,应睡硬板床,勿搬动,卧床期间防止压疮发生。

4. 预防感染　①监测体温及白细胞:观察体温及白细胞变化,及时发现感染。②保持尿道口清洁:留置尿管者,每日清洁尿道口周围2次。③冲洗膀胱:无膀胱破裂及膀胱穿刺造瘘者,每日冲洗膀胱1~2次。④观察引流情况:尿外渗多处切开引流者,注意观察引流物的量、色、性状、气味。⑤保持切口清洁:保持手术切口清洁干燥。⑥使用抗生素:保证抗生素的准确及时输入。

5. 尿道扩张术的护理　①操作前评估:操作前应了解狭窄部位、程度。②操作要求:扩张时不宜用过细或过粗的尿道探子,手法要轻柔,切忌暴力,以免造成假道或大出血。③术后观察:观察有无穿破后尿道导致的前列腺及膀胱周围尿外渗,严密观察会阴、直肠、耻骨上区有无疼痛及排尿困难,一经发现应及时报告医师,并协助处理。观察病人有无尿频、尿急、尿痛及灼烧感。术后数小时出现恶寒、高热、呕吐、全身不适者,应遵医嘱静脉应用广谱抗生素。④术后护理:术后嘱病人休息,观察有无尿道口出血,损伤轻微出血不多时,病人仅感尿道疼痛及轻微血尿,排尿时疼痛加重,病人应多饮水,口服抗生素,留院观察2~3小时。大出血时,血凝块可阻塞尿道,造成排尿困难,应遵医嘱及时给予处理,并应用止血剂。

6. 心理护理　理解、关心、体贴病人,消除病人的焦虑和恐惧,向病人及家属耐心解释各项治疗和护理措施,争取病人及家属积极配合治疗。

7. 健康指导　向病人说明:骨盆骨折病人长时间卧床等方面的注意事项,以及多饮水、进食易消化食物的意义;留置导尿管及膀胱造瘘的意义和注意事项;后期扩张尿道的意义和注意事项。教会病人自我观察排尿情况的方法,发现排尿不畅、尿线变细等排尿异常时及时就诊。

(周武汉)

视频:男性
尿道损伤病
人的护理

思考题

1. 陈女士,40岁,因右腰部被撞伤伴腰部疼痛入院,查体:T 36.5℃,BP 110/70mmHg,腹肌软,腹部无压痛及反跳痛,无移动性浊音。临床诊断为:肾挫伤,采取非手术治疗。

请问:病情观察应包括哪些内容?

2. 韦女士,38岁,因墙倒砸伤下腹部1小时,腹痛渐加剧半小时入院。检查:神志淡漠,BP 80/50mmHg,P 110次/分,腹部压痛,反跳痛,以下腹部明显,移动性浊音阳性,导尿仅流出少量血尿。临床诊断为:膀胱破裂,行手术治疗,术后留置膀胱造瘘管。

请问:应如何护理膀胱造瘘管?

思路解析

扫一扫,测一测

学习目标

1. 掌握尿石症病人的护理措施。
2. 熟悉尿石症病人的症状、体征、辅助检查和处理原则。
3. 了解尿石症病人的病因和病理生理。
4. 学会尿石症病人的护理方法,能运用护理程序对尿石症病人实施整体护理。
5. 具有高度的责任感,关心同情病人,在护理操作中,具有良好的无菌观念和认真负责的工作态度。

尿石症又称为尿路结石(urolithiasis),是肾结石(renal calculi)、输尿管结石(ureteral calculi)、膀胱结石(vesical calculi)和尿道结石(urethral calculi)的总称,分为上尿路结石和下尿路结石。临床以上尿路结石多见,是泌尿外科的常见病。男女发病比例为 3∶1,好发年龄为 30 ~ 50 岁。

第一节　上尿路结石病人的护理

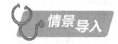 **情景导入**

情景描述:

陈先生,35 岁,打篮球后突发左腰部阵发性疼痛半小时入院就诊。就诊时病人疼痛难忍,大汗淋漓,辗转不安。查体:T 37℃,BP 120/75mmHg,面色苍白,腹部无压痛、反跳痛,左腰部有叩击痛。

请思考:

1. 陈先生的主要护理问题是什么?
2. 应对陈先生采取哪些护理措施?

上尿路结石包括肾和输尿管结石。

【病因】

影响结石形成的因素很多,年龄、性别、种族、遗传、环境因素、饮食因素和职业等对结石的形成影响很大,身体代谢异常、尿路梗阻、感染、异物和药物的使用是结石形成的常见病因。

1. 代谢异常　①形成尿结石的物质排出增加:尿液中钙、草酸、尿酸排出量增加。②**尿 pH 改变:**在酸性尿中易形成尿酸结石和胱氨酸结石,在碱性尿中易形成磷酸镁铵结石和磷酸钙结石。③**尿中**

抑制晶体形成的物质不足:如枸橼酸、焦磷酸盐、酸性黏多糖、镁等减少。④**尿液减少**:使尿中盐类和有机物质的浓度增高。

2. **局部因素** 尿液淤滞、尿路感染和尿路异物。

3. **药物相关因素** 占肾结石的 1% ~2%。相关药物分 2 类:①尿液的浓度而溶解度比较低的药物,如氯苯蝶啶、治疗 HIV 感染的药物(如印地那韦)、硅酸镁和磺胺类药物等。②能够诱发结石形成的药物,如乙酰唑胺、维生素 D、维生素 C 和皮质激素等。

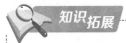

尿结石成分及特性

草酸钙结石最常见,磷酸盐、尿酸盐、碳酸盐次之,胱氨酸结石罕见。通常尿结石以多种盐类混合形成。草酸钙结石形成的原因尚不明,其质硬,不易碎,粗糙,不规则,呈桑葚样,棕褐色,平片易显影。磷酸钙、磷酸镁铵结石与尿路感染和梗阻有关,易碎,表面粗糙,不规则,常呈鹿角形,灰白色、黄色或棕色,平片可见多层现象。尿酸结石与尿酸代谢异常有关,其质硬,光滑,多呈颗粒状,黄色或红棕色,纯尿酸结石不被平片所显影。胱氨酸结石是罕见的家庭性遗传性疾病所致,质坚,光滑,呈蜡样,淡黄到黄棕色,平片亦不显影。

【病理生理】

肾及输尿管结石可引起泌尿系统直接损伤、梗阻、感染或恶性变,病理生理改变与结石部位、大小、数目、继发炎症和梗阻程度等有关。结石损伤尿路黏膜可导致出血,位于尿路较细处如肾盏颈、肾盂输尿管连接处、输尿管,可造成尿路梗阻。尿路梗阻时更易继发感染,感染与梗阻又促使结石迅速长大或再形成结石。肾盂黏膜可因结石的长期慢性刺激而发生恶变。

【护理评估】

(一)健康史

了解病人的年龄、性别、职业、饮食饮水习惯及有无特殊嗜好,了解病人的既往史及发病情况。

(二)身体状况

1. 症状

(1)**疼痛**:肾结石可引起肾区疼痛。肾盂内大结石及肾盏结石,可无明显症状,活动后可出现上腹或腰部钝痛。结石活动和刺激引起输尿管平滑肌痉挛或输尿管完全性梗阻时,可出现肾绞痛。**典型肾绞痛表现**为阵发性腰部或上腹部疼痛,剧烈难忍,并沿输尿管向下腹部、会阴部和大腿内侧放射,病人常坐卧不安、面色苍白、出冷汗、恶心、呕吐,严重者甚至出现休克。疼痛持续数分钟及数小时不等。

(2)**血尿**:病人通常以镜下血尿多见,少数病人可见肉眼血尿。有时病人活动后出现镜下血尿是其唯一的临床表现。

(3)**膀胱刺激征**:当结石合并感染或结石位于输尿管膀胱壁段时,可出现膀胱刺激征。

(4)**其他症状**:结石继发急性肾盂肾炎或肾积脓时,可有畏寒、发热等全身症状。双侧上尿路完全性梗阻时可导致无尿,出现尿毒症。

2. **体征** 肾结石病人患侧肾区可有叩击痛。结石引起严重的肾积水时,可在上腹部触到增大的肾脏。

(三)辅助检查

1. **实验室检查** ①尿液分析:常能见到肉眼血尿或镜下血尿;伴感染时有脓尿,必要时作尿细菌培养;可检测尿液 pH、钙、磷、尿酸、肌酐、草酸等;可发现晶体尿及行尿胱氨酸检查等。②血液分析:检测血钙、白蛋白、肌酐和尿酸等。结石成分分析:有物理和化学 2 种方法,可确定结石性质,为制订结石预防措施和选用溶石疗法提供重要依据。

2. **影像学检查**

(1)**超声检查**:可发现尿路平片不能显示的小结石和 X 线透光结石,还能显示结石梗阻引进的肾积水和肾实质萎缩。

（2）X线检查：①尿路平片：**可发现90%以上的X线阳性结石**。②排泄性尿路造影：可显示结石所致的尿路形态和肾功能改变，有无引起结石的局部因素。③逆行肾盂造影：仅适用于其他方法不能确诊时。④CT检查：平扫CT检查可发现以上检查不能显示的或较小的输尿管中、下段结石，增强CT检查能够显示肾脏积水的程度和肾实质的厚度，可反映肾功能的改变情况。

（3）磁共振水成像（MRU）：可了解结石梗阻后肾输尿管积水的情况。

3. 内镜检查：包括经皮肾镜、输尿管镜、膀胱镜。常用于尿路平片未显示结石，排泄性尿路造影有充盈缺损而不能确诊时，借助内镜可明确诊断和进行治疗。

（四）心理-社会状况

了解病人和家属对结石造成的危害、治疗方法、康复知识、并发症的认知程度和心理承受能力，以及家庭经济承受能力。

（五）处理原则

根据结石的大小、数目、位置、肾功能和全身情况制订治疗方案。

1. 病因治疗　如为甲状旁腺功能亢进（主要是甲状旁腺瘤）引起者，可切除腺瘤；如因尿路梗阻引起者，可解除梗阻。

2. **非手术治疗**　结石<0.6cm，无尿路梗阻和感染者，可先采用非手术治疗。

（1）水化疗法：每天饮水量2500~3000ml，保持**每日尿量在2000ml以上**。大量的饮水配合适当运动可促进小结石的排出，有助于稀释尿液、减少晶体沉积和起到内冲洗的作用，有利于延缓结石增长和手术后结石的复发。

（2）**药物治疗**：根据对已排出结石或经手术取出结石的成分分析结果决定药物治疗方案。

1）药物溶石：用于非钙结石。①调节尿液pH值的药物：可提高结石的溶解度。尿酸结石可服用枸橼酸氢钾钠、碳酸氢钠碱化尿液；胱氨酸结石的治疗需要碱化尿液；口服氯化铵使尿液酸化有利于防止磷酸钙及磷酸镁结石的生长。②调节代谢的药物：α-巯丙酰甘氨酸、乙酰半胱氨酸有溶石作用；别嘌醇可降低血、尿的尿酸含量，可治疗尿酸结石。

2）中药和针灸：可解痉、止痛，促进小结石的排出。常用中药有金钱草和车前子，常用针刺穴位是肾俞、三阴交、阿是穴等。

3）控制感染：感染性结石需控制感染。

4）解痉止痛：肾绞痛需紧急处理，以解痉止痛为主，常用止痛药包括非甾体镇痛抗炎药物（如双氯芬酸和吲哚美辛）及阿片类镇痛药（如哌替啶、曲马多等），解痉药主要有阿托品、钙通道阻滞剂、黄体酮等。

知识链接

尿路结石的自排率

尿路结石的自排率较高，其自排率取决于结石的大小和部位。≤4mm的上尿路结石自排率大约为80%。肾结石的自排率为：5mm结石约为50%；≥6mm者仅为20%；≥10mm者极少排出。输尿管结石的自排率为：上段25%，中段为45%，下段为70%。输尿管结石在尿路滞留时间超过4周将对肾功能产生不利影响，超过6周则很难排出。因此在决策各种处理方案之前，首先考虑结石自排的可能性。

3. 体外冲击波碎石（extracorporeal shock wave lithotripsy，ESWL）　在X线、B超定位下，将冲击波聚焦后作用于结石使之粉碎，然后随尿流排出。适用于直径≤2cm的肾、输尿管上段结石，病人无ESWL禁忌者。

体外冲击波碎石的禁忌证及并发症

禁忌证:结石远端尿路梗阻、妊娠、出血性疾病、严重心血管疾病主动脉或肾动脉瘤、尚未控制的泌尿系感染等。过于肥胖、肾位置过高、骨关节严重畸形、结石定位不清等。

并发症:碎石后多数病人出现一过性肉眼血尿,一般不需要特殊处理。肾周围血肿形成较为少见,可非手术治疗。感染性结石或结石合并感染者,由于结石内细菌播散、碎石梗阻引起肾盂内高压、冲击波引进的肾组织损伤等因素,可发生尿源性脓毒症,往往病程进展很快,可继发感染性休克甚至死亡,需积极治疗。碎石排出过程中,由于结石碎石片或颗粒排出可引起肾绞痛。若碎石过多地积聚于输尿管内,可引起"石街",病人腰痛或不适,有时可合并继发感染等。

4. 手术治疗

(1) 内镜取石或碎石术:①经皮肾镜取石或碎石术;②输尿管肾镜取石或碎石术;③腹腔镜输尿管取石。

(2) 开放手术:术式主要有肾盂切开取石术、肾实质切开取石术、肾部分切除术、肾切开取石术、输尿管切开取石术。

【常见护理诊断/问题】

1. 疼痛 与结石刺激引起的炎症、损伤及平滑肌痉挛有关。

2. 知识缺乏:缺乏预防尿石症的知识。

3. 潜在并发症:感染、"石街"形成、出血。

【护理目标】

1. 病人自述疼痛减轻,舒适感增强。

2. 病人能复述尿石症的预防知识。

3. 病人未发生并发症,或并发症得到及时发现和处理。

【护理措施】

(一) 非手术治疗的护理

1. 病情观察 每次排尿于玻璃瓶或金属盆内,观察尿液内是否有结石排出。

2. 防治感染 尿白细胞增多者,按医嘱给予口服抗生素;体温高、血白细胞计数增多时,予输液和应用敏感的抗生素,控制感染。

3. 肾绞痛的护理 发作期病人卧床休息,遵医嘱立即应用药物止痛,并观察疼痛缓解情况。

4. 促进排石 鼓励病人大量饮水,多活动,促进排石。

5. 心理护理 向病人及家属详细讲解疾病的防治知识,告诉病人坚持治疗的重要性,增强病人治疗的信心。

(二) 体外冲击波碎石的护理

1. 术前护理

(1) 术前准备:**术前 3 日忌进食易产气食物**,**术前 1 日服缓泻剂**,术晨禁饮禁食。教会病人练习手术配合体位、固定体位。术晨行泌尿系统 X 线平片复查了解结石位置,复查后平车接送病人。

(2) 心理护理:向病人说明该方法简单、安全有效,可重复治疗,术中不能随意移动体位。

2. 术后护理

(1) 休息和饮食:**术后卧床休息 6 小时**;若病人无不良反应,可正常进食。鼓励病人每日饮水 2500～3000ml,以增加尿量,促进结石排出。

(2) **采取有效体位**:若病人无不适,鼓励病人适当运动、经常变换体位,以促进碎石排出。指导病人采用正确体位:①**头高脚低卧位**:结石位于中肾盏、肾盂、输尿管上段者,碎石后取头高脚低卧位,上半身抬高。②**头低卧位**:肾下盏结石可采用头低卧位,并叩击背部加速排石。③**健侧卧位**:肾结石碎石后,一般取健侧卧位,同时叩击患侧肾区,利于碎石由肾盏排入肾盂、输尿管。④**患侧侧卧位**:巨大肾结石碎石后,为预防大量碎石短时间内积聚于输尿管发生堵塞,引起"石街"和继发感染,严重者导致肾功能改变,应采用患侧侧卧位,以利结石随尿液缓慢排出。

（3）病情观察：①严密观察和记录碎石后排尿及排石情况。②用纱布过滤尿液，收集结石碎渣做成分分析。③定时行腹部平片检查，以观察结石排出情况。

（4）**并发症的观察和护理**：①**血尿**：碎石术后多数病人出现暂时性肉眼血尿，一般可自行消失，无需处理。②**疼痛**：结石排出引起肾绞痛时，应根据医嘱给予解痉止痛等处理。③**发热**：应根据医嘱应用抗生素，高热者采用降温措施。④**"石街"形成**：病人有腰痛或不适，可继发感染和脏器受损等，需立即经输尿管镜取石或碎石。

（三）内镜碎石术的护理

1. 术前护理

（1）术前准备：①**掌握凝血功能情况**：注意病人的凝血功能是否正常，如近期服用阿司匹林、华法林等抗凝药物者应停药，待凝血功能正常再行碎石术。②**进行体位训练**：术中病人取截石位或俯卧位。术前指导病人进行俯卧位练习，从俯卧30分钟开始，逐渐延长至2小时，以提高病人术中体位的耐受性。③**备皮、配血和行肠道清洁**：术前1日备皮、配血，术前晚行肠道清洁。

（2）心理护理：向病人及家属介绍各种内镜碎石术的方法与优点，术中的配合要求及注意事项，消除病人的顾虑。

2. 术后护理

（1）病情观察：观察病人的生命体征，尿液颜色和性状等。术后早期，肾造瘘管引流液一般为血性，如1～3日转清，不需处理。如术后短时间内造瘘管引出大量鲜红色血性液体，可能为大出血，应报告医师处理。按医嘱应用止血药，夹闭造瘘管1～3小时，增加肾盂内压力，起到压迫止血的目的。出血停止，病人生命征平稳后可重新开放肾造瘘管。

（2）防治感染：遵医嘱应用抗生素。多饮水，勤排尿。留置尿管者应注意清洁尿道口与会阴部，肾造瘘口应定时更换敷料，保持皮肤清洁、干燥。

（3）引流管护理

1）**肾造瘘管护理**：经皮肾镜取石术后为引流尿液和残余碎石常规留置肾造瘘管。①**妥善固定**：妥善固定肾造瘘管及集尿袋，防止牵拉和滑脱，翻身活动时避免造瘘管被拉出、扭曲及引流袋接口脱落。②**保持引流通畅**：如造瘘管发生堵塞，挤捏无效时，可协助医师在无菌操作下作造瘘管冲洗，方法是用注射器吸取5～10ml生理盐水，缓慢注入造瘘管内再缓慢吸出，反复冲洗，直至管道通畅。③**观察并记录引流情况**：注意观察并记录引流液的量、颜色和性状。④**防逆行感染**：引流管位置应低于肾造瘘口，以防引流液逆流引起感染。⑤**适时拔管**：术后3～5日，引流液转清、体温正常后可拔管，拔管前先夹闭造瘘管24～48小时，注意观察有无发热、排尿困难、腰腹痛等反应，拔管后3～4日内，应督促病人每2～4小时排尿1次，以免膀胱过度充盈。

2）**双"J"管护理**：输尿管肾镜取石或碎石术后为引流尿液、扩张输尿管、排出小结石，以及防止输尿管内"石街"形成，常规留置双"J"管。①**体位**：术后病人取半卧位。②**防尿液反流**：多饮水、勤排尿，注意防止膀胱充盈引起尿液反流。③**防止滑脱**：鼓励病人早期下床活动，但应注意避免剧烈运动、过度弯腰、突然下蹲等以免双"J"管滑脱或上下移位。④**取管时间**：双"J"管**一般留置4～6周**，经B超或腹部摄片复查确定无结石残留后，膀胱镜下取出双"J"管。

（四）手术治疗的护理

1. 术前护理

（1）术前准备：输尿管结石病人入手术室前需再行腹部平片定位。注意继发性结石或老年病人的全身情况和原发病的护理。

（2）心理护理：向病人解释手术治疗的必要性，关心体贴病人，帮助病人解除思想顾虑，消除恐惧心理，取得病人对治疗和护理工作的支持与配合。

2. 术后护理

（1）**休息与体位**：肾实质切开者，应卧床2周。上尿路结石术后，取侧卧位或半卧位，以利引流。

（2）饮食与输液：肠功能恢复后，可进食。输液并鼓励病人多饮水，每日3000～4000ml。血压稳定者，应用利尿剂，增加尿量，以便冲洗尿路和改善肾功能。

（3）病情观察：严密观察和记录尿液颜色、量及患侧肾功能情况。

（4）**引流管的护理**：①**妥善固定**：妥善固定肾周围引流管及集尿袋，防止牵拉和滑脱，翻身活动时，避免引流管被拉出、扭曲，防止引流袋接口脱落。②**保持引流通畅** ③**观察记录引流情况**：观察并

视频：肾盂造瘘管护理

记录引流物的量、颜色、性状和气味。④**适时拔管**:引流管一般于**术后3~4日拔除**,若发生感染或尿瘘,则应延长拔管时间。

(5)心理护理:给予病人和家属心理上的支持,解释术后恢复过程,说明引流管安放的意义,以及积极配合治疗和护理对康复的意义。

(五)健康指导

1. 知识宣教 告知病人尽早解除尿路梗阻、感染、异物等因素,可减少结石形成。

2. **饮食指导** 告知病人大量饮水增加尿量和调节饮食可预防结石。

(1)**含钙结石病人**:宜食用含纤维丰富之食物,限制牛奶、奶制品、豆制品、巧克力、坚果等含钙量高的食物;限制浓茶、菠菜、番茄、土豆、芦笋等含草酸量高的食物;避免大量摄入动物蛋白、精制糖和动物脂肪。

(2)**尿酸结石病人**:忌食动物内脏,限制各种肉类和鱼虾等富含嘌呤的高蛋白食物。

(3)**胱氨酸结石病人**:应限制含蛋氨酸的食物,如蛋、奶、肉、花生和小麦。

3. 用药指导 告知病人应用影响代谢的药物,碱化或酸化尿液可预防结石复发。如:①**维生素B₆**:有助减少尿中草酸含量。②**氧化镁**:可增加尿中草酸溶解度。③**枸橼酸钾、碳酸氢钠**:可使尿pH保持在6.5~7以上,预防尿酸和胱氨酸结石。④**别嘌醇**:可减少尿酸形成,对含钙结石有抑制作用。⑤**氯化铵**:使尿液酸化,有利于防止感染性结石的生长。

4. 特殊性指导 告知病人伴甲状旁腺功能亢进者必须摘除腺瘤或增生组织,长期卧床者必须进行适当功能锻炼,以防止骨脱钙,减少尿钙排出。

5. 复查指导 治疗后定期行尿液化验、X线检查或B超检查,观察有无复发、残余结石情况。若出现腰痛、血尿等症状,及时就诊。

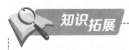

含钙结石病人的饮食

食物疗法是预防性治疗代谢性结石的重要措施。对于含钙的尿路结石,以往临床上大多强调低钙饮食,然而摄钙不足也可增加草酸钙结石生成的危险。其原理是钙可与肠道内食物中的草酸结合,形成不溶性草酸钙并随粪便排出体外。但当饮食中钙过低时,肠道内游离的草酸将被大量吸收,经尿液排泄时与尿钙结合,反而会导致尿草酸钙过饱和。正常需钙量为800mg/d,而国内城乡居民的日摄钙量普遍偏低,平均为405mg/d,相当于临床上的重度限钙水平。这种不合国情的进一步限钙可能会因钙负平衡而致骨质疏松。当今认为,导致高钙尿的第一推动力是高蛋白饮食,因而蛋白的摄入量不宜超过1g/(kg·d)。由于尿钠过多也会促使含钙结石的形成,氯化钠的食用量应限制在5g/d以内。

【护理评价】

通过治疗和护理,病人是否:①疼痛减轻;②能够复述尿石症的预防知识,并采取有利于结石预防的生活方式;③未发生感染、"石街"形成、出血等并发症,若发生能得到及时发现和处理。

第二节 下尿路结石病人的护理

【病因和病理】

1. 膀胱结石(vesical calculi) 原发性膀胱结石明显少于继发性膀胱结石。前者多见于男童,与低蛋白和低磷酸盐饮食有关;后者常见于膀胱出口梗阻、膀胱憩室、异物、神经源性膀胱或肾结石排入膀胱,以男性多见。结石可直接损伤膀胱黏膜,引起出血、感染,长期慢性刺激可发生恶变。

2. 尿道结石(urethral calculi) 绝大多数来自肾和膀胱。多见于男性。尿道结石可直接损伤尿道引起出血,并引起梗阻和感染。

【护理评估】

(一)健康史

了解病人的年龄、职业、饮食饮水习惯及有无特殊嗜好,了解病人的既往史及发病情况。

（二）身体状况

1. 膀胱结石　**典型症状为排尿突然中断**,疼痛常放射至远端尿道和阴茎头部,伴排尿困难和膀胱刺激症状,小儿常用手搓拉阴茎;变换体位后又能继续排尿。

2. 尿道结石　**典型症状为排尿困难**,点滴状排尿,伴尿痛,重者可发生急性尿潴留。前尿道结石可沿尿道扪及。后尿道结石经直肠指诊可触及。

（三）辅助检查

X线平片能显示绝大多数结石。B超检查能显示结石声影。膀胱镜检查用于上述方法不能确诊时,可直观结石。

（四）心理-社会状况

了解病人和家属对结石造成的危害、治疗方法、康复知识、并发症的认知程度和心理承受能力。

（五）处理原则

1. 膀胱结石　多数结石首选经尿道激光碎石也可经膀胱镜机械、液电效应、超声或弹道气压碎石。结石过大、过硬或有膀胱憩室时,宜采用耻骨上膀胱切开取石。

2. 尿道结石　前尿道结石可采取非手术治疗。后尿道结石,在麻醉下用尿道探条将结石轻轻推入膀胱,再按膀胱结石处理。

【常见护理诊断/问题】

1. 急性疼痛　与结石刺激引起的炎症、损伤及平滑肌痉挛有关。

2. 潜在并发症:感染。

【护理措施】

（一）非手术治疗的护理

1. 病情观察　碎石术后严密观察和记录碎石后排尿及排石情况。膀胱和尿道机械性操作后,注意观察出血的量,尿的颜色、性状等;并观察下腹部情况,注意有无膀胱穿孔症状。

2. 防治感染　嘱病人多饮水,勤排尿,遵医嘱应用抗生素。

（二）耻骨上膀胱切开取石术后的护理

1. 切口护理　保持切口清洁干燥,敷料被浸湿时要及时更换。

2. 预防感染　嘱病人多饮水,勤排尿,并遵医嘱应用抗生素预防切口及尿路感染。

3. 疼痛护理　遵医嘱应用止痛药。

4. 引流管的护理　术后一般留置膀胱造瘘管、尿管及膀胱侧间隙引流管。①妥善固定各引流管,防止牵拉和滑脱。②避免扭曲折叠,保持引流通畅。③注意观察引流尿液的量、颜色及性状。④根据病人病情的恢复情况及医嘱拔除引流管和尿管,最后拔除膀胱造瘘管。⑤鼓励病人多饮水,增加内冲洗作用。

（周武汉）

思考题

1. 韦先生,31岁,因腰部有隐痛2月余,运动后突发阵发性刀割样疼痛入院。查体:T 36.9℃,BP 110/80mmHg,痛苦面容,面色苍白,右腰部有明显叩击痛,腹部无压痛及反跳痛。尿常规提示:镜下血尿。诊断为上输尿管结石,采取非手术治疗。

请问:应对该病人采取哪些护理措施?

2. 苏女士,30岁,因左肾结石行体外冲击波碎石治疗,1周后从尿中排出2枚米粒大小结石,分析证实为磷酸钙结石。

请问:此类结石病人应采取哪些预防措施?

思路解析

扫一扫,测一测

第二十七章　泌尿、男性生殖系结核病人的护理

学习目标

1. 掌握泌尿、男性生殖系结核病人的护理措施。
2. 熟悉泌尿、男性生殖系结核病人的症状、体征、辅助检查和处理原则。
3. 了解泌尿、男性生殖系结核病人的病因和病理生理。
4. 学会泌尿、男性生殖系结核病人的护理方法,能运用护理程序对泌尿、男性生殖系结核病人实施整体护理。
5. 具有高度的责任感以及耐心、细致的工作态度,尊重、关心爱护病人。

第一节　肾结核病人的护理

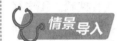

情景描述:

杨先生,40岁,2年前开始出现尿频、尿急、尿痛,伴低热盗汗、消瘦、乏力,偶有洗米水样尿。有肺结核病史。诊断为左肾结核。拟行左肾部分切除术。杨先生向你咨询抗结核药物的用药问题。

请思考:

1. 杨先生术前应用抗结核药物治疗多长时间为宜?
2. 应对杨先生进行哪些用药指导?

肾结核(renal tuberculosis)好发于20~40岁的青壮年,男女之比2∶1。

【病因及发病机制】

肾结核原发病灶大多在肺,其次是骨关节及肠道。结核分枝杆菌经血行播散引起肾结核。肺结核经血行播散引起肾结核要经过3~10年或更长时间,故肾结核极少发生于10岁以内的小儿。

【病理生理】

结核分枝杆菌由原发病灶经过血行播散进入肾小球周围毛细血管丛内,形成多发性微小结核病灶。如病人免疫状况良好,感染细菌的数量少或毒力较小时,这种早期微小病变可以全部自行愈合,临床上常不出现症状,称为病理肾结核,可在尿中查到结核分枝杆菌。如病人免疫力低下,细菌数量大或毒力较强,肾皮质内的病灶愈合且逐渐扩大,结核分枝杆菌经肾小管达到髓质的肾小管祥处,由于此处血流缓慢、血循环差,易发展为肾髓质结核。病变在肾髓质继续发展,突破肾乳头到达肾盏、肾

盂,发生结核性肾盂肾炎,出现临床症状及影像学改变,称为临床肾结核,绝大多数为单侧病变。

肾结核的早期病变主要是肾皮质内多发性结核结节,是由淋巴细胞、浆细胞、巨噬细胞和上皮样细胞形成的结核性肉芽组织,中央常为干酪样物质,边缘为纤维组织增生。随着病变发展,病灶浸润逐渐扩大,侵入肾髓质后病变不能自愈,进行性发展,结核结节彼此融合,形成干酪样脓肿,从肾乳头处破入肾盏肾盂,形成空洞性溃疡,逐渐扩大蔓延累及全肾。纤维化可使肾盏颈或肾盂出口狭窄,形成局限的闭合性脓肿或无功能的结核性脓肾。结核钙化也是肾结核常见的病理改变,可为散在的钙化斑块,也可为弥漫的全肾钙化。少数病人全肾广泛钙化时,其内混有干酪样物质,肾功能完全丧失,输尿管常完全闭塞,含有结核分枝杆菌的尿液不能流入膀胱,膀胱继发性结核病变逐渐好转和愈合,膀胱刺激症状逐渐缓解甚至消失,尿检趋于正常,此情况称之为"肾自截"。

含结核分枝杆菌的脓液随尿液排出,引起输尿管结核、膀胱结核、尿道结核。膀胱结核病变从患侧输尿管开口周围开始。由于膀胱壁广泛纤维化及瘢痕收缩,导致膀胱挛缩,膀胱容量不足 50ml。严重时引起健侧输尿管口狭窄,导致健侧肾积水。

【护理评估】

（一）健康史

了解病人的年龄、性别、发病时间,既往有无肺结核及骨关节结核病史。

（二）身体状况

1. 症状　肾结核早期常无明显症状及影像学改变,病变进一步发展,可有典型临床症状。①**尿频、尿急、尿痛**:是肾结核的**典型症状**之一。尿频往往是最早出现的症状。膀胱病变越严重,膀胱刺激症状越明显。晚期膀胱挛缩,尿频次数每日可达数十次,甚至出现尿失禁。②**血尿**:多在膀胱刺激症状发生之后出现,多为终末血尿。③**脓尿**:表现为显微镜下脓尿至肉眼脓尿,甚至呈洗米水状,并含有碎屑或絮状物。④腰痛:肾结核一般无明显腰痛,但少数肾结核病变破坏严重和梗阻,可发生腰部钝痛或绞痛。⑤全身症状:常不明显,晚期肾结核可有发热、盗汗、贫血、虚弱、消瘦、食欲减退等典型结核症状。双侧肾结核或肾结核对侧肾积水时,可出现恶心、呕吐、水肿、贫血、少尿或无尿等慢性肾功能不全的症状。

2. 体征　较大肾积脓或对侧巨大肾积水时,可出现腰部肿块。有附睾结核病变时,可触及不规则硬块;有输精管结核病变时,输精管变粗硬呈"串珠"样改变。

（三）辅助检查

1. 实验室检查　①尿常规检查:尿液呈酸性,尿蛋白呈阳性,可见红细胞和白细胞,在尿液未被污染情况下可呈现典型的"无菌性脓尿"。②尿沉渣抗酸染色:检查前 1 周停用抗结核药物及抗生素,留取第 1 次新鲜晨尿送检,连续检查 3~5 次,或收集 24 小时尿液送检。即使找到抗酸杆菌,也不可作为诊断肾结核的唯一依据。③尿结核分枝杆菌培养:培养需要 4~8 周时间,阳性率可达 90%,对肾结核的诊断有决定性意义。

2. 影像学检查　①X 线检查:泌尿系统平片可见到病肾钙化,甚至全肾钙化。②排泄性尿路造影及逆行性肾盂造影:早期肾结核表现为肾盏边缘不光滑如虫蛀状,继而肾盂不规则地扩大或模糊变形,形成空洞。输尿管僵硬呈虫蛀状,管腔狭窄。③B 超检查:对中晚期病例可初步确定病变部位,明确对侧肾有无积水、膀胱是否挛缩。④CT 检查和 MRI 检查:CT 检查对中晚期肾结核能清楚地显示扩大的肾盏肾盂、皮质空洞及钙化灶。MRI 水成像对诊断肾结核对侧肾积水有独到之处。

3. 膀胱镜检查　可见膀胱黏膜充血、水肿、浅黄色结核结节、结核性溃疡、肉芽肿及瘢痕等病变,以膀胱三角区和病侧输尿管口较为明显。必要时取活组织检查,以明确诊断。

（四）心理-社会状况

了解病人和家属对肾结核、治疗和预后的认知程度,对晚期病变多次手术治疗的心理和家庭经济承受能力。

（五）处理原则

根据病人全身和病肾情况,选择治疗方法。

1. 药物治疗　以早期、适量、联合、规律、全程为原则。适用于早期肾结核,病变较轻或局限,无空洞性破坏及结核性脓肿。抗结核药物治疗周期一般较长,目前多采用 6 个月的短程疗法。首选药物有吡嗪酰胺、异烟肼、利福平、乙胺丁醇和链霉素等一线药物,其他如环丝氨酸、乙硫异烟胺等为二线药物。最好采用三种药物联合服用的方法,药量要充分、疗程要足够,早期病例用药 6 ~ 9 个月。

2. 手术治疗　凡**药物治疗 6 ~ 9 个月无效**,肾破坏严重者,应在药物治疗的配合下行手术治疗。肾切除术前抗结核药物治疗至少 2 周,肾部分切除前抗结核药物治疗至少 4 周;术后继续抗结核药物治疗 6 ~ 9 个月。

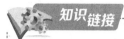

挛缩膀胱的手术治疗

肾结核并发挛缩膀胱,在患肾切除及抗结核治疗 3 ~ 6 个月,待膀胱结核完全愈合后,对侧肾正常、无结核性尿道狭窄的病人,可行肠膀胱扩大术。挛缩膀胱的男性病人往往有前列腺、精囊结核引起后尿道狭窄,不宜行肠膀胱扩大术,尤其并发对侧输尿管扩张肾积水明显者,为了改善和保护积水肾仅有的功能,应施行输尿管皮肤造口或回肠膀胱或肾造口这类尿流改道术。

【常见护理诊断/问题】

1. 焦虑/恐惧　与病程长、病肾切除、担心预后有关。

2. 排尿障碍　与结核性膀胱炎、膀胱挛缩有关。

3. 潜在并发症:出血、感染、尿瘘、肾衰竭、肝功能受损。

【护理目标】

1. 病人焦虑/恐惧程度减轻,情绪稳定。

2. 病人能维持正常的排尿状态。

3. 病人的并发症得到有效的预防,或并发症得到及时发现和处理。

【护理措施】

(一)术前护理

1. 饮食护理　鼓励病人进食富含维生素、营养充分的饮食,改善并纠正全身营养状况。多饮水,以减轻结核性脓尿对膀胱的刺激。

2. **用药护理**　指导病人按时、足量、足疗程服用抗结核药物,定期协助做好尿液常规和尿结核分枝杆菌检查、泌尿系造影,以观察药物治疗效果,及早发现药物的副作用和对肝肾的损害,及时处理。肝功能损害时,应遵医嘱使用护肝药物,定期检查肝功能;肾功能损害时,勿用或慎用对肾脏有毒性的药物,如氨基糖苷类、磺胺类药物;听力损害时,应通知医生停药或换药。

3. 术前准备　完善尿培养、尿涂片及 IVU 等检查;术前 1 日备皮、配血,术前晚行肠道清洁灌肠。经皮留置引流管处理肾积水时,应做好引流管及皮肤护理。

4. 心理护理　向病人讲明全身治疗可增强抵抗力,合理的药物治疗及必要的手术治疗可消除病灶、缩短病程。消除病人的焦虑和恐惧情绪,使病人保持愉快心情和良好的心理素质有利于结核病的康复。

(二)术后护理

1. 休息与活动　肾切除病人血压平稳后,取半卧位,鼓励其早期活动,以减轻腹胀、利于引流和机体恢复。行部分肾脏切除的病人,应卧床 1 ~ 2 周,减少活动,以避免继发性出血或肾下垂。

2. 饮食护理待肛门排气后,开始进易消化、营养素丰富的食物。

3. 病情观察

(1)**出血**:密切观察病人的血压、脉搏情况,以及有无出血表现,以判断病人是否发生术后出血。**术后出血表现**:肾部分切除或肾病灶切除的病人出现大量血尿;肾切除病人伤口内引流血性液体 24 小时未减少,每小时超过 100ml,并达 300 ~ 500ml;术后 7 ~ 14 日因咳嗽、便秘等情况突然出现虚脱、血压下降、脉搏加快等症状时。如出现出血表现,应尽快通知医师并协助处理。

(2)**健肾功能**:术后连续 3 日准确记录 24 小时尿量,且观察第 1 次排尿的时间、尿量、颜色。若手术后 6 小时仍无排尿或 24 小时尿量较少,说明健肾功能可能有障碍,应通知医师处理。

4. 引流管的护理　①**妥善固定**:妥善固定肾周围引流管及集尿袋,防止牵拉和滑脱,翻身活动时避免引流管被拉出、扭曲及引流袋接口脱落。②**保持引流通畅**:勿使导管扭曲、受压或堵塞。若引流不畅,先用手指挤压引流管,必要时用生理盐水冲洗。③**观察引流情况**:观察引流物的量、颜色、性状和气味。④**适时拔管**:引流管一般于**术后3~4日拔除**,若发生感染或尿瘘,则应延长拔管时间。

5. 预防感染　术后须注意观察体温及血白细胞计数的变化,切口敷料渗湿及时更换,充分引流,适时拔管、减少异物刺激及分泌物增加等,遵医嘱使用抗生素。

（三）健康指导

1. 康复指导　加强营养、注意休息、适当活动、避免劳累,以增强机体抵抗力,促进恢复。有肾造瘘者注意自身护理,防止继发感染。

2. **用药指导**　①**坚持用药**:术后**继续抗结核治疗6个月**以上,以防结核复发。②**规范用药**:用药要坚持联合、规律、全程,不可随意间断或减量、减药,不规则用药可产生耐药性而影响治疗效果。③**用药观察**:用药期间须注意药物副作用,定期复查肝肾功能、测听力、视力等。若出现恶心、呕吐、耳鸣、听力下降等症状,及时就诊。④**保护肾脏**:勿用和慎用对肾有害的药物,如氨基糖苷类、磺胺类抗菌药物等,尤其是双侧肾结核、孤立肾结核、肾结核对侧肾积水的病人更应注意。

3. 治疗指导　早期正规治疗肾结核,防止膀胱产生严重的结核病变及肾积水,无肾功能不良及继发感染,可有较好的预后。若并发膀胱挛缩症,须正规抗结核治疗,待膀胱病变愈合后才能再次手术治疗,同时应加强支持疗法,保护肾功能。

4. 复查指导　单纯药物治疗者必须重视尿液检查和泌尿系造影的变化。术后也应每月检查尿常规和尿结核分枝杆菌,连续半年尿中无结核分枝杆菌称为稳定阴转。5年不复发可认为治愈。

【护理评价】

通过治疗和护理,病人是否:①焦虑/恐惧程度减轻,情绪稳定;②排尿正常;③未发生出血、感染、尿瘘、肾衰竭、肝功能受损,若发生时能得到及时发现和处理。

第二节　男性生殖系统结核病人的护理

男性生殖系统结核包括前列腺结核、精囊结核及附睾结核,以20~40岁人群多见。

【病因和病理】

1. 前列腺、精囊结核　继发于肾结核,多由后尿道病灶蔓延而来。病理改变为结核结节、干酪坏死、空洞和纤维化。

2. 附睾结核　含结核分枝杆菌的尿经前列腺、精囊、输精管而感染附睾,病变从尾部开始,可蔓延到整个附睾,甚至扩散至睾丸。

【护理评估】

（一）健康史

了解病人的年龄、性别、发病时间,既往有无结核病史。

（二）身体状况

1. 前列腺、精囊结核　症状常不明显,偶感会阴和直肠内不适。病变严重可表现为精液减少、脓血精、久婚不育。

2. 附睾结核　附睾发生无痛性硬结,生长缓慢,病变发展肿大形成寒性脓肿,与阴囊皮肤粘连,破溃形成窦道经久不愈,流出稀黄色脓液。病变侧输精管变粗,有串珠状小结节。

（三）心理-社会状况

了解病人和家属对男性生殖系统结核、治疗和预后的认知程度,病人的心理承受能力。

（四）处理原则

1. 前列腺、精囊结核　多用抗结核药物治疗,尽可能去除泌尿系结核病灶。

2. 附睾结核　病变稳定无脓肿者经服用抗结核药物多可治愈。有脓肿或有窦道形成时,应用药物并配合手术治疗。

【常见护理诊断/问题】

1. 焦虑/恐惧　与发病特异及担心影响性功能及生育能力等有关。

2. 潜在并发症:继发细菌感染、不育。

【护理措施】

1. 防治感染　加强局部护理,附睾结核形成窦道者,应保持局部清洁、干燥,加强换药。遵医嘱使用抗生素。

2. 用药护理和用药指导　见本章肾结核病人护理中的用药护理和用药指导。

3. 心理护理　关心、理解病人,针对此病的特异性及可能发生的并发症对病人进行耐心解释,告知病人结核病是可以治愈的,以增强病人的信心,积极配合治疗和护理工作。

4. 健康指导　指导病人:①按要求足量、足疗程服用抗结核药物;②定期复查;③加强营养,增强体质;④积极治疗结核病,预防其他男性生殖系结核的发生。

(周武汉)

思考题

　　黄先生,43岁,因反复尿频、尿急、尿痛5年伴尿液浑浊半月余入院,既往有低热、盗汗史。查体:T 37.5℃,R 17次/分,BP 100/70mmHg,HR 80次/分,表情焦虑,消瘦体型。诊断为右肾结核,拟行右肾部分切除术。

　　请问:

(1)术后应重点从哪些方面进行病情观察?

(2)应对该病人进行哪些方面的用药指导?

思路解析

扫一扫,测一测

学习目标

1. 掌握泌尿、男生殖系统肿瘤病人的护理措施。
2. 熟悉泌尿、男生殖系统肿瘤病人的症状、体征、辅导检查和处理原则。
3. 了解肾癌、膀胱癌、前列腺癌的病因和病理。
4. 学会泌尿、男生殖系统肿瘤病人的护理方法,能运用护理程序对泌尿、男生殖系统肿瘤病人实施整体护理。
5. 具有高度的责任感以及耐心、细致的工作态度,关爱病人。

情景导入

情景描述:

何先生,68 岁,反复出现无痛性肉眼血尿半年,血尿时有时无,1 周前血尿明显加重,无发热、疼痛现象,体重减轻 3 公斤。

请思考:

1. 何先生做哪些辅助检查有利于诊断?
2. 如何先生选择手术治疗,术后应采取哪些护理措施?

泌尿、男生殖系统肿瘤最常见的是膀胱癌,其次是肾癌。

第一节　肾癌病人的护理

肾癌(renal carcinoma)亦称肾细胞癌、肾腺癌,占成人恶性肿瘤的 2%～3%,占原发性肾恶性肿瘤的 85%。35 岁以上发病率快速升高,70～80 岁达高峰,男女比例为 2:1。

【病因和病理】

肾癌的确切病因尚不明确。其发病可能与吸烟、肥胖、职业接触(如石棉、皮革等)、遗传因素(如抑癌基因缺失)、高血压与抗高血压治疗等有关。

绝大多数肾癌发生于一侧肾脏,多为单发肿瘤,10%～20% 为多发病灶。多发病灶病例常见于遗传性肾癌及肾乳头状腺癌的病人。双侧肾脏先后或同时发病者仅占散发性肾癌的 2%～4%。肾癌主要有肾透明细胞癌、乳头状肾细胞癌和嫌色性肾细胞癌等 3 种类型,肾透明细胞癌约占 70%～80%。肾癌可蔓延至肾盏、肾盂、输尿管,并侵犯肾静脉。静脉内柱状的癌栓可延伸至下腔静脉,甚至右心室。远处转移最常见的部位是肺、骨骼、肝、大脑。

【护理评估】

（一）健康史

了解病人的年龄、性别、职业、吸烟史,有无泌尿系统肿瘤的家庭史。

（二）身体状况

主要为血尿、疼痛和肿块,早期无明显症状。

1. 血尿、疼痛和肿块　**间歇性无痛性肉眼血尿**为常见症状;疼痛常为腰部钝痛或隐痛,血块通过输尿管时可诱发肾绞痛。肿瘤较大时可在腹部或腰部触及肿块,质坚硬。

2. 肾外表现　常见的有发热、高血压、红细胞增多、血沉快、消瘦、贫血等。

（三）辅助检查

1. B超检查　简单易行,发现肾癌的敏感性高,能鉴别肾实质性肿块与囊性病变。

2. X线检查　平片可见肾外形增大、不规则,偶有钙化影。

3. 排泄性尿路造影　可见肾盏、肾盂因受肿瘤挤压而有不规则变形、狭窄、拉长或充盈缺损。

4. CT检查、MRI检查和肾动脉造影　有助于早期诊断和鉴别肾实质内肿瘤的性质。

（四）心理-社会状况

病人是否知情,是否接受患病的事实,家属对病人的支持情况;病人对治疗方法、预后的认识程度,以及家庭经济的承受能力。

（五）处理原则

根治性肾切除术是肾癌最主要的治疗方法。肾癌放射及化学治疗效果不好,免疫治疗对转移癌有一定疗效。

【常见护理诊断/问题】

1. 焦虑/恐惧　与对癌症的恐惧、害怕手术、担心预后有关。

2. 营养失调:低于机体需要量　与长期血尿、癌肿消耗、手术创伤有关。

3. 潜在并发症:出血、感染。

【护理措施】

（一）术前护理

1. 营养支持　给病人提供色香味俱全的食物,增进病人食欲,必要时给予肠外营养支持。

2. 心理护理　术前根据病人的情况,做耐心的心理疏导,以消除其焦虑、恐惧、绝望的心理。

（二）术后护理

1. 体位与活动　病人术后麻醉期已过、血压平稳者,取半卧位。肾癌根治术病人建议早期下床活动。行部分切除术病人常需**卧床3～7日**,避免过早下床活动引起手术部位出血。

2. 病情观察　严密观察生命体征,保证输血、输液通畅,防治休克。肾癌切除同时行腔静脉取瘤栓术后,需留置导尿管,并监测24小时尿量、尿蛋白及肾功能,防止肾衰竭;观察健肾功能:术后连续3日准确记录24小时尿量,且观察第1次排尿的时间、尿量、颜色。若手术后6小时仍无排尿或24小时尿量较少,说明健肾功能可能有障碍,应通知医师处理。

3. 并发症的护理

（1）出血:术中和术后出血是肾部分切除最主要的并发症。护理时应注意监测病人的生命体征的变化,若病人引流液较多、色鲜红且较快凝固,同时伴有血压下降、脉搏增快等低血容量休克表现时,常提示出血,应及时报告医师并协助处理:①遵医嘱应用止血药物;②给予出血量大、血容量不足病人输液和输血;③对经处理出血仍未能停止者,积极做好手术止血准备。

（2）腹胀:手术时腹膜后神经受到刺激、麻醉抑制胃肠蠕动、胃内容物不能排空等可导致腹胀。病人呼吸吞入空气、长时间卧床可加重腹胀。病人一般在术后2～3日胃肠功能恢复正常,肛门排气后症状迅速缓解。

4. 引流管的护理　保持引流通畅,观察引流液的颜色、性质及量,若无引流物排出,肾周引流管即可拔除。

（三）健康指导

定期复查肝、肾、肺等脏器,及早发现转移病灶。

第二节　膀胱癌病人的护理

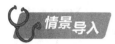

情景描述：

　　张女士,53 岁,油漆工人。10 日前开始出现无痛、间歇、全程、肉眼血尿,尿中有血凝块,无发热。现来医院就诊。

　　请思考：

　　1. 张女士出现肉眼血尿最可能的原因是什么？

　　2. 张女士当前的主要护理问题是什么？

　　膀胱癌(carcinoma of bladder)是泌尿系统中最常见的肿瘤。40 岁以后发病率逐渐增加,60~70 岁达到高峰,男女发病比例约为 4:1。

　　【病因及发病机制】

　　1. **长期接触某些致癌物质**　已肯定的化学致癌物有 2-萘胺、联苯胺、4-氨基双联苯、4-硝基双联苯、2-氨基-1-萘酚等。某些职业人员,如染料、纺织、皮革、橡胶、塑料、油漆、印刷等,发生膀胱癌的危险性显著增加。

　　2. **吸烟**　是**最常见的致癌因素**,大约 1/3 膀胱癌与吸烟有关。吸烟致癌可能与香烟中含有多种芳香胺的衍生致癌物有关。吸烟量越大、吸烟史越长,发生膀胱肿瘤的危险性越大。

　　3. **膀胱慢性感染与异物刺激**　膀胱结石、膀胱憩室、膀胱白斑、埃及血吸虫病膀胱炎等容易诱发膀胱癌。

　　4. 其他　长期大量服用镇痛药非那西丁、内源性色氨酸的代谢异常等,均可能为膀胱癌的病因或诱因。近年来大量研究资料表明,多数膀胱癌是由于癌基因的激活和抑癌基因的缺失等诱导形成,使移形上皮基因组发生多处病变,导致细胞无限增殖,最后形成癌。

　　【病理生理】

　　1. 组织类型　**95%** 以上为**上皮性肿瘤**,其中多数为移行细胞乳头状癌,鳞癌和腺癌各占 2%~3%。近 1/3 的膀胱癌为多发性肿瘤。

　　2. 分化程度　根据肿瘤细胞大小、形态、核改变及分裂相等将细胞分化程度分为三级：Ⅰ级为高分化乳头状癌,低度恶性；Ⅱ级为中分化乳头状癌,中度恶性；Ⅲ级为低分化乳头状癌,属高度恶性。2004 年世界卫生组织将膀胱等尿路上皮肿瘤分为乳头状瘤、乳头状低度恶性倾向的尿路上皮肿瘤、低级别乳头状尿路上皮癌和高级别乳头状尿路上皮癌。

　　3. 生长方式　分为原位癌、乳头状癌和浸润性癌。原位癌局限于黏膜内,无乳头亦无浸润基底膜现象。移行细胞癌多为乳头状,低分化者常有浸润。鳞癌和腺癌常有浸润。

　　4. 浸润深度　是肿瘤临床(T)和病理分期(P)的依据,多采用 TNM 分期。

　　肿瘤扩散以直接向膀胱壁内浸润为主。淋巴转移常见,晚期血行转移到肝、肺、骨和皮肤等处。

　　【护理评估】

　　（一）健康史

　　了解病人年龄、性别、职业,有无长期接触致癌物质；有无诱发肿瘤的病因；有无其他疾病史。

　　（二）身体状况

　　1. 症状

　　（1）**血尿**：是膀胱癌**最常见**和**最早**出现的症状。常表现为**间歇性无痛性肉眼血尿**,出血可自行停止。出血量多少与肿瘤大小、数目、恶性程度并不成正比。

　　（2）尿频、尿急、尿痛：多为膀胱癌的晚期表现。

　　（3）排尿困难和尿潴留：三角区及膀胱颈部肿瘤梗阻膀胱出口所致。

　　（4）其他：骨转移者有骨痛,腹膜后转移或肾积水可出现腰痛。

2. 体征　多数病人无明显体征,肿瘤增大到一定程度时,下腹部可触及肿块。发生肝或淋巴结转移时,可扪及肿大的肝或锁骨上淋巴结。

（三）辅助检查

1. 实验室检查　在病人新鲜尿液中,易发现脱落的肿瘤细胞,可作为初步筛选,但分化良好者不易检出。近年来采用尿液检查膀胱肿瘤抗原(BAT)、纤维蛋白和纤维蛋白降解产物(FDPs)核基质蛋白(NMP22)等有助于提高膀胱癌的检出率。

2. 影像学检查　①B 超检查:可发现直径 0.5cm 以上的膀胱肿瘤,经尿道超声扫描可了解肿瘤浸润范围及深度。②X 线检查:排泄性尿路造影可了解肾盂、输尿管有无肿瘤,肾积水或显影差提示肿瘤浸润输尿管口。膀胱造影可见充盈缺损。③CT 检查、MRI 检查:可了解肿瘤浸润深度及局部转移病灶。

3. 膀胱镜检查　能直接观察肿瘤位置、大小、数目、形态、浸润范围等,并可取活组织检查,有助确定诊断和治疗方案。

（四）心理-社会状况

了解病人及家属对病情、拟采取的手术方式、术后并发症、尿道改道的认知程度,心理和家庭经济承受能力。

（五）处理原则

以手术治疗为主的综合治疗。

1. 手术治疗　原则上 T_a、T_1 及局限的 T_2 肿瘤可采用保留膀胱的手术;较大、多发、反复发作的 T_2 期和 T_3、T_4 期肿瘤,应行膀胱全切除术。手术方法有:①经尿道膀胱肿瘤切除术:适用于表浅膀胱肿瘤(T_a、T_1)的治疗;②膀胱部分切除术:适用于 T_2 期分化良好、局限的膀胱肿瘤;③根治性膀胱全切术:适用于反复复发、多发或侵犯膀胱颈、三角区的膀胱肿瘤。

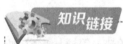

原位新膀胱术

原位新膀胱术是在全膀胱切除后,利用消化道的某一部分,制成储尿囊,与尿道吻合,期望重建下尿路功能。原位新膀胱术于 1888 年由 Tizzoni 和 Fogg 提出并在雌性狗身上实施了该手术。1951 年 Couvelaire 重拾该理念。1988 年 Hautmann 的临床研究报道该术式真正推向了临床实际应用。20 余年来该手术逐渐成为一些大医疗中心最常用的尿流改道方式之一。原位新膀胱手术最大的优点在于病人术后能够自己控尿和排尿,不需要带尿袋或自我导尿,能较好保持自身形象,基本上能维持正常生活和工作,因此很受病人欢迎。但是在手术不成功或有严重并发症的情况下,如尿瘘或完全不能控尿,则处理非常困难。而且手术步骤复杂、操作烦琐、手术时间长、术中出血多,对手术医师来说是极大的挑战;术后并发症多,有些并发症的处理困难,影响了临床效果,再加上对下尿路排尿和控尿生理功能认识上的一些错误,影响了原位新膀胱术在临床上广泛应用。

2. 化学治疗　有全身化疗和膀胱灌注化疗等方式。全身化疗多用于有转移的晚期病人。膀胱灌注化疗主要用于预防复发。

3. 放射治疗　包括根治性放射治疗、辅助性放射治疗、姑息性放射治疗,适用于膀胱癌各期病变。

【常见护理诊断/问题】

1. 焦虑/恐惧　与对癌症的恐惧、害怕手术、担心预后有关。

2. 营养失调:低于机体需要量　与长期血尿、癌肿消耗、手术创伤有关。

3. 身体意象紊乱　与尿流改道术后留置造口、化学治疗导致脱发等有关。

4. 潜在并发症:出血、感染、尿瘘、膀胱穿孔、尿失禁、代谢异常等。

【护理目标】

1. 病人焦虑/恐惧缓解,情绪稳定。

2. 病人营养状况得以维持或改善。

3. 病人及家属能够接受形象改变。

4. 病人未发生并发症或并发症被及时发现和处理。

【护理措施】

（一）术前护理

1. 注意休息　病程长、体质差、晚期肿瘤出现明显血尿者,应卧床休息。

2. 饮食护理　给高蛋白、高热量、高维生素、易消化饮食,必要时输液、输血或静脉营养等,纠正贫血、改善全身营养状况。

3. 病情观察　每日观察和记录排尿的量、性状和血尿程度。

4. 术前准备　膀胱部分切除术,嘱病人手术日晨勿排尿,以便术中识别膀胱。根治性膀胱切除术必须作肠道准备。术前3日开始口服肠道不吸收抗生素,少渣半流质饮食,每晚灌肠;术前常规禁食禁饮,术晨清洁灌肠。膀胱全切双侧输尿管皮肤造口术,应做好腹部皮肤准备。

5. 心理护理　根据病人的具体情况,做耐心的心理疏导,说明膀胱癌根治术后虽然改变了正常的排尿生理,但是可避免复发,延长寿命,提高生活质量,以消除其焦虑、恐惧、绝望的心理。

（二）术后护理

1. 体位　病人麻醉期已过、血压平稳者,取半卧位。膀胱全切除术后卧床8~10日。

2. 病情观察　严密观察生命体征,保证输血、输液通畅。早期发现休克,及时进行治疗和护理。

3. 休息与活动　术后6~12周,应避免久坐、重体力劳动、性生活等,多参与日常活动以及轻度、可耐受的锻炼。

4. 饮食护理　膀胱部分切除和膀胱全切双输尿管皮肤造口术后病人,待肛门排气后,进富含维生素及营养丰富的饮食。回肠膀胱术、可控膀胱术后按肠吻合术后饮食,禁食期间给予静脉营养。经尿道膀胱肿瘤电切术后6小时,可正常进食。多饮水可起到内冲洗作用。

5. 预防感染　定时测体温及血白细胞变化,保持切口清洁干燥,定时翻身、促进排痰,若痰液黏稠予雾化吸入,适当活动等措施预防感染发生。

6. 引流管的护理　准确做好标识,妥善固定,保持通畅,观察记录引流液的颜色、性状、量,发现异常及时报告医师,并协助处理。①**输尿管支架管**:目的是支撑输尿管、引流尿液。引流袋位置应低于膀胱以防止尿液反流。一般于术后10~14日后拔除。②**代膀胱造瘘管**:目的是引流尿液及代新膀胱冲洗。术后2~3周,经造影新膀胱无尿瘘及吻合口无狭窄后可拔除。③**导尿管**:目的是引流尿液、代膀胱冲洗及训练膀胱的容量,护理时应经常挤压,避免血块及黏液堵塞。待新膀胱容量达150ml以上后拔除。④**盆腔引流管**:目的是引流盆腔的积血积液,同时可以用于观察有无发生活动性出血与尿瘘。

7. **膀胱灌注化疗的护理**　膀胱灌注化疗主要适用于膀胱保留术后病人能憋尿者。膀胱灌注化疗可预防或推迟肿瘤复发。①**化疗时间**:病情允许时,术后半行化疗。②**化疗药物**:常用化疗药物是免疫抑制剂BCG或抗癌药。③**化疗方案**:遵医嘱将免疫抑制剂BCG或抗癌药灌注入膀胱,**每周灌注1次,共6次,以后每月1次,持续两年**。④**灌注方法**:病人灌注前4小时禁饮水,排空膀胱;灌注时保持病室温度适宜,充分润滑导尿管,常规消毒外阴及尿道口,再将用蒸馏水或等渗盐水稀释的药液灌入膀胱内,保留0.5~2小时,每15~30分钟轮换体位1次,分别取俯、仰、左、右侧卧位;灌注后嘱病人大量饮水,稀释尿液以降低药物浓度,减少对尿道黏膜的刺激。⑤**注意事项**:如有化学性膀胱炎、血尿等症状,遵医嘱延长灌注时间间隔、减少剂量、使用抗生素等,特别严重者暂停膀胱灌注。

视频:膀胱灌注化疗的护理

8. **造口护理**　尿流改道术后留置腹壁造口,病人需终生佩戴造口集尿袋。①保持造口皮肤清洁干燥;②注意观察造口颜色与状态;③及时清理造口及周围皮肤黏液,使尿液顺利流出。当造口周围出现因细菌分解尿酸形成的白色末状结晶物时,可先用白醋清洗,再用清水清洗。

9. **新膀胱冲洗的护理**　①冲洗目的:预防代膀胱的肠黏液过多引起管道堵塞;②冲洗时机和次数:一般术后第3日开始行代膀胱冲洗,每日1~2次,肠黏液多者可适当增加次数;③冲洗方法:病人取平卧位,用生理盐水或5%碳酸氢钠溶液作冲洗液,温度控制在36℃左右,每次用注射器抽取30~

50ml 溶液,连接膀胱造瘘管注入冲洗液,低压缓慢冲洗,并开放导尿管引出冲洗液,反复冲洗至冲洗液澄清为止。

10. 并发症的护理 膀胱穿孔常见于经尿道膀胱肿瘤切除术,出血、感染、尿瘘、尿失禁等常见于根治性膀胱切除术。①出血:若病人出现血压下降、脉搏加快,引流管内引出鲜血,每小时超过 100ml 以上且易凝固,提示活动性出血,应报告医师及时处理。②感染:加强各项基础护理措施,保持伤口的清洁、干燥,敷料渗湿时要及时更换;更换引流袋时应严格无菌操作;监测体温、伤口、血常规和尿常规,发现体温升高、白细胞计数和中性粒细胞升高等感染征象时,应及时报告医生并协助处理。③膀胱穿孔:多发生在膀胱侧壁,由闭孔反射所致,一般为腹膜外穿孔,经适当延长导尿管留置时间大多可自行愈合。④尿瘘:指导病人养成定时排尿、及时排尿习惯,避免长时间憋尿,以预防新膀胱自发破裂;发现盆腔引流管引流出尿液、切口部位渗出尿液、导尿管引流量减少等尿瘘征象时,应嘱病人取半坐卧位,保持各引流管通畅,盆腔引流管作低负压吸引,同时遵医嘱使用抗生素。⑤尿失禁:发生尿失禁病人,应指导病人通过排尿日记、尿垫监测尿失禁程度;睡前完全排空膀胱,夜间用闹钟唤醒 2 ~ 3 次,以帮助减少夜间尿失禁;坚持盆底肌肉功能锻炼以辅助控尿。

11. 心理护理 通过交流与沟通全面了解病人的心理状态,并根据病人的具体情况,给予相应的解释和引导,消除病人的心理顾虑,帮助病人面对现实,提高生活质量。

（三）健康指导

1. 锻炼与自我保护 术后病人要适当锻炼,加强营养,增强体质;对密切接触致癌物质者加强劳动保护,禁止吸烟,可防止或减少膀胱肿瘤的发生。

2. 自我护理 教会尿流改道术后腹部佩戴接尿器者自我护理,避免集尿器的边缘压迫造瘘口,保持清洁,定时更换尿袋。可控膀胱术后,开始每 2 ~ 3 小时导尿 1 次,逐渐延长间隔时间至每 3 ~ 4 小时 1 次,导尿时要注意保持清洁,定期用生理盐水或开水冲洗贮尿囊,清除黏液及沉淀物。

3. 原位膀胱功能训练 新膀胱造瘘口愈合后指导病人进行新膀胱训练。①贮尿功能:夹闭导尿管,定时放尿,初起每 30 分钟放尿 1 次,逐渐延长至 1 ~ 2 小时。放尿前收缩会阴,轻压下腹,逐渐形成新膀胱充盈感。②控尿功能:收缩会阴及肛门括约肌 10 ~ 20 次/日,每次维持 10 秒。③排尿功能:选择特定的时间排尿,如餐前 30 分钟,晨起或睡前;定时排尿,一般白天 2 ~ 3 小时排尿 1 次,夜间 2 次,减少尿失禁。④排尿姿势:病人自行排尿早期可采用蹲位或坐位排尿,如排尿通畅,试行站立排尿。排尿时先放松盆底肌,再稍微增加腹内压。

4. 定期复查 向病人强调定期复查的重要性,说服病人主动配合。浸润性膀胱癌术后定期复查肝、肾、肺等脏器功能,及早发现转移病灶;放疗、化疗期间,定期查血、尿常规,一旦出现骨髓抑制,应暂停治疗;膀胱癌保留膀胱的术后病人,每 3 个月进行 1 次膀胱镜检查,2 年无复发者,改为每半年 1 次。

【护理评价】

通过治疗和护理,病人是否:①焦虑/恐惧缓解,情绪稳定;②能获得足够的营养,体重得以维持;③接受排尿方式的改变;④未发生出血、感染、尿瘘等并发症,或发生时被及时发现和处理。

第三节 前列腺癌病人的护理

前列腺癌(carcinoma of prostate)好发于 65 岁以上的男性,随着我国人口老龄化、诊疗技术的进步,前列腺癌发病率呈逐年升高的态势。

【病因和病理】

尚不明确,可能与种族、遗传、环境、饮食、吸烟、肥胖和性激素等有关。有前列腺癌家族史的人群有较高的前列腺癌患病危险性。高脂肪饮食也是前列腺癌的危险因素之一。

前列腺癌常从腺体外周带发生,很少单纯发生于中心区域。

1. 组织学分级 是根据腺体分化程度和肿瘤生长形式来评估其恶性程度,Gleason 分级广泛应用于临床。Gleason 分级将肿瘤分成主要类型和次要类型,每个类型分为 5 级,1 级分化最好,5 级分化最差。两种类型分级之和为 Gleason 得分。Gleason 2~4 分属于分化良好癌,5~7 分属于中等分化癌,8~10 分属于分化差或未分化癌。

2. 临床分期 多采用 TNM 分期系统。根据肿瘤侵犯范围不同,分为 4 期:T_0 期为没有原发瘤证据;T_1 期为不能被扪及和影像发现的临床隐匿肿瘤;T_2 期肿瘤局限于前列腺内;T_3 期肿瘤穿透前列腺被膜;T_4 期肿瘤固定或侵犯精囊以外的组织。N、M 代表有无淋巴结转移或远处转移。

3. 转移 较常见的转移途径是淋巴转移和血行转移至。最常见转移部位是淋巴结和骨骼。

【护理评估】

（一）健康史

了解病人年龄、性别、职业,有无长期接触致癌物质;有无诱发肿瘤的病因;有无其他疾病史。

（二）身心状况

1. 症状 早期前列腺癌一般无症状。进展期肿瘤生长可以挤压尿道、直接侵犯膀胱颈部、三角区,病人出现排尿困难、刺激症状;骨转移病人可以出现骨痛、脊髓压迫症状、排便失禁等。

2. 体征 直肠指诊可触及前列腺结节,质地坚硬。淋巴结转移时,病人可出现下肢水肿。

（三）辅助检查

1. 实验室检查 正常男性的血清前列腺特异性抗原(PSA)浓度应<4ng/ml。可作为前列腺癌的筛选检查方法。

2. 影像学检查 B 超检查能够对前列腺癌进行较可靠的分期,同时也能观察到前列腺周围的肿瘤浸润情况,有重要的诊断意义。

3. 前列腺穿刺活检 在 B 超引导下进行系统性穿刺活检,确诊。

（四）心理-社会状况

了解病人是否知情,能否接受患病的事实,病人和家属对采取的治疗方法、预后、并发症的认知程度和心理承受能力,以及家庭经济承受能力。

（五）处理原则

根据病人的年龄、全身情况、临床分期等综合考虑。局灶性病灶 T_1、T_2 期者行根治性前列腺切除术。T_3、T_4 期的前列腺癌以内分泌治疗为主,可行睾丸切除术,配合抗雄激素制剂等间歇治疗。

【常见护理诊断/问题】

1. 营养失调:低于机体需要量 与癌肿消耗,手术创伤,早期骨转移有关。

2. 焦虑/恐惧 与对癌症的恐惧、害怕手术等有关。

3. 潜在并发症:出血、感染等。

【护理措施】

1. 改善营养 前列腺癌早期无症状,病人有症状就医时多属中晚期,且多有不同程度机体消耗。对这类病人在有效治疗疾病的同时,需给予营养支持,告知病人保持丰富的膳食营养,尤其多食富含多种维生素的食物,多饮绿茶。必要时给予肠内外营养支持。

2. 心理护理 多与病人沟通,解释病情,前列腺癌恶性程度属中等,经有效治疗后疗效尚可,5 年生存率较高。让病人充分了解自己的病情,如手术创伤不大、恢复快等,从而减轻思想压力,稳定情绪,消除焦虑和恐惧心理。

3. 并发症的预防及护理 ①出血:根治手术后有继发出血的可能,若血压下降、脉搏增快、引流管内引出鲜血,立即凝固,每小时量超过100ml 以上,提示继发出血,应立即通知医师处理。②预防感染:加强各项基础护理措施,保持切口清洁,敷料渗湿及时更换,保证引流管通畅且固定牢靠。应用广谱抗菌类药物预防感染。发现感染迹象时及时通知医师处理。

4. 健康指导 ①康复指导:适当锻炼,加强营养,增强体质。避免高脂肪饮食,特别是进食动物脂肪、红色肉类是前列腺癌的危险因素;豆类、谷物、蔬菜、水果、绿茶对预防本病有一定作用。②用药指导:雌激素、雌二醇氮芥、拮抗剂去势、放射治疗对抑制前列腺癌的进展有作用,但也有较严重的心血管、肝、肾、肺的副作用,故用药期间应严密观察。③复查指导:定期检测 PSA 可作为判断预后的重要指标。若有骨痛,应即查骨扫描,确定有骨转移者可加用放射治疗。

（熊云新）

思考题

古先生,65 岁,因膀胱癌行经尿道膀胱癌电切术,术后第 2 天病人出现下腹胀痛,留置导尿管引流不畅,量少,引流尿液为黄白色。体查:T 39℃,下腹部压痛,血常规白细胞 18×10^9/L,中性粒细胞比例为 89%。尿常规:白细胞(+++)。

请问:

（1）该病人导致膀胱感染的原因是什么?

（2）应对该病人采取哪些护理措施?

思路解析

扫一扫,测一测

学习目标

1. 掌握前列腺增生病人的护理措施。
2. 熟悉前列腺增生病人的症状、体征、辅助检查、处理原则。
3. 了解前列腺增生病人的病因和病理生理。
4. 学会前列腺增生病人的护理方法和膀胱冲洗的方法,运用护理程序对前列腺增生病人实施整体护理。
5. 具有高度的责任感,关爱病人,在护理操作中具有良好的无菌观念。

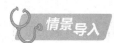
情景导入

情景描述:

李先生,68岁,3年前开始出现排尿踌躇、费力和不尽感,并逐渐加重。今晨起床时,因与爱人发生争执后不能排尿2小时,现前来就诊。

请思考:

1. 采取哪项检查有利于明确诊断?
2. 应采取怎样的处理措施?

良性前列腺增生(benign prostatic hyperplasia,BPH)简称前列腺增生,亦称良性前列腺肥大,是老年男性常见病。

【病因及发病机制】

一般男性自45岁以后,前列腺均有不同程度的增生,50岁以后出现临床症状。现病因尚不完全清楚,目前认为老龄和有功能的睾丸是发病的基础,随年龄增长睾酮、双氢睾酮以及雌激素的改变和失去平衡可能是前列腺增生的重要病因。

【病理生理】

增生的前列腺可造成膀胱出口梗阻,梗阻程度与前列腺增生体积的大小并不成比例,而与增生腺体的位置和形态有直接的关系。如腺体向膀胱内突出(中叶增生),极易造成膀胱出口阻塞;如增生腺体突向尿道,可使前列腺部尿道伸长、弯曲、受压变窄,引起排尿困难;如梗阻长期未能解除,逼尿肌萎缩,失去失代偿能力,则不能排空膀胱而出现残余尿。严重时膀胱收缩无力,出现充溢性尿失禁。长期排尿困难使膀胱高度扩张或膀胱内高压,可发生膀胱输尿管反流,最终引起肾积水和肾功能损害。由于梗阻后膀胱内尿液潴留,可继发感染和结石。

【护理评估】

（一）健康史

了解年龄、发病诱因;既往排尿困难情况及治疗经过;有无其他伴随疾病,如心脑血管疾病、肺气肿、糖尿病等。

（二）身体状况

1. 尿频　是前列腺增生症病人最常见的早期症状,夜间较明显。

2. 排尿困难　**进行性排尿困难是前列腺增生最重要的症状**,病情发展缓慢。典型的表现是排尿迟缓、断续、尿流细而无力、射程短、终末滴沥,排尿时间延长。

3. 尿潴留　梗阻严重者可发生尿潴留,并可出现充盈性尿失禁。可因受凉、劳累、饮酒等诱发引起急性尿潴留。

4. 其他症状　可发生无痛血尿。若合并感染或结石,可有膀胱刺激症状。少数病人晚期可出现肾积水和肾功能不全表现。

5. 体征　直肠指征可触到增大的前列腺,表面光滑、质韧、边缘清楚,中间沟变浅或消失。

（三）辅助检查

1. B超检查　可测量前列腺体积,检查内部结构,是否突入膀胱。还可测量膀胱残余尿量。

2. 尿流率检查　可确定前列腺增生病人排尿的梗阻程度。应用尿动仪测定压力-流率等可鉴别神经源性膀胱功能障碍,逼尿肌和尿道括约肌功能失调,以及不稳定膀胱逼尿肌引起的排尿困难。检查时要求排尿量在150～200ml,最大尿流率<15ml/s 表示排尿不畅,最大尿流率<10ml/s 则提示梗阻严重,常为手术指征之一。

3. 血清前列腺特异抗原(PSA)测定　前列腺体积较大、有结节或较硬时,应测定血清 PSA,以排除合并前列腺癌的可能性。

（四）心理-社会状况

了解老年人心理反应,评估病人及家属对疾病拟采取的治疗方法、对手术及可能导致并发症的认知程度,家庭经济承受能力。

（五）处理原则

前列腺增生的治疗包括药物治疗、经典外科手术治疗、激光治疗以及其他治疗。未引起梗阻者一般无需处理,梗阻较轻或难以耐受手术治疗者可采用非手术治疗或姑息性手术。前列腺增生梗阻严重、膀胱残余尿量较多、症状明显而药物治疗效果不好,身体状况能耐受手术者,应考虑手术治疗。

1. 药物治疗　适用于梗阻症状轻、残余尿量<50ml 者。常用药物有 α_1-受体阻滞剂、5α 还原酶抑制剂和植物类药物等。

2. 手术治疗　具有中重度下尿路症状并已明显影响生活质量的前列腺增生患者可选择外科手术治疗;尤其是药物治疗效果不佳或拒绝接受药物治疗的患者。当前列腺增生导致以下并发症时,建议采用外科治疗:①反复尿潴留(至少在一次拔管后不能排尿或两次尿潴留);②反复血尿,药物治疗无效;③反复泌尿系感染;④膀胱结石;⑤继发性上尿路积水(伴或不伴肾功能损害)。病人合并腹股沟疝、严重的痔疮或脱肛,临床判断不解除下尿路梗阻难以达到治疗效果者,应当考虑外科治疗。

经典外科手术方法有经尿道前列腺电切术(transurethral resection of the prostate,TURP)、经尿道前列腺切开术(transurethral incision of the prostate,TUIP)以及开放性前列腺摘除术。目前 TURP 仍是前列腺增生治疗的"金标准"。经尿道前列腺激光手术出血相对较少及无前列腺电切综合征,尤其适合于高危因素的患者。

3. 其他疗法　包括经尿道微波热疗、经尿道针刺消融术、前列腺支架等。经尿道前列腺气囊扩张尚有一定的应用范围。

【常见护理诊断/问题】

1. 排尿障碍　与膀胱出口梗阻有关。

2. 疼痛　与逼尿肌功能不稳定、导管刺激、膀胱痉挛有关。

3. 潜在并发症:TUR 综合征、出血、尿失禁、尿道狭窄。

【护理目标】

1. 病人恢复正常排尿。

2. 病人诉疼痛减轻或消失。

3. 病人未发生并发症,若发生能够被及时发现和处理。

【护理措施】

（一）非手术治疗的护理/术前护理

1. 饮食护理　嘱病人吃粗纤维、易消化食物;忌饮酒、辛辣食物和利尿性饮料。

2. 急性尿潴留的护理　①预防:避免急性尿潴留的诱发因素,如受凉、过度劳累、饮酒、便秘、久坐;指导病人适当限制饮水,可以缓解尿频症状,注意摄入时间,如夜间和社交活动前限水,但每日的摄入不应少于1500ml;勤排尿、不憋尿,避免尿路感染;注意保暖。②护理:当发生尿潴留时,及时留置导尿管或膀胱造瘘管,并做好管道护理。

3. 用药护理　①α_1-受体阻滞剂:具有头晕、直立性低血压等副作用,用药后应卧床休息,改变体位时动作要慢,预防跌倒,同时与其他降压药分开服用,避免对血压的影响。②5α还原酶抑制剂:具有勃起功能障碍、性欲低下、男性乳房女性化等副作用。起效缓慢,停药后症状易复发,告知病人应坚持长期服药。

4. 安全护理　应嘱夜尿次数较多的病人白天多饮水,睡前少饮水。夜间睡前在床边为病人准备便器。夜间起床如厕应有家属或护士陪护,以防跌倒。

5. 术前准备　①前列腺增生病人多为老年人,常合并慢性病,术前应协助做好心、脑、肝、肺、肾等重要器官功能的检查,评估其对手术的耐受力。②慢性尿潴留病人应先留置尿管引流尿液,改善肾功能;尿路感染病人应用抗生素控制炎症。③术前指导病人有效咳嗽排痰的方法;术前晚灌肠,防止术后便秘。

6. 心理护理　帮助病人适应前列腺增生给生活带来的不便。耐心向病人及家属解释前列腺增生的主要治疗方法,消除病人的焦虑、恐惧心理,鼓励病人树立治疗的信心,争取病人的主动配合。

（二）术后护理

1. 体位与饮食　平卧2日后改半卧位,固定或牵拉气囊尿管,防止病人坐起或肢体活动时,气囊移位而失去压迫膀胱颈口之作用,导致出血。术后6小时,如无恶心、呕吐可进流质饮食;鼓励多饮水,1~2日后,如无腹胀可恢复正常饮食。

2. 病情观察　严密观察病人意识状态及生命体征情况。

3. 预防感染　因病人手术后免疫力低下加之留置导尿管,易引起尿路感染和精道感染,应注意观察体温及白细胞变化,若有畏寒、发热症状,应注意观察有无附睾肿大及疼痛。早期应用抗生素,每日用消毒棉球擦拭尿道外口2次,防止感染。

4. **膀胱冲洗的护理**　术后用生理盐水**持续冲洗膀胱**3~5日。以防止血凝块形成致尿管堵塞。**护理:**①控制冲洗液温度:控制在25~30℃,预防膀胱痉挛的发生。②**保持冲洗通畅:**若血凝块堵塞管道致引流不畅时,应及时采取挤捏尿管、加快冲洗速度、施行高压冲洗、调整导管位置等方法进行处置,无效时可用注射器吸取无菌生理盐水进行反复抽吸冲洗直至引流通畅,以免造成膀胱充盈或膀胱痉挛而加重出血。③**控制好冲洗速度:**可根据尿色而定,色深则快、色浅则慢。④**记录冲洗情况:**准确记录冲洗量和排出量,尿量=排出量-冲洗量,同时观察记录引流液的颜色和性状。前列腺切除术后随着时间的延长血尿颜色逐渐变浅,反之则说明有活动性出血,应及时通知医师处理。

视频:持续膀胱冲洗护理

5. 引流管的护理　①妥善固定引流管。②保持引流管通畅,避免折叠、扭曲、受压、堵塞。③保持会阴部清洁。④适时拔管:耻骨后引流管术后3~4日,引流量很少时可拔除;耻骨上前列腺切除术后7~10日拔出导尿管;膀胱造瘘管通常留置术后10~14日拔除,拔管后用凡士林油纱布填塞瘘口,排尿时用手指压迫瘘口敷料以防漏尿,一般2~3日愈合。

6. 并发症的护理

（1）**膀胱痉挛:**逼尿肌不稳定、导管刺激、血块堵塞冲洗管等原因均可引起膀胱痉挛,表现为:自觉尿道烧灼感、疼痛,有强烈的便意或尿意不尽感,常伴有尿道血液或尿液渗出,引流液为血性,膀胱冲洗速度减慢,甚至逆流。护理:①应及时安慰病人,缓解病人紧张、焦虑情绪;②保持膀胱冲洗液温

笔记

度适宜,可用湿热毛巾湿热敷会阴部;③减少气囊/尿管囊内液体;④保持尿管引流通畅;⑤遵医嘱给予解痉镇痛,必要时给予镇静药。

(2) **经尿道前列腺切除术(TUR)综合征**:因术中大量的冲洗液被吸收使血容量急剧增加,形成稀释性低钠血症,病人可在几小时内出现烦躁、恶心、呕吐、抽搐、昏迷,严重者出现肺水肿、脑水肿、心力衰竭等称为经尿道切除术综合征。术后注意观察有无经尿道切除术综合征,如有经尿道切除术综合征应减慢输液速度,给利尿剂、脱水剂,对症处理。术后5~7日尿液颜色清澈,即可拔除导尿管。

(3) 尿失禁:与尿道括约肌功能受损、膀胱逼尿肌不稳定和膀胱出口梗阻等因素有关。表现为:拔导尿管后尿液不随意流出。护理:多为暂时性,一般无需药物治疗,可指导病人行盆底肌训练、膀胱功能训练,必要时行电刺激、生物反馈治疗。

(4) 出血:术后保持排便通畅,避免用力排便时腹压增高引起出血;术后早期禁止灌肠或肛管排气,避免刺激前列腺窝引起出血。发生前列腺窝出血时,对于非凝血功能障碍造成的出血,用气囊导尿管压迫前列腺窝止血,同进持续膀胱冲洗或配合间断人工冲洗,避免血块形成堵塞尿管而引发加重出血;对于凝血功能障碍的出血,根据不同原因给予止血药物治疗或输血。

(5) 尿道狭窄:为远期并发症,与尿道瘢痕形成有关。定期监测残余尿量、尿流率,必要时行尿道扩张术或尿道狭窄切除术。

7. 心理护理 前列腺切除术后常会出现逆行射精,不影响性交。少数病人可出现阳痿,可先采取心理治疗;同时查明原因,再进行针对性治疗。

(三) 健康指导

1. 预防尿潴留 非手术治疗者,应避免受凉、劳累、饮酒、便秘以防急性尿潴留。

2. 饮食与活动 术后加强营养,进食含纤维多、易消化的食物,保持大便通畅,预防便秘。术后1~2个月内为防止继发性出血,避免久坐、提重物,避免剧烈活动,如跑步、骑自行车等。

3. 康复指导 术后前列腺窝的修复需3~6个月,因此术后可能仍会有排尿异常现象,应多饮水、定期化验尿、复查尿流率及残余尿量。告知病人:术后若出现尿线逐渐变细,甚至出现排尿困难者,应及时到医院检查和处理。附睾炎常在术后1~4周出现,如病人出现阴囊肿大、疼痛、发热等症状应及时就诊。

4. 锻炼指导 指导病人有意识地经常锻炼肛提肌,以尽快恢复尿道括约肌功能,防止溢尿。方法是:吸气时缩肛,呼气时放松肛门括约肌。

【护理评价】

通过治疗和护理,病人是否:①恢复正常排尿,排尿通畅;②疼痛减轻或消失;③未发生TUR综合征、出血、尿失禁、尿道狭窄等并发症,或发生时得到及时发现和处理。

(熊云新)

思考题

覃先生,66岁,因排尿困难3年,夜尿4~5次入院。查体:一般情况好,直肠指诊示前列腺明显增大。B超示前列腺5.5cm×5.3cm×4.0cm。在硬膜外麻醉下行TURP。术后第3天,病人自觉尿道烧灼感和疼痛,且有尿意不尽感。

请问:

(1) 病人可能出现何种并发症?

(2) 应对病人采取哪些护理措施?

思路解析

扫一扫,测一测

笔记

第三十章　肾移植病人的护理

学习目标

1. 掌握肾移植病人的护理措施。
2. 熟悉肾移植病人的健康指导要点。
3. 了解移植物的贮存方法。
4. 学会肾移植病人的护理方法，能运用护理程序对肾移植病人实施整体护理。
5. 具有高度的责任感以及耐心、细致的工作态度，关爱病人。

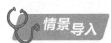

情景描述：

韦先生，45 岁，因慢性肾功能衰竭尿毒症长期靠血液透析维持生命。韦先生经济条件较好，不想再依靠透析维持生命，现向你咨询解决方法。

请思考：

1. 韦先生当前解决肾功能衰竭最好的方法是什么？
2. 如果韦先生采纳了你的意见，病人需要做哪些准备？

肾移植是所有的同种大器官移植中完成最多、成功率最高的一种。是利用亲属或者尸体肾移植于不可逆性肾衰竭病人的手术治疗，是治疗末期肾脏的有效方法。

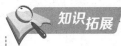

移　植

移植（transplantaion）是指将一个个体的细胞、组织或器官用手术或介入等方法，植入到自体或另一个体的同一或其他部位，以替代或增强原为细胞、组织或器官功能的一门医学技术。根据移植物不同，分为细胞移植、组织移植和器官移植。提供移植物的个体被称为供者或供体，而接受移植物的个体被称为受者或受体。

细胞移植是指将适量游离的具有某种功能的活细胞输注到受体的血管、体腔或组织器官内的技术。细胞移植中骨髓与造血干细胞移植可用于治疗遗传性联合全免疫缺陷病、重症地中海贫血等遗传性疾病、重症再生障碍性贫血，以及包括各种白血病在内的血液系统恶性肿瘤等疾病。

　　组织移植是指某一种组织,如角膜、皮肤、筋膜、肌腱、软骨、骨、血管等,或整体联合几种组织,如皮瓣等的移植术。一般采用自体移植或血管吻合移植以修复某种组织的缺损。

　　器官移植主要是指实体器官整体或部分的、并需要进行器官所属血管及其他功能性管道结构重建的移植。如肾脏、肝脏、心脏、胰腺、肺脏、小肠、脾脏移植,以及心肺、肝肾、胰肾、腹腔器官联合移植。

【概述】

(一)器官移植分类

1. 根据供者和受者的遗传学关系分类

(1)自体移植:指献出和接受器官的供者和受者为同一个体。如断肢(指)再植、自体皮肤移植,移植后不引起排斥反应。

(2)同质移植:指相同基因的不同个体间的移植。如同卵双生同胞之间的移植,基本无排斥反应。

(3)同种异体移植:指供、受者属于同一种族,但遗传基因不同的个体之间的移植,如人与人之间的组织和器官移植,是目前临床上最常采用的移植方法;但由于供、受者的抗原结构不同,移植后即使采用了免疫抑制措施,也仍然有可能会发生不同程度的排斥反应。

(4)异种移植　指不同种族之间的组织或器官的移植,移植后可引起强烈的排斥反应。目前,除异种皮片移植用于烧伤创面的暂时性敷料外,其他领域尚处于动物实验阶段。

2. 根据移植物植入的部位分类

(1)原位移植:先将受者的病变器官切除,再将移植物植入到该器官的原解剖位置。

(2)异位移植:又称辅助移植,指将移植物植入到受者该器官原解剖位置以外的部位,可以切除或者不切除原来的器官。如将肾移植到髂窝内、将肝移植到脾窝内。

(3)原位旁移植:移植物植入到受者该器官原解剖位置旁,不切除原来的器官。如原位旁胰腺移植。

3. 根据移植物的活力分类

(1)活体移植:移植物来源于活体供体,在移植过程中始终保持活力,移植后较快地恢复其原有的生理功能。临床上大部分移植,特别是器官移植均为活体移植。

(2)结构移植:又称支架移植,指移植物已丧失活力(如骨、软骨、血管、筋膜等),通过移植提供支持性基质和机械性解剖结构,使来自受者的同类细胞得以生长,移植后不会出现排斥反应。

4. 根据移植物供体来源分类

(1)尸体供体移植:指器官或组织来源于心脏死亡供体的移植。

(2)活体供体移植:指供体器官或组织来源于活体的移植。活体移植分为活体亲属和活体非亲属。活体亲属有血缘关系,如双亲、子女、兄弟姊妹等;活体非亲属无血缘关系,如配偶或其他人。

5. 根据移植器官的数量分类

(1)单一或单独移植:指每次仅移植一个器官,如肾、肝或心脏移植。

(2)联合移植:指2个器官同时移植同1个个体的体内。如胰肾、肝肾、心肺联合移植。

(3)多器官移植:指同时移植3个或更多的器官到同1个个体的体内。

(4)器官簇移植:在联合移植或多器官移植中,若两个或多个器官只有一个总的血管蒂,整块切除后,在植入时只需吻合其主要动静脉主干,称为器官簇移植。

(二)移植物的贮存

　　器官移植要求移植有活力的器官,要延长移植器官活力,必须迅速改变热缺血(在常温下无血液供应)为冷缺血(在低温下无血液供应),也就是应用"低温"原则。目前通用的方法是冷贮存法,也叫单纯灌洗保存法,将切取的脏器用一种特制的冷溶液(0~4℃)先作短暂的冲洗,使其中心降温到10℃以下,然后保存于2~4℃,直至移植。

(三)供者的选择

1. 免疫学方面的选择　为防止超急性排斥反应,移植前必须进行下列检查:

（1）血型：ABO 血型必须相同，不同血型的肾移植会引起超急性排斥反应。

（2）交叉配合与细胞毒性试验：交叉配合即受者与供者间血清与淋巴细胞的相互交叉配合；细胞毒性试验是指受者的血清与供者淋巴细胞之间的配合，淋巴细胞毒性试验必须小于 10% 或为阴性才能施行肾移植手术。

（3）混合淋巴细胞培养：将供者和受者的淋巴细胞放在一起培养，观察其转化率，如转化率低于 10%，可以移植。因培养需 5~7 天，故仅适用于活体肾移植。

（4）人类白细胞抗原(HLA 抗原)的血清学测定(HLA 配型)：HLA-A、B 和 DR 完全相符时，一年移植肾存活率高达 93%；而 HLA-DR 相符，而 HIA-A、B 有一位点相符时，一年移植肾存活仍为 89%；但如 HLA-A、B 完全相符而 HLA-DR 位点不符时，一年肾存活率下降至 70%。

（5）皮肤移植试验：只能提供初筛组织相容性供者，而不能说明组织相容性的程度。

2. 活体供者

（1）年龄在 60 岁以下，18 岁以上的健康者，未患有肾脏病、肾血管畸形、代谢性疾病、高血压、癌症、心肌梗死、血栓或其他栓塞病史和其他全身性疾病(如糖尿病、全身性红斑狼疮)。

（2）尿液和肾功能检查正常，尤其两侧肾脏具有正常功能。

（3）经由组织相容性试验，显示移植肾有很高的存活率或具有血缘关系，并经临床的常规检查未发现异常。

（4）没有其他的缺陷或感染存在，可安全地施行肾摘除术。

（5）经心理分析，确定捐肾的动机纯出于爱心、自愿，而非受人情、舆论或传统观念所驱使。

3. 尸体供者

（1）年龄要求同活体供者，最好来自外伤而非器质性病变死亡者。

（2）血液循环停止时间越短越好，有合适的场所可以无菌的施行肾摘除术。

（3）尽可能获得死者生前的健康和疾病史资料，以便帮助了解其死亡前肾功能情况。供者无全身性疾病或恶性肿瘤以及重症感染。

（四）适应证与禁忌证

1. 适应证　适用于经其他治疗无效、须靠透析治疗才能维持生命的终于末期肾病病人，如慢性肾小球肾炎、肾盂肾炎、多囊肾、高血压性肾硬化、糖尿病性肾病等疾病所致的不可逆的慢性肾衰竭尿毒症期。受者年龄以 12~50 岁为宜；高龄病人，如心肺等重要脏器功能正常、血压平稳、精神状态良好者，也可以考虑肾移植。

2. 禁忌证　以下情况者不适合肾移植，或移植前需作特殊准备：①恶性肿瘤或转移性恶性肿瘤；②慢性呼吸功能衰竭；③严重心脏血管疾病；④泌尿系统严重的先天性畸形；⑤精神病和精神状态不稳定者；⑥肝功能明显异常者；⑦活动性感染，如活动性肺结核和肝炎等；⑧活动性消化道溃疡；⑨淋巴细胞毒交叉配合试验或 PRA 强阳性者。

【护理评估】

（一）术前评估

1. 健康史　了解病人肾脏疾病的发生、发展、诊治情况及有无其他慢性疾病史。

2. 身体状况　了解病人的症状、体征、有无其他部位的感染灶。了解病人的生命体征，特别注意血压，有无水肿、贫血及营养不良等情况。了解病人肾移植术前的常规及特殊检查结果，心、肝、肾及肺功能，及尿、咽拭细菌培养的结果。

3. 心理-社会状况　了解病人的心理特征，对肾移植相关知识的了解程度及是否愿意接受亲属肾或尸体肾，对手术的期望程度；了解家属对肾移植的风险、术后并发症的认知程度及心理承受能力；家庭及社会支持系统对肾移植所需的昂贵费用的承受能力。

（二）术后评估

1. 了解肾脏排泄情况和体液代谢变化，以及移植术后病人生命体征、消化道功能、营养及全身状况。

2. 了解病人及家属对有关肾移植术后健康指导内容的掌握程度和出院前的心理状态。

3. 根据病人的临床表现、实验室检查结果，评估肾移植的效果及并发症发生情况。

【常见护理诊断/问题】

1. 焦虑/恐惧　与担心肾移植效果及移植后治疗与康复有关。

2. 营养失调:低于机体需要量　与长期低蛋白饮食、胃肠道吸收不良和食欲缺乏致营养素摄入不足等因素有关。

3. 有体液失衡的危险　与术前透析过度或不足、摄入水分过多或不足、术后多尿期尿液过多等有关。

4. 潜在并发症:出血、感染、急性排斥反应、泌尿系统并发症等。

5. 知识缺乏:缺乏移植手术、抗排斥药物、术后护理等知识。

【护理目标】

1. 病人焦虑/恐惧程度减轻或缓解,情绪稳定。

2. 病人营养状态得到改善。

3. 病人未发生体液失衡或发生后得以及时发现并纠正。

4. 病人移植术后未发现并发症,或得到及时发现及处理。

5. 病人对移植手术、抗排斥药物和术后护理有所了解,能复述简单的要点。

【护理措施】

（一）术前护理

1. 营养支持　根据病人的营养状况指导病人进行低钠、优质蛋白、高碳水化合物、高维生素饮食,必要时遵医嘱通过肠内、外途径补充营养,以改善病人的营养状况和纠正低蛋白血症,提高手术耐受性。

2. 心理护理　术前应向接受肾移植病人及家属耐心的介绍手术方案和将采取的治疗措施,使之了解有关肾移植的基本知识,以减少或消除病人对手术的焦虑和恐惧,术前能保持良好的情绪,对手术后可能出现的不良情况或并发症有充分的思想准备。

（二）术后护理

1. **严格消毒隔离**　肾移植病人术后因大量应用激素和免疫抑制药物,导致机体免疫力下降,容易感染,应采取严格的消毒隔离措施预防感染。

（1）禁止非工作人员进入病室,有感染灶的工作人员不宜参与移植病人的治疗护理工作。工作人员进入病室前应换隔离鞋,用消毒液洗手,戴口罩、帽子,穿好隔离衣。接触病人前,须用消毒液洗手。

（2）每日用消毒液擦拭病室门、窗、桌椅、一切用物及地板,每日紫外线照射消毒室病室3次,每次30分钟。

（3）病人的衣物、床单等均需经高压灭菌后使用;病人的餐具均需经煮沸消毒后使用;病人的血压计、听诊器、便器等物品,不得交叉使用。

（4）病人不得随意外出,若需外出检查、治疗等,必须戴口罩及帽子。

（5）严禁家属随意携带物品进入病室,食品必须经护士检查认可后食用;对于非单人病室,必须做好床边隔离,防止交叉感染;若病人发生感染,尽量安排单人病室。

2. 病情观察

（1）**监测生命体征**:开始时每小时监测并记录1次,待平稳后逐渐减少测量的次数。对血压、体温异常者,应高度重视,仔细寻找原因。

（2）**监测尿量**:保持尿管引流通畅、防止扭曲受压;监测并记录尿液的量、颜色、性状;术后3~4日内,尿量维持在200~500ml/h为宜,尿毒症病人由于术前存在不同程度的水钠潴留和术后早期移植肾功能不全,多数病人肾移植术后3~4日内出现多尿,每小时尿量可达到1000ml/h以上,每日尿量达到5000~10 000ml时,称为多尿期;当尿量<100ml/h,应及时向医师报告,警惕移植肾发生急性肾小管坏死或急性排斥反应。

（3）**观察伤口**:有无红肿、热、痛及分泌物,视伤口情况及时换药;观察并记录髂窝引流管引出液的量、颜色和性状,引出血性液体>100ml/h,提示有活动性出血;观察移植肾局部有无压痛。

3. **合理补液**

（1）**静脉选择**:原则上不在手术侧下肢和动静脉造瘘侧的肢体建立静脉通道;术后早期应建立两

条静脉通道。

（2）输液原则：记录24小时出入水量，遵循"量出为入"的原则，多出多入，少出少入。根据尿量和中心静脉压（CVP）及时调整补液速度与量，保持出入量平衡；后1小时的补液量与速度依照前1小时排出的量而定。一般当尿量<200ml/h补液量等于尿量，尿量为200~500ml/h时补液量为尿量的4/5，尿量为500~1000ml/h时补液量为尿量的2/3，尿量>1000ml/h时补液量为尿量的1/2；24小时出入水量差额一般不能超过1500~2000ml；当血容量不足时需要加速扩容。

（3）输液种类：一般以糖和盐交替或用0.45%氯化钠溶液补液，治疗用药除外。当尿量>300ml/h时，应加强盐的补充，盐与糖比例为2:1；术后需要重点维持水电解质及酸碱平衡，出现低钙血症时应适当补钙。

4. 免疫抑制剂的应用与监测　常用的肾移植三联免疫抑制治疗方案：环孢素A+吗替麦考酚酯/西罗莫司/硫唑嘌呤+激素；他克莫司+吗替麦考酚酯/西罗莫司/硫唑嘌呤+激素。术前使用抗体诱导者，继续按疗程使用抗淋巴细胞球蛋白（ALG）等。做好免疫抑制剂浓度监测：定期测定血药浓度，以预防因血药浓度过低或过高而引起排斥反应或药物中毒；监测血药浓度谷值在服药前30分钟，监测血药浓度峰值在服药后2小时，抽血剂量要准确。

5. 饮食指导和营养支持　术后第2日，如病人胃肠功能恢复，待肛门排气后可先进食少量流质，如无不适可改为半流质，再逐渐加量并过渡到普食；移植术后机体消耗较大而抵抗低，对于肾功能恢复较好者给予高蛋白、高热量、高维生素、低脂、易消化的饮食，以保证营养，提高机体免疫力；必要时可给予要素饮食或静脉高营养；要记录饮食和饮水量。

6. 并发症的护理

（1）出血：肾移植病人术后可发生移植肾的血管出血或创面出血，常发生于术后72小时内。表现：病人心率增快，血压下降、CVP降低，血尿、伤口敷料渗血；血常规示红细胞数量及血细胞比容明显下降；伤口引流管引流出血性液体>100ml/h，提示有活动性出血的可能。护理：①观察：监测病人神志、生命体征、外周循环、伤口和各引流管引流情况，记录24小时出入水量。②预防血管吻合口破裂：术后平卧24小时，与移植肾同侧的下肢髋膝关节水平屈曲15°~25°；禁忌突然改变体位；不宜过早活动下肢，根据病情术后第2日方可进行床上活动，术后第3日可下床活动，适度逐渐增大活动量；保持大便通畅，避免腹压增高。③处理：发现出血征象，遵医嘱及时加快补液速度、给予止血药、升压药或输血；协助医师做好手术探查止血的术前准备。

（2）感染：是器官移植后最常见的致命并发症。肾移植术后并发肺部感染和败血症的病死率较高。好发部位为伤口、肺部、尿路、皮肤、口腔等。表现：病人出现体温逐渐升高，无尿量减少及血肌酐上升等改变时，常提示存在感染。护理：以预防为主。①遵医嘱合理预防性使用抗生素，做好保护性隔离，监测体温，密切观察病情变化，及时发现感染先兆。②严格执行无菌操作，做好病室消毒隔离工作，确保病室符合器官移植病房的感染控制规范要求。③做好各项基础护理，包括口腔、会阴部、皮肤、伤口和引流管护理，及时更换敷料。鼓励病人床上活动，按时翻身叩背，预防肺部感染。④预防交叉感染：医护人员进入病室前应洗手并穿戴隔离衣、帽、口罩和鞋；术后早期，病人不宜外出，若必须外出检查或治疗时，注意保暖，并戴好口罩、帽子。⑤定期检查血、尿、大便、痰、咽拭子、引流液的培养及药敏，以早期发现感染病灶。⑥一旦发现疑似感染症状，应及时报告医师，遵医嘱应用敏感抗生素或抗病毒药物，及时有效控制感染。

（3）急性排斥反应：表现：体温突然升高且持续高热，伴有血压升高、尿量减少、血清肌酐上升、移植肾区闷胀感、压痛等。护理：①病情观察：观察病人生命体征、尿量、肾功能及肾移植区局部情况，及早发现排斥反应。②用药护理：发生排斥反应时，遵医嘱正确、及时执行抗排斥反应冲击治疗，如甲基泼尼松龙（MP）、莫罗莫那CD$_3$（OKT$_4$）等，及时观察用药效果。MP冲击治疗期间应注意观察病人腹部及大便色泽等情况，警惕应激性消化性溃疡的发生。③排斥逆转判断：抗排斥治疗后，如果体温下降至正常，尿量增多，体重稳定，移植肾肿胀消退、质变软、无压痛，全身症状缓解或消失，血肌酐、尿素氮下降，提示逆转。

（4）泌尿系统并发症：肾移植术后早期应注意观察有无尿瘘、移植肾输尿管梗阻、肾动脉血栓形成或栓塞和移植肾自发性破裂等并发症。表现：尿量突然减少、无尿、血尿、移植肾区腹痛和压痛、移植肾质地改变、血尿素氮和肌酐增高。护理:观察并记录伤口引流液的颜色、性状、量,如引流出尿样液体并超过100ml/24h,引流液肌酐检测符合尿肌酐水平,提示尿漏的可能;如引流出乳糜样液则提示淋巴漏。发现异常应及时报告医师,协助进行超声检查,并做好再次手术前准备。

7. **心理护理**　术后注意了解病人的心理状态,理解、关心和体贴病人,向病人讲解移植术后的康复知识,让病人认识到配合治疗和保持良好情绪的意义,以积极的心态配合护理和治疗。

（三）健康指导

1. **自我监测**　①每日晨起和午睡后测量体温并记录。②每日准确测量体重1次,最好在早饭前,大小便后。③每日记录日尿量、夜尿量及24小时总尿量,以便判断移植肾的浓缩功能。④指导病人掌握检查移植肾的方法,包括检查移植肾的大小、软硬度及触痛等。

2. **预防感染**　①外出时戴口罩,尽量不到公共场所或人多嘈杂的环境。②防止着凉、感冒,气温下降时,及时添加衣服。③饭前、便后洗手,饭后漱口,早晚刷牙。④注意饮食卫生,生吃水果要洗净,饭菜要烧热,不吃变质食物。⑤勤换内衣裤,注意外阴清洁,保持被褥清洁干爽。

3. **用药指导**　根据医嘱,指导病人掌握服用药物的方法和剂量、注意事项及不良反应的观察。告知病人不能随意增减服用药物的剂量,必须根据医师的意见,修改药物剂量。出现不良反应,及时就诊。

4. **注意保护移植肾**　移植肾一般置于髂窝内,距体表较近。因此,病人在外出活动乘车时,注意选择位置,不靠近座位扶手站立,以防在车辆急转弯或急刹车时铁扶手碰到腹部而挫伤移植肾。

5. **心理指导**　引导病人正确认识疾病,告知病人肾移植术后如肾功能恢复正常,一般半年后可全部或部分恢复原来的工作(强体力劳动除外)。告知病人要注意合理安排作息时间,保持良好情绪,可适当进行户外活动,避免过度劳累。告知病人家属因病人服用激素,易激动,平时应理解、关心和体贴病人。

6. **定期复查**　一般病人术后3个月内每周门诊复查1次,术后4～6个月每两周复查1次,6个月～1年每月复查1次。若病情有变化,随时就诊。

【护理评价】

通过治疗和护理,病人是否:①焦虑/恐惧减轻,有充分的心理准备接受肾移植;②营养状况得到改善或纠正,能耐受手术;③体液维持平衡;④未发生出血、感染、急性排斥反应、泌尿系统并发症等并发症,或发生时得到及时发现并处理;⑤疾病和治疗的相关知识是否增强。

（熊云新）

思考题

李先生,45岁。肾移植术后第5天,诉全身乏力、失眠、移植肾区闷胀感。体检:T 39℃,P 98次/分,BP 155/95mmHg,尿量减少至20ml/h,血肌酐670mmol/L。

请问:

(1) 该病人目前最主要的护理问题是什么?

(2) 目前最关键的处理是什么?

思路解析

扫一扫,测一测

第三十一章　骨折病人的护理

学习目标

1. 掌握骨折的专有体征、处理原则和急救措施;掌握四肢骨折、脊柱骨折及脊髓损伤病人的护理措施。

2. 熟悉骨折的并发症和临床愈合标准,熟悉四肢骨折、脊柱骨折及脊髓损伤病人症状和体征。

3. 了解骨折的病因、分类、愈合过程。

4. 学会骨折病人的护理知识和技能,能运用所学知识能对骨科病人实施整体护理。

5. 在护理骨科病人的过程中,具有认真负责态度,具有同情之心。

第一节　概　述

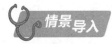

情景描述:

钟先生,35 岁,横穿马路时被汽车撞伤大腿,由他人急送入院。钟先生自述汽车撞到了左侧大腿,现左侧大腿中部疼痛难忍。查体:T 36.8℃,BP 90/60mmHg,P 96 次/分,R 24 次/分,左侧大腿中部可见瘀斑,肿胀,左足外旋。

请思考:

1. 钟先生血压低的主要原因是什么? 应对钟先生采取哪些急救措施?

2. 钟先生当前的主要护理问题是什么? 应对钟先生采取哪些护理措施?

一、骨折的定义、病因、分类

骨折(fracture)是指骨的完整性和连续性中断。多由暴力引起,也可由骨骼疾病等因素引起,例如:车祸、爆炸、跌伤等,常会伴随周围软组织的损伤。

（一）骨折的病因

1. **直接暴力**　暴力作用的部位发生骨折(图 31-1),如车祸或撞伤。

2. **间接暴力**　骨折处远离暴力的部位,通过力的传导、杠杆或旋转引起的骨折,例如,高空坠落双足着地可引起脊柱骨折,跌倒所致肱骨髁上骨折或锁骨骨折(图 31-2)。

3. **肌肉牵拉**　肌肉剧烈收缩时拉断附着部位的骨折,如髌骨横断性骨折(图 31-3)。

337

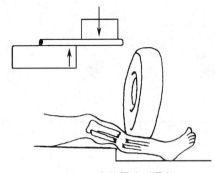

图 31-1 直接暴力致骨折

4. 疲劳性骨折 骨持续受到长期轻度反复创伤,可累积应力导致骨折,如长途行军导致第 2、3 跖骨骨折。

5. 病理性骨折 骨质本身有病变,受到轻微外力或肌肉的拉力而发生的骨折,如:骨肿瘤、骨髓炎、骨质疏松等引起的骨折。

(二) 骨折分类

可依据骨折的形态、稳定程度及受影响的组织进行分类。

1. 按骨折的程度与形态分类

(1) **不完全骨折**:骨的完整性和连续性部分中断。按形态分:①裂缝骨折:骨质发生裂隙,无移位;②青枝骨折:骨质与骨膜部分断裂,可有成角畸形,多见于儿童,与青嫩树枝被折相似而得名。

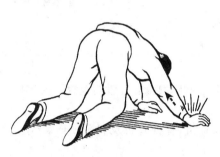

图 31-2 间接暴力致骨折

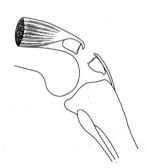

图 31-3 肌肉拉力致骨折

(2) **完全骨折**:骨的完整性和连续性全部中断,按骨折线的方向及形态可分为:①横形骨折:骨折线与骨纵轴接近垂直;②斜形骨折:骨折线与骨纵轴成一定角度;③螺旋形骨折:骨折线围绕骨纵轴成螺旋状;④粉碎性骨折:骨质碎裂成三块以上;⑤嵌入性骨折:骨折片相互嵌插,多见于干骺端骨折;⑥压缩性骨折:骨质因压缩而变形,常见于松质骨,如脊椎骨折;⑦凹陷性骨折:骨折片局部下陷,常见于颅骨;⑧骨骺分离:经过骨骺的骨折(图 31-4)。

2. 按骨折的稳定程度分类

(1) **稳定性骨折**:骨折端不易移位或复位后不易移位者,如青枝骨折、裂缝骨折。

(2) **不稳定性骨折**:骨折端易移位或复位后易移位,如粉碎性骨折、螺旋形骨折。

3. 按受影响组织分类

(1) **开放性骨折**:骨折处皮肤或黏膜破裂,骨折端与外界相通,感染的可能性比较大。

(2) **闭合性骨折**:骨折处有软组织覆盖与外界不通。

(三) 骨折移位

由于暴力作用、肌肉牵拉、骨折远侧端肢体重量的牵拉,以及不恰当的搬运或治疗不当等原因,大多数骨折均有不同程度的移位。常见移位有 5 种(图 31-5):成角移位、短缩移位、分离移位、侧方移位和旋转移位。

二、骨折临床表现和诊断

(一) 全身表现

1. **休克** 多发性骨折、骨盆骨折、股骨干骨折出血量较大,且多伴有较重软组织损伤,可引起失血性休克,剧烈疼痛可引起神经性休克。

2. **发热** 骨折后大量出血,血肿的吸收引起低热,一般不超过 38℃,开放性骨折病人发热超过 38℃,考虑感染可能性。

(二) 局部表现

1. **一般表现** ①疼痛、肿胀、瘀斑、伤口、出血等;②功能障碍:局部肿胀与疼痛使病人肢体活动

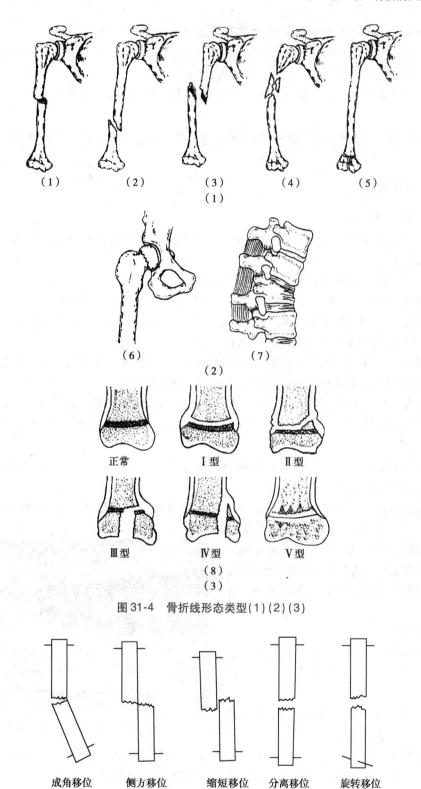

（1）（2）（3）（4）（5）

（1）

（6）（7）

（2）

正常　Ⅰ型　Ⅱ型

Ⅲ型　Ⅳ型　Ⅴ型

（8）

（3）

图 31-4　骨折线形态类型(1)(2)(3)

成角移位　侧方移位　缩短移位　分离移位　旋转移位

图 31-5　闭合性骨折

受限。

2. **三大特有体征**　①**畸形**：骨折段移位使患肢外形发生改变，有短缩、成角、旋转等畸形；②**异常活动**：正常情况下肢体不能活动的部位，骨折后出现了类似关节的反常活动；③**骨擦音或骨擦感**：骨折端相互摩擦产生的声音或感觉。

（三）辅助检查

1. **X 线检查**　既能诊断骨折又能判断治疗效果，是骨折最常用的检查方法。可进一步明确骨折的形态及移位情况,也可明确骨折的类型、伴发脱位、撕脱、游离骨片等情况。

2. **CT 检查**　CT 检查可发现 X 线检查难以发现的骨折,可更准确地了解骨折移位情况以及骨折端对周围软组织的压迫和损害程度等,如髋臼骨折、脊柱骨折。

3. **MRI 检查**　对于颈椎骨折合并脊髓损伤的病人用 MRI 检查能更清楚地了解骨折的类型及脊髓损伤的程度。

4. **血常规检查**　目的是帮助明确诊断;术前常规检查。骨折大量出血时,血红蛋白和血细胞比容降低。

三、骨折并发症

(一)早期并发症

1. **休克**　创伤性或出血性休克为某些骨折常见的并发症。严重创伤、骨折可引起大出血或重要脏器损伤导致休克发生。

2. **感染**　开放性骨折发生化脓性感染和厌氧菌感染的可能性较大。

3. **脂肪栓塞**　长形管状骨骨折部位的骨髓组织被破坏,脂肪滴经破裂的静脉窦内,进入血液循环所致。栓塞可能发生在肺部、脑部或周边部位。肺栓塞表现为:呼吸困难、发绀、心率加快和血压下降等。脑栓塞表现为:意识障碍,如烦躁、谵妄、昏迷、抽搐等。

4. **血管损伤**　是由于骨折的直接伤害或石膏绷带过紧压迫所致。最易发生的血管是肱动脉和腘动脉,如肱骨髁上骨折可能伤及肱动脉,胫骨平台骨折可伤及腘动脉。

5. **神经损伤**　是由肌肉、骨骼创伤时直接损伤引起或石膏绷带过紧压迫或过牵所致。较多见的有上肢骨折可能损伤桡神经、正中神经和尺神经。腓骨小头和腓骨颈骨折时,可能引起腓总神经受损。

6. **重要内脏器官损伤**　骨折可导致肝、脾、肺、膀胱、尿道、直肠等损伤,如肋骨骨折可导致肺损伤,骨盆骨折可导致膀胱破裂等。

7. **骨筋膜室综合征**　由骨、骨间膜、肌间隔和深筋膜形成的骨筋膜室内肌肉和神经因急性缺血而产生的一系列早期症候群。最多见于前臂掌侧和小腿,常由创伤骨折的血肿和组织水肿使其室内内容物体积增加或包扎过紧、局部压迫使室内容积缩小而导致骨筋膜室内压力增高所致(图 31-6)。

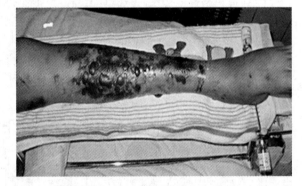

(二)晚期并发症

1. **坠积性肺炎**　主要发生于骨折长期卧床的病人,特别是老年、体弱和伴有慢性肺部疾病的病人。

2. **压疮**　严重骨折,长期卧床,身体骨凸处受压,局部血液循环障碍引起。

图 31-6　骨筋膜室综合征

3. **骨化性肌炎**　由于关节扭伤、脱位或关节附近骨折,骨膜剥离形成骨膜下血肿,处理不当使血肿扩大、机化,并在关节附近软组织内骨化,造成严重关节活动功能障碍。

4. **创伤性骨关节炎**　关节内骨折,关节面遭到破坏,又未能解剖复位,骨愈合后使关节面不平整,长期磨损引起,关节活动时出现疼痛。

5. **关节僵硬**　患肢长时间固定,静脉和淋巴回流不畅,关节周围组织中浆液纤维性渗出和纤维蛋白沉积,发生纤维粘连,并伴有关节囊和周围肌挛缩,导致关节活动障碍。

6. **急性骨萎缩**　是指损伤所致关节附近的痛性骨质疏松,亦称反射性交感神经性骨营养不良。好发于手、足骨折后,典型症状是疼痛和血管舒缩紊乱。

7. **缺血性骨坏死**　骨折使某一骨折段的血液供应被破坏,而发生该骨折段缺血性坏死。常见的有腕舟骨骨折后近侧骨折段缺血性坏死,股骨颈骨折后股骨头缺血性坏死。

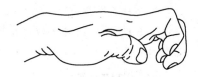

8. **缺血性肌挛缩** 是骨折最严重的并发症之一,是骨筋膜室综合征处理不当的严重后果。也可由骨折和软组织损伤直接所致,常见于骨折处理不当,特别是外固定过紧。对骨筋膜室综合征的认识和及时正确处理是防止此并发症的关键。发生后治疗困难,效果极差,可致严重残疾。典型的畸形是爪形手或爪形足(图31-7)。

图31-7 爪形手畸形

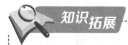

骨筋膜室综合征

骨筋膜室综合征是一组症候群,当室内压力达到一定程度(前臂65mmHg,小腿55mmHg)可使供应肌肉的小动脉关闭,形成缺血—水肿—缺血的恶性循环,根据其缺血的不同程度而导致:①濒临缺血性肌挛缩——缺血早期,及时处理恢复血液供应后,可不发生或仅发生极小量肌肉坏死,可不影响肢体功能;②缺血性肌挛缩——较短时间或程度较重的不完全缺血,恢复血液供应后大部分肌肉坏死,形成挛缩畸形,严重影响患肢功能;③坏疽——广泛、长时间完全缺血,大量肌肉坏疽,常需截肢。如有大量毒素进入血液循环,还可致休克、心律失常和急性肾衰竭。

四、骨折愈合过程和影响因素

1. **骨折愈合过程** 骨折愈合是一个复杂而连续的过程,从组织学和细胞学的变化通常将其分为三个阶段:

(1)**血肿炎症机化期**:骨折导致骨髓腔、骨膜下和周围组织血管破裂出血,在骨折端及其周围形成血肿,伤后6~8小时,内外凝血系统激活,骨折端血肿凝结成血块。骨折端少量的骨质坏死、软组织损伤坏死引起局部发生无菌性炎症反应,继而形成肉芽组织转化为纤维组织,使骨折两端连接起来成为纤维连接,此期亦称**纤维愈合期**。这一过程大约需要**2周**。

(2)**原始骨痂形成期**:骨内、外膜增生、新生血管长入、骨折端附近形成的骨样组织逐渐骨化形成新骨,即膜内成骨,形成内、外骨痂。断端间和髓腔内由血肿机化而成的纤维组织,逐渐转化为软骨组织,软骨组织增生、钙化,进而骨化,即软骨内成骨,形成环状骨痂和髓腔内骨痂,即为连接骨痂。连接骨痂与内、外骨痂相连形成桥梁骨痂,标志着原始骨痂的形成,此期亦称**临床愈合期**。这一过程大约需要**12~24周**。

(3)**骨痂改造塑形期**:原始骨痂中新生骨小梁逐渐增粗,排列有序,但不能完全适应生理需要,尚欠牢固。随着肢体的活动和负重,在应力轴线上的骨痂不断得到加强和改造,在应力线以外的骨痂逐渐被清除,使原始骨痂逐渐变为永久骨痂,此期为骨性愈合期。此过程需**1~2年**。

2. **影响骨折愈合的因素** 骨折愈合有三个先决条件:要有充分的接触面积;坚强的固定;良好的血液供应。

影响骨折愈合的因素主要包括以下几个方面:

(1)**病人因素**:①年龄的影响:年龄越小愈合越快,老年人因骨骼中有机盐的沉积,使骨变得脆弱,愈合较慢;②病人的健康状况:健康状况良好的病人骨折愈合较快。病人患有营养不良、低蛋白血症、钙磷代谢紊乱、糖尿病、恶性肿瘤等疾病时,则骨折愈合延迟。

(2)**局部因素**:①骨折种类:不同种类的骨折断端接触面积不同,接触面积越大愈合速度越快。如过度牵引使断端分离或有软组织嵌入则影响愈合。②固定:骨折部位良好的固定可以促进骨痂的形成,固定不良影响骨折的愈合。③血液供应:骨折部位良好的血液供应能促进骨折的愈合。④感染:开放性骨折如发生感染可导致化脓性骨髓炎,出现软组织坏死和死骨的形成,严重影响骨折的愈合。

(3)**治疗方法**:反复多次的手法复位,复位动作粗暴,手术失误,过早或不恰当的功能锻炼,都不利于骨折愈合,甚至使骨折延迟愈合或不愈合。

组图:骨折愈合过程示意图

3. **骨折临床愈合标准**　①局部**无压痛及纵向叩击痛**;②局部**无反常活动**;③X 线检查显示**骨折处有连续性骨痂通过,骨折线已模糊**。达到临床愈合后,可拆除外固定通过功能锻炼逐步恢复患肢功能。

五、骨折急救

急救的目的在于简单而有效的抢救生命,保存患肢,使能安全而迅速地运送到附近医院,以便获得妥善治疗。

1. **一般处理**　疑有骨折的病人均按骨折处理,一切动作要谨慎、轻柔、稳妥,如骨折合并有其他组织和脏器的损伤,首先检查判断病人的呼吸、循环和意识状态,如发现呼吸困难、窒息、大出血、休克、昏迷等,立即给予相应的急救措施,不必脱去闭合性骨折病人的衣服、鞋袜等,以免过多搬动患肢,增加疼痛,增加损伤,如肿胀较剧的可剪开衣袖和裤管。

2. **伤口包扎**　伤口出血用绷带包扎压迫止血。发现伤口可用无菌敷料或当时认为最清洁的布类包扎。大出血时可用止血带,并记录止血带的时间。如果骨折端已外露,现场不做回纳,以免污染物带进伤口内导致污染;如果在包扎过程中自行还纳,送病人到医院后必须向主诊医师说明情况。

3. **妥善固定**　骨折或可疑骨折的病人可以用夹板、木板、自身肢体等妥善固定受伤的肢体,如条件不允许可就地取材,如树枝、木棍等都适用于做夹板用,固定的目的在于避免运输中过多地损伤组织和脏器,缓解疼痛,便于运输。

4. **迅速运输**　病人经过上述处理后迅速送往有治疗条件的医院。

六、骨折治疗

骨折治疗的三大原则:即**复位**(reduction) 、固定、功能锻炼。

1. **复位**　将移位的骨折段恢复正常或近乎正常的解剖关系,重建骨的支架作用。根据骨折的部位和类型,选用手法复位、牵引复位或手术切开复位。主要用对位(指两骨折端的接触面)和对线(指两骨折端在纵轴上的关系)来衡量。完全恢复到正常解剖学位置称为解剖复位;虽未达到解剖关系的对合,功能无明显影响者称为功能复位。

2. **固定**　将骨折维持在复位后的位置,使其在良好对位的情况下达到愈合。已复位的骨折必须持续地固定在良好的位置,直至骨折愈合。骨折固定的方法有外固定和内固定。①外固定:主要用于骨折经手法复位后的病人,也有些骨折经切开复位内固定手术后,需加用外固定者。常用的外固定方法有小夹板、石膏绷带、外展架、持续牵引和外固定器等(图31-8)。②内固定:内固定主要用于切开复位后,采用金属内固定物,如接骨板、螺丝钉、髓内钉或带锁髓内钉和加压钢板等,将骨折段固定于解剖复位的位置(图31-9)。

3. **功能锻炼**　是在不影响固定的情况下,尽快地恢复患肢肌、肌腱、韧带、关节囊等软组织的舒缩活动。康复治疗是骨折治疗的重要阶段,是防止发生并发症和及早恢复功能的重要保证。必须充分发挥病人的主观能动性,指导病人按一定方式循序渐进地进行功能锻炼。

(1) 骨折早期:骨折 1～2 周之内,局部有肿胀、疼痛,骨折未愈合,关节活动不稳,而且受外固定的限制,妨碍了患肢和关节的活动。此期功能锻炼据骨折的部位和严重程度而异,主要是使固定肢体中的肌肉做**等长舒缩**,每次做 5～20 分钟,每日数次。活动范围是在外固定之外的肢体末端关节,骨折部上下关节暂不活动,身体其他各部位关节、肢体均应进行功能锻炼。

(2) 骨折中期:骨折 2 周以后,局部疼痛减轻,骨折部位渐趋稳定,此时开始肌肉的**等张收缩**,即**骨折上、下关节活动**,根据骨折和稳定程度,其活动强度和范围缓慢增加,并在医护人员的帮助和指导下进行。

(3) 骨折后期:此期是康复的关键时期。骨折已达临床愈合标准,去除外固定,在抗阻力下进行**全面锻炼**,锻炼的目的是增强肌力、克服挛缩与恢复关节活动度。可借助器械练习,也可辅以物理治疗和外用药物熏洗等措施。

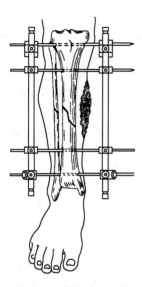

图 31-8　骨折外固定器

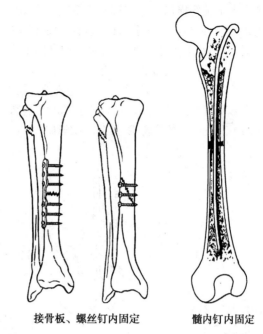

接骨板、螺丝钉内固定　　髓内钉内固定

图 31-9　骨折内固定

第二节　常见四肢骨折病人的护理

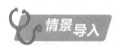 情景导入

情景描述：

一名 10 岁小学生玩耍时，不慎跌倒，左手掌着地，随后出现左肘部疼痛、不敢活动，速来急诊科就诊。门诊拟"左肱骨髁上骨折"收入院。

请思考：

1. 该病人当前的主要护理问题有哪些？

2. 如病人需手术治疗，术前应做哪些准备，术后应采取哪些护理措施？

四肢骨折包括上肢骨折和下肢骨折。常见的上肢骨折有锁骨骨折、肱骨髁上骨折、桡骨下端伸直型骨折；下肢骨折包括股骨颈骨折、股骨干骨折、胫腓骨干骨折。

【护理评估】

（一）健康史

了解病人的年龄、外伤经过，既往有无骨骼疾病史，如肿瘤、炎症等。明确外力作用的时间、方式、性质和程度。了解病人受伤时的体位和环境，伤后立即发生的功能障碍及其发展情况，急救处理的经过等。

（二）身体状况

1. **锁骨骨折**　骨折局部疼痛、肿胀、瘀斑，肩关节活动时疼痛加重。头向患侧偏斜、异常活动、患侧肩下垂。检查时可扪及骨折端有局限性压痛及骨擦音。在诊断治疗时，注意有无臂丛神经及锁骨下血管损伤。

2. **肱骨髁上骨折**　是指肱骨髁上约 2cm 以内的骨折。多见于 10 岁以下儿童。根据受伤机制可分为伸直型和屈曲型两种，以伸直型多见（图 31-10）。髁上骨折容易合并正中神经、肱动脉损伤和骨筋膜室综合征。肘关节肿胀明显，疼痛、功能障碍，有时可出现皮下瘀血和张力性水疱。外观呈枪托样双曲畸形，肘后凸起，患肢处于半屈曲位，可有骨擦音及反常活动，肘后三角关系正常，如果合并有正中神经、尺神经、桡神经损伤则出现前臂相应的神经支配区的感觉减弱或消失以及相应的功能障

 笔记

碍。当合并正中神经损伤时,表现为"猿手"(大鱼际萎缩,骨间肌萎缩,拇指不能对掌,桡侧三个手指不能屈曲,手的外形类似猿的手,故称猿手),尺神经损伤时,表现为"爪形手"(尺侧两指呈屈曲畸形,桡侧三指可伸直,在手指伸直时,其外形类似鸟的爪子,故称爪形手)。

3. **桡骨远端骨折** 是指距桡骨远端关节面3cm以内的骨折。以Colles骨折(即桡骨远端伸直型骨折,又称柯莱斯骨折,是指跌倒后,手掌先着地,骨折的远端向背侧及桡侧移位)最多见,常发生在中老年人。伤后局部疼痛、肿胀,可出现典型的畸形姿势,即侧面看呈"银叉"畸形,正面看呈"枪刺刀"畸形(图31-11)。局部压痛明显,腕关节活动障碍。

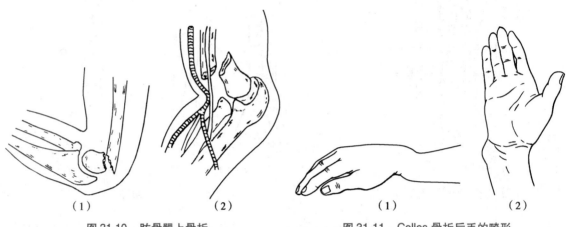

图31-10 肱骨髁上骨折　　　　　图31-11 Colles骨折后手的畸形
(1)屈曲型;(2)伸直型

4. **股骨颈骨折** 是指股骨头与基底部之间的骨折。多发生于老年人,尤以老年女性较多,股骨颈血供较差,骨折不愈合率高。受伤后髋部出现疼痛,不能站立或行走,患肢有**短缩、内收或外展、外旋畸形**(图31-12)。大粗隆上移,患髋有压痛,足跟部或大粗隆部叩打时髋部疼痛。股三角处有压痛。股骨颈骨折在X线片上,按骨折线位置可分为:头下型、经颈型、基底型(图31-13)。头下型和经颈型骨折,**易造成股骨头缺血性坏死**。按Pauwels角大小分为:①内收型骨折,远端骨折线与两髂嵴连线所夹的角叫Pauwels角,Pauwels角大于50°;②外展型骨折,Pauwels角小于30°(图31-14)。前者骨折不稳定,后者稳定。股骨颈骨折的治疗主要是手术治疗。

5. **股骨干骨折** 是指股骨小转子以下,股骨髁以上部位的骨折。骨折端因暴力作用的方向、肌群的收缩、下肢本身重力的牵拉和不适当的搬运,可能发生各种不同的移位。①股骨干上1/3骨折时,骨折近端屈曲、外展及外旋移位,骨折远端则向后上、内移位。②股骨干中1/3骨折时,骨折向外成角畸形。③股骨干下1/3骨折时,骨折近端内收向前移位,骨折远端多向后倾斜,形成短缩畸形,有压迫或损伤腘动脉、腘静脉、胫神经或腓总神经的危险。受伤后出现大腿疼痛、肿胀、皮下瘀斑,局部出现成角、短缩、旋转等畸形。患肢活动受限。检查时,局部有压痛,有异常活动、骨擦音。骨折出血多者可伴有休克。若有血管损伤,可出现患侧足背动脉搏动减弱或消失,甚至肢体坏死。若有神经损伤,可出现足趾感觉减弱或消失。坐骨神经损伤表现为足下垂、足趾伸屈无力和足部感觉障碍等典型症状体征。X线片可确定骨折部位及移位情况。

6. **胫腓骨干骨折** 是指胫骨平台以下到踝上的部分发生的骨折。多见于青壮年和儿童。是四肢最常见的骨折之一。胫骨内侧紧贴皮下,直接外伤常引起开放性骨折,并易合并感染。胫骨中下1/3交界处骨折处因供血不足,常发生骨折延迟愈合或不愈合。病人局部疼痛、肿胀、反常活动、畸形和活动受限,开放性骨折可出现骨折

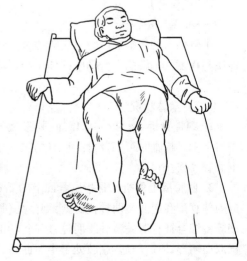

图31-12 股骨颈骨折后畸形

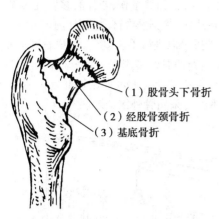

图 31-13 股骨颈骨折按骨折部位分类

（1）股骨头下骨折
（2）经股骨颈骨折
（3）基底骨折

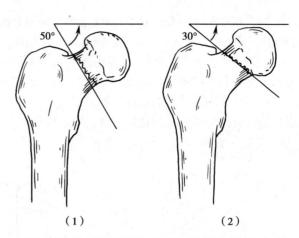

图 31-14 股骨颈骨折线与两髂嵴连线所形成的角度，
即 Pauwels 角
（1）内收型骨折；（2）外展型骨折

端外露，伴有腓总神经、胫神经损伤时，出现足下垂或仰足的表现。伴有胫前及胫后动脉损伤时，则足背动脉和胫后动脉搏动消失，趾端苍白、冰凉。如果继发有骨筋膜室综合征，远端肢体出现疼痛、肿胀、麻木、肢体苍白、感觉消失。

（三）辅助检查

骨折部位 X 线检查可以显示骨折和移位情况，血、尿、便常规及 B 超检查可了解相关内脏损伤和失血情况。

（四）心理-社会状况

病人的心理状态取决于损伤的范围和并发症的发生，了解病人及其家属对骨折的心理反应、认知情况和对骨折复位后治疗情况及康复知识的了解。了解病人的家庭经济情况和社会支持系统。

（五）处理原则

1. 锁骨骨折 ①三角巾悬吊：对无移位的锁骨骨折可采用三角巾悬吊 3 周；②手法复位：对有移位的锁骨骨折，使病人维持双肩后伸的体位，然后采用"∞"字绷带包扎固定（图 31-15）；③手术治疗：有手术指征或不能耐受长时间固定者，可考虑切开复位固定。

2. 肱骨髁上骨折 ①手法复位：肘部肿胀轻、桡动脉搏动正常者可行手法复位石膏托固定。②持续骨牵引：肘部肿胀严重，已有张力性水疱者，受伤时间较长，末梢血供良好者可行尺骨鹰嘴牵引。肿胀消退后再行手法复位石膏托固定。③手术治疗：手法复位失败或伴有血管、神经损伤者可行切开复位交叉克氏针内固定手术。

3. 桡骨下段伸直型骨折 ①手法复位外固定：手法复位在牵引下进行，复位后背侧面用石膏托或特制小夹板固定腕关节于旋前、屈腕、尺偏位，2 周后更换石膏，固定在功能位。固定期间，进行肌肉舒缩运动，拆除石膏后，进行功能锻炼；②切开复位内固定：有手术指征者应切开复位，用松质骨螺钉或钢针固定。

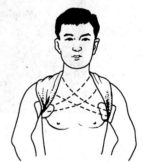

图 31-15 锁骨骨折手法复位后∞字绷带固定

4. 股骨颈骨折 ①持续皮牵引：适用于无明显移位的外展嵌插骨折。一般持续皮肤牵引 6～8 周，保持患肢中立位。牵引期间注意股四头肌、踝关节的功能锻炼，3 个月后考虑扶拐下地行走，但患肢不负重，6 个月后弃拐行走；②手法复位内固定：对于内收型骨折和有移位的骨折应尽早给予复位，经皮多枚骨圆针或加压螺纹钉内固定术（图 31-16）；③人工股骨头置换术：适用于 60 岁以上的老人，股骨头下骨折有明显移位或旋转者。

5. 股骨干骨折 对于开放性骨折病人应及早清创缝合及内固定手术或外固定。①牵引外固定：3 岁以内的儿童，用垂直悬吊皮牵引（图 31-17）；成人可采用胫骨结节或股骨髁上骨牵引，牵引一般持续

图片：上肢骨折 X 线检查

笔记

8～10周；②切开复位内固定：对于非手术治疗失败或骨折合并有神经、血管损伤；或伴有多发性损伤；不宜卧床过久的老年人等可采用切开复位内固定，常用加压钢板内固定、带锁髓内钉内固定（图31-18）。

6. 胫腓骨干骨折　①手法复位外固定：横断形或短斜形骨折可以进行手法复位，长腿石膏或小夹板外固定（图31-19）；②牵引：斜形、螺旋形或轻度粉碎性骨折可行跟骨结节牵引，待纤维愈合后，去掉牵引，用长腿石膏托或小夹板继续外固定；③切开复位内固定：手法复位失败可采用切开复位后，螺丝钉或加压钢板、绞锁髓内钉内固定。对于开放性或粉碎性严重的可采用骨外固定术。

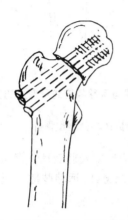

图 31-16　股骨颈骨折加压螺丝钉内固定

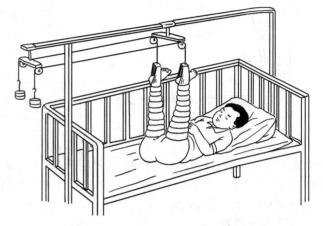

图 31-17　小儿股骨干骨折悬吊皮牵引

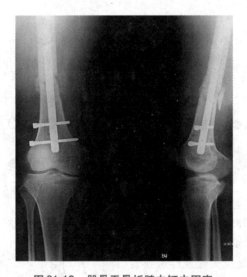

图 31-18　股骨干骨折髓内钉内固定

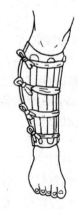

图 31-19　胫腓骨骨折小夹板外固定

知识拓展

人工关节置换术

人工关节置换术是采用金属、非金属高分子化合物为原料，用工程学的方法模拟人体髋、膝、肘、踝、肩关节，用以代替严重受损关节的一种功能重建术，临床上常用于骨性关节炎、类风湿关节炎、股骨头无菌性坏死、先天性关节脱位及良性骨肿瘤等疾患。它可有效地减轻疼痛，改善功能。人工全髋关节最常用，主要治疗股骨头缺血性坏死。

【常见护理诊断/问题】

1. 急性疼痛　与肌肉骨骼的损伤有关。

2. 有感染的危险　与皮肤受损、开放性骨折及内固定有关。

3. 有外周神经血管功能障碍的危险　与骨和软组织创伤、石膏固定不当有关。

4. 有创伤后综合征的危险　与脂肪栓塞、骨筋膜室综合征等有关。

5. 潜在并发症:感染、休克、压疮、关节僵硬、失用综合征等。

【护理目标】

1. 病人疼痛逐渐缓解或者消失。

2. 病人感染得到控制或无感染发生。

3. 病人维持正常的组织灌注,皮肤温度和颜色保持正常,末梢动脉搏动有力。

4. 病人创伤后综合征得到预防或早期发现并及时处理。

5. 病人未发生并发症或发生并发症得到了及时治疗和护理。

【护理措施】

（一）一般护理

1. 加强营养　给予高蛋白、高热量、高钙、高铁、高维生素饮食,以供给足够营养。对制动病人适当增加膳食纤维的摄入,多饮水,防止便秘及肾结石的发生。避免进食牛奶、糖等易产气的食物。

2. 建立规律的生活习惯　定时进餐,并根据病人的口味适当调整饮食,尽可能在病人喜欢的基础上调整营养结构,保证营养的供给。

3. 给予病人生活上的照顾,满足病人基本的生活需要,协助其生活起居、饮食、卫生等。保持室内环境卫生、清洁,以增加病人舒适感。

（二）病情观察

较重的病人要进行生命体征、神志的观察,做好观察记录,及时执行医嘱,给予补液、输血、补充血容量等。必要时监测中心静脉压及记录24小时体液出入量;危重病人应及早送入ICU监护。对于意识、呼吸障碍者,必要时施行气管切开,给予吸氧吸入或人工呼吸。伴发休克时,按休克病人护理。

（三）疼痛护理

除创伤、骨折、手术切口引起的疼痛外,骨折固定不确切、神经血管损伤、伤口感染、组织受压缺血都会引起疼痛。措施:①受伤24小时内局部冷敷,使血管收缩,减少血液和淋巴液渗出,减轻水肿及疼痛;②24小时后局部热敷可减轻肌肉的痉挛及关节、骨骼的疼痛,促进渗出液回吸收;③受伤肢体应固定,并将患肢抬高,以减轻肿胀引起的疼痛;④疼痛原因明确时,可根据医嘱使用止痛药;⑤执行护理操作时动作要轻柔、准确,避免粗暴剧烈,如移动病人时,先取得病人配合,在移动过程中,对损伤部位重点扶托保护,缓慢移至舒适体位,争取一次性完成,以免引起和加重病人疼痛。

（四）维持循环功能,减轻肢体水肿

局部创伤或挤压伤、静脉回流不畅、骨折内出血、固定过紧、血管损伤修复较迟或用止血带时间过长,都可导致组织灌流不足、肢体肿胀。其处理措施如下:

1. 根据病人具体情况选择合适的体位,适当抬高患肢,促进静脉回流。股骨颈骨折者,应保持肢体于外展中立位,防止因髋关节内收、外旋造成髋关节脱位。股骨干骨折者保持患肢外展、中立、抬高位;长期固定及关节内骨折,应保持患肢于功能位。

2. 有出血者及时采取相应措施进行止血。对四肢骨折病人要严密观察肢端有无剧烈疼痛、麻木、皮温降低、苍白或青紫等现象。有无肢端甲床血液充盈时间延长、脉搏减弱或消失等动脉血供受阻征象,如有异常应及时通知医生积极对症处理。严禁局部按摩、热敷、理疗,以免加重组织缺血与损伤。

（五）预防感染

现场急救应注意保护伤口,避免二次污染及细菌进入深层组织,开放性骨折应争取时间,早期实施清创术,给予有效的引流,遵医嘱正确使用抗生素,加强全身营养支持。注意观察伤口情况,有无红、肿、热、痛及波动感,一旦发生感染,应及时报告并协助医师进行伤口处理。

（六）牵引病人的护理

1. 设置对抗牵引　将牵引的床端抬高15～30cm,利用体重形成与牵引力方向相反的对抗牵引。

2. 维持有效牵引　①每天检查牵引装置及效果、包扎的松紧度、有无滑脱或松动;②应保持牵引锤悬空、滑车灵活;③嘱咐病人及家属不要擅自改变体位,不能随便减牵引重量;④颅骨牵引者应每日将颅骨牵引弓的靠拢压紧螺母拧紧0.5～1圈,防止颅骨牵引弓松脱(图31-20);⑤肢体牵引时,应

347

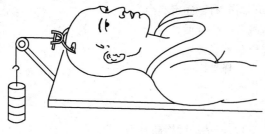

图 31-20　颅骨牵引

每日测量两侧肢体的长度，避免发生过度牵引。

3. 维持有效血液循环　观察患肢肢端的血液循环有无肿胀、麻木、皮温降低、色泽改变及运动障碍，如发现异常及时通知医生并做出相应的处理。

4. 做好局部皮肤护理　减少皮炎及压疮的发生。

5. 针孔的护理　针孔处可滴 70% 乙醇或0.75% 碘附消毒 1~2 次/日。在搬动病人或病人转换体位时，避免牵引针左右移动，如发现牵引针偏移，经严格消毒后再进行调整，或者报告医生，切不可随意推拉牵引针。针孔局部血痂不要随意清除，针孔处有分泌物时，用棉签拭去，严格消毒，以防痂下积脓。继发感染时，使用有效的抗生素，彻底引流，及时换药。严重者，拔去骨圆针，换位牵引。

6. 并发症的预防和护理　按骨折功能锻炼的原则进行功能锻炼，预防和减少关节僵硬、足下垂等并发症发生。

（七）石膏固定病人的护理

1. 石膏绷带包扎后，应待其自然硬化。为使石膏尽快干燥，以免变形，夏天可用电扇吹；冬天用灯烤，灯烤的距离和温度应适宜，以免烫伤。

2. 在石膏未干前，应进行床头交接班，尽量少搬动病人，不要用手指按压，以免石膏向内凸起，压迫局部组织。必须搬动时，应用手掌平托。

3. **抬高患肢**　使患处高于心脏水平 20cm，以利淋巴和静脉回流，减轻肢体肿胀。

4. **保持石膏整洁**　勿使尿、便、饮料及食物等污染。如有污染可用毛巾蘸肥皂及清水擦洗干净，擦洗时水不可过多，以免石膏软化变形，严重污染时应及时更换。

5. 观察石膏创面　观察石膏创面有无渗血，是否渗到石膏表面，必要时开窗或拆除检查。拆除石膏绷带后，用温水清洗患肢，并用凡士林涂擦皮肤。

6. 加强功能锻炼　按照功能锻炼原则进行功能锻炼，以预防和减少并发症。

（八）小夹板固定病人的护理

1. 选择合适的小夹板。

2. 捆扎带**松紧适度**，一般捆扎后系带可上下移动 1cm 为度。

3. 固定期间**严密观察患肢末梢血运、感觉及运动情况**，如有异常及时调整，以防发生骨筋膜室综合征。

4. **抬高患肢**，促进血液循环，减轻肿胀和疼痛。

5. 如果为门诊病人，需告知家属及病人，若出现末梢肿胀、青紫、麻木、疼痛、活动障碍、脉搏减弱或消失，及时返院复诊。注意随着肿胀的加重或减轻，可能出现固定过紧或过松，应及时返院调整，以达到有效固定的目的。

6. 定期拍 X 线片，以便了解骨折有无移位，以避免发生畸形愈合，影响外观和功能。

7. 指导病人进行功能锻炼，减少并发症发生。

（九）并发症护理

1. **脂肪栓塞**　①安排病人采取高坐位卧姿；②给予高浓度氧以去除局部的缺氧和脂肪颗粒的表面张力，使用呼吸机以减轻和抑制肺水肿的发生；③监测生命体征和动脉血气分析；④保持呼吸道通畅；维持体液平衡；遵医嘱使用抗脂栓的药物治疗。

2. **血管、神经损伤及骨筋膜室综合征**　对于石膏、夹板等外固定过紧引起患肢肿胀伴有血液循环障碍者，应及时松解，并观察有无血管、神经的损伤；严重肿胀者，要警惕骨筋膜室综合征的发生，及时通知医生做相应的处理。

3. **坠积性肺炎和压疮**　对长期卧床的病人定时给予翻身拍背，按摩骨隆突处，必要时给予气圈或气垫床，并鼓励病人咳嗽、咳痰。

（十）心理护理

鼓励病人表达其所担心的问题，稳定病人情绪，多与病人沟通，耐心解释病情和治疗方式，倾听病

笔记

人的主诉,关心安慰病人,使病人对治疗增强信心和勇气,以最佳心理状态接受治疗、配合治疗。鼓励病人的家庭成员参与病人的护理并提供精神支持。

（十一）健康指导

1. 功能锻炼指导 ①向病人宣传锻炼的意义和方法,解释骨折固定后引起肌肉萎缩的原因,使病人充分认识功能锻炼的重要性,消除思想顾虑,主动运动锻炼。②认真制订锻炼计划,并在治疗过程中,根据病人的全身状况、骨折愈合程度、功能锻炼后的反应等各项指标不断修订康复治疗计划。③一切功能活动均须在医护人员指导下进行。活动范围由小到大,次数由少渐多,时间由短至长,强度由弱到强。

2. 知识宣教 讲解有关骨折的知识,尤其是骨折的原因。教育病人在工作、运动中应注意安全,加强锻炼。保持健康良好的心态,以利于骨折的愈合。

3. 饮食指导 调整膳食结构,对病人进行饮食指导,保证营养素的供给。

4. 康复指导 嘱咐病人出院后有关注意事项,遵医嘱定期复诊,评估功能恢复状况。

【护理评价】

通过治疗和护理,病人是否:①疼痛缓解或减轻;②未发生感染,或发生时得到及时发现和处理;③伤肢维持良好的组织灌注,皮温和色泽正常,感觉恢复,末梢动脉搏动有力;④创伤后综合征得到预防或早期发现并及时处理。⑤潜在并发症没有发生或及时发现并得到了治疗和护理。

第三节 脊柱骨折及脊髓损伤病人的护理

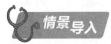

情景描述:

120急救中心接到求救电话,在高速公路某处发生交通事故,司机颈部受伤,胸部卡在方向盘和座椅之间,伤情严重。作为急救中心护士,参加救援任务。

请思考:

1. 该病人的主要护理问题是什么? 首先应对该病人采取哪些急救措施?

2. 为预防副损伤,应如何搬运伤员?

脊柱骨折(fracture of the spine)又称脊椎骨折,是一种较严重且复杂的创伤性疾病,其发病率约占全身骨折的5%~6%。脊髓损伤(spinal injury)是脊柱骨折的严重合并症,常导致截瘫,造成病人终生残疾,还会继发其他系统并发症,危及病人生命。

【病因和分类】

脊柱骨折绝大多数由间接暴力引起,少数因直接暴力所致。脊髓损伤是脊柱骨折的严重并发症,由于椎体的移位或碎骨块突入椎管内,使脊髓或马尾神经产生不同程度的损伤。受伤平面以下感觉、运动、反射完全消失,括约肌功能完全丧失,称完全截瘫。部分丧失称不完全截瘫。以胸腰段为最多见。脊髓损伤最常见的原因是闭合性钝性外伤。

（一）脊柱骨折可分为多种类型

1. 根据暴力作用的方向分类 ①屈曲型损伤:较常见,多发生于胸腰段交界处的椎骨;②伸直型损伤:极少见,如椎弓骨折合并椎体向后脱位;③屈曲旋转型损伤:可发生椎间小关节脱位;④垂直压缩型损伤:可引起胸、腰椎粉碎压缩骨折或寰椎裂开骨折。

2. 根据损伤的程度和部位分类 ①胸腰椎骨折与脱位:包括椎体单纯压缩骨折、椎体粉碎压缩骨折和椎骨骨折脱位;②颈椎骨折与脱位:包括颈椎半脱位、颈椎椎体骨折、颈椎脱位及寰枢椎骨折与脱位;③附件骨折:常与椎体压缩骨折合并发生,如关节突骨折,椎板、椎弓根、横突和棘突骨折等。

3. 根据骨折的稳定性分类 ①稳定型骨折:指单纯压缩骨折,不超过椎体原高度的1/3,骨折无移位;②不稳定型骨折:损伤较为严重,复位后容易移位。

（二）根据脊髓损伤的程度和部位可分为

1. 脊髓震荡 脊髓遭受强烈震荡,损伤后脊髓有暂时性功能抑制,立即发生弛缓性瘫痪。是脊髓损伤中最轻的一种。

2. 脊髓挫伤与出血　是脊髓的实质性破坏,脊髓内部可有出血、水肿、神经细胞破坏和神经传导纤维束的中断。

3. 脊髓断裂　脊髓的连续性中断。可为完全性或不完全性脊髓断裂。不完全性常伴有挫伤,又称挫裂伤,完全性断裂预后极差。

4. 脊髓受压　骨折移位、椎体滑脱、碎骨块和破裂的椎间盘突入椎管内,直接压迫脊髓,使脊髓产生一系列的脊髓损伤的病理变化。

5. 马尾神经损伤　表现为受伤平面以下出现弛缓性瘫痪。

【护理评估】

（一）健康史

了解病人受伤的时间、暴力的性质、方向和大小、作用部位,受伤的体位、抢救措施、伤情变化、搬运方法及所用工具等。了解以往病人健康状况及应用药物情况。

（二）身体状况

1. 脊柱骨折　受伤局部疼痛、肿胀、畸形、棘突间隙加宽及局部有明显触痛、压痛和叩击痛,脊柱活动受限。胸腰段损伤时,有后突畸形。

2. 脊髓损伤　①脊髓震荡:损伤平面以下的感觉、运动、反射及括约肌的功能完全丧失。在数分钟或数小时内可完全恢复。属最轻微的脊髓损伤,无组织形态学病理变化。②脊髓挫伤、出血与受压:表现为受伤平面以下单侧或双侧同一水平的感觉、运动、反射及括约肌的功能全部暂时消失或减弱。其预后取决于脊髓挫伤程度、出血量及受压程度及解除压迫的时间。③脊髓圆锥损伤:会阴部表现为皮肤鞍状感觉障碍,大小便失禁,尿潴留和性功能障碍。双下肢感觉、运动正常。④脊髓断裂:损伤平面以下的感觉、运动、反射及括约肌功能完全丧失。⑤马尾神经:损伤平面以下弛缓性瘫痪,有感觉及运动功能障碍,括约肌功能丧失,肌张力降低,腱反射消失。

（三）辅助检查

1. X线检查　可显示椎体损伤情况,如压缩、粉碎及移位;椎间孔变小,关节突骨折或交锁;棘突间隙增宽及附件骨折等。

2. CT检查、MRI检查　可清楚地显示小关节的骨折、椎管内软组织的变化及脊髓压迫的影像,有助于进一步明确诊断,确定损伤部位、类型和移位等。

（四）心理-社会状况

了解病人对功能失调的感性认识和对现况的承受能力;病人及其家属对疾病治疗的态度;病人心理状况的改变程度等。

（五）处理原则

1. **挽救生命**　优先处理危及生命的损伤,如颅脑、胸腹腔脏器损伤或休克等。

2. **急救搬运**　最好采用脊柱板或担架,门板甚至木板也可。先使伤员双下肢伸直,木板放在伤员一侧,三人用手将伤员平托至木板上,或二三人采用滚动法,使伤员保持平直状态,呈一整体滚动至木板上(图31-21)。切忌用一人抬头、一人抬脚或用搂抱的搬运方法(图31-22)。一般胸椎和腰

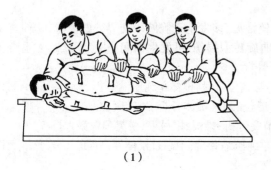
（1）

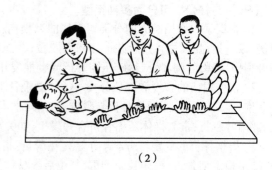
（2）

图31-21　脊柱骨折病人正确搬运方法
（1）滚动法;（2）平托法

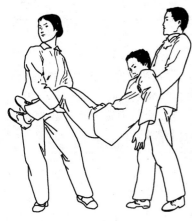

图31-22　脊柱骨折病人不正确搬运方法

椎骨折采用三人搬运法，颈椎骨折采用四人搬运法，其中一人固定头部，使头和躯干保持一致，避免扭曲损伤颈髓，导致高位截瘫。

3. 胸腰椎骨折

（1）单纯压缩型骨折：①椎体压缩不到1/3或年老体弱不能耐受复位及固定者，可仰卧于硬板床上，骨折部位垫厚枕，使脊柱过伸，3天后开始锻炼腰背肌，第3个月开始可稍下地活动，但以卧床休息为主，3个月后开始逐渐增加下地活动时间；②椎体压缩超过1/3的青少年和中年受伤者，可采用两桌法或双踝悬吊法复位（图31-23）。复位后包石膏背心，固定3个月。

（2）爆裂型骨折：①无神经症状且证实无骨折片挤入椎管者：可采用双踝悬吊法复位；②有神经症状和有骨折片挤入椎管

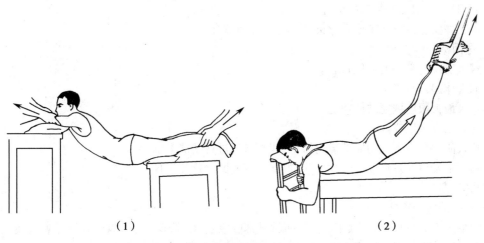

图31-23　胸、腰椎骨折的复位方法
（1）两桌复位法；（2）双踝悬吊复位法

者，不宜复位，需手术去除突入椎管的骨折片及椎间盘组织，再做植骨和内固定术。

4. 颈椎骨折　①稳定型颈椎骨折：轻者可用颌枕带悬吊卧位牵引复位（图31-24），有明显压缩脱位者，采用持续颅骨牵引复位。牵引重量3～5kg，复位并牵引2～3周后用头胸石膏固定3个月；②爆破型骨折有神经症状者：原则上应早期手术切除碎骨片、减压、植骨及内固定。但若有严重并发伤，需待病情稳定后手术。

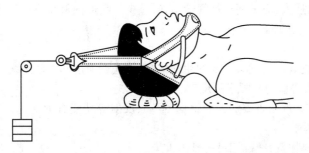

图31-24　颌枕带悬吊卧位牵引

5. 脊髓损伤　①及早稳定脊柱：合适的固定，可以防止因损伤部位的移位而产生脊髓的再损伤；②及早解除脊髓压迫：是保证脊髓功能恢复的关键；③减轻脊髓水肿和继发性损害。

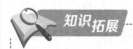

截瘫指数

　　脊髓损伤后各种功能丧失的程度可以用截瘫指数来表示。"0"代表功能完全正常或接近正常;"1"代表功能部分丧失;"2"代表功能完全丧失或接近完全丧失。一般记录肢体自主运动、感觉及两便的功能情况。三种功能完全正常的截瘫指数为0;三种功能完全丧失则截瘫指数为6。从截瘫指数可以大致反映脊髓损伤的程度、发展情况等,还可以比较治疗效果。

【常见护理诊断/问题】
1. 低效性呼吸型态　与呼吸肌神经损伤及活动受限有关。
2. 有体温异常的危险　与脊髓损伤、自主神经功能紊乱有关。
3. 躯体活动障碍　与疼痛及神经损伤有关。
4. 有皮肤完整性受损的危险　与活动障碍、感觉障碍和长期卧床有关。
5. 知识缺乏:缺乏有关功能锻炼的知识。
6. 潜在并发症:压疮、泌尿系感染、肺感染、失用综合征等。

【护理目标】
1. 病人能维持良好的通气状态。
2. 病人体温恢复正常。
3. 病人最大限度恢复肢体功能。
4. 病人未发生压疮。
5. 病人能够掌握有关功能锻炼的知识,能有计划进行功能锻炼。
6. 病人未发生并发症或及时被发现,得到了有效的治疗和护理。

【护理措施】
（一）维持呼吸功能

　　1. 观察病人的呼吸型态、频率、深浅,听诊肺部呼吸音,以了解有无呼吸困难及呼吸道梗阻。遵医嘱持续或间断吸氧,以增加血氧饱和度。

　　2. 病人床旁应备好各种急救药品和器械,如呼吸兴奋药、氧气、气管切开包、人工呼吸器、电动吸引器等。

　　3. 鼓励病人定时进行深呼吸及有效咳嗽训练,以利于肺部膨胀和排痰。教会病人使用呼吸训练器的方法,每2~4小时锻炼1次,用后注意评估效果。

　　4. 指导协助病人**每2小时翻身1次**,轻轻叩击胸背部,便于痰液排出。对于痰液黏稠者,可给予雾化吸入,使痰液稀释。必要时,用吸引器吸痰,或经气管镜吸痰,以保持呼吸道通畅,防止感染。

　　5. 用呼吸机辅助呼吸的病人,应监测动脉血气分析,以作为调整各项参数的依据。

　　6. 高位颈髓损伤的病人,应早期进行气管切开,减少呼吸道梗阻和防止肺部感染。气管切开的病人应按气管切开术后常规护理。

（二）病情观察

　　1. 在**伤后48小时**内应严密观察病人的**生命体征**,防止低血压和心动过缓的出现。尤其是在翻身或吸痰后,注意观察病人心血管和呼吸的反应。

　　2. 在**伤后24小时**内,严密观察病人的感觉、运动、反射等功能有无变化,观察病情有无加重或减轻,如有变化立即通知医生。

　　3. 留置导尿管,监测尿量,准确记录每日出入量。

　　4. **维持体温正常**　①严密监测体温变化:颈部脊髓损伤时,由于自主神经系统功能紊乱,对周围环境温度的变化,丧失了调节和适应的能力,病人常出现高热(40℃以上),或低温(35℃以下),体温异常是病情恶化的征兆;②高温时,应用物理降温法,如使用冰袋冷敷、乙醇擦浴、冰水灌肠,同时调节环境温度,降低室温、通风散热等;③低温时应注意对病人进行保暖,如加盖毛毯,关闭门窗,升高室温等。

（三）生活护理

1. **增强自理能力**　①及时进行康复治疗,教会病人如何自行完成进食、穿衣、沐浴等基本活动,以提高病人独立生活的能力;②损伤后完全丧失行走能力必须依靠拐杖及轮椅者,应掌握拐杖及轮椅的使用技巧。

2. **训练规律排便**　①**排便训练**:要求病人每天固定时间排便;如无禁忌,应摄入足够的液体,每天至少2000ml,以利于排便;增加膳食纤维的摄入,如粗粮、粗纤维蔬菜、新鲜水果等,以刺激肠蠕动;必要时,可应用栓剂或缓泻剂进行治疗。②**便秘者**:可沿结肠方向从右向左做**腹部按摩,每日2~3次**,以促进肠蠕动和肠内容物移动。如2~3天未排便时,可给予缓泻剂,必要时灌肠。对6~7天未排便的病人,其粪便常不易排出,可戴手套,手指涂润滑剂将干粪块掏出。

3. **促进规律排尿**　①仔细观察并记录尿量、颜色及清晰度,定期检查腹部体征,评估病人膀胱功能受损情况。②急性期后,应用诱导方法刺激排尿,如听流水声,会阴部热敷,腹部按摩膀胱等。③**损伤初期,应留置尿管**,持续引流尿液并记录尿量,以防膀胱过度膨胀。**2~3周后改为每4~6小时开放1次尿管**,或白天**每4小时导尿1次,晚间6小时导尿1次**,以防膀胱萎缩。④在可能的情况下,进行膀胱反射性动作训练。当膀胱胀满时,可用手由外向内,由轻至重,均匀按摩下腹部,待膀胱收缩为球状,紧按膀胱底,向前下方挤压,使膀胱排尿。排尿后可再次加压,尽量将尿排尽。另外,还可加强会阴肌、腹肌功能训练,以辅助排尿等。⑤对于长期留置尿管的病人,做好尿管及尿道口的护理,遵医嘱行膀胱冲洗。教会病人及家属尿管的护理方法,注意预防尿路感染。

（四）改善营养状况

1. 保证充足营养和水分的摄入。

2. 进食时,安排病人尽量保持舒适的坐位,避免环境中不良刺激。

3. 鼓励病人摄入含蛋白丰富的食物,如瘦肉、鱼肉、鸡肉、鸡蛋、豆类、谷类等。其中豆类及动物蛋白应占总蛋白摄入量的50%。

4. 饮食中应多用植物油,以利于润滑肠道,缓解便秘。

5. 多进食富含纤维素食物,如粗纤维蔬菜、水果等,以促进肠蠕动。

6. 鼓励病人少食多餐,细嚼慢咽,利于食物的消化和吸收。

7. 消化不良、肠炎、腹泻、便秘的病人应多食用酸奶,有助于减轻腹泻和便秘。

（五）并发症的护理

1. **压疮**　脊髓损伤的病人,因长期卧床,皮肤感觉减弱或消失,自主神经功能紊乱导致局部缺血,身体的骨隆突处易发生压疮且极难愈合。**防治措施:每2~3小时翻身1次**,有条件时可使用特制的翻身床、小垫床、电离分区域充气床垫、波纹气垫等,以减轻局部压迫。保持床单清洁、整齐、无折叠;保持皮肤干燥并定期按摩;对已经形成的压疮且面积较大、组织坏死较深者,应按外科原则处理创面。

2. **泌尿系感染**　脊髓损伤的病人因膀胱功能障碍、尿潴留、长期留置尿管或液体摄入不足等,易发生泌尿系感染。**防治措施:**①保持会阴部清洁。②尿潴留和排尿失禁的病人,应留置尿管,插导尿管时,需严格无菌操作,保持尿管引流通畅。③损伤早期,留置尿管应持续开放,使膀胱排空,减少感染发生的机会;2~3周后,应夹闭留置尿管,每4~6小时开放1次,使膀胱充盈,以训练膀胱的自主节律性,避免膀胱萎缩。④长期留置尿管者,要防止导尿管发生阻塞或引流不畅,导致逆行感染。⑤膀胱冲洗:长期留置导尿管的病人,必要时进行膀胱冲洗,以冲出膀胱内积存的沉渣。⑥鼓励病人**多饮水,每日争取饮水3000ml,使排尿每日在1500ml以上**,以利于尿液的稀释,避免结石形成。

3. **肺部感染**　鼓励病人定时进行深呼吸及有效咳嗽训练,定时翻身、拍背,以利于痰液排出。痰液黏稠时,给予超声雾化吸入,雾化液中加入庆大霉素、α糜蛋白酶、地塞米松等,以达到抗感染、稀释痰液的目的。每日2~3次,每次15~20分钟。对于年龄较大,分泌物多,且不易排出者,应早期行气管切开术,以防肺部感染。另外注意保暖,避免因受凉而诱发上呼吸道感染。

（六）心理护理

与病人交流,鼓励病人表达对疾病及预后的看法,并说出自己的感受。耐心回答病人提出的问题,尤其是与疾病预后及康复有关的问题。让病人了解由于机体的功能改变引起不良情绪反应是正常的。帮助病人明确如何正确对待身体的各种变化,采取正确的应对措施。指导并协助病人最大限度的自理,减少依赖性,保持病人自尊感,增强自信心。与病人家属、亲友及其社交成员进行交流,鼓励他们多与病人接触,关心照顾病人,给病人以身体上及心理上的支持。

（七）健康指导

1. 功能锻炼指导 ①根据病人病情,制订合理的功能锻炼计划。②指导和协助病人进行未瘫痪肌肉的主动被动锻炼。依据病变部位及病情恢复情况具体指导病人适当做颈部活动、上下肢各关节活动、深呼吸运动、腹背肌功能锻炼等。③对瘫痪肢体,应指导病人及家属做关节的全范围被动活动和肌肉按摩。每日 2~3 次,每次 30~60 分钟。④注意适度锻炼。活动度从小到大,手法轻柔,力度适中,不可过急过猛以防加重损伤。锻炼时间及次数应以病人不感到疲惫为宜。

2. 安全指导 指导病人、家属及亲友,应注意病人的安全,保证家庭环境中无有害物体存在,并能满足病人的特殊需要(如轮椅)。

3. 康复指导 ①鼓励病人继续按计划进行功能锻炼。②培养病人自理生活的能力,尽可能自行完成日常生活活动。③指导病人进行膀胱及直肠功能训练。

4. 教会病人及家属皮肤护理及预防压疮的方法。

【护理评价】

通过治疗和护理,病人是否:①维持良好的通气状态,能自主咳嗽和有效咳嗽;②体温维持在正常范围,无高热或低温等现象;③最大限度恢复肢体功能;④皮肤完整无损伤;⑤掌握有关功能锻炼的知识,能有计划进行功能锻炼。⑥未发生压疮、泌尿系感染、肺感染、失用综合征等并发症。

（郭书芹）

思考题

1. 柳女士,35 岁,因左小腿被铁棒击伤 1 小时入院。左腿不敢承重,需他人搀扶。查体:全身情况可,局部青紫、肿胀,主动和被动活动疼痛明显,左足外旋畸形。X 线平片检查显示左小腿胫腓骨横行骨折,有部分重叠,骨折远端胫骨有不同程度旋转移位。

请问:

(1) 该部位骨折后容易发生哪些并发症? 应如何处理?

(2) 如果病人需要手术治疗,手术前后应如何护理?

2. 龙女士,60 岁,因不慎滑倒致右髋疼痛 2 小时被人抬送入院。病人原有老年性骨质疏松症。查体:右下肢短缩,外旋畸形,髋部有压痛。急诊 X 线平片检查,显示右股骨颈骨折(头下型)并明显移位。

请问:

(1) 引起股骨颈骨折的原因有哪些? 病人发病的主要原因是什么?

(2) 本病容易出现哪些并发症? 应采取哪些护理措施?

思路解析

扫一扫,测一测

第三十二章　关节脱位病人的护理

第一节　概　述

关节脱位(dislocation of joint)是指关节面失去正常的对合关系,俗称脱臼。部分失去正常对合关系称为半脱位(subluxation)。多见于青壮年和儿童,创伤是最常见的原因。

【病因与分类】

1. 按发生脱位的原因分为

（1）创伤性脱位:由直接暴力或间接暴力作用于正常关节而引起的,它是导致关节脱位最常见的原因。

（2）先天性脱位:胚胎发育异常而导致关节先天发育不良,出生后即出现脱位,而且逐渐加重,如先天性髋关节脱位,是由于髋臼或股骨头先天发育不良引起。

（3）病理性脱位:关节结构发生病变,骨端遭受破坏,病变关节难以维持正常的对合关系,如关节结核、类风湿关节炎等所引起的脱位。

（4）习惯性脱位:创伤性脱位后如没有及时复位及合理固定易造成关节囊、韧带松弛,使关节存在不稳定因素,轻微外力可导致再脱位,反复发生,称为习惯性脱位,如习惯性肩关节脱位、习惯性颞下关节脱位。

2. 按脱位后关节腔是否与外界相通分为

（1）闭合性脱位:脱位处软组织完整,关节腔不与外界相通。

（2）开放性脱位:是指脱位之关节腔与外界相通。

3. 按脱位后的时间分为

（1）新鲜脱位:脱位时间在3周以内。

（2）陈旧性脱位:脱位时间超过3周。

【病理生理】

创伤性脱位时除骨端有移位外,同时伴有关节囊不同程度撕裂及关节附近的韧带、肌肉和肌腱的损伤,又可伴有骨折、神经、血管等损伤。关节腔及周围有出血,3 周左右血肿机化,形成肉芽组织,继而成为纤维组织,造成关节周围粘连而影响关节功能。

【临床表现】

1. 一般表现 关节疼痛、肿胀、瘀斑、局部压痛及关节功能障碍。

2. 特有体征

(1) 畸形:脱位处关节有明显的畸形,与健侧不对称,关节的正常骨性标志发生改变。

(2) 弹性固定:脱位后关节周围肌肉痉挛,关节囊与韧带牵拉,使患肢固定在异常位置,被动活动时感到有弹性抵抗力。

(3) 关节窝空虚:脱位后可触到空虚之关节窝或突出之关节头。

【辅助检查】

常规 X 线检查,可确定脱位的类型、程度及是否合并骨折等。

【处理原则】

1. 复位 包括手法复位和切开复位,以手法复位为主。早期复位容易成功,且功能恢复良好。若脱位时间较长,关节周围组织容易粘连,继而空虚的关节腔被纤维组织充填,最终导致手法复位难以成功。对于合并关节内骨折、有软组织嵌入及陈旧性脱位经手法复位失败者应考虑手术切开复位。

2. 固定 复位后将关节固定于适当位置 2~3 周,使损伤的关节囊、韧带、肌肉等软组织得以恢复。

3. 功能锻炼 在固定期间要经常进行关节周围肌肉的伸缩活动和患肢其他关节的主动活动。固定解除后,逐步进行损伤关节的主动功能锻炼,并辅以理疗、中药熏洗等,促进关节功能早日恢复。整个过程切忌粗暴地被动活动,以病人不感到劳累为宜,以免加重损伤。

第二节 常见关节脱位病人的护理

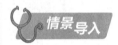

情景描述:

王先生,35 岁,2 小时前打篮球时不慎摔倒致左肩部疼痛、肿胀、活动受限。该病人右手扶持左前臂,头偏向左侧,步入诊室。

请思考:

1. 应进一步做何检查?

2. 如何帮助病人减轻疼痛? 应对病人采取哪些护理措施?

关节脱位以**肩关节脱位**最为多见,其次为肘关节脱位、髋关节脱位等。

【护理评估】

(一)健康史

了解病人的年龄、受伤经过,既往有无关节和骨端的肿瘤及炎症等病变,有无反复脱位的病史等。明确暴力作用的时间、方式、性质和程度,了解病人受伤时的体位和环境,伤后立即发生的功能障碍及其发展情况,急救处理的经过等。

(二)身体状况

1. 肩关节脱位 多由间接暴力引起,当倒地时手掌着地,肩关节外展、外旋,使肩关节前方关节囊破裂,肱骨头滑出肩胛盂而出现脱位。若上肢处于后伸位跌倒,或肱骨后上方直接撞击于硬物上,所产生的向前暴力迫使肱骨头向前脱位。

肩关节脱位根据肱骨头脱位的方向分为前脱位、后脱位、下脱位、上脱位。临床上**以前脱位最多见**。前脱位又可分为喙突下脱位、锁骨下脱位、盂下脱位,其中以**喙突下脱位最多见**。

主要临床表现肩部疼痛、肿胀、肩关节活动障碍。病人常用健手托住患肢前臂,头向患侧倾斜。三角肌塌陷,肩部失去正常饱满圆钝的外形,呈**"方肩"**畸形(图 32-1),关节盂空虚,关节盂外可触及肱

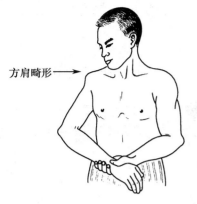

方肩畸形 →

图 32-1 肩关节前脱位典型畸形

骨头。**搭肩试验(Dugas 征)阳性**,即患侧手掌搭于对侧肩部时,肘部不能紧贴胸壁,或患侧肘部贴于胸壁时,手掌无法搭到对侧肩部。

2. 肘关节脱位 多由间接暴力引起,发生率仅次于肩关节脱位。跌倒时,上臂伸直手掌着地,暴力传递至尺、桡骨上端,在尺骨鹰嘴突产生杠杆作用,使尺、桡骨近端脱向肱骨远端后方。如肘关节从后方受到直接暴力,可产生尺骨鹰嘴骨折和肘关节前脱位,这种脱位较少见。肘关节脱位还可合并骨折、神经、血管损伤等。

常发生于青少年,多为运动损伤或跌落伤。根据脱位后关节远端的位置,可分为后脱位、前脱位、侧方脱位,**以后脱位最为常见**。

主要临床表现肘部疼痛、肿胀、功能障碍;肘后空虚感,鹰嘴后突明显;肘关节**弹性固定于半伸直位;肘后三角失去正常关系**。应注意检查患肢远端血运、皮肤颜色、温度、感觉、运动情况等。

3. 髋关节脱位 髋关节由股骨头和髋臼组成,是典型的杵臼关节。髋臼为半球形,深而大,容纳大部分股骨头,周围有坚强的韧带与强壮的肌群,因此只有强大暴力才能引起髋关节脱位,约50%髋关节脱位可合并骨折,常发生于青壮年。

根据脱位后股骨头的位置分为后脱位、前脱位和中心脱位(图 32-2),其中**后脱位最为常见**。髋关节后脱位多发生于交通事故,病人处于屈膝及髋关节屈曲内收,当膝部受到暴力时,使股骨头从后关节囊薄弱处脱出。另外,当病人处于下蹲或弯腰时,重物砸击骨盆时或高空坠落,下肢强力外展、外旋时,大转子以髋臼缘上为支点,股骨头向前滑出穿破关节囊,发生髋关节前脱位。

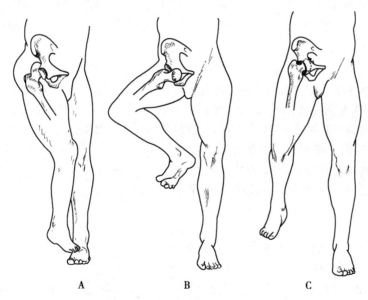

图 32-2 髋关节脱位典型畸形
A. 后脱位;B. 前脱位;C. 中心脱位

主要临床表现为:髋关节后脱位时,患髋关节疼痛,被动活动时疼痛加剧。**患肢短缩,髋关节呈屈曲、内收、内旋畸形**。大转子上移,臀部可触及股骨头。若合并坐骨神经损伤,则表现为相应支配区域的感觉及运动异常。髋关节前脱位时,患肢明显**外旋、外展及屈曲畸形**,患肢很少短缩,有时甚至较健肢稍长,腹股沟处肿胀,可以摸到股骨头。

(三)辅助检查
X 线检查可明确脱位的类型及有无合并骨折;必要时行 CT 检查进一步了解合并骨折情况。
(四)心理-社会状况
评估病人对脱位的心理反应,如焦虑和恐惧等;评估病人的生活模式、社会角色等是否受到疾病的影响;评估病人对疾病治疗的态度。了解病人的家庭经济和社会支持情况。

（五）处理原则

1. 肩关节脱位

（1）复位:以手法复位为主,一般采用局部浸润麻醉,常用手牵足蹬法(Hippocrates 法)(图 32-3)。

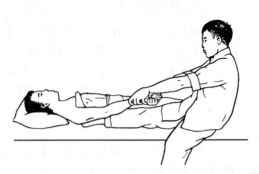

图 32-3 肩关节前脱位 Hippocrates 复位法

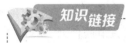 知识链接

手牵足蹬法（Hippocrates 法）

人类对于肩关节脱位的认识和记述已有两千余年,更早可以追溯至四千余年以前人类最古老的书籍中就有记载。两千余年前 Hippocrates(希波克拉底,约公元前 460 ~ 约公元前 370,古希腊医师)对肩关节脱位的创伤解剖、类型和有关复发性脱位的一些问题作过详细的记述,并介绍了世界上最早的复位方法——Hippocrates 法:病人仰卧位,术者站于患侧床旁,腋窝处垫棉垫,以同侧足跟置于病人腋下靠胸壁处,双手握住患肢腕部,逐渐增加牵引力量,同时可轻微内、外旋上肢,解脱肱骨头与关节盂的绞锁并逐渐内收上臂,肱骨头便会经前方关节囊的破口滑入关节盂内,可感到弹响,提示复位成功。

（2）固定:单纯肩关节脱位复位后用三角巾悬吊上肢,肘关节屈曲 90°,腋窝处垫棉垫。一般固定 3 周,合并肱骨大结节骨折应延长 1 ~ 2 周。对关节囊明显破损或肩胛肌肌力不足者,术后摄片有肩关节半脱位者,应搭肩位胸肱绷带固定(图 32-4)。切忌长期制动以避免造成肩关节活动受限。

（3）功能锻炼:固定期间应活动腕部和手指,解除固定后主动锻炼肩关节各个方向活动。应循序渐进,逐渐加大受伤关节的活动范围。可以配合理疗,效果更好。

2. 肘关节脱位

（1）复位:大多数采用手法复位,对于手法复位失败及超过 3 周的陈旧性肘关节脱位的可采用切开复位。病人取坐位或仰卧位。方法:助手在前臂及上臂做牵引及反牵引,术者从肘后用双手握住肘关节,首先纠正侧方移位,然后双手拇指向前方推压桡骨头或尺骨鹰嘴,在保持牵引的同时逐渐屈肘,大约至 60° ~ 70° 出现弹跳感则表示复位成功。

（2）固定:复位后用超关节夹板或长臂石膏托固定肘关节于屈曲 90° 位,再用**三角巾悬吊胸前 2 ~ 3 周**。

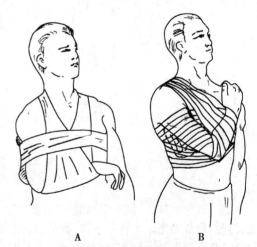

图 32-4 肩关节脱位复位后固定法
A. 三角巾悬吊固定;B. 搭肩位胸肱绷带固定

（3）功能锻炼:固定期间及开始肌肉收缩锻炼,指导病人行肱二头肌收缩动作,并活动手指与腕部。外固定去除后,锻炼肘关节的屈伸活动及前臂旋转活动。切忌请人强力拉扳及麻醉下手法扳正,以免引起骨化性肌炎,使关节丧失功能。

3. 髋关节脱位

（1）复位：复位时需肌肉松弛，须在全身麻醉或椎管内麻醉下手法复位。复位宜早，力争在 24 小时内复位成功。常用手法复位有提拉法（Allis 法）（图 32-5）。

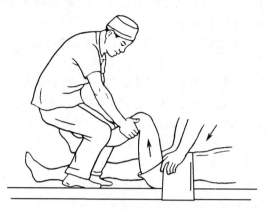

图 32-5　Allis 法

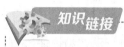

提拉法（Allis 法）

　　髋关节后脱位时，病人仰卧于手术床上，全麻妥后，一助手双手按住髂棘以固定骨盆，术者面向病人站立，先使患侧髋关节和膝关节各屈曲 90°，然后用双手握住病人的腘窝作持续牵引，或前臂上端套住腘窝作牵引，待肌松弛后，略做外旋，便可以使股骨头还纳至髋臼内。可以感到明显的弹跳与弹响，提示复位成功。本法简便、安全，最为常用。

视频：髋关节脱位的手法复位

（2）固定：复位后用皮牵引或穿丁字鞋固定患肢 2～3 周。后脱位者固定患肢于伸直、外展位；前脱位者固定患肢于伸直、轻度内收、内旋位，以利于关节囊恢复，避免再脱位的发生。

（3）功能锻炼：需卧床休息 4 周，期间行股四头肌等长收缩锻炼及踝关节及足趾的主动屈伸活动；2～3 周后开始活动髋关节；4 周后可持双拐下地活动；3 个月后患肢方可完全负重，以免发生股骨头因受压而出现缺血性坏死。

【常见护理诊断/问题】

1. 急性疼痛　与关节脱位引起局部软组织损伤、神经受压有关。

2. 躯体活动障碍　与关节脱位、疼痛、局部制动有关。

3. 有皮肤完整性受损的危险　与外固定压迫、摩擦局部皮肤有关。

4. 潜在并发症：周围血管、神经损伤。

5. 知识缺乏：病人缺乏关节脱位的治疗、护理、康复训练及预防并发症等相关知识。

【护理目标】

1. 病人主诉疼痛症状缓解。

2. 病人脱位关节活动能力得到改善。

3. 病人脱位关节周围皮肤完整，未出现压疮。

4. 病人未出现血管及神经损伤，若发生能被及时发现和处理。

5. 病人能正确认识疾病，掌握与疾病相关的治疗和康复的相关知识。

【护理措施】

1. 疼痛护理　尽早复位固定能减轻疼痛。早期冷敷，以达到消肿止痛目的，后期予以热敷，以减轻因肌肉痉挛引起的疼痛；进行护理操作或移动病人时，应手掌托住患肢，动作轻柔；运用如心理暗示、转移注意力等非药物镇痛方法缓解疼痛；必要时遵医嘱使用镇痛剂。

2. 病情观察　移位的关节端可压迫相邻的神经和血管，应定时观察患肢远端感觉、运动、皮肤颜色、皮温及动脉搏动情况;注意外固定的松紧度,确保外固定安全可靠。若发现患肢远端感觉麻木、剧烈疼痛、肌肉麻痹、苍白及动脉搏动减弱或消失,应及时通知医生并配合处理。

3. 保持皮肤完整性　避免因外固定物或牵引物压迫摩擦而损伤皮肤;对于髋关节脱位的病人因需卧床时间较长,应经常变换体位并保持床单位整洁,预防压疮的产生。对因脱位关节压迫或牵拉神经,导致感觉功能障碍的肢体,要防止冻伤和烫伤。

4. 提供相关知识　向病人及家属讲解脱位治疗及功能锻炼的知识;指导病人进行正确的功能锻炼,严禁强力扳正关节。

5. 心理护理　对病人表示理解和同情,给予安慰和鼓励,耐心做好解释工作,以减轻其紧张心理,同时耐心讲解使病人了解关节脱位的相关知识,增加病人对疾病的认识,以便积极配合治疗。

6. 健康指导　向病人及家属讲解脱位的治疗和康复的相关知识:说明复位后固定的目的、重要性及注意事项;固定时间太长易发生关节僵硬,太短则关节囊达不到修复,容易形成习惯性脱位;并向病人及家属说明功能锻炼的重要性和必要性,科学地指导病人功能锻炼,使病人能自觉地按计划进行功能锻炼,防止锻炼不当或过早锻炼引起习惯性脱位。固定期间,应进行关节周围肌肉的舒缩运动和除患肢外其他未固定关节的主动活动。解除固定后,逐渐加大损伤关节的活动范围;同时配合热敷、理疗、中药熏洗,这样有利于增加血液循环,消除肿胀,防止关节僵直和失用性萎缩。

【护理评价】

通过治疗与护理,病人是否:①疼痛缓解或得到有效控制;②关节功能恢复,自理能力改善;③皮肤完整,无压疮或感染的发生;④未发生血管、神经损伤,若发生能及时发现并进行治疗和护理;⑤能正确认识疾病及掌握相关治疗和康复的知识。

(张国华)

思考题

王女士,45 岁,车祸致右髋部肿痛、畸形,活动受限 1 小时急诊入院。查体:意识清楚,生命体征平稳,右髋部肿胀,疼痛,患肢短缩,右髋关节屈曲、内收、内旋畸形,活动受限,右踝及各足趾感觉、运动正常,右足背动脉搏动有力。X 线检查示:右髋关节后脱位。

请问:

(1) 该病人目前主要的护理问题是什么? 主要并发症有什么?

(2) 全麻下行右髋关节后脱位手法复位后,如何指导病人功能锻炼?

思路解析

扫一扫,测一测

第三十三章　骨与关节感染病人的护理

33章 PPT

学习目标

1. 掌握急性血源性骨髓炎、化脓性关节炎及骨与关节结核病人的护理措施和健康指导。
2. 熟悉急性血源性骨髓炎、化脓性关节炎及骨与关节结核病人的临床表现、处理原则、护理评估、常见护理诊断/问题。
3. 了解化脓性骨髓炎、骨与关节结核的的病因和病理生理。
4. 学会骨与关节感染病人的护理知识和技能，能运用护理程序对病人实施整体护理。
5. 在护理骨与关节感染病人的过程中，具有认真负责、严谨的工作态度和尊重护理对象的意识。

第一节　化脓性骨髓炎病人的护理

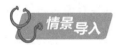

情景描述：

患儿，男，10岁，2日前突然出现高热，左膝部发红、肿胀、疼痛，左膝关节屈伸活动受限，院外给予抗生素治疗，无明显效果。为进一步治疗而就诊。

请思考：

1. 该患儿应做何检查？
2. 如何减轻患儿疼痛？应采取哪些护理措施？

化脓性骨髓炎（supportive osteomyelitis）是骨膜、骨密质、骨松质及骨髓受到化脓性细菌感染而引起的炎症。本病依据感染途径可分为：①血源性骨髓炎：身体其他部位的化脓性病灶中的细菌经血液循环播散至骨骼；②创伤后骨髓炎：开放性骨折发生了感染，或骨折手术后出现了感染；③外来性骨髓炎：邻近软组织感染直接蔓延至骨骼，如脓性指头炎直接蔓延引起指骨骨髓炎等。

一、急性血源性骨髓炎病人的护理

身体其他部位的化脓性病灶中的细菌经血液循环播散至骨骼的急性化脓性炎症称急性血源性骨髓炎。多见于12岁以下儿童，**长骨干骺端为好发部位**，以胫骨近端和股骨远端多见。

【病因及发病机制】

本病最常见的致病菌是金黄色葡萄球菌，其次为β溶血性链球菌，其他包括流感嗜血杆菌、大肠

361

埃希菌、产气荚膜杆菌、肺炎链球菌和白色葡萄球菌等。

本病的致病菌系经血源性播散,发病前大多先有身体其他部位的化脓性感染病灶,如疖、痈、扁桃体炎和中耳炎等。若原发感染病灶处理不当或身体抵抗力下降,化脓性致病菌侵入血循环发生菌血症或脓毒症,菌栓进入骨营养动脉,停滞于长骨干骺端的毛细血管内,原因是该处血流缓慢,容易使细菌停滞。

【病理生理】

本病的病理变化以骨质破坏和死骨形成,后期以新生骨形成为主,成为骨性包壳。

大量菌栓进入长管状骨的干骺端,阻塞小血管,迅速发生骨坏死,同时会有充血、渗出及白细胞浸润,形成局限性骨脓肿。脓肿不断扩大与邻近的脓肿合并成更大的脓肿。脓腔内高压的脓液可沿哈佛管蔓延进入骨膜下间隙将骨膜掀起成为骨膜下脓肿,致外层骨密质缺血坏死形成死骨。脓液穿破骨膜流向软组织筋膜间隙而成为深部脓肿。脓肿亦可穿破皮肤排出体外,形成窦道。脓液进入骨髓腔,破坏骨髓组织、骨松质及内层骨密质的血液供应,形成大片死骨(图33-1)。儿童骨骺板具有屏障作用,脓液一般不易进入邻近关节。成人骺板已经闭合,脓肿可直接进入关节腔形成化脓性关节炎。

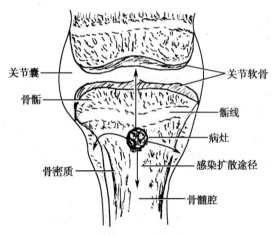

图33-1 急性血源性骨髓炎的扩散途径

死骨形成过程中,病灶周围的骨膜因炎症充血和脓液的刺激而产生新骨,包围在骨干的外面,形成"骨性包壳",包壳上有小孔与窦道相同。包壳内有脓液、死骨及炎性肉芽组织,往往引流不通畅,成为骨性无效腔。小片死骨可以被肉芽组织吸收,或为吞噬细胞所清除,也可经皮肤窦道排出体外。大块死骨难以吸收或排出,使窦道经久不愈,病变进入慢性阶段。

【护理评估】

（一）健康史

了解病人有无其他部位感染和外伤史,病程长短,采取何种治疗及效果如何。既往有无药物过敏史和手术史。

（二）身体状况

1. 全身表现 起病急骤,全身不适,有寒战、高热,体温可达39℃以上。儿童可表现为烦躁不安、呕吐与惊厥,重者可有昏迷及感染性休克。

2. 局部表现 早期有患部剧痛,肢体成半屈曲状,抗拒做主动和被动活动。局部皮温增高、发红、肿胀,干骺端有局限性深压痛。数日后若肿胀、疼痛加剧,提示该处形成骨膜下脓肿。脓肿穿破骨膜形成软组织深部脓肿时,疼痛反而减轻,但局部红、肿、热、压痛更为明显。若整个骨干都存在骨破坏后,有发生病理性骨折的可能。

当脓肿穿破皮肤时,疼痛缓解,体温逐渐下降,但局部可经久不愈而形成窦道,病变进入慢性阶段。

（三）辅助检查

1. 实验室检查 血白细胞计数和中性粒细胞比例增高;红细胞沉降率加快;血中C反应蛋白(C-reactive protein,CRP)升高;在寒战高热时或应用抗生素前抽血培养,可以提高血培养阳性率。

2. 局部脓肿分层穿刺 选有内芯的穿刺针,在干骺端压痛最明显处刺入,边穿刺边抽吸,不可一次穿入骨内,以免将单纯软组织脓肿的细菌带入骨内。穿刺液常规作涂片检查、细菌培养及药物敏感试验,有助明确诊断和选择用药。

3. 影像学检查

（1）X线检查:早期无特殊表现。**发病2周后**,X线表现为层状骨膜反应与干骺端骨质稀疏,当微小骨脓肿合并成较大脓肿时可见干骺区散在性**虫蚀样骨破坏**,并向髓腔扩散,骨密质变薄,可有死骨形成。

(2) CT 检查:可较早发现骨膜下脓肿。

(3) MRI 检查:可以早期发现局限于骨内的炎性病灶。

(4) 核素骨显像:病灶部位的血管扩张和增多,发病48小时后可出现干骺端核素浓聚,但不能做定性诊断。

（四）心理-社会状况

评估病人和家属对疾病的发展过程、治疗和护理的了解程度;有无焦虑、恐惧心理。评估病人的经济状况及家庭的支持情况。

（五）处理原则

本病治疗的关键是早期诊断与正确治疗。由于治疗不及时,急性骨髓炎往往演变为慢性骨髓炎,故应尽快控制感染,防止炎症扩散,及时手术。

1. 非手术治疗

(1) 抗感染治疗:早期、联合、足量应用有效抗菌药物。

(2) 支持疗法:高热时降温、补液、补充热量;纠正水、电解质和酸碱平衡紊乱;必要时给予少量多次输新鲜血液,以增加病人抵抗力。

(3) 局部制动:患肢皮牵引或石膏托固定于功能位,以减轻疼痛、防止关节挛缩畸形及病理性骨折。

2. 手术治疗　手术的目的是引流脓液,减少毒血症症状,阻止急性骨髓炎向慢性骨髓炎转变。若经非手术治疗48~72小时仍不能控制炎症,应尽早手术。手术方式有钻孔引流或开窗减压两种,于骨腔内放置2根引流管作持续冲洗引流(图33-2)。

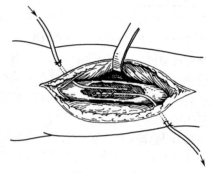

图33-2　骨腔内闭合冲洗引流的放置

【常见护理诊断/问题】

1. 体温过高　与化脓性感染有关。

2. 疼痛　与炎症刺激及骨髓腔内压力增加有关。

3. 躯体移动障碍　与患肢疼痛及制动有关。

4. 潜在并发症:病理性骨折。

【护理目标】

1. 病人体温维持在正常范围。

2. 病人疼痛减轻或消失。

3. 病人病变部位关节功能逐渐恢复。

4. 病人未出现病理性骨折等潜在并发症。

【护理措施】

（一）术前护理

1. 维持正常体温

(1) 病人高热期间应卧床休息,以保护患肢和减少消耗;鼓励多饮水。

(2) 降温　对高热病人应及时给予物理降温,必要时可根据医嘱给予药物降温,以防高热惊厥发生。

2. 缓解疼痛

(1) 抬高患肢以利静脉血回流,减轻肿胀或疼痛。

(2) 限制患肢活动,必要时用石膏托或皮牵引固定于功能位,以缓解肌痉挛,解除疼痛;防止炎症扩散;防止患肢畸形;防止发生病理性骨折。

(3) 搬动患肢时动作要轻,保护好患肢,以防发生继发性损伤;床上可安置护架,做好支撑,避免患处压迫,加重疼痛。

3. 控制感染　遵医嘱尽早联合足量应用抗菌药物。应现配现用,合理安排用药顺序,按时给药,以保持血液中药物的有效浓度。护士应了解药物的作用、不良反应等。抗菌药物治疗应连续用药超过3~4周。停药应具备如下条件：①体温正常。②局部症状、体征消失达2~3周以上。③血常规检查白细胞计数及分类正常。④X线检查可见到修复现象。

（二）术后护理

1. 体位护理　小儿手术时多采取全麻，未清醒时采取去枕平卧位，头偏向一侧，以防误吸。术后因行连续冲洗与吸引，需卧床休息，注意保持床单位清洁干燥，定时协助病人翻身，防止压疮的发生。

2. 病情观察　密切观察病人意识状态、生命体征、患肢皮肤黏膜温度和色泽变化。准确记录24小时出入量和水、电解质失衡状况。

3. 引流管护理

（1）妥善固定引流装置：拧紧各连接接头以防止松动、脱落；变换体位时应妥善安置引流管，以防脱出。躁动病人要适当约束四肢，以防自行拔出引流管。

（2）保持引流通畅：①保持引流管与一次性负压引流袋连接紧密，并处于负压状态；②冲洗管的输液瓶应高于伤口60~70cm，以1500~2000ml抗生素溶液作连续24小时滴注；引流袋低于伤口50cm，以利引流；③观察引流液的量、颜色和性状，保持出入量的平衡；④根据引流液的颜色和清亮程度调节灌注速度。引流术后24小时内连续快速灌洗，以后每2小时快速冲洗一次；⑤若出现滴入不畅或出入量不平衡，应检查管道是否折叠、受压、扭曲或血块堵塞，并及时处理，以保证引流通畅。

（3）拔管指征：引流管留置3周，或体温正常，引出液清亮，连续3次细菌培养结果阴性，即可拔管。

4. 功能锻炼　为避免患肢长期制动导致肌肉萎缩或关节僵硬，固定期间应指导患肢行肌肉等长舒缩活动；待炎症控制后行关节功能锻炼。

5. 心理护理　与病人建立融洽友好的关系使其积极配合治疗；多与患儿家长交谈，让家长了解疾病相关知识和护理方法，减轻其心理压力，配合和支持治疗与护理。

（三）健康指导

1. 饮食指导　加强营养，给予病人易消化的高蛋白、高维生素饮食，增强机体抵抗力，以免复发。

2. 用药指导　按医嘱足量应用抗菌药物治疗，连续用药至少3周。要注意药物副作用和毒性反应，如出现应立即停药并到医院就诊。

3. 活动指导　病人长期卧床，指导病人积极功能锻炼。复查X线片证明包壳已坚固形成，破坏骨已经修复正常时开始逐渐负重，以免发生病理性骨折。

4. 定期复查　该病易复发，当愈合后的局部再次出现红、肿、热、痛或皮肤窦道再次开放向外流脓时，及时就诊治疗。

【护理评价】

通过治疗与护理，病人是否：①体温维持在正常范围；②疼痛减轻或消失；③病人病变部位关节功能逐渐恢复；④感染得到控制，未出现并发症，或发生时得到及时发现和处理。

二、慢性血源性骨髓炎病人的护理

急性血源性骨髓炎在急性感染期未能彻底控制，反复发作演变成慢性血源性骨髓炎。以死骨形成和新生骨形成为主。

【病因及发病机制】

慢性血源性骨髓炎大多继发于急性血源性骨髓炎；若低毒性细菌感染，在发病时即可表现为慢性骨髓炎。

本病主要的致病菌是金黄色葡萄球菌，而大部分病例为多种细菌混合感染，最常检出的是链球菌、铜绿假单胞菌、变形杆菌和大肠埃希菌。近年来革兰阴性细菌引起的骨髓炎增多。

【病理生理】

慢性血源性骨髓炎的基本病理变化是反应性新骨包壳形成，死骨分离，无效腔和窦道形成。骨质因感染破坏和吸收，局部形成无效腔，内有脓液、坏死组织、死骨和炎性肉芽组织，外层骨膜也不断形成新骨而成为"骨性包壳"。包壳常有多个孔道，经孔道排出脓液及小的死骨至体外。软组织毁损严重而形成瘢痕,皮肤菲薄极易破损,窦道经久不愈。窦道口长期脓液刺激,少数病人可恶变为鳞状上皮癌(图33-3)。当机体抵抗力降低或局部受伤时,炎症又再次发作,如此反复。

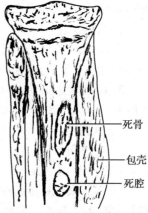

死骨
包壳
死腔

图33-3　慢性骨髓炎病理改变

【护理评估】

（一）健康史

了解病人病程长短,采取何种治疗及效果如何;详细询问抗菌药物使用情况;既往有无药物过敏史和手术史。

（二）身体状况

1. 症状　慢性骨髓炎静止期可无症状,急性发作时有发热及局部疼痛、肿胀等。

2. 体征　患肢局部增粗、变形。幼年期发病者,由于骨骺破坏,生长发育受影响,肢体呈现短缩或内、外翻畸形,关节挛缩。窦道口肉芽组织增生,流出臭味脓液,窦道周围皮肤菲薄、色素沉着,或者呈湿疹样皮炎,易破溃形成慢性溃疡。长期受炎症刺激可发生癌变。有时窦道排出小的死骨;死骨排净后,窦道可暂时闭合。慢性骨髓炎急性发作时,局部有红、肿、热及明显压痛,原已闭合的窦道口开放,流出大量脓液或死骨。

（三）辅助检查

1. X线检查　骨骼失去正常形态,骨膜下有新生骨形成,骨质硬化,骨髓腔不规则,有大小不等的死骨影,边缘不规则,周围有空隙。

2. CT检查　可显示脓腔与小片死骨。

3. 经窦道插管注入水溶性碘溶液造影剂可显示脓腔情况。

（四）心理-社会状况

病人长期患病,病程长,家庭负担重,了解病人和家属是否丧失战胜疾病的信心,有无产生焦虑、恐惧、甚至悲观厌世心理;评估病人的经济状况及家庭的支持情况。

（五）处理原则

根据病史、症状和体征及影像学检查较容易明确诊断。处理原则为清除死骨、炎性肉芽组织和消灭无效腔,方法以病灶清除术为主。

1. 清除病灶　在骨壳上开洞进入病灶,吸出脓液,清除死骨及炎性肉芽组织。病灶清除是否彻底是决定术后窦道能否闭合的关键。不重要部位的慢性骨髓炎,如肋骨、腓骨、髂骨翼等处的病灶可将病骨整段切除,一期缝合伤口。部分病例病程久已有窦道口皮肤癌变或局部广泛骨髓炎骨质损毁严重不可能彻底清除病灶者,可行截肢手术。

2. 消灭无效腔

（1）蝶形手术:在清除病灶后,再用骨刀将骨腔边缘削去一部分,使成为平坦的蝶状,用凡士林纱布填平创口,外用管形石膏,每4~6周更换1次,待肉芽组织逐渐填平创口而消灭无效腔。此法只用于无效腔不大,削去骨量不多的病人。

（2）带蒂肌瓣填塞:将骨腔边缘略作修整后,用附近肌作带蒂肌瓣填塞,以消灭无效腔。如用腓肠肌内、外侧头肌瓣,填塞胫骨中、上段无效腔。

（3）闭式灌洗:在清除病灶后,伤口内留置灌洗管和吸引管各1根,术后经灌洗管滴入抗生素,持续2~4周待吸引液转为清晰时即可停止灌洗并拔管。此法适合于小儿。

（4）抗生素-骨水泥珠链填塞和二期植骨:将敏感抗生素粉剂放入骨水泥(即聚甲基丙烯酸甲酯)中,制成直径7mm左右的小球,用不锈钢丝穿成珠链,填塞入骨腔,留1粒小珠露于皮肤外。珠链在体内会缓慢释放有效浓度的抗生素约2周。在2周内,珠链的缝隙内会有肉芽组织生长。2周后即可拔出珠链。大型的骨腔可在拔除珠链后再次手术植骨。

3. 伤口的闭合　伤口应该一期缝合,并留置负压吸引管。

【常见护理诊断/问题】

1. 焦虑/恐惧　与疾病迁延不愈、担心功能障碍有关。

笔记

2. 皮肤完整性受损　与炎症、溃疡、窦道有关。

3. 躯体移动障碍　与患肢疼痛及制动有关。

4. 潜在并发症:病理性骨折。

【护理目标】

1. 病人未出现焦虑/恐惧,能积极配合治疗。

2. 病人皮肤完整或感染得到控制,窦道愈合。

3. 病人病变部位关节功能逐渐恢复。

4. 病人未出现病理性骨折等潜在并发症。

【护理措施】

（一）术前护理

1. 一般护理

（1）卧床休息:**抬高患肢,肢体于功能位限制活动**,以减轻疼痛,防止关节畸形及病理性骨折;必须移动患肢时,应给予协助,避免继发性损伤。

（2）营养支持:增加营养以提供抵抗力。给予高蛋白、高热量、高维生素及易消化饮食,必要时给予少量多次输血。

2. 病情观察　病情重者,尤其是儿童,应记出入量和危重症护理记录,密切观察生命体征及神志的变化。

3. 维持正常体温　高热病人,采取有效的降温措施,一般采用物理降温,必要时遵医嘱给予药物降温。

4. 控制感染　注意抗菌药物浓度和滴入速度,密切注意用药后的副作用和毒性反应。及时做血培养和药物敏感试验,以指导选用有效的抗菌药物。

5. 术前准备　做好常规及皮肤准备,窦道口周围皮肤要保持清洁,手术备皮要彻底。

6. 心理护理　该病病程长,反复发作,家庭经济负担重,病人往往会有焦虑、恐惧,甚至悲观厌世的心理,应经常与病人交流、谈心,给予安慰和鼓励使病人树立战胜疾病的信心。向病人介绍关于疾病治疗方面的情况及成功治愈的病例,以减少病人的疑虑,使病人能积极配合治疗。

（二）术后护理

1. 一般护理　病人采取适当卧位,做好术后一般护理。协助病人活动,防止肌肉萎缩。

2. 病情观察　伤口行药物灌注、冲洗、负压引流,要注意观察引流液的量、颜色、性质等。

3. 伤口护理　注意术后伤口的护理,及时更换敷料。

4. 引流管护理

（1）保持引流通畅,防止引流液逆流。多采用点滴冲洗和负压引流。术后 24 小时内,引流液较多,应快速滴入冲洗液,以免血块堵塞引流管。冲洗液一般选用细菌敏感的抗菌药物配制而成。每日用量依病情而定。

（2）伤口行药物灌注、冲洗持续的时间根据无效腔的大小而异,一般为 2～4 周。当体温正常,伤口无炎症现象,引流出的液体清澈时,应考虑拔管。先拔除滴入管,引流管继续引流 1～2 日后再拔除。

（三）健康指导

1. 饮食指导　病人长期处于消耗状态,应鼓励病人易消化的高蛋白、高热量、高维生素的饮食,增强机体抵抗力。

2. 活动指导　指导病人主动功能锻炼,教会病人使用拐杖、助行器等,减少患肢过早完全负重。X线片证明包壳已坚固形成,破坏骨已经修复正常时开始逐渐负重。

3. 定期复查　该病易复发,当愈合后的伤口再次出现局部红、肿、热、痛或皮肤窦道流脓时,及时就诊治疗。

【护理评价】

通过治疗与护理,病人是否:①焦虑/恐惧情绪得到缓解或消除;②感染得到控制,创面得到有效护理,逐渐愈合;③病变部位功能逐渐恢复;④潜在并发症得到有效预防。

第二节 化脓性关节炎病人的护理

化脓性关节炎(suppurative arthritis)是指关节内化脓性感染。多见于儿童,尤以营养不良的小儿居多。好发于髋关节和膝关节,其次为肘、肩及踝关节,其他关节少见,多为单发。

【病因及发病机制】

金黄色葡萄球菌是最常见的致病菌,约占85%,其次为白色葡萄球菌、淋病奈瑟菌、肺炎链球菌和大肠埃希菌。

感染多由身体其他部位化脓性病灶内细菌通过血液循环传播至关节,引起的急性血源性感染。邻近关节附近的化脓性病灶也可直接蔓延至关节。开放性关节损伤后继发感染。关节内注射药物或关节手术后感染。本节只叙述血源性化脓性关节炎。

【病理生理】

根据病变的发展过程,可分为三个阶段,可因细菌毒力、机体抵抗力及治疗情况而病程演变难以区分。

1. 浆液性渗出期 细菌侵入关节腔后,滑膜明显充血、水肿,有白细胞浸润及浆液性渗出。本期关节软骨尚未破坏,如及时治疗,病变可逆,关节功能可完全恢复。

2. 浆液纤维性渗出期 病变进一步发展,渗出物增多、混浊,内含大量白细胞及纤维蛋白;纤维蛋白沉积在关节软骨上影响软骨代谢,白细胞释放大量溶酶体酶,可以协同破坏软骨基质,使软骨出现崩溃、断裂和塌陷。此期部分病理变化成为不可逆性,可遗留不同程度的关节功能障碍。

3. 脓性渗出期 若炎症不能控制,渗出物转为脓性,炎症侵犯至软骨下基质,滑膜和关节软骨均已破坏,关节周围亦有蜂窝织炎。修复后关节重度粘连甚至出现关节强直,病变为不可逆性,后遗严重关节功能障碍。

【护理评估】

(一)健康史

询问病人近期有无局部化脓性感染病灶,及关节外伤、手术史;了解病人一般情况,发病经过及治疗情况,效果如何。既往有无药物过敏史和手术史。

(二)身体状况

1. 症状 起病急骤,全身不适,乏力,食欲缺乏,寒战高热,体温可达39℃以上。感染严重者可出现谵妄与昏迷,小儿可见惊厥。病变关节处剧烈疼痛。

2. 体征 病变关节功能障碍,活动受限。局部有明显的红、肿、热、痛表现;发生于膝关节可出现浮髌试验阳性。

(1)浅表关节病变者:可见关节红、肿、热,局部压痛明显;发生于膝关节可见髌上囊隆起,浮髌试验可为阳性。关节多处于半屈曲位以减少疼痛。

(2)深部关节病变者:如髋关节,因有皮下组织和周围肌覆盖,局部红、肿、热不明显。关节常处于屈曲、外展、外旋位,以增大关节腔容量,减轻疼痛。病人因疼痛往往拒绝做任何检查。髋关节的位置较深,因而局部肿胀、压痛多不明显,但有活动受限,特别是内旋受限,遇到不能解释的膝疼痛时,应警惕疼痛可能来自髋关节。

(三)辅助检查

1. 实验室检查 白细胞计数增高至$10×10^9$/L以上,中性粒细胞占90%以上,常有核左移或中毒颗粒。红细胞沉降率、C反应蛋白升高。寒战期抽血培养可检出致病菌。关节穿刺抽出液外观呈浆液性或脓性,涂片见大量成堆的脓细胞,细菌培养可以检出致病菌。

2. X线检查 早期关节周围软组织阴影扩大,关节间隙增宽;后期关节间隙变窄或消失,关节面毛糙,甚至发生骨质破坏或增生。

(四)心理-社会状况

评估病人对疾病及预后有无焦虑和恐惧心理;了解病人的经济状况及医疗费用支付能力的情况。

(五)处理原则

治疗原则是全身支持治疗,应用抗菌药物,消除局部感染病灶。

1. 早期足量应用有效抗菌药物,原则同急性血源性骨髓炎。

2. 关节腔内注射抗菌药物　每日一次关节穿刺,抽出积液,注入抗菌药物。

3. 关节腔灌洗　适用于表浅的大关节,如膝关节。在关节两侧穿刺,经穿刺套管置入灌注管和引流管,退出套管。每日经灌注管滴入抗菌药物溶液 2000~3000ml,引流液转清,细菌培养阴性后停止灌洗,但引流管应持续引流数日至无引流液吸出,局部症状和体征消退,即可拔管。

4. 关节切开引流术　适用于较深的大关节,如髋关节,应及时做切开引流术,在关节腔内留置 2 根硅胶管后缝合,按上述方法行关节腔持续灌洗。

【常见护理诊断/问题】

1. 体温过高　与炎症刺激有关。

2. 急性疼痛　与化脓性感染有关。

3. 躯体移动障碍　与患肢疼痛及制动有关。

【护理目标】

1. 病人体温维持在正常范围。

2. 病人疼痛减轻或消失。

3. 病人病变部位关节功能逐渐恢复。

【护理措施】

（一）术前护理

1. 一般护理

（1）病人卧床休息,适当抬高患肢,限制活动,保持患肢于功能位,防止关节畸形及病理性脱位。急性炎症消退后,鼓励病人做主动活动。

（2）给予易消化高蛋白、高维生素饮食,并注意调节体液平衡。

2. 控制感染　遵医嘱早期应用广谱、足量、有效的抗菌药物,注意药物的浓度和滴入的速度,用药期间,密切观察药物的副作用和毒性反应。

3. 疼痛护理　应卧床休息,常用皮肤牵引或石膏托等方法固定患肢,防止感染扩散,克服肌肉痉挛,以减轻关节软骨之间的压力,从而减轻疼痛,防止关节面进一步破坏。

4. 维持正常体温　体温高时可给予物理降温,必要时遵医嘱用药物降温。

（二）术后护理

除病人的一般常规护理外,重点注意观察引流物的量、性质,及时更换敷料和拔除引流物。

（三）健康指导

1. 向病人及家属讲明化脓性关节炎的发生发展及预后情况。

2. 指导病人关节功能锻炼,避免关节功能障碍。

3. 若再次出现体温升高,关节部位红、肿、热、痛等,应及时来院诊治。

【护理评价】

通过治疗与护理,病人是否:①体温维持在正常范围;②疼痛减轻或消失;③病变部位关节功能逐渐恢复。

第三节　骨与关节结核病人的护理

骨与关节结核(bone and joint tuberculosis)以往是常见的感染性疾病,由于生活条件的改善和抗结核药物的广泛使用,使骨与关节结核的发生率明显下降。但近年来由于耐药性结核分枝杆菌的增加,使骨与关节结核的发病率有所上升。本病好发于青少年及儿童,30 岁以下的病人约占 80%。发病部位**以脊柱最多见**,约占骨与关节结核发病率的 50%,其次是膝关节、髋关节、肘关节等。

【病因及发病机制】

骨与关节结核是一种继发性特异性感染,原发病灶为肺结核和胃肠道结核。结核分枝杆菌由原发病灶经血液循环侵入骨质或滑膜,不一定会立刻发病。它在骨与关节内可以潜伏多年,当机体抵抗力下降时,如外伤、营养不良、过度劳累等,可以使潜伏的结核分枝杆菌活跃繁殖而出现临床症状。

【病理生理】

骨与关节结核最初的病理变化时是单纯性骨结核或单纯性滑膜结核,以前者多见。在发病早期,关节软骨尚未受到破坏。如早期治疗,结核病被很好控制,则关节功能不受影响。如病变进一步发展,单纯性骨结核或单纯性滑膜结核可发展为全关节结核。受累的骨与关节出现结核性浸润、肉芽增生、干酪样坏死及寒性脓肿形成,关节软骨逐渐被破坏。全关节结核若不能控制,可发生继发感染,甚至破溃形成瘘管或窦道,关节完全毁损,将导致各种关节功能障碍。

【护理评估】

（一）健康史

了解病人年龄、饮食和日常活动情况,此次发病诱因;既往有无结核病病史和密切接触史;治疗情况和抗结核药物应用情况;有无药物过敏史和手术史等。

（二）身体状况

1. 症状

（1）全身症状:起病多较缓慢,症状隐匿,可无明显全身症状或只有轻微结核中毒症状,病人可有低热、疲乏、盗汗。典型病例还可有食欲缺乏、消瘦、贫血等慢性中毒症状。少数起病急骤、伴有高热及毒血症状,多见于儿童。

（2）局部症状:病变部位隐痛,初起不甚严重,活动后加剧。儿童常有"夜啼"。部分病人因病灶脓液破入关节腔而产生急性症状,此时疼痛剧烈。由于髋关节与膝关节神经支配有重叠现象,所以髋关节结核病人也可诉膝关节疼痛。单纯骨结核者因髓腔内压力高、脓液积聚多而疼痛剧烈。

2. 体征

（1）关节积液与畸形:浅表关节病变可见关节局部肿胀或关节积液,并有压痛。关节常处于半屈曲状态,以缓解疼痛。后期病人可见肌肉萎缩,**关节呈梭形肿胀**。

（2）寒性脓肿:全关节结核在病灶部位常积聚大量脓液、结核性肉芽组织、死骨和干酪样坏死物质,易形成脓肿;由于无红、热等急性炎症反应,故称之为**"冷脓肿"或"寒性脓肿"**。寒性脓肿破溃后出现混合性感染,局部炎症反应加重。

（3）窦道与瘘管:脓肿可经过组织间隙流动,也可向体表溃破形成窦道。窦道经久不愈,可流出米汤样脓液,有时有死骨及干酪物质排出。脓肿也可以与空腔内脏器官相通成为内瘘,脓腔与食管、肺、肠管或膀胱相通,病人可咳出、大便排出或尿出脓液。脓肿经皮肤穿出体外则形成外瘘。

（4）常见骨与关节结核

1）脊柱结核:脊柱生理弯曲改变,以胸段后突畸形明显。由于干酪样物质、死骨和坏死的骨块可压迫脊髓,出现肢体感觉、运动和括约肌功能障碍,甚至完全性截瘫。局部有压痛和叩击痛。

2）髋关节结核:早期髋关节前侧有压痛,肿胀不明显,继而股四头肌和臀肌显著萎缩。早期髋关节呈屈曲、外展、外旋畸形;随病情发展髋关节即表现为屈曲、内收、内旋畸形,髋关节强直与双下肢不等长常见。

3）膝关节结核:局部疼痛、肿胀,浮髌试验阳性。由于膝关节持续积液和失用性肌萎缩,膝部可呈梭形肿胀。晚期全关节结核时,膝关节屈曲挛缩。当交叉韧带破坏时,发生病理性膝关节脱位,小腿向后方移位,并膝外翻畸形。

3. 后遗症　病变静止后可出现各种后遗症,常见的有:关节腔的纤维性粘连、强直而产生不同程度的关节功能障碍;关节挛缩于非功能位,如关节屈曲挛缩畸形、椎体破坏形成脊柱后凸畸形（驼背）;儿童骨骼破坏后发生肢体长度不等。

（三）辅助检查

1. 实验室检查

（1）红细胞沉降率（血沉）:结核活动期明显增快,静止期一般正常,故红细胞沉降率可用来监测病变是否静止和有无复发。

（2）血常规检查:轻度贫血,白细胞计数一般正常,有混合感染时增高。

（3）C反应蛋白（CRP）:与疾病的炎症反应程度关系密切,可用于结核活动性及临床治疗疗效的判定。

（4）组织学检查:脓肿穿刺或病变部位的组织学检查是结核感染确诊的重要途径。通过培养或组织学检查,约 70% ~ 90% 的病例可以确诊,但混合性感染时结核分枝杆菌培养阳性率极低。

2. 影像学检查

(1) X 线检查:有助于诊断骨与关节结核,但不能作出早期诊断。一般在起病 6 ~ 8 周后方可出现区域性骨质疏松和周围存在少量钙化的破坏性病灶;病灶周围有软组织肿胀影。随着病变发展,可出现边界清楚的囊性变并伴有明显硬化反应和骨膜反应,可出现死骨和病理性骨折。

(2) CT 检查:可以发现 X 线片不能发现的病灶,能进一步确定病灶的准确位置,显示病灶周围的寒性脓肿、死骨和病骨。

(3) MRI 检查:可以在炎性浸润阶段显示出异常信号,具有早期诊断的价值。脊柱结核的 MRI 检查还可以观察脊髓有无受压与变性。

(四)心理-社会状况

评估病人对疾病的心理反应,是否有自卑、沮丧、焦虑和恐惧等不良情绪;评估病人生活方式、社会角色是否受到疾病的影响;评估病人及家属对长期治疗的心理承受能力和康复期望;家属对病人的态度;家庭经济状况和支持度等。

(五)处理原则

骨与关节结核的治疗应采用综合的治疗方法,包括休息、营养、标准化疗和手术治疗。其中抗结核药物贯穿整个治疗过程,在治疗中占主导低位。

1. 非手术治疗

(1) 全身治疗

1)支持疗法:注意充分休息、合理补充营养等,以增强机体抵抗力。贫血严重者,可给予少量多次输血。混合感染者可给予抗生素治疗。

2)抗结核药物治疗:抗结核的药物治疗应遵循**早期、联合、适量、规律**和**全程用药**的原则。第一线抗结核药物包括异烟肼、利福平和乙胺丁醇,以异烟肼与利福平为首选药物。同时应联合用药以提高疗效和防止长期单一用药所产生的耐药性。

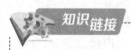

抗结核药物治疗的治愈标准

抗结核药物治疗后,全身症状与局部症状都会逐渐减轻,其治愈标准为:①全身情况良好,体温正常,食欲良好;②局部症状消失,无疼痛,窦道闭合;③X 线示脓肿缩小乃至消失,或已经钙化;无死骨,病灶边缘轮廓清晰;④3 次血沉都正常;⑤起床活动已 1 年,仍能保持上述 4 项指标者。符合标准的可以停止抗结核药物治疗,但仍需定期复查。

(2) 局部治疗

1)局部制动:有石膏固定和牵引两种,目的是保证病变部位的休息,解除肌痉挛,减轻疼痛,防止病理性骨折和脱位,并可纠正轻度关节畸形。固定时间一般为 1 ~ 3 个月。实践证明,全身药物治疗联合局部制动,疗效更好。

2)局部注射:抗结核药物的局部注射主要用于早期单纯性滑膜结核。特点是用药量小,局部药物浓度高,全身不良反应轻。常用药物为链霉素或异烟肼,或两者合用。穿刺液减少、转清,则表明治疗有效;若未见好转,应选择其他治疗方法。对冷脓肿不主张穿刺抽脓及脓腔注射,原因是可能诱发混合感染和产生窦道。

2. 手术治疗

(1) 脓肿切开引流:冷脓肿有混合感染、体温高、中毒症状重,且全身情况差,不能耐受病灶清除术时,可先行脓肿切开引流术,待全身情况改善后,再行病灶清除术。

(2) 病灶清除术:一般要将骨关节结核病灶内的脓液、死骨、结核性肉芽组织和干酪样坏死物质彻底清除。由于手术可能造成结核分枝杆菌的血源性播散,因此从手术的安全性考虑,术前要进行 4 ~ 6 周,至少 2 周的全身抗结核药物治疗。术后要继续完成规范化疗全疗程。

（3）其他手术：如关节融合术、关节成形术、截骨术、脊柱融合固定术等。

【常见护理诊断/问题】

1. 疼痛　与骨与关节结核和手术创伤有关。

2. 营养失调：低于机体需要量　与食欲减退和结核长期消耗有关。

3. 皮肤完整性受损　与脓肿破溃形成窦道有关。

4. 躯体移动障碍　与患肢疼痛、固定或截瘫有关。

5. 潜在并发症：抗结核药物毒性反应、休克、窒息、瘫痪、病理性骨折或脱位。

【护理目标】

1. 病人疼痛减轻或消失。

2. 病人营养状况得到改善，体重维持在正常范围。

3. 病人皮肤完整或感染得到控制，窦道愈合。

4. 病人病变部位关节功能逐渐恢复。

5. 病人未发生抗结核药物中毒的症状、不良反应及并发症，或发生时能得到及时发现和处理。

【护理措施】

（一）非手术治疗的护理

1. 饮食护理　充足的营养是促进结核病治愈的重要措施之一。鼓励病人进食高蛋白、高热量、高维生素饮食，同时注意饮食的多样化。对肝功能和消化功能差的病人，给予低脂、优质蛋白、清淡的饮食，以减轻胃肠及肝脏的负担。若经口摄入不能满足机体需要时，可根据医嘱给予肠内外营养支持。对有严重贫血或低蛋白血症的病人，根据医嘱予以输血或白蛋白。

2. 体位　保证充足的休息，以减少机体的消耗。脊柱结核病人需卧硬板床休息，可预防瘫痪或防止瘫痪加重，降低机体代谢、减少消耗。对脊柱、膝关节、髋关节等部位不稳定的病人，可用石膏、皮肤牵引等局部制动，以防病理性骨折、关节畸形和瘫痪的发生。

3. 抗结核药物治疗　遵医嘱合理应用抗结核药物，注意药物的毒性反应及副作用的发生和预防。

4. 皮肤护理　对行石膏固定和皮肤牵引的病人以及需卧床休息的病人，需注意局部皮肤的护理，协助其翻身、充分活动肢体。当寒性脓肿向体外穿破形成窦道时，应及时更换敷料，防止脓液侵蚀局部皮肤引起溃烂。

5. 心理护理　本病由于病程长，费用高，而该病人家庭经济状况往往较差，给家庭造成严重负担，故病人大多自卑、沮丧、焦虑和恐惧等不良情绪。护士应加强病人心理护理，应主动倾听病人的感受，帮助病人树立信心。

（二）手术治疗的护理

1. 术前护理　除了一般的常规准备外，应纠正病人的营养状况，提高对手术的耐受力，调节病人的心理因素，解除病人的顾虑。术前应用抗结核药物4~6周，至少2周，有窦道合并感染者应用广谱抗生素至少1周。

2. 术后护理

（1）严密病情观察，按时监测生命体征，注意观察肢端的皮肤颜色、温度、感觉及毛细血管充盈情况等，发现异常应及时报告并协助处理。

（2）脊柱结核术后脊柱不稳定，或做脊柱融合术后，必须局部确切制动，避免继发损伤及植骨块脱落等。合并截瘫的病人，按截瘫的护理常规，预防截瘫的并发症，如压疮、泌尿系感染、呼吸系感染、肢体畸形等。

（3）关节结核行滑膜切除术的病人，术后多采用皮肤牵引，注意保证牵引有效；关节融合术后，多用石膏固定，注意石膏固定的护理。

（4）并发症的观察与护理

1）休克：由于脊柱结核病人病程长、手术创面大，术后可能出现低血容量性休克。术后应每小时监测生命体征，同时注意观察肢端温度、皮肤弹性和色泽、毛细血管回流反应、尿量等，防止低血容量性休克发生。

2）窒息：颈椎结核并有咽后壁脓肿时可出现窒息。应向病人及家属说明咽后壁脓肿时可导致吞

371

咽困难,应选择易消化的食物,进食速度缓慢均匀,防止食物呛入气管而窒息。胸椎结核病人在病灶清除后出现呼吸困难或发绀,应及时吸氧,并立即报告医生配合处理。

3)瘫痪:当体位不当致脊髓受压或手术后脊髓水肿等均有可能引起瘫痪或加重原有瘫痪。应观察病人的双下肢运动、感觉、大小便等情况。若功能变差,则可能为脊髓水肿等,应立即报告医生做相应处理。

4)气胸:由于胸椎结核病灶清除术过程中易致胸膜破裂而出现呼吸困难等,若病人出现呼吸音减弱、呼吸急促、呼吸闷等缺氧症状,应及时报告医师做相应处理;合并有血气胸时,应做胸腔闭式引流并给予高流量吸氧。

(5)功能锻炼:鼓励病人适当主动活动病变以外的关节,防止关节僵直。活动量应根据病人的病情而定,原则是循序渐进,持之以恒,以达到最大限度地恢复肢体的功能。

(三)健康指导

1. 积极治疗结核原发病灶是预防骨与关节结核的最主要措施。

2. 介绍骨与关节结核的处理原则及方法,以使病人配合治疗。

3. 用药指导　告诉病人遵医嘱坚持抗结核用药按规定疗程,告知病人及家属坚持服药的重要性及停药后的严重后果。

4. 定期复诊　遵医嘱定期到医院复查;如出现耳鸣、听力异常应立即停药,同时注意肝、肾功能受损及多发性神经炎的发生。

【护理评价】

通过治疗与护理,病人是否:①疼痛减轻或消失;②营养状况恢复正常,并维持体重在正常范围;③皮肤完整或感染得到控制,窦道愈合。④病变部位功能逐渐恢复;⑤无抗结核药物中毒的症状,无并发症的发生,即使发生能得到及时的处理。

(张国华)

思考题

1. 患儿,男,10岁,右膝部红肿、疼痛伴高热3日急诊入院。查体:T 39.5℃,R 27次/分,P 100次/分,BP 106/60mmHg,右膝部红肿,右膝部呈半屈曲状,局部皮温增高、压痛阳性。血常规检查示:白细胞 $13.5×10^9$/L,中性粒细胞比值90%。X线检查未见明显异常。

请问:

(1)假如你是责任护士应如何配合医生进行处理?

(2)对该患儿应采取哪些护理措施?

2. 患儿,男,12岁,右膝关节红肿、疼痛伴发热2日入院。查体:体温39℃,右膝关节肿胀,局部皮肤发红,有压痛,屈伸活动时疼痛加重,不能站立行走,浮髌试验阳性。血常规检查:白细胞 $16×10^9$/L,中性粒细胞比值90%。X线片检查示:关节周围软组织肿胀,关节间隙增宽。

请问:

(1)主要的护理问题有哪些?

(2)对该患儿应采取哪些护理措施?

3. 常先生,47岁,农民,有肺结核病史,3个月前无明显诱因下出现腰痛,逐渐加重。查体:胸腰段轻度后突畸形,腰1腰2棘突叩、压痛阳性,双下肢感觉运动未及异常。X线检查示:腰1～2椎间隙狭窄,相邻椎体边缘有溶骨性破坏。

请问:

(1)该病人主要护理问题/诊断有哪些?术前主要护理措施有哪些?

(2)如何对该病人进行健康指导?

思路解析

扫一扫,测一测

第三十四章　颈肩痛与腰腿痛病人的护理

学习目标

1. 掌握颈肩痛与腰腿痛病人的护理措施和健康指导。
2. 熟悉颈肩痛与腰腿痛病人的临床表现、处理原则、护理评估、常见护理诊断/问题。
3. 了解颈肩痛与腰腿痛病人的病因和病理生理。
4. 学会颈肩痛与腰腿痛病人的护理方法,能运用护理程序对病人实施整体护理的能力。
5. 具有认真负责、严谨的工作态度和高尚的人文素养。

第一节　颈椎病病人的护理

颈椎病(cervical spondylosis)是由于颈椎椎间盘退行性变及其继发性椎间关节退行性变,刺激或压迫相邻脊髓、神经、血管等结构而表现的一系列临床症状和体征。发病年龄多在中年以上,男性居多,好发部位为颈 5~6、颈 6~7 椎间盘。

【病因和病理】

1. **颈椎间盘退行性变**　是**颈椎病发生和发展的最基本原因**。随着年龄增长,椎间盘的纤维环和髓核的水分逐渐减少,椎间盘渐变薄,即可造成两方面的改变:一是颈椎力学功能发生紊乱,引起椎体、椎间关节及其周围韧带发生变性、增生、钙化;二是椎间隙变窄,关节囊、韧带松弛,椎间盘向四周膨突,致使相邻的脊髓、神经、血管受到刺激或压迫。

2. 损伤　①急性损伤:如颈椎不协调的活动,因加重已退变的颈椎和椎间盘的损害而诱发本病。②慢性损伤:如长期伏案工作,长时间低头关注手机、电脑等,对已发生退变的颈椎可加速其退变过程而提前发病。

3. 先天性颈椎管狭窄　由于在胚胎或在发育过程中椎弓过短,致使椎管的矢状径偏小,当小于正常时(14~16mm),即使颈椎退行性变比较轻,也可出现压迫或刺激脊髓、神经、血管的临床症状和体征。

【护理评估】

（一）健康史

了解病人的年龄、职业,既往有无急慢性损伤史,治疗经过,以及病人家族中有无先天遗传病史等。

（二）身体状况

根据受压或刺激的组织不同,临床上将颈椎病分为以下几种类型:

视频:颈椎病的病因及分类

1. 神经根型颈椎病　此型**最常见**,占50%～60%。是由于颈椎间盘侧后方突出、钩椎关节或关节突关节增生、肥大,刺激或压迫神经根所致。①症状:先出现颈痛及颈部僵硬,短期内加重并向肩部及上肢放射。咳嗽、打喷嚏及活动时疼痛加剧。皮肤可有麻木、过敏等感觉异常。上肢肌力和手握力减退。②体征:颈部肌肉痉挛,颈肩部压痛,颈部和肩关节活动有不同程度受限。**上肢牵拉试验阳性**(术者一手扶患侧颈部,一手握患腕,向相反方向牵拉,此法可使臂丛神经被牵张,刺激受压的神经根而出现放射痛)或**压头试验阳性**(病人端坐,头后仰并偏向患侧,术者用手掌在其头顶加压,出现颈痛并向患手放射)。

2. 脊髓型颈椎病　约占颈椎病10%～15%,此型**最严重**。主要原因是中央后突之髓核、椎体后缘的骨赘、肥厚的黄韧带及钙化的后纵韧带等导致脊髓受压。①症状:如手部麻木、活动不灵,尤其是精细活动失调,握力下降。也可有下肢症状,如麻木、步态不稳,有踩棉花样感觉。躯干有紧束感。病情加重可发生自上而下的上运动神经元性瘫痪。②体征:有感觉障碍平面,肌力减退,四肢腱反射活跃或亢进,Hoffmann征、Babinski征阳性。

3. 椎动脉型颈椎病　约占颈椎病10%～15%,椎动脉受到颈椎病变的刺激、牵拉或压迫;或颈交感神经兴奋,反射性地引起椎动脉痉挛等均是本型原因。临床表现有:①**眩晕**:本型主要表现为旋转性、浮动性或摇晃性眩晕。②头痛:头枕部、顶部发作性胀痛。③视觉障碍:为突发性弱视或失明、复视,短期内自行恢复。④**猝倒**:当头部活动时可诱发,倒地后再站起即可继续正常活动。⑤其他:可有不同程度运动及感觉障碍。

4. 交感神经型颈椎病　本型发病机制不太清楚,主要表现为:①交感神经兴奋症状,如头痛或偏头痛、头晕、恶心、视物模糊、心跳加快、心律不齐、血压升高,以及耳鸣、听力下降等。②也可表现为交感抑制症状,如头昏、眼花、流泪、鼻塞、心动过缓、血压下降,以及胃肠胀气等。

（三）辅助检查

1. X线检查　可见生理性前凸消失、椎间隙变窄、椎体前后缘骨质增生,钩椎关节、关节突关节增生等。

2. CT检查和MRI检查　可见椎间盘突出、椎管、神经根管狭窄及脊髓、脊神经受压情况。

（四）心理-社会状况

颈椎病的相关症状影响病人的情绪,病人常因病情的慢性过程和反复发作,担心病情会逐渐加重,甚至会发生瘫痪,而出现焦虑、恐惧、烦躁等。

（五）处理原则

1. 非手术疗法　神经根型、椎动脉型和交感神经型颈椎病主要行非手术治疗,包括颈椎牵引、理疗、改善不良工作体位和睡眠姿势;也可配合应用非甾体抗炎药和肌肉松弛等。

2. 手术治疗　非手术治疗半年无效或影响正常工作或生活;或神经根型疼痛剧烈,非手术治疗无效,可采用手术治疗。由于脊髓型颈椎病自然病史为症状逐渐发展加重,故确诊后应及时手术治疗。手术依据颈椎病病理及临床情况决定行颈椎前路或后路手术。手术包括对脊髓、神经构成致压物的组织、椎间盘、骨赘、韧带切除或椎管扩大成形,使脊髓和神经得到充分减压和通过植骨或内固定行颈椎融合,获得颈椎稳定性。

【常见护理诊断/问题】

1. 疼痛　与炎症、神经受压或刺激有关。

2. 焦虑/恐惧　与疾病反复和担心预后及手术有关。

3. 知识缺乏:缺乏功能锻炼与疾病预防的有关知识。

4. 潜在并发症:术后出血、呼吸困难等。

【护理措施】

（一）术前护理

1. 术前准备　包括气管食管推移训练、俯卧位训练、呼吸训练、卧床大小便训练等。以适应前路手术术中牵拉气管操作及后路手术体位变化、术后卧床等。做好术前常规准备,预防性使用抗生素、配血及术中预约C型臂X线机等。需植骨者,备皮时注意供区的皮肤准备。

2. 心理护理　稳定病人情绪,向病人讲解手术目的、过程、注意事项,多与病人交流,给予心理

视频:表现多样的颈椎病

视频:颈椎病的治疗和护理

笔记

支持。

（二）术后护理

1. 一般护理　①体位：行植骨椎体融合者，在搬送病人回病房过程中，要特别注意颈部稳妥固定，一般用围领固定，应有专人护送。回病房后取平卧位，颈部取稍前屈位置，两侧颈肩部放置沙袋限制头颈部偏斜。床边常规备置气管切开包，以备急用。②保持呼吸道通畅：术后要常规进行雾化吸入，鼓励病人深呼吸和有效地咳嗽。

2. 病情观察　密切观察生命体征，如有病情变化，及时报告。

3. 伤口护理　①观察颈部敷料：看有无被渗血湿透，一旦湿透及时更换敷料。②观察颈部组织：看有无肿胀及软组织的张力。③观察呼吸情况：注意病人是否感到憋气、呼吸困难，因出血量达到一定量时，局部肿胀压力增高而气管受压。④引流管护理：固定好伤口引流管，勿扭曲受压；保持引流通畅，记录引流物量、性质。

4. 并发症的预防和护理　①**呼吸困难：是前路手术后最危急的并发症**，一般多发生在术后 1~3 日；主要原因有：切口内出血压迫气管；喉头水肿压迫气管等。病人一旦出现呼吸困难、烦躁、发绀，应立即通知医生，并做好气管切开及再次手术的准备。②其他常见并发症：有脊髓、神经损伤、植骨块移位、脱落、切口感染、肺部感染、压疮等，术后应注意观察，以便及时发现问题并处理。

5. 心理护理　护士应了解病人的心理状态，以及病人和家属对疾病的认知程度。向病人讲解治疗护理措施，关心病人，使其增强战胜疾病的信心，配合治疗。

（三）健康指导

1. 预防指导　向病人普及颈椎病及其预防的常识，纠正不良姿势。

2. 康复指导　教会病人牵引的方法及注意事项，一旦发生病情变化及时就诊。

3. 心理指导　鼓励病人增加自信心、自尊心，学会自我照顾，使心态良好。指导病人家属科学地照护病人，给予心理支持。

4. 保健指导　在工作中，尤其是办公室工作人员，要定时改变姿势，做颈部及上肢活动，或组织做工间操；睡眠时，宜睡硬板床，注意睡眠姿势，枕头高度适当；注意避免头颈部过伸或过屈等损伤。

第二节　腰腿痛病人的护理

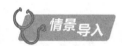 情景导入

情景描述：

卢先生，65 岁，自诉 5 日前腰部不慎扭伤，伤后左腰痛并向左下肢放射，咳嗽时腰腿痛加剧。前来医院就诊。

请思考：

1. 卢先生出现当前症状的主要原因是什么？

2. 如采取保守治疗，目前的主要护理措施是什么？

腰腿痛是临床常见的一组症状，指下腰、腰骶、骶髂、臀部等处的疼痛，可伴有一侧或双侧下肢放射痛、马尾神经受压症状。腰腿痛的病因较多，腰椎间盘突出症和腰椎管狭窄症是导致腰腿痛的常见疾病。

【病因和病理】

（一）腰椎间盘突出症

腰椎间盘突出症（herniation of lumbar intervertebral disk）是指腰椎间盘变性、纤维环破裂，髓核突出，刺激或压迫神经根或马尾神经所引起的一种综合征。20~50 岁为多发年龄，男性多于女性。好发部位**腰 4~5、腰 5 骶 1 椎间盘**。

腰椎间盘突出症的病因：与椎间盘退行性变、急性或慢性损伤、遗传因素、妊娠和发育异常等有关。

1. **椎间盘退行性变是根本原因**　随着年龄的增长,椎间盘逐渐发生退变,纤维环和髓核的含水量逐渐下降,髓核失去弹性,纤维环逐渐出现裂隙。

2. **损伤**　积累损伤是椎间盘退变的主要原因。反复弯腰、扭转等动作最易引起椎间盘损伤,故本病与职业有一定关系。急性的外伤可以成为椎间盘突出的诱发因素。

3. **妊娠**　妊娠期间整个韧带系统处于松弛状态,而腰骶部又承受比平时更大的应力,增加了椎间盘突出的风险。

4. **遗传因素**　有色人种本病的发病率较低。小于 20 岁的青少年病人中约 32% 有阳性家族史。

5. **发育异常**　腰椎骶化、骶椎腰化和关节突不对称等腰骶部先天发育异常,导致下腰椎承受异常应力,从而增加了椎间盘的损害。

根据腰椎间盘突出程度、影像学特征、病理变化及治疗方法可分为五型:膨出型、突出型、脱出型、游离型和 Schmorl 结节及经骨突出型。

（二）腰椎管狭窄症

腰椎管狭窄症(stenosis of the lumbar spinal canal)指腰椎管因某种因素产生骨性或纤维性结构异常,导致一处或多处管腔狭窄,致马尾神经或神经根受压所引起的一种综合征。发病年龄多在 40 岁以上。

其病因有先天或后天之分。先天性椎管狭窄可由于骨发育不良所致,后天性椎管狭窄常见于椎管的退行性变。在椎管发育不良的基础上发生退行性变是腰椎管狭窄症最常见的原因。

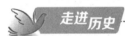

背痛学校（back school）

1969 年 Zachrisson-Forsell 在瑞典首先建立了所谓腰背痛学校(back school)。这种学校的目的是树立病人治疗腰背痛的信心;把病人从被动的个体变为主动的个体,腰椎间盘突出症的保守治疗已不再是单纯的卧床休息,指导病人了解腰背痛的静态性和动态性发病机制,怎样在日常活动中锻炼和保持正确的姿势;对腰椎间盘源性下腰痛有正确的认识,树立科学的态度,不受虚假广告的误导和影响,避免错误治疗;减少个人和社会损耗。

【护理评估】

（一）健康史

了解年龄、职业、家族中有无类似病史,有无先天性椎间盘疾病、腰部手术史,了解有无腰部急性或慢性损伤史,了解受伤经过及诊疗情况。

（二）身体状况

1. 腰椎间盘突出症

（1）**症状**:①腰痛:最早出现,急性剧痛或慢性隐痛;病程长的病人行走时疼痛难忍,弯腰、咳嗽、排便等用力时尤甚。②坐骨神经痛:最多见,见于腰 4~5、腰 5 骶 1 椎间盘突出者;多为单侧,疼痛从下腰部向臀部、下肢、足背或足外侧放射,可伴有麻木感;中央型椎间盘突出症可有双侧坐骨神经痛,咳嗽、打喷嚏等使腹内压增高时疼痛加剧。③马尾神经受压症状:中央型突出的髓核或脱垂游离的椎间盘组织压迫马尾神经,出现鞍区感觉异常,大小便功能障碍。

（2）**体征**:①腰椎侧凸:是为了减轻神经根受压所引起疼痛的姿势性代偿畸形。②腰部活动受限:腰部各方向的活动均受到不同程度的影响,以前屈受限最明显。③压痛、叩痛:在病变椎间隙的棘突间有压痛、叩击痛,按压棘突旁侧 1cm 处有向下肢的放射痛。④直腿抬高试验及加强试验阳性:病人仰卧,伸膝,被动抬高患肢,抬高在 60° 以内即可出现坐骨神经痛则为直腿抬高试验阳性。在阳性基础上,缓慢降低患肢高度,待放射痛消失,这时再被动背屈患肢踝关节以牵拉坐骨神经,再次出现放射痛称则为加强试验阳性。⑤神经系统表现:腰 5 神经根受累时,患侧小腿前外侧和足背内侧的痛、触觉减退,踇趾背伸力降低;骶 1 神经根受累时,外踝附近及足外侧的痛、触觉减退,足跖屈无力,踝反射减弱或消失。

文档:腰椎间盘突出症的分型

笔记

2. **腰椎管狭窄症**

（1）症状：①间歇性跛行：多见于中央型椎管狭窄或重症病人，常在行走数百米或更短的距离后下肢疼痛、麻木、无力，需蹲下休息数分钟后，方可继续行走，但继续行走后又复现上述症状。②**腰腿痛**：可有腰背痛、腰骶部痛或下肢痛；下肢痛为单侧或双侧，站立位、过伸位或行走过久时疼痛加重，前屈位、蹲位及骑自行车时疼痛减轻或消失。③马尾神经受压症状：表现为双侧大小腿、足跟后侧及会阴部感觉迟钝，大、小便功能障碍。

（2）体征：病人症状常较体征严重。腰椎生理前凸减少，腰部背伸受限，前屈正常。

（三）辅助检查

1. 影像学检查是重要手段。

（1）腰椎间盘突出症：①X线检查：可提示脊柱侧凸，椎体边缘增生及椎间隙变窄等退行性变。②CT检查和MRI检查：可显示椎管形态、椎间盘突出的程度和方向等，MRI检查还能显示脊髓、髓核、马尾神经、脊神经根的情况。

（2）腰椎管狭窄症：①X线检查：腰椎X线片除可显示椎体、椎间关节和椎板的退行性变外，可测量腰椎管的矢径与横径。②CT检查和MRI检查：可显示脊髓、脊神经根、马尾神经受压情况。

2. 电生理检查，如肌电图等可明确神经受损的范围及程度。

（四）心理-社会状况

腰腿痛直接影响病人的工作与生活，病人常因疼痛和活动受限而烦恼、焦虑、恐惧。病人和家属常因对疾病缺乏认知而恐惧。

（五）处理原则

1. 腰椎间盘突出症

（1）非手术治疗：适用于初次发病，病程较短的病人；休息后症状可以自行缓解者；或由于病人自身原因不能施行手术；不同意手术者。治疗方法包括：卧床休息（一般严格卧床3周，佩戴腰围逐步下地活动）、非甾体类抗炎药、持续牵引、理疗等。

（2）手术治疗：经半年以上非手术治疗无效，且病情逐渐加重，影响工作和生活；或巨大、骨化椎间盘、中央型椎间盘突出压迫马尾神经者。可采取椎板切除和髓核摘除术或经皮穿刺髓核摘除术。

2. 腰椎管狭窄症

（1）非手术治疗：症状轻者可非手术治疗缓解。

（2）手术治疗：主要目的是解除对硬脊膜及神经根的压迫。适用于：①症状严重，非手术治疗无效。②神经功能障碍明显，特别是马尾神经功能障碍者。手术方法常行椎管减压术，必要时同期行脊柱融合内固定术。

【常见护理诊断/问题】

1. **疼痛**　与椎间盘突出、肌肉痉挛、不舒适的体位有关。

2. **躯体移动障碍**　与疼痛、肌肉痉挛有关。

3. **焦虑/恐惧**　与担心预后及手术有关。

4. **潜在并发症**：肌肉萎缩，神经根粘连。

【护理措施】

（一）术前护理

1. **疼痛护理**　①卧硬板床：卧位可降低椎间盘压力（比站立时低50%），缓解疼痛；抬高床头20°，膝关节屈曲，膝、腿下可垫枕，增加舒适感。②佩戴腰围：卧床3周后，可戴腰围下床活动。③**有效牵引**：牵引病人注意观察体位、牵引力线及重量是否正确，维持反牵引；经常检查牵引带压迫部位的皮肤有无疼痛、发红、破损、压疮等；牵引病人应加强基础护理，如做好清洁卫生工作、协助病人床上使用便盆等。④**镇痛**：遵医嘱适当给予镇痛剂等药物，缓解疼痛，以保证充足睡眠。

2. **活动与功能锻炼**　①指导起卧：腰腿痛病人起卧困难，应予以指导帮助：病人将身体先移向床的一侧，用胳膊将身体撑起，保持脊柱中立，移坐在床的一侧，将脚放在地上，利用腿部肌肉收缩使身体由坐位改为站立位；躺下时按相反的顺序依次进行。②指导活动锻炼：病人未固定关节要进行全范围关节活动，加强腰背肌功能锻炼；活动受限者，病情许可时帮助病人活动各关节、按摩肌肉，以促进血液循环,防止肌肉萎缩和关节僵直;能下床者逐渐加大活动量及范围。③避免损伤:嘱病人避免做弯腰、长期站立或上举重物等动作,以防腰部肌肉痉挛,加重疼痛。

3. 术前准备　向病人解释手术方式及术后暂时出现的问题,如疼痛、麻木等。训练正确翻身、床上使用便盆及术后功能锻炼的方法。做好术前常规准备。

4. 心理护理　①向病人解释疾病的发生、发展情况及影响因素。②讲明减少或预防疼痛发作的措施,减轻病人的心理负担;③鼓励病人与家属的交流,使家属能够积极帮助病人克服困难及心理压力;同时介绍病人与病友进行交流,以增加病人的自尊和自信。

视频:轴线翻身技术

（二）术后护理

1. 体位　术后平卧,麻醉清醒、生命体征平稳 2 小时后,护士应每隔 2~3 小时协助病人轴线翻身,即翻身时指导病人双手交叉放于胸前,双腿自然屈曲,两名护士 1 人扶肩背部,1 人托臀部及下肢,同时将病人翻向一侧,肩背部及臀部各垫软枕支撑。

2. 病情观察　遵医嘱及时监测生命体征、双下肢感觉、运动情况,并做好记录。

3. 切口护理　观察切口敷料有无渗湿,注意渗出液的量、性质。敷料渗湿后要及时更换。

4. 引流的护理　观察、记录引流液的量、颜色、性质,根据引流情况,一般引流管于**术后 24~48 小时拔除**。

5. 功能锻炼

（1）四肢关节锻炼:可防止关节僵硬,卧床期间应坚持定时活动四肢关节。

（2）**直腿抬高锻炼**:可防止神经根粘连和肌肉萎缩。直腿抬高锻炼,术后 1 日可开始进行,每分钟 2 次,抬放时间相等,每次 15~30 分钟,每日 2~3 次;抬腿幅度逐渐增加。

（3）**腰背肌锻炼**:可增强腰背肌力和脊柱的稳定性(图 34-1)。应根据术式及医嘱,指导病人锻炼腰背肌。术后 7 日开始,用五点支撑法,1~2 周后采用三点支撑法;每日 3~4 次,根据病人情况循序渐进增加。

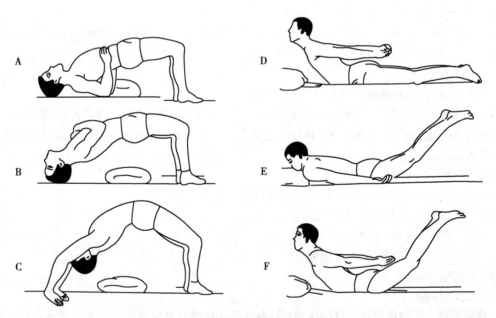

图 34-1　腰背肌锻炼仰卧法和俯卧法
A. 五点支撑法;B. 三点支撑法;C. 四点支撑法;D. 上肢及头后伸;E. 下肢及腰部;F. 整个身体后伸

（4）**行走训练**:一般卧床 2 周后借助腰围或支架适当下床活动。

6. 并发症的预防　常见并发症为神经根粘连和肌肉萎缩。要协助指导病人术后功能锻炼。

（三）健康指导

1. 传播知识　教会病人及家属有关腰腿痛的防治知识。

2. 佩戴围腰　神经受压的病人,应戴围腰 3~6 个月,直至神经压迫症状解除。

3. 正确姿势　指导正确坐、卧、立、行和劳动姿势,以减少急、慢性损伤发生的机会(图 34-2)。

笔记

（1）卧姿：卧硬板床，①侧卧位：屈髋屈膝，两腿分开，上腿下垫枕，避免脊柱弯曲的蜷缩姿势。②仰卧位：可在膝、腿下垫枕，避免头前倾、胸部凹陷的不良姿势。③俯卧位：可在腹部及踝部垫薄枕，以使脊柱肌肉放松。

（2）走姿：行走时抬头、挺胸、收腹，腹肌有助于支持腰部。

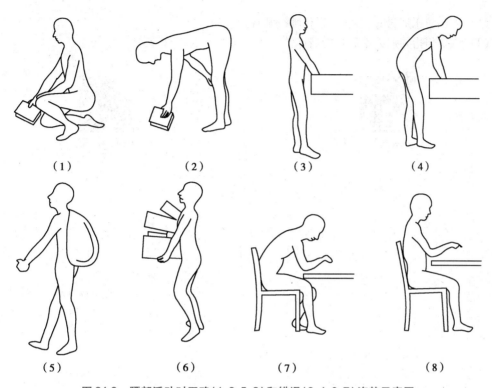

（1）　　　　　　（2）　　　　　　（3）　　　　　　（4）

（5）　　　　　　（6）　　　　　　（7）　　　　　　（8）

图 34-2　腰部活动时正确（1、3、5、8）和错误（2、4、6、7）姿势示意图

（3）坐姿：坐时最好选择高度合适、有扶手的靠背椅，注意身体与桌子的距离适当，使膝与髋保持在同一水平，身体靠向椅背并在腰部衬一靠垫。

（4）站姿：站立时应尽量使腰部平坦伸直，收腹、提臀。

（5）体位变换：避免长时间用同一姿势站立或坐位。站立一段时间后，将一只脚放在脚踏上，双手放在身前，身体稍前倾。长时间伏案工作者，应积极参加工间操活动，以避免慢性肌肉劳损。勿长时间穿高跟鞋站立或行走。

（6）借力避伤：正确应用人体力学原理劳动，避免损伤。例如：①站立举重物：应高于肘部；避免膝、髋关节过伸。②蹲位举重物：背部应伸直勿弯。③搬运重物：宁推勿拉。④搬抬重物：应将髋膝弯曲下蹲，腰背伸直，主要应用股四头肌力量，用力抬起重物再行走，避免采取不舒适或紧张的体位和姿势。

（7）做好劳动保护：腰部劳动强度大时应配戴有保护作用的宽腰带。参加剧烈运动时，应注意运动前的准备活动和运动中的保护措施。

4. 腰背肌锻炼　应循序渐进加强腰背肌功能锻炼，以增加脊柱的稳定性。

5. 加强营养，以减缓机体组织和器官的退行性变。

（张国华）

思考题

1. 胡先生，60 岁，主诉颈部疼痛伴四肢麻木无力 2 年，加重 1 个月入院。入院诊断：脊髓型颈椎病。入院完善术前检查后行颈椎前路手术，术后 26 小时出现呼吸困难，进行性加重、烦躁。

请问：

（1）出现呼吸困难的最可能的原因是什么？

（2）遇到这种情况应采取哪些护理措施？

2. 张先生,40岁,主诉间断性腰部疼痛伴左下肢放射痛 1 年,加重 1 周入院。CT 检查示:腰 4、5 椎间盘突出,相应神经根明显受压。入院诊断:腰椎间盘突出症。入院后完善相关术前检查后,行半椎板减压、髓核摘除术,术后生命体征平稳。

请问:

（1）为预防压疮,如何对病人进行轴线翻身护理？

（2）该如何指导病人术后功能锻炼？

思路解析

扫一扫,测一测

第三十五章　常见骨肿瘤病人的护理

学习目标

1. 掌握骨软骨瘤、骨肉瘤和骨巨细胞瘤的护理措施和健康指导。
2. 熟悉常见骨肿瘤的临床表现、处理原则、护理评估、常见护理诊断/问题。
3. 了解骨肿瘤的概念、病理及分类。
4. 学会常见骨肿瘤病人进行护理方法，能运用护理程序对病人实施整体护理。
5. 注重人文关怀，能与病人有良好的沟通。

　　凡发生在骨内或起源于各种骨组织成分的肿瘤，不论是原发性、继发性、还是转移性肿瘤，统称为**骨肿瘤**。

　　原发性骨肿瘤中，良性比恶性多见。前者以骨软骨瘤多见，后者以骨肉瘤多见。骨肿瘤的发病具有年龄特点，如骨肉瘤多见于青少年，骨巨细胞瘤多见于成人，而骨髓瘤多见于老年人。解剖部位对肿瘤的发生很有意义，骨肿瘤多发生于生长活跃的长骨干骺端，如股骨远端、胫骨近端，而骨骺则很少受影响。

情景导入

情景描述：

　　张同学，男，15岁，参加1500米比赛后感到右膝部明显疼痛，由同学陪同到骨科就诊，自述该部位已反复疼痛一年余。

　　请思考：

1. 右膝部出现疼痛的最可能原因是什么？
2. 如需手术治疗，术前应做哪些准备？术后的主要护理措施包括哪些？

【病理及分类】

　　骨肿瘤分为原发性和继发性两大类，原发性骨肿瘤是由骨组织及其附属组织本身所发生的肿瘤；继发性骨肿瘤是由其他器官或组织发生的恶性肿瘤，通过血液循环、淋巴转移或直接浸润到骨组织及其附属组织所发生的肿瘤。按骨肿瘤的细胞来源可有骨性、软骨性、纤维性、骨髓性、脉管性、神经性等。根据肿瘤组织的形态、细胞的分化程度及细胞间质的类型，可分为良性、中间性和恶性三大类。

知识链接

骨肿瘤的外科分期

骨肿瘤的外科分期采用 G-T-M 分期系统,有利于制定手术方案,指导骨肿瘤的治疗。G (grade)表示病理分级。共分三级:G_0 为良性,G_1 为低度恶性,G_2 为高度恶性。T(territory)表示肿瘤与解剖学间隔的关系。T_0 囊内,T_1 间室内,T_2 间室外。M(metastasis)表示远处转移。分为:M_0 无远处转移,M_1 有远处转移。

【护理评估】

（一）健康史

了解病人的年龄、性别、职业、工作环境、生活习惯、既往有无肿瘤病史或手术治疗史,家族中有无肿瘤病人。

（二）身体状况

1. 骨软骨瘤　是一种常见的软骨源性的良性肿瘤,多见于生长活跃的干骺端,如股骨下端、胫骨上端和肱骨上端。早期无症状,当肿瘤生长到一定大时,可因压迫周围组织,如肌腱、神经、血管等感到疼痛而影响功能。大多数病人是在无意中发现骨性肿块而就诊的。

2. 骨巨细胞瘤　为交界性或行为不确定的肿瘤。可分为巨细胞瘤和恶性巨细胞瘤。好发于长骨干骺端和椎体,特别是股骨远端和胫骨近端。主要症状为局部疼痛和肿胀,随肿瘤的生长而疼痛加重,局部包块压之有乒乓球样感觉和压痛。若侵及关节软骨,将影响关节功能,骨质破坏过多可发生病理性骨折。

3. 骨肉瘤　是原发性恶性骨肿瘤中最常见的肿瘤,主要症状是进行性加重的疼痛,开始时呈间歇性发作的隐痛,逐渐转为持续性剧痛,夜间尤甚。患肢关节有不同程度的功能障碍。病变局部肿胀,很快形成肿块,局部皮温增高,浅静脉怒张。可伴有全身恶病质表现。

（三）辅助检查

X 线检查示:**骨软骨瘤**是在长管骨的干骺端从皮质突向软组织的骨性突起,或呈杵状、蒂状、或鹿角状,皮质相连续,髓腔相通;软骨帽可呈不同程度钙化(图 35-1)。**骨巨细胞瘤**为干骺端病灶为偏心性、溶骨性、囊性破坏而无骨膜反应,病灶骨皮质膨胀变薄,呈**肥皂泡样改变**(图 35-2)。**骨肉瘤**示病变部位成骨性、溶骨性或混合性骨质破坏,边界不清,病变区可有排列不齐、结构紊乱的肿瘤骨。肿瘤生长使骨膜突起,形成骨膜下三角形新骨(Codman 三角),形成的反应骨和肿瘤骨呈"日光射线"现象,周围有软组织肿块阴影(图 35-3)。

（四）心理-社会状况

肿瘤治疗过程持续时间长、损害较大,常造成身体外观的改变和遗留残疾,对病人的身心健康影响较大。尤其恶性骨肿瘤,多为青少年,病人往往难以接受,对预后缺乏信心,出现焦虑、恐惧,甚至轻

视频:骨巨细胞瘤

视频:骨肉瘤

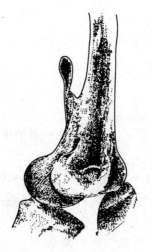

图 35-1　股骨下端骨软骨瘤

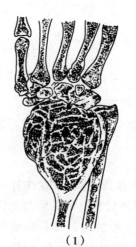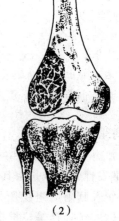

（1）　　　　（2）

图 35-2　骨巨细胞瘤
（1）桡骨远端骨巨细胞瘤;（2）股骨下端骨巨细胞瘤

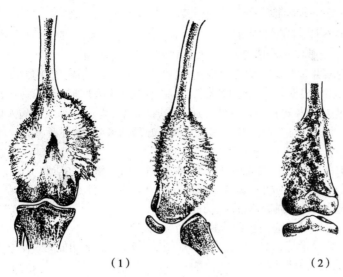

图 35-3　股骨下段骨肉瘤
(1)可见日光放射状阴影;(2)可见骨破坏和骨膜增生

生。在治疗过程中,对手术前后化疗的认识和准备不足;对截肢手术和术后肢体外观改变缺乏承受能力。因此,需对上述问题进行全面评估,以判断病人和家属的心理承受程度和所需护理。

（五）处理原则

1. 骨软骨瘤　一般无需治疗。若肿瘤生长过快,有疼痛或影响关节功能,或有压迫症状,或有恶变可能者,应早期手术切除。

2. 骨巨细胞瘤　以手术治疗为主,采用切除术加灭活处理,再植入自体或异体骨或骨水泥,但易复发。化疗无效,放疗虽有效,但易发生照射后肉瘤变。

3. 骨肉瘤　治疗的措施是术前大剂量化疗,然后根据肿瘤浸润范围做根治性切除瘤段、假体植入的保肢手术或截肢术,术后继续大剂量化疗的综合治疗。

【常见护理诊断/问题】

1. 焦虑/恐惧　与肢体功能丧失或担心预后有关。

2. 慢性疼痛　与肿瘤浸润或压迫神经有关。

3. 躯体活动障碍　与疼痛或肢体功能受损有关。

4. 知识缺乏:对疾病的诊疗措施、预后等缺乏应有的了解。

【护理目标】

1. 病人能顺应身体的改变。

2. 病人疼痛缓解。

3. 病人无意外伤害。

4. 病人对骨肿瘤的治疗措施、预后等有所了解。

【护理措施】

（一）术前护理

1. 一般护理

(1) 营养护理:饮食宜清淡,易消化。鼓励病人摄取足够营养,合理进食高蛋白、高糖、多维生素饮食。必要时进行少量多次输血和补液,以增强抵抗力,为手术治疗创造条件。

(2) 活动和休息:应嘱咐病人下地时患肢不要负重,以防发生病理性骨折和关节脱位而发生意外损伤;脊柱肿瘤的病人应绝对卧床休息,避免下床活动以防止脊柱骨折造成截瘫,指导病人做松弛活动。对于允许下床活动而不能走动的病人,可利用轮椅帮助病人每天有一定的室外活动时间。对无法休息和睡眠的病人,应注意改善环境,必要时睡前给予适量的镇静止痛药物,以保证病人休息。

2. 疼痛护理

(1) 非药物镇痛:协助病人保持舒适体位并经常改变;转移病人注意力,如看电视、听音乐及其他消遣活动,消除紧张情绪。

(2) 药物镇痛:晚期难以控制的疼痛对病人威胁很大,可按 WHO 提出的癌性疼痛三阶梯止痛方

视频:骨肿瘤的临床表现和影像诊断

案遵医嘱进行处理。

3. 术前准备　①脊柱、下肢手术者,手术前 1 日晚肥皂水灌肠,防止术后长时间卧床而腹胀。②骶尾部手术,术前三天服用肠道抗菌药物,手术前 1 日晚清洁灌肠。

4. 心理护理　观察并理解病人的心理变化,给以心理安慰和支持,消除焦虑、恐惧,使病人情绪稳定,耐心向病人解释病情,根据病人的心理状态,要注意保护性医疗措施。解释治疗措施尤其是手术治疗对挽救生命、防止复发和转移的重要性。通过语言、表情、举止和态度给病人以良性刺激,使病人乐观地对待疾病和人生。同时要注意社会因素对病人心理的影响,做好亲属的心理指导。

（二）术后护理

1. 病情观察　①密切观察残肢端创口情况,观察创口引流液的性质和引流量,注意有无出血、水肿、水疱、皮肤坏死及感染。及时更换敷料。②用石膏外固定时,注意肢端血运情况,鼓励病人适当作肌肉收缩活动,石膏解除后,加强锻炼,促进功能恢复。

2. 控制感染　遵医嘱及时应用抗菌药物,预防感染。

3. 指导病人进行残肢锻炼,以增强肌力,保持关节活动的正常功能,鼓励病人使用辅助工具(拐杖),早期下床活动,为安装假肢做准备。

4. 心理护理　截肢或关节离断术后,病人往往出现某些精神失常症状,称为"创伤性精神病",所以要有专人护理,防止病人发生意外。术后出现幻肢痛应解释原因,对症处理。

（三）动脉灌注病人的护理

主要用于四肢骨肉瘤的治疗。术前向病人解释动脉灌注的方法及意义,取得病人的配合。术后要密切观察生命体征及切口部位,警惕大出血的发生。抬高患肢,注意患肢端血运情况。注意药物的毒性反应,如高热,可用物理或药物降温,如恶心、呕吐严重者,可给予液体疗法。

（四）化疗病人的护理

应了解和掌握化学治疗药物的作用和毒性反应,掌握药物的浓度,定时查血常规,了解抗癌药物对骨髓功能的抑制程度。贫血重者应给予输新鲜全血;白细胞减少时,要防止感染,必要时采取隔离措施;血小板减少时注意观察出血情况,必要时给予成分输血。定期查肝、肾功能,以了解抗癌药物对其损害情况。做好化疗并发症的护理。

（五）健康指导

1. 向病人讲解骨肿瘤的一些情况,随着肿瘤的综合性治疗的发展,树立战胜疾病的信心,稳定情绪,促进身心健康。

2. 告诉病人合理应用镇静止痛药物,提高病人的生活质量。

3. 指导病人进行各种形式的功能锻炼,最大限度地提高病人的生活自理能力。

4. 嘱咐病人按时复查,出现异常情况如局部肿胀、疼痛等应及时就诊。

【护理评价】

通过治疗和护理,病人是否:①心态平衡,适应身心改变;②疼痛缓解;③没有意外伤害;④对骨肿瘤的治疗措施、预后等有所了解。

（张国华）

思考题

刘女士,21 岁。主诉右大腿下端疼痛、肿胀,逐渐加重 2 个月入院。查体:右大腿下端明显肿胀,静脉怒张,局部皮温增高,触及质硬肿物,明显压痛,右膝关节活动受限。X 线检查示:右股骨下端骨质溶解,可见日光放射状阴影和 Codman 三角。临床诊断为:右股骨下端骨肉瘤。

请问:

(1) 如何对该病人进行疼痛护理?

(2) 截肢术后应采取哪些护理措施?

思路解析

扫一扫,测一测

学习目标

1. 掌握断肢（指）再植病人的护理措施、急救护理。
2. 熟悉断肢（指）再植病人的临床表现、处理原则、常见护理诊断/问题。
3. 了解断肢（指）病人再植的病因和病理。
4. 学会常见断肢（指）再植病人的护理知识和技能，能运用护理程序对病人实施整体护理。
5. 具有高度责任感和尊重、爱护病人，能与病人进行良好的沟通。

　　对完全离断或不完全离断的肢体，通过一系列外科手术，将肢体重新缝合回机体原位，恢复血液循环，使其完全存活并最大限度地恢复其功能，即称为断肢（指）再植。

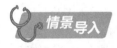

情景导入

情景描述：

　　李女士，50岁，20分钟前在砍东西时不慎砍下左手示指两节，残指用毛巾包扎，有渗血，由家人护送来急诊科，并携带离断手指就诊。

　　请思考：

1. 应采取哪些急救措施？
2. 术前应采取哪些护理措施？

【病因和病理】

　　根据离断肢体损伤的原因和性质，可分为三大类：①切割性断肢：多由锐器造成损伤，因其断面比较整齐，周围组织损伤较轻，再植术成功率高。②碾压性断肢：多由运行机器、交通工具或重物造成损伤，因组织损害较严重，断面不整齐，可能伴有明显污染，但是比较局限，经清创处理后，即可成为切割性断肢，所以再植术的成功率仍较高。③撕裂性断肢：多由转动机械引起，损伤组织不在同一断面，造成肢体较广泛的撕裂伤，再植时需要较复杂的血管、神经、肌腱的修复，所以再植术的成功率和功能恢复程度都较差。

【护理评估】

（一）健康史

　　了解病人的年龄、性别、职业等情况；评估病人受伤史，包括受伤的原因、时间、地点、程度、受伤部位、急救情况、离断肢（指）体保存情况等，伤后的病情变化和就诊前的处理情况。有无其他疾病和药物应用情况。

（二）身体状况

1. 局部情况 ①完全断离是指离断部位的近端和远端无任何组织相连接,或者只有少量组织相连,但也已损伤,在清创时必须将这部分组织切断者。②不完全断离是伤肢的软组织大部分离断,断面有骨折或关节脱位,残留相连的软组织较少,主要血管断裂或栓塞发生坏死。评估断面出血情况,损伤程度、性质、污染情况;不完全断离的肢(指)体的血管、神经、肌肉、肌腱及骨骼的损伤情况;止血、包扎、固定情况等。

2. 全身情况 与断肢(指)的原因、部位、程度有关,严重者可有失血性休克或创伤性休克的表现。注意有无其他部位受伤或其他系统、器官功能障碍。

（三）辅助检查

血常规检查了解失血情况,出凝血时间检查,肝、肾功能检查,X线片检查等。

（四）心理-社会状况

评估病人受惊吓的程度,有哪些不良的心理反应,如焦虑、恐惧、悲哀等。评估病人及家属的愿望、经济情况和是否了解术后康复的重要性。

（五）处理原则

处理要从现场急救开始。现场急救包括止血、包扎、固定患肢、离断断肢(指)保存及迅速运送等方面。积极抗休克并做好手术前的准备,力争早期手术,包括彻底清创、重建骨支架、缝合肌肉(腱)、重建血液循环、缝合神经、闭合创口、包扎等。

【常见护理诊断/问题】

1. 焦虑/恐惧 与肢体离断、担心手术成功与否有关。
2. 有感染的危险 与开放性损伤有关。
3. 组织灌注量改变 与血管断离或血管吻合栓塞有关。
4. 躯体移动障碍 与再植肢体功能不全有关。
5. 知识缺乏:缺乏功能锻炼的有关知识。

【护理措施】

（一）现场急救护理

1. 病情观察 注意病人的全身情况,根据神志、脉搏、呼吸、血压等来判断病人有无休克及其他危及生命的合并性损伤,如有异常,应迅速抢救。昏迷病人的要注意保持呼吸道的通畅。

2. 残肢急救 一般采用局部加压包扎即可,尽量少用或不用止血带,如有搏动性出血,可考虑用止血带,使用止血带要记录时间,每隔60分钟放松止血带5分钟,以防肢体坏死。如果离断部位较高,如在肩下或髋下,无法使用止血带,而加压包扎又不能控制出血时,则可用钳夹止血。保护好残肢,必要时固定制动,避免继发损伤和减少污染。

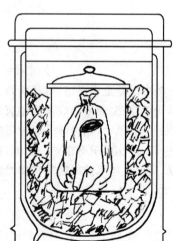

图36-1 断离肢体冷藏法

3. 离体肢的处理 如果断肢(指)仍在机器中,切勿将其强行拉出,更不要倒转机器取出,以免加重断肢(指)的损伤,应立即停机,拆机取出离体肢(指)。离体组织在常温下缺血数小时后,即可发生坏死,所以应尽快用无菌或清洁敷料包裹断离的肢体,立即用干冻冷藏的方法保存(图36-1),方法是先将包裹好的离体肢放入干净的塑料袋内,再置于一容器中,周围放冰块和水各一半,这样离体肢不与冰块直接接触,防止冻伤,**切忌将断离肢体浸泡在任何液体中**。

4. 迅速转送 用最快的速度转送病人到有再植条件的医院,记录受伤和到达医院时间。送达医院后,迅速将断肢送手术室用肝素盐水灌注,冲洗后用无菌湿纱布包好,外层再用干纱布包好,置于无菌容器内,放入4℃的冰箱内冷藏,不能放入冰冻层内。如为多指离断,应分别包好,标记好指别,尤其是要注意左右手的标记。

（二）术前护理

1. 一般护理　尽快详细地了解病人的受伤史、现场急救情况、断离肢体的保存方法等情况。注意有无伴发损伤，如休克、急性肾功能衰竭等。

2. 全身支持　根据具体情况，给予及时、足量的输血、输液，有呼吸困难者，给予吸氧，提高病人对再植术的耐受能力。应用抗生素预防感染。

3. 术前准备　做好术前一般准备，手术部位的皮肤准备，急查血常规、血型及配血，留置导尿管，并取尿标本送检。

4. 心理护理　病人面对断肢（指）这一残酷的事实，常常感到恐惧。担心手术是否成功、将来是否会留下残疾、术后功能恢复等。护士应了解病人心理变化，增强其治疗疾病的信心，使其配合治疗。

（三）术后护理

1. 一般护理

（1）了解手术情况，如手术是否顺利，骨折内固定情况，血管、神经、肌腱、肌肉等修复的情况。

（2）断肢再植术后一般卧床 10 日左右，适当限制活动，注意受压部位的护理，防止压疮发生。做好生活护理。

2. 病情观察

（1）观察生命体征：定时测体温、脉搏、呼吸、血压；记录 24 小时液体出入量。

（2）**再植肢体观察与护理**：①**制动**：患肢适当限制活动，抬高患肢，使再植肢体抬高至略高于心脏的位置，以利静脉回流，但位置勿过高，以免影响血运。②**测定局部皮温**：一般要求在术后 10 日内，每 1～2 小时测皮温 1 次，做好记录。如皮温突然下降，相差 3℃ 以上时，则提示为静脉栓塞。注意双侧测温部位应固定，时间要恒定，避免外界因素影响。③**严密观察再植肢体的颜色、肿胀情况及毛细血管回流情况**，并做好记录。皮肤颜色有红润变为苍白、皱纹加深、皮温降低、指（趾）腹塌陷、毛细血管充盈时间延长（超过 2 秒以上）、动脉搏动减弱或消失，提示**动脉危象**，即动脉痉挛或栓塞；若皮肤颜色紫暗、皮纹变浅或消失、皮温下降、指（趾）腹膨胀、毛细血管充盈时间缩短（少于 1 秒）、动脉搏动存在，提示**静脉危象**，即静脉回流障碍。如肢体有肿胀，应定位、定时测肢体周径，做好记录，以观察肿胀是否加重。毛细血管充盈时间及肢体肿胀的观察很少受外界因素的干扰，能客观地反映肢体血循环情况，要求术后 3 日内每小时观察记录 1 次。**血管危象多发生在术后 48 小时内**，一旦发现血管危象的迹象，应立即通知医生，协助处理：首先解除血管外的压迫因素，完全松解外包扎，如血循环无好转，再拆除部分缝线，清除积血，降低局部张力，并加强保暖，可同时使用低分子右旋糖酐、妥拉唑啉等抗凝解痉药物。

3. 预防　病人术后最好住单间病房，室内空气和器物每日消毒 1 次，注意地面应定时用消毒液擦拭。术后 1～2 周室温要求控制在 20～25℃，避免因低温引起血管痉挛，室内的湿度为 50%～60% 为宜，有专人护理，限制入室及探视人员。应用抗生素预防感染，尽量经肌内注射用药，减少静脉用药，以防静脉血栓及炎症；严禁病人及其他人员在病房内吸烟，以避免患肢（指）刺激引起血管痉挛。

4. 用药护理　根据医嘱，及时适量地应用抗凝剂和扩张血管的药物，以保证血液循环畅通。

5. 功能锻炼　术后 3 周内主要为软组织愈合创造条件，可做适当的按摩、理疗、轻微伸屈未制动的关节。**4～6 周以主动活动为主**，可做关节伸屈、握拳等活动，以防关节僵直、肌肉粘连和萎缩，注意被动活动要轻柔。6～8 周以促进神经功能恢复、瘢痕软化为主，此时骨折已基本临床愈合，可加强受累关节各方位的主动活动，配合使用理疗、中药熏洗等，以促进肢体的运动和感觉功能恢复。

6. 心理护理　护士应倾听病人的内心感受，分析病人的心理状态，关心体贴安慰病人，针对性讲解相关知识及功能锻炼的重要性，让病人积极主动配合治疗和护理，使断肢（指）不仅成活，而且功能得到恢复。

（四）健康指导

1. 注意安全，加强劳动保护；告知病人术后注意事项，如坚持戒烟，不到有吸烟人群的场所，寒冷季节注意患肢保暖。

2. 解释术后早期功能锻炼的重要性及方法，协助病人制订功能锻炼计划。

视频：断肢再植的术后处理

3. 定期复查,如有异常及时就诊。

4. 若肌腱粘连应行松解术,若肌腱、神经需二期修复,应尽早进行。

 走进历史

断肢再植历史

我国陈中伟等 1963 年首次报告断肢再植(limb replantation)成功,1965 年又成功地进行了断指再植(digital replantation)。40 余年来,我国断肢(指)再植取得了一系列突破性进展,一直处于国际领先地位。断肢(指)再植在我国已普及到基层医院、边疆偏僻地区、高原寒冷地区。不少末节断指再植成活率在 90% 以上,并有多例 10 指同时断离,10 指均再植成活。今后不仅注意成活率的提高,更应注意再植肢体的功能恢复。

（张国华）

思考题

韦先生,47 岁,因左小腿被机器齿轮碾压造成完全性离断 6 小时入院。病人自述在工作中不慎将左腿踏入转动的机器中。查体:面色苍白,血压 90/60mmHg,脉搏细弱,左小腿截断在上 1/3,远端残存,小腿下 1/3 及足部尚完整。X 线检查左胫腓骨距膝关节 6cm,下端缺如,断端有碎骨块。

请问:

（1）应立即对该病人采取哪些急救措施?

（2）病人行断肢再植术,术后应对再植肢体采取哪些护理措施?

思路解析

扫一扫,测一测

学习目标

1. 掌握常见关节置换病人的护理措施、健康指导。
2. 熟悉关节置换病人的常见护理诊断/问题。
3. 了解的常见髋、膝关节置换术的适应证和禁忌证。
4. 学会常见髋、膝关节置换术后病人护理方法,能运用护理程序对病人实施整体护理。
5. 注重人文关怀,具有与病人良好的沟通能力。

随着老龄化社会的到来,髋、膝骨关节病的发病日益增多,人工关节置换术是目前治疗晚期骨关节病最终、最有效的方法,它可以通过一个功能接近正常的假体,解除病人关节疼痛、矫正畸形、恢复和改善关节的运动功能,提高了病人生活质量。近年来,人工关节置换术发展迅速,我国每年有大量病人接受人工关节手术,如今髋关节和膝关节置换手术成功率达95%以上,而术后并发症的防治及康复锻炼对术后病人肢体功能恢复非常重要。

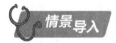

情景描述:

王女士,61岁,2月前左股骨头缺血性坏死行人工全髋关节置换术,1周前病人左髋部局部出现红肿、伤口破溃流脓而收住入院。

请思考:

1. 该病人目前出现什么情况,应进一步做哪些检查?
2. 如何预防其发生?

第一节 人工髋关节置换病人的护理

【概述】

人工全髋关节置换术(total hip replacement,THR)是通过置入人工全髋关节假体治疗髋关节疾病的一项外科技术,是最常见的成人髋关节重建手术。包括人工股骨头置换术和全髋关节置换术,其具有解除髋部疼痛,增加关节稳定及活动度,纠正关节畸形等作用,从而提高病人生活质量。

组图:股骨
颈骨折全髋
关节置换

适应证:①髋关节骨性关节炎,包括原发性和继发性;②类风湿关节炎;③强直性关节炎;④股骨头缺血性坏死;⑤股骨颈骨折;⑥骨肿瘤,包括股骨近端或髋臼的肿瘤。

禁忌证:①病人一般情况差,有严重心、肺、脑、肾等重要器官疾患,不能耐受麻醉和手术者;②髋关节或其他任何部位的活动性感染;③髋关节周围肌肉瘫痪;④因其他严重疾病病人术后不能下地行走者。

【常见护理诊断/问题】

1. 焦虑/恐惧　与担心手术效果及并发症有关。

2. 皮肤完整性受损　与卧床及营养状态有关。

3. 舒适改变　与疼痛及术后强迫体位有关。

4. 知识缺乏:缺乏术前准备及术后注意事项、功能锻炼的有关知识。

5. 潜在并发症:假体脱位、感染、下肢深静脉血栓形成等。

【护理措施】

（一）术前护理

1. 一般护理　详细了解病人的病史,掌握病人的身体状况;术前戒烟;停止服用非甾体类抗炎药(如阿司匹林),以防止出血或影响肾功能;床上练习使用便器,避免术后尿潴留、便秘的发生。

2. 全身支持　根据病人全身评估情况,积极治疗并存疾病,如高血压、糖尿病等。

3. 术前准备　卧床大小便训练以适应术后卧床等;做好骨科术前一般准备,预防性使用抗生素、配血及术中预约C型臂X线机等;检查血常规、凝血功能、血型、红细胞沉降率、C反应蛋白、肝肾功能;胸片、心电图、骨盆正位片、MRI等检查。

4. 心理护理　病人面对关节假体置换的事实,常常感到焦虑和恐惧。担心手术是否成功、术后肢体功能恢复情况等。护士应了解病人心理变化,向病人介绍手术的必要性、手术方式和注意事项;介绍此类手术成功的病例,增强其治疗疾病的信心,使其主动配合医护人员进行治疗。

（二）术后护理

1. 一般护理　进行全髋关节置换术的病人多为年龄大,体质差,应加强营养,病人全麻清醒后,无恶心、呕吐,咳嗽有力者,可尽早进食;手术当日可进食软食;术后第一日恢复正常饮食,应多进食高蛋白、高维生素、富含纤维素的蔬菜、水果。

2. 病情观察

（1）观察生命体征:定时测体温、脉搏、呼吸、血压;记录24小时液体出入量,防止发生失血性休克等。

（2）患肢的观察:严密观察肢体肿胀情况、肢体远端的颜色、温度、动脉搏动情况等

（3）伤口及引流的观察:密切观察伤口敷料渗血情况,及时更换敷料以保持伤口清洁干燥;术后引流情况;保持引流通畅。

3. 术后并发症的观察与护理

（1）**下肢深静脉血栓形成**:为人工髋关节置换术后常见的并发症,发生率50%～70%,继发肺栓塞的发生率在4.6%～9.7%,导致THR术后猝死的一个主要原因,约占死亡病例的50%。故对此并发症预防不容忽视。术后早期应抬高患肢,及时指导病人做深呼吸和下肢肌肉主动收缩活动,尤其是让病人主动用力地进行踝关节屈伸活动,股四头肌等长收缩锻炼;预防性应用抗凝治疗。若患肢出现肿胀、疼痛,腓肠肌压痛,应保持患肢制动,急诊做多普勒超声检查,遵医嘱使用抗凝剂。

（2）**伤口感染**:人工髋关节置换**术后感染是一严重并发症**,是造成手术失败的主要原因之一。应密切观察病人体温,观察伤口有无红肿热痛等,保持伤口敷料干燥清洁,换药时严格无菌操作,预防其发生。一旦发生,应取分泌物细菌培养及药物敏感试验,遵医嘱合理使用抗菌药物。

（3）人工髋关节假体脱位:假体脱位多发生在术后1个月内,称为早期脱位,也有少数病人发生在术后2～3年。故**术后应保持患肢外展中立位**,**避免过早内收屈曲**;正确搬运术后病人,教会病人正确的体位转移方法。若发生脱位,嘱病人立即卧床休息,患肢制动,根据情况采用手法复位或切开复位。复位后行患肢牵引。

笔记

4. 功能锻炼 卧床期间梯形枕固定患肢于外展中立位,并行患肢踝关节、足趾的主动屈伸活动、股四头肌等长收缩锻炼。骨水泥型假体置换者术后 1 日后,即可遵医嘱床旁起坐、站立及扶拐行走练习。生物型假体置换者于术后 1 周开始逐步练习行走。应根据病情制订功能锻炼计划。

5. 心理护理 护士应倾听病人的内心感受,关心体贴安慰病人,针对性讲解相关知识及术后注意事项、功能锻炼的重要性,让病人积极主动配合治疗护理,减少病人及家属的恐惧感,使患肢功能得到恢复。

视频:助行器、腋杖的使用

（三）健康指导

1. 术后 3 月内,应避免患肢不良姿势（如下蹲、坐矮凳、坐沙发、跪姿、盘腿、过度内收或外旋、跷二郎腿、或过度弯腰等动作）。

2. 侧卧位是应健肢在下,患肢在上,两腿间夹梯形枕或厚棉枕。

3. 病人应扶拐行走 4~6 周,排便时应使用坐便器,可以坐高椅、散步等。上楼时健肢先上,下楼时患肢先下。

4. 嘱病人尽量少做或不做有损关节的运动,如爬山、爬楼梯、跑步等;避免负重状态下做剧烈跳跃或急转急停运动。

5. 肥胖病人应控制体重,预防骨质疏松,避免过度负重。

6. 病人应术后 1、3、6、12 个月定期门诊随访;1 年后每年门诊随访 1 次。

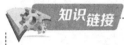

知识链接

滑膜关节持续被动活动（CPM）理论及应用

20 世纪 70 年代初,加拿大著名骨科医师 Salter RB 提出 CPM（continuous passive motion）即滑膜关节持续被动活动理论,临床应用效果表明:CPM 对骨科病人的术后康复具有重要的影响作用,使越来越多的人接受 CPM 理论。并研制出各种类型用于各主要关节的 CPM 装置应用。

人工假体置换术后,如术中假体固定牢固,用骨水泥或术中假体嵌入牢固而不用骨水泥的假体置换术后可使用 CPM 装置。术中见骨质疏松严重,假体固定不牢,或者因骨腔大而植骨固定的,术后不宜使用 CPM 装置。行全髋人工关节置换术后,CPM 机应放置与躯体呈 30°角的外展位,锻炼时应从小角度开始,逐渐增加,以防关节囊或关节周软组织松弛而造成关节脱位。

视频:关节功能训练器的使用及护理

第二节 人工膝关节置换病人的护理

【概述】

人工全膝关节置换术（total knee replacement,TKR）是用人工膝关节假体代替已严重损坏的膝关节,是严重膝关节疾病人解除疼痛、改善关节功能的有效手段。膝关节是人体最大、结构最复杂的关节,功能要求高。

适应证:主要适用膝关节疼痛、不稳、畸形、功能障碍,经保守治疗无效的病例。①膝关节骨性关节,占全膝置换术的比例最大;②类风湿关节炎;③强直性关节炎的膝关节晚期病变;④少数严重的创伤性关节炎;⑤涉及膝关节的骨肿瘤,切除后不能获得良好的关节功能重建者。

禁忌证:①病人全身情况差,有严重心、肺、脑、肾等重要器官疾患,不能耐受麻醉和手术者;②膝关节周围或全身有活动性感染病灶者,**为手术绝对禁忌证**;③膝关节周围软组织严重瘢痕;④病人肢体血供不足或有重度周围血管疾病。

组图:膝关节骨性关节炎膝关节置换

【常见护理诊断/问题】

1. 焦虑/恐惧 与担心手术效果与并发症有关。

2. 舒适改变 与疼痛及术后强迫体位有关。

3. 潜在并发症:有感染、下肢深静脉血栓形成的危险等。

4. 知识缺乏:缺乏膝关节置换术后注意事项、康复锻炼的有关知识。

【护理措施】

（一）术前护理

1. 一般护理　详细了解病人的病史,掌握病人的身体状况;术前戒烟;停止服用非非甾体类抗炎药(如阿司匹林),以防止出血或影响肾功能;床上练习使用便器,避免术后尿潴留、便秘的发生。

2. 全身支持　根据病人全身评估情况,积极治疗并存疾病,如高血压、糖尿病等。

3. 术前准备　做好骨科术前一般准备,检查查血常规、凝血功能、血型、红细胞沉降率、C 反应蛋白、肝肾功能;胸片、心电图、骨盆正位片、MRI 检查。

4. 心理护理　病人面对关节置换的事实,常常感到焦虑和恐惧。担心手术是否成功、术后功能恢复等。护士应向病人介绍手术的必要性、手术方式和注意事项;介绍此类手术成功的病例,增强其治疗疾病的信心,鼓励病人倾诉自己的想法,使其主动配合医护人员进行治疗。

（二）术后护理

1. 一般护理　同人工髋关节置换术的病人。

2. 病情观察

（1）定时观察体温、脉搏、呼吸、血压,记录 24 小时液体出入量,防止发生失血性休克等。

（2）患肢的观察:应抬高患肢,踝关节处垫枕,保持膝关节伸直位;严密观察肢体周径、远端的颜色、温度,检查足背动脉搏动情况。

（3）伤口的观察:密切观察伤口敷料渗血情况,及时更换敷料以保持伤口清洁干燥;术后引流情况;保持引流通畅。

3. 术后并发症的护理

（1）下肢深静脉血栓形成:同髋关节置换术的病人。

（2）感染:全膝关节置换术的感染率为 1% ~ 2%。感染临床表现不一,有的表现为急性感染症状,如高热、关节肿胀、充血,也有表现长期关节疼痛、窦道形成而局部症状不明显。应密切观察病人体温,观察伤口有无红肿热痛等,保持伤口敷料干燥清洁,换药时严格无菌操作,预防其发生。一旦发生,应取分泌物细菌培养及药物敏感试验,遵医嘱合理使用抗菌药物。

（3）假体松动:病人出现关节负重时疼痛并逐渐加重,可能发生假体松动。体重大、活动多的病人,膝关节假体松动率明显增加。应做好病人健康指导,减少病人假体不当使用或错误锻炼引起的松动。

（4）腓总神经损伤:发生率 1% ~ 5%,常见于术中牵拉膝关节纠正关节畸形引起,多数经保守治疗可逐步缓解。

4. 功能锻炼　术后当天应抬高患肢,踝关节垫枕,保持膝关节于伸直位,麻醉恢复后可行患肢踝关节、足趾的主动屈伸活动(踝泵)、股四头肌等长收缩锻炼。应根据病情及术后时间,决定病人行膝关节屈伸锻炼、股四头肌直腿抬高练习、辅助关节锻炼,是否可以下床活动,扶助行器行走,以防病人跌倒。

5. 心理护理　护士应倾听病人的内心感受,关心体贴安慰病人,针对性讲解相关知识及术后注意事项、功能锻炼的重要性,让病人积极主动配合治疗护理,减少病人及家属的恐惧感,使患肢功能得到恢复。

（三）健康指导

1. 伤口护理　未拆线者门诊换药,保持伤口干燥,若伤口出现明显疼痛、肿胀等,需及时就诊。

2. 病人应扶拐行走 4 ~ 6 周,可改用手杖辅助行走。

3. 肥胖病人应控制体重,预防骨质疏松,避免过度负重。

4. 嘱病人出院后继续行膝关节康复锻炼　①功能锻炼应循序渐进,避免操之过急;②不要停止运动或过度活动;③注意膝部保暖,睡觉时抬高患肢,利于改善血液循环,减轻肢体肿胀;④日常活动应避免膝关节过度活动,以减少关节磨损。

5. 病人应术后 1、3、6、12 个月定期门诊随访,进行 X 线片复查;1 年后每年门诊随访 1 次。

（张国华）

文档:CPM
注意事项

笔记

思考题

　　陈女士,66 岁,右膝上下楼梯、下蹲时疼痛 8 年,2 年前行走时右膝疼痛,逐渐加重。院外给予氨基葡萄糖、对症等治疗,效果不明显;为进一步治疗收住入院。查体:右膝关节屈曲 30°,关节活动明显受限,膝关节内侧间隙压痛。X 线检查示:右膝关节间隙明显狭窄,关节表面不平整,边缘骨质增生明显。临床诊断:右膝骨性关节炎。准备行右人工膝关节置换术。

　　请问:

（1）术前应采取哪些护理措施?

（2）术后可能出现的并发症有哪些? 如何预防?

思路解析

扫一扫,测一测

学习目标

1. 掌握皮肤病的症状、治疗和护理措施。
2. 熟悉外用药的使用原则及注意事项。
3. 了解皮肤病的预防和诊断。
4. 能运用皮肤病的护理知识对皮肤病病人实施整体护理。
5. 护理皮肤病病人时,主动接受病人,平等对待病人,关爱病人。

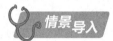

情景描述:

张女士,30岁,病人15日前感冒后头顶、前胸、后背出现密集分布针尖至绿豆大小的红色丘疹、斑丘疹,上覆白色鳞屑,伴瘙痒,洗热水澡后瘙痒加剧。

请思考:

1. 为减轻张女士的症状应采取哪些预防措施?
2. 应对张女士进行哪些健康指导?

皮肤由表皮、真皮、皮下组织和皮肤附属器组成,被覆于身体表面,在口、鼻、肛门、尿道口、阴道口等处与体内管腔黏膜相移行。皮肤具有屏障、吸收、感觉、分泌、排泄、调节体温、代谢和免疫等生理功能。

【护理评估】

(一)健康史

了解皮肤病病人患病的时间、地点、部位,疾病的发生发展及治疗情况,各种因素如精神、饮食、药物、职业、接触物质等对疾病的影响。同时注意既往有无类似病史、药物过敏史、传染病的接触史、家族中有无类似疾病史等。

(二)身体状况

皮肤病的症状可分为自觉症状和客观体征,是认识和诊断皮肤病的重要依据。

1. **自觉症状** 指病人主观感受到的不适感或其他影响生活质量的感觉。常见的有瘙痒、疼痛、烧灼感及麻木感等,与皮肤病的性质、严重程度及病人个体差异有关。①瘙痒(itch):是皮肤病最常见的症状,可轻可重,可局限于某一部位,也可泛发全身,有阵发性也有持续性。皮肤瘙痒症、慢性单纯性苔藓、荨麻疹、接触性皮炎和疥疮等瘙痒剧烈,恶性淋巴瘤、糖尿病、黄疸、肾功能不全等系统性疾病均可引起痒感。②**疼痛**:常见于带状疱疹、疖、结节性红斑等。③**烧灼感**:常见于接触性皮炎。④**麻木感**:常见于麻风等。⑤**全身症状**:皮肤与机体内部有密切联系,因此体内的其他系统性疾病可有皮肤表现,亦有不少的皮肤病可伴发全身症状,如发热、畏寒、乏力、食欲减退等。

2. **客观体征** 指可见、可触及到的皮肤形态学表现,即**皮肤损害**,亦称**皮损**。皮损的性质和特点是诊断皮肤病的主要依据。根据发生时间及机制,皮损可分为原发性和继发性两大类。

(1) **原发性皮损**:是指皮肤病病理变化直接产生的皮肤损害。

1) **斑疹**(macule):为局限性的皮肤黏膜颜色改变,既不凸起也不凹陷,与皮面平行的局限性、边界清楚、大小不一、形状不定的皮损。直径大于3cm的斑疹称斑片(patch)。斑疹可分四种:①红斑:是毛细血管扩张或充血所致,压之褪色。可分为炎症性红斑(如丹毒或麻疹早期的皮疹)和非炎症性红斑(如鲜红斑痣)。②色素沉着斑和色素脱失(减退)斑:是色素增加、减少(或消失)所致,压之均不消失。如黄褐斑、白癜风和花斑癣。③出血斑:是由于血液外渗至周围组织所致,压之不褪色,色泽为鲜红,继而变为紫红,陈旧时变为紫蓝或黄褐色。直径小于2mm的出血斑称瘀点,大于2mm称瘀斑。

2) **丘疹**(papule):为局限、实质性隆起的浅表损害,直径小于1cm,其病变位于表皮或真皮浅层,一般由炎性渗出或增生所致。常呈圆形、类圆形或多角形,可呈不同颜色。介于斑和丘疹之间者称斑丘疹。丘疹顶端伴有小疱时称丘疱疹。丘疹顶部有较小脓疱时称丘脓疱疹。

3) **斑块**(plaque):直径大于1cm的扁平、隆起性的浅表性损害,多为丘疹扩大或融合而成。

4) **风团**(wheal):为暂时的隆起性皮损,由真皮乳头血管扩张、血浆渗出所致。皮损一般大小不一,可为红色或白色,周围常有红晕。具有发生快、消退快的特点,消退后不留痕迹。

5) **结节**(nodule):为圆形或椭圆形、局限性、实质性、深在性皮损,病变常深达真皮或皮下组织,需触诊方可查出。可由真皮或皮下组织的炎症浸润(如结节性红斑)、代谢产物沉积(如结节性黄色瘤)、肿瘤组织等引起。直径超过2cm的结节,称肿块(mass)。

6) **水疱**(vesicle)和**大疱**(bulla):为高出皮面、内含液体的局限性、腔隙性皮损。直径小于1cm时为水疱,超过1cm者为大疱。疱液可为浆液性或血性。疱壁的厚薄与水疱发生的位置有关,皮损可位于角质层下、表皮中下部或表皮下。

7) **脓疱**(pustule):为高出皮面、内含有脓液的局限性、腔隙性皮损。脓液混浊,可黏稠或稀薄,周围常有红晕,可原发,亦可继发于水疱。

8) **囊肿**(cyst):为含有液体或半固体黏稠物及细胞成分的囊样皮损。一般位于真皮或皮下组织。常呈圆形或椭圆形,触之有弹性感。

(2) **继发性皮损**:是由原发皮损演变而来,或因搔抓、治疗不当引起。

1) **鳞屑**(scale):为脱落或即将脱落的异常角质层细胞,由于角化过度或角化不全而引起。鳞屑的大小、厚薄和形状不一,可呈糠秕状(如花斑癣)、大片状(如剥脱性皮炎)或多层银白色鳞屑(如银屑病)。

2) **浸渍**(maceration):为皮肤长时间置于水中或处于潮湿状态导致皮肤角质层含水量增多、表皮强度减弱所引起的皮损,皮损质地变软、颜色变白,表面起皱,常发生在指(趾)缝等处,摩擦后表皮易脱落而露出糜烂面,容易继发感染。

3) **糜烂**(erosion):为局限性表皮或黏膜上皮缺损而形成的湿润创面。因损害表浅,基底层细胞仍存在,故预后不留瘢痕。

4) **溃疡**(ulcer):为局限性皮肤或黏膜缺损形成的创面。主要是由结节或肿块破溃或外伤后而形成。溃疡愈合后可遗留瘢痕。

5) **裂隙**(fissure):也称皲裂,系皮肤的线条状裂口,深度常达真皮。常见于掌跖、指(趾)关节、口角、肛周等处。因局部皮肤干燥或慢性炎症等引起皮肤弹性减弱,加上外力牵拉而形成。

6) **抓痕**(excoriation):为搔抓或摩擦所致的表皮或达到真皮浅层的缺损。呈线状或点状,可有血痂,愈后一般不留瘢痕。常见于剧烈瘙痒性皮肤病。

7) **痂**(crust):是由皮损表面的浆液、脓液、血液、脱落组织及细菌等混合干涸而成的附着物。主要由浆液形成的痂呈黄色,称浆液痂;由脓性渗出物形成的痂呈绿色或黄色,称脓痂;主要由血液形成的痂呈棕色或暗红色,称血痂。

组图:脓疱和水疱

8）**苔藓样变**(lichenification)：也称苔藓化，为皮肤局限性浸润肥厚，皮沟加深，皮嵴隆起，表面粗糙，似皮革样。系由经常搔抓或摩擦使角质层和棘层增厚，真皮产生慢性炎症所致。

9）**萎缩**(atrophy)：是皮肤组织的一种退行性变所引起的皮肤变薄，可发生于表皮、真皮或皮下组织。表皮萎缩为局部表皮变薄，呈半透明羊皮纸样，有细皱纹，正常皮沟变浅或消失。真皮萎缩为局部皮肤凹陷，皮纹正常，毛发变细或消失。皮下组织萎缩为皮下脂肪组织减少所致的明显凹陷。

10）**瘢痕**(scar)：为真皮或真皮以下组织缺损或破坏后，由新生结缔组织修复而成。表面光滑，无皮纹，亦无毛发等皮肤附属器。高出皮肤表面者称增生性瘢痕；较正常皮肤表面低凹者称萎缩性瘢痕。

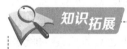

挥发性有机化合物对皮肤作用的研究进展

挥发性有机化合物主要来自建筑材料涂料与黏合剂，是室内装修后重要污染物。它们在一段时间内，能散发多种有害物如甲醛、苯、甲苯及甲烷等芳香族有机气体，当人体长期暴露于挥发性有机化合物环境中，可导致人体免疫伤害，使皮肤陷入持续高敏状态，从而产生Ⅰ、Ⅱ、Ⅲ及Ⅳ型超敏反应。若长期暴露于低浓度苯，能使 p53 基因发生突变，而产生皮肤癌、鼻咽癌。

（三）心理-社会状况

一般皮肤病病人心理反应轻微，重症及某些病程较长、易于复发的皮肤病病人，往往有焦虑和恐惧等不良情绪。此外，一些影响外观的皮肤病病人，容易采取回避或自我封闭的态度。

（四）处理原则

1. **皮肤病的预防** 对不同的皮肤病，应根据其病因、性质和预后采取相应的预防措施。

（1）**感染性皮肤病**：如疥疮、真菌症、皮肤细菌感染等，应特别强调预防为主的原则。要积极治疗传染源和带菌者，切断传染途径。宣传普及皮肤病的防治知识，并做好消毒隔离工作。

（2）**瘙痒性皮肤病**：要积极寻找病因，告诫病人不宜搔抓及外用刺激性药物，勿过度用热水烫洗，避免辛辣刺激性饮食，不要饮酒。

（3）**变态反应性皮肤病**：要调查过敏原，避免接触致敏物质。避免食用易引起变态反应的异种蛋白质。避免外用致敏性强的化妆品。对于有药物过敏的病人，尽量找出致敏的药物，向本人及其家属交代清楚，不能再用有关的致敏药物。

（4）**职业性皮肤病**：要改善劳动条件，实现生产机械化和自动化，避免接触有毒或致敏物质，做好个人防护。

2. **皮肤病的治疗** 皮肤病的主要治疗方法：包括内用药物疗法（全身疗法）、外用药物疗法（局部疗法）、物理疗法和手术疗法。

（1）**内用药物疗法**：常用内用药物有抗组胺药、糖皮质激素、抗生素、抗真菌药、维生素、免疫抑制及调节剂。抗组胺药可用于减少渗出、减轻炎症反应以达到治疗变态反应性疾病的目的。糖皮质激素具有抗炎、抗过敏、抗毒和免疫抑制作用，主要用于重症药疹、接触性皮炎、重症多形红斑、系统性红斑狼疮等症。抗生素、抗真菌药、抗病毒药根据感染的病原体及其对药物的敏感性而定。使用免疫抑制剂时要注意毒副作用。

（2）**外用药物疗法**：外用药的作用取决于药物的性能和剂型。根据病因、皮损特点应正确选用。

1）**外用药物的性能**：根据药物药理作用及理化性能可分为：①**清洁剂**：用于清除皮疹处渗出物、鳞屑、痂等。常用的有生理盐水、3%硼酸溶液、植物油、液状石蜡等。②**保护剂**：有干燥、保护、收敛及润滑作用。常用的有氧化锌、炉甘石、滑石粉、植物油、凡士林等。③**止痒剂**：通过表面麻醉作用或局部皮肤清凉感觉而减轻痒感。常用的有5%苯唑卡因、1%薄荷、1.5%樟脑及各种焦油制剂等。④**抗菌剂**：有杀灭或抑制细菌的作用。常用的有3%硼酸溶液、0.1%依沙吖啶、0.5%～1%新霉素等。⑤**抗真菌剂**：具有杀灭和抑制真菌的作用。常用的有2%～3%克霉唑、1%特比萘芬、制霉菌素、5%～10%硫黄等。⑥**抗病毒剂**：对病毒有抑制和杀灭作用。常用药有3%～5%阿昔洛韦、5%～10%碘苷、

0.1%酞丁胺等。⑦**角质促成剂**:能促进血管收缩,减轻炎性渗出,促使表皮角质层恢复正常。常用药有 3% ~5% 硫黄、1% ~3% 水杨酸等。⑧**角质松解剂**:能使过度角化的角质层松解并脱落。常用的有 5% ~10% 水杨酸、10% 硫黄、20% ~40% 尿素、10% ~30% 冰醋酸等。⑨**收敛剂**:能使皮损炎症消退,减少渗出并抑制皮脂和汗液分泌。常用的有 0.2% ~0.5% 醋酸铅、10% 乌洛托品液等。⑩**腐蚀剂**:能破坏和去除增生的肉芽组织或赘生物。常用的有 30% ~50% 三氯醋酸、硝酸银棒、纯苯酚等。其他:如糖皮质激素类外用药、遮光剂、脱色剂、着色剂等。

2) **外用药物的剂型**:剂型即药物组成的形式,不同剂型具有不同的物理和吸收作用。常见的剂型有:①**溶液**:药物溶解于水中而成。具有散热、抗感染、止痒、清洁、吸收渗液的作用。适用于急性有渗出糜烂的皮损。②**粉剂**:由一种或几种干燥粉末均匀混合而成。具有保护、散热、吸湿、抗感染、止痒及减少摩擦作用。适用于急性或亚急性皮损。③**洗剂(振荡剂)**:为不溶于水的药粉与水混合而成。具有保护、抗感染、散热、止痒、干燥的作用。适用于急性无渗出的皮损。④**油剂**:不溶性药粉与植物油或液状石蜡混合而成。具有润滑、保护、清洁、抗感染及收敛作用。适用于亚急性有糜烂性结痂或有少量渗出的皮损。⑤**酊剂和醑剂**:为药物的乙醇溶液或浸液。不挥发性药物的乙醇溶液或浸液称为酊剂。挥发性药物的乙醇溶液或浸液称为醑剂。具有消炎、杀菌及止痒作用。适用于慢性皮炎、瘙痒性皮肤病和皮肤真菌病。⑥**乳剂**:是油和水乳化而成。分为油包水型(称为脂)和水包油型(称为霜)两种,乳剂兼有水及油的作用。具有软化痂皮、清洁、保护及润泽皮肤作用,渗透性能好。适用于亚急性或慢性皮损。⑦**软膏**:为药物与油脂基质混合而成。具有保护、软化痂皮、润滑及渗透作用。适用于慢性、肥厚性皮损。⑧**糊剂**:为含有 25% ~50% 药粉的软膏。具有吸收少量渗出液、消炎、保护作用。适用于少量渗出的亚急性皮损。⑨**硬膏**:为药物溶于或混合于黏着性物质作基质(如树脂、橡胶等),贴附于布、硬纸或有孔塑料薄膜上而成。穿透性强而且吸收作用持久,使用简便、清洁。适用于慢性浸润肥厚性局限性皮损。⑩**涂膜剂**:为高分子化合物成膜材料溶入某些有机溶剂或水中,再加入药物而成,涂搽于皮肤可形成一层药物薄膜,能促进药物透入,并有保护皮肤作用。适用于慢性局限性无渗出及角化过度的皮损。

3) **外用药物的用药原则**:①**急性炎症性皮肤损**:无糜烂渗液而仅有红斑、丘疹和水疱者可选用洗剂或粉剂,如炎症较重,出现糜烂渗液时则用溶液湿敷;有糜烂但渗出不多时用糊剂;②**亚急性炎症性皮损**:渗出甚少者可用糊剂或油剂,若皮损已干燥脱屑,使用乳剂比较合适;③**慢性炎症性皮损**:可选用软膏、硬膏、涂膜剂、乳剂、酊剂;④**单纯瘙痒而无皮损者**:可用酊剂、醑剂或乳剂。

4) **外用药物的用药注意事项**:①**用药浓度**:外用药物的浓度要适当,特别是有刺激性的药物,应先用低浓度,然后根据病情需要和病人耐受程度,逐渐增加浓度。②**用药部位**:用药要考虑病人年龄、性别和发病部位,刺激性强的药物不宜应用于婴幼儿、妇女,以及面部、口腔周围和黏膜。③**用药方法**:外用乳剂或软膏时,对表浅性皮损,可单纯涂搽。皮肤浸润肥厚、苔藓化时,可局部涂布加塑料薄膜封包,以促进药物渗透,提高疗效。但封包法易继发细菌和真菌感染,不宜久用。应向病人说明外用药的用法。④**用药反应**:随时注意药物不良反应的发生,如有刺激、过敏或中毒现象,应立即停药并作适当处理。

(3) **物理疗法**:是指应用各种物理因子防治皮肤病的方法。皮肤病常用的物理疗法:

1) **电疗法**:包括电解法、电烙法、电凝固法、电灼法和电干燥法。适用于寻常疣、化脓性肉芽肿及较小的良性皮肤肿瘤。

2) **光疗法**:有红外线、紫外线、光化学、激光等疗法。有改善局部血液循环及营养、促进炎症的消退,加快组织修复、杀菌、镇痛、止痒、促进色素形成和上皮再生等作用。适用于毛囊炎、疖、慢性溃疡、银屑病、带状疱疹、寻常疣、尖锐湿疣、皮肤小肿瘤等。

3) **药浴**:是用不同温度和含有不同药物的水作全身或局部浸浴的方法。可用于一些泛发性皮肤病。

4) **冷冻疗法**:是利用低温作用于病变组织,使之发生坏死以达到治疗目的。目前多采用液氮(-196℃)冷冻治疗。适用于各种疣、血管瘤、黏膜白斑、雀斑等。

5) **放射疗法**:包括浅层 X 线照射、放射性核素 32P 及 90Sr 局部敷贴等。可用于皮肤癌、血管瘤、慢性湿疹、神经性皮炎。

（4）**手术疗法**：包括匙刮术、皮肤磨削术、酒渣鼻和鼻赘切割术、腋臭切除术、皮肤肿瘤切除术、皮肤移植术、脱毛术、植毛术等。

【常见护理诊断/问题】

1. 皮肤完整性受损　与皮疹发生有关。

2. 睡眠形态紊乱　与皮肤瘙痒、疼痛有关。

3. 自我形象紊乱　与皮损在暴露部位，影响外观有关。

4. 焦虑/恐惧　与突然发病，疾病顽固而缺乏治疗信心有关。

5. 知识缺乏：不了解皮肤病的病因、预后、用药方法等知识。

【护理目标】

1. 病人皮肤炎症反应减轻或消失。

2. 病人皮肤瘙痒、疼痛不适减轻或消失，恢复正常睡眠。

3. 病人能够主动应对自我形象变化。

4. 病人焦虑/恐惧减轻或消失，情绪稳定。

5. 病人了解皮肤病的预防知识，掌握外用药物的使用方法。

【护理措施】

（一）一般护理

1. **饮食护理**　皮肤病病人应忌食辛辣等刺激性食物；过敏性及瘙痒性皮肤病人，应避免食用某些动物蛋白类食物，如鱼虾、蟹、牛羊肉、蛋类等。

2. **清洁卫生**　皮损较轻、无渗液、外用药少的可每周换1次被单、衣裤。皮损广泛、渗液多、外用药厚腻、油污显著的应酌情及时更换。常剪指甲，预防抓破皮肤和感染。皮肤干燥病人少洗澡，油性皮肤病人可常洗澡，不应用碱性大的肥皂。病人的内衣以松软棉织品为宜。

3. **预防感染**　传染性皮肤病（如头癣、脓疱疮、疥疮等）应隔离治疗。一般应在换药室换药，首先换无感染病人，后换有感染病人。床单、用品要注意消毒处理，用过的敷料要焚烧掉。

（二）瘙痒护理

大多数病人的皮损有不同程度的瘙痒，尤其是在晚间或某个时间发生剧烈的瘙痒，应劝告病人不要搔抓、揉搓、摩擦和用热水洗烫，可配合应用抗组胺药或镇静安眠类药物治疗。

（三）皮损的清洁和护理

1. **渗出性和糜烂性皮损**　用各种溶液做湿敷、湿包或清洗，以达到皮损清洁、消毒、杀菌目的。常用3%硼酸溶液、生理盐水或冷开水等。并发感染时用0.1%依沙吖啶溶液或0.5%呋喃西林溶液。

2. **大疱性皮损**　先用2.5%碘酊及酒精消毒大疱处，用无菌注射器针头刺入大疱下缘抽吸净疱液，保持疱壁完整不脱落，最后用消毒纱布包扎。干燥的疱皮和剥脱的表皮，用剪刀轻轻剪除坏死及游离部分；有渗出或糜烂部分，可覆盖油纱，保护创面，促进药物吸收。

3. **特殊部位皮损**　口腔、眼睑、鼻腔、外耳道周围的分泌物、痂皮，可用生理盐水或其他溶液浸湿的棉球或棉签轻轻擦掉。会阴、肛门周围的皮损，可用1:8000高锰酸钾溶液坐浴。头皮或毛发部位的皮损，在换药前应将头发或毛发剪短或剃除。

4. **皮肤屏障护理**　大面积损伤的病人，如重症药疹、多行红斑、日疱疮、银屑病等病人，需进行全身皮肤护理，取适量卤米松软膏和润肤剂混匀后于手掌中预热，以防药膏直接作用于皮肤造成刺激，进行全身涂抹，分段式按摩，自下而上，均匀进行，直至外用药膏充分吸收；抹药过程中注意保暖，用药剂量遵医嘱进行。

组图：皮肤屏障护理效果

（四）换药护理

1. **换药前的清洁**　换药时应将陈旧的糊剂、油膏等外用药物用液状石蜡或植物油棉球软化，轻轻擦掉，再用干棉球和消毒棉擦掉液状石蜡或植物油。附着在皮肤上的分泌物和污物结成的硬厚痂不易脱落时，可涂上0.2~0.5cm厚的凡士林或5%硼酸软膏或其他油类，包扎24~48小时，待浸透软化后轻轻剥离去除。

2. **外用药的使用方法**

（1）**溶液（水剂）**：主要用于开放性冷湿敷。患处先垫以塑料布或橡皮单，以4~6层纱布浸入药液中,取出挤至不滴水为度,按范围大小,平整地紧贴皮损。一般每日 2 ~ 3 次,每次持续 30 分钟。湿敷药液湿度一般与室温(18 ~ 27℃)相当,湿敷面积每次不得超过体表面积的 1/3,以免着凉和某些药物吸收中毒。

（2）**粉剂**:用干棉球或粉扑蘸粉撒布,每日 3 ~ 4 次。洗剂临用时先充分摇匀,用毛笔蘸药外搽,每日 3 ~ 4 次。

（3）**乳剂**:每日外涂 2 ~ 3 次,将药物涂于患处,轻轻用力按摩,直至乳剂颜色消失。糊剂与软膏每日外涂 2 次,也可将药物涂于纱布上,贴在患处,包扎固定。

（五）心理护理

皮肤病的症状表现在皮肤表面,看得见,摸得着,微小的变化直接影响病人的情绪和心理,易产生焦虑和恐惧等异常心理。某些与精神因素有关的皮肤病,如瘙痒症、神经性皮炎、银屑病等,会因不良的心理刺激而诱发或加重病情。因此,护士应同情、关心病人,主动介绍疾病的有关知识,鼓励病人树立信心,积极配合治疗,通过身心两方面的护理,控制病情,缓解症状,进而达到康复目的。

（六）健康指导

1. 讲究卫生 提醒病人注意个人卫生,保持皮肤清洁。
2. 消除病因 指导病人积极消除病因,如避免接触致敏物质等。
3. 强身健体 指导病人加强锻炼,提高机体免疫力。
4. 正确用药 指导病人坚持按时正确用药,直至痊愈。

【护理评价】

通过治疗和护理,病人是否:①皮肤炎症反应减轻或消失;②皮肤瘙痒、疼痛不适减轻或消失,恢复正常睡眠;③主动应对自我形象变化;④焦虑/恐惧减轻或消失,情绪稳定;⑤了解皮肤病的预防知识,掌握外用药物的使用方法。

（李 莉）

思考题

许女士,24 岁,因面部灼热不适 2 小时就诊。自述 3 日前新换一种化妆品,今晨起自觉面部灼热不适。查体:面部可见红斑、肿胀及米粒大小红色丘疹。

请问:

（1）皮肤病外用药物的用药原则包括哪些?对该病人进行局部治疗时,宜选用哪种剂型外用药物?

（2）皮肤病病人使用外用药物时有哪些注意事项?

思路解析

扫一扫,测一测

学习**目标**

1. 掌握变态反应性皮肤病病人的护理措施。
2. 熟悉变态反应性皮肤病的症状和体征。
3. 了解变态反应性皮肤病的病因及发病机制。
4. 学会变态反应性皮肤病的护理知识和技能，能运用护理程序对病人实施整体护理。
5. 护理病人时，要有爱心、同情心、责任心，平等地对待每位病人。

第一节　接触性皮炎病人的护理

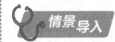情景**导入**

情景描述：

　　柳女士,35 岁,20 天前买了一条项链,佩戴后自觉颈部不适、灼热、瘙痒,不佩戴项链后不适症状减轻。其颈部与项链接触的部位可见红斑及红色丘疹,境界清楚。

　　请思考：

　　1. 柳女士发生皮损最可能的原因是什么？

　　2. 应对柳女士进行哪些健康指导？

　　接触性皮炎(contact dermatitis)是由于接触某种物质后,在皮肤、黏膜接触部位发生的急性或慢性炎症反应,表现为红斑、肿胀、丘疹、水疱甚至大疱。

　　【病因及发病机制】

　　能引起接触性皮炎的物质很多,可分为原发性刺激物和接触性致敏物两大类。有些物质在低浓度时可以为致敏物,在高浓度时则为刺激物或毒性物质。

　　1. 原发性刺激反应　接触物质本身具有强烈的刺激性或毒性,任何人接触后均可发生皮炎,如强酸、强碱等化学物质所引起的皮炎。

　　2. 接触性致敏反应　为典型的迟发型Ⅳ型变态反应。接触物质为致敏因子,本身并无刺激性或毒性,大多数人接触后不发病,仅有少数人在接触后经过一定时间的潜伏期,在接触部位的皮肤、黏膜发生变态反应性炎症。这类物质多为小分子化学物质,属于半抗原。一般首次接触致敏物质后,需经4～5日以上的潜伏期,才发生过敏反应。再次接触一般只需24～48 小时即可发病。引起接触性皮炎

的物质有许多种类,可分为动物性、植物性和化学性三大类:

(1) 动物性:如动物的皮、毛和羽毛;斑蝥、毛虫等动物的毒素。

(2) 植物性:漆树、生漆、荨麻、除虫菊、银杏等。

(3) 化学性:①金属制品与化工原料:镍盐、铬酸盐、柏油、对苯胺、甲醛;②某些外用药:汞溴红、清凉油、中药药膏、磺胺制剂、抗生素软膏、橡皮膏及某些合成药内的赋形剂、防腐剂、抗氧化剂等;③化妆品:某些香料、香脂、染发液、唇膏、剃须膏、油彩等,尤其是染发液中的对苯二胺有较强的致敏性;④农药:敌敌畏、乐果等杀虫剂;⑤其他化工制品:橡胶、塑料、化纤制品、洗衣粉、洗涤剂等。

【护理评估】

（一）健康史

1. 年龄与性别　儿童接触花草树木或虫类,易发生接触性皮炎,老年人常有一定的耐受性,发生接触性皮炎较少。女性较男性易发病,多与染发、使用化妆品有关。

2. 嗜好与习惯　喜玩弄猫、犬等动物,易致手部接触性皮炎,喜用热水、肥皂沐浴擦身可引起急性皮炎反应。

3. 职业　因职业原因接触某些特定的有害物质或致敏物产生接触性皮炎。

4. 其他　滥用药物,将致敏物涂于皮肤上引起接触性皮炎;日常生活用品如皮革、塑料、橡胶制品、人造纤维尼龙等均可引起接触性皮炎。

（二）身体状况

1. **急性接触性皮炎**　起病急,皮损局限于接触部位。典型皮损为境界清楚的红斑,形态与接触物有关,有丘疹或丘疱疹,常自觉瘙痒或灼痛,严重时红肿明显,并出现水疱和大疱,破溃后呈糜烂面,偶可发生组织坏死或伴有全身症状。经积极处理,一般1~2周内可痊愈,遗留暂时性色素沉着。交叉过敏、多价过敏及治疗不当易导致反复发作、迁延不愈或转化为亚急性和慢性。

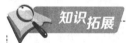

速发型接触性反应

皮肤反应是指皮肤在接触某种物质后数分钟至数小时内发生,并在24小时内消退。临床表现分为4型。①接触性荨麻疹:由皮肤局部接触某些物质,如食物、化妆品、橡胶或动物皮毛等引起的局部风团反应。②蛋白质接触性皮炎:由于接触蛋白质或蛋白质样物质引起的湿疹样改变,多见于手部。可由食物或化妆品中的蛋白引起,多见于美容师或厨师。③异位性接触性皮炎:指由IgE介导的发生于异位性个体的速发型接触性反应。④接触性荨麻疹综合征:指除局部风团反应外,尚有全身性反应,严重者可以发生过敏性休克。

2. **亚急性和慢性接触性皮炎**　接触物刺激性较弱或浓度较低时,皮损开始可呈亚急性,表现为轻度红斑、丘疹,境界不清楚。长期反复接触可导致局部皮损慢性化,表现为皮损轻度增生及苔藓样变。

3. **特殊类型接触性皮炎**　常见的有化妆品皮炎、尿布皮炎和漆性皮炎。

（三）心理-社会状况

皮疹发生在暴露部位时,可引起病人的焦虑和恐惧,当个人应对无效时易产生恐慌。

（四）处理原则

寻找病因,脱离接触物,积极对症处理。

1. **全身治疗**　视病情轻重,可采用抗组胺药物治疗。

2. **局部治疗**　首先除去接触的有关致敏物质,避免接触原发性刺激物或做好劳动保护。明确致敏原,防止以后再接触。尽量避免外用刺激性较强或易致敏的药物。急性期只有红肿、水疱而无渗出时,可选用炉甘石洗剂或单纯粉剂。渗液多时,可用生理盐水、3%硼酸溶液、1∶8000高锰酸钾溶液或1∶20复方醋酸铝作冷湿敷或药浴。若有大疱时,可先将疱液抽出,再按上法处理。亚急性期一般可用40%氧化锌油或氧化锌糊膏,也可用皮质类固醇激素霜,如氢化可的松或地塞米松霜等。慢性期可选用焦油类糊膏或皮质类固醇霜膏。有感染时可将氯霉素或新霉素等抗生素加入上述药物中。

组图:接触性皮炎

【常见护理诊断/问题】

1. 舒适改变 与皮肤瘙痒有关。

2. 皮肤完整性受损 与皮损破溃有关。

3. 知识缺乏:缺乏对接触物、致敏物及本病基本知识的认知。

【护理目标】

1. 病人瘙痒减轻或消失。

2. 病人皮损破溃干涸结痂,逐渐愈合。

3. 病人能说出本病的基本知识、防治方法和注意事项。

【护理措施】

(一)一般护理

1. 患处禁止搔抓、摩擦和用热水烫洗。

2. 尽量寻找病因并防止再接触,根据病史、工作环境及皮损形态去发现引起接触性皮炎的可疑物质,在急性皮炎痊愈 2 周后及慢性皮炎阶段可行斑贴试验。

3. 将已明确的致敏物质在病历上做好记录与标记,避免再次使用。

(二)皮肤用药护理

1. **去除致敏物质** 立即用大量流动清水冲洗接触部位。酸碱所致的皮炎,先用弱碱或弱酸湿敷,再行冲洗。染发所引起的皮炎,剪去毛发后用生理盐水湿敷或涂以植物油以清除痂皮后再行湿敷。避免热水、肥皂、搔抓等刺激。

2. **急性接触性皮炎** ①急性期有渗液时用3%硼酸溶液或生理盐水冷湿敷,根据皮损渗液多少做持续湿敷,每次 30~60 分钟,有水疱时用无菌注射器抽吸干净,破损处注意无菌换药,防止感染;对大疱性损害应先抽吸疱液再冷湿敷;急性期无渗液时,外用止痒药。②对严重的泛发变应性接触性皮炎或多形红斑样皮疹等病人需要用肾上腺皮质激素内服治疗,注意观察有无低钾、电解质紊乱及感染;停药前逐步加量;对饥饿者调整饮食,给予指导;密切观察应激性溃疡先兆。对一般轻度的接触性皮炎,可口服抗组胺药物止痒。应重点观察病人有无头晕、嗜睡,乏力现象;注意复查肝肾功能及血象;避免饮酒及同服巴比妥类药物;驾驶员、高空工作者应慎用。

3. **亚急性接触性皮炎** ①治疗亚急性接触性皮炎主要是外用肾上腺皮质激素。根据效力不同,肾上腺皮质激素分为低效、中效、高效、强效四类。低效如:氢化可的松,常用于面部及褶皱部位;高效如:倍他米松,主要用在手足部;强效如:氯倍他索,主要用在手部、足趾等部位和角化性皮损。应注意激素的效力不止与激素的种类有关,还同其浓度、剂型有关。如氢化可的松在低浓度下属于低效,在高浓度或加上促渗剂时,则变为高效。强效类激素药膏禁用于面部、外生殖器、皮肤褶皱等处。要慎重选择外用肾上腺皮质激素的剂型,以减少不良反应。如褶皱部位用霜剂,毛发区用洗剂或霜剂,慢性干燥、肥厚、角化的损害用软膏或硬膏。②亚急性接触性皮炎容易继发感染,应用如:曲安奈德益康唑等激素、抗生素、抗真菌复合物抗感染药膏治疗。③避免一切可能的加重因素,如使用碱性小的香皂、保护性乳膏等,避免皮肤干裂等。在一些皮肤干燥、裂隙明显的亚急性接触性皮炎,仅使用肾上腺皮质激素常难以奏效,尚需加用一些富含水的霜剂或乳膏,以明显改善治疗效果。

4. 慢性皲裂性损害可以用焦油封包、肾上腺皮质激素封包治疗。可增加涂抹次数,充分渗透进皮损内。

5. 皮损疼痛明显时,可酌情给予止痛、镇静药物。

(三)瘙痒护理

1. **促进微血管收缩** 维持凉爽的环境、可进行温水或凉水浴、局部使用冷湿敷。

2. 转移病人对瘙痒的注意力,可诱导其读书、观赏电视;不管病人陈述瘙痒的感受是轻或重,都应耐心倾听。

3. **应用止痒药物** 使用止痒的药水、乳霜、油膏或施行治疗性药浴,以减轻瘙痒。

4. **防止搔抓** 向病人说明搔抓可使皮损恶化、扩展、发生继发性感染并加重瘙痒的严重性;患部瘙痒时不要抓,可进行轻轻拍打;嘱病人指甲要剪短并保持清洁;夜间入睡时,病人无意识的搔抓,宜做以下处置:给病人戴手套,适当减少被褥与衣物,小儿宜戴手套或约束手臂,使手不能直接达到瘙痒部位。

5. 排除诱发瘙痒的因素　室内宜干燥、凉爽,冬季病室内不宜过暖;调整病人衣着;病人内衣最好采用具有吸湿性和耐洗的棉制品;毛织品不宜直接接触皮肤;化纤织品易引起皮肤的过敏反应,不宜穿用;新衣应先洗去布浆后再穿用;经常洗涤衣物,保持衣着清洁。

6. 避免诱发因素　避免过多地使用肥皂或频繁沐浴,防止皮肤干燥、瘙痒加重;防止过多出汗;必要时忌食醇类及辛辣等刺激性食品。

（四）饮食护理

饮食宜多样化,避免偏食,忌刺激辛辣、海鲜等食物。摄入适量水、蛋白质、富含维生素 B 的谷类、稻类及维生素 C 含量丰富的水果等,以促进皮肤新陈代谢。

（五）预防继发性感染

1. 保护皮肤　注意皮肤清洁,避免用手抓伤或其他损伤。

2. 使用抗生素　遵医嘱使用全身抗生素或局部涂搽抗生素软膏。

（六）重症病人护理

皮肤炎症症状较重的病人,应卧床休息,控制环境温度,注意选择合适的衣服,避免摩擦和刺激,防止病情恶化。

（七）心理护理

由于皮疹多发生在身体的暴露部位,常引起病人急躁或忧虑。注意病人和家属的心理反应,主动介绍疾病的治疗知识,随时提供支持和鼓励。

（八）健康指导

1. 讲究卫生　提醒病人注意个人卫生,经常保持皮肤清洁与干燥,勿与他人共用鞋袜或衣服等,以避免交叉感染。

2. 防护指导　告知病人尽量避免皮肤接触已知的有刺激性的物质,慎用各种容易致敏的外用药及浓度高的化学物质。穿着质地柔软的棉质衣物。

3. 饮食指导　告知病人应避免食用刺激性食物。

4. 瘙痒护理　告知病人瘙痒时,勿用指甲抓痒,可以轻轻拍打。不能洗热水澡。

5. 用药指导　正确使用外用药,预防复发或转为慢性皮炎。

【护理评价】

通过治疗和护理,病人是否:①瘙痒减轻或消失;②皮损破溃处干涸结痂,逐渐愈合;③能说出本病的基本知识、防治方法及注意事项。

第二节　湿疹病人的护理

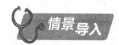

情景描述:

陈先生,25 岁,食用海鲜半小时后,自觉皮肤瘙痒,1 小时后双侧手、足、前臂、小腿等外露部位出现红斑,红斑处有针尖至粟粒大小丘疹。

请思考:

1. 陈先生发生皮疹最可能的原因是什么?

2. 应对陈先生采取哪些护理措施,进行哪些健康指导?

湿疹(eczema)是由多种内外因素引起的真皮浅层及表皮的炎症,与变态反应有关。由于湿疹的皮疹形态、发生部位和发病原因不同,临床上常有不同命名。如丘疹性湿疹、水疱性湿疹、结痂性湿疹等;还有手足湿疹、肛门湿疹、静脉曲张性湿疹等。

【病因及发病机制】

真正病因尚不很清楚。一般认为是由内、外多种因素互相作用的结果。

1. 内部因素　常见的有慢性感染病灶(如慢性胆囊炎、肠寄生虫病)、内分泌及代谢改变(如月经紊乱、妊娠等因素)、血液循环障碍(如小腿静脉曲张)、神经精神因素(如精神紧张、过度疲劳等)、遗传因素(如过敏体质等)。

2. 外部因素　①食物方面:鱼、虾、鸡蛋、乳品等;②吸入物:花粉、尘螨等;③生活环境:日光、炎热、干燥、动物毛、皮等;④各种化学物质:化妆品、肥皂、合成纤维等。

【护理评估】

（一）健康史

病因复杂,又因人而异。重点了解有无遗传因素影响的过敏性体质,神经精神因素,是否接触过变态反应过敏原,有无体内慢性炎症感染。

（二）身体状况

1. **急性湿疹**　表现为原发性和多形性皮疹。常在红斑基础上有针尖至粟粒大小丘疹、丘疱疹,严重时有小水疱,常融合成片,境界不清楚。皮疹对称分布,多见于面、耳、手、足、前臂、小腿等外露部位,严重时可泛发全身。自觉剧痒,常因搔抓形成点状糜烂面,渗出明显。如继发感染,则形成脓疱、淋巴结肿大,甚至有发热等全身症状。

2. **亚急性湿疹**　经急性发作后,红肿及渗出减轻,但可有丘疹及少量丘疱疹,皮疹呈暗红色,可有少许鳞屑及轻度浸润。有时因新的刺激或处理不当,而导致急性发作或发展为慢性湿疹。

3. **慢性湿疹**　多由急性湿疹及亚急性湿疹迁延而成。皮疹肥厚,表面粗糙,呈苔藓样变,有色素沉着或色素减退。病情时轻时重,延续数月或更久。

4. **特殊类型的湿疹**　临床上还可见到一些固定位置的湿疹发生,如手部湿疹、乳房湿疹、外阴和肛门湿疹等。

组图:湿疹

（三）心理-社会状况

由于湿疹是一种慢性疾病,反复发作,时好时坏,所以病人常有焦虑、恐惧、烦躁等情绪改变,甚至导致对治疗缺乏信心。

（四）处理原则

1. **去除病因**　避免多种可疑的致病因素,忌食辛、辣食物和酒类,保持皮肤清洁,避免过度烫洗皮肤。消除体内慢性病灶及其全身性疾患。

2. **全身疗法**　常用的有抗组胺药、镇静安定剂。急性期可选用钙剂、维生素 C、硫代硫酸钠静脉注射,或用普鲁卡因静脉封闭。继发感染者,加用抗生素。糖皮质激素和免疫抑制剂少用。

3. **局部疗法**　①急性期无水疱、糜烂、渗出时,建议使用炉甘石洗剂、糖皮质激素乳膏或凝胶;大量渗出时应选择冷湿敷,如 3% 硼酸溶液、臭氧水、0.1% 依沙吖啶溶液等;有糜烂但渗出不多时可用氧化锌油剂。②亚急性湿疹建议外用氧化锌糊剂、糖皮质激素乳膏。③慢性期皮损建议外用糖皮质激素乳膏、硬膏、乳剂或酊剂等,可合用保湿剂及角质疏松剂。

4. **物理治疗**　窄谱 UVB 照射,对慢性顽固性湿疹具有较好疗效。也可采用臭氧水疗。

5. **中医中药疗法**　中药提取物如复方甘草酸苷、雷公藤多苷等对某些病人有效。应注意中药也可导致严重不良反应,如过敏反应,肝、肾损害等。也可采用中药浴疗。

【常见护理诊断/问题】

1. 舒适改变　与湿疹剧烈瘙痒有关。

2. 睡眠形态紊乱　与瘙痒有关。

3. 焦虑/恐惧　与疾病反复和急性期病情的加重导致不良情绪有关。

4. 潜在并发症:感染。

【护理目标】

1. 病人瘙痒减轻或消失。

2. 病人睡眠好转。

3. 病人情绪稳定,积极配合治疗。

4. 病人未发生感染,或发生时被及时发现和处理。

【护理措施】

（一）一般护理

1. 保持床单元清洁干燥,室内空气清新,温湿度适宜。

2. 指导病人饮食应清淡,多吃水果,避免接触辛辣食物以及易引起湿疹的致敏原,如鱼、虾等。

3. 内衣尽量避免使用化纤、丝、毛皮织品,内衣宜宽松、柔软。

4. 协助病人寻找并去除可能发病的原因。

（二）皮损护理

1. **保持皮肤清洁**　①**勤洗患处**:勤清洗患部,避免分泌物污染邻近皮肤,必要时应进行创面换药;②**避免接触刺激物或致敏物质**:避免接触刺激物或致敏物质,若已接触应立即以温水冲洗;避免任意涂搽化妆品。

2. **保护皮损**　避免各种外界刺激,如用力搔抓、热水烫洗、碱性肥皂洗澡,以及不适当地外用药物治疗等。

3. **创面冷湿敷**　用于糜烂渗出处,有毛发的部位应先剪除后再湿敷,用6~8层无菌纱布浸湿配好的湿敷液,不滴水为宜,放于创面,紧密贴合,每隔5分钟更换纱布一次,每日湿敷2次,每次15~20分钟,湿敷后外涂糖皮质激素乳膏。注意创面湿敷面积不能太大,以防大量药物吸收引起中毒,特殊部位的湿敷应注意固定。

（三）用药护理

遵医嘱指导病人合理、及时用药,外用药物应注意浓度、剂型和应用部位。急性期无糜烂时,选用洗剂和粉剂;炎症较重出现渗出时选用湿敷;慢性期可选用软膏、乳膏或酊剂。

（四）瘙痒护理

1. 保持室内温湿度适宜。夏季开空调的时间不宜过长。

2. 洗澡不宜过勤,洗浴后一定要涂护肤乳。

3. 瘙痒时切忌反复搔抓,否则会使痒感加重。可以用湿毛巾湿敷痒处,并在毛巾外拍打或用指腹垂直按压痒处。

4. 外用止痒药物时,膏剂只需涂抹薄薄一层即可,范围稍大于皮损,一日3~4次,以瘙痒严重时为主。

5. 指导病人采取听音乐、看电视等感兴趣的活动以转移注意力,减轻痒感,避免下意识的挠抓皮肤,形成抓痕。

6. 很多病人无法控制夜间睡眠中挠抓痒处,可于睡前临时给予止痒药物,如酮替芬、多塞平等,药物种类及药量根据病人个体差异而定。

（五）浴疗配合

遵医嘱给予中药药浴或淀粉浴,浴前认真评估病人,保持室温、水温,浴中严密观察病人有无不适。

1. **药浴前评估**　进入药浴室前由护士为病人测量生命体征,备齐防滑拖鞋、浴巾、毛巾、新病员服、浴袋、水杯、适量食物和水。浴前嘱病人适量进食,避免空腹或过饱后进行药浴。另外,有高血压、主动脉瘤、严重心脏病、传染病及有出血倾向、年老体弱、月经期的病人不宜泡药浴。评估病人是否了解药浴相关知识和注意事项,是否存在跌倒的危险。为其讲解防范措施并签署知情同意书。

2. **药浴中严密观察**　护理人员及时巡视浴室,观察病人精神状态及生命体征,采用开放式问候语与病人沟通,将备好的食物放在触手可及的地方,为病人提供饮用水,以备大汗时补充能量,防止虚脱。如发生头晕、胸闷、大汗等不适,应立即协助病人出浴,取舒适体位。为病人吸氧,测量生命体征及快速血糖监测,呼叫医生。如仍未好转,立即转移至病房进一步抢救。

3. **药浴后连续性评估**　出浴时嘱病人将体表的水珠擦拭干净后穿好病员服离开病房,切记忽然站立以防一过性低血压。再次评估生命体征。若病人浴后12小时内发生不适,如瘙痒、干裂、疼痛、发红、皮损加重,应停止药浴,并评估是否为中药过敏所致。注意保暖,发生感冒应暂缓药浴。病人出院后仍需严格从饮食、心理、用药、生活上进行自我管理,定期复查。

（六）心理护理

由于湿疹病程较长,易于复发,病人往往缺乏治疗信心,或皮损在暴露部位,影响美观,自我形象絮乱,可使病人产生情绪激变,有时出现心理不安或怀疑等,这些神经精神因素都可使湿疹加重,痒感加剧。护士应态度和蔼,善解人意,主动介绍有关的防病治病知识,设法解除疾病给病人带来的紧张心理,争取其家属的通力协作。

（七）健康指导

1. 预防指导　向病人介绍湿疹的病因和预防方法,保持良好的生活习惯。

2. 饮食指导　告知病人忌食致敏和刺激性食物,如白酒、鱼、虾、蟹等。

3. 讲究卫生　告知病人注意个人卫生,保持皮肤清洁。

4. 防护指导　告知病人避免各种外界刺激,注意调整环境温、湿度。穿着宽松、柔软的棉质内衣,不可过暖。

5. 用药指导　告知病人坚持治疗,按时用药,直至治愈。

【护理评价】

通过治疗和护理,病人是否:①瘙痒减轻或消失;②未发生感染,或发生时得到及时发现和处理;③睡眠较前好转;④焦虑/恐惧减轻,情绪稳定。

第三节　药疹病人的护理

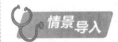

情景描述:

杨女士,50岁,自述感冒发热而自行到药店购买"退烧药"口服,口服半小时后,出现口周不适,口唇周围可见数个圆形或椭圆形紫红色斑,边界清楚。

请思考:

1. 杨女士发生皮损最可能的原因是什么?

2. 应对杨女士采取哪些护理措施? 进行哪些健康指导?

药疹(drug eruption) 亦称药物性皮炎,是药物通过口服、注射、吸入、栓剂、灌注、外用药吸收等各种途径进入人体后引起的皮肤、黏膜炎症反应。轻者出现红斑、丘疹;重者全身皮肤潮红水肿明显且伴有破溃、渗液、结痂,甚至可累及机体的其他系统。

【病因及发病机制】

药疹的发病原因非常复杂,有个体因素和药物因素。

1. 个体因素　不同个体药物反应的敏感性差异较大,包括遗传因素(过敏体质)、某些酶的缺陷、机体病理或生理状态的影响。同一个体在不同时期对药物的敏感性也可不同。

2. 药物因素　临床上易引起药疹的药物有:①抗生素:包括半合成青霉素、磺胺类、四环素类;②解热镇痛药:阿司匹林、氨基比林、对乙酰氨基酚等;③镇静催眠药及抗癫痫药:苯巴比妥、苯妥英钠、卡马西平等;④抗痛风药物:别嘌醇;⑤血制品和疫苗:异种血清制剂及疫苗;⑥中药:某些中药制剂可引起的药疹。

药疹多数是由变态反应所致,非变态反应所致的药疹相对较少,主要是药物的毒性作用和光敏作用。

【护理评估】

（一）健康史

了解病人既往有无药物过敏史,引起过敏的药物、用药剂量、时间、发病及治疗经过;家族中有无对某种药物过敏者;本次发病前用药情况,包括药物名称、剂量及用药时间等。

（二）身体状况

1. **固定型药疹**　皮疹为圆形或椭圆形紫红色斑,单个或数个,边界清楚,重者表面形成水疱或大疱、破裂、糜烂、渗出,可伴发热。皮损可发生于任何部位,好发于口唇周围、龟头、肛门等皮肤黏膜交界处,一般1~10日可消退,并留有色素沉着斑。常由磺胺类、解热镇痛类或巴比妥类等引起,是最常见的一型。

2. 荨麻疹型药疹　较常见,药疹为大小不等、形态不一的风团,与急性荨麻疹症状相似,可同时伴有发热、关节疼痛、淋巴结肿大或蛋白尿。风团颜色鲜红,持续时间较长。如致敏药物排泄缓慢或因不断接触微量致敏原,则可表现为慢性荨麻疹。多由青霉素、血清制品、呋喃唑酮(痢特灵)及水杨酸盐等引起。

3. 麻疹型或猩红热型药疹　突然发病,可伴发热等全身症状。皮损表现类似麻疹,为散在或密集分布、针尖或粟粒状红色斑疹或斑丘疹,对称分布,以躯干为多,可泛发全身,重者伴发小出血点,伴明显瘙痒。猩红热样药疹起初为小片红斑,从面颈、上肢、躯干向下发展,于1~4日内遍布全身并相互融合,伴面部、四肢肿胀,尤以皱褶部位及四肢屈侧更为明显。皮损一般1~2周可好转,皮损消退后可伴糠状脱屑。但若处理不及时可向重型发展。多由解热镇痛类、巴比妥类、青霉素及磺胺类药物引起。

4. 湿疹型药疹　皮损表现为大小不等的红斑、丘疹、丘疱疹及水疱,常融合成片,泛发全身,可继发糜烂、渗出、脱屑等。病人接触或外用青霉素、链霉素、磺胺类及奎宁等药物引起接触性皮炎,使皮肤敏感性增高,再次使用相同或相似药物导致。

5. 紫癜型药疹　轻者表现为双侧小腿红色瘀点或瘀斑,散在或密集分布,可略隆起于皮面,压之不褪色,有时可伴风团或中心发生小水疱或血疱。重者四肢躯干均可累及,可伴有关节肿痛、腹痛、血尿、便血等表现。多由抗生素、巴比妥类、利尿剂等引起。

6. 多形红斑型药疹　皮损为豌豆至蚕豆大小、圆形或椭圆形水肿性红斑、丘疹。境界清楚,中心呈紫红色(虹膜现象),常出现水疱。自觉瘙痒,累及口腔及外生殖器黏膜时可伴疼痛。如皮损泛发全身并在原有皮损的基础上出现大疱、糜烂及渗出,可出现剧烈疼痛、高热、外周血白细胞升高、肾功能损害及继发感染等,称为重症多形红斑型药疹,可导致病人死亡。多由磺胺类、解热镇痛类、巴比妥类等引起。

7. 大疱性表皮松解型药疹　是重型药疹。起病急骤,部分病人开始时表现为多形红斑型、麻疹型或猩红热型药疹,皮损为弥漫性紫红斑、松弛性大疱、糜烂面,或大面积表皮坏死松解。坏死表面呈灰红色,剥露面疼痛,像浅Ⅱ度烫伤,口腔黏膜、眼结膜、呼吸道、胃肠道黏膜也可发生糜烂溃疡,严重者因继发感染,肝肾功能障碍,电解质紊乱或内脏出血等而死亡。常由磺胺类、解热镇痛剂(水杨酸、保泰松)、抗生素、巴比妥类等引起。

8. 剥脱性皮炎型药疹　是重型药疹,多数病例为长期用药后发生,首次发病者潜伏期约20日以上。部分病人是在麻疹型、猩红热型或湿疹型药疹的基础上继续用药或治疗不当所致。皮损初起呈麻疹样或猩红热样,逐渐加重并融合成全身弥漫性潮红、肿胀,尤以面部及手足为重,可出现丘疱疹或水疱,伴糜烂和少量渗出;2~3周后皮肤红肿逐渐消退,全身出现大量鳞片状或落叶状脱屑,手足部位则呈手套或袜套状剥脱,甚至有毛发、指(趾)甲脱落,口唇颊黏膜潮红、糜烂、眼结膜损害,重者可发生角膜溃疡。常伴全身浅表淋巴结肿大,合并支气管肺炎、中毒性肝炎,白细胞数增高或降低,甚至出现粒细胞缺乏等。若处理不及时,病程可长达一个月以上,危重者因全身衰竭或继发感染而死亡。常由巴比妥类、磺胺类、苯妥英钠、青霉素、链霉素等引起。

（三）辅助检查

1. **体内试验**　①皮肤试验:以皮内试验较常用,准确度高;②药物激发试验:药物消退一段时间后,内服试验剂量,以探查可疑致敏药物。适用于口服药物所致的轻型药疹,同时本身又要求必须使用该药治疗时,禁止用于速发型变态反应性药疹和重型药疹病人。

2. **体外试验**　体外试验安全性高,但试验结果不稳定。方法有嗜碱性粒细胞脱颗粒试验、放射变应原吸附试验、淋巴细胞转化试验、琼脂弥散试验等。

（四）心理-社会状况

一般药疹病人心理反应轻微,重症药疹由于可危及病人的生命,病人表现出焦虑、恐惧和精神紧张等。家庭和社会支持程度也对病人心理产生直接影响。

（五）处理原则

药疹的治疗,首先是停用致敏药物,包括可疑致敏药物,慎用结构相似的药物,多饮水或静脉输液加速药物的排出,尽快消除药物反应,防止和及时治疗并发症。

组图:药疹

1. **轻型药疹** 停用致敏药物后,皮损多迅速消退。可给予抗组胺药物、维生素C及钙剂等,必要时给予小剂量泼尼松,皮损好转后可逐渐减量。局部若以红斑、丘疹为主者可外用炉甘石洗剂和糖皮质激素霜剂,以糜烂渗出为主者可用0.1%依沙吖啶或3%硼酸溶液等间歇湿敷,湿敷间歇期间可外用氧化锌油。

2. **重型药疹**

(1) **及早、足量使用糖皮质激素**:根据病情选择剂量,糖皮质激素应足量,病情应在3~5日内控制,如未满意控制应酌情加大剂量,以及时控制病情,待病情好转、无新发皮损、体温下降后酌情减量。

(2) **预防继发感染**:是关键措施之一。医护人员在治疗和护理过程中要护理好创面,无菌操作较少感染的机会;如有感染存在,选用抗生素时应注意避免使用易过敏药物。在细菌学检查结果报告之前,宜选用广谱、不易致敏抗生素;在细菌学检查结果报告后,可结合菌种及药敏试验结果选用抗生素。如抗生素治疗效果不佳时应注意耐药菌是否存在并发其他感染的可能,并按具体情况及时调整治疗方案。

(3) **加强支持疗法**:由于高热、进食困难、创面大量渗出和皮肤大片剥脱等常导致低蛋白血症、水电解质紊乱,应及时加以纠正,同时注意维持血容量,必要时可输入新鲜血液、血浆和蛋白以维持胶体渗透压,也可有效减少渗出;对内脏受累者也应做相应处理。

(4) **静脉注射人血丙种免疫球蛋白**。

(5) **血浆置换**:清除致敏药物及其代谢毒性产物及炎性介质。

(6) **护理及外用药物治疗**:应给予高蛋白、高碳水化合物饮食,病室温暖、通风、隔离、定期消毒。对皮损面积广、糜烂渗出严重者,局部可用雷夫诺尔溶液和生理盐水湿敷,或以暴露干燥创面、红蓝光治疗等交替治疗。累及眼睛结膜者需定期冲洗以减少感染及防止眼睑结膜粘连,闭眼困难者可用油纱布覆盖以防角膜长久暴露而损伤,如角膜受累,可2~3小时用糖皮质激素类眼药水滴眼一次,并使用抗生素眼药膏保护。口腔黏膜损害要注意口腔清洁。受压部位防止压疮的发生。

3. **过敏性休克的治疗**:必须争取时间,及时抢救。

【常见护理诊断/问题】

1. 知识缺乏:缺乏药物致敏知识。

2. 有感染的危险 与皮损面广、表皮脱落、机体抵抗力下降有关。

3. 皮肤完整性受损 与皮肤破损有关。

4. 营养失调:低于机体需要量 与代谢增加、发热及表皮剥脱使消耗增加食欲下降有关。

【护理目标】

1. 病人能复述药物致敏的相关知识。

2. 病人未发生感染,或发生时被及时发现和处理。

3. 皮损痊愈。

4. 获得充足的营养和能量,满足机体的需要量。

【护理措施】

(一) 重症病人的护理

1. **加强监护** 将病人安置在重症监护室,密切观察生命体征的变化,定时监测体温、血压、脉搏、呼吸,记录每日液体出入量。

2. **严格隔离** 严格执行消毒隔离制度,各项治疗和护理必须按无菌技术操作进行。

3. **饮食护理** 宜食用高热量、高蛋白、多维生素、温度适中、易消化的流质或半流质饮食,多吃新鲜水果、蔬菜,防止疾病消耗引起的营养缺乏。鼓励病人多饮水,加速有毒物质排出。有异种蛋白过敏者忌食鱼、虾等海产品及辛辣刺激性食物。

4. **皮损护理**

(1) **口腔黏膜**:①口腔护理早晚各一次。②0.9%氯化钠注射液500ml+过氧化氢100ml漱口,每日4次。③0.9%氯化钠注射液500ml+2%利多卡因40ml+地塞米松注射液20mg饭前漱口,禁忌吞咽。④将维生素B₂片研沫涂于舌面疼痛处。⑤口唇黏膜外涂小檗碱氧化锌霜。病人口腔黏膜皮损较重,口腔护理时注意观察口腔及舌面有无溃疡、脓性分泌物及假膜形成,对可疑感染者,加强口腔护理次数的同时做痰液细菌培养、口腔真菌培养。

（2）**眼部黏膜**：生理盐水进行球结膜冲洗或擦拭眼角及眼周，早晚各一次，眼部分泌物清除干净后，滴眼药水。

（3）**鼻黏膜**：双侧鼻腔内有干痂导致通气差；以麻黄碱滴鼻剂湿润干痂后使用无菌镊夹出。

（4）**外阴黏膜**：①加强会阴护理，早晚各1次。②红光治疗仪照射外阴2次/日。③照射后毛发部位剃毛，糜烂面外涂软膏。卧床时两腿分开，暴露外阴黏膜，有利于皮损恢复，必要时使用支被架。

（5）**躯干、四肢**：①糜烂面轻轻涂抹一层抗菌软膏。将油性抗菌敷料敷于涂有抗菌软膏的创面上，外裹两层纱布将创面完全覆盖，最后用绷带将其轻裹于躯干和四肢部位。以受力部位为主，防止反复摩擦糜烂面，给病人造成痛苦。隔日换药一次，再次换药时，粘连处用生理盐水或臭氧水浸湿后再揭敷料，动作一定要轻柔，防止撕脱皮肤。②对躯干、四肢、腋下等新生鲜红肉芽组织外湿敷依沙吖啶，加快干燥过程，促进肉芽生长。

5. **防止并发症**　必要时卧床休息，保持呼吸道畅通，协助拍背，促进咳嗽、排痰。鼓励病人勤翻身，防止压疮的发生。出现严重全身中毒症状的病人，如躁动，床边加护栏，防摔伤，必要时给予约束。

6. **用药护理**　用药前仔细询问药物过敏史，注意药疹的早期症状，如突然出现瘙痒、红斑、发热等表现，立即停用一切可疑药物并密切观察，妥善处理。避免滥用药物，采取安全给药途径，对过敏体质者尽量选用致敏性较低的药物，注意复方制剂中是否含有过敏药物。加强用药后观察，避免药物交叉过敏。大剂量激素应用时，观察有无并发症及副作用，做好相应护理。

7. **心理护理**　关心和安慰病人，通过心理护理鼓励病人保持良好的情绪，主动配合治疗。

（二）加强预防措施

1. **用药前询问过敏史**　用药前仔细询问有无过敏史，如有某种药物过敏史，应在病历首页用红笔写明。已确诊为药疹者，应记入病历并嘱病人牢记致敏药物，每次就诊时告诉医师勿用该药。

2. **用药前作皮肤过敏试验**　应用青霉素、链霉素、普鲁卡因或破伤风抗毒素等药物前，应按规定方法做皮肤过敏试验。作皮试前，应备有急救药物，以备急需。

3. **用药中注意观察**　用药过程中，应注意药疹的早期反应症状，如突然出现瘙痒、红斑、发热等反应，应立即停药并及时处理。

（三）健康指导

1. **知识宣教**　告知病人对哪种、哪类药物过敏，以后切勿再用同类或化学结构相似的药物。

2. **瘙痒护理指导**　指导病人瘙痒的自我护理。

3. **防护指导**　保持皮肤清洁和完整，预防感染。

4. **心理指导**　指导家属给予病人协助及心理支持。

【护理评价】

通过治疗和护理，病人是否：①能复述药物致敏的相关知识；②未发生感染，或发生时得到及时发现和处理；③皮损愈合；④获得充足的营养和能量，满足机体的需要量。

第四节　荨麻疹病人的护理

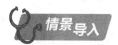

情景描述：

何女士，22岁，食海鲜后半小时时，口唇和眼睑突然肿胀，全身大片风疙瘩（风团疹），奇痒无比，之后迅速出现呼吸困难，立即送往医院。

请思考：

1. 何女士发生皮损最可能的原因是什么？

2. 应对何女士采取哪些护理措施？进行哪些健康指导？

荨麻疹（urticaria）俗称"风疹块"，是由于皮肤黏膜的小血管扩张及渗透性增强而产生的局部水肿，主要表现为边缘清楚的红色或苍白色的瘙痒性皮损—风团。为常见病，15%～20%的人一生中至少发生过1次。

【病因及发病机制】

（一）常见病因

1. 食物　以鱼、虾、蟹、蛋类最常见，其次是某些肉类和某些植物性食品如草莓、可可、番茄、花生、大蒜等。

2. 吸入物　如花粉、动物皮屑、真菌孢子、羽毛、灰尘，某些气体，如甲醛、丙烯醛，化妆品中挥发成分。

3. 药物　能引起变态反应的药物，常见的有青霉素、血清制剂、疫苗等，另一些为组胺释放药物，如阿司匹林、吗啡、阿托品等。

4. 感染　包括病毒、细菌、真菌、寄生虫等感染，由病原体本身或其代谢产物所致的变态反应。

5. 昆虫叮咬　如虱子、跳蚤叮咬皮肤，黄蜂、蜜蜂、毛虫毒刺刺入皮肤而引起变态反应。

6. 物理及化学因素　如冷、热、日光和机械刺激，摩擦压迫和某些化学物质的刺激。

7. 精神因素　如精神紧张、情绪波动等可引起乙酰胆碱释放。

8. 全身疾病　如胃肠道疾病、肿瘤、结缔组织疾病、内分泌紊乱、代谢障碍、风湿、类风湿等可诱发慢性荨麻疹。

9. 遗传因素　如家族寒冷性荨麻疹、遗传性血管性水肿等。

（二）发病机制

1. 变态反应性　多数属Ⅰ型变态反应，少数为Ⅱ、Ⅲ型变态反应。Ⅰ型变态反应，其抗体通常是IgE，吸附于肥大细胞，当再次接触抗原后，这些细胞表面发生抗原抗体反应。Ⅱ型变态反应，为IgG或IgM与抗原在红细胞上起反应，激活补体，产生过敏休克性毒素及各种炎症介质，引起红细胞破碎及过敏性休克和荨麻疹。Ⅲ型变态反应，其抗原抗体免疫复合物沉积于血管壁，激活补体，使肥大细胞及中性粒细胞释放组胺等炎性介质，引起血管通透性增加及水肿而产生荨麻疹型血管炎。

2. 非变态反应性　某些物质进入体内使补体C_3及C_5分解，产生C_{3a}及C_{5a}等过敏毒素或直接刺激肥大细胞释放组胺、激肽等所引起。

【护理评估】

（一）健康史

了解发病前有无明确用药史，是否进食海产品或某些蔬菜，是否密切接触猫、犬等宠物，或被蚊虫叮咬、日光照射、激烈运动等。

（二）身体状况

1. **急性荨麻疹**　多为骤然发病，先有皮肤瘙痒，很快出现大小不等的圆形、椭圆形或不规则的风团，数目不定，可局限或泛发全身，融合成大片。颜色因毛细血管扩张而呈鲜红色，严重时局部高度水肿，压迫血管呈苍白色，因毛囊口内陷，呈橘皮样外观。皮疹可历时数小时后逐渐消退，不留痕迹。但可反复发作，有时1日可发作多次。若消化道黏膜受累时，可有恶心、呕吐、腹痛、腹泻等全身症状，甚至出现过敏性休克样症状。少数病人可导致喉头水肿，出现胸闷、心悸、呼吸困难，严重者可窒息。部分病人可伴有高热、畏寒等全身症状，应特别注意有无感染，一般经数日或1~2周而愈。

2. **慢性荨麻疹**　皮损反复发作超过6周以上者称为慢性荨麻疹。全身症状一般较轻，风团时多时少，反复发生，常达数月或数年之久。有的有时间性，如晨起或临睡前加重，有的则无一定规律。大多数病人不能找到病因。

3. **特殊类型的荨麻疹**

（1）**皮肤划痕症**：又称人工荨麻疹。用手搔抓或用钝器划过皮肤后，沿划痕发生条状隆起，伴瘙痒，不久自动消退。

（2）**血管性水肿**：亦称巨大型荨麻疹。分获得性和遗传性两种。获得性血管性水肿，好发于眼睑、口唇、外生殖器等组织疏松部位。皮损多为突然发生局限性肿胀、灼痛、边缘不清，呈淡红色或苍白色，可持续1~3日后消退。常在同一部位反复发作。遗传性血管水肿罕见。

（3）**胆碱能性荨麻疹**：多见于青年，由于运动、重体力劳动、受热、饮酒或情绪紧张等而诱发，胆碱能神经冲动释放乙酰胆碱，作用于肥大细胞而发生2~3mm大小风团，且不融合。皮损可于半小时或

1 小时后消退,除掌跖外,皮损可泛发全身,少数病人可伴发乙酰胆碱的全身反应,如头痛、腹痛、流涎、瞳孔缩小等症状。

（4）寒冷性荨麻疹:好发于青年女性,可分为家族性和获得性两型。家族性荨麻疹较少见,为常染色体显性遗传,从婴儿开始可持续终生。除皮疹外,可伴有发热、畏寒、头痛、关节痛、白细胞计数增多,冰块试验阴性。获得性寒冷性荨麻疹,开始于儿童或成人,在气温骤降或接触冷水冷风时,在皮肤暴露部位出现风团,可持续半小时或 3 ~ 4 小时,严重者可出现胸闷、心悸、腹泻、晕厥、手麻、唇麻等,冰块试验阳性。

（5）压力性荨麻疹:皮肤受压 4 ~ 6 小时后,局部发生深在性肿胀,8 ~ 12 小时消退,多发生在臀部、腰部、足底、足背等受压部位。机制不清,可能与皮肤划痕症相似。

（6）日光性荨麻疹:好发于青年女性。皮肤暴露于日光数分钟后,局部出现红斑、风团,伴有瘙痒和针刺感,持续 1 ~ 2 小时后消退。甚至有部分病人透过玻璃的日光也可引起发病。

3904

组图:荨麻疹

（三）心理-社会状况

主要因瘙痒而产生明显的焦虑、忧郁、易怒、失眠等。

（四）处理原则

1. 一般治疗　由于荨麻疹的原因各异,治疗效果也不一样。治疗具体措施如下:

（1）去除病因:对每位病人都应力求找到引起发作的原因,并加以避免。如果是感染引起者,应积极治疗感染病灶。药物或食物引起者应停用过敏药物或食物。

（2）避免诱发因素:如寒冷性荨麻疹应注意保暖,乙酰胆碱性荨麻疹减少运动、出汗及情绪波动,接触性荨麻疹减少接触的机会等。

2. 药物治疗　如抗组胺类药物、抑制肥大细胞脱颗粒作用,减少组胺释放的药物、糖皮质激素、免疫抑制剂。另外,降低血管通透性的药物,如维生素 C、维生素 P、钙剂等,常与抗组胺药合用。由感染因素引起者,可以选用适当的抗生素治疗。

【常见护理诊断/问题】

1. 舒适改变　与皮肤瘙痒有关。

2. 知识缺乏:缺乏荨麻疹的相关知识。

3. 潜在并发症:喉头水肿、窒息。

【护理目标】

1. 病人瘙痒减轻或消失。

2. 病人能复述预防荨麻疹的相关知识。

3. 病人病情得到控制,未出现喉头水肿、窒息。

【护理措施】

1. 饮食护理　勿食可疑致敏食物。饮食宜清淡易消化,多饮水,通便利尿,加速排泄。

2. 用药护理　停用一切可疑致敏药物。治疗药物给药时间应根据风团发生的时间进行调整,如晨起风团较多,应临睡前给药,若睡前风团多,则晚饭后即给药。风团控制后可持续服药 1 个月,并逐渐减量。常用药物有西替利嗪、氯雷他定、酮替芬、马来酸氯苯那敏(扑尔敏)等。

3. 急救护理　对急性泛发性荨麻疹严密观察,按时测量生命指征。发现血压下降,脉压小,立即取平卧位,解开衣领,保持呼吸道通畅,立即皮下注射肾上腺素 0.5 ~ 1.0mg,迅速建立静脉通道。先静脉注射地塞米松 5mg,随后用氢化可的松 100 ~ 200mg 加入 5% 葡萄糖水中静脉滴注,并配合其他处理。有喉头水肿呼吸困难者,立即吸氧;出现窒息时,立即行气管切开。对感染引起的荨麻疹,除采取上述抗过敏治疗方法外,重点抗感染治疗。

4. 健康指导　①观察指导:指导病人注意起皮疹的方式与饮食有无关系。②防护指导:避开可疑致病诱因,如物理、化学、机械性刺激。③饮食指导:避免食用刺激性或可疑性食物。④瘙痒护理指导:指导病人如何控制瘙痒的方法,避免搔抓,保持皮肤完整性。⑤心理指导:消除精神紧张,保持乐观情绪和良好心理状态。

【护理评价】

通过治疗和护理,病人是否:①瘙痒减轻或消失;②能复述预防荨麻疹的相关知识;③病情得到控制,未出现喉头水肿、窒息。

（李　莉）

笔记

思考题

　　1. 黄先生,46 岁,因口周和手背瘙痒不适 3 小时就诊。病人自述一周前因足外伤疼痛而自服"去痛片"2 片,今晨起自觉口周、手背痒感。查体:手背部有直径为 1cm 大小红斑,境界清,中央有水疱。

　　请问:

　　(1) 该病人发生皮损最可能的原因是什么?

　　(2) 宜选用何种剂型的外用药物? 应对病人采取哪些护理措施?

　　2. 马先生,30 岁,因双小腿瘙痒伴红色丘疹 2 月余就诊。病人自述近 2 个月双小腿有瘙痒性红色丘疹,搔抓后形成水疱,逐渐加重,水疱破溃形成糜烂、渗液,双侧对称,用热水洗烫后症状加重。

　　请问:

　　(1) 应对该病人采取哪些护理措施?

　　(2) 应对该病人进行哪些健康指导?

思路解析

扫一扫,测一测

第四十章　感染性皮肤病病人的护理

学习目标

1. 掌握病毒性皮肤病、脓疱疮病人的护理措施。
2. 熟悉病毒性皮肤病、脓疱疮的皮损特点。
3. 了解病毒性皮肤病、脓疱疮的病因及发病机制。
4. 学会病毒性皮肤病、脓疱疮的护理知识和技能,能运用护理程序对病人实施整体护理。
5. 在护理感染性皮肤病病人操作过程中,具有良好的无菌观念,关爱病人。

第一节　病毒性皮肤病病人的护理

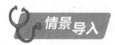

情景描述:

　　胡先生,65 岁,因腰背部疼痛伴水疱就诊。主诉 10 日前出现左腰背部疼痛,5 日后左腰背部出现片状红斑,随后出现簇集性且不融合的粟粒至绿豆大小红色丘疹,并迅速变为水疱。查体:左腰部水疱周围有红晕,水疱沿左腰部呈带状排列,不超过体表正中线,各簇水疱群之间皮肤正常,右侧未见侵犯。门诊拟"带状疱疹"收入院。

　　请思考:

　　1. 当前主要护理问题有哪些? 应采取哪些护理措施?

　　2. 应对胡先生进行哪些健康指导?

　　病毒性皮肤病是由病毒感染所引起的皮肤黏膜病变。病毒可分为脱氧核糖核酸(DNA)病毒和核糖核酸(RNA)病毒两大类。根据病毒性皮肤病的临床特点,可将其分为三型:①新生物型:皮肤呈疣状增生,多由乳头多瘤空泡病毒引起,少数由痘病毒引起。如寻常疣、跖疣、扁平疣及传染性软疣等。②疱疹型:皮损以疱疹为主,多由疱疹病毒引起,少数由痘病毒及小 RNA 病毒引起。如带状疱疹、单纯疱疹、水痘、牛痘样湿疹等。③红斑发疹型:多由 RNA 病毒引起,皮损以红斑、斑丘疹为主。如风疹、麻疹、传染性红斑等。

　　疣(verruca)是由病毒感染所引起的表皮良性赘生物。临床上常见的有四型:寻常疣、跖疣、扁平疣、尖锐湿疣等。单纯疱疹(herpes simplex)是由人类单纯疱疹病毒所致病毒性皮肤病。中医称"热疮"。带状疱疹(herpes zoster)是由水痘-带状病毒感染引起的,以某一神经痛及该神经支配区域皮肤上簇集疱疹为特征的病毒性皮肤病。中医称"缠腰火丹"。

【病因及发病机制】

（一）疣

由**人类乳头瘤病毒**（human papilloma virus，HPV）感染引起。HPV 的类型很多，不同类型的 HPV 与疣的临床表现有一定关系。此类病毒不易培养，它位于角朊细胞核内，并可游离至角蛋白中。疣主要由直接接触传染，亦可经接触污染物而间接传染。免疫功能低下及外伤者易患此病。

（二）单纯疱疹

系 DNA 病毒中的**单纯疱疹病毒**（herpes simplex virus，HSV）所致，根据其抗原性质不同，人类单纯疱疹病毒可分为 HSV-1 和 HSV-2。HSV-1 主要引起腰部以上口、眼皮肤黏膜感染。HSV-2 主要引起腰部以下部位，如外生殖器及新生儿的感染。人是人类单纯疱疹病毒唯一的自然宿主，病毒经皮肤黏膜破损处进入体内，潜伏在感染的神经节中，当各种诱因引起机体抵抗力低下时，如发热、过度劳累、胃肠功能紊乱、月经期等，使体内潜伏的 HSV 被激活而发病。

（三）带状疱疹

带状疱疹的病原体是水痘-带状疱疹病毒（varicella-zoster virus，VZV），**有亲神经和亲皮肤的特性。**该病毒在免疫功能低下或无免疫力的人群被感染后，经呼吸道黏膜侵入体内，经血行传播，首先发生水痘或隐性感染。病毒沿神经纤维向中心移动，长期潜伏于脊髓神经后根或神经节的神经元内。当机体抵抗力降低时，病毒被激活，受累的神经节发炎或坏死，产生神经痛。同时，在该神经支配区域内发生特有的节段性疱疹。

【护理评估】

（一）健康史

寻常疣好发于儿童及青少年，带状疱疹好发于春秋两季，成人多见。单纯疱疹、带状疱疹发病前常有发热及上呼吸道感染症状。疣病程慢性，可自愈，亦可复发。带状疱疹愈后一般不复发，可获终身免疫。

（二）身体状况

1. 疣

（1）寻常疣：俗称"刺瘊"。皮疹为黄豆大或更大的半圆形或多角形的角质隆起，表面干燥粗糙，呈灰白色、灰褐色或正常肤色，顶端呈花蕊或刺状。好发于手背、指背、甲周、甲缘及甲下。发生于颈部、眼睑者，可为柔软细长的丝状突起，顶端呈角质状，称丝状疣。发生于头皮颜面者，疣体表面呈参差不齐的指状突起，称为指状疣。

（2）扁平疣：好发于面部、手背和前臂，多骤然发生，皮损为针尖至绿豆大小正常肤色或淡褐色的圆形，椭圆形或多角形扁平丘疹，表面光滑或稍硬，散在或密集分布。如搔抓可引起自身接种，出现数个丘疹沿抓痕呈串球状排列，即 Koebner 现象。

（3）跖疣：是发生于足跖部的寻常疣。初起为角质小丘疹，逐渐增至黄豆大小，因在足底受压而形成角化性淡黄色或褐黄色胼胝样斑块或扁平丘疹，表面粗糙不平，中央稍凹，边缘绕以稍高的角质环，触痛明显。削去角质层，其下方有疏松的角质软芯，可见毛细血管破裂出血而形成小黑点。多为单侧发生，数目不定。

2. 单纯疱疹

（1）原发型单纯疱疹：①隐性或亚临床感染：约90%感染者缺乏临床表现，其中40%～50%感染者的血清中可检出相应抗体。②唇疱疹：多见于成人，好发于嘴唇和口周皮肤，初始皮肤发红、发痒，有烧灼感，随即出现成簇水疱，后结成黄痂皮脱落而愈合。③生殖器疱疹：多由性交感染。男性在阴茎、龟头处出现小水疱，小水疱迅速变糜烂面；女性于外阴、阴道发生同样损害，在生殖器附近皮肤可有散在性水疱。④疱疹性口龈炎：多见于6岁以下儿童，好发于口腔、牙龈、舌、硬腭和咽等部位。皮损表现为迅速发生的群集性小水疱，易破溃形成浅表性溃疡，口腔疼痛较明显，可伴有高热、咽痛和局部淋巴结肿痛。

（2）复发型单纯疱疹：成人最常见。好发于口周、鼻腔周围及外阴，也可见于面部口腔黏膜等部位。初期局部先有灼痒及轻度紧张感，随之在红斑的基础上发生簇集性米粒大小水疱，很快破裂、干燥结痂,愈后遗留暂时性色素沉着。病程自限性1~2周可消退,常易在同一部位复发。同时伴有局部淋巴结肿大或低热等,如果累及眼,可引起树权状角膜炎、角膜溃疡。

3. **带状疱疹** 好发于成人,春秋季节多见,具有自限性。

(1)典型表现:发疹前部分病人可有轻度乏力、低热、食欲缺乏等症状,皮肤有灼热感或神经痛,持续1~3日。好发部位依次为肋间神经、颈神经、三叉神经和腰骶神经支配区域。患部皮肤常先出现潮红斑,继而出现簇集性且不融合的粟粒至黄豆大小红色丘疹,再迅速变为水疱,疱液澄清,疱壁紧张发亮如珍珠状,周围有红晕,严重者可有血疱,皮疹陆续出现,常沿神经支配区域单列分布呈带状排列,常不超过体表正中线,各簇水疱群之间皮肤正常。数日后水疱干涸、结痂,愈后遗留暂时性淡红色斑或色素沉着。全病程2~3周,老年人需3~4周,治愈后可获终身免疫。神经痛为本病的特征之一,老年病人疼痛较为剧烈。

(2)特殊表现:①眼带状疱疹:老年人多见,疼痛剧烈,可累及角膜形成溃疡性角膜炎。②耳带状疱疹:系病毒侵犯面神经及听神经所致,表现为外耳道或鼓膜疱疹。膝状神经节受累同时侵犯面神经的运动和感觉神经纤维时可出现面瘫、耳痛及外耳道疱疹三联症。③疱疹后神经痛:带状疱疹常伴有神经痛,但多在皮损完全消退后或1个月内消失,少数病人可持续超过1个月或更长。

组图:带状疱疹

（三）心理-社会状况

病人由于疼痛、影响外观等因素,可出现焦虑、忧郁和恐惧不安等心理反应。要了解病人及家属对本病的认知程度。

（四）处理原则

1. **疣** 以局部治疗为主,对数目较多或久治不愈者,可选用全身治疗方法,采用抗病毒药物。无感染寻常疣可采用刮匙刮除法;液氮点涂或喷射法,适用于扁平疣;对跖疣先削去表面增厚的角质层再行冷冻。电灼、激光疗法,适用于寻常疣、跖疣。5-FU或肽丁胺软膏外涂,适用于各型疣。难治性甲下疣或跖疣可用浅层X射线治疗。

2. **单纯疱疹** 以缩短病程、预防继发感染、抗病毒减少复发为原则。单纯疱疹可选用碘苷滴液、干扰素滴液、2%甲紫。单纯疱疹水疱未破时可用抗生素软膏外用,渗液多时,可用3%硼酸溶液或1%醋酸铝液湿敷,无明显渗液者可外搽0.5%新霉素软膏。

3. **带状疱疹** 一般无并发症者**以抗病毒、止痛、消炎、缩短病程、促进神经复原、保护局部、预防继发性感染为主**。采用左旋咪唑、乌洛托品、阿昔洛韦、吗啉胍(病毒灵)、氧化镁口服,亦可采用聚肌胞、转移因子、胸腺素、丙种球蛋白等肌内注射,干扰素皮下注射。带状疱疹水疱未破时可用抗生素软膏外用,渗液多时,可用3%硼酸溶液或1%醋酸铝液湿敷,无明显渗液者可外搽0.5%新霉素软膏。带状疱疹亦可采用物理疗法氦氖激光照射、紫外线照射、频谱电疗均有一定消炎止痛效果。

知识拓展

疣冷冻疗法的护理

1. 冷冻前护理 治疗前详细询问病史,了解有无心脏疾患,以免治疗中发生意外。讲解冷冻疗法的基本知识和优点,减轻对疼痛和遗留瘢痕的恐惧。跖疣冷冻前先用热水浸泡,使其软化,以利于冰晶结成,提高疗效。

2. 治疗时护理 对位于指(趾)端及肛周敏感区域的损害,冷冻时,若出现头昏、头痛、恶心、面色苍白、出汗、全身无力等症状,立即停止治疗,平卧保暖,严密观察生命体征,一般休息10分钟后可恢复。

3. 冷冻后护理 冷冻5~10分钟内局部可出现轻度水肿并伴烧灼痛,继之出现水疱或血疱。嘱病人不必恐慌,保持清洁干燥,不可自行刺破,防止引起感染遗留瘢痕、损容等并发症。水疱一般1~2日达到高峰,如范围不大,可自行吸收,继之结痂,半月余痂皮脱落。

【常见护理诊断/问题】

1. 皮肤完整性受损 与皮损发生有关。

2. **急性疼痛**　与病毒侵犯神经节及相应神经节段的皮肤有关。

3. **知识缺乏**：缺乏病毒性皮肤病的认识及相关防治知识。

4. **潜在并发症**：感染。

【护理目标】

1. 病人皮肤损害痊愈,皮肤完好。

2. 病人自觉疼痛减轻,舒适度增加,饮食、睡眠恢复正常。

3. 病人了解本病的防治知识,能积极配合治疗和护理。

4. 病人无感染发生,或发生感染时得到及时发现和处理。

【护理措施】

1. **一般护理**　病室温湿度适宜,定时开窗通风,每日进行紫外线消毒,衣服宽大、柔软、勤换洗;注意皮肤清洁,皮疹重者,不宜洗澡或擦浴。剪短指甲,婴幼儿可戴手套,以免抓破皮疹引起感染。饮食清淡易消化,忌鱼、虾、辛辣、刺激性食物,保证足够饮水,保持大便通畅。

2. **皮肤护理**

(1) **带状疱疹**:保持皮肤清洁,防止继发感染,避免搔抓、挤压和冷热刺激等。水疱未破者,局部外涂更昔洛韦软膏和炉甘石洗剂。如有糜烂、渗出者,给予湿敷,湿敷时注意更换无菌纱布,不可重复使用,注意保暖。在湿敷后暴露局部,或进行红光照射等,促进干燥结痂,待干后涂抗生素软膏。有皮损坏死者,应早期清除坏死组织,避免搔抓皮肤或撕剥病皮,应使痂皮自然脱落。取健侧卧位,防止压迫水疱致创面与衣服粘连,防止摩擦及继发感染。观察皮疹发展情况,一旦发现有继发感染,应及时通知医生,遵医嘱尽快处理。**对症处理**:①如合并眼部皮损,注意观察有无视力影响,角膜和结膜有无充血等;如有分泌物,可用消毒棉签拭去;遵医嘱使用抗病毒眼药;避免用手揉眼及不洁物接触双眼;②如早期出现鼻尖、鼻侧小水疱,提示三叉神经眼支、鼻支受侵犯,警惕发生角膜受损引起溃疡性角膜炎,导致失明;③如出现头痛恶心、呕吐、惊厥、感觉障碍、共济失调等神经症状,提示有发生脑膜脑炎的可能,应引起高度重视。

(2) **单纯疱疹**:保持皮肤清洁,保护创面,避免摩擦、搔抓、防止局部感染;皮疹结痂后让其自行脱落,不能强行剥除,避免引起出血、疼痛;对角膜、结膜炎病人应加强眼睛的护理,遵医嘱按时交替滴抗病毒和抗生素眼药水;龈口炎病人保持口腔清洁,用1:1000的新洁尔灭含漱;生殖器疱疹有糜烂者,便后清洗,局部涂抹抗生素软膏,以防感染。

(3) **疣**:①寻常疣应避免摩擦和撞击,防止出血;②发生于面部、手背等暴露部位的扁平疣,要避免使用腐蚀性方法;③跖疣病人宜穿舒适、透气的鞋袜,嘱在与疣相对应部位的鞋垫上挖一个略大于疣的洞,以减少对疣的挤压。

3. **疼痛护理**　操作时动作轻柔,尽量减少或避免操作给病人带来的疼痛和不适;可采用放松疗法和局部按摩减轻疼痛,在疼痛部位周围做节律的环形按摩,按摩时力度要适中,逆时针与顺时针交替进行;遵医嘱给予物理治疗,如局部冰敷、红光照射等;必要时遵医嘱给予镇静、止痛及辅助营养神经的药物,对后遗神经痛者应予以重视,必要时可用镇静剂。另外,可应用分散注意力减轻疼痛、促进睡眠,鼓励参加文娱活动,坚持适当的活动锻炼。

4. **预防自身接种传染**　扁平疣特点为自身接种传染,因此避免搔抓,保护原发性皮损,防止新的皮损发生。

5. **预防感染**　预防继发性感染,减轻疼痛不适。发生于手背、指背、颜面、足底着力处的疣,易受摩擦撞击出血而产生疼痛,感染机会多,应注意保护,避免破损,跖疣病人宜穿软底鞋以减少刺激。

6. **对症处理**　对频繁发作及重症病人,注意查找病因、休息,避免精神紧张。营养神经,提高机体免疫力,常用维生素 B_1、B_{12}、维生素 E。

7. **并发症护理**　疱疹性口龈炎应保持口腔清洁,1:1000 苯扎溴铵(新洁尔灭)溶液或金银花、连翘煎水含服。疱疹性角膜炎可用碘苷滴眼液(疱疹净)或眼膏,新生儿单纯疱疹应及早给予阿昔洛韦注射。

8. **健康指导**　①**饮食指导**:病人宜清淡饮食,不要吃过烫及刺激性食物;②**穿着指导**:病人内衣不要过紧,最好为棉织物;③**增强体质指导**:注意卫生,防止外伤,做好自我保护,加强锻炼,增强体质,提高机体免疫力;④**用药指导**:避免盲目用药,应到正规医院诊治。

【护理评价】

通过治疗和护理,病人是否:①皮肤损害痊愈、未抓伤皮肤;②自觉疼痛减轻、舒适度增加、饮食和睡眠恢复良好;③了解本病的防治知识,能积极配合治疗和护理;④无并发症发生,或并发症得到及时发现和处理。

第二节 脓疱疮病人的护理

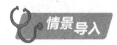

情景描述:

患儿,男,4 岁,下颌脓疱疹,表面有黄色分泌物,有痂皮,伴发热 4 天。用手抓挠后,继之揉右眼,出现右眼红肿伴痒 3 天。

请思考:

1. 该患儿发生皮疹最可能的原因是什么?

2. 对该患儿应采取哪些护理措施?进行哪些健康指导?

脓疱疮(impetigo)俗称"黄水疮",是一种常见的急性化脓性皮肤病,好发于儿童,传染性强,夏秋季多见,面部、四肢等暴露部位易受累,其特点为水疱、脓疱,易破溃形成脓痂。

【病因及发病机制】

由金黄色葡萄球菌或与乙型溶血性链球菌混合感染所致。病原菌通过黏附素、细胞壁丝状突起上的抗原不可逆地黏附于宿主细胞特异性受体,从而在皮肤上繁殖。根据临床表现不同,可分为寻常型、大疱型和新生儿型。

【护理评估】

(一) 健康史

机体抵抗力降低时,化脓菌易侵入。高温、潮湿的环境下,皮肤出汗较多而出现浸渍现象时,发病率高。患瘙痒性皮肤病,皮肤搔抓破损易感染发病。皮肤受到外伤及刺激,可成为发病诱因。传染性强,可在托幼机构中引起局部流行。

(二) 身体状况

1. 寻常型脓疱疮 易在学龄前和学龄期儿童中流行,传染性很强。皮损初期为红色斑点或小丘疹,迅速发展成水疱或脓疱。脓疱为帽针头至黄豆大小,疱壁薄而易破,故不易看到初发脓疱,破后露出红色糜烂,脓汁干涸结成灰黄色厚痂,可因擦洗、搔抓自我传播,向周围和他处蔓延与附近脓疱互相融合成片,发生新的皮疹。一般 6～10 日自然脱痂而愈,不留疱痕。皮损好发于暴露部位,以面部、头皮、四肢为多,严重者可泛发全身,伴有高热达 39～40℃,可伴有淋巴结炎、败血症和急性肾炎。

2. 深脓疱疮 又称臁疮,主要由溶血性链球菌所致,多累及营养不良的儿童或老人。好发于小腿或臀部。皮损初起为脓疱,渐向皮肤深部发展,表面有坏死和蛎壳状黑色厚痂,周围红肿明显,去除痂后可见边缘陡峭的碟状溃疡,疼痛明显。

3. 大疱型脓疱疮 主要由金黄色葡萄球菌引起,多见于儿童,以夏季多见,好发于面部、躯干、四肢,偶见掌跖部。皮损初为帽针头至黄豆大小水疱或脓疱,迅速增大到指头大小,疱内容物先清澈后混浊,疱壁先紧张后松弛,直径 1cm 左右,疱液沉积于疱底呈半月形为本病特征,疱周红晕不明显,疱壁薄,脓疱破溃后形成糜烂结痂,痂壳脱落后留有暂时性色素沉着。

(三) 心理-社会状况

脓疱疮多见于少年儿童,病人家属常因认知程度差而焦虑不安。重症病人可因病情严重而产生恐惧。

(四) 处理原则

包括加强消毒、注意隔离、减少传播。

1. 局部治疗 以杀菌、消炎、干燥为原则。脓疱未破者可用 10%硫黄炉甘石洗剂;脓疱较大时抽取疱液,破溃者用 1:5000 高锰酸钾液或 0.5%新霉素溶液清洗湿敷,外用莫匹罗星软膏或红霉素软膏等。较大脓疱用灭菌注射器先抽吸脓液,再涂抗生素软膏。对新生儿脓疱疮患部保持干燥、暴露,外涂 1%甲紫溶液或外敷紫草油纱布,促进愈合。

图片:脓疱疮

笔记

417

2. 全身治疗　皮损泛发、全身症状较重者及时应用抗生素治疗,宜选择对金葡菌敏感的头孢类抗生素,必要时依据药敏试验选择用药。

【常见护理诊断/问题】

1. 皮肤完整性受损　与脓疱破溃有关。

2. 焦虑/恐惧　与起病急、传染性强等有关。

3. 有感染的危险　与搔抓有关。

【护理目标】

1. 病人皮肤损害痊愈,皮肤完好。

2. 病人情绪稳定,积极配合治疗。

3. 病人未发生感染,或发生时被及时发现和处理。

【护理措施】

1. 加强消毒隔离　婴儿包被不宜过紧、过多,衣物和床单保持清洁、干爽,大、小便后用温水清洗会阴及臀部,尿布洗后用开水烫洗消毒。在婴儿室、托儿所、幼儿园等儿童集中单位发现本病时,应立即采取隔离措施,消毒被褥、衣服、玩具。保持室内温度适宜、空气新鲜,定期紫外线照射消毒或用过氧乙酸消毒。做好消毒隔离,避免接触传染,护理时均应穿隔离衣,戴手套。污染敷料统一回收处理。

2. 皮损护理　注意保护创面,保持清洁卫生,避免搔抓或摩擦,对瘙痒性皮肤病应积极治疗。脓疱未破,可用安尔碘消毒后用无菌剪力或针头挑破疱壁吸干脓液及渗出液,剪除脓疱壁,再行换药。小儿可戴连指手套,避免抓破患处引起感染或留下瘢痕。可用紫外线、红外线、超短波、氦氖激光促进溃疡愈合。

3. 控制感染　对重症新生儿脓疱疮病儿给予大剂量的敏感抗生素,还应加强支持疗法及护理,在进行护理操作过程中严格执行无菌技术操作,预防感染。

4. 病情观察　注意病人有无水肿,监测尿常规的变化,警惕急性肾炎的发生。注意监测感染扩散引起的败血症、肺炎、脑膜炎等。

5. 健康指导　①就诊指导:指导病人及时治疗瘙痒和感染性病灶,发现后及时就诊;②隔离指导:指导病人和家属及时做好消毒及隔离工作,以防交叉感染;③用药指导:指导病人早期正确用药治疗;④防护指导:指导病人瘙痒时勿用指甲抓患处。

【护理评价】

通过治疗和护理,病人是否:①皮肤损害痊愈,皮肤完好;②未发生感染,或发生时得到及时发现和处理;③焦虑/恐惧减轻,情绪稳定。

（李　莉）

思考题

1. 患儿,男,7岁,因面部、四肢散在性水疱伴化脓1周就诊。查体:水疱呈花生豆大小,周围红晕不明显,脓液积于脓疱下方呈半月形,结黄色痂,痂缘处有新的脓疱出现。

请问:

（1）应对该患儿采取哪些护理措施?

（2）应对该患儿及家属进行哪些健康指导?

2. 马先生,64岁,因右侧腰腹部红斑水疱伴疼痛5天余就诊。查体:红斑、水疱未超过体正中线,水疱疱液澄清,疱壁紧张发亮如珍珠状,周围有红晕,各簇水疱群之间皮肤正常。

请问:

（1）该病人的诊断及病因分别是什么?

（2）应对该病人应该采取怎样的护理措施?

思路解析

扫一扫,测一测

第四十一章　动物性皮肤病病人的护理

学习目标

1. 掌握疥疮、虱病病人的护理措施。
2. 熟悉疥疮、虱病病人的临床表现。
3. 了解疥疮、虱病的病因及发病机制。
4. 学会疥疮及虱病的护理评估方法,能熟练对疥疮及虱病病人实施整体护理。
5. 在护理传染性疾病病人时,具有防止交叉感染和不歧视病人疾病特殊性的职业素养。

第一节　疥疮病人的护理

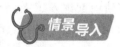

情景描述:

　　马先生,35 岁,主诉腋窝、腹股沟、会阴部出现米粒大小的丘疹,夜间阵发性剧烈瘙痒,皮肤有抓痕和血痂。马先生 2 周前出差时曾在一旅店居住。现来医院就诊。

　　请思考:

　　1. 马先生出现皮疹最可能的原因是什么?

　　2. 当前应对马先生采取哪些护理措施?

　　疥疮(scabies)是由疥螨引起的皮肤病,其传播与密切接触有关。好发于皮肤嫩薄部位(如指缝、腕部、肘窝、乳房下、脐周、下腹部、股内侧和外生殖器等)。

　　【病因及发病机制】

　　疥螨又称疥虫,分为人疥螨和动物疥螨。人疥虫大小约 0.2 ~ 0.4mm,雌虫较大,雄虫较小。从卵到成虫约需 15 日左右。疥虫离开人体后可存活 2 ~ 3 日。人的疥疮由人疥螨引起。通过直接接触(如身体接触、握手等)传染,接触被污染的被褥、衣物等也可间接传染。雌虫受精后钻入皮肤表面角质层内掘凿隧道,在其内产卵,可引起机械性刺激、分泌毒液及排泄物刺激皮肤引起变态反应以及雌疥螨滞留在皮肤角质层内引起异物反应均可导致皮肤剧烈瘙痒。

　　【护理评估】

　　(一)健康史

　　评估个人卫生状况、密切生活者是否发生过疥疮;是否与疥疮病人共用生活用品;是否饲养宠物及宠物患病情况。

（二）身体状况

1. 症状 自觉剧烈瘙痒、晚间尤为明显，皮损瘙痒可影响睡眠。

2. 体征 皮损为米粒大小的丘疹、丘疱疹和灰白色或浅灰色线状隧道，丘疹为正常肤色或浅红色、反应剧烈者顶端可出现脓疱；男性病人可在阴囊、阴茎和龟头等部位出现直径 3～5mm 的疥疮结节。可继发感染而发生脓疱疮、疖、淋巴结炎等。

（三）辅助检查

采用针挑法或刮片法可检出疥螨或疥螨残体及虫卵。

（四）心理-社会状况

评估病人是否因剧烈的瘙痒及疾病的传染性而产生焦虑、孤独、寂寞等心理。

（五）处理原则

注意清洁卫生，一旦确诊应立即隔离治疗。治疗以外用药物为主。可用 10% 硫黄软膏（婴幼儿用 5%）洗澡后除头面部外涂布全身治疗；或选用 25% 苯甲酸苄酯等。阴囊等处疥疮结节可外用糖皮质激素霜剂，也可结节内注射泼尼松龙混悬液。如继发化脓性感染应同时抗感染治疗。瘙痒严重者可于睡前口服镇静止痒药。

【常见护理诊断/问题】

1. 睡眠形态紊乱 与夜间皮损剧烈瘙痒有关。

2. 焦虑/恐惧 与疾病反复发作、剧烈瘙痒、担心传染他人及疾病预后有关。

3. 潜在并发症：脓疱疮、疖、淋巴结炎。

【护理目标】

1. 病人皮肤瘙痒不适减轻，睡眠良好。

2. 病人情绪稳定，积极配合治疗。

3. 病人未发生脓疱疮、疖、淋巴结炎等并发症。

【护理措施】

1. **一般护理** ①注意个人卫生，病人用过的衣服及床上用品等煮沸消毒，或在阳光下充分暴晒，以杀灭疥螨及虫卵。②及时隔离病人，防止传染，家庭或集体宿舍中的病人同时治疗。③接触疥疮病人后，用肥皂或硫黄皂洗手，以免传染。④不可用力搔抓，避免因搔抓破溃引起继发感染。⑤向病人讲解疥疮的发病原因及治疗过程，告知晚间皮损瘙痒是本病特征之一，以减轻病人的焦虑，促进睡眠。

2. **用药护理** ①1% γ-666 霜有较高杀螨作用，成人用量不超过 30g，12～24 小时后温水洗去。该药容易被吸收，对婴儿和儿童有神经毒性，儿童及孕妇禁用。②涂药前先用温水和肥皂洗澡，涂药时先将好发部位或损害密集处涂药 1 次，稍微用力揉涂以促进药物吸收。然后应从颈部（婴儿包括头部）以下，涂遍全身，不要遗漏皮肤皱褶处。③涂药期间不洗澡，不更衣，以保持药效。注意药物的刺激反应，及时调整药物配方浓度。④因疥螨从卵发育到成虫约需 15 日，故治愈后观察两周，未出现新的病情才为治愈。用药两周后发现新皮疹者，重复一个疗程。

3. **心理护理** 对患疥疮的病人要给予理解和同情，讲明此病并不可怕，只要积极治疗，在短期内是完全可以治愈的。告诉病人暂时隔离的意义以取得病人的配合，防止疥疮蔓延。

4. **饮食护理** 饮食宜清淡，忌猪头肉、羊肉、鹅肉、虾、蟹、芥菜等刺激物。

5. **健康指导** ①注意个人卫生，勤洗澡更衣。经常洗晒被褥，一般在 50℃ 水中浸泡 10 分钟即可达到灭虫目的；不宜洗烫者，放置于阳光下暴晒 1～2 日。②疥疮病人自觉遵守公共场所规定，不去公共泳池，以免传染他人。③患病期间禁止性生活，以防传播。④人与动物的疥疮可互相传染，家里如有宠物发病，及时治疗。

【护理评价】

通过治疗和护理，病人是否：①皮肤瘙痒减轻，无抓伤皮肤，睡眠改善；②情绪稳定，积极配合治疗；③未并发症发生，或并发症得到及时发现和处理。

第二节　虱病病人的护理

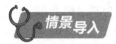

情景描述：

　　吴先生,25 岁,近日出现阴毛部剧烈瘙痒,以夜间为甚,内裤上常有点状污褐色血迹。吴先生自述近期有不洁性接触史。

　　请思考：

　　1. 吴先生发病的最可能原因是什么？吴先生当前的主要护理问题是什么？

　　2. 当前应对吴先生采取哪些护理措施？

　　虱病(pediculosis)是由虱寄生于人体,吸取人体血液并释放其唾液中的毒汁,而引起皮肤瘙痒和皮疹。由于虱的形态和寄生部位的不同,常分为头虱、体虱和阴虱三种,目前阴虱较为常见。本病可通过直接或间接接触而传染。阴虱主要有性接触传染。

【病因及发病机制】

　　虱是体外寄生虫,有相对的宿主特异性和寄生部位特异性。能引起皮肤病的主要是人虱,具有刺吸性口器,以吸血为食。虱喜夜间或人静时吸血,其唾液内的毒性分泌物和口器的机械刺激引起发病。体虱叮咬还可传播斑疹伤寒、回归热等传染病。

【护理评估】

　　（一）健康史

　　评估病人卫生状况、密切生活者是否发生过虱病;阴虱病病人是否有不洁性关系。

　　（二）身体状况

　　1. **头虱病**　多见于卫生条件差的妇女及儿童。头虱寄生于头部,在头发处易发现成虫及虱卵。虱叮咬的皮肤出现丘疹、红斑,病人自觉头皮瘙痒,常因剧烈搔抓头皮而出现渗出、血痂或继发感染,甚至形成脓疱或疖病,局部淋巴结炎。

　　2. **体虱病**　体虱寄生于内衣的衣领、裤裆、裤腰的衣缝处。皮肤被叮咬后出现红斑、丘疹或团块,常因搔抓而发生抓痕、血痂。久之出现苔藓样变及色素沉着。

　　3. **阴虱病**　寄生于阴毛,偶见于腋毛或眉毛,通过性接触传播。病人表现为突然发生的阴毛部剧烈瘙痒,多数病人或其配偶近期有不洁性交史,或近期曾在外住宿。表皮抓痕、血痂或毛囊炎,部分病人外阴散在分布直径为 0.5cm 左右的蓝色出血瘀斑。内裤上常可见到点状污褐色血迹。自觉瘙痒剧烈。

　　（三）心理-社会状况

　　评估病人是否因剧烈瘙痒及疾病的传染性而产生焦虑、孤独、寂寞等心理。

　　（四）处理原则

　　1. **头虱**　病人先用密篦子去除虱虫和虱卵,外用 50% 百部酊或 25% 苯甲酸苄酯乳剂涂于头发,每日 2 次,第 3 日用热水肥皂洗头。

　　2. **体虱**　将污染衣物煮沸消毒。

　　3. **阴虱**　首先剃除阴毛并烧掉,局部外涂以下药物之一:50% 百部酊、10% 硫黄软膏或 25% 苯甲酸苄酯乳剂等;性伴侣应同时治疗,严格消毒污染物。

【常见护理诊断/问题】

　　1. **舒适受损**　与皮肤剧烈瘙痒有关。

　　2. **皮肤完整性受损**　与搔抓皮肤破溃有关。

　　3. **潜在并发症:感染**。

【护理措施】

　　1. **一般护理**　①注意个人卫生,勤换衣洗澡,最好是淋浴或擦浴。头虱病人尽量将头发剪短,男性最好剃头并将头发焚烧;注意保持外生殖器清洁。②注意保护病人隐私,使病人树立自信,积极配合治疗。

2. 用药护理　①头虱可以外用50%苯甲酸苄乳脂等灭虱。如果有皮损,可以给予糖皮质激素或止痒剂外用,继发感染者用抗生素治疗。②告知病人用药后虱和虱卵虽已经被杀死,但瘙痒可持续一段时间,可对症治疗。

3. 心理护理　对病人要给予理解和同情,讲明此病并不可怕,只要积极治疗,在短期内是完全可以治愈的。

4. 健康指导　①向病人积极宣传本病的防治常识。②同时检查并治疗与病人有密切接触的家庭成员。③避免不洁性交,防止阴虱传播。④如用激素治疗,要指导病人定期复查,不得擅自增减药量。

(李　莉)

思考题

程先生,38岁,在一工程队打工,自述全身起小疙瘩,瘙痒2个月,曾在当地用皮炎平软膏治疗,稍好转,但始终皮疹不见消退,而且阴茎、阴囊上出现了黄豆大结节,瘙痒难忍。一同干活的工友也有类似症状;故就诊于某院门诊。

请问:
(1) 该病人目前考虑什么疾病?
(2) 常见的护理诊断/问题有哪些?应采取哪些护理措施?

思路解析

扫一扫,测一测

第四十二章　红斑鳞屑性皮肤病病人的护理

42章 PPT

学习目标

1. 掌握红斑鳞屑性皮肤病病人的护理评估、主要护理措施。
2. 熟悉红斑鳞屑性皮肤病的临床类型及其临床表现。
3. 了解红斑鳞屑性皮肤病的病因和病理生理。
4. 学会运用红斑鳞屑性皮肤病的相关知识,对病人实施整体护理。
5. 实施皮肤屏障护理时,不歧视病人皮肤异常的职业素养。

第一节　银屑病病人的护理

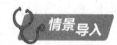情景导入

情景描述:

　　李先生,60 岁,有银屑病病史 10 年余,在外院多次治疗,5 个月前,全身皮肤迅速出现潮红,原银屑病的特征银白色鳞屑、点状出血消失,曾给予光疗,皮疹好转后 3 日再次加重,并出现双下肢水肿,为进一步治疗来院就诊。

　　请思考:

　　1. 该病人发生了什么情况?

　　2. 应该采取哪些护理措施? 进行哪些健康指导?

　　红斑鳞屑性皮肤病是一组以红斑或红斑鳞屑为主的皮肤病,常见的有多形红斑、白色糠疹、银屑病等,本章以银屑病为例介绍。

　　银屑病(psoriasis)俗称"**牛皮癣**",是一种常见的慢性复发性炎症性皮肤病。临床特征为红色丘疹或斑块,其表面覆盖有多层银白色鳞屑。好发于青壮年,无明显性别差异。多数病人冬季复发或加重,夏季缓解。

　　【病因】

　　1. 遗传因素　20% 左右的银屑病有家族史。

　　2. 环境因素　常见的有感染、精神紧张和应激事件、外伤、手术等。

　　3. 免疫因素　寻常型银屑病皮损处淋巴细胞、单核细胞浸润明显,尤其是 T 淋巴细胞真皮浸润为银屑病的重要病理特征,表明免疫系统参与该疾病的发生和发展。

笔记

组图：银屑病

【护理评估】

（一）健康史

评估病人的一般情况，了解有无家族史及遗传因素；发病情况及诊治经过，是否存在诱发或使本病加重的各种因素。

（二）身体状况

根据临床表现，银屑病一般可分为寻常型、脓疱型、关节病型及红皮病型四种。**寻常型银屑病最多见**，占99%以上。

1. 寻常型银屑病

（1）症状：多为急性发病，有不同程度瘙痒，无全身症状。

（2）体征：皮损可遍布全身各处，好发于头皮、躯干、四肢伸侧，特别是膝前、肘后，腰骶部，呈对称性分布。基本损害为鳞屑型红斑，初起为绿豆大小红色丘疹或斑丘疹，逐渐融合成斑片，表面有多层银白色鳞屑，边界清楚，周围有炎性红晕。刮去鳞屑后露出一层淡红色发亮的半透明薄膜，称"**薄膜现象**"。再刮去薄膜则出现小的出血点，称"**点状出血现象**"（Auspitz 征）。多数病人皮损为冬重夏轻。发生在头皮的皮疹为暗红色丘疹和斑片，境界清楚，鳞屑厚积，头发呈束状但无脱落及折断。

寻常型银屑病按病情发展可分为三期：①**进行期**：新的皮损不断出现，旧的皮损不断扩大，鳞屑厚积，炎症明显，泛发全身，对称分布，此时正常皮肤若受注射、外伤、虫咬等机械性刺激，或涂搽性质剧烈药物，发生与原发皮疹相同的皮损，称"**同形反应**"或称 Koebner 征；②**静止期**：皮损稳定，基本无新皮疹出现，旧皮疹也不消退；③**消退期**：皮损炎性浸润逐渐消退，鳞屑减少。皮损变薄缩小，皮损消退遗留色素沉着斑或色素脱失斑。

2. 脓疱型银屑病 本型比较少见，分为泛发性和局限性两型。

（1）症状：泛发性脓疱型银屑病是银屑病中最重的一型，多在寻常型银屑病损害基础上发生，也可见于突然停用激素的病人，发病急，常伴有畏寒、高热、关节肿痛。

（2）体征：多为突然发生红斑，继而在红斑表面出现成群的米粒大小的脓疱，其特点为黄白色浅表的无菌性小脓疱。部分脓疱彼此融合成1~2cm直径的"脓湖"，并迅速增多增大，一般以四肢屈侧及皱襞部位多见，脓疱于数日后干涸脱屑。脓疱成批陆续出现，并呈周期性反复发作，病人中以中青年居多，病程可达数日或更久，常并发肝肾系统损害。局限性脓疱型银屑病皮损仅局限在掌跖或指（趾）部，其特点为粟粒大小脓疱，基底潮红，约1~2周脓疱自行干涸、结痂形成鳞屑，继之鳞屑下出现新脓疱。周期性发作，皮损时多时少，时轻时重，慢性病程经久不愈，自觉痒痛。

3. 红皮病型银屑病 为一种少见而严重的银屑病，占银屑病病人的1%。多因治疗不当，特别是寻常型银屑病急性进行期，由于外用强刺激性药物或长期内用糖皮质激素突然停药或减量太快而诱发。少数可由寻常型银屑病自行演变而成，也可见于全身脓疱型银屑病后期。

（1）症状：常伴有发热，全身不适，易发生呼吸道感染、肺炎、脓毒症等。

（2）体征：皮损特点表现为全身皮肤弥漫性潮红，浸润肿胀，表面覆有大量麦麸样鳞屑，不断脱落，其间可有片状正常"皮岛"。多见成人，儿童少见。病情顽固，病程慢性，易复发。

4. 关节病型银屑病 本病多见于男性，发病率占银屑病病人的1%，多数病例继发寻常型银屑病，除皮损外可出现关节病变。

（1）症状：其特点主要为非对称性外周关节炎，以手腕、足部小关节多见，特别为指（趾）末端关节易受侵犯，关节症状为红肿疼痛，关节症状随皮疹轻重而变化。

（2）体征：关节肿胀、畸形及严重的功能障碍。类似类风湿关节炎。

（三）心理-社会状况

病人因为病因不明、病程长，病情顽固，反复发作，难以根治，而产生焦虑、悲观、失望、自卑等不良心理反应，容易导致对疾病治疗缺乏信心。

（四）处理原则

根据皮损炎症反应情况选用外用药物。各种皮质类固醇激素类外用药物只适用于小片皮损。进行期采用温和药物，如3%~5%硼酸软膏、2%~5%水杨硼酸软膏，以免引起红皮病；静止期或消退期可采用浓度较高的外用药，如5%~10%硫黄软膏、5%水杨酸软膏、0.1%~0.5%蒽林软膏。

笔记

对泛发性银屑病,在其他疗法不理想时,可采用免疫抑制剂如甲氨蝶呤、羟基脲等,但应注意副作用及毒性反应,定期检查血尿常规、肝功能。

【常见护理诊断/问题】

1. 舒适受损　与银屑病导致皮肤出现鳞屑性红斑有关。

2. 睡眠形态紊乱　与银屑病导致局部皮损痛痒有关。

3. 自我形象紊乱　与银屑病导致指甲变形、局部皮肤出现鳞屑性红斑有关。

4. 焦虑　与皮损反复发作或治疗效果不佳有关。

5. 知识缺乏:缺乏银屑病相关疾病知识。

【护理目标】

1. 病人主诉痛痒感减轻。

2. 病人夜间睡眠时间延长,睡眠质量好,醒后精神好,无疲乏感。

3. 病人心态平稳,能正确面对自身形象的改变。

4. 病人能正确认识所患疾病,焦虑程度减轻。

5. 病人能说出本病的基本知识、治疗方法及注意事项,主动配合治疗。

【护理措施】

1. **一般护理**　及时清扫皮屑,保持床铺清洁平整,增加舒适感,选择宽松的棉织衣服,室内空气新鲜流通。急性期避免日光照射,阳光强烈时外出打伞。告知病人修剪指甲,避免搔抓皮肤,如瘙痒剧烈,用指腹轻轻按压皮肤,避免抓破引起继发感染。夜间瘙痒加重,睡前加服抗组胺药,并涂抹止痒外用药,减少睡眠障碍。

2. **心理护理**　向病人解释病情,虽然病程缓慢反复发作,影响自身美观,但配合治疗,病情可得到控制。避免精神紧张、情绪过激、劳累等诱发因素。

3. **治疗配合**　①药浴护理:水温控制在 $36 \sim 38℃$,时间为 $15 \sim 20$ 分钟;药浴过程中多巡视、观察病人,发现不良反应及时停止治疗;药浴时不宜用力搓洗,浴后再涂擦外用药,反复揉擦外用药以利药物吸收。②光疗注意事项:全身照射时应注意保护眼睛和阴囊,佩戴防光眼镜、遮挡阴囊部位;治疗当日避免日晒,以免出现严重的红斑和水疱;口服光敏剂的病人注意有无胃肠道反应。

4. **用药护理**　①急性期不宜使用刺激性药物,使用软膏保护皮肤。②选用外用药物时,从低浓度向高浓度逐渐过渡。③向病人讲解正确擦药的方法及注意事项。

5. **饮食护理**　给予低脂、高热量、高蛋白、高维生素饮食,如肉、蛋、豆制品及鲜蔬菜等以防止疾病长期消耗。忌食海鲜、辛辣刺激性食物,禁饮酒。

6. **健康指导**　①讲解本病基本知识,指导病人规律生活,注意劳逸结合,保持乐观情绪。避免过度紧张、疲劳,预防上呼吸道感染。②向病人解释戒烟酒的必要性。合理饮食,在皮损泛发或加重时适当忌口。③注意个人卫生,保持皮肤清洁。本病不具有传染性,告知病人及家属不必过度紧张,正确对待疾病,积极治疗。④嘱病人切不可盲目追求彻底治疗而采用可导致严重不良反应的药物(如系统使用糖皮质激素、免疫抑制剂等),以免使病情加重或向其他类型转化。

【护理评价】

通过治疗与护理,病人是否:①痛痒感减轻或消失。②睡眠良好。③能正确面对自我形象变化。④焦虑减轻或消除。⑤熟悉本病的基本知识、治疗方法及注意事项等。

第二节　多形红斑病人的护理

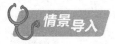

情景描述:

李女士,35 岁,全身红斑 1 周。6 天前病人感头痛、乏力后出现双上肢及躯干红斑,皮疹初起为米粒大小红斑,逐渐扩大至硬币大小,中间颜色较深,呈青紫色,伴有轻度刺痛。为进一步治疗来院就诊。

请思考：

1. 应对该病人采取哪些护理措施？
2. 应对该病人进行哪些健康指导？

多形红斑（erythema multiforme）是一种以**靶形或虹膜状红斑**为典型皮损的急性炎症性皮肤病，常伴发黏膜损害，易复发。

【病因及发病机制】

病因复杂，感染、药物、食物及物理因素（如外伤、寒冷、日光、放射线等）均可引起本病，单纯疱疹病毒感染是最常见的致病因素，EB病毒感染不明确。某些疾病如风湿热、自身免疫病、恶性淋巴瘤等也可出现多形红斑样皮损。临床上将病因不明的称特发性多形红斑，病因明确的称症状性多形红斑，而重症型多形红斑多与药物异常代谢相关。

【护理评估】

（一）健康史

评估病人的一般情况，是否服用易致敏的食物、药物，是否患单纯疱疹病毒等；发病情况及诊治经过，是否存在诱发或使本病加重的各种因素。

（二）身体状况

组图：多形红斑

本病多发于儿童和青年女性，春秋季节好发，病程具有自限性，易复发，常急性起病，可有畏寒发热、头痛等前驱症状。皮损呈多形性，可有红斑、丘疹、斑丘疹、水疱、大疱、紫癜和风团等。根据皮损形态不同，可分为以下三型：

1. **红斑-丘疹型** 最常见，病情较轻。皮疹好发于面颈部和四肢远端伸侧，口腔眼部黏膜较少受累。皮疹主要为圆形或椭圆形水肿性红斑，初起直径0.5~1cm，色鲜红，境界清，逐渐向周围扩大；典型皮损为暗红斑或风团样皮疹，中央呈青紫色或紫癜，形同同心圆状靶形损害或虹膜样损害。伴有瘙痒或轻度疼痛。皮损2~4周可消退，遗留暂时性色素沉着。

2. **水疱-大疱型** 介于轻症和重症之间，常由红斑—丘疹型发展而来，常常伴有全身症状。除四肢远端外，可向心性扩散至全身，口、眼及外生殖器黏膜亦可受累。渗出较严重时，皮疹可发展为浆液性水疱、大疱或血疱，周围绕以暗红色晕。

3. **重症型** 发病前有前驱症状，发病急骤，全身症状重，可累及多部位黏膜，损害早且严重，可出现水疱、糜烂、溃疡等，皮损为水肿性鲜红或暗红色虹膜样红斑或瘀斑，常迅速扩大相互融合其上出现水疱，可并发支气管肺炎，消化道出血，肝肾功能损害，全身衰竭等，全身浅表淋巴结增大。

（三）心理-社会状况

病人因为病因不明、起病较急，易产生焦虑和恐惧等不良心理反应，容易导致对疾病治疗缺乏信心。

（四）处理原则

治疗应积极寻找病因，怀疑药物引起者应停用一切可疑药物。轻症病人多在数周内自愈，仅需对症处理；重症者可危及生命，需住院积极治疗。

外用药物以消炎、收敛、止痒及预防感染为主。无糜烂处可外用糖皮质激素霜，有糜烂渗出时可用3%硼酸溶液湿敷，局部破溃者可外用0.5%新霉素霜或莫匹罗星乳膏防止感染；有口腔、眼部黏膜受累时，应加强局部护理。

轻症病人口服抗组胺药。重症病人应尽早予以足量糖皮质激素，病情控制后逐渐减量，同时给予支持疗法，维持水电解质平衡，保证热量、蛋白质和维生素的需要。若合并病毒感染如HSV，应及时予抗病毒治疗。

【常见护理诊断/问题】

1. 疼痛 与皮肤黏膜破溃、糜烂有关。
2. 营养失调：低于机体需要量 与重症多形红斑导致口腔黏膜破溃、进食减少有关。
3. 焦虑/恐惧 与病情突发、不断加重、担心疗效有关。
4. 潜在并发症：感染。

笔记

【护理目标】

1. 病人主诉疼痛减轻。

2. 病人营养状况良好。

3. 病人能正确认识所患疾病,焦虑/恐惧程度减轻。

4. 病人未合并感染。

【护理措施】

1. **皮肤的护理**　①观察皮损的生长及消退情况,要及时清除坏死的皮肤。②渗出严重者,可给予3%硼酸湿敷,消炎、收敛及预防感染;每日两次,每次20分钟;湿敷后,局部红光照射,促进愈合。③穿棉质内衣,有污染时要及时更换。保持床单位的整洁,如有污物要及时更换。④遵医嘱使用清洁剂、保护剂、止痒剂及消炎剂等。避免搔抓、温热水的烫洗、过度的清洗等,避免加重皮损。

2. **黏膜的护理**　①口腔黏膜的护理:做好口腔护理、积极预防感染、鼓励病人进食、多饮水,口唇糜烂的敷盖清洁的凡士林纱布。②眼结膜的护理:做好球结膜的冲洗,防止粘连感染并遵医嘱给予点滴眼药水和软膏、闭眼困难的病人用油纱布敷盖。③肛门、尿道口、外生殖器等黏膜的护理,保持清洁干燥,预防感染。

3. **用药的护理**　密切观察病人生命体征的变化,体温高时,给予病人物理降温;密切观察用药后的反应以及药物出现的毒副作用,有无继发肝肾心功能及血液系统的损害、尤其注意激素使用的不良反应,如高血糖、应激性溃疡及精神症状。

4. **饮食护理**　给予高蛋白、高维生素、低盐饮食,流质饮食;改善营养状况,保持水和电解质的平衡,准确记录出入量。

5. **心理护理**　同情和理解病人,以和蔼的态度、亲切的语言、耐心细致地为病人讲解治疗和疾病的相关知识,强调配合治疗的重要性,让病人树立战胜疾病的信心,积极配合治疗。

6. **健康指导**　①尽量避开过敏原,服用一些致敏药物时一定要慎重,防止过敏引发多形红斑。②加强体育锻炼,增强自身的抵抗力,可有效防止多形红斑及各种疾病的发生。③多吃菌类食物,菌类食物有调节免疫的作用,因此可增强自身的免疫力。④尽量保证生活规律,良好的生活习惯有利于身心健康。

【护理评价】

通过治疗与护理,病人是否:①疼痛感减轻或消失;②营养状况良好;③焦虑/恐惧减轻或消除;④未感染发生,或得到及时发现和处理。

（李　莉）

思考题

胡先生,27岁,全身反复皮疹3年,冬日加剧,夏日缓解,自觉瘙痒。查体:躯干四肢散在圆形黄豆至胡桃大红色斑丘疹,上覆白色小片鳞屑,刮去鳞屑,基底潮红,少许出血点伴渗出。

（1）该病人目前处于疾病发展的什么阶段?

（2）该病人主要的护理问题有哪些?

（3）如何预防同形反应的发生?

思路解析

扫一扫,测一测

学习目标

1. 掌握性传播疾病病人的护理措施。
2. 熟悉性传播疾病的症状、体征、处理原则。
3. 了解性传播疾病的病因和病理生理。
4. 学会性传播疾病病人的护理知识,能运用护理程序对病人实施整体护理。
5. 具有认真履行护理职责的工作态度和良好的人际沟通能力,注意保护病人隐私,尊重病人。

第一节　淋病病人的护理

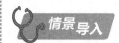

情景描述：

刘先生,32 岁,尿道口红肿及大量脓性分泌物 2 天,伴尿痛尿频排尿困难,前来就诊,但病人不知应该到哪个诊室就诊,作为门诊导诊护士,病人向你咨询。

请思考：

1. 应向该病人了解哪些情况?
2. 怎样指导该病人就诊?

淋病(gonorrhea)是由淋病奈瑟菌(淋球菌)感染所致的泌尿生殖系统的化脓性、炎症性疾病。为常见的性传播疾病之一,多见于青壮年,主要通过性交传染。

【病因及发病机制】

1. 病原菌　淋球菌喜潮湿、怕干燥、不耐热,其生长适宜温度为 35~36℃。干燥环境中存活 1~2 小时,52℃时可存活 5 分钟,60℃ 1 分钟内立即死亡,附着在微湿衣裤、毛巾、被褥中最多只能生存 24 小时,一般消毒剂或肥皂液均能使其迅速死亡。

2. 传播途径　①宿主:人是淋球菌唯一的天然宿主;②传染源:淋病病人或淋球菌携带者是重要的传染源;③传播方式:性交直接传染或床单、浴盆等间接传染;④易感部位:泌尿生殖系统黏膜的柱状上皮细胞。

3. 发病机制　淋球菌首先侵入前尿道或宫颈黏膜,并借助于菌毛与上皮粘连,然后被黏膜表面的柱状上皮吞噬进入细胞内大量繁殖,细胞损伤裂解至黏膜下层后通过其内毒素及外膜的脂多糖与补体产生一种化学毒素,诱导中性粒细胞聚集和吞噬,引起急性炎症反应。

【护理评估】

（一）健康史

了解病人一般状况,如年龄、性别、文化背景等;病人有无与淋病病人性接触史、共用物品史或新生儿的母亲有无淋病史等;并了解其发病情况及诊治经过。

（二）身体状况

潜伏期一般为 2～10 日,平均 3～5 日,主要发生在性活跃的中青年。根据临床表现通常分为单纯性淋病、有并发症淋病、播散性淋病三种。

1. 单纯性淋病

（1）男性急性淋病:临床上最常见,90% 的感染者有症状。初起为尿道口红肿、发痒、轻微刺痛,并有稀薄透明黏液流出,约 24 小时后,症状、体征迅速加剧,出现典型的尿道刺激症状,即尿痛、尿急、尿频,分泌物变黏稠,为深黄色或黄绿色脓液。可伴发腹股沟淋巴结炎、包皮炎、包皮龟头炎或嵌顿包茎。

（2）女性急性淋病:皮损 60% 感染者无症状,好发于宫颈、尿道。①淋菌性宫颈炎:子宫颈是最常受累的部位,有症状者常为阴道分泌物异常和增多,外阴及阴道内刺痒及烧灼感,不正常的经期出血,中、下腹的疼痛,妇科检查可见宫颈红肿、触痛和脓性分泌物;②淋菌性尿道炎:于性交后 2～5 日出现尿急、尿频、尿痛,检查尿道口红肿,溢脓;③幼女淋病:多由于接触患淋病的父母的脓性分泌物或共用浴巾、浴盆、便器、污染的手为小孩洗外阴而间接感染;主要表现为急性外阴阴道炎,阴道口黏膜红肿有黄绿色脓性分泌物,可有糜烂、渗液和淋菌性尿道炎表现。

临床上亦可见淋病性肛门直肠炎、淋球菌性咽炎以及淋球菌性结膜炎等。

2. 有并发症淋病　本型比较少见,分为泛发性和局限性两型。

（1）男性淋病并发症:包括淋菌性前列腺炎、淋菌性精囊炎、淋菌性附睾炎、淋菌性尿道狭窄,少数病人可以发生输精管狭窄和阻塞,进一步继发精液囊肿和不育。

（2）女性淋病并发症:如淋菌性盆腔炎、子宫内膜炎、输卵管炎、输卵管卵巢囊肿、盆腔脓肿、腹膜炎等,也可有前庭大腺炎等。

3. 播散性淋球菌感染　已极少见,淋球菌通过血行传播,多脏器受累,例如皮肤上出现斑丘疹、水疱、结节性红斑、多形红斑样皮损、瘀斑、脓疱、出血性或坏死性皮肤损害;淋菌性关节炎出现迁移性、不对称性的多关节疼痛、肿胀,以及化脓性滑膜炎、化脓性关节周围炎;亦可见淋菌性腱鞘炎、淋菌性心内膜炎、淋菌性脑膜炎、淋菌性肝炎等。

（三）辅助检查

1. 直接涂片　取尿道或宫颈脓性分泌物涂片,革兰染色,镜下可见大量多形核白细胞,细胞内可见数量不等的革兰染色阴性双球菌。涂片对女性检出率低,有假阴性,必要时应作培养。

2. 细菌培养　标本在选择性培养基上培养,可出现典型菌落,氧化酶试验阳性,镜检可见到革兰染色阴性双球菌。

（四）心理-社会状况

评估病人及家属对淋病的认知程度、对治疗方法和预后、预防等知识的了解程度;了解病人的心理恐惧程度、家属的态度及支持状况等。

（五）处理原则

早期诊断、早期治疗;及时、足量、规则地用药;针对不同的病情采用不同的治疗方法;对性伴追踪,同时治疗;治疗后随诊复查;注意同时有无衣原体,支原体感染及其他性传播疾病的感染。一般首选头孢曲松或大观霉素。

【常见护理诊断/问题】

1. 疼痛　与病菌侵犯组织器官出现炎症反应有关。

2. 焦虑　与对本病缺乏了解,担心预后或传染给他人有关。

3. 知识缺乏:缺乏病情、治疗方案、传染方式、重复感染后果以及预防复发等相关知识。

【护理目标】

1. 病人主诉痛感减轻。

2. 病人能正确认识所患疾病,焦虑程度减轻。

3. 病人能说出本病的基本知识、治疗方法及注意事项,主动配合治疗。

【护理措施】

1. **隔离预防**　病人卫生洁具要专用,被污染的物品包括被褥、衣服等生活日常用品应及时消毒处理;禁止与儿童,特别是幼女同床,共用浴盆和浴巾等。患有淋病孕妇的新生儿,出生后应立即给予1%硝酸银眼药水滴眼预防。

2. **强制治疗**　发现病人要积极彻底进行治疗,对已治愈的淋病病人要定期进行追踪复查和必要的复治,以求根治,防止复发。为防止无症状性淋病传播,导致晚期病变,在必要时应进行预防性治疗。性伴同治。

3. **用药护理**　询问病人有无药物过敏史,熟悉药物治疗方案,密切观察病情及药物疗效、不良反应等情况,出现药物反应及时报告医师,以便及时处理。

4. **心理护理**　尊重病人人格,告知病人只要积极配合治疗,性病治愈后可以正常生活。

5. **健康指导**　①加强性健康及性道德观念教育,坚持一夫一妻的性关系。夫妻一方一旦感染了性病,应及时治疗,治愈后再过性生活,患病期间使用避孕套。②告知病人早诊断、早治疗对本病治愈的重要性,鼓励病人及时彻底治疗。③告知病人本病病因、预防传播的措施等知识。

【护理评价】

通过治疗与护理,病人是否:①痛感减轻或消失;②焦虑减轻或消除;③熟悉本病的基本知识、治疗方法及注意事项等。

第二节　梅毒病人的护理

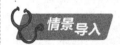

情景描述:

马先生,28岁,已婚,阴茎破溃伴轻微疼痛3周,自行口服头孢类药物半月余,阴茎破溃未见好转,为进一步治疗前来就诊。

请思考:

1. 应向马先生了解哪些情况?

2. 怎样指导马先生就诊?

梅毒(syphilis)是由梅毒螺旋体(treponema pallidum,TP)引起的一种慢性传染病,主要通过性接触和血液传播。本病危害性极大,可侵犯全身各组织器官或通过胎盘传播引起死产、流产、早产和胎传梅毒。

【病因及发病机制】

1. **病原菌**　TP又称苍白螺旋体,其表面的黏多糖可能与其致病性有关。TP对皮肤、主动脉、眼、胎盘、脐带等富含黏多糖的组织有较高的亲和力,可借其黏多糖酶吸附到上述组织细胞表面,分解黏多糖造成组织血管塌陷、血供受阻,继而导致管腔闭塞性动脉内膜炎、动脉周围炎,出现坏死、溃疡等病变。

2. **传播途径**　梅毒的唯一传染源是梅毒病人,常见的传播途径有性接触传染、垂直传播、其他途径(冷藏3天以内的梅毒病人血液仍具有传染性,输入此种血液可发生感染;少数病人可经医源性途径、接吻、握手、哺乳或接触污染衣物、用具而感染)。

【护理评估】

(一)健康史

了解病人一般状况,如年龄、性别、文化背景等;病人有无与梅毒病人性接触史、共用物品史或新生儿的母亲有无梅毒史等;并了解其发病情况及诊治经过。

（二）身体状况

观察病情,判断有无并发症状及所患梅毒类型、所处阶段。根据临床表现通常分为获得性梅毒、先天性梅毒、潜伏梅毒三种。

1. 获得性梅毒

（1）**一期梅毒**:主要表现为硬下疳(chancre)和硬化性淋巴结炎,一般无全身症状。①**硬下疳**:为TP在侵入部位引起的无痛性炎症反应。好发于外生殖器(90%)。起初为小片红斑,迅速发展为无痛性炎性丘疹,数天内丘疹扩大形成硬结,表面发生坏死形成单个直径为1~2cm、圆形或椭圆形的无痛性溃疡,境界清楚,周边水肿并隆起,基底呈肉红色,触之具有软骨样硬度,表面有浆液性分泌物,内含大量TP,传染性极强;②**硬化性淋巴结炎**:发生硬下疳出现1~2周后。常累及单侧腹股沟或患处附近淋巴结,呈质地较硬的隆起,表面无红肿破溃,一般不痛。消退常需要数月。淋巴结穿刺检查可见大量的TP。

（2）**二期梅毒**:皮损一期梅毒未经治疗或治疗不彻底,TP由淋巴系统进入血液循环形成菌血症播散全身,引起皮肤黏膜及系统性损害,称二期梅毒。常发生于硬下疳消退3~4周后(感染9~12周后),少数可与硬下疳同时出现。可表现为皮肤黏膜损害,包括梅毒疹、扁平湿疣、梅毒性秃发和黏膜损害。其次还包括:骨关节损害、眼损害、神经损害、多发性硬化性淋巴结炎及内脏梅毒等。

（3）**三期梅毒**:早期梅毒未经治疗或治疗不充分,经过3~4年,40%病人发生三期梅毒。皮肤黏膜损害主要为结节性梅毒疹和梅毒性树胶肿,近关节结节少见。其次还包括骨梅毒、眼梅毒、心血管梅毒、神经梅毒等。

2. 先天性梅毒

（1）早期先天性梅毒:患儿常早产,发育营养差、消瘦、脱水、皮肤松弛,貌似老人,哭声低弱嘶哑,躁动不安。可见皮肤损害、梅毒性鼻炎和骨梅毒。常伴有全身淋巴结肿大、肝脾大、肾病综合征、脑膜炎、血液系统损害等表现。

（2）晚期先天性梅毒:一般5~8岁发病,13~14岁相继出现多种表现,以角膜炎、骨损害和神经系统损害常见,心血管梅毒罕见。

3. 潜伏梅毒 极少见,凡有梅毒感染史,无临床症状或临床症状已消失,除梅毒血清学阳性外无任何阳性体征,并且脑脊液检查正常者称为潜伏梅毒,其发生与机体免疫力较强或治疗暂时抑制TP有关。

（三）辅助检查

可分为TP直接检查、梅毒血清试验和脑脊液检查。脑脊液检测主要用于神经梅毒的诊断。病情活动时脑脊液白细胞计数常增高,因此脑脊液白细胞计数也常作为判断疗效的敏感指标。

（四）心理-社会状况

评估病人及家属对梅毒的认知程度、对治疗方法和预后、预防等知识的了解程度;了解病人的心理恐惧程度、家属的态度及支持状况等。

（五）处理原则

1. 常用的驱霉药物 **青霉素类为首选药物**。头孢曲松钠为高效的抗TP药物,可作为青霉素过敏者优先选择的替代治疗药物。四环素类和红霉素类疗效差,通常作为青霉素过敏者的替代治疗药物。

2. 治疗方案

（1）早期梅毒:苄星青霉素G 240万U,1次/周,连续2~3次。青霉素过敏者选用头孢曲松钠1.0g/d静脉滴注,连续10~14日,或连续口服红霉素类药物(红霉素2.0g/d)15日。

（2）晚期梅毒:苄星青霉素G240万单位,分两侧臀部肌内注射,1次/周,连续3~4次。青霉素过敏者可用四环素类或红霉素类药物。此外,心血管梅毒、神经梅毒、妊娠梅毒及先天性梅毒依据病情选择相应的治疗方案。

【常见护理诊断/问题】

1. 组织完整性受损 与梅毒螺旋体引起皮肤、黏膜破损及组织器官衰竭有关。

2. 焦虑 与疾病病程长及社会舆论导致心理负担或担心传染给他人有关。

组图:梅毒

3. 知识缺乏:缺乏梅毒相关知识。

【护理目标】

1. 病人皮损逐渐愈合,营养均衡,未并发其他感染。

2. 病人心态平稳,焦虑减轻或消除。

3. 病人能复述性病传播的途径和危害,积极配合正规治疗。

【护理措施】

1. **一般护理**　①早期传染性强,注意隔离治疗;加强医务人员自我防护。严格遵循无菌技术操作选择,避免医源性感染;②晚期病人因内脏器官受累出现一系列脏器感染,予保护性隔离治疗;③坚持正规治疗,按时随访;④性伴侣同时接受治疗,治疗期间禁止性生活。⑤加强心理沟通,使其了解病情的发展与治疗,减轻焦虑与自卑。

2. **用药护理**　①首次应用青霉素应注意吉海反应,一般多在用药后 3 ~ 12 小时出现,表现为流感样症状,一般 4 小时缓解;②为预防或减轻吉海反应,在治疗前服用小量泼尼松,备好抗过敏药物,如发生过敏性休克症状,就地抢救,及时通知医师。

3. **健康指导**　①本病应及早、足量、规则治疗,尽可能避免严重并发症的发生;②定期随访检查以判断疗效;③妊娠妇女严格产前检查,消除先天性梅毒儿、减少胎儿死亡率;④加强本病知识讲解与宣教,避免婚外不洁性行为;⑤严禁使用不洁血液制品或生活制品,严禁重复使用一次性无菌用品和器械。规范献血制度,严格审核献血者,严格无菌操作,避免医源性感染;⑥严禁吸毒,让病人多阅读吸毒造成社会危害性的材料加强法制教育,防止犯罪行为发生,避免共用注射器和针头。

【护理评价】

通过治疗与护理,病人是否:①皮损逐渐愈合;②焦虑减轻或消除,积极配合正规治疗;③能复述性病传播的途径和危害。

第三节　尖锐湿疣病人的护理

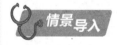

情景描述:

韦女士,25 岁,已婚,妊娠 2 个月,外生殖器菜花状赘生物 1 个月,损害逐渐增多增大。为进一步治疗前来就诊。

请思考:

1. 应向韦女士了解哪些情况?

2. 怎样指导韦女士就诊?

尖锐湿疣(condyloma acuminatum,CA)又称生殖器疣,是由人类乳头瘤病毒(HPV)感染引起的一种性传播疾病。主要通过性行为传播,少数通过间接接触传播。在常见的性传播疾病中,尖锐湿疣最难治。

【病因及发病机制】

1. **病原菌**　病原体为人类乳头瘤病毒(HPV),迄今已发现 100 余种亚型,引起尖锐湿疣的病毒主要是 HPV-6、HPV-11、HPV-16、HPV-18 型。此病毒易在温暖潮湿环境中生长繁殖,对冷冻、干燥和乙醚耐受性强。

2. **易感部位**　外生殖器及肛门附近的皮肤黏膜湿润区是其最适宜的部位。主要感染上皮组织。男性多见于龟头、冠状沟、包皮系带、尿道口及阴茎部、同性恋者好发于肛门及直肠。女性多见于大小阴唇、阴道口、阴道、尿道、宫颈、会阴、阴阜、腹股沟等。

【护理评估】

(一)健康史

了解病人有无不洁性交史、配偶有无感染史或间接接触史,询问发病经过及其进展情况和既往治疗、愈合情况等。

（二）身体状况

尖锐湿疣潜伏期约为 1~8 个月,平均 3 个月。

1. **症状** 大多数尖锐湿疣病人无任何自觉症状,仅少部分有瘙痒、灼痛、白带增多。如继发感染则溢脓且恶臭,疼痛。累及宫颈时,会出现血带增多和性交后出血。波及肛门直肠,则引起疼痛和里急后重感。

2. **皮损** 初起为小而柔软淡红色顶端稍尖的赘生物,逐渐增大增多,互相融合形成各种不同的形态,表面凹凸不平,湿润柔软呈乳头状、菜花状及鸡冠状,根部多半有蒂,易发生糜烂、渗液,其间有脓性分泌物淤积,有恶臭。由于分泌物的浸渍,疣体表面呈白色、暗灰色或红色,易出血。位于干燥部位的尖锐湿疣较小,呈扁平疣状。宫颈的尖锐湿疣损害一般较小,境界清楚,表面光滑或呈颗粒状、沟回状而无典型的乳头状形态。少数尖锐湿疣因过度增生成为巨型尖锐湿疣、癌样尖锐湿疣与 HPV-6 型有关。此外,还有微小无蒂疣、微小的乳头状隆起和外观正常的环状皮肤损害三种亚临床感染。妊娠期疣体增生迅速,治疗后易复发,可能与雌激素有关。

（三）辅助检查

1. **醋酸白试验** 用 5% 醋酸液涂抹皮损处 3~5 分钟后,病灶局部变白色者为阳性。

2. **皮损活检** 有 HPV 感染的特征性空泡细胞的组织病理变化特点。

（四）心理-社会状况

了解病人及对本病的认知程度、治疗的态度及心理承受能力等。

（五）处理原则

治疗以局部治疗为主,坚持正规治疗,避免重复或交叉感染。

1. **局部药物治疗** ①0.5% 鬼臼毒素酊:外用,2 次/日,连用 3 日,停药 4 日,为 1 个疗程;可用 1~3 个疗程;本品有致畸作用,孕妇禁用;②10%~25% 足叶草酯酊:外用,每周 1 次,搽药 2~4 小时后洗去;本品有致畸作用,孕妇禁用;③50% 三氯醋酸溶液或氟尿嘧啶软膏:外用,1 次/日,注意保护损害周围的正常皮肤黏膜,用药 6 次未愈则应改用其他疗法,孕妇禁用。

2. **物理疗法** ①激光治疗:用于多发性疣及尿道内疣;②液氮冷冻:治愈率为 63%~88%;③电灼治疗:有效率约 94%,复发率约 22%。

3. **手术治疗** 适用于单发或巨大尖锐湿疣。

4. **内用药物治疗** 可用干扰素、IL-2 和抗病毒药物。

5. 艾拉光动力疗法。

【常见护理诊断/问题】

1. **舒适改变** 与疣状物皮损有关。

2. **有感染的危险** 与局部处理后皮肤破损、溃烂有关。

3. **焦虑** 与病人对疾病认知缺乏及本病根治困难、易复发有关。

4. **知识缺乏**:缺乏尖锐湿疣的相关防治知识。

【护理目标】

1. 病人自觉舒适度增加。

2. 病人没有发生感染。

3. 病人能正确认识所患疾病,焦虑程度减轻。

4. 病人能说出本病的基本知识、治疗方法及注意事项,主动配合治疗。

【护理措施】

1. **严格消毒隔离** 诊疗护理使用一次性臀垫、窥阴器等用品,病人用过的敷料等予以销毁。治疗室定时定期紫外线消毒。

2. **休息** 嘱注意休息,少活动,穿宽松柔软、吸水透气的棉质内裤。

3. **局部护理** 观察皮损有无红肿破溃等感染征象;注意液氮冷冻或使用外用药后的局部皮损变化,及时观察治疗效果。

4. **心理护理** 尊重病人的人格与隐私权,普及尖锐湿疣的相关防治知识。本病多数经彻底治疗、

组图:尖锐湿疣

去除诱因,是能得到有效控制的。要帮助病人树立治疗的信心。

5. 健康指导　①性伴同治:动员病人带家属(或性伴)检查,争取得到他们的配合,发现问题早日就诊,男女同治,防止该病传播和再感染;②防止交叉感染:未治愈前应避免性生活,卫生洁具要专用,不共用浴盆,防止交叉感染;③复查指导:定期返院复查,坚持正确用药、正规治疗。

【护理评价】

通过治疗与护理,病人是否:①不适感减轻或消失;②未发生感染;③焦虑/恐惧减轻或消除;④熟悉本病的基本知识、治疗方法及注意事项等。

（李　莉）

思考题

左先生,35 岁,已婚,自述轻度尿道烧灼感伴尿道分泌物 2 天。有不洁性生活史,2 周前曾尿频、尿急、尿痛,尿道脓性分泌物,分泌物镜检淋菌阳性。

请问:

（1）根据病人目前的情况,最可能的诊断是什么?

（2）该病人主要的护理问题有哪些?

（3）如何做好该病人的心理护理?

思路解析

扫一扫,测一测

第四十四章　大疱性皮肤病病人的护理

 学习目标

1. 掌握大疱性皮肤病病人的护理措施。
2. 熟悉大疱性皮肤病的症状和体征。
3. 了解大疱性皮肤病的病因及发病机制。
4. 学会大疱性皮肤病的护理知识和技能,能运用护理程序对病人实施整体。
5. 在护理操作中,具有良好的无菌观念和认真负责的工作态度。

第一节　天疱疮病人的护理

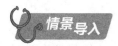

情景描述:

李先生,44 岁,主因"躯干、四肢红斑、水疱 6 个月、口腔皮疹伴痒半年,加重伴疼痛半月余"入院,病人全身表皮剥脱,露出糜烂面,有渗液,伴疼痛,尼氏征阳性,口腔黏膜内可见数处绿豆至黄豆大小白色糜烂面,疼痛剧烈。神志清楚,面容痛苦,查体合作,无药物过敏史及传染病史,神经系统体征均为阴性。

请思考:

1. 该病人的主要护理问题有哪些?
2. 应对该病人采取哪些护理措施?

天疱疮(pemphigus)是一组由表皮细胞松解引起的自身免疫性慢性大疱性皮肤病。特点是在皮肤及黏膜上出现松弛性水疱或大疱,疱易破,呈糜烂面,棘细胞松解征阳性,组织病理为表皮内水疱,血清中和表皮细胞间存在 IgG 型的抗桥粒芯糖蛋白抗体,又称天疱疮抗体。

【病因及发病机制】

病因不明,由于棘细胞间有 IgG 沉积,将病人血清或 IgG 被动转移至鼠,鼠可出现表皮棘细胞松解,而去除血清中的 IgG 成分可使病情缓解,因此本病是由器官特异性自身抗体—抗 Dsg 抗体介导的器官特异性自身免疫病。

【护理评估】

(一)健康史

评估疾病相关因素:是否与使用某些药物,如青霉胺、保泰松、利福平等诱发有关。

组图：天疱疮

（二）身体状况

1. 症状　**本病症状常以疼痛为主，罕见瘙痒，原发性损害为松弛性水疱**，可发生于全身任何部位皮肤表面，通常发生于外观正常的皮肤表面，亦可发生于红斑性皮肤上。新发水疱通常是松弛性或在很短时间内变为松弛性，手指轻压水疱一侧，水疱沿推压方向移动；轻压疱顶，疱液向四周移动；稍用力在外观正常皮肤上推擦，表皮即剥离；牵扯已破损的水疱壁时，可见水疱周边的外观正常皮肤一同剥离，此现象叫**棘层松解症或尼氏征**（Nikolsky's sign）。水疱以头面、颈、胸背、腋下、腹股沟等处较多见。皮损可局限于一处至数处达数月之久；亦可在数周内泛发全身，皮损消退后常留下棕色色素沉着和粟丘疹，偶见色素脱失。好发于中年人，男性多于女性。临床多数病人表现为寻常型天疱疮，此外，还有增殖性天疱疮、落叶型天疱疮、红斑型天疱疮和特殊类型天疱疮（如副肿瘤型天疱疮、药物性天疱疮、IgA 型天疱疮、疱疹样天疱疮等）。

2. 体征　在大部分病人中，**疼痛性黏膜糜烂是寻常性天疱疮的典型性临床表现**，最常见的黏膜损害部位是口腔，颊黏膜是最常见的受累部位。咽、喉及食管黏膜亦可受累，这些部位受累可能导致病人摄食、咀嚼及吞咽困难，其他受累部位包括眼结膜、肛门、耳道、阴唇、阴道、子宫颈、龟头等处黏膜。

3. 组织病理　**天疱疮基本病理变化为棘层松解、表皮内裂隙和水疱**，疱腔内有棘层松解细胞，后者较正常棘细胞大，圆形，胞质呈均匀嗜酸性，核大而深染，核周有浅蓝色晕。不同类型天疱疮发生棘层松解的部位不同。

（三）心理-社会状况

由于皮肤损害的泛发、皮损的疼痛、病情的反复常使病人出现焦虑、抑郁、绝望等不良心理。

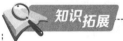

天疱疮诊断标准

1. 临床表现
（1）多发的松弛性大疱，容易破裂。
（2）出现进行性、难治性的糜烂面和结痂。
（3）黏膜非炎症性的糜烂或溃疡。
（4）尼氏征阳性。
2. 组织病理　由于角质形成细胞分离而导致的表皮内水疱。
3. 免疫荧光检查　DIF：角质形成细胞间特异性荧光抗体沉积；IIF：外周血中特异性自身抗体。

至少需符合临床表现和组织病理表现中的 1 项，加上免疫荧光法检查中的 1 项；或符合免疫荧光检查中的 2 项，即可明确诊断。

（四）处理原则

1. 一般治疗　加强支持疗法，给予富含营养易消化的食物，预防和纠正低蛋白血症，注意水电解质与酸碱平衡紊乱。

2. 系统药物治疗

（1）皮质类固醇激素：为目前治疗本病的首选药物。应尽量做到早期治疗，足量控制，正确减量，继用维持量。一般用量为每天 80～120mg 泼尼松。治疗 1 周后，如无明显疗效，应增加剂量，主要根据新发水疱数、水疱愈合速度和天疱疮抗体滴度来判断疗效。增加剂量前应排除继发感染的可能。皮损控制后继续用药 2～3 周，然后减量，口腔损害往往不易短期消退，不一定作为减量的标准。维持量一般为每天 10～15mg，小剂量时可改为隔天服药。从控制量到维持量的时间一般为 2～3 个月，减量过程中如有水疱发生，可暂停减量，稳定一段时间，多数病人皮质激素需维持数年，少数病人完全可撤除。在应用激素过程中，应注意可能伴发的各种不良反应如糖尿病、胃溃疡，骨质疏松、结核病的复发及白色念珠菌的感染。

（2）免疫抑制剂：对于病情稳定的病人，单用免疫抑制剂部分病例可获缓解。对于大部分病例，

笔记

免疫抑制与皮质类固醇合用可减少激素用量,避免或减少大剂量激素的副作片,环磷酰胺600～1000mg加入生理盐水中静滴,每月一次,连续2～3次后根据病情调整,总量不宜超过9～12g;或硫唑嘌呤50～200mg/d为宜,或甲氨蝶呤10～25mg/(kg·d)每周一次口服,病情稳定后减量维持。免疫抑制剂一般在用药1个月后出现疗效,出现疗效后,一般先减激素用量,以后再减免疫抑制剂至维持量,长期连续使用免疫抑制剂者,可以几种免疫抑制剂交替使用,以减少副作用。在使用免疫抑制剂过程中,应密切观察其副作用如贫血、肝肾功能损害、感染及肾功能衰竭等。

（3）血浆置换疗法。

（4）静脉注射人血丙种免疫球蛋白。

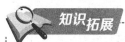知识拓展

天疱疮临床评分

评分	受累面积（%）	尼氏征	每天出现新水疱数目	特异性抗体的滴度	口腔黏膜受损面积（%）
3	>15	强阳性	>5个	>640	>30
2	5～15	阳性	1～5个	40～320	5～30
1	<5	局部阳性	偶发	<40	<5
0	不受累	阴性	无	阴性	无损害

（1）>9分为重度病例,<6分为轻度病例,6～9分为中度病例;

（2）也可按皮损面积将其分为轻、中、重3种,皮损面积小于体表面积10%为轻症,30%左右为中症,大于50%为重症。

【常见护理诊断/问题】

1. 局部黏膜受损　与疾病导致口腔、眼、外生殖器等黏膜受损害有关。

2. 急性疼痛　与大面积糜烂面或继发感染有关。

3. 有感染的危险　与皮肤产生大量糜烂面和服用糖皮质激素类药物有关。

4. 营养失调:低于机体需要量　与疾病慢性消耗有关。

【护理目标】

1. 病人皮损逐渐愈合。

2. 病人疼痛减轻或消失。

3. 病人未合并感染。

4. 营养状况良好。

【护理措施】

1. 一般护理　①病人免疫力低下,皮肤完整性受损、黏膜破溃,易发生细菌或真菌感染。严格执行消毒隔离制度,病室定时开窗通风、保证阳光充足、温湿度适宜。病人所用床单、被服须经高压蒸汽灭菌,保持干燥整洁无皱褶;注意无菌操作,血压计、听诊器、体温计专人专用并消毒。②重症病人卧床休息,躯体活动受限者,加强生活护理,每天换药,保持皮肤清洁,勤翻身,防止压疮发生。③严格探视人员管理,避免交叉感染。

2. 皮损护理

（1）水疱:注意保持疱壁的完整性,切记撕扯疱皮。每天仔细观察有无新发水疱,记录水疱的数量、水疱是否破损及有无感染,直径>1cm的水疱予无菌注射器抽吸,记录疱液的颜色、性状、量。

（2）糜烂面:①糜烂伴有分泌物的创面应先在清创换药前行分泌物培养,根据培养结果选择正确的抗感染药物。换药动作要轻柔,创面纱布需浸湿充分后方可揭下,以减少出血、疼痛。②将病人所有衣物脱去,充分暴露皮损。全身糜烂面予臭氧水浸浴治疗,每日1次,然后可用红光照射治疗。③褶

笔记

皱部糜烂面伴有大量渗液及分泌物时,遵医嘱给予臭氧水冷湿敷后,红光照射。④护士应每天观察、记录糜烂面的转归情况。

（3）黏膜护理:①眼黏膜:病人眼结膜红肿、充血伴分泌物,遵医嘱给予球结膜冲洗,滴抗生素眼药水。②口腔黏膜:病人口腔黏膜水疱伴糜烂,指导病人保持口腔清洁卫生,遵医嘱选用0.9%氯化钠500ml+碳酸氢钠20g漱口。吞咽困难者,食用易消化流质或半流质,温度避免过热和过冷以减少对口腔黏膜刺激,无法进食者使用胃肠外营养。③外阴黏膜:注意保持外阴的清洁干燥,使用红光照射,并遵医嘱予臭氧水冷湿敷,2次/日。内裤宜宽松,以减少摩擦。

3. **用药护理**　①认真观察并指导病人认识激素的副作用,如出现高血压、糖尿病、电解质紊乱、消化道出血等不良反应,及时对症治疗和护理。②应用环孢素等免疫抑制剂时,注意观察有无高血压、肾功能损害和高血钾等不良反应的发生。③长期使用皮质激素者应补充钾以防低钾血症,如有细菌或真菌感染应给予足量敏感抗生素或抗真菌药物。

4. **饮食护理**　给予高蛋白、高维生素、低盐饮食,保持水和电解质平衡,记录出入量,对重症不能进食者,补充能量合剂,定期监测电解质相关情况。

5. **健康指导**　①讲解本病基本知识,增加营养,提高机体抵抗力。②避免着凉、感冒,远离有呼吸道传染疾病的病人,注意皮肤及用物清洁,防止感染。③注意药物副作用,不可随意停药、减药,以免复发。④定期门诊复查。

【护理评价】

通过治疗与护理,病人是否:①皮损愈合;②疼痛减轻或消失;③未感染发生,或得到及时发现和处理;④体液失衡纠正,营养状况改善。

第二节　大疱性类天疱疮病人的护理

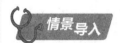

情景描述:

郭先生,男性,76岁,2年前因脑出血双下肢瘫痪,病人半月前无明显诱因四肢散在出现数片蚕豆大小红斑,伴痒,未重视,皮疹逐渐增多,并相互融合成较大斑片,继而红斑基础上出现数个绿豆大小张力性水疱,疱液清,相互不融合。10日前扩散至胸腹部,成硬币大小且有张力性水疱,躯干、四肢部分水疱结痂、脱落,形成浅表的红色糜烂面,其上覆有血痂,尼氏征阴性;实验室检查:血常规:白细胞11.19×10^9,嗜酸性粒细胞百分比8.4%。

请思考:

1. 应考虑什么疾病?

2. 应该为病人采取什么样的护理措施?

大疱性类天疱疮(bullous pemphigoid,BP)是一种好发于老年人的大疱性皮肤病。临床上以躯干、四肢出现张力性大疱为特点。常见于60岁以上老年人,目前认为BP是一个自身免疫性疾病,预后好于天疱疮。

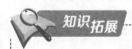

大疱性类天疱疮和脑血管疾病的相关研究

大疱性类天疱疮是一种获得性自身免疫性大疱性疾病,为皮肤科重症,大量的病例研究报道及流行病学资料均显示,BP与神经系统疾病有着密切联系,其中,脑卒中是关系最紧密的并发症之一。脑卒中是指脑血管疾病的病人,因各种诱发因素引起脑内动脉狭窄,闭塞或破裂,而造成急性脑血液循环障碍。有研究显示其患病率为15%。BP常合并神经系统损害包括脑血管疾病、痴呆、癫痫、震颤、多发硬化、帕金森病、偏瘫、周围神经病变等。其中脑血管的发病率最高达12%,引起了临床工作者的高度关注。

【病因及发病机制】

一般认为是自身免疫性疾病,大部分病人血清中有抗基底膜带自身抗体,抗原抗体结合导致基底膜带损伤形成水疱。

组织病理:表皮下水疱是本病的特征,水疱为单房性,疱顶多为正常皮肤,疱腔内有嗜酸性粒细胞,真皮乳头血管周围有嗜酸性粒细胞、淋巴细胞,中性粒细胞浸润。

【护理评估】

（一）健康史

询问病人年龄,本病好发于 60 岁以上的中老年人居多。

（二）身体状况

在红斑或外观正常皮肤上出现樱桃大至核桃大水疱,疱壁紧张,不易破,疱液澄清或混有血液,尼氏征多为阴性。疱破后显糜烂结痂,愈合较快,遗留色素沉着。好发于四肢屈侧及胸腹部,常先发于某一部位,半月至数月后发展至全身,伴瘙痒,约20%病人发生口腔黏膜损害,且通常较轻。

根据皮损范围、形态可分以下几型:①泛发性大疱型:此型最常见。②小疱型:成群小疱类似疱疹样皮炎。③红斑型:以红斑为主,类似多形性红斑。④多形性类天疱疮:较少见,发病年龄通常在 50 岁以下,在躯干和四肢伸侧,有群集红斑、丘疹和水疱。⑤限局性大疱性类天疱疮(LBP):约占类天疱疮的 15%,好发于女性下肢;亦可局限于头面部或上肢。⑥结节性类天疱疮:皮损类似结节性痒疹,DIF显示类天疱疮特征。

组图:大疱
性类天疱疮

（三）心理-社会因素

由于皮肤损害的泛发,病人年龄较大,使病人感到焦虑、无助、濒死、绝望等不良情绪反应。

（四）处理原则

原则是早诊断,早治疗,治疗越及时,皮损控制越快,预后越好。

1. 首选糖皮质激素,常采用泼尼松(prednisone),用量视皮损范围及病变严重程度而定。对皮损面积占体表不到 10% 的轻症病例,初始剂量一般为 30mg/d,对皮损占体表 30% 的中症病例,为 40～50mg/d,对皮损超过体表 50% 的重症病例,则需 60～80mg/d,如果在 3～5 天内不能控制病情,仍不断有新出疹,则应及时增加药量。在控制了皮损并维持 1～2 周后逐渐减药,达到一个维持量。减药应积极又稳妥,当减药至 15～20mg/d 时,可渐改为隔天服药。在减药过程中应密切观察病情变化,一旦有新出疹,则应暂停减药。对重症病人使用了大剂量糖皮质激素仍不能控制病情,可合并使用免疫抑制剂如甲氨蝶呤、环磷酰胺、环孢素、雷公藤多苷等,具体用法请参阅天疱疮章节。

2. 大疱性类天疱病人多为高龄,常常伴发其他疾病,当患有糖尿病、结核等不能使用糖皮质激素时,可采用口服四环素 500mg 每天 4 次或米诺环素 100mg 每天 2 次联合烟酰胺 200mg 每天 3 次,对部分病人,尤其是轻症病人有效。

3. 支持治疗很重要,由于病人多为高龄,应注意加强营养,保持水电解质平衡。在治疗期间应注意皮质类固醇的副作用及所产生的合并症。

【常见护理诊断/问题】

1. 组织完整性受损　与水疱及糜烂面有关。

2. 疼痛　与水疱及糜烂面有关。

3. 有感染的危险　与皮肤破损、服用激素及免疫制剂导致抵抗力下降有关。

4. 睡眠形态紊乱　与皮肤瘙痒和疼痛有关。

5. 焦虑　与病程时间长有关。

6. 潜在并发症:低蛋白血症、水、电解质和酸碱平衡紊乱等。

【护理目标】

1. 病人皮损逐渐愈合。

2. 病人疼痛减轻或消失。

3. 病人未合并感染。

4. 病人夜间睡眠时间延长,睡眠质量好,无疲乏感。

5. 病人情绪稳定,积极配合治疗。

6. 未发生潜在并发症。

【护理措施】

1. **皮损的护理**　全身受损皮肤用 0.9% 生理盐水棉球清洗,用碘附消毒水疱及周围皮肤,使用无菌注射器抽吸疱液,避免因针头过粗或抽吸力量过大而造成局部损伤面积扩大的不良后果,将水疱内的疱液充分吸净后拔出针头,用碘附再次消毒。外涂抗生素软膏和激素软膏 2 次/日,交替使用。指导病人勿抓搔皮肤,保持患处皮肤清洁干燥。

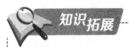

知识拓展

大疱性类天疱疮患者的皮损护理

1. **水疱护理**　直径 <1cm 或疱液较少、陈旧性水疱,让其自行吸收,直径 >1cm 的水疱,若疱液浑浊,或受压部位的大疱,沿疱壁下缘将疱液抽净,保持疱壁完整。

2. **创面护理**　①渗出伴糜烂面严重时用 0.1% 利凡诺溶液湿敷,凡士林纱布覆盖或莫匹罗星软膏涂予创面。②渗出较多时使用可吸收大量渗液的敷料如凝胶泡沫敷料。③感染创面使用阴离子敷料。

3. **皮肤屏障护理流程**　①取适量卤米松与身体屏障乳液混匀后于手掌中进行预热,以防药膏直接作用于皮肤造成冷刺激;抹药过程中注意保暖,全身抹药时间 15～20 分钟。②按照躯干约 40%,上肢约 20%,下肢约 40% 的药量分配,皮损严重处,可适当增加药量。③以分段式打圈的方式进行按摩,自下而上、均匀地进行,每段打圈按摩 5～10 次,直至外用药膏充分吸收。④抹药过程中注意观察病人的反应,做好健康宣教。

2. **口腔护理**　病人的口腔黏膜糜烂,轻微擦拭即可导致出血。用 0.9% 生理盐水棉球进行口腔护理 2 次/日,口唇周围消毒凡士林纱布覆盖;必要时可遵医嘱给 0.9% 生理盐水 500ml + 利多卡因注射液 10ml + 地塞米松磷酸钠注射液 5mg,进行漱口,每日 3 次。

3. **密切观察用药后反应**　本病需大剂量使用激素,应注意系统使用糖皮质激素的副作用,监测生命体征的变化,严格记录 24 小时出入量,保持水电解质以及酸碱平衡,定期监测肝肾功能变化,病情稳定后激素的剂量逐步减少,要严密观察是否出现恶心、呕吐、发热、高血压、低血糖等不良反应。

4. **采取保护性消毒隔离措施**　由于病人的皮肤完整性严重受损,且治疗过程中大剂量使用激素,使机体免疫力下降,极易发生感染,因此,采取严格的消毒隔离措施。

5. **合并脑血管疾病者**　病人病情稳定后指导并协助用健肢穿脱衣服、洗漱、进食及大小便等生活自理活动;偏瘫、感觉障碍者,注意保持偏瘫肢体功能位,及早开始肢体功能锻炼,避免损伤及给予病人其他相应护理,观察病人神经系统表现,发现异常及时报告医生并协助处理。

6. **饮食护理**　支持治疗给予富含营养的易消化饮食;对水疱、大疱的数量较多并有低蛋白血症者,适量补充血浆或白蛋白。根据病人口腔黏膜的愈合情况,从流质、半流质逐步向普食过渡,多摄入含钾高的食物,防止低钾血症,水分的摄入量不低于 2500ml/d。

7. **心理护理**　全身严重皮损不仅给病人带来极大痛苦,而且起病急,病程进展迅速令病人及家属十分恐惧和焦虑,担心疾病的预后以及由此产生的经济负担,因此要同情和理解病人,以和蔼的态度、亲切的语言耐心细致解释,强调配合治疗的重要性,让病人树立战胜疾病的信心,积极配合治疗。

8. **出院标准**　连续 3 天以上无新发水疱出现,原有皮疹或创面已经干涸或结痂;无需住院处理的并发症。

9. **健康指导**　①饮食指导:可进食高蛋白、高维生素、易消化的食物。②生活指导:保持床单元的干净整洁,保持室内适宜的温湿度,高龄的病人要勤翻身,预防压疮。防止皮肤的搔抓,预防感染。③心理指导:耐心、详细地向病人介绍疾病的相关知识,帮助病人树立战胜疾病的信心。④观察指导:观察有无新发水疱,观察水疱数量、红斑范围与程度。有无表皮继发感染。⑤用药指导:出院后遵医嘱口服激素,不可自行停药或减量,定期门诊复查。⑥随访指导:定期随访,观察有无治疗药物的不良反应,每次随访都要对其常见不良反应进行相关的实验室检查和询问。

【护理评价】

通过治疗与护理,病人是否:①几乎无新发水疱,糜烂面愈合;②疼痛减轻或消失;③无感染发生,或得到及时发现和处理;④睡眠良好;⑤情绪稳定,积极配合治疗;⑥无并发症发生,或并发症得到及时发现和处理。

（李　莉）

思考题

张女士,67 岁,主因"全身反复红斑、水疱伴瘙痒、灼痛 8 个月"入院,病人躯干、四肢密集分布黄豆大小红斑、水疱,部分融合成手掌大小边界清楚的水肿性斑片,核桃大小,自觉瘙痒剧烈,抓破后水疱破溃、糜烂,双侧乳房下、腋窝及腹股沟处糜烂明显,可见大量脓性分泌物,尼氏征阴性。

请问:

（1）根据病人的病史及皮损特点,应考虑什么诊断?

（2）应对病人采取哪些护理措施?

思路解析

扫一扫,测一测

参 考 文 献

1. 李乐之,路潜. 外科护理学. 6 版. 北京:人民卫生出版社,2017.

2. 王玉升. 2018 全国护士执业资格考试考点与试题精编. 北京:人民卫生出版社,2017.

3. 郭书芹,王叙德. 外科护理. 北京:人民卫生出版社,2016.

4. 杨玉南,阎国钢. 外科护理学. 北京:人民卫生出版社,2015.

5. 张学军,涂平. 皮肤性病学. 北京:人民卫生出版社,2015.

6. 熊云新,叶国英. 外科护理学. 3 版. 北京:人民卫生出版社,2014.

7. 党世民. 外科护理学. 北京:人民卫生出版社,2014.

8. 胥少汀,葛宝丰,徐印坎. 实用骨科学. 4 版. 北京:人民军医出版社,2014.

9. 朱建英,高音,陈丽文,秦柳花. 骨科护理教学查房. 2 版. 北京:人民军医出版社,2014.

10. 张学军. 皮肤性病学. 8 版. 北京:人民卫生出版社,2013.

11. 陈孝平,汪健平. 外科学. 8 版. 北京:人民卫生出版社,2013.

12. 李乐之,路潜. 外科护理学. 5 版. 北京:人民卫生出版社,2012.

13. 郭爱敏,周兰姝. 成人护理学. 2 版. 北京:人民卫生出版社,2012.

14. 陈孝平. 外科学. 2 版. 北京:人民卫生出版社,2010.

15. 舒彬. 创伤康复学. 北京:人民卫生出版社,2010.

16. 许蕊凤. 实用骨科护理技术. 北京:人民军医出版社,2009.

17. 吴孟超,吴在德. 黄家驷外科学. 7 版. 北京:人民卫生出版社,2008.

18. 吴在德,吴肇汉. 外科学. 7 版. 北京:人民卫生出版社,2007.

19. 王亦璁. 骨与关节损伤. 4 版. 北京:人民卫生出版社,2007.

20. 曹伟新,李乐之. 外科护理学. 4 版. 北京:人民卫生出版社,2006.

21. 童培建,肖鲁伟. 人工关节置换术并发症防治及术后康复. 北京:人民卫生出版社,2006.

22. 毛宾尧. 人工髋关节外科学. 北京:人民卫生出版社,2002.

23. 中华人民共和国卫生和计划生育委员会医政医管局,中华医学会肿瘤学会分会. 中国结直肠癌诊疗规范(2015 版). 中华普通外科学文献(电子版),2015,9(6):506-523.

24. 中华人民共和国卫生和计划生育委员会医政医管局,原发性肝癌诊疗规范(2017 版). 国卫办医函〔2017〕553 号.

25. 刘艺迪,赵文玲,左亚刚,李丽. 大疱性类天疱疮与神经系统疾病相关性研究进展[J].中华老年多器官疾病杂志,2016. 15(8):633-636.

26. 彭小苑,谷忠建,欧阳艳菲. 骨科健康教育手册. 广州:广东科技出版社,2016.

27. 柯冰,涂亚庭. 挥发性有机化合物对皮肤作用的研究进展. 国外医学:皮肤性病学分册,2005,31(7):213.

28. 郑婷,张福仁.《大疱性类天疱疮与脑卒中关联性研究》,济南大学硕士学位论文,2014.5.

29. 李邻峰. 皮炎湿疹类皮肤病诊疗进展. 继续医学教育,2006,20(23):29-30.

中英文名词对照索引